ಹಿತ್ತಲ ಗಿಡವೇ ಮದ್ದು

SHASTREEYA AYURVEDA MANEMADDUGALA KAIPIDI

ಜನಾರ್ಧನ ವಿ ಹೆಬ್ಬಾರ್

Made with ❤ on the Notion Press Platform
www.notionpress.com

ಡಾ. ಜನಾರ್ಧನ ವಿ ಹೆಬ್ಬಾರ್

ನಾನು ಈ ಪುಸ್ತಕವನ್ನು ಡಾ. ಎ. ಚಂದ್ರಶೇಖರ ಉಡುಪ (ವ್ಯವಸ್ಥಾಪಕ ನಿರ್ದೇಶಕರು, ಡಿವೈನ್ ಪಾರ್ಕ್ ಟ್ರಸ್ಟ್ ®, ಸಾಲಿಗ್ರಾಮ, ಉಡುಪಿ ಜಿಲ್ಲೆ, ಕರ್ನಾಟಕ, ಭಾರತ – www.divinepark.org) - ಅವರ ಪವಿತ್ರ ಪಾದಗಳಿಗೆ ಸಮರ್ಪಿಸುತ್ತೇನೆ.

ಪರಿವಿಡಿಗಳು

ಪರಿವಿಡಿಗಳು

ಪರಿವಿಡಿಗಳು

ಪರಿವಿಡಿಗಳು

ಪರಿವಿಡಿಗಳು

ಪರಿವಿಡಿಗಳು

ಪರಿವಿಡಿಗಳು

ಪರಿವಿಡಿಗಳು

ಮುನ್ನುಡಿ

ಈ ಪುಸ್ತಕವು ಡಾ. ಜನಾರ್ದನ ವಿ ಹೆಬ್ಬಾರ್ ಮತ್ತು ಡಾ. ಕೃಷ್ಣಮೂರ್ತಿ ಅವರಿಂದ ರಚಿಸಲ್ಪಟ್ಟಿದೆ. ಇದನ್ನು ಶ್ರೀಮತಿ ಕಾತ್ಯಾಯಿನಿ ಹೆಬ್ಬಾರ್ ಅವರು ಡಾ. ಸುದರ್ಶನ್ ಸಿ. ಎಚ್ ಅವರ ಸಹಾಯದೊಂದಿಗೆ ಕನ್ನಡ ಭಾಷೆಗೆ ಅನುವಾದಿಸಿದ್ದಾರೆ.
ಈ ಪುಸ್ತಕವು ಸಾಮಾನ್ಯವಾಗಿ ಕಾಡುವ ಆರೋಗ್ಯ ಸಮಸ್ಯೆಗಳಿಗೆ ಚಿಕಿತ್ಸೆ ನೀಡಲು ಶತಮಾನಗಳಿಂದ ಜನಪ್ರಿಯವಾಗಿರುವ ಆಯುರ್ವೇದ ಮನೆಮದ್ದುಗಳ ಸಂಗ್ರಹವಾಗಿದೆ.

ಆಧುನಿಕ ವೈದ್ಯಶಾಸ್ತ್ರವು ತಾಂತ್ರಿಕವಾಗಿ ಬಹಳಷ್ಟು ಮುಂದುವರಿಯುತ್ತಿರುವಾಗ, ನಮ್ಮ ಪೂರ್ವಜರು ತಮ್ಮ ಆರೋಗ್ಯ ರಕ್ಷಣೆಗೆ ತಮ್ಮದೇ ಆದ ಸರಳ ಪರಿಹಾರೋಪಾಯಗಳನ್ನು ಅನುಸರಿಸುತ್ತಿದ್ದರು ಎಂಬ ವಿಚಾರವನ್ನು ನಾವು ಮರೆಯುತ್ತಿದ್ದೇವೆ.
ನಮ್ಮ ಅನೇಕ ಆರೋಗ್ಯ ಸಮಸ್ಯೆಗಳಿಗೆ ಪ್ರಕೃತಿಯಲ್ಲಿಯೇ ಪರಿಹಾರವನ್ನು ಕಂಡುಕೊಳ್ಳಬಹುದು. ನಾವು ನಮ್ಮ ಸುತ್ತಲೂ ಕಂಡುಬರುವ ಸಸ್ಯಗಳು ಮತ್ತು ಅಡುಗೆಮನೆಯಲ್ಲಿ ಸಾಮಾನ್ಯವಾಗಿ ಬಳಸುವ ಸಾಂಬಾರ ಪದಾರ್ಥಗಳನ್ನು ಉಪಯೋಗಿಸಿಕೊಂಡು ಹೇಗೆ ಸಾಮಾನ್ಯ ಆರೋಗ್ಯ ಸಮಸ್ಯೆಗಳನ್ನು ನಿವಾರಿಸಬಹುದು ಎಂಬುದರ ಸರಳ ವಿವರಣೆಯನ್ನು ಈ ಪುಸ್ತಕವು ಒಳಗೊಂಡಿದೆ. ಕಷಾಯ, ಎಣ್ಣೆ, ಚೂರ್ಣ, ಲೇಪ ಹಾಗೂ ಅವುಗಳ ಉಪಯೋಗಗಳು, ತಯಾರಿಕಾ ವಿಧಾನ ಇತ್ಯಾದಿಗಳ ವಿವರಣೆಯನ್ನು ನಿಮಗೆ ನೀಡುತ್ತದೆ.

ಸಂಧಿವಾತ, ಜಠರದುರಿತ, ಮೂತ್ರಕೋಶದ ಕಲ್ಲುಗಳು, ಬೊಜ್ಜು, ಮೂಲವಾಧಿ, ನಿದ್ರಾಹೀನತೆ, ಅಲರ್ಜಿ, ಶೀತ, ಜ್ವರ, ತಲೆನೋವು, ಮೈಗ್ರೇನ್, ಅಮಿತ ಋತುಸ್ರಾವ ಮುಂತಾದ ಅನೇಕ ತೊಂದರೆಗಳಲ್ಲಿ ಬಳಸಬಹುದಾದ ವಿವಿಧ ಮನೆಮದ್ದುಗಳ ವಿವರಣೆಯನ್ನು ಈ ಪುಸ್ತಕದಲ್ಲಿ ಕಾಣಬಹುದು. ರೋಗಗಳ ತಡೆಗಟ್ಟುವಿಕೆ ಮತ್ತು ಆರೋಗ್ಯ ರಕ್ಷಣೆಯಲ್ಲಿ ಆಯುರ್ವೇದ ತತ್ವಗಳನ್ನು ಅಳವಡಿಸಲು ಸಾರ್ವಜನಿಕರಿಗೆ ಅನುಕೂಲವಾಗುವಂತೆ ಈ ಪ್ರಯತ್ನವನ್ನು ಮಾಡಲಾಗಿದೆ.

1

ಅಯುರ್ವೇದದ ತಳಹದಿ - ಪ್ರಾಚೀನ ಆಯುರ್ವೇದ ಗ್ರಂಥಗಳು

ಆಯುರ್ವೇದ ಶಾಸ್ತ್ರವು ಆಯುರ್ವೇದ ಗ್ರಂಥಗಳಲ್ಲಿ ಉಲ್ಲೇಖಿಸಿರುವ ತತ್ತ್ವಗಳ ಮೇಲೆ ಅವಲಂಬಿತವಾಗಿದೆ. ಸಾವಿರಾರು ವರ್ಷಗಳ ಹಿಂದೆ ರಚಿತವಾದ ಈ ಗ್ರಂಥಗಳನ್ನು ಇಂದಿಗೂ ಆಯುರ್ವೇದದ ಪಠ್ಯಪುಸ್ತಕಗಳೆಂದು ಪರಿಗಣಿಸಲಾಗಿದೆ. ಆಯುರ್ವೇದದ ಮುಖ್ಯ ಪಠ್ಯ ಪುಸ್ತಕಗಳು ಈ ಕೆಳಗಿನಂತಿವೆ.

ಬೃಹತ್ರಯೀ - 3 ಪ್ರಮುಖ ಪಠ್ಯ ಪುಸ್ತಕಗಳು

- ಚರಕ ಸಂಹಿತೆ
- ಸುಶ್ರುತ ಸಂಹಿತೆ
- ಅಷ್ಟಾಂಗ ಸಂಗ್ರಹ / ಅಷ್ಟಾಂಗ ಹೃದಯ

ಚರಕ ಸಂಹಿತೆ

- ಆಚಾರ್ಯ ಅಗ್ನಿವೇಶರಿಂದ 1500 BCE – 1000 BCE ಯ ಅವಧಿಯಲ್ಲಿ ರಚಿಸಲ್ಪಟ್ಟಿದೆ.
- ಆಚಾರ್ಯ ಚರಕರು - 300 BCE - 200 BCE ಯ ಅವಧಿಯಲ್ಲಿ ಇದೇ ಗ್ರಂಥದಲ್ಲಿ ಕೆಲವು ತಿದ್ದುಪಡಿಗಳು ಮತ್ತು ಸುಧಾರಣೆಗಳನ್ನು ಮಾಡಿರುತ್ತಾರೆ.
- ಆಚಾರ್ಯ ದೃಢಬಲರು - 4 ನೇ ಶತಮಾನ ADಯ ಅವಧಿಯಲ್ಲಿ ಕೊನೆಯ 41 ಅಧ್ಯಾಯಗಳನ್ನು ಸೇರಿಸಿರುತ್ತಾರೆ.

ಸುಶ್ರುತ ಸಂಹಿತೆ

- ಕಾಶಿರಾಜ ದಿವೋದಾಸ ಧನ್ವಂತರಿ – 1000 BCE
- ಸುಶ್ರುತ - 2ನೇ ಶತಮಾನ AD
- ನಾಗಾರ್ಜುನ - ಸುಶ್ರುತ ಸಂಹಿತೆಯ ಉತ್ತರ ತಂತ್ರ ಭಾಗವನ್ನು – 5ನೇ ಶತಮಾನ AD ಯ ಅವಧಿಯಲ್ಲಿ ಪರಿಷ್ಕರಿಸಿರುತ್ತಾರೆ.
- ಚಂದ್ರಟ - 10 ನೇ ಶತಮಾನ AD

ಅಷ್ಟಾಂಗ ಸಂಗ್ರಹ - ಕ್ರಿ.ಶ. 6ನೇ ಶತಮಾನ - ವೃದ್ಧ ವಾಗ್ಬಟ
ಅಷ್ಟಾಂಗ ಹೃದಯ - 7 ನೇ ಶತಮಾನ AD - ಲಘು ವಾಗ್ಬಟ
ಈ ಎರಡು ಗ್ರಂಥಗಳು ಸುಶ್ರುತ ಸಂಹಿತೆ ಮತ್ತು ಚರಕ ಸಂಹಿತೆಯ ಸಂಕ್ಷಿಪ್ತ ಆವೃತ್ತಿಗಳಾಗಿವೆ.

ಲಘುತ್ರಯೀ - 3 ಲಘು ಗ್ರಂಥಗಳು

- **ಮಾಧವ ನಿದಾನ** - 7 ನೇ ಶತಮಾನ - ರೋಗಶಾಸ್ತ್ರದ ಬಗ್ಗೆ ವಿವರಣೆಯನ್ನು ನೀಡುತ್ತದೆ.
- **ಶಾರಂಗಧರ ಸಂಹಿತಾ** - 13 ನೇ ಶತಮಾನ - ಔಷಧಗಳ ಬಗ್ಗೆ ಸ್ಪಷ್ಟ ವಿವರಣೆಯನ್ನು ಹೊಂದಿದ್ದು, ಕಷಾಯ, ಪುಡಿ ಇತ್ಯಾದಿಗಳ ಬಗ್ಗೆ ಪ್ರತ್ಯೇಕ ಅಧ್ಯಾಯಗಳಲ್ಲಿ ವಿವರಣೆಯನ್ನು ನೀಡಲಾಗಿದೆ
- **ಭಾವಪ್ರಕಾಶ** - 16 ನೇ ಶತಮಾನ - ಗಿಡಮೂಲಿಕೆಗಳು, ಆಹಾರಕ್ರಮಗಳು, ರೋಗಗಳು, ಚಿಕಿತ್ಸೆಯ ಬಗ್ಗೆ ವಿವರಣೆಯನ್ನು ನೀಡಲಾಗಿದೆ.

ಇತ್ತೀಚಿನ ಗ್ರಂಥಗಳು

- ಆಚಾರ್ಯ **ಚಕ್ರಪಾಣಿ** ರಚಿಸಿದ **ಚಕ್ರದತ್ತ** - 11 ನೇ ಶತಮಾನ - ರೋಗ ಮತ್ತು ಚಿಕಿತ್ಸೆಯ ಬಗ್ಗೆ ವಿವರಣೆ.
- **ಯೋಗ ರತ್ನಾಕರ** - 17 ನೇ ಶತಮಾನ - ರೋಗ, ಚಿಕಿತ್ಸೆ, ವಿದೇಶಿ ಗಿಡಮೂಲಿಕೆಗಳ ವಿವರಣೆಗಳ ಸಂಯೋಜನೆ.
- **ಸಹಸ್ರ ಯೋಗ** - 17 ನೇ ಶತಮಾನ - 1,000 ಔಷಧ ಸಂಗ್ರಹಗಳ ವಿವರಣೆಯನ್ನು ಒಳಗೊಂಡಿದೆ - ಇದನ್ನು ದಕ್ಷಿಣ ಭಾರತದ ಪ್ರಾಚೀನ ಆಯುರ್ವೇದ ಔಷಧ ಸೂಚ್ಯಂಕ ಆಗಿ ಪರಿಗಣಿಸಲಾಗುತ್ತದೆ.
- 18 ನೇ ಶತಮಾನದಲ್ಲಿ, ಕವಿರಾಜ್ **ಗೋವಿಂದ ದಾಸ್ ಸೇನ್** ಅವರಿಂದ ರಚಿತವಾದ **ಭೈಷಜ್ಯ ರತ್ನಾವಳಿ** - ರೋಗ, ಚಿಕಿತ್ಸೆ ಮತ್ತು ಔಷಧಿಗಳ ವಿವರಣೆಯುಳ್ಳ ಅತ್ಯುತ್ತಮ ಪುಸ್ತಕ.

ಈ ಪುಸ್ತಕದಲ್ಲಿ ವಿವರಿಸಲಾದ ಹೆಚ್ಚಿನ ಮನೆಮದ್ದುಗಳನ್ನು ಮೇಲೆ ತಿಳಿಸಿದ ಪಠ್ಯ ಪುಸ್ತಕಗಳಿಂದ ಆರಿಸಲಾಗಿದೆ. ಹೆಚ್ಚಿನ ಮನೆಮದ್ದುಗಳಿಗೆ ಶಾಸ್ತ್ರೀಯ ಗ್ರಂಥಗಳ ಉಲ್ಲೇಖವನ್ನು ನೀಡುವ ಪ್ರಯತ್ನವನ್ನು ಮಾಡಲಾಗಿದೆ. ಉಲ್ಲೇಖವನ್ನು ನೀಡದೇ ಇದ್ದಲ್ಲಿ ಭಾರತ ಭೈಷಜ್ಯ ರತ್ನಾಕರ ಎಂಬ ಪಠ್ಯ ಪುಸ್ತಕವನ್ನು ಉಲ್ಲೇಖವಾಗಿ ಪರಿಗಣಿಸಬೇಕಾಗಿ ವಿನಂತಿ. ಭಾರತ ಭೈಷಜ್ಯ ರತ್ನಾಕರ ಎನ್ನುವುದು ಸಾವಿರಾರು

ಆಯುರ್ವೇದ ಔಷಧಗಳ ಸಂಕಲನ ಕೃತಿಯಾಗಿದೆ. ಡಾ. ಎಂ.ಎಸ್.ಕೃಷ್ಣಮೂರ್ತಿಯವರು ತಮ್ಮ ಸ್ವಂತ ಅನುಭವಗಳಿಂದ ಕೆಲವು ಪರಿಹಾರಗಳನ್ನು ಬರೆದಿರುತ್ತಾರೆ. ಅವರು ಉಲ್ಲೇಖಿಸಿರುವ ಮನೆಮದ್ದುಗಳಲ್ಲಿ ಆಯುರ್ವೇದ ತತ್ವಗಳನ್ನು ಅನುಸರಿಸಲು ಹೆಚ್ಚಿನ ಪ್ರಾಮುಖ್ಯತೆಯನ್ನು ನೀಡಿದ್ದಾರೆ.

ಉದಾಹರಣೆಗೆ,

- ಭಾರತದ ಕರ್ನಾಟಕ ಮತ್ತು ತಮಿಳುನಾಡು ರಾಜ್ಯಗಳ ಕೆಲವು ಭಾಗಗಳಲ್ಲಿ ವಾಸಿಸುವ ಸೋಲಿಗ ಬುಡಕಟ್ಟು ಸಮುದಾಯದವರು ಅರ್ಜುನ (ಹೊಳೆಮತ್ತಿ) ಮತ್ತು ಅನನಾಸನ್ನು ಉಪಯೋಗಿಸಿ ಮಾಡುವ ಜಾನಪದ ಚಿಕಿತ್ಸೆ.
- ಮಹಾರಾಷ್ಟ್ರ ಮತ್ತು ರಾಜಸ್ಥಾನದ ಗುಣಿ ಬುಡಕಟ್ಟಿನ ಬೆಂಡೆಕಾಯಿಯನ್ನುಪಯೋಗಿಸಿ ಮಾಡುವ ಮನೆಮದ್ದು.
- ರಾಜಸ್ಥಾನದ ಜೈಪುರ ಮತ್ತು ಉದಯಪುರದಲ್ಲಿ ಉಪಯೋಗಿಸಲ್ಪಡುವ ತಾಳೆ ಖರ್ಜೂರದ ಮನೆಮದ್ದು.

2

ಆಯುರ್ವೇದ ಔಷಧ ತಯಾರಿಕಾ ಘಟಕ

ಔಷಧಗಳನ್ನು ತಯಾರಿಸುವ ಸ್ಥಳ ಮತ್ತು ಅವುಗಳ ಗುಣಲಕ್ಷಣಗಳ ವಿವರಣೆಯನ್ನು ಆಯುರ್ವೇದ ಗ್ರಂಥಗಳಲ್ಲಿ ನೀಡಲಾಗಿದೆ.

ನಿರ್ಮಾಣ

ಔಷಧಾಲಯವನ್ನು ಸ್ಥಾಪಿಸಲು ಸ್ಥಳವನ್ನು ಆಯ್ಕೆಮಾಡುವಾಗ, ಈ ಕೆಳಗಿನ ಅಂಶಗಳನ್ನು ಗಮನದಲ್ಲಿಟ್ಟುಕೊಳ್ಳಬೇಕು:

1. ಸ್ಥಳವು ಅಡೆತಡೆಗಳಿಂದ ಮುಕ್ತವಾಗಿರಬೇಕು.
2. ತಾಜಾ ಮತ್ತು ಒಣ ಗಿಡಮೂಲಿಕೆಗಳು ಹತ್ತಿರದಲ್ಲಿ ಲಭ್ಯವಿರಬೇಕು ಅಥವಾ ಅವುಗಳನ್ನು ಸಮೀಪದಲ್ಲಿಯೇ ಬೆಳೆಸಿ, ಸಂಗ್ರಹಿಸಿಡಬಹುದು;
3. ಸುಂದರವಾಗಿರಬೇಕು ಮತ್ತು ಬಾವಿ ಅಥವಾ ಇನ್ನಿತರ ಯಾವುದೇ ನೀರಿನ ಮೂಲಗಳು ಬಳಿಯಲ್ಲಿರಬೇಕು.
4. ಔಷಧಾಲಯವು ಸುತ್ತಲೂ ಗೋಡೆಯನ್ನು ಹೊಂದಿರಬೇಕು;
5. ದೇವರ ಪ್ರತಿಮೆಯನ್ನು ಪೂರ್ವ ಭಾಗದಲ್ಲಿರಿಸಬೇಕು;
6. ಔಷಧ ತಯಾರಿಕೆಗೆ ಅಗತ್ಯವಾದ ಒಲೆ ಇತ್ಯಾದಿಗಳನ್ನು ಅಗ್ನಿ ಕೋನದಲ್ಲಿ (ಆಗ್ನೇಯ ದಿಕ್ಕಿನಲ್ಲಿ) ಇಡಬೇಕು;
7. ಅರೆಯಲು, ಪೇಸ್ಟ್ ತಯಾರಿಸಲು, ಒರಳು ಮತ್ತು ಕುಟ್ಟಾಣಿ ಇತ್ಯಾದಿ ಉಪಕರಣಗಳು ದಕ್ಷಿಣ ಭಾಗದಲ್ಲಿರಬೇಕು;
8. ನೈಋತ್ಯ ಕೋನವನ್ನು (ಆಗ್ನೇಯ ದಿಕ್ಕಿನಲ್ಲಿರುವ ಸ್ಥಳ) ಔಷಧ ತಯಾರಿಕೆಗೆ, ಉಪಕರಣಗಳನ್ನು ಸಂಗ್ರಹಿಸಲು ಮತ್ತು ಅಡುಗೆ ಸಲಕರಣೆಗಳನ್ನು ಸಂಗ್ರಹಿಸಲು ಬಳಸಬೇಕು.
9. ಪಾತ್ರೆಯನ್ನು ತೊಳೆಯಲು ಪಶ್ಚಿಮ ಭಾಗದಲ್ಲಿರುವ ಸ್ಥಳವನ್ನು ಬಳಸಬೇಕು;
10. ಹಸಿರು ಗಿಡಮೂಲಿಕೆಗಳು ಮತ್ತು ಹೊಸದಾಗಿ ತಯಾರಿಸಿದ ಔಷಧಿಗಳನ್ನು ವಾಯುವ್ಯ ಕೋನದಲ್ಲಿ

(ವಾಯುವ್ಯ ದಿಕ್ಕಿನಲ್ಲಿ) ಒಣಗಿಸಬೇಕು;

11. ಲೋಹಗಳು ಮತ್ತು ಖನಿಜಗಳನ್ನು ಸಂಸ್ಕರಿಸಲು ಉತ್ತರ ಭಾಗದಲ್ಲಿರುವ ಸ್ಥಳವನ್ನು ಬಳಸಬೇಕು.

12. ಭಸ್ಮ (ಲೋಹಗಳು ಮತ್ತು ಖನಿಜಗಳಿಂದ ತಯಾರಿಸಿದ ಭಸ್ಮ), ಮಾತ್ರೆಗಳು, ಔಷಧೀಯ ತೈಲಗಳು, ಔಷಧೀಯ ತುಪ್ಪ, ಲೇಹ ಇತ್ಯಾದಿಗಳನ್ನು ಈಶಾನ್ಯ ಕೋನದಲ್ಲಿರುವ (ಈಶಾನ್ಯ ದಿಕ್ಕಿನಲ್ಲಿ) ಕೋಣೆಯಲ್ಲಿ ಸಂಗ್ರಹಿಸಬೇಕು.

ಆಯುರ್ವೇದ ಔಷಧಗಳನ್ನು ತಯಾರಿಸುವಾಗ ಮನಸ್ಥಿತಿ ಯಾವ ರೀತಿ ಇರಬೇಕು?

ಸಕಾರಾತ್ಮಕ ಶಕ್ತಿಯು ಒಬ್ಬರಿಂದ ಇನ್ನೊಬ್ಬರಿಗೆ ವರ್ಗಾವಣೆಯಾಗುತ್ತದೆ. ಭಾರತದ ಆಧ್ಯಾತ್ಮಿಕ ಗುರುಗಳು ಸರಿಯಾದ ಕ್ರಮದಲ್ಲಿ ಆಹಾರ ಸೇವನೆಯನ್ನು ಮಾಡುವ ಬಗ್ಗೆ ಬಹಳ ಜಾಗೃತರಾಗಿದ್ದಾರೆ. ಅವರು ಸ್ವತಃ ಆಹಾರ ತಯಾರಿಕೆಯನ್ನು ಮಾಡುತ್ತಾರೆ ಅಥವಾ ಆಧ್ಯಾತ್ಮಿಕ ಜನರಿಂದ ಆಹಾರವನ್ನು ಸ್ವೀಕರಿಸುತ್ತಾರೆ. ಏಕೆಂದರೆ ಮನಸ್ಥಿತಿಯು ಆಹಾರದ ಸ್ವರೂಪದ ಮೇಲೆ ಪರಿಣಾಮ ಬೀರುತ್ತದೆ.

ರೋಗಗಳನ್ನು ಗುಣಪಡಿಸುವುದು ಪ್ರಪಂಚದ ಉದಾತ್ತ ವೃತ್ತಿಗಳಲ್ಲಿ ಒಂದಾಗಿದೆ. ಆದ್ದರಿಂದ, ಔಷಧಗಳನ್ನು ತಯಾರಿಸುವಾಗ, ಸಕಾರಾತ್ಮಕ ಮನಸ್ಥಿತಿಯನ್ನು ಹೊಂದಲು ಪ್ರಯತ್ನಿಸಿ ಮತ್ತು ನೀವು ದೇವರನ್ನು ನಂಬುವವರಾದರೆ, ಔಷಧವು ಅಗತ್ಯವಿರುವವರಿಗೆ ನಿಜವಾಗಿಯೂ ಉಪಯುಕ್ತವಾಗಲಿ ಎಂದು ಪ್ರಾರ್ಥಿಸಿ.

3

ಆಯುರ್ವೇದ ಔಷಧವನ್ನು ಹೇಗೆ ಅರ್ಥ ಮಾಡಿಕೊಳ್ಳಬಹುದು?

ಆಯುರ್ವೇದವು ಒಂದು ಔಷಧೀಯ ವ್ಯವಸ್ಥೆಯಾಗಿ ಮತ್ತು ರೋಗವನ್ನು ಗುಣಪಡಿಸುವ ಪರಿಣಾಮಕಾರಿ ಸಾಧನವಾಗಿ ವಿಶ್ವಾದ್ಯಂತ ಜನಪ್ರಿಯತೆಯನ್ನು ಗಳಿಸುತ್ತಿದೆ. ಆದರೆ ಅನೇಕರಿಗೆ ಆಯುರ್ವೇದ ಔಷಧಿಗಳ ಮೂಲ ಮತ್ತು ಅರ್ಥ ಇನ್ನೂ ತಿಳಿದಿಲ್ಲ.

ಆಯುರ್ವೇದ ಔಷಧ ಎಂದರೇನು?

ಆಯುರ್ವೇದ ಔಷಧವನ್ನು ಗಿಡಮೂಲಿಕೆ, ಪ್ರಾಣಿ ಅಥವಾ ಖನಿಜ ಮೂಲದಿಂದ ಪಡೆದ ಉತ್ಪನ್ನಗಳಿಂದ ತಯಾರಿಸಲಾಗುತ್ತದೆ. ಆಯುರ್ವೇದದ ಸಾಂಪ್ರದಾಯಿಕ ಹಾಗೂ ವೈಜ್ಞಾನಿಕ ತತ್ವಗಳ ಆಧಾರದ ಮೇಲೆ ರೋಗಗಳಿಗೆ ಚಿಕಿತ್ಸೆ ನೀಡಲು ಇದನ್ನು ಬಳಸಲಾಗುತ್ತದೆ. ಆಯುರ್ವೇದ ಔಷಧಗಳನ್ನು ಎರಡು ವರ್ಗಗಳಾಗಿ ವಿಂಗಡಿಸಲಾಗಿದೆ.

1. ಸಾಂಪ್ರದಾಯಿಕ ಆಯುರ್ವೇದ ಔಷಧ - ಅಂದರೆ ಆಯುರ್ವೇದ ಗ್ರಂಥಗಳ ಉಲ್ಲೇಖದ ಆಧಾರದ ಮೇಲೆ ತಯಾರಿಸಲಾದ ಉತ್ಪನ್ನಗಳು.

ಭಾರತೀಯ ಸಾಂಪ್ರದಾಯಿಕ ಔಷಧ ಪದ್ಧತಿಯಾದ ಆಯುರ್ವೇದವು ಪ್ರಾಚೀನ ಆಯುರ್ವೇದ ಗ್ರಂಥಗಳಾದ ಚರಕ ಸಂಹಿತೆ, ಸುಶ್ರುತ ಸಂಹಿತೆ, ಅಷ್ಟಾಂಗ ಹೃದಯ ಇತ್ಯಾದಿಗಳಲ್ಲಿ ದಾಖಲಾಗಿರುವ ಸಾಂಪ್ರದಾಯಿಕ ವೈಜ್ಞಾನಿಕ ತತ್ತ್ವಗಳನ್ನು ಆಧರಿಸಿದೆ. ಈ ಪ್ರಾಚೀನ ಪಠ್ಯ ಪುಸ್ತಕಗಳ ಸೂತ್ರಗಳ ಆಧಾರದ ಮೇಲೆ ತಯಾರಿಸಿದ ಉತ್ಪನ್ನಗಳು ಸಾಂಪ್ರದಾಯಿಕ ಆಯುರ್ವೇದ ಔಷಧಗಳಾಗಿವೆ. . ಉದಾ: ತ್ರಿಫಲಾ ಚೂರ್ಣ, ಚ್ಯವನಪ್ರಾಶ, ಬ್ರಹ್ಮ ರಸಾಯನ ಇತ್ಯಾದಿ.

ಸಾವಿರಾರು ವರ್ಷಗಳ ಹಿಂದೆ ವಿವರಿಸಿದ ನಿಯಮಗಳು ಈ ದಿನಗಳಲ್ಲೂ ಪರಿಣಾಮಕಾರಿಯಾಗಿರುವುದು ಆಶ್ಚರ್ಯಕರ ಸಂಗತಿಯಾಗಿದೆ.

2. ಸ್ವಾಮ್ಯದ ಆಯುರ್ವೇದ ಔಷಧ - ಇವು ಕಂಪನಿಯ ಅನುಭವ ಮತ್ತು ಪ್ರಯೋಗಗಳ ಆಧಾರದ ಮೇಲೆ ತಯಾರಿಸಲಾದ ಉತ್ಪನ್ನಗಳಾಗಿವೆ. ವೈದ್ಯಕೀಯ ಪ್ರಯೋಗಗಳು ಮತ್ತು ವಿವಿಧ

ಗಿಡಮೂಲಿಕೆಗಳ ಗುಣಲಕ್ಷಣಗಳನ್ನು ಆಧರಿಸಿ, ಗಿಡಮೂಲಿಕೆಗಳ ಸಂಯೋಜನೆಯನ್ನು ರೂಪಿಸಿ, ಔಷಧಿಯನ್ನು ತಯಾರಿಸಲಾಗುತ್ತದೆ. ಈ ಔಷಧಿಯನ್ನು ಪ್ರಾಯೋಗಿಕ ಮತ್ತು ಕ್ಲಿನಿಕಲ್ ಪ್ರಯೋಗಕ್ಕೆ ಒಳಪಡಿಸಿ ಉತ್ಪಾದನೆಗೆ ಪರವಾನಗಿಯನ್ನು ಪಡೆಯಲಾಗುತ್ತದೆ. ಅಂತಹ ಔಷಧಿಗಳನ್ನು ಸ್ವಾಮ್ಯದ ಆಯುರ್ವೇದ ಔಷಧಿ ಎಂದು ಕರೆಯಲಾಗುತ್ತದೆ.
ಉದಾಹರಣೆ - ಕಾಯಂ ಚೂರ್ಣ, ಸರ್ವಿಲಾನ್ ಸಾಫ್ಟ್ ಜೆಲ್ ಕ್ಯಾಪ್ಸೂಲ್ ಇತ್ಯಾದಿ.

ಸಾಂಪ್ರದಾಯಿಕ ಆಯುರ್ವೇದ ಔಷಧಗಳು ಈ ಕೆಳಗಿನ ರೂಪದಲ್ಲಿರುತ್ತವೆ -
ಗಿಡಮೂಲಿಕೆಗಳ ಪುಡಿಗಳು - ಚೂರ್ಣ - ತ್ರಿಫಲಾ ಚೂರ್ಣ
ಗಿಡಮೂಲಿಕೆಯ ರಸ - ಸ್ವರಸ - ತುಳಸಿ ಸ್ವರಸ
ಪೇಸ್ಟ್ ರೂಪ - ಬೇವಿನ ಪೇಸ್ಟ್
ಕಷಾಯ - ದಶಮೂಲ ಕಷಾಯ
ತೈಲಗಳು, ತುಪ್ಪ, ಮಾತ್ರೆಗಳು, ಗುಗ್ಗುಲು ಮಾತ್ರೆಗಳು ಇತ್ಯಾದಿ
ಆಸವ ಮತ್ತು ಅರಿಷ್ಟ - ಆಲ್ಕೋಹಾಲ್ ಆಧಾರಿತ ಔಷಧಗಳು.
ಸ್ವಾಮ್ಯದ ಆಯುರ್ವೇದ ಔಷಧಗಳು ಮಾತ್ರೆಗಳಂತಹ ಪುರಾತನ ಔಷಧ ರೂಪಗಳಲ್ಲಿ ಲಭ್ಯವಿದೆ. ಅದೇರೀತಿ ಕ್ಯಾಪ್ಸೂಲ್ ಗಳು, ಜೆಲ್ ಕ್ಯಾಪ್ಸೂಲ್ ಗಳು, ಸಿರಪ್ ಗಳು, ಹರ್ಬಲ್ ಕ್ರೀಮ್ ಗಳು, ಮುಲಾಮುಗಳು, ಮೌತ್ ವಾಶ್ ಇತ್ಯಾದಿ ರೂಪಗಳಲ್ಲಿಯೂ ಲಭ್ಯ.

4

ಆಯುರ್ವೇದ ಔಷಧವನ್ನು ಉಪಯೋಗಿಸುವ ಮೊದಲು ನೀವು ತಿಳಿದುಕೊಳ್ಳಬೇಕಾದ ೭ ವಿಚಾರಗಳು

ಆಯುರ್ವೇದ ವೈದ್ಯರು ನಿಮಗೆ ಯಾವುದೇ ಆಯುರ್ವೇದ ಔಷಧವನ್ನು ಶಿಫಾರಸು ಮಾಡಿದ್ದರೆ, ನೀವು ಈ ಕೆಳಗಿನ ವಿಷಯಗಳನ್ನು ಮೊದಲೇ ತಿಳಿದಿರುವುದು ಉತ್ತಮ.

ಈ ವಿಚಾರಗಳು ಆಯುರ್ವೇದ ಚಿಕಿತ್ಸಾ ಅನುಭವ ಮತ್ತು ಆಯುರ್ವೇದ ಗ್ರಂಥಗಳ ಉಲ್ಲೇಖಗಳ ಸಂಯೋಜನೆಗಳನ್ನು ಆಧರಿಸಿವೆ.

1. ವೈದ್ಯರು ನಿರ್ದಿಷ್ಟ ಸಮಯವನ್ನು ಸೂಚಿಸದಿದ್ದರೆ, ಕಷಾಯವನ್ನು ಆಹಾರದ ಮೊದಲು ಅಥವಾ ಖಾಲಿ ಹೊಟ್ಟೆಯಲ್ಲಿ ಸೇವಿಸಬೇಕು.
2. ವೈದ್ಯರು ನಿರ್ದಿಷ್ಟ ಸಮಯವನ್ನು ಸೂಚಿಸದಿದ್ದರೆ, ಆಸವ ಮತ್ತು ಅರಿಷ್ಟಗಳನ್ನು ಆಹಾರದ ನಂತರ ಸೇವಿಸಬೇಕು. ಏಕೆಂದರೆ ಈ ಔಷಧಿಗಳಲ್ಲಿ ಹೆಚ್ಚಿನವು ಮಸಾಲೆ ಪದಾರ್ಥಗಳನ್ನು ಒಳಗೊಂಡಿರುತ್ತವೆ.
3. ವೈದ್ಯರು ನಿರ್ದಿಷ್ಟ ಸಮಯವನ್ನು ಸೂಚಿಸದಿದ್ದರೆ, ಗುಗ್ಗುಲು ಮಾತ್ರೆಗಳನ್ನು ಆಹಾರದ ನಂತರ ತೆಗೆದುಕೊಳ್ಳಬೇಕು.
4. ಚ್ಯವನಪ್ರಾಶವನ್ನು ಬೆಳಿಗ್ಗೆ, ಆಹಾರದ ಮೊದಲು ಅಥವಾ ನಂತರ, ಅರ್ಧ ಗ್ಲಾಸ್ ಹಾಲಿನೊಂದಿಗೆ ತೆಗೆದುಕೊಳ್ಳಬೇಕು.
5. ಚೂರ್ಣವನ್ನು ಹೊಂದಿರುವ ಡಬ್ಬವನ್ನು ಒಮ್ಮೆ ತೆರೆದರೆ, ಅದನ್ನು 6 ತಿಂಗಳೊಳಗೆ ಉಪಯೋಗಿಸಬೇಕು.
6. ಆಯುರ್ವೇದ ಮಾತ್ರೆಗಳನ್ನು ಹೊಂದಿರುವ ಡಬ್ಬವನ್ನು ತೆರೆದ 1 ವರ್ಷದೊಳಗೆ ಉಪಯೋಗಿಸಬೇಕು.
7. ಕಷಾಯವನ್ನು ಸೇವಿಸುವ ಮೊದಲು ಅದನ್ನು ಚೆನ್ನಾಗಿ ಕುಲುಕುವುದು ಅಗತ್ಯ. ಹೆಚ್ಚಿನ ಕಷಾಯಗಳು

ಬಹಳ ದಪ್ಪಗಿರುವುದರಿಂದ ಅವುಗಳನ್ನು ಸೇವಿಸುವ ಮೊದಲು ಅದಕ್ಕೆ ಸಮಾನ ಪ್ರಮಾಣದ ನೀರನ್ನು ಸೇರಿಸಬೇಕು.

5

ಆಯುರ್ವೇದ ಔಷಧಗಳನ್ನು ಸುಲಭವಾಗಿ ಅರ್ಥಮಾಡಿಕೊಳ್ಳುವುದು

ಆಯುರ್ವೇದ ವಿದ್ಯಾರ್ಥಿಗಳಿಗೆ, ಆಯುರ್ವೇದ ಔಷಧಿಗಳ ಸೂತ್ರ, ಘಟಕಾಂಶಗಳು, ಅನುಪಾತ, ವಿಧ, ಸೇವನಾ ಪ್ರಮಾಣ ಮತ್ತು ಉಪಯೋಗಗಳನ್ನು ಅರ್ಥಮಾಡಿಕೊಳ್ಳುವುದು ಮತ್ತು ಕರಗತ ಮಾಡಿಕೊಳ್ಳುವುದು ಬಹಳ ನಿರ್ಣಾಯಕ ವಿಚಾರ. ಆಯುರ್ವೇದ ವಿದ್ಯಾರ್ಥಿಗಳು ಪರೀಕ್ಷೆಗಳಲ್ಲಿ ಉತ್ತಮ ಅಂಕಗಳನ್ನು ಗಳಿಸಲು ಮಾತ್ರವಲ್ಲದೆ, ವೈದ್ಯರಾಗಿಯೂ ಉತ್ತಮ ಸಾಧನೆ ಮಾಡಲು ಆಯುರ್ವೇದ ಔಷಧಗಳನ್ನು ಕರಗತ ಮಾಡಿಕೊಳ್ಳುವುದು ಅಗತ್ಯ.

ಆಯುರ್ವೇದ ಔಷಧಿಗಳನ್ನು ಕರಗತ ಮಾಡಿಕೊಳ್ಳಲು ಕೆಲವು ಮಾರ್ಗಸೂಚಿಗಳು ಇಲ್ಲಿವೆ:

1. ಮೊದಲು ಔಷಧಗಳ ಕಾಲಗಣನೆಯನ್ನು ಅರ್ಥಮಾಡಿಕೊಳ್ಳಿ.

ಎ. ಮೊದಲಿಗೆ, ಔಷಧಗಳ ಮೂಲಭೂತ ಜ್ಞಾನವನ್ನು ಪಡೆದುಕೊಳ್ಳುವುದು.
ಅ. ಸ್ವರಸ - ತಾಜಾ ಗಿಡಮೂಲಿಕೆಗಳನ್ನು ಜಜ್ಜಿ ರಸವನ್ನು ಹೊರತೆಗೆಯುವುದು ಮತ್ತು ಸೋಸುವುದು. ಉದಾ: ಕೆಮ್ಮು, ಜ್ವರಕ್ಕೆ ತುಳಸಿ ರಸ.
ಆ. ಹರ್ಬಲ್ ಪೇಸ್ಟ್ ಗಳು (ಕಲ್ಕ) - ತಾಜಾ ಗಿಡಮೂಲಿಕೆಗಳನ್ನು ಜಜ್ಜಿ ಕಣಕವನ್ನು ತಯಾರಿಸುವುದು. ಉದಾ: ಗಾಯಗಳ ಚಿಕಿತ್ಸೆಯಲ್ಲಿ ಬೇವಿನ ಪೇಸ್ಟ್ ನ ಬಳಕೆ.
ಇ. ಗಿಡಮೂಲಿಕೆಗಳ ಕಷಾಯ - ಒಂದು ಭಾಗ ಒಣ ಗಿಡಮೂಲಿಕೆಗಳ ಪುಡಿಯನ್ನು 16 ಭಾಗ ನೀರಿನೊಂದಿಗೆ ಸೇರಿಸಿ. ಇದನ್ನು ಕುದಿಸಿ 1/4 ಅಥವಾ 1/8 ಭಾಗಕ್ಕೆ ಇಳಿಸಬೇಕು. ನಂತರ ಅದನ್ನು ಸೋಸಿ ಬಳಸಬಹುದು. ಉದಾ: ಗಾಯಗಳ ಚಿಕಿತ್ಸೆಗೆ, ಬೊಜ್ಜು, ಮಧುಮೇಹಕ್ಕೆ ತ್ರಿಫಲಾ ಕಷಾಯ.
ಈ. ಶೀತ ದ್ರಾವಣಗಳು - ಹಿಮ - ಒಂದು ಭಾಗ ಒಣ ಮೂಲಿಕೆಗಳ ಒರಟಾದ ಪುಡಿಯನ್ನು 6 ಭಾಗದಷ್ಟು ನೀರಿನೊಂದಿಗೆ ಸೇರಿಸಿ, ಇಡೀ ರಾತ್ರಿ ಅಥವಾ ಕೆಲವು ಗಂಟೆಗಳ ಕಾಲ ಇರಿಸಿ. ನಂತರ ಅದನ್ನು

ಸೋಸಿ, ಬಳಸಬಹುದು. ಉದಾ: ಜ್ವರಕ್ಕೆ ಸಂಬಂಧಿಸಿದ ಉರಿಯುವ ಸಂವೇದನೆಗೆ ಕೊತ್ತಂಬರಿಯ ತಣ್ಣನೆಯ ಕಷಾಯ.

ಉ. ಫಾಂಟಾ - ಒಂದು ಭಾಗ ಒಣ ಮೂಲಿಕೆಗಳ ಒರಟಾದ ಪುಡಿಯನ್ನು, ೪ ಭಾಗ ಬಿಸಿನೀರಿನೊಂದಿಗೆ ಮಿಶ್ರಗೊಳಿಸಿ, ಸೋಸಿ ಬಳಸುವುದು. ಉದಾ: ವಮನ ಪಂಚಕರ್ಮ ಚಿಕಿತ್ಸೆಯಲ್ಲಿ ಬಳಸುವ ಜ್ಯೇಷ್ಠಮಧುವಿನ ಬಿಸಿ ಕಷಾಯ.

ಬಿ. ನಂತರ ದ್ವಿತೀಯ ಔಷಧ ರೂಪಗಳ ಬಗ್ಗೆ ತಿಳಿದುಕೊಳ್ಳುವುದು -
ಗಿಡಮೂಲಿಕೆಗಳ ತುಪ್ಪ ತಯಾರಿಕೆಯ ವಿಧಾನ,
ಗಿಡಮೂಲಿಕೆಗಳ ಎಣ್ಣೆಯನ್ನು ತಯಾರಿಸುವ ವಿಧಾನ
ಆಸವ ಅರಿಷ್ಟ ತಯಾರಿಕೆಯ ವಿಧಾನ ಮತ್ತು ಅವುಗಳ ಉಪಯುಕ್ತತೆ
ಮಾತ್ರೆ ತಯಾರಿಸುವ ವಿಧಾನ, ಗುಗ್ಗುಲು ಮಾತ್ರೆ ತಯಾರಿಕೆ, ಗಿಡಮೂಲಿಕೆಗಳ ಚೂರ್ಣಗಳು ಇತ್ಯಾದಿ.
ಔಷಧಸೂತ್ರವು ಚಿಕ್ಕದಾಗಿದ್ದರೆ, ಮೂಲ ಶ್ಲೋಕವನ್ನು ನೆನಪಿಟ್ಟುಕೊಳ್ಳುವುದು ಉತ್ತಮ. ಈ ಮೂಲಕ ಒಂದು ಚಿಕ್ಕ ಶ್ಲೋಕದಲ್ಲಿ, ನೀವು ಔಷಧದ ಘಟಕಾಂಶಗಳು, ಅವುಗಳ ಪ್ರಮಾಣ, ಉಪಯೋಗಗಳು ಮತ್ತು ಅನುಪಾನ ಎಲ್ಲವನ್ನೂ ನೆನಪಿನಲ್ಲಿಟ್ಟುಕೊಳ್ಳಬಹುದು. ಉದಾಹರಣೆಗೆ - ತ್ರಿಫಲಾ ಗುಗ್ಗುಲು.

ಔಷಧಸೂತ್ರವು ದೀರ್ಘವಾಗಿದ್ದರೆ, ಘಟಕಾಂಶಗಳನ್ನು ನೆನಪಿಟ್ಟುಕೊಳ್ಳಲು ನೀವು ಜ್ಞಾಪಕವನ್ನು (ಶಾರ್ಟ್ ಕೋಡ್) ಮಾಡಿಕೊಳ್ಳಬಹುದು. ಉದಾಹರಣೆಗೆ, ತಾಲೀಸಾದಿ ಚೂರ್ಣ - ತ, ಮ, ಶುಂ, ಪಿ, ವಂ, ಈ, ತ್ವ ಶ - 1,2,3,4,5,1/2, 1/2, 32. ಇದು ಎಲ್ಲಾ ಘಟಕಾಂಶಗಳನ್ನು ಮತ್ತು ಅವುಗಳ ಪ್ರಮಾಣವನ್ನು ಸೂಚಿಸುತ್ತದೆ.

ಔಷಧಸೂತ್ರವು ಬಹಳ ದೀರ್ಘವಾಗಿದ್ದರೆ, - ಉದಾಹರಣೆಗೆ ಚ್ಯವನಪ್ರಾಶ, ದಶಮೂಲಾರಿಷ್ಟ ಇತ್ಯಾದಿ,
ಎ. ತಯಾರಿಕೆಯ ವಿಧಾನವನ್ನು ಪರಿಪೂರ್ಣವಾಗಿ ಅರ್ಥಮಾಡಿಕೊಳ್ಳಬೇಕು
ಬಿ. ಕೆಲವು ಪ್ರಮುಖ ಘಟಕಾಂಶಗಳ ಹೆಸರನ್ನು ಕಂಠಪಾಠ ಮಾಡಿಕೊಳ್ಳಬೇಕು, ಉದಾಹರಣೆಗೆ ದಶಮೂಲ, ತ್ರಿಕಟು, ತ್ರಿಫಲಾ ಇತ್ಯಾದಿ.

ಸಲಹೆಗಳು:

1. ಪ್ರಮುಖ ಔಷಧ ಸೂತ್ರಗಳ ಪಟ್ಟಿಯನ್ನು ಮಾಡಿ, ಪ್ರತಿದಿನ ಅವುಗಳನ್ನು ಓದುವುದು. ಪ್ರತಿದಿನ ಕನಿಷ್ಠ 10 - 15 ನಿಮಿಷಗಳ ಕಾಲ ಅವುಗಳನ್ನು ಕಂಠಪಾಠ ಮಾಡಲು ಪ್ರಯತ್ನಿಸುವುದು.
2. ಕಠಿಣ ಔಷಧ ಸೂತ್ರಗಳಿಗಾಗಿ ನಿಮ್ಮ ಸ್ವಂತ ಜ್ಞಾಪಕಗಳನ್ನು ರಚಿಸಿಕೊಳ್ಳುವುದು.
3. ಗಿಡಮೂಲಿಕೆಗಳು, ಅವುಗಳ ಗುಣ, ರುಚಿ ಇತ್ಯಾದಿಗಳ ಬಗ್ಗೆ ಆಳವಾದ ಅಧ್ಯಯನವನ್ನು ಮಾಡುವುದು. ಇದು ಔಷಧ ಸೂತ್ರಗಳನ್ನು ಚೆನ್ನಾಗಿ ಅರ್ಥಮಾಡಿಕೊಳ್ಳಲು ನಿಮಗೆ ಸಹಾಯ ಮಾಡುತ್ತದೆ. ಆಯುರ್ವೇದ ಔಷಧ ಕಂಪನಿಗಳು ತಯಾರಿಸುವ ಸ್ವಾಮ್ಯದ ಔಷಧಿಗಳ ಹಿಂದಿನ ನಿಯಮವನ್ನು ಅರ್ಥಮಾಡಿಕೊಳ್ಳಲು ಇದು ಪ್ರಮುಖ ಅಂಶವಾಗಿದೆ.

6

ಆಯುರ್ವೇದದಲ್ಲಿ ವಿವಿಧ ಔಷಧ ರೂಪಗಳ ಬಳಕೆಗೆ ಕಾರಣವೇನು?

ಆಯುರ್ವೇದ ಔಷಧಶಾಸ್ತ್ರವು ವಿವಿಧ ಔಷಧ ರೂಪಗಳನ್ನು ವಿವರಿಸುತ್ತದೆ. ಉದಾಹರಣೆಗೆ - ಕಷಾಯ, ಆಸವ, ಅರಿಷ್ಟ, ವಟಿ (ಮಾತ್ರೆಗಳು), ಅವಲೇಹ (ಹರ್ಬಲ್ ಜಾಮ್) ಇತ್ಯಾದಿ. ಆಯುರ್ವೇದದಲ್ಲಿ ಏಕೆ ಹಲವಾರು ಔಷಧ ರೂಪಗಳನ್ನು ವಿವರಿಸಲಾಗಿದೆ ಮತ್ತು ಪ್ರಸ್ತುತ ಜಗತ್ತಿನಲ್ಲಿ ಇವೆಲ್ಲವೂ ಅಗತ್ಯವಿದೆಯೇ ಇತ್ಯಾದಿ ವಿಚಾರಗಳ ಬಗ್ಗೆ ಇಲ್ಲಿ ಚರ್ಚಿಸಲಾಗಿದೆ.
ಆಯುರ್ವೇದ ಔಷಧಶಾಸ್ತ್ರದಲ್ಲಿ ಔಷಧ ರೂಪವನ್ನು "ಕಲ್ಪನಾ" ಎಂದು ಕರೆಯಲಾಗುತ್ತದೆ. ಕಲ್ಪನಾ ವಿವಿಧ ರೀತಿಯ ಔಷಧ ರೂಪಗಳನ್ನು ಸೂಚಿಸುತ್ತದೆ. ನಿರ್ದಿಷ್ಟ ಉದ್ದೇಶಕ್ಕಾಗಿ ಅಗತ್ಯವಿರುವ ರಾಸಾಯನಿಕ ಘಟಕಗಳ ಅಗತ್ಯವನ್ನು ಆಧರಿಸಿ ಔಷಧಗಳನ್ನು ತಯಾರಿಸಲಾಗುತ್ತದೆ.

ಅನುಕ್ರಮವನ್ನು ಅವಲಂಬಿಸಿ, ಹಂತವನ್ನು ಅವಲಂಬಿಸಿ, ವಿಶೇಷ ಔಷಧೀಯ ಪ್ರಕ್ರಿಯೆಯನ್ನು ಅಥವಾ ಸಂಸ್ಕಾರವನ್ನು ಅವಲಂಬಿಸಿ, ಒಂದು ನಿರ್ದಿಷ್ಟ ಮಾಧ್ಯಮದಲ್ಲಿ ಯಾವ ರೀತಿಯ ರಾಸಾಯನಿಕ ಘಟಕಗಳು ಬೇಕಾಗುತ್ತವೆಯೋ, ಅದಕ್ಕೆ ಅನುಗುಣವಾಗಿ ನಿರ್ದಿಷ್ಟ ಔಷಧಗಳನ್ನು ತಯಾರಿಸಲಾಗುತ್ತದೆ.

ಸ್ವರಸ - ತಾಜಾ ರಸ
ಕಲ್ಕ - ಔಷಧೀಯ ಕಣಕ,
ಕ್ವಾಥ - ಕಷಾಯ,
ಹಿಮ - ಶೀತ ಕಷಾಯ, (ಉದಾಹರಣೆ: ಕೊತ್ತಂಬರಿ ಶೀತ ಕಷಾಯ)
ಫಾಂಟ - ಬಿಸಿ ಕಷಾಯ,

ಮತ್ತು ಅವುಗಳ ಮೂಲಕ ವಿನ್ಯಾಸಗೊಳಿಸಿದ ಔಷಧ ರೂಪಗಳಾದ ತೈಲ (ಔಷಧಿಯುಕ್ತ ಎಣ್ಣೆ), ಘೃತ

(ಔಷಧಿಯುಕ್ತ ತುಪ್ಪ), ಆಸವ ಮತ್ತು ಅರಿಷ್ಟ (ನೈಸರ್ಗಿಕವಾಗಿ ಹುದುಗಿಸಿದ ಮದ್ಯಯುಕ್ತ ಔಷಧಗಳಾದ ದಶಮೂಲಾರಿಷ್ಟ ಇತ್ಯಾದಿ), ಅವಲೇಹ (ಗಿಡಮೂಲಿಕೆ ಜಾಮ್ ಗಳು), ಚೂರ್ಣ (ಪುಡಿಗಳು), ಕ್ಷಾರ, ಲವಣ, ಇತ್ಯಾದಿ.

ನಿರ್ದಿಷ್ಟ ರಾಸಾಯನಿಕ ಘಟಕಗಳ ಅಗತ್ಯವನ್ನು ಆಧರಿಸಿ ಔಷಧಗಳ ತಯಾರಿ

ಸಾಮಾನ್ಯವಾಗಿ ಯಾವುದೇ ರೋಗದ ಚಿಕಿತ್ಸೆಯಲ್ಲಿ ಜಲೀಯ ಸಾರಗಳ ಅಗತ್ಯವಿದ್ದರೆ, ಕಷಾಯಕ್ಕೆ ಆದ್ಯತೆ ನೀಡಲಾಗುತ್ತದೆ. ಉದಾಹರಣೆಗೆ: ತ್ರಿಫಲಾ ಕಷಾಯ

ಚಿಕಿತ್ಸೆಯಲ್ಲಿ ಗಿಡಮೂಲಿಕೆಗಳ ಕೊಬ್ಬಿನಲ್ಲಿ ಕರಗುವ ತತ್ವಗಳ ಅಗತ್ಯವಿದ್ದರೆ, ತೈಲ / ಘೃತಕ್ಕೆ ಆದ್ಯತೆ ನೀಡಲಾಗುತ್ತದೆ.

ಬಾಷ್ಪಶೀಲ ತೈಲಗಳನ್ನು ಬಳಸಬೇಕಾದರೆ, ಚೂರ್ಣ / ಹಿಮ (ಶೀತ ದ್ರಾವಣಗಳು) ಕ್ಕೆ ಆದ್ಯತೆ ನೀಡಲಾಗುತ್ತದೆ.

ಚರಕ ಸಂಹಿತೆಯಂತಹ ಮೂಲಗ್ರಂಥದಲ್ಲಿ, 160 ಕ್ಕೂ ಹೆಚ್ಚು ಔಷಧ ರೂಪಗಳನ್ನು ಉಲ್ಲೇಖಿಸಲಾಗಿದೆ. ಪ್ರತಿಯೊಂದು ಔಷಧ ಸೂತ್ರೀಕರಣದ ಉಪಯುಕ್ತತೆಯನ್ನು ವಿವರಿಸುವಾಗ,

ರೋಗಿಯ ಅನುಕೂಲಕ್ಕನುಸಾರವಾಗಿ ಔಷಧ ರೂಪದ ಆಯ್ಕೆ -

ಆಚಾರ್ಯ ಚರಕರು ಹೇಳುವಂತೆ ಪ್ರತಿಯೊಬ್ಬ ವ್ಯಕ್ತಿಗೂ ನಿರ್ದಿಷ್ಟ ಆಯ್ಕೆಗಳಿರುತ್ತವೆ. ರೋಗಿಯ ನಿರ್ದಿಷ್ಟ ಇಷ್ಟ ಮತ್ತು ಅನಿಷ್ಟಗಳನ್ನು ಅವಲಂಬಿಸಿ, ನಾವು ಸೂಕ್ತವಾದ ಔಷಧ ರೂಪಗಳನ್ನು ಆರಿಸಿಕೊಳ್ಳಬೇಕು. ಸ್ವರಸವನ್ನು (ತಾಜಾ ರಸ) ಇಷ್ಟಪಡದ ವ್ಯಕ್ತಿಗೆ ಸ್ವರಸವನ್ನು ತೆಗೆದುಕೊಳ್ಳುವಂತೆ ಒತ್ತಾಯಿಸಬಾರದು, ಏಕೆಂದರೆ ಮಾನಸಿಕ ಅಂಶಗಳು ಔಷಧದ ಪರಿಣಾಮಕಾರಿತ್ವದ ಮೇಲೆ ಪರಿಣಾಮ ಬೀರುತ್ತವೆ. ಸ್ವರಸವು ಸಾಮಾನ್ಯವಾಗಿ ಕಹಿ ಮತ್ತು ಕಟು ರುಚಿಯನ್ನು ಹೊಂದಿರುತ್ತದೆ ಮತ್ತು ರೋಗಿಯು ಅದನ್ನು ಸೇವಿಸಲು ಇಷ್ಟಪಡದಿರಬಹುದು.

ರೋಗಿಯ ಕಾಯಿಲೆಯ ಆಧಾರದ ಮೇಲೆ ಆಯ್ಕೆ -

ಮತ್ತೊಂದು ಸಮಸ್ಯೆ ಏನೆಂದರೆ, ಮಧುಮೇಹದ ರೋಗಿಗಳಿಗೆ, ನಾವು ಆಸವ ಮತ್ತು ಅರಿಷ್ಟವನ್ನು ದೊಡ್ಡ ಪ್ರಮಾಣದಲ್ಲಿ ಅಥವಾ ದೀರ್ಘಕಾಲದವರೆಗೆ ನೀಡಲು ಸಾಧ್ಯವಿಲ್ಲ, ಏಕೆಂದರೆ ಆಸವಗಳು ಸಕ್ಕರೆ ಅಂಶವನ್ನು ಹೊಂದಿರುತ್ತವೆ. ಅಂತಹ ಸಂದರ್ಭಗಳಲ್ಲಿ, ಕಷಾಯ ಅಥವಾ ಮಾತ್ರೆ ಇತ್ಯಾದಿಗಳನ್ನು ಆಯ್ಕೆ ಮಾಡಬಹುದು.

ರೋಗದ ಹಂತವನ್ನು ಆಧರಿಸಿ ಔಷಧದ ಆಯ್ಕೆ -

ರೋಗವು ಹೊಸದು ಅಥವಾ ಹಳೆಯದು ಎಂಬ ವಿಚಾರವನ್ನು ಪರಿಗಣಿಸುವ ಮೂಲಕ ಔಷಧವನ್ನು ಆಯ್ಕೆ ಮಾಡಬಹುದು.

ಇತ್ತೀಚಿನ ತೊಂದರೆಗಳಲ್ಲಿ, ಘೃತ, ತೈಲ ಅಥವಾ ಅವಲೇಹದಂತಹ ಯಾವುದೇ ರೀತಿಯ ತೈಲೀಯ ಔಷಧ ರೂಪಗಳನ್ನು ನೀಡುವುದು ಸೂಕ್ತವಲ್ಲ. ದೀರ್ಘಕಾಲೀನ ರೋಗಗಳಲ್ಲಿ, ಸ್ವರಸ ಅಥವಾ ಕಲ್ಕದಂತಹ ಮೂಲಭೂತ ಔಷಧ ರೂಪಗಳ ಬಳಕೆಯು ಹೆಚ್ಚು ಸಹಾಯಕವಾಗುವುದಿಲ್ಲ. ದೀರ್ಘಕಾಲೀನ ರೋಗಗಳಲ್ಲಿ, ನಾವು ಆಸವ, ಅರಿಷ್ಟ, ಲೇಹ್ಯ (ಉದಾ: ಅಜಮಾಂಸ ರಸಾಯನಂ) ಅಥವಾ ಘೃತ, ತೈಲ (ಸೇವನೆಗೆ) ಇತ್ಯಾದಿಗಳನ್ನು ಆರಿಸಿಕೊಳ್ಳಬೇಕು. ಇದಕ್ಕೆ ಕಾರಣ, ಜೀರ್ಣ ಶಕ್ತಿ.

ಆಯುರ್ವೇದವು ರೋಗಿ ಪರೀಕ್ಷೆಯಲ್ಲಿ ಜೀರ್ಣಶಕ್ತಿಯನ್ನು ಪ್ರಾಥಮಿಕ ಅಂಶವಾಗಿ ಪರಿಗಣಿಸುತ್ತದೆ. ರೋಗದ ಆರಂಭಿಕ ಹಂತಗಳಲ್ಲಿ ಜೀರ್ಣಶಕ್ತಿಯು ಕಡಿಮೆಯಾದಾಗ, ರೋಗಿಯು ಅವಲೇಹ ಅಥವಾ ಘೃತದಂತಹ ಔಷಧಗಳನ್ನು ಜೀರ್ಣಿಸಿಕೊಳ್ಳಲು ಸಾಧ್ಯವಾಗುವುದಿಲ್ಲ. ಈ ಔಷಧಗಳನ್ನು ಇತ್ತೀಚಿನ ರೋಗಗಳಲ್ಲಿ ಬಳಸಿದರೆ, ಔಷಧ ಅಜೀರ್ಣ ಸಂಭವಿಸಬಹುದು. ಇಲ್ಲಿ ಔಷಧಿಯೇ ಅಜೀರ್ಣಕ್ಕೆ ಕಾರಣವಾಗುತ್ತದೆ. ಇದು ರೋಗದ ಉಲ್ಬಣಕ್ಕೆ ಕಾರಣವಾಗಬಹುದು ಮತ್ತು ರೋಗವನ್ನು ಗುಣಪಡಿಸುವುದು ಇನ್ನಷ್ಟು ಕಷ್ಟಕರವಾಗಬಹುದು.

ರೋಗದ ಆರಂಭಿಕ ಹಂತಗಳಲ್ಲಿ, ಸಾಮಾನ್ಯವಾಗಿ ಕಷಾಯಕ್ಕೆ ಆದ್ಯತೆ ನೀಡಲಾಗುತ್ತದೆ. ಸ್ವಭಾವತಃ ಕಷಾಯವು, ಸುಲಭವಾಗಿ ಜೀರ್ಣಗೊಳ್ಳುವ ಸಾಮರ್ಥ್ಯವನ್ನು ಹೊಂದಿದೆ. ಕಷಾಯವು ಸ್ವಭಾವತಃ ದೀಪನ ಮತ್ತು ಪಾಚನ ಗುಣವನ್ನು ಹೊಂದಿದೆ.

ಆದರೆ ತೈಲ, ಘೃತ ಇತ್ಯಾದಿಗಳು ದೀಪನ ಮತ್ತು ಪಾಚನ ಗುಣವನ್ನು ಹೊಂದಿರುವುದಿಲ್ಲ.

ರೋಗಿಯ ಜೀರ್ಣಶಕ್ತಿಯ ಆಧಾರದ ಮೇಲೆ ಔಷಧದ ಆಯ್ಕೆ

ರೋಗಿಯು ಈಗಾಗಲೇ ಉತ್ತಮ ಜೀರ್ಣಶಕ್ತಿಯನ್ನು ಹೊಂದಿರದಿದ್ದರೆ, ಆಸವ ಮತ್ತು ಅರಿಷ್ಟಗಳನ್ನು ಅನಗತ್ಯವಾಗಿ ನೀಡುವುದು ತೊಂದರೆಯನ್ನುಂಟುಮಾಡಬಹುದು. ಏಕೆಂದರೆ ಇದು ಅಂಗಾಂಶಗಳಿಗೆ ಹಾನಿಯನ್ನುಂಟುಮಾಡುತ್ತದೆ.

ಇದೇ ಕಾರಣಕ್ಕಾಗಿ, ಪಂಚಕರ್ಮ ಚಿಕಿತ್ಸೆಯಲ್ಲಿಯೂ ಸಹ, ಸ್ನೇಹಕರ್ಮವನ್ನು (ದೊಡ್ಡ ಪ್ರಮಾಣದ ತುಪ್ಪ ಸೇವನೆ) ನೀಡುವ ಮೊದಲು, ರೋಗಿಯಲ್ಲಿ ಅಗ್ನಿ (ಜೀರ್ಣಶಕ್ತಿ) ಯನ್ನು ಸುಧಾರಿಸಲು ದೀಪನ ಮತ್ತು ಪಾಚನ ಚಿಕಿತ್ಸೆಯನ್ನು ಮಾಡಲಾಗುತ್ತದೆ. ಆದ್ದರಿಂದ, ಪಂಚಕರ್ಮ ನಿರ್ವಿಷೀಕರಣ ಚಿಕಿತ್ಸೆಗಳಾದ ವಮನ, ವಿರೇಚನ, ನಸ್ಯ, ಬಸ್ತಿ ಚಿಕಿತ್ಸೆ ಇತ್ಯಾದಿಗಳನ್ನು ಮಾಡುವ ಮೊದಲು, ಮೊದಲನೆಯದಾಗಿ, ದೀಪನ (ಜೀರ್ಣಶಕ್ತಿಯನ್ನು ಸುಧಾರಿಸುವುದು) ಮತ್ತು ಪಾಚನ (ಹೊಟ್ಟೆಯಲ್ಲಿ ಉಳಿದಿರುವ ಆಮವನ್ನು ಜೀರ್ಣಿಸಿಕೊಳ್ಳುವುದು) ಚಿಕಿತ್ಸೆ ನೀಡಲಾಗುತ್ತದೆ.

ನಂತರ ದೋಷವನ್ನು ಸ್ನೇಹನ (ಓಲಿಯೇಷನ್) ಮತ್ತು ಸ್ವೇದನ (ಬೆವರುವ ಚಿಕಿತ್ಸೆ) ಚಿಕಿತ್ಸೆಯ ಮೂಲಕ ಕೋಷ್ಟಕ್ಕೆ (ಜೀರ್ಣಾಂಗವ್ಯೂಹ) ತಂದು, ಕಫವನ್ನು ಬಾಯಿಯ ಮೂಲಕ (ಹೊಟ್ಟೆಯು ಕಫಸ್ಥಾನವಾಗಿರುವುದರಿಂದ) ಮತ್ತು ಪಿತ್ತವನ್ನು ಗುದ ಮಾರ್ಗದ ಮೂಲಕ (ಕರುಳು ಪಿತ್ತ ಮತ್ತು ವಾತ ಸ್ಥಾನವಾಗಿರುವುದರಿಂದ) ಹೊರಹಾಕಲಾಗುತ್ತದೆ.

ದೋಷ ಪ್ರಾಬಲ್ಯವನ್ನು ಆಧರಿಸಿ:

ಕಫವು ಪ್ರಬಲವಾದಾಗ, ನಾವು ಸಾಮಾನ್ಯವಾಗಿ ಗಿಡಮೂಲಿಕೆಗಳ ಪುಡಿ ಅಥವಾ ಚೂರ್ಣಗಳಿಗೆ ಆದ್ಯತೆ ನೀಡುತ್ತೇವೆ. ವಾತ ದೋಷವು ಪ್ರಬಲವಾದಾಗ, ನಾವು ಗಿಡಮೂಲಿಕೆ ತೈಲಗಳು ಮತ್ತು ತುಪ್ಪಗಳಿಗೆ ಆದ್ಯತೆ ನೀಡಬೇಕು.

ಪಿತ್ತ ಪ್ರಬಲವಾದಾಗ, ನಾವು ಹಿಮ ಕಲ್ಪನಾ (ಶೀತ ದ್ರಾವಣ) ಅಥವಾ ಫಾಂಟ ಕಲ್ಪನಾ (ಬಿಸಿ ಕಷಾಯ) ವನ್ನು ಆಯ್ಕೆ ಮಾಡಬಹುದು.

7

ಯಾವ ಆಯುರ್ವೇದ ಔಷಧ ರೂಪವು ಹೆಚ್ಚು ಪರಿಣಾಮಕಾರಿಯಾಗಿದೆ?

ಆಯುರ್ವೇದ ವೈದ್ಯರು ವಿವಿಧ ರೋಗಗಳ ಚಿಕಿತ್ಸೆಯಲ್ಲಿ ಕಷಾಯವನ್ನು ಬಳಸುತ್ತಾರೆ. ಏಕೆಂದರೆ, ಶಾಸ್ತ್ರದ ಪ್ರಕಾರ ರೋಗಾಃ ಸರ್ವೇ ಅಪಿ ಮಂದಾಗ್ನೌ - ಅಂದರೆ ಎಲ್ಲಾ ರೋಗಗಳು ಜೀರ್ಣಶಕ್ತಿಯ ಕೊರತೆಯಿಂದ ಉಂಟಾಗುತ್ತದೆ ಎಂದು ನಂಬಲಾಗಿದೆ. ಇದರರ್ಥ, ಕಾಯಿಲೆಗೆ ಚಿಕಿತ್ಸೆ ನೀಡುವಾಗ, ನಾವು ಜೀರ್ಣಕ್ರಿಯೆ ಮತ್ತು ದೀಪನ ಹಾಗೂ ಪಾಚನ ಗುಣಲಕ್ಷಣಗಳಿಗೆ ಆದ್ಯತೆಯನ್ನು ನೀಡಬೇಕು.

ಮೊದಲನೆಯದಾಗಿ, ಜೀರ್ಣಕ್ರಿಯೆಯನ್ನು ಸುಧಾರಿಸುವ ಮೂಲಕ ನಾವು ರೋಗಿಯ ಬಲವನ್ನು ವೃದ್ಧಿಸಬೇಕು. ಜೀರ್ಣಶಕ್ತಿಯನ್ನು ಸುಧಾರಿಸಲು, ಕಷಾಯಗಳು ತುಂಬಾ ಉಪಯುಕ್ತವಾಗಿವೆ. ಶೀತ ಸ್ವಭಾವದ ಮೂಲಿಕೆಯನ್ನು ಸಹ ಕಷಾಯ ರೂಪದಲ್ಲಿ ಸೇವಿಸಿದಾಗ, ಅದು ಉಷ್ಣ ಗುಣವನ್ನು ಪಡೆಯುತ್ತದೆ.

ಉದಾಹರಣೆಗೆ: ಚಂದನಾದಿ ಕಷಾಯದಲ್ಲಿ - ಶ್ರೀಗಂಧವು ಶೀತಕ ಗುಣವನ್ನು ಹೊಂದಿದ್ದರೂ ಸಹ, ಅದರ ಕಷಾಯವನ್ನು ಸಿದ್ಧಪಡಿಸಿದಾಗ, ಅದು ಜೀರ್ಣಶಕ್ತಿಯನ್ನು ವೃದ್ಧಿಸುವ ಮತ್ತು ದೀಪನ ಹಾಗೂ ಪಾಚನ ಪರಿಣಾಮವನ್ನು ಪಡೆಯುತ್ತದೆ. ವಾಸ್ತವದಲ್ಲಿ ಶ್ರೀಗಂಧವು ದೀಪನ ಮತ್ತು ಪಾಚನ ಪರಿಣಾಮವನ್ನು ಹೊಂದಿಲ್ಲ. ಆದರೆ ಚಂದನ ಅಥವಾ ಶ್ರೀಗಂಧದ ಘೃತ ಅಥವಾ ಅವಲೇಹವನ್ನು ತಯಾರಿಸಿದರೆ ಈ ಪರಿಣಾಮವನ್ನು ನಿರೀಕ್ಷಿಸಲು ಸಾಧ್ಯವಿಲ್ಲ.

ಇದಕ್ಕಾಗಿಯೇ, ಕಷಾಯಕ್ಕೆ ಆದ್ಯತೆ ನೀಡಲಾಗಿದೆ. ಇದೇ ಕಾರಣಕ್ಕಾಗಿ ಜ್ವರ, ಸಂಧಿವಾತ, ವಾತ ರೋಗಗಳು (ನರ-ಸ್ನಾಯು ಸಂಬಂಧಿ ಅಸ್ವಸ್ಥತೆಗಳು), ಪಿತ್ತ ಅಥವಾ ಕಫ ಸಂಬಂಧಿ ರೋಗಗಳಲ್ಲಿಯೂ ಸಹ, ಕಷಾಯಗಳಿಗೆ ಮೊದಲ ಆದ್ಯತೆ ನೀಡಲಾಗುತ್ತದೆ.

ಒಬ್ಬ ವ್ಯಕ್ತಿಯು ಕಷಾಯ ಸೇವನೆಗೆ ಸಿದ್ಧರಿಲ್ಲದಿದ್ದರೆ, ತಕ್ಷಣ ತಯಾರಿಸಿದ ಬಿಸಿ ಕಷಾಯವು ಮುಂದಿನ

ಆದ್ಯತೆಯಾಗಿದೆ.

ಇತ್ತೀಚಿನ ದಿನಗಳಲ್ಲಿ, ಔಷಧ ಸಾಗಾಣಿಕೆ, ರೋಗಿಗಳ ಅನುಕೂಲತೆ, ಔಷಧದ ರುಚಿ ಇತ್ಯಾದಿಗಳಿಗೆ ಹೆಚ್ಚಿನ ಪ್ರಾಮುಖ್ಯತೆಯನ್ನು ನೀಡಲಾಗುತ್ತದೆ. ಆದ್ದರಿಂದ, ಆಯುರ್ವೇದ ವೈದ್ಯರು ಮತ್ತು ರೋಗಿಗಳ ನಡುವೆ ಮಾತ್ರೆಗಳು ಮತ್ತು ಕ್ಯಾಪ್ಸ್ಯುಲ್ ಗಳು ಹೆಚ್ಚು ಜನಪ್ರಿಯವಾಗುತ್ತಿವೆ.

ಉತ್ತಮ ರುಚಿ, ಔಷಧದ ತ್ವರಿತ ಪರಿಣಾಮ, ಸೇವನಾ ಪ್ರಮಾಣ ಇತ್ಯಾದಿ ಕಾರಣಗಳಿಂದ ಆಸವ ಮತ್ತು ಅರಿಷ್ಟಗಳನ್ನು (ವಿಡಂಗಾರಿಷ್ಟ, ಪಂಚಾಸವ ಇತ್ಯಾದಿ) ವ್ಯಾಪಕವಾಗಿ ಬಳಸುವುದು ಕಂಡುಬರುತ್ತದೆ.
ಇತ್ತೀಚಿನ ದಿನಗಳಲ್ಲಿ, ಸಾರ್ವಜನಿಕರಲ್ಲಿ ಹೆಚ್ಚುತ್ತಿರುವ ಆರೋಗ್ಯ ಜಾಗೃತಿಯಿಂದಾಗಿ, ಅವಲೇಹಗಳು - ಚ್ಯವನಪ್ರಾಶ, ಬ್ರಹ್ಮ ರಸಾಯನ, ಕೂಷ್ಮಾಂಡ ರಸಾಯನದಂತಹ ಗಿಡಮೂಲಿಕೆಗಳ ಲೇಹಗಳನ್ನು ಸಹ ಸಾಮಾನ್ಯವಾಗಿ ಬಳಸಲಾಗುತ್ತದೆ.

ಒಟ್ಟಾರೆಯಾಗಿ, ಪರಿಣಾಮಕಾರಿತ್ವ ಮತ್ತು ಉಪಯುಕ್ತತೆಯ ಮಾನದಂಡಗಳ ಆಧಾರದ ಮೇಲೆ, ಕಷಾಯವು ಅತ್ಯಂತ ಪರಿಣಾಮಕಾರಿಯಾಗಿದೆ ಎಂದು ಹೇಳಬಹುದು.

ವಿವಿಧ ಔಷಧ ರೂಪಗಳ ಉಪಯುಕ್ತತೆಯ ಸಾರಾಂಶ -
ಶರೀರಕ್ಕೆ ಶೀತಕ ಪರಿಣಾಮವನ್ನು ನೀಡಬೇಕಾದಾಗ ಶೀತ ಕಷಾಯ (ಹಿಮ) ಉಪಯುಕ್ತ.
ಶಾಖವನ್ನು ನೀಡಿದಾಗ ವಿಘಟನೆಗೆ ಒಳಪಡದ ಔಷಧೀಯ ಘಟಕಗಳನ್ನೊಳಗೊಂಡ ಗಿಡಮೂಲಿಕೆಗಳನ್ನು ಬಳಸಿ ಕಷಾಯವನ್ನು ತಯಾರಿಸಬಹುದು.
ಕಷಾಯವು ತುಂಬಾ ಪ್ರಬಲವಾಗಿದ್ದರೆ, ಕಷಾಯದ ಸೌಮ್ಯ ರೂಪವಾದ ಯವಾಗುವನ್ನು ಆಯ್ಕೆ ಮಾಡಬಹುದು.
ಉಸಿರಾಟದ ತೊಂದರೆಯ ಚಿಕಿತ್ಸೆಯಲ್ಲಿ ಮಸಾಲೆ ಪದಾರ್ಥಗಳನ್ನು ಔಷಧ ತಯಾರಿಕೆಯಲ್ಲಿ ಸೇರಿಸಲು ಬಯಸುವುದಾದರೆ ಹಾಗೂ ಔಷಧದ
ಪರಿಣಾಮವನ್ನು ಬಾಯಿಯ ಮಟ್ಟದಿಂದಲೇ ನಿರೀಕ್ಷಿಸುವುದಾದರೆ ಮಸಾಲೆ ಪದಾರ್ಥಗಳ ನಯವಾದ ಪುಡಿಯನ್ನು ತುಪ್ಪ / ಎಣ್ಣೆ / ಜೇನುತುಪ್ಪ ಇತ್ಯಾದಿಗಳೊಂದಿಗೆ ನೀಡಬಹುದು.

ಅತೀ ಕಡಿಮೆ ಪ್ರಮಾಣದಲ್ಲಿ ಔಷಧವನ್ನು ನೀಡಲು, ಔಷಧವನ್ನು ಸುಲಭವಾಗಿ ಸಾಗಿಸಲು ಮತ್ತು ಔಷಧದ ಪರಿಣಾಮವನ್ನು ಜಠರದ ಮಟ್ಟದಲ್ಲಿ ನಿರೀಕ್ಷಿಸುವುದಾದರೆ ಮಾತ್ರೆಗಳು ಅಥವಾ ಕ್ಯಾಪ್ಸುಲ್ ಗಳನ್ನು ನೀಡಬಹುದು.
ಔಷಧದಲ್ಲಿ ಕೊಬ್ಬಿನಲ್ಲಿ ಕರಗುವ ತತ್ತ್ವಗಳನ್ನು ಸೇರಿಸಲು ಬಯಸುವುದಾದರೆ ಔಷಧೀಯ ತುಪ್ಪ ಅಥವಾ ಎಣ್ಣೆಯನ್ನು ತಯಾರಿಸಬಹುದು.
ಪ್ರಬಲ, ಹುದುಗಿಸಿದ (ಹುಳಿಬರಿಸಿದ) ದ್ರವ ಔಷಧಿಗಳ ಅಗತ್ಯವಿದ್ದರೆ, ಆಸವ ಮತ್ತು ಅರಿಷ್ಟವನ್ನು ಉಪಯೋಗಿಸಬಹುದು.

ನೀರಿನಲ್ಲಿ ಹಾಗೂ ಕೊಬ್ಬಿನಲ್ಲಿ ಕರಗುವ ಔಷಧೀಯ ತತ್ತ್ವಗಳು, ಮಸಾಲೆ ಪದಾರ್ಥಗಳು, ತುಪ್ಪ, ಸಕ್ಕರೆ, ಬೆಲ್ಲದಂತಹ ಪೋಷಕ ವಸ್ತುಗಳನ್ನು ಔಷಧದಲ್ಲಿ ಸೇರಿಸಲು ಬಯಸುವುದಾದರೆ ಅವಲೇಹ - ಅಂದರೆ

ಗಿಡಮೂಲಿಕೆಗಳ ಲೇಹಗಳನ್ನು ಉಪಯೋಗಿಸಬಹುದು.

8

ಮನೆಮದ್ದುಗಳು ಹೇಗೆ ಉಪಯುಕ್ತವಾಗಿವೆ?

ಮನೆಮದ್ದುಗಳು ರೋಗದ ನಿರ್ಮೂಲನೆಗೆ ಮತ್ತು ಆರೋಗ್ಯವನ್ನು ಕಾಪಾಡಿಕೊಳ್ಳಲು ಸಹಾಯ ಮಾಡುವ ಪರಿಣಾಮಕಾರಿ ಮಾರ್ಗಗಳಲ್ಲಿ ಒಂದಾಗಿದೆ. ವಿವೇಚನೆ ಮತ್ತು ಬುದ್ಧಿವಂತಿಕೆಯೊಂದಿಗೆ ಬಳಸಿದಾಗ, ಗಿಡಮೂಲಿಕೆಗಳ ಮನೆಮದ್ದುಗಳು ಜೀವ ಉಳಿಸಬಲ್ಲವು. ಮನೆಮದ್ದು ನಿಮಗೆ ಯಾವ ರೀತಿಯಲ್ಲಿ ಸಹಾಯಕವಾಗಬಹುದು ಎಂಬುದನ್ನು ಇಲ್ಲಿ ತಿಳಿಸಲಾಗಿದೆ.

1. ಅನಾರೋಗ್ಯದ ಸಂದರ್ಭದಲ್ಲಿ, ವೈದ್ಯರನ್ನು ಸಂಪರ್ಕಿಸುವುದು ತಡವಾದಾಗ, ಮನೆಮದ್ದುಗಳನ್ನು ಬಳಸುವುದು ರೋಗಲಕ್ಷಣಗಳನ್ನು ನಿಯಂತ್ರಣದಲ್ಲಿಡಲು ಉತ್ತಮ ಮಾರ್ಗವಾಗಿದೆ.

2. ಕೆಲವು ಕಾಯಿಲೆಗಳಲ್ಲಿ ಔಷಧಿಯ ಜೊತೆಗೆ ಮನೆಮದ್ದುಗಳನ್ನು ಬಳಸುವುದರಿಂದ ರೋಗಶಮನವು ವೇಗವಾಗಿ ನಡೆಯುತ್ತದೆ. ಆದರೆ ಮನೆಮದ್ದುಗಳನ್ನು ಆಯ್ಕೆಮಾಡುವಾಗ ವಿಶೇಷ ಕಾಳಜಿಯನ್ನು ವಹಿಸಬೇಕು. ಏಕೆಂದರೆ ಕೆಲವು ಗಿಡಮೂಲಿಕೆಗಳು ಕೆಲವು ನಿರ್ದಿಷ್ಟ ಅಲೋಪತಿ ಔಷಧಿಗಳೊಂದಿಗೆ ಪ್ರತಿಕ್ರಿಯಿಸುತ್ತವೆ.

3. ಸಾಮಾನ್ಯವಾಗಿ ಅನಾರೋಗ್ಯದಿಂದ ಚೇತರಿಸಿಕೊಂಡ ನಂತರವೂ ದಣಿವು ಕಂಡುಬರುತ್ತದೆ. ಆರೋಗ್ಯ, ಶರೀರ ಬಲ, ಜೀರ್ಣಶಕ್ತಿ, ರೋಗಬಾಧಿತ ಶರೀರಭಾಗಗಳ ಕಾರ್ಯಚಟುವಟಿಕೆಗಳ ಪುನಃಸ್ಥಾಪನೆಗೆ ಮನೆಮದ್ದುಗಳು ನಿಮಗೆ ಸಹಾಯ ಮಾಡುತ್ತವೆ.

4. ದೀರ್ಘಕಾಲದವರೆಗೆ ಚಿಕಿತ್ಸೆಯ ಅಗತ್ಯವಿರುವ ರೋಗಗಳಿಗೆ ಮನೆಮದ್ದುಗಳು ಅನೇಕ ರೀತಿಯಲ್ಲಿ ಸಹಾಯ ಮಾಡುತ್ತವೆ.

- ಕೆಲವು ರೋಗಗಳಲ್ಲಿ ಲಕ್ಷಣಗಳು ತೀವ್ರವಾಗಿದ್ದರೆ ಮನೆಮದ್ದುಗಳ ಬಳಕೆಯಿಂದ ಲಕ್ಷಣಗಳ ತೀವ್ರತೆಯನ್ನು ನಿಯಂತ್ರಣದಲ್ಲಿಡಬಹುದು. ಉದಾ: ಅಲ್ಸರೇಟಿವ್ ಕೊಲೈಟಿಸ್ ನಲ್ಲಿ

ಮನೆಮದ್ದುಗಳನ್ನು ಬಳಸುವುದರಿಂದ ಮಲವಿಸರ್ಜನೆಯೊಂದಿಗೆ ಉಂಟಾಗುವ ರಕ್ತಸ್ರಾವವು ಹತೋಟಿಗೆ ಬರುತ್ತದೆ.

- ಅಲೋಪತಿ ಔಷಧಿಗಳ ಅಡ್ಡ ಪರಿಣಾಮಗಳನ್ನು ನಿವಾರಿಸಲು ಮನೆಮದ್ದುಗಳು ಸಹಾಯ ಮಾಡುತ್ತವೆ.
- ದೇಹದ ಶಕ್ತಿಯನ್ನು ಪುನಃಸ್ಥಾಪಿಸಲು ಮನೆಮದ್ದುಗಳು ಸಹಕಾರಿ.

5. ಆರೋಗ್ಯವಂತ ವ್ಯಕ್ತಿಯಲ್ಲಿ,

- ಆರೋಗ್ಯದ ಮೇಲೆ ಋತು ವೈಪರೀತ್ಯದ ಅಡ್ಡ ಪರಿಣಾಮಗಳನ್ನು ಎದುರಿಸಲು ಸಹಾಯಕವಾಗಿವೆ.
- ಮನೆಮದ್ದುಗಳು ದೇಹದ ಅಂಗಾಂಗಗಳ ಸರಿಯಾದ ಬೆಳವಣಿಗೆ ಮತ್ತು ಸಾಮಾನ್ಯ ಕಾರ್ಯನಿರ್ವಹಣೆಗೆ ಸಹಾಯ ಮಾಡುತ್ತದೆ. ಉದಾ: ಮಕ್ಕಳಲ್ಲಿ ಆಹಾರ ಸೇವನೆಯ ಅಭ್ಯಾಸವನ್ನು ಸುಧಾರಿಸಲು ಮನೆಮದ್ದು ಸಹಾಯ ಮಾಡುತ್ತದೆ.
- ಮಲಬದ್ಧತೆ, ಮೊಡವೆ, ನೆಗಡಿ, ಸಣ್ಣ ಗಾಯ ಇತ್ಯಾದಿಗಳಂತಹ ಸಣ್ಣ ಆರೋಗ್ಯ ಸಮಸ್ಯೆಗಳನ್ನು ನಿವಾರಿಸಲು ಸಹಾಯ ಮಾಡುತ್ತದೆ. ಉದಾ: ಗಾಯದ ಚಿಕಿತ್ಸೆಯಲ್ಲಿ ಬಳಸುವ ಮನೆಮದ್ದು ನೋವು ಮತ್ತು ತುರಿಕೆಯನ್ನು ನಿವಾರಿಸಲು ಸಹಾಯ ಮಾಡುತ್ತದೆ.
- ಶರೀರದ ರೋಗನಿರೋಧಕ ವ್ಯವಸ್ಥೆಯನ್ನು ಸುಧಾರಿಸಲು ಮನೆಮದ್ದುಗಳು ಸಹಾಯ ಮಾಡುತ್ತವೆ. ಉದಾ: ಮಕ್ಕಳಲ್ಲಿ ಮನೆಮದ್ದುಗಳ ಬಳಕೆಯಿಂದ ರೋಗನಿರೋಧಕ ಶಕ್ತಿಯನ್ನು ಸುಧಾರಿಸಬಹುದು.

ಒಟ್ಟಾರೆಯಾಗಿ, ಉತ್ತಮ ಆರೋಗ್ಯವನ್ನು ಕಾಪಾಡಿಕೊಳ್ಳಲು ಮನೆಮದ್ದುಗಳ ಬಳಕೆ ಒಂದು ಉತ್ತಮ ಮಾರ್ಗವಾಗಿದೆ. ಆದರೆ ಔಷಧದ ಆಯ್ಕೆಯನ್ನು ಮಾಡುವಾಗ ವಿಶೇಷ ಕಾಳಜಿಯನ್ನು ವಹಿಸಬೇಕು. ನಿಮಗಾಗಿ ಯಾವುದೇ ಮನೆಮದ್ದನ್ನು ಆಯ್ಕೆಮಾಡುವಾಗ ತಜ್ಞರ ಸಲಹೆಯನ್ನು ಪಡೆಯುವುದು ಯಾವಾಗಲೂ ಉತ್ತಮ.

9

ಮನೆಮದ್ದುಗಳನ್ನು ಬಳಸುವಾಗ ವಹಿಸಬೇಕಾದ ಮುನ್ನೆಚ್ಚರಿಕೆಗಳು

ಗಿಡಮೂಲಿಕೆಗಳು ನಮ್ಮ ಆರೋಗ್ಯಕ್ಕೆ ಪ್ರಯೋಜನಕಾರಿಯಾಗಿರುವ ಹಾಗೂ ರೋಗಗಳ ಚಿಕಿತ್ಸೆಯಲ್ಲಿ ಸಹಾಯಕವಾಗಿರುವ ನೈಸರ್ಗಿಕ ರಾಸಾಯನಿಕಗಳನ್ನು ಒಳಗೊಂಡಿರುತ್ತವೆ. ಮನೆಮದ್ದುಗಳ ಬಳಕೆ ಆರೋಗ್ಯವೃದ್ಧಿಗೆ ಸಹಕಾರಿಯಾದರೂ, ಬಳಸುವ ಮೊದಲು ಕೆಲವು ಮುನ್ನೆಚ್ಚರಿಕೆಗಳನ್ನು ವಹಿಸುವುದು ಅವಶ್ಯಕ.

1. ಸಾಮಾನ್ಯ ಔಷಧಿಗೆ ಬದಲಿಯಾಗಿ ಮನೆಮದ್ದುಗಳನ್ನು ಬಳಸಬೇಡಿ. ಸಾಂಪ್ರದಾಯಿಕ ಔಷಧಿಗಳನ್ನು ಬಳಸಬೇಕಾದ ಸಂದರ್ಭದಲ್ಲಿ ಮನೆಮದ್ದುಗಳ ಬಳಕೆ ಸರಿಯಲ್ಲ. ಯಾಕೆಂದರೆ ಮನೆಮದ್ದುಗಳನ್ನು ಬಳಸುವಾಗ ಸೇವನಾಪ್ರಮಾಣವನ್ನು ನಿರ್ಧರಿಸುವುದು, ಪರಿಣಾಮಕಾರಿತ್ವವನ್ನು ಪ್ರಮಾಣೀಕರಿಸುವುದು ಅಷ್ಟು ಸುಲಭವಲ್ಲ.

2. ಒಂದಕ್ಕಿಂತ ಹೆಚ್ಚು ಮನೆಮದ್ದುಗಳನ್ನು ಬಳಸುವಾಗ ಮುಂಜಾಗ್ರತೆ ವಹಿಸಿ. ಯಾಕೆಂದರೆ ಎರಡು ಅಥವಾ ಹೆಚ್ಚು ಗಿಡಮೂಲಿಕೆಗಳನ್ನು ಸಂಯೋಜಿಸಿದಾಗ ಅವುಗಳ ನಡುವಿನ ಪ್ರತಿಕ್ರಿಯೆಯು ಆರೋಗ್ಯವನ್ನು ಉತ್ತೇಜಿಸಲು ಅಥವಾ ಕೆಡಿಸಲು ಕಾರಣವಾಗಬಹುದು. ಆದ್ದರಿಂದ ವಿಶೇಷ ಕಾಳಜಿಯನ್ನು ತೆಗೆದುಕೊಳ್ಳುವುದು ಅಗತ್ಯ.

3. ಗಿಡಮೂಲಿಕೆಗಳ ಬಳಕೆಯ ಬಗ್ಗೆ ಸಲಹೆಗಾಗಿ ವೈದ್ಯರನ್ನು ಸಂಪರ್ಕಿಸಿ. ಸ್ವಯಂ ಚಿಕಿತ್ಸೆ ಮಾಡುವುದು ಶಿಫಾರಸು ಮಾಡಲ್ಪಟ್ಟಿಲ್ಲ. ಆದ್ದರಿಂದ ಮನೆಮದ್ದಿನಲ್ಲಿ ಗಿಡಮೂಲಿಕೆಗಳನ್ನು ಬಳಸುವುದಕ್ಕೆ ಸಂಬಂಧಪಟ್ಟ ತಜ್ಞರನ್ನು ಸಂಪರ್ಕಿಸುವುದು ಉತ್ತಮ.

- ಆಯುರ್ವೇದ ವೈದ್ಯರು ಅಥವಾ ಗಿಡಮೂಲಿಕಾ ತಜ್ಞರು ಗಿಡಮೂಲಿಕೆಗಳ ರಾಸಾಯನಿಕ ಘಟಕಗಳು ಮತ್ತು ಅವುಗಳ ಪರಿಣಾಮದ ಬಗ್ಗೆ ಜ್ಞಾನವನ್ನು ಹೊಂದಿರುತ್ತಾರೆ .
- ಗಿಡಮೂಲಿಕೆಗಳನ್ನುಪಯೋಗಿಸಿ ತಯಾರಿಸಿದ ಮನೆಮದ್ದುಗಳ ಸಂಭವನೀಯ ಪರಿಣಾಮ ಮತ್ತು ಅಡ್ಡಪರಿಣಾಮಗಳ ಬಗ್ಗೆ ಅವರು ತಿಳಿದಿರುತ್ತಾರೆ.
- ಅಲೋಪಥಿಕ್ ಔಷಧಿಗಳೊಂದಿಗೆ ಗಿಡಮೂಲಿಕೆಗಳ ಔಷಧಿಗಳ ಸಂಭಾವ್ಯ ಪ್ರತಿಕ್ರಿಯೆಗಳ ಬಗ್ಗೆ ತಿಳಿದಿರುತ್ತಾರೆ.
- ವಯಸ್ಸು, ಆರೋಗ್ಯ ಸ್ಥಿತಿ, ದೇಹ ಪ್ರಕೃತಿ ಮತ್ತು ಕಾಯಿಲೆಗೆ ಅನುಗುಣವಾಗಿ ಗಿಡಮೂಲಿಕೆಗಳ ಪರಿಹಾರಗಳ ಪ್ರಸಕ್ತತೆಯ ಬಗ್ಗೆಯೂ ಅವರಿಗೆ ಮಾಹಿತಿ ಇರುತ್ತದೆ.

4. ನೀವು ಉಪಯೋಗಿಸುತಿರುವ ಮನೆಮದ್ದುಗಳ ಬಗ್ಗೆ ನಿಮ್ಮ ಅಲೋಪತಿ ವೈದ್ಯರಿಗೆ ತಿಳಿಸಿ. ಇದು ಸರಿಯಾದ ಸೇವನಾ ಪ್ರಮಾಣದೊಂದಿಗೆ, ಸೂಕ್ತವಾದ ಔಷಧಿಗಳ ಆಯ್ಕೆಯನ್ನು ಮಾಡಲು ವೈದ್ಯರಿಗೆ ಸಹಾಯ ಮಾಡುತ್ತದೆ. ಕೆಲವು ಗಿಡಮೂಲಿಕೆಗಳು ಅಲೋಪತಿ ಔಷಧಿಗಳೊಂದಿಗೆ ಧನಾತ್ಮಕವಾಗಿ ಅಥವಾ ಋಣಾತ್ಮಕವಾಗಿ ಪ್ರತಿಕ್ರಿಯಿಸುತ್ತವೆ.

5. ತಜ್ಞರು ನಿಮಗೆ ಸೂಕ್ತವಾದ ಗಿಡಮೂಲಿಕೆಗಳನ್ನು ಸೂಚಿಸಿದ ನಂತರ, ಈ ಬಗ್ಗೆ ಒಂದು ಅವಲೋಕನವನ್ನು ಮಾಡಿ ಅವುಗಳ ಬಗ್ಗೆ ಇನ್ನಷ್ಟು ತಿಳಿದುಕೊಳ್ಳಿ. ನಿಮ್ಮ ಅನುಮಾನಗಳನ್ನು ವೈದ್ಯರೊಂದಿಗೆ ಚರ್ಚಿಸಲು ಹಿಂಜರಿಯಬೇಡಿ.

6. ಮನೆಮದ್ದುಗಳನ್ನು ಸರಿಯಾದ ವಿಧಾನದಲ್ಲಿ ತೆಗೆದುಕೊಳ್ಳಿ -

- ಔಷಧಗಳನ್ನು ಆಹಾರದ ನಂತರ ಹಾಗೂ ಆಹಾರದ ಮೊದಲು ಸೇವಿಸುವುದರಿಂದ ದೇಹದ ಮೇಲೆ ವಿಭಿನ್ನ ಪರಿಣಾಮ ಬೀರುತ್ತದೆ.
- ಬಿಸಿನೀರು ಮತ್ತು ತಣ್ಣೀರಿನೊಂದಿಗೆ ಸೇವಿಸುವುದರಿಂದಲೂ ಔಷಧಗಳು ದೇಹದ ಮೇಲೆ ವಿಭಿನ್ನ ಪರಿಣಾಮ ಬೀರುತ್ತದೆ.
- ಔಷಧಗಳನ್ನು ಸೇವಿಸುವ ಮೊದಲು ಅಥವಾ ನಂತರ ಹಣ್ಣುಗಳನ್ನು ತಿನ್ನುವುದರ ಪರಿಣಾಮವು ಔಷಧ ಸೇವನೆಯ ಮೊದಲು ಅಥವಾ ನಂತರ ಆಹಾರ ಸೇವನೆಯನ್ನು ಮಾಡುವುದರ ಪರಿಣಾಮಕ್ಕಿಂತ ಭಿನ್ನವಾಗಿರುತ್ತದೆ.
- ಆಯುರ್ವೇದ ಔಷಧಗಳನ್ನು ಬೆಳಿಗ್ಗಿನ ಹೊತ್ತಿನಲ್ಲಿ ಮತ್ತು ಸಂಜೆಯ ಹೊತ್ತಿನಲ್ಲಿ ಸೇವಿಸುವುದು ಆರೋಗ್ಯದ ಮೇಲೆ ವಿಭಿನ್ನ ಪರಿಣಾಮವನ್ನು ಬೀರುತ್ತದೆ.

ಒಂದೇ ಗಿಡಮೂಲಿಕೆಯು ವಿಭಿನ್ನ ವ್ಯಕ್ತಿಗಳ ಮೇಲೆ ಮತ್ತು ವಿವಿಧ ರೋಗಗಳಲ್ಲಿ ವಿಭಿನ್ನ ಪರಿಣಾಮವನ್ನು ಉಂಟುಮಾಡುತ್ತದೆ.

10

ಆಯುರ್ವೇದ ಮೂಲಿಕೆಯಿಂದ ಔಷಧವನ್ನು ತಯಾರಿಸುವ ವಿಧಾನ

ಆಯುರ್ವೇದ ಗ್ರಂಥಗಳಲ್ಲಿ ಪ್ರತಿಯೊಂದು ಗಿಡಮೂಲಿಕೆಗಳ ಗುಣಲಕ್ಷಣಗಳನ್ನು ಸವಿಸ್ತಾರವಾಗಿ ವಿವರಿಸಲಾಗಿದೆ. ಆದರೆ ಜನಸಾಮಾನ್ಯರಿಗೆ ಯಾವುದೇ ಗಿಡಮೂಲಿಕೆಯನ್ನು ಬಳಸುವ ವಿಧಾನದ ಕುರಿತು ಗೊಂದಲವುಂಟಾಗಬಹುದು.

ಉದಾಹರಣೆಗೆ, ಅಶ್ವಗಂಧವು ಉಷ್ಣಗುಣ, ಖಾರ, ಕಹಿ ಮತ್ತು ಒಗರು ರುಚಿಗಳನ್ನೊಳಗೊಂಡಿದ್ದು, ವಿಶೇಷವಾಗಿ ವಾತ ದೋಷವನ್ನು ಶಮನಗೊಳಿಸುತ್ತದೆ. ಇದನ್ನು ಒತ್ತಡ, ಆತಂಕ, ನಿದ್ರೆಯ ಸಮಸ್ಯೆಗಳು, ಅಧಿಕ ರಕ್ತದೊತ್ತಡ ಇತ್ಯಾದಿಗಳ ಚಿಕಿತ್ಸೆಯಲ್ಲಿ ಬಳಸಲಾಗುತ್ತದೆ.

ಆದರೆ, ಅಶ್ವಗಂಧವನ್ನು ಹೇಗೆ ಬಳಸಬಹುದು?

ನೀವು ಆಯುರ್ವೇದ ಔಷಧಗಳ ಮತ್ತು ತ್ರಿದೋಷಗಳ ಕುರಿತು ಮೂಲಭೂತ ಜ್ಞಾನವನ್ನು ಹೊಂದಿದ್ದರೆ ವಿವಿಧ ರೋಗಗಳಿಗೆ ವಿವಿಧ ಗಿಡಮೂಲಿಕೆಗಳಿಂದ ಸ್ವತಃ ಔಷಧಗಳನ್ನು ತಯಾರಿಸಬಹುದು. ಇದಕ್ಕೆ ಸಂಬಂಧಿಸಿದ ಕೆಲವು ತತ್ತ್ವಗಳನ್ನು ನೋಡೋಣ.

ಚೂರ್ಣ ಅಥವಾ ಪುಡಿಗಳು

ಗಿಡಮೂಲಿಕೆಗಳು ರುಚಿಕರವಾಗಿದ್ದು, ಹೆಚ್ಚು ಮಸಾಲೆಯುಕ್ತವಾಗಿಲ್ಲದಿದ್ದರೆ, ಅಂತಹ ಗಿಡಮೂಲಿಕೆಗಳನ್ನು ಪುಡಿಯ ರೂಪದಲ್ಲಿ ಬಳಸಬಹುದು. ಹೆಚ್ಚಿನ ಆಯುರ್ವೇದ ಗಿಡಮೂಲಿಕೆಗಳ ಚೂರ್ಣಗಳ ಸಾಮಾನ್ಯ ಸೇವನಾ ಪ್ರಮಾಣ 1 - 3 ಗ್ರಾಂ.

ತುಂಬಾ ಕಹಿ ಅಥವಾ ಒಗರು ರುಚಿಯ ಗಿಡಮೂಲಿಕೆಗಳನ್ನು ಬಳಸುವುದು ವಾಂತಿಗೆ ಕಾರಣವಾಗುತ್ತದೆ. ಕಲ್ಲುಸಕ್ಕರೆ ಮತ್ತು ಬೆಲ್ಲವನ್ನು ಮಧುಮೇಹ ರೋಗಿಗಳಲ್ಲಿ ಬಳಸಲಾಗುವುದಿಲ್ಲ. ಅದೇರೀತಿ ಅಧಿಕ ರಕ್ತದೊತ್ತಡವಿರುವವರಲ್ಲಿ ಉಪ್ಪಿನ ಬಳಕೆ ನಿಯಂತ್ರಣದಲ್ಲಿರಬೇಕು.

ಕಣಕ ಅಥವಾ ಪೇಸ್ಟ್ ಗಳು

ಸಾಮಾನ್ಯವಾಗಿ ತಾಜಾ ಮತ್ತು ರಸಭರಿತವಾದ ಗಿಡಮೂಲಿಕೆಗಳಿಂದ ಪೇಸ್ಟ್ ಅನ್ನು ತಯಾರಿಸಲಾಗುತ್ತದೆ. ಇದನ್ನು ಆಂತರಿಕವಾಗಿಯೂ, ಬಾಹ್ಯವಾಗಿಯೂ ಬಳಸಲಾಗುತ್ತದೆ (ಉದಾ: ಬೇವಿನ ಪೇಸ್ಟ್). ಪೇಸ್ಟ್ ಅನ್ನು ಆಂತರಿಕವಾಗಿ ಬಳಸುವ ನಿಯಮಗಳು ಮೇಲೆ ತಿಳಿಸಲಾದ ಗಿಡಮೂಲಿಕೆಗಳ ಪುಡಿಗಳಿಗೆ ಸಮಾನವಾಗಿವೆ.

ಇದರ ಸೇವನಾ ಪ್ರಮಾಣ ಸಾಮಾನ್ಯವಾಗಿ 1-10 ಗ್ರಾಂ.

ರಸ ಅಥವಾ ಸ್ವರಸ

ತಾಜಾ ಮತ್ತು ರಸಭರಿತವಾದ ಗಿಡಮೂಲಿಕೆಗಳಿಂದ ರಸವನ್ನು ಹೊರತೆಗೆಯಲಾಗುತ್ತದೆ. ಉದಾ: ಕೆಮ್ಮು ಮತ್ತು ಜ್ವರದಲ್ಲಿ ತುಳಸಿ ರಸದ ಬಳಕೆ. ಇದನ್ನು ದಿನಕ್ಕೆ 25 ಮಿ.ಲೀ. ಪ್ರಮಾನದಲ್ಲಿ ಬಳಸಬಹುದು.

ಶೀತ ಕಷಾಯ

1 ಭಾಗದಷ್ಟು ಗಿಡಮೂಲಿಕೆಯ ತರಿತರಿಯಾದ ಪುಡಿಯನ್ನು 6 ಭಾಗ ನೀರಿನೊಂದಿಗೆ ಸೇರಿಸುವ ಮೂಲಕ ಶೀತ ಕಷಾಯವನ್ನು ತಯಾರಿಸಲಾಗುತ್ತದೆ. ರಾತ್ರಿ ಅಥವಾ ಕೆಲವು ಗಂಟೆಗಳ ಕಾಲ ಇರಿಸಿ, ಸೋಸಿ ಇದನ್ನು ಬಳಸಲಾಗುತ್ತದೆ.

ಲವಂಗದಂತಹ ಅತಿ ಹೆಚ್ಚು ಬಾಷ್ಪಶೀಲ ಸಂಯುಕ್ತಗಳನ್ನು ಹೊಂದಿರುವ ಗಿಡಮೂಲಿಕೆಗಳಿಂದ ಶೀತ ಕಷಾಯವನ್ನು ತಯಾರಿಸಲಾಗುತ್ತದೆ. ಉದಾಹರಣೆಗೆ, ಜ್ವರದಲ್ಲಿ ಉರಿಯುವ ಸಂವೇದನೆಯನ್ನು ಕಡಿಮೆ ಮಾಡಲು ಕೊತ್ತಂಬರಿ ಬೀಜದ ಶೀತ ಕಷಾಯವನ್ನು ಕಲ್ಲುಸಕ್ಕರೆಯೊಂದಿಗೆ ನೀಡಲಾಗುತ್ತದೆ. ಇದನ್ನು ದಿನಕ್ಕೆ ಒಮ್ಮೆಗೆ ಅಥವಾ ವಿಭಜಿತ ಪ್ರಮಾಣದಲ್ಲಿ 48 ಮಿ.ಲೀ. ಪ್ರಮಾಣದಲ್ಲಿ ನೀಡಬಹುದು.

ಫಾಂಟ ಅಥವಾ ಬಿಸಿ ಕಷಾಯ

ಗಿಡಮೂಲಿಕೆಯ 1 ಭಾಗದಷ್ಟು ತರಿತರಿಯಾದ ಪುಡಿಯನ್ನು 4 ಭಾಗ ಬಿಸಿನೀರಿನೊಂದಿಗೆ ಕೆಲವು ಗಂಟೆಗಳ ಕಾಲ ನೆನೆಸಿ, ನಂತರ ಅದನ್ನು ಚೆನ್ನಾಗಿ ಹಿಂಡಿ, ಸೋಸುವ ಮೂಲಕ ಬಿಸಿ ಕಷಾಯವನ್ನು ತಯಾರಿಸಲಾಗುತ್ತದೆ. ಮಧ್ಯಮ ಶಾಖ ಸೂಕ್ಷ್ಮ ಘಟಕಗಳಿರುವ ಗಿಡಮೂಲಿಕೆಗಳಿಗೆ ಇದು ಉಪಯುಕ್ತವಾಗಿದೆ.

ಸೇವನಾ ಪ್ರಮಾಣ - ದಿನಕ್ಕೆ 48 ಮಿ.ಲೀ.

ಮಾತ್ರೆಗಳು / ಕ್ಯಾಪ್ಸುಲ್

ಅಧಿಕ ಮಸಾಲೆಯುಕ್ತ, ಪ್ರಬಲ ಹಾಗೂ ಕಹಿಯಾಗಿರುವ ಗಿಡಮೂಲಿಕೆಗಳ ಪುಡಿಗೆ ಇತರ ಹೆಚ್ಚುವರಿ ಪದಾರ್ಥಗಳನ್ನು ಸೇರಿಸುವ ಮೂಲಕ ಮಾತ್ರೆಗಳು ಅಥವಾ ಕ್ಯಾಪ್ಸುಲ್ ಗಳನ್ನು ತಯಾರಿಸಲಾಗುತ್ತದೆ.

ಕಷಾಯ

1 ಭಾಗದಷ್ಟು ಗಿಡಮೂಲಿಕೆಯ ಹೆಚ್ಚು ನಯವಲ್ಲದ ಚೂರ್ಣವನ್ನು 16 ಭಾಗ ನೀರಿನೊಂದಿಗೆ ಸೇರಿಸಿ, ಕುದಿಸಿ 1/4 ಭಾಗಕ್ಕೆಕ್ಕೆ ಇಳಿಸಿ ಕಷಾಯವನ್ನು ತಯಾರಿಸಲಾಗುತ್ತದೆ. ಲವಂಗದಂತಹ ಹೆಚ್ಚಿನ ಬಾಷ್ಪಶೀಲ ಸಂಯುಕ್ತಗಳನ್ನು ಹೊಂದಿರುವ ಗಿಡಮೂಲಿಕೆಗಳನ್ನು ಹೊರತುಪಡಿಸಿ, ಹೆಚ್ಚಿನ ಇತರ

ಆಯುರ್ವೇದ ಗಿಡಮೂಲಿಕೆಗಳನ್ನು ಕಷಾಯ ರೂಪದಲ್ಲಿ ಸೇವಿಸಬಹುದು.
ಕಷಾಯಗಳು ಶೀತ ಅಥವಾ ಫಾಂಟ ಕಷಾಯಗಳಿಗಿಂತ ಪ್ರಬಲವಾಗಿರುತ್ತವೆ ಎಂಬುದನ್ನು ನೆನಪಿನಲ್ಲಿಡಿ. ರೋಗಿಯು ದುರ್ಬಲರಾಗಿದ್ದರೆ, ಕಷಾಯದ ಬದಲಿಗೆ ಫಾಂಟ ಕಷಾಯಕ್ಕೆ ಆದ್ಯತೆ ನೀಡಲಾಗುತ್ತದೆ.
ಸೇವನಾ ಪ್ರಮಾಣ - ದಿನಕ್ಕೆ 50 ಮಿಲಿ.

ಸಿರಪ್ ಅಥವಾ ಪಾನಕಗಳು

ಮೊದಲು ಕಷಾಯವನ್ನು ತಯಾರಿಸಿ, ನಂತರ ಅದಕ್ಕೆ ಸಕ್ಕರೆಯನ್ನು ಸೇರಿಸಿ ಮತ್ತೆ ಕುದಿಸಿ ಸಿರಪ್ ಗಳನ್ನು ತಯಾರಿಸಬಹುದು. ಸಕ್ಕರೆಯ ಪ್ರಮಾಣ 66.66% ಆಗುವವರೆಗೆ ಕುದಿಸುವುದನ್ನು ಮುಂದುವರಿಸಬಹುದು. ಈ ಸಾಂದ್ರತೆಯಲ್ಲಿ ಸಕ್ಕರೆಯು ಸ್ವತಃ ಔಷಧದ ಸಂರಕ್ಷಕವಾಗಿ ಕಾರ್ಯನಿರ್ವಹಿಸುತ್ತದೆ.

ಕ್ಷೀರಪಾಕ

ಒಂದು ಭಾಗ ಗಿಡಮೂಲಿಕೆಯನ್ನು 4 ಭಾಗ ಹಾಲು ಮತ್ತು 8 ಭಾಗ ನೀರಿನೊಂದಿಗೆ ಸೇರಿಸಿ, ಹಾಲು ಮಾತ್ರ ಉಳಿಯುವವರೆಗೆ ಕುದಿಸಲಾಗುತ್ತದೆ. ನಂತರ ಅದನ್ನು ಸೋಸಿ ಬಳಸಲಾಗುತ್ತದೆ. ಗಿಡಮೂಲಿಕೆಯು ತುಂಬಾ ಪ್ರಬಲವಾಗಿರುವಾಗ ಅದರ ಶಕ್ತಿ ಮತ್ತು ಉಷ್ಣತೆಯನ್ನು ಕಡಿಮೆ ಮಾಡಲು ಈ ವಿಧಾನ ಉಪಯುಕ್ತವಾಗಿದೆ. ಉದಾ: ಯಕೃತ್ತಿನ ಆರೋಗ್ಯವನ್ನು ಸುಧಾರಿಸಲು ಹಿಪ್ಪಲಿ ಕ್ಷೀರಪಾಕ, ದೇಹದ ಶಕ್ತಿವರ್ಧನೆಗೆ ಅಶ್ವಗಂಧ ಕ್ಷೀರಪಾಕ ಇತ್ಯಾದಿ.
ಸೇವನಾ ಪ್ರಮಾಣ - ದಿನಕ್ಕೆ 50 ಮಿ.ಲೀ.

ಅವಲೇಹ - ಹರ್ಬಲ್ ಜಾಮ್

ಸಾಮಾನ್ಯವಾಗಿ ಅವಲೇಹಗಳು 4 ಘಟಕಗಳನ್ನು ಹೊಂದಿರುತ್ತವೆ.

1. ಪೇಸ್ಟ್ - ನೆಲ್ಲಿಕಾಯಿ, ಅಶ್ವಗಂಧದಂತಹ, ಒಣದ್ರಾಕ್ಷಿ ಇತ್ಯಾದಿಗಳ ಪೇಸ್ಟ್ ಅನ್ನು ತುಪ್ಪ ಅಥವಾ ಎಣ್ಣೆಯಲ್ಲಿ ಹುರಿಯಲಾಗುತ್ತದೆ.
2. ಗಿಡಮೂಲಿಕೆಗಳ ಕಷಾಯ
3. ಸಕ್ಕರೆ, ಕಲ್ಲುಸಕ್ಕರೆ ಅಥವಾ ಬೆಲ್ಲ.
4. ಚೂರ್ಣ ಅಥವಾ ಪ್ರಕ್ಷೇಪಕ ದ್ರವ್ಯ.

ತುಪ್ಪ ಅಥವಾ ಎಣ್ಣೆಯಲ್ಲಿ ಕರಿದ ಪೇಸ್ಟ್ ಅನ್ನು, ಸೋಸಿದ ಕಷಾಯ ಮತ್ತು ಸಕ್ಕರೆಯೊಂದಿಗೆ ಬೆರೆಸಲಾಗುತ್ತದೆ. ಈ ಮೂರನ್ನು ಅರೆ ಘನ ಸ್ಥಿತಿಗೆ ಬರುವವರೆಗೆ ಕುದಿಸಿ, ತಣ್ಣಗಾದ ಮೇಲೆ ಮಸಾಲೆ ಪುಡಿಯನ್ನು ಅದಕ್ಕೆ ಸೇರಿಸಿ, ಮಿಶ್ರಣವು ಸಂಪೂರ್ಣವಾಗಿ ತಣ್ಣಗಾದನಂತರ ಅಗತ್ಯವಿದ್ದರೆ ಜೇನುತುಪ್ಪವನ್ನು ಸೇರಿಸಲಾಗುತ್ತದೆ. ಉದಾ: ಚ್ಯವನಪ್ರಾಶ
ಸೇವನಾ ಪ್ರಮಾಣ - ದಿನಕ್ಕೆ 10 ಗ್ರಾಂ.
ದೀರ್ಘಕಾಲ ಕಾಡುವಂತಹ ಕ್ಷಯರೋಗ, ಅಸ್ತಮಾ ಮುಂತಾದ ಕಾಯಿಲೆಗಳಲ್ಲಿ ಅಗಸ್ತ್ಯ ರಸಾಯನದಂತಹ ಅವಲೇಹಗಳಿಗೆ ಆದ್ಯತೆ ನೀಡಲಾಗುತ್ತದೆ.

ಔಷಧೀಯ ತುಪ್ಪ

ಇದನ್ನು ಘೃತ ಎಂದು ಕರೆಯಲಾಗುತ್ತದೆ. 1 ಭಾಗ ಗಿಡಮೂಲಿಕೆಯನ್ನು 4 ಭಾಗ ತುಪ್ಪ ಮತ್ತು 16 ಭಾಗ ನೀರು ಅಥವಾ ಕಷಾಯ ಅಥವಾ ಯಾವುದೇ ದ್ರವದೊಂದಿಗೆ ಸೇರಿಸಿ ತುಪ್ಪ ಉಳಿಯುವವರೆಗೆ ಕುದಿಸಲಾಗುತ್ತದೆ. ಈ ಉತ್ಪನ್ನವು ಗಿಡಮೂಲಿಕೆಗಳ ನೀರಿನಲ್ಲಿ ಮತ್ತು ಕೊಬ್ಬಿನಲ್ಲಿ ಕರಗುವ ಘಟಕಗಳನ್ನು ಒಳಗೊಂಡಿರುತ್ತದೆ.

ವಾತ ಮತ್ತು ಪಿತ್ತ ದೋಷ ಉಲ್ಬಣಗೊಂಡ ರೋಗಗಳಲ್ಲಿ, ಈ ರೀತಿಯ ತುಪ್ಪ ಅಥವಾ ಘೃತ ಯೋಗಗಳು ಸಹಕಾರಿ.

ಸೇವನಾ ಪ್ರಮಾಣ - ದಿನಕ್ಕೆ 10 ಗ್ರಾಂ.

ಔಷಧೀಯ ತೈಲ

ಗಿಡಮೂಲಿಕೆಗಳ ತುಪ್ಪವನ್ನು ತಯಾರಿಸುವ ವಿಧಾನದಲ್ಲಿಯೇ ಇವುಗಳನ್ನು ತಯಾರಿಸಲಾಗುತ್ತದೆ. ನರ , ಸ್ನಾಯುಗಳು, ಸಂಧಿ ಸಂಬಂಧಿ ಅಸ್ವಸ್ಥತೆಗಳಲ್ಲಿ ಇವುಗಳನ್ನು ಬಳಸಲಾಗುತ್ತದೆ. ತೈಲಗಳನ್ನು ಬಾಹ್ಯವಾಗಿಯೂ ಮತ್ತು ಸೇವನೆಗೂ ಬಳಸಬಹುದು.

ಆಸವ, ಅರಿಷ್ಟ

ಗಿಡಮೂಲಿಕೆಗಳ ಕಷಾಯ, ನೀರು, ಸಕ್ಕರೆ, ಮಸಾಲೆ ಪದಾರ್ಥಗಳು ಮತ್ತು ಹುದುಗುವಿಕೆಗೆ ಸಹಾಯ ಮಾಡುವ ಕೆಲವು ನಿರ್ದಿಷ್ಟ ಗಿಡಮೂಲಿಕೆಗಲನ್ನು ಸೇರಿಸಿ ಆಸವ ಮತ್ತು ಅರಿಷ್ಟಗಳನ್ನು ತಯಾರಿಸಲಾಗುತ್ತದ.

ಸೇವನಾ ಪ್ರಮಾಣ - ದಿನಕ್ಕೆ 50 ಮಿ.ಲೀ.

ಔಷಧಿಗಳಿಗೆ ಸೂಕ್ತವಾದ ಸಹ-ಪಾನೀಯಗಳು-

ವಾತ ಸಂಬಂಧಿ ರೋಗಗಳಲ್ಲಿ - ಎಳ್ಳೆಣ್ಣೆ

ಪಿತ್ತ ಸಂಬಂಧಿ ರೋಗಗಳಲ್ಲಿ - ತುಪ್ಪ

ಕಫ ಸಂಬಂಧಿ ರೋಗಗಳಲ್ಲಿ - ಜೇನುತುಪ್ಪವನ್ನು ಸಹ ಪಾನೀಯವಾಗಿ ಸೂಚಿಸಲಾಗುತ್ತದೆ.

ಔಷಧ ಸೇವನಾ ಸಮಯ

ಇದು ದೋಷ, ಔಷಧದ ಘತಕಾಂಶಗಳು ಇತ್ಯಾದಿ ಅನೇಕ ಅಂಶಗಳನ್ನು ಅವಲಂಬಿಸಿರುತ್ತದೆ.

ಔಷಧ ಸೇವನೆಗೆ ಸಾಮಾನ್ಯವಾಗಿ ನಿರ್ದೇಶಿಸಲ್ಪಡುವ ಸಮಯಗಳೆಂದರೆ ಊಟದ ಮೊದಲು ಅಥವಾ ನಂತರ. ರೋಗಿಯು ಪ್ರಬಲನಾಗಿದ್ದು, ಹೆಚ್ಚು ಮಸಾಲೆ ಪದಾರ್ಥಗಳನ್ನು ಹೊಂದಿರದಿದ್ದಾಗ ಆಹಾರವನ್ನು ಸೇವಿಸುವ ಮೊದಲು ಹಾಗೂ ರೋಗಿಯು ದುರ್ಬಲನಾಗಿದ್ದು ಪ್ರಬಲವಾದ ಔಷಧಿಗಳನ್ನು ಸಹಿಸಿಕೊಳ್ಳಲು ಅಸಮರ್ಥರಾದಾಗ ಆಹಾರದ ನಂತರ ಾಉಷಧ ಸೇವನೆ ಮಾಡಬಹುದು.

ಒಟ್ಟಾರೆಯಾಗಿ, ಗಿಡಮೂಲಿಕೆಗಳ ಕಷಾಯ, ಶೀತ ಕಷಾಯ, ಬಿಸಿ ಕಷಾಯ, ಗಿಡಮೂಲಿಕೆಗಳ ಪುಡಿ, ತುಪ್ಪ ಮತ್ತು ಗಿಡಮೂಲಿಕೆಗಳ ಅವಲೇಹಗಳನ್ನು ತಯಾರಿಸುವ ತಂತ್ರಗಳನ್ನು ಕರಗತ ಮಾಡಿಕೊಳ್ಳಿ. ಈ ರೀತಿಯಾಗಿ 99% ಗಿಡಮೂಲಿಕೆಗಳನ್ನೂ ಕೂಡಾ ಔಷಧ ರೂಪಕ್ಕೆ ಪರಿವರ್ತಿಸಿ ಬಳಸಬಹುದು.

11

ಸ್ವರಸ - ಗಿಡಮೂಲಿಕೆಗಳ ತಾಜಾ ರಸ

ಸ್ವರಸ ಎಂಬ ಪದವು ದ್ರವರೂಪದಲ್ಲಿರುವ ಗಿಡಮೂಲಿಕೆಯ ತಾಜಾ ರಸ ಎಂಬುವುದನ್ನು ಸೂಚಿಸುತ್ತದೆ. ಇದು ಹಣ್ಣು, ಎಲೆ, ಹೂವು, ಬೇರುಗಳು ಮುಂತಾದ ಸಸ್ಯದ ಯಾವುದೇ ಭಾಗದಿಂದಲೂ ರಸವನ್ನು ಹೊರತೆಗೆಯಬಹುದು. ಆಚಾರ್ಯ ಚರಕರ ಪ್ರಕಾರ ಸಸ್ಯವನ್ನು ಜಜ್ಜಿ, ಹಿಂಡಿ ತೆಗೆದ ಯಾವುದೇ ರಸವನ್ನು ಸ್ವರಸ ಎಂದು ಕರೆಯಲಾಗುತ್ತದೆ (ಚರಕ ಸಂಹಿತಾ, ಸೂತ್ರಸ್ಥಾನ, 4/7)

ದೊಡ್ಡ ಮರದ ಬೇರನ್ನು ಕತ್ತರಿಸಿ, ಅದನ್ನು ಜಜ್ಜಿ ಅದರಿಂದ ಹೊರಬರುವ ದ್ರವವನ್ನು ಸಂಗ್ರಹಿಸುವ ಮೂಲಕವೂ ಸ್ವರಸವನ್ನು ಪಡೆಯಬಹುದು ಎಂದು ಆಚಾರ್ಯ ಚರಕರು ಹೇಳಿದ್ದಾರೆ.

ಆಯುರ್ವೇದದ ಪ್ರಕಾರ ಐದು ಮೂಲ ಔಷಧ ರೂಪಗಳಿವೆ.

1. ಸ್ವರಸ (ರಸ)
2. ಕಲ್ಕ (ಪೇಸ್ಟ್)
3. ಕ್ವಾಥ (ಕಷಾಯ)
4. ಹಿಮ (ಶೀತ ದ್ರಾವಣ)
5. ಫಾಂಟ (ಬಿಸಿ ದ್ರಾವಣ)

ಈ ಐದು ಔಷಧ ರೂಪಗಳಲ್ಲಿ ಸ್ವರಸವು ಅತ್ಯಂತ ಗುರು ಅಥವಾ ಜೀರ್ಣಗೊಳ್ಳಲು ದೀರ್ಘ ಸಮಯವನ್ನು ತೆಗೆದುಕೊಳ್ಳುತ್ತದೆ.

ಆಚಾರ್ಯ ಶಾರಂಗಧರರು ಸ್ವರಸ ತಯಾರಿಕೆಯ 4 ವಿಧಾನಗಳನ್ನು ವಿವರಿಸಿದ್ದಾರೆ.

ವಿಧಾನ 1

ರೋಗ ರಹಿತ ಸಸ್ಯದ ತಾಜಾ ಭಾಗವನ್ನು ಸಂಗ್ರಹಿಸಲಾಗುತ್ತದೆ. ಇದನ್ನು ಕುಟ್ಟಾಣಿ ಅಥವಾ ಜ್ಯೂಸರ್

ನಂತಹ ಉಪಕರಣವನ್ನು ಬಳಸಿ ಅದನ್ನು ಪುಡಿಮಾಡಿ, ರಸವನ್ನು ಸಂಗ್ರಹಿಸಿ ಶುದ್ಧವಾದ ಬಟ್ಟೆ ಅಥವಾ ಜರಡಿ ಬಳಸಿ ಸೋಸಲಾಗುತ್ತದೆ.

ಉದಾಹರಣೆ - ತುಳಸಿಯ ರಸ, ತಾಜಾ ಶುಂಠಿ ರಸ ಇತ್ಯಾದಿ. (ಶಾರಂಗಧರ ಸಂಹಿತೆ ಮಧ್ಯಮ ಖಂಡ, 1/2)

ಸಸ್ಯಗಳನ್ನು ಸಂಗ್ರಹಿಸಿದ ದಿನವೇ ರಸವನ್ನು ಹೊರತೆಗೆಯಲಾಗುತ್ತದೆ. ಶುದ್ಧವಾದ ಬಟ್ಟೆಯಲ್ಲಿ ಕಟ್ಟಿ ಹಿಂಡಿ, ಸೋಸುವ ಮೂಲಕ ರಸವನ್ನು ಹೊರತೆಗೆಯಬಹುದು.

ವಿಧಾನ 2

ಸಸ್ಯವು ಮೃದು ಮತ್ತು ಶುಷ್ಕವಾಗಿದ್ದರೆ, ಅದನ್ನು ಪುಡಿಮಾಡಿ ರಾತ್ರಿ ಎರಡು ಪಟ್ಟು ನೀರಿನಲ್ಲಿ ನೆನೆಸಿಡಬೇಕು. ಮರುದಿನ ಬೆಳಿಗ್ಗೆ, ಬಟ್ಟೆಯ ಸಹಾಯದಿಂದ ಸೋಸಲಾಗುತ್ತದೆ. ಉದಾಹರಣೆ - ಕೊತ್ತಂಬರಿ ಸ್ವರಸ. (ಶಾರಂಗಧರ ಸಂಹಿತೆ ಮಧ್ಯಮ ಖಂಡ, 1/3)

ವಿಧಾನ 3

ಸಸ್ಯದ ಒಣ ಭಾಗವನ್ನು ಉಪಯೋಗಿಸುವ ಸಂದರ್ಭದಲ್ಲಿ ತಾಜಾ ರಸವನ್ನು ಹೊರತೆಗೆಯಲು ಕಷ್ಟವಾಗುತ್ತದೆ. ಇಂತಹ ಸಂದರ್ಭದಲ್ಲಿ ಸಸ್ಯವನ್ನು ಪುಡಿಮಾಡಿ 8 ಭಾಗ ನೀರಿನೊಂದಿಗೆ ಸೇರಿಸಲಾಗುತ್ತದೆ. ನಂತರ ಮಿಶ್ರಣವನ್ನು ಒಂದು ಪಾತ್ರೆಯಲ್ಲಿ ತೆಗೆದುಕೊಂಡು, ಕುದಿಸಿ ಮೂಲ ಪ್ರಮಾಣದ 1/4 ನೇ ಭಾಗಕ್ಕೆ ಇಳಿಸಲಾಗುತ್ತದೆ. ಇದನ್ನು ಸೋಸುವ ಮೂಲಕ ಸ್ವರಸವನ್ನು ಪಡೆಯಲಾಗುತ್ತದೆ. ಉದಾಹರಣೆ - ಅಶೋಕ ಮರದ ತೊಗಟೆಯ ಸ್ವರಸ. (ಶಾರಂಗಧರ, ಮಧ್ಯಮಖಂಡ, 1/4)

ವಿಧಾನ 4 - ಪುಟಪಾಕ ವಿಧಾನ

ತಾಜಾ ಸಸ್ಯವು ಲಭ್ಯವಿದ್ದು, ಹೆಚ್ಚಿನ ಪ್ರಮಾಣದಲ್ಲಿ ತಾಜಾ ರಸವನ್ನು ಹೊರತೆಗೆಯಲು ಕಷ್ಟಕರವಾದ ಸಂದರ್ಭದಲ್ಲಿ ಈ ವಿಧಾನವನ್ನು ಅನುಸರಿಸಲಾಗುತ್ತದೆ. ಮೂಲಿಕೆಯನ್ನು ಸಣ್ಣ ತುಂಡುಗಳಾಗಿ ಕತ್ತರಿಸಿ, ಆಲದ ಮರ ಅಥವಾ ಮುತ್ತುಗದಂತಹ ಮರಗಳ ದೊಡ್ಡ ಎಲೆಗಳಿಂದ ಮುಚ್ಚಲಾಗುತ್ತದೆ. ಈ ಎಲೆಗಳು ಸಸ್ಯವು ಸುಡದೆ ದೀರ್ಘಕಾಲದವರೆಗೆ ಶಾಖವನ್ನು ತಡೆದುಕೊಳ್ಳಲು ಸಾಧ್ಯವಾಗುತ್ತದೆ. ಬಳಿಕ ಎಲೆಗಳನ್ನು ದಾರದಿಂದ ಕಟ್ಟಿ, ಶುದ್ಧ ಮಣ್ಣಿನ ದಪ್ಪ ಪದರದಿಂದ ಮುಚ್ಚಲಾಗುತ್ತದೆ. ಇದನ್ನು ಸಂಪೂರ್ಣವಾಗಿ ಸೂರ್ಯನ ಬೆಳಕಿನಲ್ಲಿ ಒಣಗಿಸಿದ ನಂತರ, ಸುತ್ತಲು ಸಣ್ಣ ಉರಿಯನ್ನು ಹಾಕಿ ಕೆಂಪಾಗುವವರೆಗೆ ಕಾಯಿಸಲಾಗುತ್ತದೆ. ತಣ್ಣಗಾದ ನಂತರ ಅದರೊಳಗಿರುವ ಮೂಲಿಕೆಯನ್ನು ಸಂಗ್ರಹಿಸಿ, ಅದನ್ನು ಹಿಂಡುವ ಮೂಲಕ ರಸವನ್ನು ಹೊರತೆಗೆಯಲಾಗುತ್ತದೆ.

ಸೇವನಾ ಪ್ರಮಾಣ

1 ಮತ್ತು 2 ನೇ ವಿಧಾನದಿಂದ ಹೊರತೆಗೆದ ರಸ - 24 ಮಿ.ಲೀ.

3 ಮತ್ತು 4 ನೇ ವಿಧಾನದಿಂದ ಹೊರತೆಗೆದ ರಸ - 48 ಮಿ.ಲೀ. ಏಕೆಂದರೆ ಅವು ಸುಲಭವಾಗಿ ಜೀರ್ಣಕ್ರಿಯೆಗೆ ಒಳಗಾಗುತ್ತವೆ.

ಪ್ರಕ್ಷೇಪ - ಹೆಚ್ಚುವರಿ ಪ್ರಯೋಜನಗಳಿಗಾಗಿ ಇತರ ಪದಾರ್ಥಗಳನ್ನು ಸೇರಿಸುವುದು

ಸ್ವರಸಕ್ಕೆ ಅವಶ್ಯಾನುಸಾರವಾಗಿ ಜೇನುತುಪ್ಪ, ಬೆಲ್ಲ, ಕ್ಷಾರೀಯ ವಸ್ತುಗಳು, ಜೀರಿಗೆ ಪುಡಿ, ಕಪ್ಪು ಉಪ್ಪು, ತುಪ್ಪ, ಎಣ್ಣೆ ಅಥವಾ ಗಿಡಮೂಲಿಕೆಗಳ ಪುಡಿಗಳನ್ನು 6 ಗ್ರಾಂನಷ್ಟು ಪ್ರಮಾಣದಲ್ಲಿ ಸೇರಿಸಬಹುದು.

ಪುಟಪಾಕ ಸ್ವರಸದ ಉದಾಹರಣೆ - ಆಡುಸೋಗೆಯ ಪುಟಪಾಕ ಸ್ವರಸ

ಆಡುಸೋಗೆ ಸೊಪ್ಪಿನಿಂದ ತೆಗೆದ ಪುಟಪಾಕ ಸ್ವರಸವನ್ನು ಜೇನುತುಪ್ಪದೊಂದಿಗೆ ಸೇವಿಸಲಾಗುತ್ತದೆ, ಇದು ರಕ್ತಸ್ರಾವದ ಅಸ್ವಸ್ಥತೆಗಳು, ಕೆಮ್ಮು, ಶೀತ, ಜ್ವರ, ದೇಹದ ಅಂಗಾಂಶಗಳ ದೌರ್ಬಲ್ಯ ಇತ್ಯಾದಿಗಳಲ್ಲಿ ಉಪಯುಕ್ತ.

ಸ್ವರಸವನ್ನು ಎಷ್ಟು ಹೊತ್ತಿನವರೆಗೆ ಸಂಗ್ರಹಿಸಿಟ್ಟು ಬಳಸಬಹುದು?

ಸ್ವರಸವನ್ನು ತಯಾರಿಸಿದ ಕೇವಲ 4 - 6 ಗಂಟೆಗಳೊಳಗೆ ಬಳಸಬೇಕು.

12

ನೆಲ್ಲಿಕಾಯಿ ರಸವನ್ನು ತಯಾರಿಸುವ ವಿಧಾನ, ಪ್ರಯೋಜನಗಳು ಹಾಗೂ ಅಡ್ಡ ಪರಿಣಾಮಗಳು

ನೆಲ್ಲಿಕಾಯಿಯನ್ನು ಹಲವು ವಿಧಾನಗಳಲ್ಲಿ ಸೇವಿಸಬಹುದು. ನೆಲ್ಲಿಕಾಯಿಯ ರಸವನ್ನು ಸೇವಿಸುವುದು ಸುಲಭವಾದ ಮಾರ್ಗಗಳಲ್ಲಿ ಒಂದಾಗಿದೆ. ಮಾರುಕಟ್ಟೆಯಲ್ಲಿ ಸಾಕಷ್ಟು ರೆಡಿಮೇಡ್ ರಸ ಅಥವಾ ಜ್ಯೂಸ್ ಲಭ್ಯವಿದೆ. ಆದರೆ ನೀವೇ ಸ್ವತಃ ಸುಲಭವಾಗಿ ಇದನ್ನು ತಯಾರಿಸಬಹುದಾಗಿದೆ.

ತಾಜಾ ನೆಲ್ಲಿಕಾಯಿಯಿಂದ ಸುಲಭವಾಗಿ ಜ್ಯೂಸ್ ಅನ್ನು ಹೇಗೆ ತಯಾರಿಸಬಹುದು?
ಚೆನ್ನಾಗಿ ತೊಳೆದ ತಾಜಾ ನೆಲ್ಲಿಕಾಯಿಯನ್ನು ತೆಗೆದುಕೊಂಡು, ಕತ್ತರಿಸಿ ಬೀಜವನ್ನು ಬೇರ್ಪಡಿಸಿ. ನಂತರ ಅದನ್ನು ಒಂದು ಮಿಕ್ಸರ್ ನಲ್ಲಿ ಅರೆದು ಜರಡಿಯಲ್ಲಿ ಸೋಸುವ ಮೂಲಕ ರಸವನ್ನು ಪಡೆಯಬಹುದು.

ತಾಜಾ ನೆಲ್ಲಿಕಾಯಿ ಲಭ್ಯವಿಲ್ಲದಿದ್ದರೆ ಏನು ಮಾಡಬಹುದು?
ಶಾರಂಗಧರ ಸಂಹಿತೆಯ ಸ್ವರಸ ಅಧ್ಯಾಯದ ಮಧ್ಯಮ ಖಂಡದ ಉಲ್ಲೇಖದ ಪ್ರಕಾರ, ತಾಜಾ ಗಿಡಮೂಲಿಕೆಗಳು ಲಭ್ಯವಿಲ್ಲದಿದ್ದಾಗ ರಸವನ್ನು ಪಡೆಯಲು ಕೆಳಗೆ ತಿಳಿಸಲಾದ ವಿಧಾನವನ್ನು ಅನುಸರಿಸಬಹುದು.
ಒಂದು ಟೀ ಚಮಚ (5 ಗ್ರಾಂ) ಒಣಗಿದ ನೆಲ್ಲಿಕಾಯಿಯ ಪುಡಿಯನ್ನು ಅರ್ಧ ಕಪ್ (100 ಮಿ.ಲೀ.) ನೀರಿನೊಂದಿಗೆ ಸೇರಿಸಲಾಗುತ್ತದೆ. ಇದನ್ನು ಮಂದವಾದ ಉರಿಯಲ್ಲಿ ಕುದಿಸಿ ಕಾಲು ಕಪ್ ಗೆ ಇಳಿಸಲಾಗುತ್ತದೆ. ನಂತರ ಇದನ್ನು ಸೊಸಿ ಸ್ವರಸವನ್ನು ಪಡೆಯಲಾಗುತ್ತದೆ.

ನೆಲ್ಲಿಕಾಯಿ ರಸದ ಸೇವನಾಪ್ರಮಾಣ

ತಾಜಾ ಹಣ್ಣಿನಿಂದ ತಯಾರಿಸಿದರೆ, ದಿನಕ್ಕೆ ಒಮ್ಮೆ 10-15 ಮಿ.ಲೀ.
ಒಣ ಪುಡಿಯಿಂದ ತಯಾರಿಸಿದರೆ - ದಿನಕ್ಕೆ ಕಾಲು ಕಪ್ ಅಥವಾ 50 ಮಿ.ಲೀ.
ಮಾರುಕಟ್ಟೆಯಲ್ಲಿ ಲಭ್ಯವಿರುವ ನೆಲ್ಲಿಕಾಯಿ ಜ್ಯೂಸ್ - 10 - 15 ಮಿ.ಲೀ. ಜ್ಯೂಸ್ ಅನ್ನು ಎರಡು ಪಟ್ಟು ನೀರಿನೊಂದಿಗೆ ಬೆರೆಸಿ, ದಿನಕ್ಕೆ ಒಮ್ಮೆ ಆಹಾರದ ಮೊದಲು ಅಥವಾ ನಂತರ.

ನೆಲ್ಲಿಕಾಯಿಯ ಔಷಧೀಯ ಗುಣಗಳು

ಇದು ಬಹಳ ಶೀತಕ ಗುಣವನ್ನು ಹೊಂದಿದೆ. ಉಪ್ಪು ರುಚಿಯನ್ನು ಹೊರತುಪಡಿಸಿ ಹುಳಿ, ಸಿಹಿ, ಕಹಿ, ಒಗರು ಮತ್ತು ಖಾರ ರುಚಿಗಳನ್ನು ಒಳಗೊಂಡಿದೆ. ಹುಳಿಯು ಪ್ರಧಾನ ರುಚಿಯಾಗಿದೆ ಇದು ಎಲ್ಲಾ ಮೂರೂ ದೋಷಗಳನ್ನು ಸಮತೋಲನಗೊಳಿಸುತ್ತದೆ.

ನೆಲ್ಲಿಕಾಯಿಯ ರಸದ ಪ್ರಯೋಜನಗಳು

ನೆಲ್ಲಿಕಾಯಿಯ ಎಲ್ಲಾ ಪ್ರಯೋಜನಗಳನ್ನು ನೆಲ್ಲಿಕಾಯಿ ರಸವೂ ಕೂಡಾ ಹೊಂದಿರುತ್ತದೆ.
ನೆಲ್ಲಿಕಾಯಿ ಹಣ್ಣುಗಳು ಮೂತ್ರನಾಳದ ಅಸ್ವಸ್ಥತೆಗಳಂತಹ ಮೂತ್ರದ ಕಾಯಿಲೆಗಳಲ್ಲಿ ಪ್ರಯೋಜನಕಾರಿಯಾಗಿದೆ.
ಇದನ್ನು ನಿಯಮಿತವಾಗಿ ಸೇವಿಸಿದಾಗ ಮಲಬದ್ಧತೆಯನ್ನು ನಿವಾರಿಸುತ್ತದೆ. ಇದು ದೃಷ್ಟಿ, ದೇಹದ ಶಕ್ತಿ, ಚರ್ಮದ ಆರೋಗ್ಯವನ್ನು ಕಾಪಾಡುವಲ್ಲಿ ಸಹಾಯ ಮಾಡುತ್ತದೆ.
ವಯಸ್ಸಾಗುವಿಕೆಯನ್ನು ವಿಳಂಬಗೊಳಿಸಲು ಇದನ್ನು ವ್ಯಾಪಕವಾಗಿ ಬಳಸಲಾಗುತ್ತದೆ. ನೆಲ್ಲಿಕಾಯಿಯ ತಾಜಾ ಮತ್ತು ಹಸಿ ರಸ ತಂಪಾಗಿರುತ್ತದೆ, ಕುಡಿಯಲು ರುಚಿಯಾಗಿರುತ್ತದೆ, ರುಚಿಯಲ್ಲಿ ಸಿಹಿಯಾಗಿರುತ್ತದೆ, ಕಫ ದೋಷವನ್ನು ನಿವಾರಿಸುತ್ತದೆ, ಜ್ವರ ಮತ್ತು ಉರಿಯುವ ಸಂವೇದನೆಯನ್ನು ಕಡಿಮೆ ಮಾಡುತ್ತದೆ. ಇದು ಪುರುಷತ್ವವನ್ನು ಉತ್ತೇಜಿಸುತ್ತದೆ ಮತ್ತು ರಸಾಯನ ಚಿಕಿತ್ಸಾ ವಿಧಾನದಲ್ಲಿ ತೆಗೆದುಕೊಂಡಾಗ ವ್ಯಕ್ತಿಯ ಜೀವಿತಾವಧಿಯನ್ನು ಹೆಚ್ಚಿಸುತ್ತದೆ.

ನೆಲ್ಲಿಕಾಯಿಯ ಜ್ಯೂಸಿನ ಅಡ್ಡಪರಿಣಾಮಗಳು

ಕೆಲವು ಜನರಲ್ಲಿ, ಇದು ಒಣ ಚರ್ಮದ ಸಮಸ್ಯೆ ಮತ್ತು ಬಾಯಿಯ ಶುಷ್ಕತೆಯನ್ನು ಉಂಟುಮಾಡಬಹುದು ಅಥವಾ ಉಲ್ಬಣಗೊಳಿಸಬಹುದು.
ಇದು ಕೆಲವು ರೋಗಿಗಳಲ್ಲಿ ಶೀತ, ಕೆಮ್ಮು ಅಥವಾ ಅಸ್ತಮಾವನ್ನು ಉಲ್ಬಣಗೊಳಿಸಬಹುದು. ಇದನ್ನು ತಡೆಯಲು ನೆಲ್ಲಿಕಾಯಿ ರಸಕ್ಕೆ 1 - 2 ಗ್ರಾಂ ಶುಂಠಿ ಅಥವಾ ಕರಿಮೆಣಸಿನ ಪುಡಿಯನ್ನು ಸೇರಿಸಬಹುದು.

ಗರ್ಭಾವಸ್ಥೆಯಲ್ಲಿ, ಹಾಲುಣಿಸುವ ಸಮಯದಲ್ಲಿ ಮತ್ತು ಮಕ್ಕಳಲ್ಲಿ ಮನೆಯಲ್ಲಿಯೇ ತಯಾರಿಸಿದ ರಸವನ್ನು ಬಲಸುವುದು ಸುರಕ್ಷಿತ.
ಮಾರುಕಟ್ಟೆಯಲ್ಲಿ ಲಭ್ಯವಿರುವ ಉತ್ಪನ್ನವು ಸಂರಕ್ಷಕಗಳನ್ನು ಒಳಗೊಂಡಿರುವುದರಿಂದ, ಗರ್ಭಾವಸ್ಥೆಯಲ್ಲಿ ಮತ್ತು ಹಾಲುಣಿಸುವ ಸಮಯದಲ್ಲಿ ಅದನ್ನು ಬಳಸುವಾಗ ನಿಮ್ಮ ವೈದ್ಯರ ಸಲಹೆಯನ್ನು ಪಡೆಯಿರಿ.

ನೆಲ್ಲಿಕಾಯಿ ರಸವನ್ನು ತಯಾರಿಸಿದ ಎಷ್ಟು ದಿನಗಳವರೆಗೆ ಬಳಸಬಹುದು?

ರೆಡಿಮೇಡ್ ನೆಲ್ಲಿಕಾಯಿಯ ಜ್ಯೂಸ್ ಅನ್ನು ತಯಾರಿಸಿದ ದಿನಾಂಕದಿಂದ 1 ವರ್ಷದವರೆಗೆ

ಉಪಯೋಗಿಸಬಹುದು.

ಮನೆಯಲ್ಲಿ ತಯಾರಿಸಿದ ನೆಲ್ಲಿಕಾಯಿಯ ಜ್ಯೂಸ್ ಅನ್ನು 6 - 8 ಗಂಟೆಗಳ ಒಳಗೆ ಸೇವಿಸಬೇಕು. ರೆಫ್ರಿಜರೇಟರ್ನಲ್ಲಿ ಇರಿಸಿದರೆ (ಸಾಮಾನ್ಯವಾಗಿ ಶಿಫಾರಸು ಮಾಡಲಾಗುವುದಿಲ್ಲ), ಅದನ್ನು 1 - 2 ದಿನಗಳವರೆಗೆ ಸಂಗ್ರಹಿಸಬಹುದು.

ಮಾರುಕಟ್ಟೆಯಲ್ಲಿ ಲಭ್ಯವಿರುವ ನೆಲ್ಲಿಕಾಯಿ ಜ್ಯೂಸ್

ಮಾರುಕಟ್ಟೆಯಲ್ಲಿ ಲಭ್ಯವಿರುವ ಎಲ್ಲಾ ರೆಡಿಮೇಡ್ ನೆಲ್ಲಿಕಾಯಿ ಜ್ಯೂಸ್ ಉತ್ಪನ್ನಗಳು ಸಂರಕ್ಷಕಗಳನ್ನು ಒಳಗೊಂಡಿರುತ್ತವೆ. ಸಾಮಾನ್ಯವಾಗಿ ನೆಲ್ಲಿಕಾಯಿ ರಸವನ್ನು ಹಲವು ತಿಂಗಳುಗಳವರೆಗೆ ಸೇವಿಸಲಾಗುತ್ತದೆ. ಆದ್ದರಿಂದ, ಈ ಸಂರಕ್ಷಕಗಳು ಆರೋಗ್ಯದ ಮೇಲೆ ಅಡ್ಡ ಪರಿಣಾಮವನ್ನು ಬೀರುತ್ತದೆ. ಈ ಉತ್ಪನ್ನಗಳು ಸಿಟ್ರಿಕ್ ಆಮ್ಲ, ಸೋಡಿಯಂ ಬೆಂಜೊಯೇಟ್, ಪೊಟ್ಯಾಸಿಯಮ್ ಸೋರ್ಬೇಟ್ ಇತ್ಯಾದಿಗಳನ್ನು ಒಳಗೊಂಡಿರುತ್ತವೆ.

ಇತರ ಗಿಡಮೂಲಿಕೆಗಳೊಂದಿಗೆ ನೆಲ್ಲಿಕಾಯಿ ಜ್ಯೂಸ್ ಸಂಯೋಜನೆ

ಪತಂಜಲಿ ಗಿಲೋಯ್ ಆಮ್ಲಾ ಜ್ಯೂಸ್ - ಅಮೃತಬಳ್ಳಿ ನೆಲ್ಲಿಕಾಯಿ ಜ್ಯೂಸ್ - ಜ್ವರದಲ್ಲಿ ಉಪಯುಕ್ತವಾಗಿದೆ, ರೋಗನಿರೋಧಕ ಶಕ್ತಿಯನ್ನು ಸುಧಾರಿಸುತ್ತದೆ.

ಕರೇಲ ಆಮ್ಲಾ ಜ್ಯೂಸ್ - ಹಾಗಲಕಾಯಿ ನೆಲ್ಲಿಕಾಯಿ ಜ್ಯೂಸ್ - ಮಧುಮೇಹದಲ್ಲಿ ಉಪಯುಕ್ತ.

ಮಾರುಕಟ್ಟೆಯಲ್ಲಿ ಲಭ್ಯವಿರುವ ನೆಲ್ಲಿಕಾಯಿ ಜ್ಯೂಸ್ ನ ಸೇವನಾ ಪ್ರಮಾಣ

5-15 ಮಿ.ಲೀ. ಜ್ಯೂಸ್ ಅನ್ನು 10-20 ಮಿ.ಲೀ. ನೀರಿನೊಂದಿಗೆ ಬೆರೆಸಿ, ದಿನಕ್ಕೆ ಒಮ್ಮೆ ಸೇವಿಸಬಹುದು. ಕೆಲವು ಕಂಪನಿಗಳು ಇದಕ್ಕಿಂತ ಹೆಚ್ಚಿನ ಪ್ರಮಾಣವನ್ನು ಶಿಫಾರಸು ಮಾಡಿದರೂ, ಅವುಗಳ ಅಧಿಕ ಸಾಂದ್ರತೆಯನ್ನು ಪರಿಗಣಿಸಿ, ದಿನಕ್ಕೆ 5 - 15 ಮಿ.ಲೀ. ಗಿಂತ ಹೆಚ್ಚಿನ ಪ್ರಮಾಣವನ್ನು ಶಿಫಾರಸು ಮಾಡುವುದಿಲ್ಲ.

ನೆಲ್ಲಿಕಾಯಿ ರಸವನ್ನು ಎಷ್ಟು ಸಮಯದವರೆಗೆ ತೆಗೆದುಕೊಳ್ಳಬಹುದು?

ನೀವು ಸ್ವತಃ ತಯಾರಿಸುವ ನೆಲ್ಲಿಕಾಯಿ ಜ್ಯೂಸ್ ಅನ್ನು ಬಳಸುತ್ತಿದ್ದು, ಯಾವುದೇ ಅಡ್ಡ ಪರಿಣಾಮಗಳನ್ನು ಎದುರಿಸದಿದ್ದರೆ, ನೆಲ್ಲಿಕಾಯಿ ಜ್ಯೂಸ್ ಅನ್ನು ಹಲವು ತಿಂಗಳುಗಳವರೆಗೆ ಸುರಕ್ಷಿತವಾಗಿ ಸೇವಿಸಬಹುದು.

ಮಾರುಕಟ್ಟೆಯಲ್ಲಿ ಲಭ್ಯವಿರುವ ನೆಲ್ಲಿಕಾಯಿ ಜ್ಯೂಸ್ ಅನ್ನು ಬಳಸುತ್ತಿದ್ದರೆ, ಸೇವನೆಯನ್ನು 2 ತಿಂಗಳ ಅವಧಿಗೆ ಸೀಮಿತಗೊಳಿಸುವುದು ಉತ್ತಮ. ಒಂದು ತಿಂಗಳ ಅಂತರದ ಬಳಿಕ ಮತ್ತೆ 2 ತಿಂಗಳು ಮುಂದುವರಿಸಬಹುದು.

ಇತರ ಕಾಯಿಲೆಗಳಲ್ಲಿ ನೆಲ್ಲಿಕಾಯಿ ಜ್ಯೂಸ್ ನ ಬಳಕೆ

ಮೂತ್ರನಾಳದ ಅಸ್ವಸ್ಥತೆಗಳಂತಹ ಅನೇಕ ತೊಂದರೆಗಳ ಚಿಕಿತ್ಸೆಯಲ್ಲಿ ಇದನ್ನು ಬಳಸಲಾಗುತ್ತದೆ.

10 ಮಿ.ಲೀ. ನೆಲ್ಲಿಕಾಯಿ ರಸಕ್ಕೆ ಒಂದು ಚಿಟಿಕೆ ಅರಿಶಿನ ಮತ್ತು ಒಂದು್ ಚಿಟಿಕೆ ಶುಂಠಿ ಪುಡಿಯನ್ನು ಸೇರಿಸಿ ಸೇವಿಸುವುದು ಶೀತ, ಕೆಮ್ಮು ಮತ್ತು ಅಲರ್ಜಿಯಲ್ಲಿ ಉಪಯುಕ್ತವಾಗಿದೆ.

ವಾತ ದೋಷ ನಿವಾರಣೆಗೆ ನೆಲ್ಲಿಕಾಯಿ ರಸ

ನೆಲ್ಲಿಕಾಯಿ ರಸವನ್ನು ಒಂದು ಚಮಚ ಬೆಲ್ಲದೊಂದಿಗೆ ಬೆರೆಸಿ ಸೇವಿಸಬಹುದು. ಒಂದು ಚಮಚ ನೆಲ್ಲಿಕಾಯಿ ರಸವನ್ನು 2 ಗ್ರಾಂ ಅಶ್ವಗಂಧದ ಪುಡಿಯೊಂದಿಗೆ ಬೆರೆಸಿ ಸೇವಿಸುವುದು ಕೂಡಾ ವಾತ ದೋಷವನ್ನು ಸಮತೋಲನಗೊಳಿಸುವಲ್ಲಿ ಪರಿಣಾಮಕಾರಿಯಾಗಿದೆ.್ ಮೂಳೆಗಳು, ಸ್ನಾಯುಗಳು ಮತ್ತು ಕೀಲುಗಳನ್ನು ಬಲಪಡಿಸಲು ಮತ್ತು ಪುನಯೌ್ವನಗೊಳಿಸಲು ಈ ಸಂಯೋಜನೆಯು ಉಪಯುಕ್ತವಾಗಿದೆ.

13

ಆಯುರ್ವೇದ ಗಿಡಮೂಲಿಕೆಗಳ ಪೇಸ್ಟ್ - ಉಪಯೋಗಗಳು, ತಯಾರಿಸುವ ವಿಧಾನ, ಉದಾಹರಣೆ

ಗಿಡಮೂಲಿಕೆಗಳ ಪೇಸ್ಟ್ ಗಳನ್ನು ಆಯುರ್ವೇದದಲ್ಲಿ ಕಲ್ಕ ಎಂದು ಕರೆಯಲಾಗುತ್ತದೆ. ಕಲ್ಕ ಐದು ಮೂಲಭೂತ ಔಷಧ ರೂಪಗಳಲ್ಲಿ ಒಂದಾಗಿದೆ. ಆಯುರ್ವೇದದಲ್ಲಿ, ಗಿಡಮೂಲಿಕೆಗಳ ಪೇಸ್ಟ್ ಗಳನ್ನು ಆಂತರಿಕವಾಗಿಯೂ, ಬಾಹ್ಯವಾಗಿಯೂ ಬಳಸಲಾಗುತ್ತದೆ.

ಕಲ್ಕ - ವ್ಯಾಖ್ಯಾನ
ತಾಜಾ ಗಿಡಮೂಲಿಕೆಗಳಿಂದ ತಯಾರಾದ ಪೇಸ್ಟ್ ಅನ್ನು ಕಲ್ಕ ಎಂದು ಪರಿಗಣಿಸಲಾಗುತ್ತದೆ.
ಕಲ್ಕವನ್ನು ತಾಜಾ ಗಿಡಮೂಲಿಕೆಗಳಿಂದ ಅಥವಾ ಒಣ ಗಿಡಮೂಲಿಕೆಗಳಿಂದಲೂ ತಯಾರಿಸಬಹುದು.
ತಾಜಾ ಗಿಡಮೂಲಿಕೆಗಳಿಂದಲೂ ಒಣ ಗಿಡಮೂಲಿಕೆಗಳಿಂದಲೂ ಕಲ್ಕವನ್ನು ತಯಾರಿಸಬಹುದು.
ಸೇವನಾ ಪ್ರಮಾಣ - 1 ಕರ್ಷ - 12 ಗ್ರಾಂ ದಿನಕ್ಕೆ ಒಮ್ಮೆ ಅಥವಾ ಎರಡು ಬಾರಿ.

ಕಲ್ಕದ ಜೊತೆಗೆ ತೆಗೆದುಕೊಳ್ಳಬಹುದಾದ ಔಷಧಗಳು

- ಜೇನುತುಪ್ಪ, ತುಪ್ಪ, ಎಳ್ಳೆಣ್ಣೆ ಇತ್ಯಾದಿಗಳನ್ನು ಎರಡು ಪಟ್ಟು ಪ್ರಮಾಣದಲ್ಲಿ ಬೆರೆಸಬೇಕು.
- ಉದಾ: 5 ಗ್ರಾಂ ಬೇವಿನ ಪೇಸ್ಟ್ ಅನ್ನು 10 ಗ್ರಾಂ ತುಪ್ಪದೊಂದಿಗೆ ನೀಡಲಾಗುತ್ತದೆ.
- ಕಲ್ಲು ಸಕ್ಕರೆ ಅಥವಾ ಬೆಲ್ಲವನ್ನು ಸಮಾನ ಪ್ರಮಾಣದಲ್ಲಿ ಬೆರೆಸಲಾಗುತ್ತದೆ.
- ಕಲ್ಕದ ಜೊತೆಗೆ ಯಾವುದೇ ದ್ರವ ಪದಾರ್ಥ (ಕಷಾಯ, ರಸ ಇತ್ಯಾದಿ) ಗಳನ್ನು ಸೇರಿಸುವುದಾದರೆ ಕಲ್ಕದ 4 ಪಟ್ಟು ಪ್ರಮಾಣದಲ್ಲಿ ಸೇರಿಸಲಾಗುತ್ತದೆ.

ಗಿಡಮೂಲಿಕೆಗಳ ಪೇಸ್ಟ್ ಗಳ ಉದಾಹರಣೆಗಳು

ಬೇವಿನ ಪೇಸ್ಟ್

ಗಾಯಗಳನ್ನು ತ್ವರಿತವಾಗಿ ಶುದ್ಧೀಕರಿಸಲು ಮತ್ತು ಗುಣಪಡಿಸಲು ಇದನ್ನು ಬಾಹ್ಯವಾಗಿ ಲೇಪಿಸಲಾಗುತ್ತದೆ.

ವಾಂತಿ, ಚರ್ಮರೋಗ, ಹೊಟ್ಟೆ ಹುಳುವಿನ ತೊಂದರೆ ಹಾಗೂ ಪಿತ್ತ ಮತ್ತು ಕಫ ಅಸ್ವಸ್ಥತೆಗಳಿಗೆ ಚಿಕಿತ್ಸೆ ನೀಡಲು ಇದನ್ನು ದಿನಕ್ಕೆ 5-10 ಗ್ರಾಂ ಪ್ರಮಾಣದಲ್ಲಿ ನೀಡಲಾಗುತ್ತದೆ.

ಬೆಳ್ಳುಳ್ಳಿ ಪೇಸ್ಟ್

ವಾತ ರೋಗಗಳು ಮತ್ತು ವಿಷಮ ಜ್ವರದಲ್ಲಿ ಸಿಪ್ಪೆ ಸುಲಿದ ಬೆಳ್ಳುಳ್ಳಿ ಎಸಳುಗಳ ಪೇಸ್ಟ್ ಅನ್ನು ತಯಾರಿಸಿ, ಎಳ್ಳೆಣ್ಣೆಯ ಜೊತೆಗೆ ನೀಡಲಾಗುತ್ತದೆ.

ಶುಂಠಿ-ಎಳ್ಳು-ಬೆಲ್ಲದ ಪೇಸ್ಟ್

ಜಠರದ ಹುಣ್ಣು ಮತ್ತು ರುಮಟೈಡ್ ಆರ್ಥ್ರೈಟಿಸ್ ಗೆ ಚಿಕಿತ್ಸೆ ನೀಡಲು ಶುಂಠಿ, ಎಳ್ಳು ಮತ್ತು ಬೆಲ್ಲದಿಂದ ತಯಾರಿಸಿದ ಪೇಸ್ಟ್ ಅನ್ನು ಹಸುವಿನ ಹಾಲಿನೊಂದಿಗೆ ನೀಡಲಾಗುತ್ತದೆ.

ಕಲ್ಕದ ವಿವಿಧ ಉಪಯೋಗಗಳು

- ಆಂತರಿಕ ಸೇವನೆಗೆ
- ಬಾಹ್ಯ ಲೇಪನಕ್ಕೆ
- ಬಾಯಿ ಹುಣ್ಣುಗಳ ಮೇಲೆ ಲೇಪಿಸಲು
- ಗುದವರ್ತಿಗಳಾಗಿ
- ಗಿಡಮೂಲಿಕೆಗಳ ತುಪ್ಪಗಳು, ತೈಲಗಳು, ಕಷಾಯ ಇತ್ಯಾದಿಗಳ ತಯಾರಿಕೆಯಲ್ಲಿ.

14

ಚರ್ಮದ ಕಾಂತಿಯನ್ನು ಸುಧಾರಿಸಲು ಅಲೋವೆರಾ ತಿರುಳಿನ ಬಳಕೆ

ಅಲೋವೆರಾ ತಿರುಳನ್ನು ಸೌಂದರ್ಯ ವರ್ಧಕವಾಗಿ ಬಳಸುವುದು ನಮಗೆಲ್ಲರಿಗೂ ತಿಳಿದಿರುವ ವಿಚಾರ. ಸಾಮಾನ್ಯವಾಗಿ ಇದನ್ನು ತ್ವಚೆಯ ಆರೋಗ್ಯ ಸುಧಾರಣೆಗೆ ಬಳಸಲಾಗುತ್ತದೆ.

ಅಲೋವೆರಾದ ಸಾರವನ್ನು ಹೇಗೆ ಪಡೆಯಬಹುದು?

ಅಲೋವೆರಾ ಎಲೆಯನ್ನು ಕತ್ತರಿಸಿ ತಿರುಳನ್ನು ಸಂಗ್ರಹಿಸಿ ಬಳಸಬಹುದು. ಆದರೆ ನಿಮ್ಮ ಬಳಿ ಕೇವಲ ಒಂದೆರಡು ಅಲೋವೆರಾ ಸಸ್ಯಗಳು ಮಾತ್ರ ಇರುವುದಾದರೆ, ಪ್ರತಿದಿನವೂ ತಿರುಳನ್ನು ಸಂಗ್ರಹಿಸುವುದು ಸಾಧ್ಯವಲ್ಲ. ಆದ್ದರಿಂದ, ಅಲೋವೆರಾ ಎಲೆಗಳಿಂದ ಸ್ರಾವವನ್ನು ಸಾರವನ್ನು ಸಂಗ್ರಹಿಸಬಹುದು. ಈ ಮೂಲಕ ಸಸ್ಯವನ್ನು ದೀರ್ಘಕಾಲದವರೆಗೆ ಸಂರಕ್ಷಿಸಬಹುದು.

ಅಲೋವೆರಾದ ಸಾರವನ್ನು ಸಂಗ್ರಹಿಸುವ ಸರಳ ತಂತ್ರ ಇಲ್ಲಿದೆ -

ಅಗತ್ಯವಿರುವ ಸಾಮಗ್ರಿಗಳು -

ಹರಿತವಾದ ಬ್ಲೇಡ್ / ಚಾಕು

ಚಮಚ ಅಥವಾ ಚೂಪಾದ ಅಂಚು ಹೊಂದಿರುವ ಸ್ಟೀಲ್ ಪ್ಲೇಟ್

ಸಾಮಗ್ರಿಗಳು - ತ್ರಿಫಲಾ ಪುಡಿ (2-3 ಗ್ರಾಂ)

ವಿಧಾನ

ಸಸ್ಯದ ಸೂಕ್ತವಾದ ಎಲೆಯನ್ನು ಆಯ್ದುಕೊಂಡು ಅದರ ಮೇಲೆ ಛೇದನವನ್ನು ಮಾಡಲಾಗುತ್ತದೆ. (ಇದಕ್ಕಾಗಿ ಸಸ್ಯದಿಂದ ಎಲೆಯನ್ನು ಬೇರ್ಪಡಿಸುವ ಅಥವಾ ಸಸ್ಯವನ್ನು ಕತ್ತರಿಸುವ ಅಗತ್ಯವಿಲ್ಲ). ನಂತರ ಛೇದಿತ ಭಾಗದ ಮೇಲೆ ಒಂದು ಅಥವಾ ಎರಡು ಚಿಟಿಕೆ ತ್ರಿಫಲ ಪುಡಿಯನ್ನು ಚಿಮುಕಿಸಲಾಗುತ್ತದೆ. 10-15 ನಿಮಿಷಗಳ ನಂತರ, ಹಳದಿ ಬಣ್ಣದ ಸ್ರಾವವು ಈ ಭಾಗದಿಂದ

ಹೊರಬರುತ್ತದೆ. ಇದನ್ನು ಚಮಚ ಅಥವಾ ಸ್ಟೀಲ್ ತಟ್ಟೆಯ ಸಹಾಯದಿಂದ ಸಂಗ್ರಹಿಸಲಾಗುತ್ತದೆ.

ಬಳಕೆಯ ವಿಧಾನ

ಈ ರೀತಿಯಾಗಿ ಸಂಗ್ರಹಿಸಿದ ಸಾರವನ್ನು ಮೊಡವೆಯ ಕಲೆಗಳ ಮೇಲೆ, ಮುಖದಲ್ಲಿನ ಕಪ್ಪು ಕಲೆಗಳ ಮೇಲೆ ನಿಯಮಿತವಾಗಿ ಲೇಪಿಸಲಾಗುತ್ತದೆ. ಮೊಡವೆಗಳಲ್ಲಿ ಸೋಂಕು ಕಂಡುಬಂದರೆ ಅಥವಾ ಗಾಯಗಳ ಮೇಲೆ ಕೀವು ಕಂಡುಬಂದರೆ, 1 ಗ್ರಾಂ ಅರಿಶಿನ ಪುಡಿ ಅಥವಾ ಬೇವಿನ ಪುಡಿಯನ್ನು ಈ ಸಾರದೊಂದಿಗೆ ಬೆರೆಸಿ ಲೇಪಿಸಬಹುದು.

ಎಷ್ಟು ಬಾರಿ ಲೇಪಿಸಬೇಕು?

ದಿನಕ್ಕೆ 3-5 ಬಾರಿ.

ಎಷ್ಟು ದಿನಗಳ ಕಾಲ ಉಪಯೋಗಿಸಬಹುದು?

ಇದನ್ನು ಪ್ರತಿದಿನ, 15-21 ದಿನಗಳವರೆಗೆ ಲೇಪಿಸಿದರೆ ನಿರೀಕ್ಷಿತ ಫಲಿತಾಂಶಗಳನ್ನು ಪಡೆಯಬಹುದು. ರಾಸಾಯನಿಕ ಅಥವಾ ದುಬಾರಿ ಸೌಂದರ್ಯವರ್ಧಕಗಳ ಮೊರೆ ಹೋಗುವ ಬದಲು ಮೇಲಿನ ಮನೆಮದ್ದು ಹೆಚ್ಚು ಸುರಕ್ಷಿತ, ಪರಿಣಾಮಕಾರಿ ಮತ್ತು ಅಗ್ಗವಾಗಿದೆ.

15

ಉರಿಯೂತಕ್ಕೆ ಬೆಲ್ಲ ಮತ್ತು ಶುಂಠಿ ಮನೆಮದ್ದು

ಉರಿಯೂತವು ರಕ್ತ, ರಕ್ತನಾಳಗಳು ಮತ್ತು ರೋಗ ಪ್ರತಿರೋಧ ವ್ಯವಸ್ಥೆಯನ್ನು ಒಳಗೊಂಡಿರುವ ಅಂಗ ವ್ಯವಸ್ಥೆಯ ಸಂಕೀರ್ಣ ಪ್ರತಿಕ್ರಿಯೆಯಾಗಿದೆ. ಸೂಕ್ಷ್ಮ ಜೀವಿ ಸೋಂಕು, ಗಾಯ, ಅಪಘಾತ, ವೃದ್ಧಾಪ್ಯದಲ್ಲಿ ದೇಹದ ಅಂಗಾಂಶಗಳ ಕ್ಷಯ ಇತ್ಯಾದಿ ಕಾರಣಗಳಿಂದ ಶರೀರದಲ್ಲಿ ಉರಿಯೂತ ಉಂಟಾಗಬಹುದು.

1. ಶುಂಠಿ ರಸ ಮತ್ತು ಬೆಲ್ಲವನ್ನು ಬಳಸಿ ಉರಿಯೂತಕ್ಕೆ ಮನೆಮದ್ದು

ಸುಮಾರು 10 ಗ್ರಾಂ ತಾಜಾ ಶುಂಠಿಯನ್ನು ಜಜ್ಜುವುದರಿಂದ 3-4 ಮಿ.ಲೀ. ಗಳಷ್ಟು ಶುಂಠಿ ರಸವನ್ನು ಪಡೆಯಬಹುದು. ಈ ರಸದ ಜೊತೆಗೆ 3 - 4 ಗ್ರಾಂ ಬೆಲ್ಲವನ್ನು ಸೇರಿಸಿ ದಿನಕ್ಕೆ ಒಮ್ಮೆ ಅಥವಾ ಎರಡು ಬಾರಿ ಆಹಾರದ ನಂತರ ಸೇವಿಸುವುದು ಉರಿಯೂತ ಮತ್ತು ನೋವನ್ನು ನಿವಾರಿಸಲು ಉಪಯುಕ್ತವಾಗಿದೆ. ಈ ಮನೆಮದ್ದನ್ನು ಅರ್ಧ ಕಪ್ ಮೇಕೆ ಹಾಲಿನೊಂದಿಗೆ ಸೇವಿಸುವ ಸಂಪ್ರದಾಯವೂ ಕಂಡುಬರುತ್ತದೆ.

2. ಶುಂಠಿ ಮತ್ತು ಬೆಲ್ಲದ ಪೇಸ್ಟ್ ಬಳಸಿ ಮನೆಮದ್ದು

3 ಗ್ರಾಂ ತಾಜಾ ಶುಂಠಿಯ ಪೇಸ್ಟ್ ತಯಾರಿಸಿ ಅದಕ್ಕೆ 3 ಗ್ರಾಂ ಬೆಲ್ಲವನ್ನು ಸೇರಿಸಿ ಚೆನ್ನಾಗಿ ಮಿಶ್ರಣ ಮಾಡಿ.

ಶುಂಠಿ ಮತ್ತು ಬೆಲ್ಲದ ಏಕರೂಪದ ಪೇಸ್ಟ್ ಮಾಡಿ.

ಈ ಪೇಸ್ಟ್ ಅನ್ನು 2-3 ಗ್ರಾಂಗಳಷ್ಟು ಪ್ರಮಾಣದಲ್ಲಿ ಆಹಾರದ ನಂತರ ದಿನಕ್ಕೆ ಒಮ್ಮೆ ಅಥವಾ ಎರಡು ಬಾರಿ ಸೇವಿಸುವುದು ಉರಿಯೂತ ನಿವಾರಣೆಗೆ ಸಹಕಾರಿ. ಈ ಸಂಯೋಜನೆಯನ್ನು "ಗುಡಾರ್ದ್ರಕಮ್" ಎಂದು ಕರೆಯಲಾಗುತ್ತದೆ. ಇಲ್ಲಿ ಗುಡ ಎಂದರೆ ಬೆಲ್ಲ, ಆರ್ದ್ರಕ ಎಂದರೆ ತಾಜಾ ಶುಂಠಿ.

ಗರ್ಭಾವಸ್ಥೆಯಲ್ಲಿ, ಹಾಲುಣಿಸುವ ಸಮಯದಲ್ಲಿ ಮತ್ತು ಮಕ್ಕಳಲ್ಲಿ ಇದು ಸುರಕ್ಷಿತವೇ?

ಸಾಮಾನ್ಯವಾಗಿ ಶುಂಠಿ ಮತ್ತು ಬೆಲ್ಲ - ಇವೆರಡನ್ನೂ ಹೆರಿಗೆಯ ಮೊದಲು ಮತ್ತು ನಂತರ ಹಾಗು ಮಕ್ಕಳಲ್ಲಿ ಆಹಾರದ ಭಾಗವಾಗಿ ಬಳಸಲಾಗುತ್ತದೆ. ಆದ್ದರಿಂದ, ◌ಿ◌ಎ ಮನೆಮದ್ದಿನ ಬಳಕೆ ಸುರಕ್ಷಿತ

ಎಂದು ಹೇಳಬಹುದು.

ಅಡ್ಡ ಪರಿಣಾಮಗಳು

ಕೆಲವರಲ್ಲಿ ಶುಂಠಿಯು ಸ್ವಲ್ಪ ಉರಿಯುವ ಸಂವೇದನೆಯನ್ನು ಉಂಟುಮಾಡಬಹುದು. ಆದರೆ ಬೆಲ್ಲವು ಉರಿಯುವ ಸಂವೇದನೆಯನ್ನು ಕಡಿಮೆ ಮಾಡುತ್ತದೆ.

ಮಧುಮೇಹಿಗಳಲ್ಲಿ ಬೆಲ್ಲದ ಸೇವನೆಯು ಶಿಫಾರಸು ಮಾಡಲ್ಪಟ್ಟಿಲ್ಲವಾದ್ದರಿಂದ, ಈ ಮನೆಮದ್ದಿನ ಸೇವನೆಯೂ ಕೂಡಾ ಸೂಕ್ತವಲ್ಲ.

ಇದನ್ನು ಎಷ್ಟು ಸಮಯದವರೆಗೆ ಬಳಸಬಹುದು?

ಇದನ್ನು ದೀರ್ಘಾವಧಿಗೆ ಸುರಕ್ಷಿತವಾಗಿ ಬಳಸಬಹುದು. 4-6 ವಾರಗಳವರೆಗೆ ಈ ಮನೆಮದ್ದನ್ನು ಬಳಸಬಹುದು.

16

ಕಷಾಯ (ಕ್ವಾಥ) - ತಯಾರಿಸುವ ವಿಧಾನ, ಪ್ರಯೋಜನಗಳು

ಕಷಾಯವು ಆಯುರ್ವೇದದಲ್ಲಿ ವ್ಯಾಪಕವಾಗಿ ಬಳಸಲಾಗುವ ಪ್ರಸಿದ್ಧ ಔಷಧ ರೂಪವಾಗಿದೆ. ಕಷಾಯ ಪದವು ಗಿಡಮೂಲಿಕೆಗಳ ಸತ್ತ್ವವನ್ನು ಸೂಚಿಸುತ್ತದೆ. ಕಷಾಯಗಳನ್ನು ಅವುಗಳ ತಯಾರಿಕೆಯಲ್ಲಿ ಉಪಯೋಗಿಸುವ ಗಿಡಮೂಲಿಕೆಗಳ ಗುಂಪನ್ನು ಆಧರಿಸಿ, ತ್ರಿಫಲಾ ಕಷಾಯ, ಸುಕುಮಾರ ಕಷಾಯ, ವರಾದಿ ಕಷಾಯ ಎಂಬುವುದಾಗಿ ಹೆಸರಿಸಲಾಗಿದೆ. ಕೆಲವು ಸಂದರ್ಭಗಳಲ್ಲಿ ಕಷಾಯವನ್ನು ಕಾಢಾ ಎಂದು ಕರೆಯುತ್ತಾರೆ.

ಕಷಾಯ ತಯಾರಿಕೆಯ ವಿಧಾನ

ಒಂದು ಪಟ್ಟು ಗಿಡಮೂಲಿಕೆಗಳ ತರಿತರಿಯಾದ ಪುಡಿಗೆ 8 ಪಟ್ಟು ನೀರನ್ನು ಸೇರಿಸಿ. ಪುಡಿಯನ್ನು ಸಂಪೂರ್ಣವಾಗಿ ಒಂದರಿಂದ ಎರಡು ಗಂಟೆಗಳ ಕಾಲ ನೀರಿನಲ್ಲಿ ನೆನೆಸಿಡಿ. ಈ ಮಿಶ್ರಣವನ್ನು ಅಗಲವಾದ ಬಾಯಿಯುಳ್ಳ ಪಾತ್ರೆಯಲ್ಲಿ ಮಂದವಾದ ಬೆಂಕಿಯಲ್ಲಿ ಕುದಿಸಲು ಪ್ರಾರಂಭಿಸಿ. ಇದನ್ನು ಒಂದು ಸೌಟಿನಿಂದ ಬೆರೆಸುತ್ತಿರಿ. ಕಷಾಯವನ್ನು ಮೂಲ ನೀರಿನ ಪ್ರಮಾಣದ 1/4 ಅಥವಾ 1/8 ಅಥವಾ 1/16 ಪ್ರಮಾಣಕ್ಕೆ ಇಳಿಯುವವರೆಗೆ ಕುದಿಸಿ.

ಉದಾಹರಣೆಗೆ, 100 ಗ್ರಾಂ ಗಿಡಮೂಲಿಕೆಗಳ ಪುಡಿಯನ್ನು ತೆಗೆದುಕೊಂಡು, 800 ಮಿ.ಲೀ. ನೀರನ್ನು ಸೇರಿಸಿದರೆ, ಕಷಾಯವನ್ನು ಕುದಿಸಿ 200 ಮಿ.ಲೀ. ಅಥವಾ 100 ಮಿ.ಲೀ. ಅಥವಾ 50 ಮಿ.ಲೀ. ಗೆ ತಗ್ಗಿಸಬೇಕು. ಕಷಾಯದ ಸಾಂದ್ರತೆಯು ಬಳಕೆಯ ಉದ್ದೇಶವನ್ನು ಅವಲಂಬಿಸಿರುತ್ತದೆ.

ಆದಾಗ್ಯೂ, 200 - 300 ಮಿ.ಲೀ. ಗೆ ಇಳಿಸಿದ ಕಷಾಯವೂ ಕೂಡಾ ಉಪಯೋಗಕ್ಕೆ ಯೋಗ್ಯವಾಗಿದೆ.
ಹೀಗೆ ಕುದಿಸಿ ಇಳಿಸಿದ ಕಷಾಯವನ್ನು ತಕ್ಷಣವೇ ಶುದ್ಧವಾದ ಬಟ್ಟೆಯಲ್ಲಿ ಸೋಸಬೇಕು.
ಈ ವಿಧಾನದಲ್ಲಿ ತಯಾರಿಸಿದ ಕಷಾಯವನ್ನು 4 ರಿಂದ 5 ಗಂಟೆಗಳ ಒಳಗೆ ಬಳಸಬಹುದು.

ಉಪಯೋಗಿಸುವ ಗಿಡಮೂಲಿಕೆಯ ಕಾಠಿಣ್ಯತೆಗೆ ಅನುಸಾರವಾಗಿ ಕಷಾಯ ತಯಾರಿಕೆಗೆ ಬಳಸುವ ನೀರಿನ ಪ್ರಮಾಣವೂ ವ್ಯತ್ಯಸ್ಥವಾಗಿರುತ್ತದೆ.

ಕಷಾಯ ತಯಾರಿಕೆಯ ಸೂತ್ರ

ಗಿಡಮೂಲಿಕೆಯ ಪುಡಿ 1 ಪಟ್ಟು + ನೀರು 16 ಪಟ್ಟು -> 1/8 ರಷ್ಟು ಭಾಗಕ್ಕೆ ಇಳಿಕೆಯಾಗುವವರೆಗೆ ಕುದಿಸುವುದು.

ಉದಾ: 10 ಗ್ರಾಂ ಪುಡಿ + 160 ಮಿ.ಲೀ. ನೀರು -> 20 ಮಿ.ಲೀ. ಕಷಾಯ

(ಶಾರಂಗಧರ ಸಂಹಿತೆ, ಮಧ್ಯಮ ಖಂಡ, 2 ನೇ ಅಧ್ಯಾಯ)

ಕೆಲವು ಪುಸ್ತಕಗಳಲ್ಲಿ 1/4 ಭಾಗಕ್ಕೆ ಕುದಿಸಿ ಇಳಿಸುವಂತೆ ಸೂಚಿಸುವ ಉಲ್ಲೇಖಗಳು ಲಭ್ಯವಿದೆ.

ಉದಾ: 10 ಗ್ರಾಂ ಪುಡಿ + ಮಿ.ಲೀ. ನೀರು -> 40 ಮಿ.ಲೀ. ಕಷಾಯ (1/4 ನೇ)

ಕಷಾಯ ಹೇಗೆ ಪರಿಣಾಮಕಾರಿ?

ಕಷಾಯವು ಗಿಡಮೂಲಿಕೆಗಳ ನೀರಿನಲ್ಲಿ ಕರಗುವ ಸಕ್ರಿಯ ತತ್ವಗಳನ್ನು ಒಳಗೊಂಡಿರುವುದರಿಂದ ಗಿಡಮೂಲಿಕೆಗಳ ಗರಿಷ್ಠ ಪ್ರಯೋಜನಗಳನ್ನು ಪಡೆಯಲು ಒಂದು ಉತ್ತಮ ಮಾರ್ಗವಾಗಿದೆ.

ನೀರಿನಲ್ಲಿ ಕರಗುವ ಘಟಕಗಳು ಕರುಳಿನಲ್ಲಿ ಸುಲಭವಾಗಿ ಹೀರಲ್ಪಡುತ್ತವೆ. ಆದ್ದರಿಂದ ಕಷಾಯಗಳು ಬಹಳ ವೇಗವಾಗಿ ಕಾರ್ಯ ನಿರ್ವಹಿಸುತ್ತವೆ.

ಯಾವುದೇ ಗಿಡಮೂಲಿಕೆಯನ್ನು ಕಷಾಯ ತಯಾರಿಕೆಗೆ ಬಳಸಬಹುದೇ?

ಕಷಾಯ ತಯಾರಿಕೆಯಲ್ಲಿ ಬಳಸಲಾಗದ ಕೆಲವು ಗಿಡಮೂಲಿಕೆಗಳಿವೆ. ಉದಾಹರಣೆಗೆ ಲವಂಗ, ನೀಲಗಿರಿ ಮುಂತಾದ ಗಿಡಮೂಲಿಕೆಗಳು ಹೆಚ್ಚಿನ
ತಾಪಮಾನದಲ್ಲಿ ಆವಿಯಾಗುವ ಬಾಷ್ಪಶೀಲ ತತ್ವಗಳನ್ನು ಹೊಂದಿವೆ.

ನಮ್ಮ ಆಯ್ಕೆಗನುಸಾರವಾದ ಗಿಡಮೂಲಿಕೆಯನ್ನು ತೆಗೆದುಕೊಂಡು ಕಷಾಯವನ್ನು ತಯಾರಿಸಬಹುದೇ?

ಯಾವುದೇ ಔಷಧಿಗಳನ್ನು ಸ್ವತಃ ಪರೀಕ್ಷಿಸುವ ಮೊದಲು ತಜ್ಞರ ಸಲಹೆಯನ್ನು ಪಡೆಯುವುದು ಉತ್ತಮ. ಸ್ವಯಂ ಚಿಕಿತ್ಸೆಯು ಗಂಭೀರ ಪ್ರತಿಕೂಲ ಪರಿಣಾಮಗಳಿಗೆ ಕಾರಣವಾಗಬಹುದು.

ಕೆಲವು ಕಷಾಯಗಳನ್ನು ಬೆಳಿಗ್ಗೆ ಮತ್ತು ಸಂಜೆ 6 ಗಂಟೆಗೆ ಸೇವಿಸಲು ಏಕೆ ಸಲಹೆ ನೀಡಲಾಗುತ್ತದೆ?

ಸಾಮಾನ್ಯವಾಗಿ ಕಷಾಯವನ್ನು ಖಾಲಿ ಹೊಟ್ಟೆಯಲ್ಲಿ ನೀಡಲಾಗುತ್ತದೆ. ಇದು ಹೊಟ್ಟೆ ಮತ್ತು ಕರುಳಿನ ಮೂಲಕ ಕಷಾಯದ ನೀರಿನಲ್ಲಿ ಕರಗುವ ಸಕ್ರಿಯ ತತ್ವಗಳನ್ನು ಗರಿಷ್ಠವಾಗಿ ಹೀರಿಕೊಳ್ಳಲು ಸಹಾಯ ಮಾಡುತ್ತದೆ. ಆದಾಗ್ಯೂ, ಶುಂಠಿ, ಕರಿಮೆಣಸು ಇತ್ಯಾದಿ ಮಸಾಲೆಗಳನ್ನು ಒಳಗೊಂಡಿರುವ ಕೆಲವು ಕಷಾಯಗಳ ತೀಕ್ಷ್ಣತೆಯನ್ನು ಕೆಲವು ರೋಗಿಗಳಿಗೆ ಸಹಿಸಿಕೊಳ್ಳಲು ಕಷ್ಟವಾಗಬಹುದು. ಅಂತಹ ಸಂದರ್ಭಗಳಲ್ಲಿ, ಆಹಾರಕ್ಕೆ 10 ನಿಮಿಷಗಳ ಮೊದಲು ಅಥವಾ ನಂತರ ಸೇವಿಸುವಂತೆ ಸಲಹೆ ನೀಡಲಾಗುತ್ತದೆ.

ಕಷಾಯವನ್ನು ತಯಾರಿಕೆಯ ನಿಯಮಗಳು

- ಅಗಲವಾದ ಬಾಯಿಯ ಕಬ್ಬಿಣ ಅಥವಾ ಸ್ಟೀಲ್ ಪಾತ್ರೆಯನ್ನು ಬಳಸಿ.
- ಪಾತ್ರೆಯನ್ನು ಮುಚ್ಚಿ ಕುದಿಸಬೇಡಿ
- ಕುದಿಸುವಾಗ ನಿರಂತರವಾಗಿ ಕದಡಬೇಕು
- ಸಣ್ಣ ಉರಿಯಲ್ಲಿ ಕುದಿಸಿ (ನೀರು ಕುದಿಯಲು ಪ್ರಾರಂಭವಾದ ನಂತರ, ~90 ಡಿಗ್ರಿ ಸೆಲ್ಸಿಯಸ್ನಲ್ಲಿ ಮುಂದುವರಿಸಿ)
- ಸಾಧ್ಯವಾದಷ್ಟು ತರಿತರಿಯಾದ ಪುಡಿಯನ್ನು ಬಳಸಿ
- ತಾಜಾ ಕಷಾಯವನ್ನು ಉಗುರು ಬೆಚ್ಚಗಿದ್ದಾಗಲೆ ಬಳಸಿ
- ಪಿತ್ತ ಸಂಬಂಧಿ ಅಸ್ವಸ್ಥತೆಗಳಲ್ಲಿ, ಕಷಾಯವನ್ನು ತಣ್ಣಗಾದ ಮೇಲೆ ಬಳಸಿ.

ಗಿಡಮೂಲಿಕೆಗಳನ್ನು ನೀರಿನಲ್ಲಿ ನೆನೆಸಿಡುವುದು

ಕಷಾಯವನ್ನು ತಯಾರಿಸುವ ಮೊದಲು ಗಿಡಮೂಲಿಕೆಗಳನ್ನು ರಾತ್ರಿಯಿಡೀ ನೆನೆಸುವಂತೆ ಕೆಲವರು ಸಲಹೆ ನೀಡುತ್ತಾರೆ. ದೊಡ್ಡ ಪ್ರಮಾಣದಲ್ಲಿ ಕಷಾಯವನ್ನು ತಯಾರಿಸುವುದಾದರೆ ಇದು ಒಳ್ಳೆಯದು. ಮೂಲಿಕೆಯಲ್ಲಿರುವ ಸತ್ವಗಳು ನೀರಿಗೆ ಸುಲಭವಾಗಿ ವರ್ಗಾವಣೆಯಾಗಲು ಇದು ಸಹಾಯ ಮಾಡುತ್ತದೆ. ಆದರೆ ತಾಜಾ ಬ್ರಾಹ್ಮಿ, ಭೃಂಗರಾಜ ಅಥವಾ ಶತಾವರಿಯಂತಹ ಕೆಲವು ಗಿಡಮೂಲಿಕೆಗಳನ್ನು ರಾತ್ರಿಯಿಡೀ ನೆನೆಸುವುದರಿಂದ ◌ಾವು ಹಾಲಾಗುವ ಸಾಧ್ಯತೆಯಿದೆ.

ಸಾಂಪ್ರದಾಯಿಕ ಸೇವನಾ ಪ್ರಮಾಣ

ದಿನಕ್ಕೆ ವಿಭಜಿತ ಪ್ರಮಾಣದಲ್ಲಿ 50-100 ಮಿ.ಲೀ.

ಸಾಮಾನ್ಯವಾಗಿ 20 - 80 ಮಿ.ಲೀ., ವಿಭಜಿತ ಪ್ರಮಾಣದಲ್ಲಿ.

ಮಾರುಕಟ್ಟೆಯಲ್ಲಿ ಲಭ್ಯವಿರುವ ಸಾಂದ್ರೀಕೃತ ಕಷಾಯ - 10 - 20 ಮಿ.ಲೀ., ಸಮಾನ ಪ್ರಮಾಣದ ನೀರಿನೊಂದಿಗೆ ಬೆರೆಸಿ ನೀಡಲಾಗುತ್ತದೆ.

ಕಷಾಯ ಸೇವನೆಯ ಸಮಯ

ಆಹಾರ ರಸ ಪಾಕೇ ಸಂಜಾತೆ - ಅಂದರೆ ಆಹಾರ ಜೀರ್ಣವಾದ ನಂತರ.|

ಬೆಳಿಗ್ಗೆ 6 ಗಂಟೆ ಮತ್ತು ಸಂಜೆ 6 ಗಂಟೆಗೆ (ಖಾಲಿ ಹೊಟ್ಟೆಯಲ್ಲಿಊಟಕ್ಕೆ 30 ನಿಮಿಷಗಳ ಮೊದಲು)

ರೋಗವನ್ನು ಆಧರಿಸಿ, ಆಹಾರದ ನಂತರವೂ ನೀಡಲಾಗುತ್ತದೆ.

ಕಷಾಯ ಸೇವಿಸುವಾಗ ಬೆರೆಸುವ ಪದಾರ್ಥಗಳು

ಅವಶ್ಯಕತೆಯ ಆಧಾರದ ಮೇಲೆ, ರೋಗವನ್ನು ಗಮನದಲ್ಲಿ ಇಟ್ಟುಕೊಂಡು, ಕಷಾಯಕ್ಕೆ ವಿವಿಧ ಪದಾರ್ಥಗಳನ್ನು ಸೇರಿಸಲಾಗುತ್ತದೆ.

ಪುಡಿಗಳು

ಜೀರಿಗೆ, ಗುಗ್ಗುಲು, ಕ್ಷಾರ, ಉಪ್ಪು, ಶಿಲಾಜಿತ್, ಹಿಂಗು, ತ್ರಿಕಟು - ಶುಂಠಿ, ಕರಿಮೆಣಸು, ಹಿಪ್ಪಲಿ - 3 ಗ್ರಾಂ ಪ್ರಮಾಣದಲ್ಲಿ.

ದ್ರವ ಪದಾರ್ಥಗಳು

ಹಾಲು, ತುಪ್ಪ, ಬೆಲ್ಲ, ಎಣ್ಣೆ, ಗೋಮೂತ್ರ ಇತ್ಯಾದಿ - 12 ಗ್ರಾಂ. ಪ್ರಮಾಣದಲ್ಲಿ.

ಕಷಾಯದ ಸಾಂದ್ರತೆ

ಕಷಾಯದ ಸಾಂದ್ರತೆ ಹೆಚ್ಚಿದ್ದಾಗ, ಪ್ರಭಾವವೂ ಕೂಡಾ ಹೆಚ್ಚಿರುತ್ತದೆ. ಅಂತಹ ಸಂದರ್ಭದಲ್ಲಿ ಕಡಿಮೆ ಪ್ರಮಾಣದಲ್ಲಿ ಕಷಾಯವನ್ನು ನೀಡಲಾಗುತ್ತದೆ.

ಕಷಾಯದ ಸಾಂದ್ರತೆ ಕಡಿಮೆ ಇದ್ದಾಗ ಹೆಚ್ಚಿನ ಪ್ರಮಾಣದಲ್ಲಿ ಕಷಾಯವನ್ನು ನೀಡಲಾಗುತ್ತದೆ.

ಕಷಾಯದ ಉಪಯೋಗಗಳು

- ಸೇವನೆಗೆ
- ಕಣ್ಣುಗಳ ಪ್ರಕ್ಷಾಲನಕ್ಕೆ (ತ್ರಿಫಲಾ ಕಷಾಯ)
- ಗಾಯಗಳನ್ನು ತೊಳೆಯಲು (ತ್ರಿಫಲಾ ಕಷಾಯ, ಪಂಚವಲ್ಕಲ ಕಷಾಯ)
- ಬಾಯಿ ಮುಕ್ಕಳಿಸಲು - ಗಂಟಲನ್ನು ಶುದ್ಧೀಕರಿಸಲು ಜೇನುತುಪ್ಪದೊಂದಿಗೆ ಶುಂಠಿಯ ಕಷಾಯ
- ಬಸ್ತಿ - ಎನಿಮಾ ಚಿಕಿತ್ಸೆಯಲ್ಲಿ
- ಗಿಡಮೂಲಿಕೆಗಳ ತುಪ್ಪ ಮತ್ತು ತೈಲಗಳು, ಗಿಡಮೂಲಿಕೆಗಳ ಲೇಹಗಳು, ಆಸವ - ಅರಿಷ್ಟಗಲು, ಸಿರಪ್ ಗಳು ಮತ್ತು ಮಾತ್ರೆಗಳನ್ನು ತಯಾರಿಸಲು.

ಮಾರುಕಟ್ಟೆಯಲ್ಲಿ ಲಭ್ಯವಿರುವ ಕಷಾಯಗಳು

ಮಾರುಕಟ್ಟೆಯಲ್ಲಿ ಲಭ್ಯವಿರುವ ಹೆಚ್ಚಿನ ಕಷಾಯಗಳು ಸಂರಕ್ಷಕಗಳನ್ನು ಒಳಗೊಂಡಿರುತ್ತವೆ (ಸೋಡಿಯಂ ಬೆಂಜೊಯೇಟ್, ಪ್ಯಾರಬೆನ್ಗಳು). ಮಾರುಕಟ್ಟೆಯಲ್ಲಿ ಲಭ್ಯವಿರುವ ಕಷಾಯಗಳು ಸಾಂದ್ರೀಕೃತವಾಗಿರುತ್ತವೆ.

ಆದ್ದರಿಂದ ಸೇವಿಸುವ ಮೊದಲು ಯಾವಾಗಲೂ ಸಮಾನ ಪ್ರಮಾಣದ ನೀರನ್ನು ಸೇರಿಸಿ.

ಉದಾ: 10 ಮಿ.ಲೀ. ಕಷಾಯಕ್ಕೆ, 10 ಮಿ.ಲೀ. ನೀರನ್ನು ಬೆರೆಸಿ.

ನೀರಿನೊಂದಿಗೆ ಬೆರೆಸುವ ಮೊದಲು ಕಷಾಯವನ್ನು ಚೆನ್ನಾಗಿ ಕುಲುಕಬೇಕು.

ಮಾರುಕಟ್ಟೆಯಲ್ಲಿ ಲಭ್ಯವಿರುವ ಕಷಾಯವನ್ನು ಬಿಸಿ ಮಾಡಬಾರದು.

ಕಷಾಯ ಮಾತ್ರೆ / ಕ್ವಾಥ ಮಾತ್ರೆ

ಕಷಾಯವನ್ನು ಮತ್ತಷ್ಟು ಸಾಂದ್ರೀಕರಿಸಿ, ಇತರ ಪದಾರ್ಥಗಳನ್ನು ಸೇರಿಸಿ, ತಯಾರಿಸಿದ ಮಾತ್ರೆಗಳನ್ನು ಕಷಾಯಂ ಮಾತ್ರೆ ಅಥವಾ ಕ್ವಾಥಂ ಮಾತ್ರೆ ಎಂದು ಕರೆಯಲಾಗುತ್ತದೆ.

ಸೇವನಾ ಪ್ರಮಾಣ

ಊಟಕ್ಕೆ ಮುಂಚಿತವಾಗಿ 2 ಮಾತ್ರೆಗಳ ಪ್ರಮಾಣದಲ್ಲಿ ದಿನಕ್ಕೆ 2 ಬಾರಿ .
ಕಷಾಯ ಮಾತ್ರೆಗಳು ಕಡಿಮೆ ಪ್ರಮಾಣದ ಸಂರಕ್ಷಕಗಳನ್ನು ಹೊಂದಿರುತ್ತವೆ, ಮತ್ತು ಸೇವಿಸಲು ಸುಲಭವಾಗಿದೆ.

ಕಷಾಯ, ಮಾರುಕಟ್ಟೆಯಲ್ಲಿ ಲಭ್ಯವಿರುವ ಕಷಾಯ ಮತ್ತು ಕಷಾಯ ಟ್ಯಾಬ್ಲೆಟ್
ಮಾರುಕಟ್ಟೆಯಲ್ಲಿ ಲಭ್ಯವಿರುವ ಕಷಾಯಕ್ಕಿಂತ ಮನೆಯಲ್ಲಿ ನಾವು ಸ್ವತಃ ತಯಾರಿಸುವ ಕಷಾಯವು ಉತ್ತಮವಾಗಿದೆ. ಅದೇರೀತಿ ಯಾವಾಗಲೂ ಕಷಾಯ ಮಾತ್ರೆಗಿಂತ ಕಷಾಯವು ಉತ್ತಮ ಆಯ್ಕೆ. ಕಷಾಯವು ದ್ರವ ರೂಪದಲ್ಲಿರುವುದರಿಂದ ಕಷಾಯ ಮಾತ್ರೆಗಳಿಗೆ ಹೋಲಿಸಿದರೆ ಹೀರಿಕೊಳ್ಳುವಿಕೆಯು ವೇಗವಾಗಿ ಸಂಭವಿಸುತ್ತದೆ.

ಕಷಾಯ ಮಾತ್ರೆಗಳ ಕಾಲಾವಧಿ - 2 ವರ್ಷಗಳು
ಕಷಾಯದ ಕಾಲಾವಧಿ - 3 ವರ್ಷಗಳು
ಸ್ವಯಂ ನಿರ್ಮಿತ ಕಷಾಯ - 6 - 8 ಗಂಟೆಗಳು

ಕಷಾಯದ ಪ್ರಯೋಜನಗಳು

- ಸುಲಭವಾಗಿ ಜೀರ್ಣವಾಗುತ್ತದೆ ಮತ್ತು ಹೀರಿಕೊಳ್ಳುವಿಕೆಯು ವೇಗವಾಗಿ ಸಂಭವಿಸುತ್ತದೆ.
- ತ್ವರಿತ ಗತಿಯಲ್ಲಿ ಚಿಕಿತ್ಸಾ ಪರಿಣಾಮವನ್ನು ಬೀರುತ್ತದೆ.
- ವಿವಿಧ ರೋಗಗಳಿಗೆ ವಿವಿಧ ಗಿಡಮೂಲಿಕೆಗಳನ್ನು ಬಳಸುವುದು ಸುಲಭವಾಗುತ್ತದೆ.
- ಇತರ ಔಷಧಿಗಳ ತಯಾರಿಕೆಗೆ ಇದು ಉಪಯುಕ್ತವಾಗಿದೆ (ಉದಾಹರಣೆಗೆ ತುಪ್ಪ, ಎಣ್ಣೆಗಳು, ಅರಿಷ್ಟ, ಸಿರಪ್ಪುಗಳು ಇತ್ಯಾದಿ)

ಕಷಾಯಕ್ಕೆ ಉದಾಹರಣೆಗಳು

- ಒಣ ಶುಂಠಿ ಕಷಾಯ: ಜೀರ್ಣಕ್ರಿಯೆ ಮತ್ತು ಉಸಿರಾಟದ ತೊಂದರೆಗಳು
- ಜ್ವರಕ್ಕೆ: ದಾಲ್ಚಿನ್ನಿ, ಶುಂಠಿ, ಕರಿಮೆಣಸು, ಅಮೃತಬಳ್ಳಿ ಕಷಾಯ.
- ನಿರ್ವಿಷೀಕರಣಕ್ಕೆ: ಕರಿಮೆಣಸು ಕಷಾಯ.
- ಹೇ ಫಿವರ್: ಅರಿಶಿನ, ಕರಿಮೆಣಸು, ಶುಂಠಿ, ಈರುಳ್ಳಿ, ಜೀರಿಗೆ ಕಷಾಯ

ಕಾಢಾ
ಕಾಢಾವು ಕಷಾಯದ ಹುದುಗಿಸಿದ ಔಷಧ ರೂಪವಾಗಿದ್ದು, ಇದನ್ನು ದೀರ್ಘ ಕಾಲದವರೆಗೆ ಶೇಖರಿಸಿ ಇಡಬಹುದು.
ಕಷಾಯಕ್ಕೆ ಬೆಲ್ಲ ಹಾಗೂ ಹುದುಗುವ ದ್ರವ್ಯ (ಧಾತಕೀ ಪುಷ್ಪ - ವುಡ್ಫೋರ್ಡಿಯಾ ಫ್ರುಟಿಕೋಸಾ ಹೂವು) ವನ್ನು ಸೇರಿಸಿ ನಿರ್ದಿಷ್ಟ ದಿನಗಳವರೆಗೆ ಹುದುಗುವಿಕೆ ಒಳಪಡಿಸಬಹುದು, ಇದನ್ನು ಸೋಸಿ

ಬಳಸಬಹುದು.

ಉದಾ: ಮಹಾಮಂಜಿಷ್ಟಾದಿ ಕಾಢಾ.

17

ಕಷಾಯ ತಯಾರಿಸುವ ವಿಧಾನ - ಅನುಸರಿಸಬೇಕಾದ ನಿಯಮಗಳು

ಕಷಾಯವು ಗಿಡಮೂಲಿಕೆಗಳ ನೀರಿನಲ್ಲಿ ಕರಗುವ ಸಕ್ರಿಯ ತತ್ವಗಳನ್ನು ಹೊಂದಿದೆ. ಮನೆಯಲ್ಲಿ ನೀವೇ ಸ್ವತಃ ಕಷಾಯವನ್ನು ತಯಾರಿಸುವಾಗ, ಕಷಾಯದ ಗರಿಷ್ಠ ಪರಿಣಾಮಕಾರಿತ್ವ, ಶುದ್ಧತೆ ಮತ್ತು ಸುರಕ್ಷತೆಯನ್ನು ಖಚಿತಪಡಿಸಿಕೊಳ್ಳಲು ಕೆಳಗಿನ ನಿಯಮಗಳನ್ನು ಅನುಸರಿಸಬೇಕು.

1. **ಅಗಲವಾದ ಬಾಯಿಯ ಪಾತ್ರೆಯ ಬಳಕೆ** - ಯಾವಾಗಲೂ, ಕಷಾಯವನ್ನು ತಯಾರಿಸುವಾಗ, ಅಗಲವಾದ ಬಾಯಿಯ ಪಾತ್ರೆಯನ್ನು ಬಳಸಿ. ಇದು ಸುಲಭವಾಗಿ ನೀರು ಆವಿಯಾಗಲು ಸಹಾಯ ಮಾಡುತ್ತದೆ ಮತ್ತು ಕುದಿಯುವ ವೇಗವನ್ನು ವರ್ಧಿಸುತ್ತದೆ.

2. **ಮಂದವಾದ ಉರಿ** - ಕಷಾಯವನ್ನು ತಯಾರಿಸುವಾಗ ಮಂದವಾದ ಶಾಖವನ್ನು ಬಳಸಿ. ತೀವ್ರವಾದ ಶಾಖವನ್ನು ನೀಡುವುದರಿಂದ ಪಾತ್ರೆಯೊಳಗೆ ಗಿಡಮೂಲಿಕೆಗಳು ಸುಟ್ಟು ಹೋಗುವ ಸಾಧ್ಯತೆಯಿದೆ. ಅಲ್ಲದೆ ಕಷಾಯವನ್ನು ತಯಾರಿಸುವಾಗ, ಗಿಡಮೂಲಿಕೆಗಳ ಸಕ್ರಿಯ ತತ್ವಗಳು ನೀರಿನ ಮಾಧ್ಯಮಕ್ಕೆ ವರ್ಗಾಯಿಸಲ್ಪಡುವ ಪ್ರಕ್ರಿಯೆಯು ನಿಧಾನವಾಗಿ ನಡೆಯಬೇಕು.

3. **ಗಿಡಮೂಲಿಕೆಗಳ ಗಾತ್ರ** - ಗಿಡಮೂಲಿಕೆಗಳ ಗಾತ್ರವು ತುಂಬಾ ದೊಡ್ಡದು ಅಥವಾ ಸೂಕ್ಷ್ಮವಾಗಿರಬಾರದು. ಉತ್ತಮ ಗುಣಮಟ್ಟದ ಕಷಾಯವನ್ನು ತಯಾರಿಸಲು ಗಿಡಮೂಲಿಕೆಗಳ ತರಿತರಿಯಾದ ಪುಡಿಯ ಅಗತ್ಯವಿದೆ.

4. **ಒಣ ಗಿಡಮೂಲಿಕೆಗಳನ್ನು ಮಾತ್ರ ಬಳಸಿ** - ಕೆಲವು ಗಿಡಮೂಲಿಕೆಗಳನ್ನು ಹೊರತುಪಡಿಸಿ, ಕಷಾಯವನ್ನು ತಯಾರಿಸಲು ಬಳಸುವ ಹೆಚ್ಚಿನ ಗಿಡಮೂಲಿಕೆಗಳನ್ನು ಒಣ ರೂಪದಲ್ಲಿ ಮಾತ್ರ ಬಳಸಲಾಗುತ್ತದೆ.

5. ಮುಚ್ಚಳದಿಂದ ಮುಚ್ಚಬೇಡಿ - ಕಷಾಯವನ್ನು ತಯಾರಿಸುವಾಗ, ಪಾತ್ರೆಯನ್ನು ಮುಚ್ಚಬಾರದು. ಮುಚ್ಚಿದರೆ, ಕುದಿಸಿದ ನೀರು ಘನೀಕರಣಗೊಂಡು ಮತ್ತೆ ಅದೆ ಪಾತ್ರೆಯಲ್ಲಿ ಬೀಳುತ್ತದೆ. ಆದುದರಿಂದ ನಾವು ಗಿಡಮೂಲಿಕೆಗಳನ್ನು ತೆರೆದ ಪಾತ್ರೆಯಲ್ಲಿ ಕುದಿಸಬೇಕಾಗಿದೆ.

6. ನಿರಂತರವಾಗಿ ಕದಡುತ್ತಿರಿ - ನಿರಂತರವಾಗಿ ಕದಡುವುದರಿಂದ ಔಷಧ ದ್ರವ್ಯಗಳು ತಳಹಿಡಿಯುವುದು ಮತ್ತು ಸುಟ್ಟು ಹೋಗುವುದನ್ನು ತಡೆಯಬಹುದು.

7. ಮೂಲಿಕೆ ಮತ್ತು ನೀರಿನ ಅನುಪಾತ - ಯಾವುದೇ ಕಷಾಯಕ್ಕೆ, ಸಾಮಾನ್ಯವಾಗಿ ಮೂಲಿಕೆ ಹಾಗೂ ನೀರಿನ ಅನುಪಾತವು 1:4 ಅಥವಾ 1:8 ಆಗಿದೆ. ಪಾತ್ರೆಯಲ್ಲಿನ ಒಟ್ಟು ನೀರಿನ ಪ್ರಮಾಣವು 1/4 ಅಥವಾ 1/8 ಕ್ಕೆ ಇಳಿಯುವವರೆಗೆ ಕಷಾಯವನ್ನು ಕುದಿಸಬೇಕು.

8. ಸೋಸುವಾಗ ಕಾಳಜಿ ವಹಿಸಿ - ಕಷಾಯವನ್ನು ಸೋಸಲು ಸ್ವಚ್ಛವಾದ ಬಟ್ಟೆಯನ್ನು ಬಳಸಿ. ಕಷಾಯವು ಸ್ವಲ್ಪ ಬಿಸಿಯಾಗಿರುವಾಗಲೇ ಅದನ್ನು ಸೋಸಿ.

9. ತಯಾರಿಸಿದ ಕಷಾಯವನ್ನು 4 ಗಂಟೆಗಳ ಒಳಗೆ ಬಳಸಿ - ಕಷಾಯವನ್ನು ತಯಾರಿಸಿದ ನಂತರ 4 - 5 ಗಂಟೆಗಳ ಒಳಗೆ ಬಳಸಬೇಕು. ಇದಕ್ಕಿಂತಲೂ ಹೆಚ್ಚು ಹೊತ್ತು ಸಂಗ್ರಹಿಸುವುದರಿಂದ ಕಷಾಯವು ಕೆಟ್ಟು ಹೋಗಬಹುದು.

10. ಕಷಾಯವನ್ನು ಮತ್ತೆ ಬಿಸಿ ಮಾಡಬೇಡಿ - ಒಮ್ಮೆ ತಯಾರಿಸಿದ ಕಷಾಯವನ್ನು ಮತ್ತೆ ಬಿಸಿ ಮಾಡಬಾರದು. ಇದು ಕಷಾಯದಲ್ಲಿನ ಸಕ್ರಿಯ ಗಿಡಮೂಲಿಕಾ ತತ್ವಗಳನ್ನು ಹಾಳುಮಾಡಬಹುದು.

11. ಒಮ್ಮೆ ಕಷಾಯಕ್ಕೆ ಬಳಸಿದ ಗಿಡಮೂಲಿಕೆಗಳನ್ನು ಮತ್ತೆ ಬಳಸಬೇಡಿ - ಕಷಾಯವನ್ನು ತಯಾರಿಸಲು ಬಳಸುವ ಗಿಡಮೂಲಿಕೆಗಳನ್ನು ತಯಾರಿಸಿದ ನಂತರ ಎಸೆಯಬೇಕು. ಅದನ್ನು ಮರುಬಳಕೆ ಮಾಡಬಾರದು.

18

ಕಷಾಯ ತಯಾರಿಸುವಾಗ ವಹಿಸಬೇಕಾದ ಮುಂಜಾಗ್ರತೆಗಳು

ಬೊಜ್ಜು, ಅಧಿಕ ಕೊಲೆಸ್ಟಿರಾಲ್ ಇತ್ಯಾದಿಗಳಿಗೆ ಪರಿಹಾರವಾಗಿಯೂ, ಅಸ್ತಮಾ, ಜ್ವರ, ಶೀತ ಇತ್ಯಾದಿ ತೊಂದರೆಗಳಲ್ಲಿಯೂ ಕಷಾಯ ಸೇವನೆಗೆ ಶಿಫಾರಸು ಮಾಡಲಾಗುತ್ತದೆ. ಕಷಾಯದ ಸಂಪೂರ್ಣ ಆರೋಗ್ಯ ಪ್ರಯೋಜನಗಳನ್ನು ಪಡೆಯಲು ಈ ಕೆಳಗಿನ ಮುಂಜಾಗ್ರತೆಗಳನ್ನು ವಹಿಸಿ:

1. ಕಷಾಯಕ್ಕೆ ಹಾಲು ಸೇರಿಸುವುದು

ಎ. ಕಷಾಯವು ತುಂಬಾ ತೀಕ್ಷ್ಣವಾಗಿದ್ದು ಅದನ್ನು ಮಕ್ಕಳಿಗೆ ನೀಡಲು ಬಯಸುವುದಾದರೆ, ಅದರ ತೀಕ್ಷ್ಣತೆಯನ್ನು ಕಡಿಮೆಗೊಳಿಸಲು ಸ್ವಲ್ಪ ಹಾಲನ್ನು (ಒಂದು ಕಪ್ ಕಷಾಯಕ್ಕೆ 5 - 7 ಟೀ ಚಮಚಗಳಷ್ಟು ಹಾಲು) ಸೇರಿಸುವುದರಲ್ಲಿ ತಪ್ಪಿಲ್ಲ.
ಬಿ. ಕಷಾಯವು ತುಳಸಿಯನ್ನು ಒಳಗೊಂಡಿದ್ದರೆ, ಹಾಲನ್ನು ಸೇರಿಸುವುದನ್ನು ತಪ್ಪಿಸಿ. ಹಾಲು ಮತ್ತು ತುಳಸಿ ಪರಸ್ಪರ ವಿರುದ್ಧ ಗುಣವನ್ನು ಹೊಂದಿವೆ.
ಸಿ. ಶರೀರ ತೂಕವನ್ನು ಕಡಿಮೆ ಮಾಡಲು ಕಷಾಯವನ್ನು ಸೇವಿಸುತ್ತಿದ್ದರೆ, ಅದಕ್ಕೆ ಹಾಲನ್ನು ಸೇರಿಸಬೇಡಿ. ಹಾಲು ಪೌಷ್ಟಿಕಾಂಶದಲ್ಲಿ ಸಮೃದ್ಧವಾಗಿರುವುದರಿಂದ, ತೂಕವನ್ನು ಕಳೆದುಕೊಳ್ಳುವ ನಿಮ್ಮ ಉದ್ದೇಶವನ್ನು ಇದು ಪೂರೈಸುವುದಿಲ್ಲ.

2. ಸಕ್ಕರೆಯನ್ನು ಸೇರಿಸುವುದು

ನಿಮ್ಮ ಆರೋಗ್ಯದ ಮೇಲೆ ಸಕ್ಕರೆಯ ಪರಿಣಾಮಗಳನ್ನು ಶೂನ್ಯಗೊಳಿಸುವುದು ಕಷಾಯ ಸೇವನೆಯ ಉದ್ದೇಶಗಳಲ್ಲಿ ಒಂದಾಗಿದೆ. ಆದ್ದರಿಂದ ಇದಕ್ಕೆ ಸಕ್ಕರೆ ಸೇರಿಸುವುದರಲ್ಲಿ ಅರ್ಥವಿಲ್ಲ.

ಸಕ್ಕರೆಗೆ ಬದಲಿಗೆ ಜೇನುತುಪ್ಪವನ್ನು ಗರಿಷ್ಠ ಒಂದು ಟೀ ಚಮಚಕ್ಕಿಂತ ಹೆಚ್ಚಾಗದಂತೆ ಬಳಸಬಹುದು.

ಜೇನುತುಪ್ಪವು ತೂಕವನ್ನು ಕಳೆದುಕೊಳ್ಳಲು ಸಹಾಯ ಮಾಡುತ್ತದೆ. ಆದರೆ ಬಿಸಿಯಾದ ಆಹಾರ ಪದಾರ್ಥಗಳೊಂದಿಗೆ ಜೇನುತುಪ್ಪವನ್ನು ಸೇರಿಸುವುದು ನಿಷಿದ್ಧವಾಗಿರುವುದರಿಂದ ಬಿಸಿಯಾದ ಕಷಾಯಕ್ಕೆ ಜೇನುತುಪ್ಪವನ್ನು ಸೇರಿಸಬಾರದು. ಜೇನುತುಪ್ಪವಲ್ಲದಿದ್ದರೆ, ಸ್ವಲ್ಪ ಪ್ರಮಾಣದ ಬೆಲ್ಲವನ್ನು ಸೇರಿಸಬಹುದು. ಆದರೆ ಬೆಲ್ಲದ ಪ್ರಮಾಣವು ಅಧಿಕವಾದರೆ ತೂಕ ಹೆಚ್ಚಾಗುವುದು. ಆದ್ದರಿಂದ, ಜೇನುತುಪ್ಪವು ಉತ್ತಮ ಆಯ್ಕೆಯಾಗಿದೆ.

3. ಮರು ಬಿಸಿಮಾಡುವುದು

ಕಷಾಯವನ್ನು ತಯಾರಿಸಿ ಅದು ತಾಜಾ ಇದ್ದಾಗಲೆ ಅದನ್ನು ಸೇವಿಸುವುದು ಉತ್ತಮ. ಮತ್ತೆ ಬಿಸಿ ಮಾಡಿ ಕುಡಿಯುವುದು ಸರಿಯಾದ ವಿಧಾನವಲ್ಲ. ಕಷಾಯವನ್ನು ಮರು-ಬಿಸಿಮಾಡುವುದು ಆಯುರ್ವೇದ ಸಿದ್ಧಾಂತಗಳಿಗೆ ವಿರುದ್ಧವಾಗಿದೆ. ಇದು ಗಿಡಮೂಲಿಕೆಯ ಎಲ್ಲಾ ಸಕ್ರಿಯ ತತ್ತ್ವಗಳನ್ನು ನಾಶಪಡಿಸುತ್ತದೆ.

4. ತುಂಬಾ ಬಿಸಿಯಾದ ಅಥವಾ ತಣ್ಣನೆಯ ಕಷಾಯವನ್ನು ಸೇವಿಸುವುದು

ನೀವು ಪಿತ್ತ ದೇಹ ಪ್ರಕಾರದವರಾಗಿದ್ದರೆ, ಅಥವಾ ಪಿತ್ತ ಉಲ್ಬಣಗೊಂಡ ರೋಗಲಕ್ಷಣಗಳಾದ ಉರಿ, ಅಧಿಕ ರಕ್ತಸ್ರಾವ, ಇತ್ಯಾದಿ ಸಂದರ್ಭದಲ್ಲಿ ಉಗುರುಬೆಚ್ಚಗಿನ ಕಷಾಯವನ್ನು ಕುಡಿಯಿರಿ.
ನೀವು ವಾತ ಅಥವಾ ಕಫ ಪ್ರಕೃತಿಯವರಾಗಿದ್ದರೆ ಕಷಾಯ ಬಿಸಿಯಾಗಿದ್ದಾಗಲೆ ಕುಡಿಯಬಹುದು.

5. ಕಷಾಯವನ್ನು ತಯಾರಿಸುವಾಗ ಪಾತ್ರೆಯ ಮುಚ್ಚಳವನ್ನು ಮುಚ್ಚುವುದು

ಆಯುರ್ವೇದದ ಪ್ರಕಾರ, ಕಷಾಯವನ್ನು ತಯಾರಿಸುವಾಗ ನೀರು ಆವಿಯಾಗುವಂತೆ ಪಾತ್ರೆಯು ತೆರೆದಿರಬೇಕು. ನೀವು ಕಷಾಯವನ್ನು ತಯಾರಿಸುವಾಗ ಪದಾರ್ಥಗಳನ್ನು ನಿರಂತರವಾಗಿ ಬೆರೆಸುತ್ತಿದ್ದರೆ ಗಿಡಮೂಲಿಕೆಗಳ ಸಕ್ರಿಯ ಪದಾರ್ಥಗಳು ಬಿಡುಗಡೆಯಾಗಿ ಕಷಾಯವನ್ನು ಉತ್ಕೃಷ್ಟಗೊಳಿಸುತ್ತದೆ.

6. ಆರೋಗ್ಯ ತಜ್ಞರನ್ನು ಸಂಪರ್ಕಿಸದೆ ಕಷಾಯವನ್ನು ಸೇವಿಸುವುದು

ಕೃಶ ಶರೀರವುಳ್ಳ ಮಧುಮೇಹ ರೋಗಿಗಳು, ಇತ್ತೀಚೆಗೆ ಪಂಚಕರ್ಮ ಚಿಕಿತ್ಸೆಗೆ ಒಳಗಾದವರು (2 ತಿಂಗಳೊಳಗೆ), ಈಗಾಗಲೇ ಇತರ ಗಿಡಮೂಲಿಕೆಗಳ ಔಷಧಿಗಳನ್ನು ಸೇವಿಸುತ್ತಿರುವವರು, ಅತಿಯಾಗಿ ದಣಿದಿರುವವರಿಗೆ ಕಷಾಯದ ಅಗತ್ಯವಿರುವುದಿಲ್ಲ. ಇದು ರೋಗಲಕ್ಷಣಗಳ ಉಲ್ಬಣಕ್ಕೆ ಕಾರಣವಾಗಬಹುದು. ಆದ್ದರಿಂದ ನಿಮ್ಮ ವೈದ್ಯರನ್ನು ಸಂಪರ್ಕಿಸಿದ ಬಳಿಕವೇ ಕಷಾಯ ಸೇವನೆಯನ್ನು ಮಾಡಿ.

19

ಪ್ರಮಥ್ಯ

ಇದು ಕಷಾಯದ ಮಾರ್ಪಡಿಸಿದ ರೂಪವಾಗಿದೆ. ಇದನ್ನು ವಿಶೇಷವಾಗಿ ಜೀರ್ಣಶಕ್ತಿಯನ್ನು ಸುಧಾರಿಸಲು ಬಳಸಲಾಗುತ್ತದೆ.

ಉಲ್ಲೇಖ: ಶಾರಂಗಧರ ಸಂಹಿತಾ, ಮಧ್ಯಮ ಖಂಡ, 2ನೇ ಅಧ್ಯಾಯ.

ಪ್ರಮಥ್ಯ ಎಂಬ ಪದವು ಉಪಸರ್ಗ 'ಪ್ರ' ದಿಂದ ಉಂಟಾಗಿದೆ. ಇಲ್ಲಿ 'ಪ್ರ' ಎಂದರೆ ಪ್ರಕರ್ಶೇಣ, ಇದು ಪ್ರಮಥ್ಯದಲ್ಲಿ ಮಾಡುವ ಮಂಥನ ಪ್ರಕ್ರಿಯೆಯನ್ನು ಸೂಚಿಸುತ್ತದೆ.

ತಯಾರಿಸುವ ವಿಧಾನ

ಒಂದು ಭಾಗದಷ್ಟು ಗಿಡಮೂಲಿಕೆಗಳ ಪೇಸ್ಟ್ ತಯಾರಿಸಲಾಗುತ್ತದೆ. ಇದನ್ನು 8 ಭಾಗ ನೀರಿನೊಂದಿಗೆ ಸೇರಿಸಿ, ಒಂದು ಪಾತ್ರೆಯಲ್ಲಿ ತೆಗೆದುಕೊಂಡು, ಒಟ್ಟು ಪ್ರಮಾಣವು ಕಾಲು ಭಾಗಕ್ಕೆ ಇಳಿಯುವವರೆಗೆ ಮಂದ ಉರಿಯಲ್ಲಿ ಕುದಿಸಲಾಗುತ್ತದೆ.

ಇದನ್ನು ಶುದ್ಧ ಬಟ್ಟೆಯಿಂದ ಸೋಸಲಾಗುತ್ತದೆ. ಈ ರೀತಿಯಾಗಿ ಪಡೆದ ಉತ್ಪನ್ನವನ್ನು ಪ್ರಮಥ್ಯ ಎಂದು ಕರೆಯಲಾಗುತ್ತದೆ.

ಸೇವನಾ ಪ್ರಮಾಣ

ದಿನಕ್ಕೆ 50-100 ಮಿಲಿ.

ಪ್ರಮಥ್ಯ ಮತ್ತು ಕಷಾಯ

ಕಷಾಯ - 1 ಭಾಗ ಗಿಡಮೂಲಿಕೆಗೆ 16 ಭಾಗ ನೀರನ್ನು ಸೇರಿಸಲಾಗುತ್ತದೆ, ಕುದಿಸಿ 1/8 ಅಥವಾ 1/16 ಭಾಗಗಳಿಗೆ ಇಳಿಸಲಾಗುತ್ತದೆ.

ಉದಾ: 50 ಗ್ರಾಂ ಮೂಲಿಕೆಗಳ ತರಿತರಿಯಾದ ಪುಡಿ + 800 ಮಿ.ಲೀ. ನೀರು -> 50 ಅಥವಾ 100 ಮಿ.ಲೀ. -> ಕಷಾಯ.

ಪ್ರಮಥ್ಯ 50 ಗ್ರಾಂ ಗಿಡಮೂಲಿಕೆ -> ಪೇಸ್ಟ್ -> 400 ಮಿಲಿ ನೀರು -> ಕುದಿಸಿ ಮತ್ತು 100 ಮಿಲಿಗೆ ಕಡಿಮೆ ಮಾಡಿ -> ಪ್ರಮಥ್ಯ.

ಗಿಡಮೂಲಿಕೆಗಳ ಸಾಂದ್ರತೆಯ ಮಟ್ಟವು ಪ್ರಮಥ್ಯಕ್ಕಿಂತ ಕಷಾಯದಲ್ಲಿ ಹೆಚ್ಚು. ಕಷಾಯವನ್ನು ಅಸ್ವಸ್ಥತೆಗಳ ತೀವ್ರ ಹಂತಗಳಲ್ಲಿ ಬಳಸಲಾಗುತ್ತದೆ. ಆದರೆ ಮಧ್ಯಮ ತೀವ್ರ ತರಹದ ರೋಗಗಳಲ್ಲಿ ಪ್ರಮಥ್ಯವನ್ನು ಬಳಸಲಾಗುತ್ತದೆ.

ಉದಾಹರಣೆ:

ಮುಸ್ತಾ - ತುಂಗೆ ಗಡ್ಡೆ

ಇಂದ್ರಯವ - ಕೊಡಸಿಗೆ ಬೀಜ

ಪ್ರಮಥ್ಯವನ್ನು ತಯಾರಿಸಿ, ತಣ್ಣಗಾದ ಮೇಲೆ ಜೇನನ್ನು ಸೇರಿಸಿ ಸೇವಿಸುವುದು ಅಲ್ಸರೇಟಿವ್ ಕೊಲೈಟಿಸ್ ನಲ್ಲಿ ಉಂಟಾಗುವ ಅತಿಸಾರ, ರಕ್ತಸ್ರಾವದೊಂದಿಗೆ ಕೂಡಿದ ಭೇದಿಯಲ್ಲಿ ಉಪಯುಕ್ತ.

20

ನೀರು ಮತ್ತು ಕಷಾಯದ ಮರು ಕುದಿಸುವಿಕೆಯ ಬಗ್ಗೆ ಆಯುರ್ವೇದದ ನಿಲುವು

ಆಯುರ್ವೇದದ ಪ್ರಕಾರ ಒಮ್ಮೆ ಕುದಿಸಿದ ದ್ರವವನ್ನು ಮತ್ತೆ ಕುದಿಸಿ ಸೇವಿಸುವುದು ನಿಷಿದ್ಧ. ಕೈಯ್ಯದೇವ ನಿಘಂಟು ಎಂಬ ಗ್ರಂಥದ ಪ್ರಕಾರ - ಯಾವುದೇ ದ್ರವ, ನೀರು ಅಥವಾ ಕಷಾಯವು ಕುದಿಸಿ ತಣ್ಣಗಾದ ನಂತರ, ಅದನ್ನು ಮತ್ತೆ ಬಿಸಿ ಮಾಡಿದರೆ, ಆ ದ್ರವವು ವಿಷದಂತೆ ಕಾರ್ಯನಿರ್ವಹಿಸುತ್ತದೆ.

ಚ್ಯವನಪ್ರಾಶದಂತಹ ಗಿಡಮೂಲಿಕೆಗಳ ಲೇಹಗಳನ್ನು ತಯಾರಿಸುವಾಗ, ಮೊದಲು ಕಷಾಯವನ್ನು ತಯಾರಿಸಲಾಗುತ್ತದೆ, ನಂತರ ಅದಕ್ಕೆ ಇತರ ಪದಾರ್ಥಗಳನ್ನು ಸೇರಿಸಿ ಮತ್ತೆ ಬಿಸಿಮಾಡಲಾಗುತ್ತದೆ. ಇಲ್ಲಿ ಮರು ಬಿಸಿ ಮಾಡುವಾಗ ಕಷಾಯವು ತಣ್ಣಗಾಗಿರುವುದಿಲ್ಲ. ಅಂದರೆ ಕಷಾಯ ಸಿದ್ಧವಾದ ತಕ್ಷಣ, ಇತರ ಪದಾರ್ಥಗಳನ್ನು ಸೇರಿಸಿ ಬಿಸಿ ಮಾಡುವುದನ್ನು ಮುಂದುವರಿಸಲಾಗುತ್ತದೆ. ಆದ್ದರಿಂದ, ಮೇಲಿನ ನಿಯಮವು ಇಲ್ಲಿ ಅನ್ವಯಿಸುವುದಿಲ್ಲ.

ತೈಲಗಳು ಮತ್ತು , ಅವಲೇಹಗಳನ್ನು ತಯಾರಿಸುವ ಬಗ್ಗೆ

ತೈಲಗಳು, ತುಪ್ಪ ಮತ್ತು ಲೇಹಗಳನ್ನು ಒಂದಕ್ಕಿಂತ ಹೆಚ್ಚು ದಿನದಲ್ಲಿ ತಯಾರಿಸುವುದು ಉತ್ತಮ ಎಂಬ ನಿಯಮವಿದೆ. ಏಕೆಂದರೆ ರಾತ್ರಿಯ ಸಮಯವು ಉತ್ಪನ್ನದ ಮೇಲೆ ತನ್ನದೇ ಆದ ಧನಾತ್ಮಕ ಪರಿಣಾಮವನ್ನು ಬೀರುತ್ತದೆ. ಆದರೆ ಇಲ್ಲಿ, ಅದನ್ನು ಮತ್ತೆ ಕುದಿಸುವುದೆಂದು ಪರಿಗಣಿಸಲಾಗುವುದಿಲ್ಲ. ಏಕೆಂದರೆ, ಕಷಾಯವನ್ನು ತಯಾರಿಸಿದ ನಂತರ ಅದಕ್ಕೆ ಸಕ್ಕರೆ, ಎಣ್ಣೆ ಅಥವಾ ತುಪ್ಪವನ್ನು ಸೇರಿಸಲಾಗುತ್ತದೆ. ನಂತರ ಸ್ವಲ್ಪ ಹೊತ್ತಿನವರೆಗೆ ಕುದಿಸಿ ಮರುದಿನ ಕುದಿಸುವುದನ್ನು ಮುಂದುವರಿಸಲಾಗುತ್ತದೆ. ಇಲ್ಲಿ, ಕುದಿಯುವುದು ನಿರಂತರ ಪ್ರಕ್ರಿಯೆಯಾಗಿದ್ದು, ಸಿದ್ಧಪಡಿಸಿದ ಉತ್ಪನ್ನವನ್ನು ಮತ್ತೆ ಕುದಿಸುವುದಿಲ್ಲ.

ಮಸಾಜಿಗೆ ಬಳಸುವ ತೈಲಗಳು

ಕೆಲವು ವೈದ್ಯರು ಮಸಾಜ್ ಮಾಡುವ ಮೊದಲು ಎಣ್ಣೆಯನ್ನು ಬಿಸಿಮಾಡುತ್ತಾರೆ. ಚಳಿಗಾಲದಲ್ಲಿ ಮತ್ತು ತಂಪಾದ ವಾತಾವರಣವಿರುವ ಸ್ಥಳಗಳಲ್ಲಿ ಇದು ಬಹಳ ಅವಶ್ಯಕ. ಏಕೆಂದರೆ, ನಾವು ತಣ್ಣನೆಯ ಎಣ್ಣೆಯನ್ನು ಉಪಯೋಗಿಸಿ ಮಸಾಜ್ ಮಾಡಿದರೆ, ಅದು ಕಫ ದೋಷವನ್ನು ಹೆಚ್ಚಿಸಬಹುದು, ಕೀಲುಗಳ ಬಿಗಿತ ಅಥವಾ ವಾತ ದೋಷದ ಹೆಚ್ಚಳಕ್ಕೆ ಕಾರಣವಾಗಬಹುದು. ಆದ್ದರಿಂದ ಮಸಾಜ್ ಮಾಡುವ ಮೊದಲು ಎಣ್ಣೆಯನ್ನು ವಾತಾವರಣದ ತಾಪಮಾನಕ್ಕಿಂತ ಸ್ವಲ್ಪ ಹೆಚ್ಚು ಬಿಸಿ ಮಾಡುವುದು ಸ್ವೀಕಾರಾರ್ಹವಾಗಿದೆ.

ಮಾರುಕಟ್ಟೆಯಲ್ಲಿ ಲಭ್ಯವಿರುವ ಕಷಾಯವನ್ನು ಸೇವಿಸುವ ಮೊದಲು ಬಿಸಿ ಮಾಡಬಹುದೇ?
ಮಾರುಕಟ್ಟೆಯಲ್ಲಿ ಸಿಗುವ ರೆಡಿಮೇಡ್ ಕಷಾಯವನ್ನು ಸೇವಿಸುವ ಮುನ್ನ ಬಿಸಿ ಮಾಡಬೇಕೆಂಬ ತಪ್ಪು ಕಲ್ಪನೆ ಜನರಲ್ಲಿದೆ. ಇದು ಅನಪೇಕ್ಷಿತ ಪರಿಣಾಮಗಳಿಗೆ ಕಾರಣವಾಗಬಹುದು. ಬಿಸಿಮಾಡಿದಾಗ ಕಷಾಯ ಮಾತ್ರವಲ್ಲ, ಕಷಾಯದಲ್ಲಿರುವ ಸಂರಕ್ಷಕಗಳೂ ಸಹ ಬಿಸಿಯಾಗುತ್ತವೆ, ಇದು ಸಂಕೀರ್ಣವಾದ ಅನಾರೋಗ್ಯಕರ ರಾಸಾಯನಿಕ ಸಂಯುಕ್ತಗಳನ್ನು ಉತ್ಪಾದಿಸಬಹುದು. ಈ ಸಂಯುಕ್ತಗಳು ಬೇರೆ ರೋಗಗಳಿಗೆ ಕಾರಣವಾಗಬಹುದು.

ಮತ್ತೆ ಕುದಿಸಿದ ನೀರು ಏಕೆ ವಿಷಮಯವಾಗುತ್ತದೆ?
ನೀರು, ಕೆಲವು ಅನಿಲಗಳು ಮತ್ತು ಖನಿಜಗಳನ್ನು ಒಳಗೊಂಡಿರುತ್ತದೆ. ನೀರನ್ನು ಒಂದು ಬಾರಿ ಕುದಿಸಿದಾಗ ಅವು ಸಕ್ರಿಯವಾಗುತ್ತವೆ. ಆದರೆ ನೀರು ತಣ್ಣಗಾದ ಮೇಲೆ ಮತ್ತೆ ಕುದಿಸುವುದರಿಂದ ಅವುಗಳ ಸಂಕೀರ್ಣ ಪ್ರತಿಕ್ರಿಯೆಯು ಅದನ್ನು ವಿಷಯುಕ್ತವಾಗಿಸುತ್ತದೆ ಮತ್ತು ಸೇವಿಸಲು ಅಯೋಗ್ಯವಾಗಿಸುತ್ತದೆ. ಇದು ಆಮ, (ಅಂದರೆ ಅಸಮರ್ಪಕವಾಗಿ ರೂಪುಗೊಂಡ ಆಹಾರದ ಸಾರಭಾಗ) ಕ್ಕೆ ಕಾರಣವಾಗುತ್ತದೆ - ಕ್ಯಾಲ್ಸಿಯಂನಂತಹ ಖನಿಜ ಪದಾರ್ಥಗಳು ನಮ್ಮ ಶರೀರಕ್ಕೆ ಅಗತ್ಯ. ಪದೇ ಪದೇ ಕುದಿಸುವುದರಿಂದ ಈ ಖನಿಜಗಳು ಶರೀರಕ್ಕೆ ಹಾನಿಕಾರಕವಾಗಬಹುದು ಮತ್ತು ಮೂತ್ರಪಿಂಡದ ಕಲ್ಲುಗಳು ಮತ್ತು ಪಿತ್ತ ಕೋಶದ ಕಲ್ಲುಗಳಿಗೆ ಕಾರಣವಾಗಬಹುದು.

ಕಷಾಯ, ಗಿಡಮೂಲಿಕೆಗಳ ತುಪ್ಪ, ಎಣ್ಣೆ ಇತ್ಯಾದಿಗಳನ್ನು ಮತ್ತೆ ಕುದಿಸುವುದರಲ್ಲಿ ತಪ್ಪೇನು?
ಪಿತ್ತ ವೃದ್ಧಿಯನ್ನು ಹೊರತುಪಡಿಸಿ ಸಾಮಾನ್ಯವಾಗಿ ಕಷಾಯವನ್ನು ಕೂಡಾ ಆಹಾರ ಪದಾರ್ಥಗಳಂತೆ ಬಿಸಿಯಿಂದ ಕೂಡಿರುವಾಗಲೇ ಸೇವಿಸುವಂತೆ ಸಲಹೆ ಮಾಡಲಾಗುತ್ತದೆ.
ಕಷಾಯವನ್ನು ತಯಾರಿಸಿದಾಗ, ಗಿಡಮೂಲಿಕೆಗಳ ನೀರಿನಲ್ಲಿ ಕರಗುವ ಸಕ್ರಿಯ ತತ್ವಗಳು ಸಕ್ರಿಯ ಸ್ಥಿತಿಯಲ್ಲಿರುತ್ತವೆ. ಇದನ್ನು ಸೇವಿಸಿದಾಗ, ಸುಲಭವಾಗಿ ಶರೀರಕ್ಕೆ ಹೀರಲ್ಪಡುತ್ತದೆ ಮತ್ತು ದೇಹದಲ್ಲಿ ತ್ವರಿತವಾಗಿ ತನ್ನ ಪರಿಣಾಮವನ್ನು ಬೀರುತ್ತದೆ.

ಆದರೆ ಕಷಾಯವನ್ನು ತಣ್ಣಗಾದ ಮೇಲೆ ಮತ್ತೆ ಬಿಸಿಮಾಡುವುದರಿಂದ ಅದರಲ್ಲಿರುವ ಸಕ್ರಿಯ ತತ್ವಗಳನ್ನು ಕಳೆದುಕೊಳ್ಳುತ್ತದೆ ಮತ್ತು ಜೀರ್ಣಕ್ರಿಯೆಗೆ ತುಂಬಾ ಕಷ್ಟಕರವಾಗುತ್ತವೆ. ಇದು ಮುಂದೆ ಅನೇಕ ರೋಗಗಳಿಗೆ ಕಾರಣವಾಗುತ್ತದೆ.
ಲೇಹಗಳು, ಗಿಡಮೂಲಿಕೆಗಳ ತುಪ್ಪಗಳು ಮತ್ತು ಎಣ್ಣೆಗಳಿಗೂ ಇದು ಅನ್ವಯವಾಗುತ್ತದೆ. ಮಾತ್ರವಲ್ಲದೆ ಈ ನಿಯಮವು ಬೇಯಿಸಿದ ಆಹಾರಕ್ಕೂ ಅನ್ವಯಿಸುತ್ತದೆ. ಬಿಸಿಮಾಡುವುದು ನಾವು ಸೇವಿಸುವ ಆಹಾರ ಮತ್ತು ಗಿಡಮೂಲಿಕೆಗಳಲ್ಲಿನ ಸಕ್ರಿಯ ತತ್ವಗಳನ್ನು ಸಕ್ರಿಯಗೊಳಿಸುವ ಪ್ರಕ್ರಿಯೆಯಾಗಿದೆ.

ಒಮ್ಮೆ ಅವುಗಳನ್ನು ಸಕ್ರಿಯಗೊಳಿಸಿದ ನಂತರ, ಅವುಗಳನ್ನು ಸೇವಿಸಬೇಕು ಇದರಿಂದ ಅವುಗಳಲ್ಲಿರುವ ಪೋಷಕಾಂಶಗಳು ದೇಹಕ್ಕೆ ಸುಲಭವಾಗಿ ಹೀರಲ್ಪಡುತ್ತವೆ.

ಉಲ್ಲೇಖ: ಕೈಯ್ಯದೇವ ನಿಘಂಟು - ದ್ರವ ವರ್ಗ

ಶಾರಂಗಧರ ಸಂಹಿತಾ, ಪ್ರಥಮ ಖಂಡ, ೧

21

ಜ್ವರಕ್ಕೆ ಆಯುರ್ವೇದ ಮನೆಮದ್ದು

ಆಯುರ್ವೇದವು ಜ್ವರಕ್ಕೆ ಅನೇಕ ಮನೆಮದ್ದುಗಳನ್ನು ವಿವರಿಸುತ್ತದೆ. ತ್ವರಿತವಾಗಿ ಹೀರಲ್ಪಡುವ ಮತ್ತು ತ್ವರಿತ ಪರಿಣಾಮವನ್ನು ಬೀರುವ ಕಾರಣ ಜ್ವರದಲ್ಲಿ ಮುಖ್ಯವಾಗಿ ಕಷಾಯವನ್ನು ಬಳಸಲಾಗುತ್ತದೆ. ಜ್ವರ ಚಿಕಿತ್ಸೆಯಲ್ಲಿ ಉಪಯುಕ್ತವಾದ ಅಂತಹ ಒಂದು ಪರಿಣಾಮಕಾರಿಯಾದ ಕಷಾಯದ ಬಗ್ಗೆ ಕಲಿಯೋಣ -

ಅವಶ್ಯಕ ಪದಾರ್ಥಗಳು

- ಗುಡೂಚಿ (ಅಮೃತಬಳ್ಳಿ) ಪುಡಿ - 5 ಗ್ರಾಂ
- ದಶಮೂಲ - (ಹತ್ತು ಬೇರುಗಳ ಗುಂಪು) - 25 ಗ್ರಾಂ (ದಶಮೂಲಗಳು - ಬಿಲ್ವ, ತಗ್ಗಿಬೇರು, ತಿಗಡು ಮರ, ಪಾದರಿ ಮರ, ಶಿವನೆ ಮರ, ಕಿರಿಗುಳ್ಳ, ಮುಳ್ಳುಗುಳ್ಳ, ನೆಗ್ಗಿನ ಮುಳ್ಳು, ಮೂರೆಲೆ ಹೊನ್ನೆ ಶಾಲಪರ್ಣಿ ಹಾಗೂ ನರಿಚಾಲದ ಗಿಡ/ಪೃಶ್ನಿಪರ್ಣಿ)
- ನೀರು - 200 ಮಿ.ಲೀ.

ತಯಾರಿಸುವ ವಿಧಾನ

5 ಗ್ರಾಂ ಗುಡೂಚಿ ಮತ್ತು 25 ಗ್ರಾಂ ದಶಮೂಲವನ್ನು 200 ಮಿ.ಲೀ. ನೀರಿಗೆ ಸೇರಿಸಲಾಗುತ್ತದೆ, ಇದನ್ನು ಮಂದ ಉರಿಯಲ್ಲಿ ಕುದಿಸಿ, 50 ಮಿ.ಲೀ. ಗೆ ಇಳಿಸಿ, ನಂತರ ಸೋಸಲಾಗುತ್ತದೆ.

ಸೇವಿಸುವ ವಿಧಾನ

ಈ ಕಷಾಯವನ್ನು 10 - 20 ಮಿ.ಲೀ. ಪ್ರಮಾಣದಲ್ಲಿ ದಿನಕ್ಕೆ ಎರಡು ಬಾರಿ ಊಟಕ್ಕೆ ಮುಂಚಿತವಾಗಿ ತೆಗೆದುಕೊಳ್ಳಬಹುದು.

ಒಮ್ಮೆ ತಯಾರಿಸಿದ ಕಷಾಯವನ್ನು ಒಂದು ದಿನ ಮಾತ್ರ ಉಪಯೋಗಿಸಬಹುದು. ಬೆಳಿಗ್ಗೆ ತಯಾರಿಸಿದ ಕಷಾಯವನ್ನು ಅದೇ ದಿನ ರಾತ್ರಿ ಬಿಸಿ ಮಾಡದೆ ಸೇವಿಸಬಹುದು.

ಇದು ಹೇಗೆ ಪರಿಣಾಮಕಾರಿ?

ಜ್ವರಕ್ಕೆ ಚಿಕಿತ್ಸೆ ನೀಡಲು ವ್ಯಾಪಕವಾಗಿ ಬಳಸಲಾಗುವ ಗಿಡಮೂಲಿಕೆಗಳಲ್ಲಿ ಗುಡೂಚಿ ಒಂದಾಗಿದೆ. ಇದು ಪ್ರಬಲವಾದ ಜ್ವರನಿವಾರಕ ಮೂಲಿಕೆಯಾಗಿದೆ.

ಅದೇರೀತಿ ದಶಮೂಲ ಗಿಡಮೂಲಿಕೆಗಳ ಗುಂಪು ಉತ್ತಮ ಉರಿಯೂತ ನಿವಾರಕವಾಗಿವೆ.

ಯಾವಾಗ ಬಳಸಬಹುದು?

ಈ ಕಷಾಯವನ್ನು ಯಾವುದೇ ರೀತಿಯ ಜ್ವರದಲ್ಲಿ ಸಹ ಬಳಸಬಹುದು. ಇತರ ಜ್ವರ ನಿವಾರಕ ಔಷಧಿಗಳ ಜೊತೆಗೂ ಇದನ್ನು ಬಳಸಬಹುದು.

22

ಜ್ವರ ಮತ್ತು ಶೀತಕ್ಕೆ ಆಯುರ್ವೇದ ಮನೆಮದ್ದು

ಜ್ವರ ಮತ್ತು ಶೀತಕ್ಕೆ, ಆಯುರ್ವೇದದ ನಾಲ್ಕು ಗಿಡಮೂಲಿಕೆಗಳನ್ನು ಬಳಸಿಕೊಂಡು ಮಾಡಬಹುದಾದ ಸರಳವಾದ ಕಷಾಯ ಇಲ್ಲಿದೆ.

ಅವಶ್ಯಕ ಪದಾರ್ಥಗಳು
ತಲಾ 6 ಗ್ರಾಂ ಪ್ರಮಾಣದಲ್ಲಿ ಈ ಕೆಳಗಿನ ಗಿಡಮೂಲಿಕೆಗಳನ್ನು ತೆಗೆದುಕೊಳ್ಳಿ -

- ನೆಲ್ಲಿಕಾಯಿ - ನೈಸರ್ಗಿಕ ಶೀತಕ, ಉತ್ಕರ್ಷಣ ನಿರೋಧಕ.
- ಅಮೃತಬಳ್ಳಿ - ಪ್ರಬಲ ಜ್ವರನಿವಾರಕ, ವೈರಸ್ ಮತ್ತು ಬ್ಯಾಕ್ಟೀರಿಯಾ ವಿರೋಧಿ ಮೂಲಿಕೆ. ಜ್ವರ ಚಿಕಿತ್ಸೆಯಲ್ಲಿ ಬಲಸುವ ಅನೇಕ ಆಯುರ್ವೇದ ಔಷಧಿಗಳಲ್ಲಿ ವ್ಯಾಪಕವಾಗಿ ಇದನ್ನು ಬಳಸಲಾಗುತ್ತದೆ.
- ಚಿತ್ರಕ- ಜ್ವರ ನಿವಾರಕ ಮೂಲಿಕೆ.
- ಪಿಪ್ಪಲಿ - ಜ್ವರ, ಅಜೀರ್ಣ ಮತ್ತು ಶೀತದಲ್ಲೊ ಪರಿಣಾಮಕಾರಿ.

ತಯಾರಿಸುವ ವಿಧಾನ
ಅಗಲವಾದ ಬಾಯಿಯ ಪಾತ್ರೆಯಲ್ಲಿ ಈ ಪ್ರತಿಯೊಂದು ಗಿಡಮೂಲಿಕೆಗಳ 6 ಗ್ರಾಂ - ಒಟ್ಟು 24 ಗ್ರಾಂಗಳನ್ನು 200 ಮಿಲಿ ನೀರಿನೊಂದಿಗೆ ಸೇರಿಸಿ, ಅದನ್ನು ಸಣ್ಣ ಉರಿಯಲ್ಲಿ ಕುದಿಸಿ. ನಿರಂತರವಾಗಿ ಬೆರೆಸುತ್ತಿರಿ.
ಚೆನ್ನಾಗಿ ಕುದಿಸಿ ಅದನ್ನು 50 ಮಿಲಿಗೆ ಇಳಿಸಿ, ನಂತರ ಸೋಸಿಕೊಳ್ಳಿ.

ಸೇವನಾ ಪ್ರಮಾಣ

- ಈ ಕಷಾಯವನ್ನು 10 - 15 ಮಿ.ಲೀ. ಪ್ರಮಾಣದಲ್ಲಿ ದಿನಕ್ಕೆ 2 ಬಾರಿ ಆಹಾರದ ಮೊದಲು ಸೇವಿಸಬಹುದು. ಜೀರ್ಣಕ್ರಿಯೆಯನ್ನು ಸುಧಾರಿಸಲು, ಜ್ವರ ಮತ್ತು ಶೀತವನ್ನು ನಿವಾರಿಸಲು ಸಹಾಯ ಮಾಡುತ್ತದೆ.
- ಆಯುರ್ವೇದ ಪರಿಭಾಷೆಯಲ್ಲಿ ಹೇಳುವುದಾದರೆ ಈ ಔಷಧವು ಕಫ ಅಸಮತೋಲನದಿಂದ ಉಂಟಾಗುವ ಜ್ವರದ ನಿವಾರಣೆಗೆ ಸಹಾಯ ಮಾಡುತ್ತದೆ ಎಂದು ಹೇಳಲಾಗಿದೆ.
- ಒಮ್ಮೆ ತಯಾರಿಸಿದ ಕಷಾಯವನ್ನು 12 - 15 ಗಂಟೆಗಳೊಳಗೆ ಬಳಸಬಹುದು. ಇದನ್ನು ಮತ್ತೆ ಬಿಸಿ ಮಾಡಿ ಬಳಸುವಂತಿಲ್ಲ.

23

ಕೆಳ ಬೆನ್ನುನೋವು ನಿವಾರಣೆಗೆ ದಶಮೂಲ ಕಷಾಯದೊಂದಿಗೆ ಹರಳೆಣ್ಣೆ

ಆಯುರ್ವೇದದಲ್ಲಿ ಕೆಳ ಬೆನ್ನುನೋವಿಗೆ ಪರಿಣಾಮಕಾರಿ ಚಿಕಿತ್ಸೆಗಳನ್ನು ಒದಗಿಸುತ್ತದೆ. ದಶಮೂಲ ಕಷಾಯ ಮತ್ತು ಹರಳೆಣ್ಣೆ, ಕೆಳ ಬೆನ್ನು ನೋವನ್ನು ನಿವಾರಿಸುವಲ್ಲಿ ಬಹಳ ಪರಿಣಾಮಕಾರಿ.

ದಶಮೂಲ ಕಷಾಯ - ಹರಳೆಣ್ಣೆಗಳ ಸಂಯೋಜನೆ
ಉಲ್ಲೇಖ – ಯೋಗ ರತ್ನಾಕರ, ವಾತ ವ್ಯಾಧಿ ಚಿಕಿತ್ಸಾ ಅಧ್ಯಾಯ, ಶ್ಲೋಕ 164

ಪ್ರಯೋಜನಗಳು
ಕೆಳ ಬೆನ್ನು ನೋವು, ಮೊಣಕಾಲು ನೋವು ಮತ್ತು ಮಲಬದ್ಧತೆಯ ನಿವಾರಣೆಯಲ್ಲಿ ಉಪಯುಕ್ತವಾಗಿದೆ.

ಬೇಕಾಗುವ ಸಾಮಗ್ರಿಗಳು

- ದಶಮೂಲ (10 ಗಿಡಮೂಲಿಕೆಗಳ ನಯವಲ್ಲದ ಪುಡಿ)
- ನೀರು
- ದೊಡ್ಡ ಪಾತ್ರೆ
- ಒಲೆ
- ಶುದ್ಧವಾದ ಬಟ್ಟೆ/ಜರಡಿ
- ಸೋಸಿದ ಕಷಾಯವನ್ನು ಸಂಗ್ರಹಿಸಲು ಬಾಟಲಿ ಅಥವಾ ಸಣ್ಣ ಪಾತ್ರೆ
- ಹರಳೆಣ್ಣೆ

ಕಷಾಯ ತಯಾರಿಸುವ ವಿಧಾನ

ದಶಮೂಲವು 10 ಗಿಡಮೂಲಿಕೆಗಳ ಗುಂಪು. ಇದು ಗಿಡಮೂಲಿಕೆಗಳ ಅಂಗಡಿಗಳಲ್ಲಿ ಸುಲಭವಾಗಿ ದೊರೆಯುತ್ತದೆ. ಇದು ಬೇರುಗಳ ಸಂಯೋಜನೆಯಾಗಿದೆ - ಪದರಿ ಗಿಡ

ಒಂದು ಪಟ್ಟು ದಶಮೂಲದ ಬೇರು (ಬಿಲ್ವ, ತಗ್ಗಿಬೇರು, ತಿಗಡು ಮರ, ಪಾದರಿ ಮರ, ಶಿವನೆ ಮರ, ಕಿರಿಗುಳ್ಳ, ಮುಳ್ಳುಗುಳ್ಳ, ನೆಗ್ಗಿನ ಮುಳ್ಳು, ಮೂರೆಲೆ ಹೊನ್ನೆ/ಶಾಲಪರ್ಣಿ ಹಾಗೂ ನರಿಚಾಲದ ಗಿಡ/ಪೃಶ್ನಿಪರ್ಣಿ) ಗಳ ತರಿತರಿಯಾದ ಪುಡಿಯನ್ನು ಒಂದು ದೊಡ್ಡ ಪಾತ್ರೆಯಲ್ಲಿ 16 ಪಟ್ಟು ನೀರಿನೊಂದಿಗೆ ಕುದಿಸಲಾಗುತ್ತದೆ. ಇದನ್ನು 1/4 ಭಾಗಕ್ಕೆ ಇಳಿಸಲಾಗುತ್ತದೆ.

ಉದಾಹರಣೆಗೆ ದಶಮೂಲದ ಪ್ರತಿ ಮೂಲಿಕೆಯ 2.5 ಗ್ರಾಂ ಪುಡಿಯನ್ನು ಅಂದರೆ ಒಟ್ಟಾಗಿ 25 ಗ್ರಾಂ ಪುಡಿಯನ್ನು 16 ಪಟ್ಟು ನೀರಿನೊಂದಿಗೆ ಅಂದರೆ ಸರಿಸುಮಾರು 400 ml ನೀರಿನೊಂದಿಗೆ ಬಾರಿ ಕುದಿಸಲಾಗುತ್ತದೆ. 400 ml ನೀರನ್ನು ಕುದಿಸಿ 100 ml ಗೆ ಇಳಿಸಬೇಕು.

ಹೀಗೆ ತಯಾರಿಸಿದ ಕಷಾಯವನ್ನು ಸ್ವಚ್ಛವಾದ ಬಟ್ಟೆ ಅಥವಾ ಜರಡಿಯ ಮೂಲಕ ಸೋಸಿ ಬಾಟಲಿ ಅಥವಾ ಸಣ್ಣ ಪಾತ್ರೆಯಲ್ಲಿ ಸಂಗ್ರಹಿಸಿಡಬೇಕು. ಇದನ್ನು 2 ವಿಭಜಿತ ಪ್ರಮಾಣಗಳಲ್ಲಿ ಬಳಸಲಾಗುತ್ತದೆ, ಅಂದರೆ. ಊಟಕ್ಕೆ ಮುಂಚಿತವಾಗಿ ಬೆಳಿಗ್ಗೆ ಮತ್ತು ಸಂಜೆ 50 ಮಿ.ಲೀ. ಪ್ರಮಾಣದಲ್ಲಿ ಇದನ್ನು ಸೇವಿಸಬಹುದು. ರೋಗಕ್ಕೆ ಹೆಚ್ಚುವರಿ ಔಷಧಿ ಕೊಡಬೇಕಾಗಿ ಬಂದಾಗ, ಗಿಡಮೂಲಿಕೆಗಳು ಮತ್ತು ನೀರಿನ ಪ್ರಮಾಣವನ್ನು ಅವಶ್ಯಾನುಸಾರವಾಗಿ ಹೆಚ್ಚಿಸಲಾಗುತ್ತದೆ.

ಸೇವನಾ ವಿಧಾನ ಮತ್ತು ಪ್ರಮಾಣ

ತಾಜಾ ದಶಮೂಲ ಕಷಾಯವನ್ನು 20-50 ಮಿ.ಲೀ. ಪ್ರಮಾಣದಲ್ಲಿ ತೆಗೆದುಕೊಳ್ಳಬಹುದು. ಮಾರುಕಟ್ಟೆಯಲ್ಲಿ ಲಭ್ಯವಿರುವ ಕಷಾಯವನ್ನು 10-15 ಮಿ.ಲೀ. ಪ್ರಮಾಣದಲ್ಲಿ 30-45 ಮಿ.ಲೀ. ಬೆಚ್ಚಗಿನ ನೀರಿನೊಂದಿಗೆ ಸೇರಿಸಿ ತೆಗೆದುಕೊಳ್ಳಬಹುದು.

ಕಷಾಯವನ್ನು ಸೇವಿಸುವ ಮೊದಲು ಇದಕ್ಕೆ 5-10 ಮಿ.ಲೀ. ಸೇವಿಸಲು ಯೋಗ್ಯವಾದ ಹರಳೆಣ್ಣೆಯನ್ನು ಸೇರಿಸಿ, ಚೆನ್ನಾಗಿ ಬೆರೆಸಿ ಸೇವಿಸಲಾಗುತ್ತದೆ.

ಯಾವಾಗ ಮತ್ತು ಎಷ್ಟು ಬಾರಿ ತೆಗೆದುಕೊಳ್ಳಬೇಕು?

ರಾತ್ರಿ ಊಟಕ್ಕೆ ಕನಿಷ್ಠ ಒಂದು ಗಂಟೆ ಮೊದಲು ಈ ಸಂಯೋಜನೆಯನ್ನು ಸೇವಿಸಬೇಕು.

ಹರಳೆಣ್ಣೆಯ ಅಲರ್ಜಿಯನ್ನು ಹೊಂದಿರುವ ಜನರು ಇದನ್ನು ಸೇವಿಸುವ ಮೊದಲು ವೈದ್ಯರನ್ನು ಸಂಪರ್ಕಿಸಬೇಕು.

ಇತಿಮಿತಿಗಳು

ಎಲ್ಲಾ ತರಹದ ಬೆನ್ನು ನೋವು ಮತ್ತು ಸಂಬಂಧಿತ ಸಮಸ್ಯೆಗಳಿಗೆ ಈ ಔಷಧಿಯು ಏಕೈಕ ಪರಿಹಾರವಲ್ಲ.

ರೋಗದ ತೀವ್ರತೆಯು ಮಧ್ಯಮವಾಗಿರುವಾಗ ಇದು ಅತ್ಯುತ್ತಮ ಪರಿಣಾಮವನ್ನು ನೀಡುತ್ತದೆ.

ಎಲ್ಲಾ ಜನರು ಹರಳೆಣ್ಣೆಯ ರುಚಿ, ವಾಸನೆ ಮತ್ತು ಪರಿಣಾಮವನ್ನು ಸಹಿಸುವುದಿಲ್ಲ.

ಅತಿಸಾರ, ಭೇದಿ, ಮೂಲವ್ಯಾಧಿ, ವಾಂತಿ ಅಥವಾ ವಾಕರಿಕೆಯಿಂದ ಬಳಲುತ್ತಿರುವವರಿಗೆ ಈ ಔಷಧ ಸಂಯೋಜನೆಯು ಸೂಕ್ತವಲ್ಲ.

24

ಜ್ವರ ಮತ್ತು ಶೀತಕ್ಕೆ ಸುಲಭ ಮನೆಮದ್ದು

ಜ್ವರ ಮತ್ತು ಶೀತಕ್ಕೆ ಸರಳ ಮನೆಮದ್ದನ್ನು ಮೂರು ಸುಲಭವಾಗಿ ಲಭ್ಯವಿರುವ ಗಿಡಮೂಲಿಕೆಗಳಿಂದ ತಯಾರಿಸಬಹುದು. ವಿಶೇಷವಾಗಿ ವೈರಲ್ ಜ್ವರದಲ್ಲಿ ಈ ಮನೆಮದ್ದು ಪ್ರಯೋಜನಕಾರಿಯಾಗಿದೆ. ಇದನ್ನು ಹೇಗೆ ತಯಾರಿಸಬಹುದು ಎಂದು ನೋಡೋಣ.

ಪದಾರ್ಥಗಳು

- ಒಣ ಶುಂಠಿ - 10 ಗ್ರಾಂ
- ಅಳಲೆಕಾಯಿ - 20 ಗ್ರಾಂ ಮತ್ತು
- ಅಮೃತಬಳ್ಳಿ - 30 ಗ್ರಾ

ತಯಾರಿಸುವ ವಿಧಾನ

ಈ ಮೂರು ಗಿಡಮೂಲಿಕೆಗಳ ತರಿತರಿಯಾದ ಪುಡಿಯನ್ನು ಸ್ವಚ್ಛವಾದ ಅಗಲ ಬಾಯಿಯ ಪಾತ್ರೆಯಲ್ಲಿ ತೆಗೆದುಕೊಳ್ಳಲಾಗುತ್ತದೆ. ಪಾತ್ರೆಗೆ 800 ಮಿಲೀ. ನೀರನ್ನು ಸೇರಿಸಿ, 2-3 ಗಂಟೆಗಳ ಕಾಲ ಬಿಡಿ. ಪಾತ್ರೆಯಲ್ಲಿರುವ ಒಟ್ಟು ನೀರು ಸುಮಾರು 200 ಮಿ.ಲೀ.ಗೆ ಇಳಿಯುವವರೆಗೆ, ಮಂದ ಉರಿಯಲ್ಲಿ ಕುದಿಸಿ. ನಂತರ ಇದನ್ನು ಸೋಸಿ ಬಳಸಬಹುದು.

ಸೇವನಾ ಪ್ರಮಾಣ

10 - 15 ಮಿಲೀ. ಪ್ರಮಾಣದಲ್ಲಿ, ದಿನಕ್ಕೆ ಒಮ್ಮೆ ಅಥವಾ ಎರಡು ಬಾರಿ, ಊಟಕ್ಕೆ ಅರ್ಧ ಘಂಟೆಯ ಮೊದಲು.

ಪ್ರಯೋಜನಗಳು

- ಈ ಕಷಾಯವನ್ನು ಸಾಂಪ್ರದಾಯಿಕವಾಗಿ ಜ್ವರ ಮತ್ತು ಶೀತದ ಚಿಕಿತ್ಸೆಯಲ್ಲಿ ಬಳಸಲಾಗುತ್ತದೆ.
- ಇದು ರೋಗನಿರೋಧಕ ಶಕ್ತಿಯನ್ನು ಹೆಚ್ಚಿಸುತ್ತದೆ.
- ಇದು ಹೊಟ್ಟೆ ಮತ್ತು ಕರುಳಿನಲ್ಲಿರುವ ಕಿಣ್ವಗಳನ್ನು ಸರಿಪಡಿಸುವ ಮೂಲಕ ಜೀರ್ಣಶಕ್ತಿಯನ್ನು ಸುಧಾರಿಸುತ್ತದೆ.
- ಶುಂಠಿ ಮತ್ತು ಅಮೃತಬಳ್ಳಿ ಪ್ರಬಲವಾದ ಆಂಟಿವೈರಲ್ ಗುಣಲಕ್ಷಣಗಳನ್ನು ಹೊಂದಿವೆ. ಆದ್ದರಿಂದ ಇದನ್ನು ವೈರಲ್ ರೋಗಗಳಲ್ಲಿ ಬಳಸಬಹುದು.
- ಮರುಕಳಿಸುವ ಜ್ವರ ಮತ್ತು ಶೀತದಿಂದ ಬಳಲುತ್ತಿರುವ ಜನರು ಒಂದು ತಿಂಗಳ ಕಾಲ ಈ ಕಷಾಯವನ್ನು ಪ್ರತಿದಿನ ಸೇವಿಸುವುದು ತುಂಬಾ ಸಹಾಯಕವಾಗಿದೆ.

ಮುನ್ನೆಚ್ಚರಿಕೆ: ವೈದ್ಯರ ಸಲಹೆಯನ್ನು ಪಡೆದ ನಂತರವೇ ಈ ಮನೆಮದ್ದನ್ನು ಬಳಸಿ.

25

ದೇಹದ ಉರಿ, ಉರಿಮೂತ್ರ ಮತ್ತು ಹೊಟ್ಟೆ ನೋವಿಗೆ ಮನೆಮದ್ದು

ದೇಹದಲ್ಲಿ ಅತಿಯಾದ ಉರಿ, ಉರಿ ಮೂತ್ರ, ಹೊಟ್ಟೆ ನೋವು, ಅಂಗೈ ಮತ್ತು ಪಾದಗಳಲ್ಲಿ ಉರಿ ಇತ್ಯಾದಿ ಲಕ್ಷಣಗಳು ಪಿತ್ತ ವೃದ್ಧಿಯನ್ನು ಸೂಚಿಸುತ್ತವೆ. ಬಿಸಿಲಿನಿಂದ ದಣಿದು ಬಂದಾಗ ದೇಹದ ಶಾಖವನ್ನು ತ್ವರಿತವಾಗಿ ತಣ್ಣಗಾಗಿಸಲು ನೆಲ್ಲಿಕಾಯಿ ಮತ್ತು ಬೆಲ್ಲವನ್ನು ಬಳಸಿ ತಕ್ಷಣವೇ ತಯಾರಿಸಬಹುದಾದ ಮನೆಮದ್ದನ್ನು ಇಲ್ಲಿ ವಿವರಿಸಲಾಗಿದೆ.
ನೆಲ್ಲಿಕಾಯಿ ಹಾಗೂ ಬೆಲ್ಲ - ಇವೆರಡೂ ಪಿತ್ತ ಸಮತೋಲನ ಪರಿಣಾಮವನ್ನು ಹೊಂದಿವೆ.

ಬೇಕಾಗುವ ಸಾಮಗ್ರಿಗಳು

- ನೆಲ್ಲಿಕಾಯಿ ಪುಡಿ - 25 ಗ್ರಾಂ (1 ಭಾಗ)
- ನೀರು - 200 ಮಿಲಿ (8 ಭಾಗಗಳು)
- ಬೆಲ್ಲ - 3 - 5 ಗ್ರಾಂ

ತಯಾರಿಸುವ ವಿಧಾನ
ನೆಲ್ಲಿಕಾಯಿ ಪುಡಿಯನ್ನು ಅಗಲವಾದ ಬಾಯಿಯ ಪಾತ್ರೆಯಲ್ಲಿ ತೆಗೆದುಕೊಂಡು, ಅದಕ್ಕೆ ನೀರು ಸೇರಿಸಿ, ಸಣ್ಣ ಉರಿಯಲ್ಲಿ ಕುದಿಸಿ, ನಿರಂತರವಾಗಿ ಕದಡುತ್ತಾ ಸರಿಸುಮಾರು 50 ಮಿ.ಲೀ. ಗೆ ಇಳಿಸಿ, ಸೋಸಿ, ತಣ್ಣಗಾಗಲು ಬಿಡಿ. ಹೀಗೆ ತಯಾರಿಸಿದ 10 - 20 ಮಿ.ಲೀ. ಪಾನೀಯಕ್ಕೆ 3 - 5 ಗ್ರಾಂ ಬೆಲ್ಲದ ಪುಡಿಯನ್ನು ಸೇರಿಸಿ ದಿನಕ್ಕೆ ಒಂದು ಅಥವಾ ಎರಡು ಬಾರಿ ಆಹಾರದ ಮೊದಲು ಸೇವಿಸಬಹುದು. ಪ್ರತಿದಿನ ಸೇವಿಸಬೇಕಾದ ಪಾನೀಯವನ್ನು ಅದೇದಿನವೇ ತಯಾರಿಸಿ. ಇದನ್ನು 2-3 ವಾರಗಳದವರೆಗೆ ತೆಗೆದುಕೊಳ್ಳಬಹುದು.

ಗಮನಿಸಿ

ಮಧುಮೇಹ ರೋಗಿಗಳು ಇದನ್ನು ಉಪಯೋಗಿಸದಿರುವುದು ಉತ್ತಮ.

ಪ್ರಯೋಜನಗಳು

- ಇದು ದೇಹದ ಉಷ್ಣತೆಯನ್ನು ನಿವಾರಿಸುತ್ತದೆ, ಜೀರ್ಣಕ್ರಿಯೆಯನ್ನು ಸುಧಾರಿಸುತ್ತದೆ.
- ಉರಿ ಮೂತ್ರ ನಿವಾರಣೆಗೆ ಇದು ಉತ್ತಮ ಮನೆಮದ್ದು.
- ಪಿತ್ತ ಶಮನಕ್ಕೆ ಉತ್ತಮ.

26

ಜ್ವರ ಮತ್ತು ರುಚಿಹೀನತೆಗೆ ಅಮೃತಬಳ್ಳಿಯ ಮನೆಮದ್ದು

ಜ್ವರಕ್ಕೆ ಆಯುರ್ವೇದ ಔಷಧವನ್ನು ತಯಾರಿಸುವಾಗ ಅಮೃತಬಳ್ಳಿಯು ಅತ್ಯಗತ್ಯ ಘಟಕವಾಗಿದೆ. ರುಚಿಹೀನತೆಯಿಂದ ಕೂಡಿದ ಜ್ವರದಲ್ಲಿ ಈ ಮನೆಮದ್ದು ವಿಶೇಷವಾಗಿ ಉಪಯುಕ್ತವಾಗಿದೆ.

ಬೇಕಾಗುವ ಸಾಮಗ್ರಿಗಳು

- ಅಮೃತಬಳ್ಳಿ - 25 ಗ್ರಾಂ - ತರಿತರಿಯಾದ ಪುಡಿ
- ನೀರು - 400 ಮಿ.ಲೀ.
- ಪಿಪ್ಪಲಿ ಪುಡಿ - 2 - 3 ಚಿಟಿಕೆ
- ಜೇನುತುಪ್ಪ - 1-2 ಚಮಚ

ಮೊದಲ ಹಂತ - ಅಮೃತಬಳ್ಳಿಯ ಕಷಾಯ ತಯಾರಿ
ತೆರೆದ ಪಾತ್ರೆಯಲ್ಲಿ 25 ಗ್ರಾಂ ಅಮೃತಬಳ್ಳಿಯನ್ನು 400 ಮಿ.ಲೀ. ನೀರಿನೊಂದಿಗೆ ಚೆನ್ನಾಗಿ ಸಣ್ಣ ಉರಿಯಲ್ಲಿ ಕುದಿಸಿ 100 ಮಿ.ಲೀ. ಗೆ ಇಳಿಸಲಾಗುತ್ತದೆ. ಕುದಿಸುವಾಗ ಮಿಶ್ರಣವನ್ನು ನಿರಂತರವಾಗಿ ಕದಡುತ್ತಿರಬೇಕು.

ಎರಡನೇ ಹಂತ
ತಯಾರಾದ ಕಷಾಯಕ್ಕೆ, 2 - 3 ಚಿಟಿಕೆ ಹಿಪ್ಪಲಿ ಪುಡಿ ಸೇರಿಸಿ ಚೆನ್ನಾಗಿ ಬೆರೆಸಿ.

ಸೇವನಾ ವಿಧಾನ
20 - 30 ಮಿ.ಲೀ ಕಷಾಯವನ್ನು ಒಂದು ಚಮಚ ಜೇನುತುಪ್ಪದೊಂದಿಗೆ ದಿನಕ್ಕೆ ಒಮ್ಮೆ ಅಥವಾ ಎರಡು ಬಾರಿ, ಆಹಾರಕ್ಕೆ 10 ನಿಮಿಷಗಳ ಮೊದಲು ಸೇವಿಸಬೇಕು.
ರೋಗ ಮತ್ತು ರೋಗಿಯ ಶಕ್ತಿಯ ಆಧಾರದ ಮೇಲೆ ಸೇವನಾ ಪ್ರಮಾಣದಲ್ಲಿ ವ್ಯತ್ಯಾಸವನ್ನು

ಮಾಡಿಕೊಳ್ಳಬಹುದು.

ಪ್ರಯೋಜನಗಳು

ಜ್ವರ, ದೀರ್ಘಕಾಲದ ಜ್ವರ, ಜ್ವರ ಸಂಬಂಧಿತ ಅಜೀರ್ಣ ಮತ್ತು ರುಚಿಹೀನತೆಯಲ್ಲಿ ಉಪಯುಕ್ತವಾಗಿದೆ.

ಇದು ಹೇಗೆ ಕೆಲಸ ಮಾಡುತ್ತದೆ?

ಅಮೃತಬಳ್ಳಿಯು ರೋಗನಿರೋಧಕ ಶಕ್ತಿಯನ್ನು ಹೆಚ್ಚಿಸುತ್ತದೆ. ಇದು ವೈರಸ್ ಮತ್ತು ಬ್ಯಾಕ್ಟೀರಿಯಾ ವಿರೋಧಿ ಪರಿಣಾಮವನ್ನು ಹೊಂದಿದೆ.

ಹಿಪ್ಪಲಿ ಜ್ವರದ ವಿರುದ್ಧ ಉಪಯುಕ್ತವಾಗಿದೆ. ಇದು ಯಕೃತ್ತು ಮತ್ತು ಗುಲ್ಮದ ಕಾರ್ಯಕ್ಷಮತೆಯನ್ನು ಹೆಚ್ಚಿಸುತ್ತದೆ. ಇದನ್ನು ಅಮೃತಬಳ್ಳಿಯೊಂದಿಗೆ ಸಂಯೋಜಿಸಿದಾಗ ಅತ್ಯುತ್ತಮ ಉರಿಯೂತ ನಿವಾರಕವಾಗಿ ಕಾರ್ಯನಿರ್ವಹಿಸುತ್ತದೆ.

ಜೇನುತುಪ್ಪವು ಬ್ಯಾಕ್ಟೀರಿಯಾ ವಿರೋಧಿ ಗುಣವನ್ನು ಹೊಂದಿದೆ ಮತ್ತು ಉರಿಯೂತವನ್ನು ಶಮನಗೊಳಿಸುತ್ತದೆ.

ಎಷ್ಟು ಸಮಯ ತೆಗೆದುಕೊಳ್ಳಬೇಕು?

ವೈದ್ಯರ ಸಲಹೆಯ ಮೇರೆಗೆ ಇದನ್ನು 3-4 ವಾರಗಳವರೆಗೆ ತೆಗೆದುಕೊಳ್ಳಬಹುದು.

ಅಡ್ಡ ಪರಿಣಾಮಗಳು

ಕೆಲವು ಜನರಲ್ಲಿ ಇದು ಸ್ವಲ್ಪ ಉರಿಯುವ ಸಂವೇದನೆಯನ್ನು ಉಂಟುಮಾಡಬಹುದು. ಮಕ್ಕಳು ಮತ್ತು ಹಾಲುಣಿಸುವ ತಾಯಂದಿರಲ್ಲಿ ಇದರ ಸೇವನೆ ಸುರಕ್ಷಿತ. ಗರ್ಭಾವಸ್ಥೆಯಲ್ಲಿ ವೈದ್ಯರ ಸಲಹೆಯನ್ನು ಪಡೆಯದೇ ಇದರ ಸೇವನೆಯನ್ನು ಮಾಡುವುದು ನಿಷಿದ್ಧ.

27

ಗಳಗಂಡ ರೋಗಕ್ಕೆ ಕಾಂಚನಾರ (ಕೆಂಪು ಮಂದಾರ) ದ ತೊಗಟೆಯ ಮನೆಮದ್ದು

ಕುತ್ತಿಗೆಯಲ್ಲಿ ಕಂಡುಬರುವ ಗಳಗಂಡ ರೋಗ, ಗಡ್ಡೆಗಳು, ಗಂಟುಗಳು ಮತ್ತು ಇತರ ಬೆಳವಣಿಗೆಗಳಿಗೆ ಕೆಂಪು ಮಂದಾರ ಎಂಬ ಮೂಲಿಕೆಯನ್ನು ಬಳಸಿ ತಯಾರಿಸುವ ಸಾಂಪ್ರದಾಯಿಕ ಆಯುರ್ವೇದ ಮನೆಮದ್ದು.

ಬೇಕಾಗುವ ಸಾಮಗ್ರಿಗಳು

- ಮಂದಾರದ ತೊಗಟೆ ಪುಡಿ - 10 ಗ್ರಾಂ
- ನೀರು - 160 ಮಿ.ಲೀ.
- ಶುಂಠಿ ಪುಡಿ - 1-2 ಗ್ರಾಂ

ತಯಾರಿಸುವ ವಿಧಾನ

ಕಾಂಚನಾರದ ತೊಗಟೆಯ ತರಿತರಿಯಾದ 10 ಗ್ರಾಂ ಪುಡಿಯನ್ನು ಅಗಲ ಬಾಯಿಯ ಪಾತ್ರೆಯಲ್ಲಿ 160 ಮಿ.ಲೀ. ನೀರಿನಲ್ಲಿ ಸೇರಿಸಿ, ಸಣ್ಣ ಉರಿಯಲ್ಲಿ ನಿರಂತರವಾಗಿ ಕುದಿಸಿ 40 ಮಿ.ಲೀ. ಗೆ ಇಳಿಸಲಾಗುತ್ತದೆ. ಕುದಿಸುವಾಗ ಮಿಶ್ರಣವನ್ನು ನಿರಂತರವಾಗಿ ಕದಡುತ್ತಿರಬೇಕು. ಕಷಾಯದ ಪ್ರಮಾಣವು ಸುಮಾರು 40 ಮಿ.ಲೀ ಗೆ ಇಳಿದ ನಂತರ ಅದನ್ನು ಸೋಸಬೇಕು. ಇದನ್ನು ಕಾಂಚನಾರ ಕಷಾಯ ಎಂದು ಕರೆಯಲಾಗುತ್ತದೆ.

ಈ ಕಷಾಯವನ್ನು 10 - 20 ಮಿ.ಲೀ. ಪ್ರಮಾಣದಲ್ಲಿ ದಿನಕ್ಕೆ ಒಮ್ಮೆ ಅಥವಾ ಎರಡು ಬಾರಿ, 1 - 2 ಗ್ರಾಂ ಶುಂಠಿ ಜೊತೆಗೆ ಆಹಾರಕ್ಕೆ 30 ನಿಮಿಷಗಳ ಮೊದಲು ನೀಡಲಾಗುತ್ತದೆ.

ಎಷ್ಟು ಸಮಯ ತೆಗೆದುಕೊಳ್ಳಬೇಕು?

ವೈದ್ಯರ ಸಲಹೆಯ ಮೇರೆಗೆ ಇದನ್ನು 2-3 ತಿಂಗಳವರೆಗೆ ತೆಗೆದುಕೊಳ್ಳಬಹುದು.

ಉಪಯೋಗಗಳು

ಗೋಯ್ಟರ್ ಅಥವಾ ಗಳಗಂಡ, ಕತ್ತಿನ ಗಡ್ಡೆಗಳು, ಲಿಂಫೆಡಿನೈಟಿಸ್ ಮುಂತಾದ ತೊಂದರೆಗಳಲ್ಲಿ ಉಪಯುಕ್ತ.

ಅಡ್ಡ ಪರಿಣಾಮಗಳು

- ಗರ್ಭಾವಸ್ಥೆಯಲ್ಲಿ ಮತ್ತು ಹಾಲುಣಿಸುವ ಅವಧಿಯಲ್ಲಿ ಇದು ಶಿಫಾರಸು ಮಾಡಲ್ಪಟ್ಟಿಲ್ಲ.
- ಕಟ್ಟುನಿಟ್ಟಾದ ವೈದ್ಯಕೀಯ ಮೇಲ್ವಿಚಾರಣೆಯಲ್ಲಿ ಮಾತ್ರ ಈ ಔಷಧವನ್ನು ತೆಗೆದುಕೊಳ್ಳಬೇಕು.
- ಒಂದು ದಿವಸ ತಯಾರಿಸಿದ ಕಷಾಯವನ್ನು ಆ ದಿವಸ ಮಾತ್ರ ಬಳಸಿ ಮತ್ತು ಬಿಸಿ ಮಾಡಿ ಮತ್ತೆ ಬಳಸುವುದು ನಿಷಿದ್ಧ.

28
ಗೌಟ್ ಕಾಯಿಲೆಗೆ ಅಮೃತಬಳ್ಳಿಯ ಮನೆಮದ್ದು

ಗೌಟ್ ಒಂದು ಸಂಧಿರೋಗವಾಗಿದ್ದು, ಸಾಮಾನ್ಯವಾಗಿ ಕಾಲಿನ ಹೆಬ್ಬೆರಳನ್ನು ಬಾಧಿಸುತ್ತದೆ. ಆಯುರ್ವೇದದ ಪ್ರಕಾರ, ಇದು ವಾತ ಮತ್ತು ರಕ್ತ ದುಷ್ಟಿಯಿಂದ ಉಂಟಾಗುತ್ತದೆ. ಆದ್ದರಿಂದ ಇದನ್ನು ಆಯುರ್ವೇದದಲ್ಲಿ ವಾತರಕ್ತ ಎಂದು ಕರೆಯಲಾಗುತ್ತದೆ. ಆಯುರ್ವೇದದಲ್ಲಿ ಗೌಟ್ ಕಾಯಿಲೆಗೆ ಅಮೃತಬಳ್ಳಿಯನ್ನು ನಿರ್ದಿಷ್ಟ ಪರಿಹಾರವಾಗಿ ಉಲ್ಲೇಖಿಸಲಾಗಿದೆ.

ಬೇಕಾಗುವ ಸಾಮಗ್ರಿಗಳು

- ಅಮೃತಬಳ್ಳಿ ಪುಡಿ - 25 ಗ್ರಾಂ
- ನೀರು - 400 ಮಿ.ಲೀ.

ತಯಾರಿಸುವ ವಿಧಾನ

ಅಗಲವಾದ ಬಾಯಿಯ ಪಾತ್ರೆಯಲ್ಲಿ ಅಮೃತಬಳ್ಳಿಯನ್ನು ನೀರಿನೊಂದಿಗೆ ಬೆರೆಸಿ, ಸಣ್ಣದಾದ ಬೆಂಕಿಯಲ್ಲಿ ಅದನ್ನು ಬಿಸಿ ಮಾಡಿ. ಕಷಾಯವು ನಿರಂತರವಾಗಿ ಕುದಿಯುತ್ತಿರುವಾಗ ಮಿಶ್ರಣವನ್ನು ಕದಡುತ್ತಿರಬೇಕು. ನೀರಿನ ಪ್ರಮಾಣ 100 ಮಿ.ಲೀ. ಗೆ ಇಳಿದ ನಂತರ ಸೋಸಿ ಬಳಸಬಹುದು.

ಸೇವನಾ ಪ್ರಮಾಣ

30 - 40 ಮಿ.ಲೀ. ಆಹಾರದ ಮೊದಲು ದಿನಕ್ಕೆ ಒಮ್ಮೆ ಅಥವಾ ಎರಡು ಬಾರಿ

ನಿಯಮಗಳು

- ಕಷಾಯವನ್ನು ತಯಾರಿಸುವ ಎಲ್ಲಾ ನಿಯಮಗಳು ಇಲ್ಲಿಯೂ ಅನ್ವಯವಾಗುತ್ತವೆ.

- ಪ್ರತಿ ದಿನ ಅಂದಂದು ತಯಾರಿಸಿದ ಕಷಾಯವನ್ನೇ ಬಳಸಬೇಕು. ಒಮ್ಮೆ ತಯಾರಿಸಿದ ಕಷಾಯವನ್ನು 10 ಗಂಟೆಗಳ ಕಾಲ ಮಾತ್ರ ಸಂಗ್ರಹಿಸಬಹುದು.

ಸೇವನಾ ಅವಧಿ

ಈ ಅಮೃತಬಳ್ಳಿ ಕಷಾಯವನ್ನು ಗೌಟ್ ರೋಗಿಗೆ ದೀರ್ಘಕಾಲದವರೆಗೆ, ಅಂದರೆ 2 - 3 ತಿಂಗಳುಗಳವರೆಗೆ ನೀಡಬೇಕೆಂದು ಆಯುರ್ವೇದದಲ್ಲಿ ಹೇಳಲಾಗಿದೆ.

ಅಡ್ಡ ಪರಿಣಾಮಗಳು

ರಕ್ತದಲ್ಲಿನ ಸಕ್ಕರೆ ಮಟ್ಟದ ಮೇಲೆ ಪ್ರಭಾವ ಬೀರುವುದರಿಂದ ಮಧುಮೇಹ ರೋಗಿಗಳು ಈ ಮನೆಮದ್ದನ್ನು ಬಳಸುವ ಮೊದಲು ವೈದ್ಯರ ಸಲಹೆಯನ್ನು ಪಡೆಯಬೇಕು.

29

ಮೂತ್ರದ ಸೋಂಕು ಮತ್ತು ನೋವಿನಿಂದ ಕೂಡಿದ ಮೂತ್ರ ವಿಸರ್ಜನೆಗೆ ಆಯುರ್ವೇದ ಮನೆಮದ್ದು

ಮೂತ್ರ ಸಂಬಂಧಿ ಕಾಯಿಲೆಗಳ ಚಿಕಿತ್ಸೆಗೆ ಆಯುರ್ವೇದದಲ್ಲಿ ಹಲವಾರು ಆಯ್ಕೆಗಳಿವೆ. ಮೂತ್ರದ ಸೋಂಕು ಮತ್ತು ನೋವಿನಿಂದ ಕೂಡಿದ ಮೂತ್ರ ವಿಸರ್ಜನೆಗೆಸುಲಭವಾದ ಮನೆಮದ್ದು ಇಲ್ಲಿದೆ.

ಪದಾರ್ಥಗಳು

- ಅಮೃತಬಳ್ಳಿ- 5 ಗ್ರಾಂ
- ಶುಂಠಿ - 5 ಗ್ರಾಂ
- ನೆಲ್ಲಿಕಾಯಿ- 5 ಗ್ರಾಂ
- ಅಶ್ವಗಂಧ - 5 ಗ್ರಾಂ
- ನೆಗ್ಗಿನಮುಳ್ಳು - 5 ಗ್ರಾಂ
- ನೀರು - 200 ಮಿಲಿ

ತಯಾರಿಸುವ ವಿಧಾನ

ಎಲ್ಲಾ ಐದೂ ಪದಾರ್ಥಗಳ ತರಿತರಿಯಾದ ಪುಡಿಯನ್ನು ತೆಗೆದುಕೊಂಡು, ಅದಕ್ಕೆ 200 ಮಿ.ಲೀ. ನೀರನ್ನು ಸೇರಿಸಿ, ಅಗಲ ಬಾಯಿಯ ಪಾತ್ರೆಯಲ್ಲಿ ಮಂದ ಉರಿಯಲ್ಲಿ ಕುದಿಸಿ. ಕುದಿಯುತ್ತಿರುವಾಗ ಮಿಶ್ರಣವನ್ನು ನಿರಂತರವಾಗಿ ಕದಡುತ್ತಿರಬೇಕು.

ದ್ರಾವಣವು 50 ಮಿ.ಲೀ. ಗೆ ಇಳಿದ ನಂತರ, ಬೆಂಕಿಯನ್ನು ಆರಿಸಿ, ಮಿಶ್ರಣವನ್ನು ಸೋಸಲಾಗುತ್ತದೆ.

ಸೇವನಾ ಪ್ರಮಾಣ

ಈ ಕಷಾಯವನ್ನು 10-20 ಮಿ.ಲಿ ದಿನಕ್ಕೆ ಎರಡು ಬಾರಿ ಊಟಕ್ಕೆ ಅರ್ಧ ಅಥವಾ ಒಂದು ಗಂಟೆ ಮೊದಲು ಸೇವಿಸಿ.

ಕಷಾಯವನ್ನು 12 ಗಂಟೆಗಳ ಕಾಲ ಸಂರಕ್ಷಿಸಬಹುದು. ಆದರೆ ಮತ್ತೆ ಬಿಸಿಮಾಡಲು ಶಿಫಾರಸು ಮಾಡುವುದಿಲ್ಲ. ಬೆಳಿಗ್ಗೆ ತಯಾರು ಮಾಡಿದರೆ ಸಂಜೆ ಅದೇ ಕಷಾಯವನ್ನು ಬಳಸಬಹುದು.

ಪ್ರಯೋಜನಗಳು

- ಆಗಾಗ್ಗೆ ಉಂಟಾಗುವ ಮೂತ್ರನಾಳದ ಸೋಂಕು, ಮೂತ್ರಾಶಯದ ನೋವು ಮತ್ತು ನೋವಿನಿಂದ ಕೂಡಿದ ಮೂತ್ರ ವಿಸರ್ಜನೆಯ ನಿವಾರನೆಗೆಇದು ಉತ್ತಮ ಆಯ್ಕೆ.
- ಇದು ವಾತ ಮತ್ತು ಪಿತ್ತ ದೋಷಗಳನ್ನು ಶಮನಗೊಳಿಸಲು ಸಹಾಯ ಮಾಡುತ್ತದೆ.
- ಮೂತ್ರಪಿಂಡದ ಕಲ್ಲುಗಳ ನಿವಾರಣೆಗೆ ಸಹಾಯಕ.
- ಮೂತ್ರ ವಿಸರ್ಜನೆಯ ಸಮಯದಲ್ಲಿ ಉಂಟಾಗುವ ಉರಿಯನ್ನು ನಿವಾರಿಸಲು ಉಪಯುಕ್ತವಾಗಿದೆ.

ಇದು ಹೇಗೆ ಕೆಲಸ ಮಾಡುತ್ತದೆ?

- ಅಮೃತಬಳ್ಳಿ - ಇದು ಉರಿಯೂತ ನಿವಾರಕ ಮೂಲಿಕೆಯಾಗಿದ್ದು, ಮೂತ್ರದ ಸೋಂಕಿನ ನಿವಾರಣೆಗೆ ಸಹಾಯ ಮಾಡುತ್ತದೆ.
- ಶುಂಠಿ - ಶಕ್ತಿಯುತ ಉರಿಯೂತ ನಿರೋಧಕ, ಚಯಾಪಚಯ ಕ್ರಿಯೆಯನ್ನು ಸುಧಾರಿಸುತ್ತದೆ.
- ನೆಲ್ಲಿಕಾಯಿ - ನೈಸರ್ಗಿಕ ಶೀತಕ, ಶಕ್ತಿಯುತ ಉತ್ಕರ್ಷಣ ನಿರೋಧಕ.
- ಅಶ್ವಗಂಧ - ಮೂತ್ರನಾಳದ ಸೋಂಕಿನ ಚಿಕಿತ್ಸೆಗೆ ಬಳಸುವ ಆಯುರ್ವೇದ ಔಷಧಿಗಳಲ್ಲಿ ನಿಯಮಿತವಾಗಿ ಬಳಸಲಾಗುತ್ತದೆ, ಶಕ್ತಿಯುತ ಉತ್ಕರ್ಷಣ ನಿರೋಧಕ.
- ನೆಗ್ಗಿನಮುಳ್ಳು- ಮೂತ್ರದ ಕಾಯಿಲೆಗಳು ಮತ್ತು ಮೂತ್ರಪಿಂಡದ ಕಲ್ಲುಗಳ ಚಿಕಿತ್ಸೆಯಲ್ಲಿ ಬಳಸುವ ಹೆಚ್ಚಿನ ಆಯುರ್ವೇದ ಔಷಧಿಗಳಲ್ಲಿ ವ್ಯಾಪಕವಾಗಿ ಬಳಸಲಾಗುತ್ತದೆ.

30

ಕ್ಷೀರಪಾಕ

ಗಿಡಮೂಲಿಕೆಗಳನ್ನು ಹಾಲು ಮತ್ತು ನೀರಿನ ಜೊತೆಗೆ ಸಂಸ್ಕರಿಸಿ ಸಿದ್ಧಪಡಿಸುವ ಔಷಧವೇ ಕ್ಷೀರಪಾಕ. ಅಧಿಕ ತೀಕ್ಷ್ಣ ಗುಣವುಳ್ಳ ಪದಾರ್ಥಗಳ ತೀಕ್ಷ್ಣತೆಯನ್ನು ಕಡಿಮೆ ಮಾಡಲು ಹಾಲಿನೊಂದಿಗೆ ಸಂಸ್ಕರಿಸಿ ಬಳಸಬಹುದು. ಹಾಲು ಉತ್ಪನ್ನಗಳ ರುಚಿಯನ್ನು ವೃದ್ಧಿಸುವುದಲ್ಲದೆ ಹೊಟ್ಟೆ ಮತ್ತು ಕರುಳಿನ ಲೋಳೆಪೊರೆಯನ್ನು ರಕ್ಷಿಸುತ್ತದೆ. ಪಿತ್ತ ದೋಷವನ್ನು ಕಡಿಮೆ ಮಾಡುತ್ತದೆ ಮತ್ತು ಕಫ ದೋಷವನ್ನು ಉತ್ತೇಜಿಸುತ್ತದೆ.
ಕ್ಷೀರ = ಹಾಲು
ಪಾಕ = ಅಡುಗೆ, ಸಂಸ್ಕರಣೆ

ಹಾಲು ಕೊಬ್ಬು ಹಾಗೂ ನೀರಿನ ಮಿಶ್ರಣವಾಗಿರುವುದರಿಂದ ಗಿಡಮೂಲಿಕೆಗಳ ಔಷಧೀಯ ತತ್ತ್ವಗಳನ್ನು ಚೆನ್ನಾಗಿ ಹೀರಿಕೊಳ್ಳುತ್ತದೆ. ಹಾಲು ಆಸಿಡಿಟಿಯನ್ನು ಕಡಿಮೆ ಮಾಡುವ ಗುಣವನ್ನು ಹೊಂದಿದೆ. ಹಾಲಿನ ಪೌಷ್ಟಿಕಾಂಶದ ಮೌಲ್ಯದಿಂದಾಗಿ ಇದನ್ನು ಆಹಾರವಾಗಿ ಮತ್ತು ಔಷಧಿಗಳಲ್ಲಿ ಬಳಸಲಾಗುತ್ತದೆ.
ಶುಂಠಿ, ಅರಿಶಿನ ಮತ್ತು ಕರಿಮೆಣಸು ಅಥವಾ ಜೀರಿಗೆಯೊಂದಿಗೆ ಹಾಲನ್ನು ಸಂಸ್ಕರಿಸಿ, ಕ್ಷೀರಪಾಕ ತಯಾರಿಸಿ ಉಪಯೋಗಿಸಬಹುದು. ಸಾಮಾನ್ಯವಾಗಿ ಕ್ಷೀರಪಾಕವನ್ನು ತಯಾರಿಸಲು ಒಗರು ಮತ್ತು ಖಾರ ರುಚಿಯುಳ್ಳಾ ಗಿಡಮೂಲಿಕೆಗಳನ್ನು ಬಳಸಲಾಗುತ್ತದೆ.
ಉದಾ: ಅರ್ಜುನ ಕ್ಷೀರ ಪಾಕ. ಇದರ ಒಗರು ರುಚಿಯಿಂದಾಗಿ ಇದನ್ನು ಕಷಾಯದ ತಯಾರಿಕೆಯಲ್ಲಿ ಬಳಸುವುದು ಕಷ್ಟ.

ಆದ್ದರಿಂದ ಪ್ರಾಚೀನ ಆಯುರ್ವೇದ ವಿದ್ವಾಂಸರು ಕಷಾಯರಸ ದ್ರವ್ಯಗಳನ್ನು ಉಪಯೋಗಿಸಿ ಕ್ಷೀರಪಾಕ ಎಂಬ ಸ್ವಾದಿಷ್ಟ ಔಷಧ ರೂಪವನ್ನು ಆವಿಷ್ಕರಿಸುವುದು ಸಾಧ್ಯವಾಯಿತು. ಕ್ವಾಥ ತಯಾರಿಕಾ ವಿಧಾನದ ಮೂಲಕ ಅರ್ಜುನ, ಬೆಳ್ಳುಳ್ಳಿ ಇತ್ಯಾದಿಗಳ ಕ್ಷೀರಪಾಕವನ್ನು ತಯಾರಿಸುತ್ತಾರೆ.
ಈ ಔಷಧಿಗಳು ತೀಕ್ಷ್ಣ ಮತ್ತು ಪ್ರಬಲವಾಗಿರುವುದರಿಂದ, ಕ್ಷೀರಪಾಕದಿಂದ ಅವುಗಳ ಒಗರು ಕಡಿಮೆಯಾಗುತ್ತದೆ ಮತ್ತು ಕುದಿಸುವ ಪ್ರಕ್ರಿಯೆಯಿಂದ ಅವುಗಳ ಸಕ್ರಿಯ ತತ್ವಗಳು ಹಾಲಿನಲ್ಲಿ ಲೀನವಾಗುತ್ತವೆ. ಹಾಲನ್ನು ಸುಲಭವಾಗಿ ಜೀರ್ಣವಾಗುವಂತೆ ಮಾಡಲು, ಒಣ ಶುಂಠಿ ಅಥವಾ ಹಸಿ ಶುಂಠಿಯಿಂದ ಕ್ಷೀರಪಾಕವನ್ನು ತಯಾರಿಸಲಾಗುತ್ತದೆ.

ಕ್ಷೀರಪಾಕಕ್ಕೆ ನಿಷಿದ್ಧ ವಸ್ತುಗಳು

ಸಾಮಾನ್ಯವಾಗಿ ಕ್ಷೀರಪಾಕದ ತಯಾರಿಕೆಯಲ್ಲಿ ಹುಳಿ ಮತ್ತು ಉಪ್ಪು ರುಚಿಯನ್ನು ಹೊಂದಿರುವ ಪದಾರ್ಥಗಳನ್ನು ಬಳಸುವುದಿಲ್ಲ. ಏಕೆಂದರೆ ಹಾಲಿನೊಂದಿಗೆ ಉಪ್ಪು ಮತ್ತು ಹುಳಿ ಪದಾರ್ಥಗಳನ್ನು ಸಂಸ್ಕರಿಸುವುದು ನಿಷಿದ್ಧ.

ಔಷಧಗಳ ತರಿತರಿಯಾದ ಪುಡಿಯನ್ನು ಹಾಲಿಗೆ ಸೇರಿಸಿ ಕ್ಷೀರಪಾಕವನ್ನು ತಯಾರಿಸಲಾಗುತ್ತದೆ. ಯಾವಾಗಲೂ ಕ್ಷೀರ ಪಾಕವನ್ನು ಮಂದ ಉರಿಯಲ್ಲಿ ತಯಾರಿಸಬೇಕು. ಹೀಗೆ ಮಾಡುವುದರಿಂದ ಹೆಚ್ಚಿನ ತಾಪಮಾನದಲ್ಲಿ ಸೂಕ್ಷ್ಮ ಸಕ್ರಿಯ ತತ್ವಗಳು ಹಾಳಾಗುವುದನ್ನು ತಪ್ಪಿಸಬಹುದು. ಸರಿಯಾದ ಪ್ರಮಾಣದ ಸಕ್ಕರೆಯನ್ನು ಬೆರೆಸಿ ಇದನ್ನು ಸೇವಿಸಬಹುದು.

ಕ್ಷೀರಪಾಕ - ವ್ಯಾಖ್ಯಾನ, ಸೂತ್ರ

1 ಭಾಗ ಗಿಡಮೂಲಿಕೆ + 8 ಭಾಗ ಹಾಲು + 32 ಭಾಗ ನೀರು -> ಹಾಲು ಮಾತ್ರ ಉಳಿಯುವವರೆಗೆ ಕುದಿಸಿ, ಸೋಸಿ, ಕುಡಿಯಿರಿ.

= 10 ಗ್ರಾಂ + 80 ಮಿ.ಲೀ. ಹಾಲು + 320 ಮಿ.ಲೀ. ನೀರು -> 80 ಮಿ.ಲೀ. ಗೆ ಇಳಿಯುವವರೆಗೆ ಕುದಿಸಿ -> ಸೋಸಿ, ಬಳಸಿ.

1 ಭಾಗ ಗಿಡಮೂಲಿಕೆ + 15 ಭಾಗ ಹಾಲು + 15 ಭಾಗ ನೀರು -> ಹಾಲು ಉಳಿಯುವವರೆಗೆ ಕುದಿಸಿ. ಸೋಸಿ ಮತ್ತು ಬಳಸಿ.

ಆಚಾರ್ಯ ವಾಗ್ಭಟರ ಪ್ರಕಾರ -

ಅಷ್ಟಾಂಗ ಸಂಗ್ರಹ, ಕಲ್ಪ ಸ್ಥಾನ, 8/12

ವಾಗ್ಭಟರ ಪ್ರಕಾರ - ಗಿಡಮೂಲಿಕೆಗಳನ್ನು ನೀರು ಮತ್ತು ಹಾಲಿನ ಮಿಶ್ರಣಕ್ಕೆ ಸೇರಿಸಿದಾಗ, ಹಾಲಿನ ಉಪಸ್ಥಿತಿಯಲ್ಲಿ, ಗಿಡಮೂಲಿಕೆಗಳಿಂದ ಔಷಧೀಯ ತತ್ವಗಳು ಹಾಲು ಮತ್ತು ನೀರಿನ ಮಾಧ್ಯಮಕ್ಕೆ ಸಮರ್ಪಕವಾಗಿ ಸೇರ್ಪಡೆಯಾಗುವುದಿಲ್ಲ. ಆದ್ದರಿಂದ, ಮೊದಲು ಕಷಾಯಯವನ್ನು ತಯಾರಿಸಿ, ನಂತರ ಹಾಲನ್ನು ಸೇರಿಸಿ ಕುದಿಸಿ.

ಆದರೆ ಇದನ್ನು ಹೆಚ್ಚಿನ ಆಯುರ್ವೇದ ಆಚಾರ್ಯರು ಒಪ್ಪಿಕೊಳ್ಳುವುದಿಲ್ಲ. ಗಿಡಮೂಲಿಕೆಗಳ ತುಪ್ಪ ಅಥವಾ ಎಣ್ಣೆಯ ತಯಾರಿಕೆಯಲ್ಲಿಯೂ ಸಹ, ನೀರು ಮತ್ತು ಗಿಡಮೂಲಿಕೆಗಳೊಂದಿಗೆ ತುಪ್ಪ / ಎಣ್ಣೆಯನ್ನು ಸೇರಿಸಲಾಗುತ್ತದೆ.

ಕ್ಷೀರಪಾಕವನ್ನು ತಯಾರಿಸುವ ಇನ್ನೊಂದು ಉದ್ದೇಶವೆಂದರೆ ಗಿಡಮೂಲಿಕೆಗಳಲ್ಲಿರುವ ಕೊಬ್ಬು ಮತ್ತು ನೀರಿನಲ್ಲಿ ಕರಗುವ ಸಾರವನ್ನು ಹೊರತೆಗೆಯುವುದು. ಹಾಲು ಮತ್ತು ನೀರನ್ನು ಒಟ್ಟಿಗೆ ಕುದಿಸುವುದರ ಮೂಲಕ ಇದು ಸಾಧ್ಯವಾಗುತ್ತದೆ. ಮೊದಲು ನೀರನ್ನು ಮಾತ್ರ ಬಳಸಿದರೆ, ಅಂತಿಮ ಉತ್ಪನ್ನವು ನೀರಿನಲ್ಲಿ ಕರಗುವ ಸಾರಗಳನ್ನು ಮಾತ್ರ ಒಳಗೊಂಡಿರುತ್ತದೆ.

ಕ್ಷೀರಪಾಕ ಉದಾಹರಣೆ, ತಯಾರಿಸುವ ವಿಧಾನ

ಅರ್ಜುನ ಕ್ಷೀರಪಾಕ

- ಅರ್ಜುನ ಕಾಂಡದ ತೊಗಟೆ - 1 ಭಾಗ
- ಹಸುವಿನ ಹಾಲು - 8 ಭಾಗಗಳು
- ನೀರು - 32 ಭಾಗಗಳು

ತಯಾರಿಸುವ ವಿಧಾನ
ಅರ್ಜುನ ತೊಗಟೆ, ಹಾಲು ಮತ್ತು ನೀರನ್ನು ಹಾಲಿನ ಭಾಗ ಮಾತ್ರ ಉಳಿಯುವವರೆಗೆ ಮಂದ ಉರಿಯಲ್ಲಿ ಕುದಿಸಲಾಗುತ್ತದೆ. ನಂತರ ಅದನ್ನು ಸೋಸಿ ಬಳಸಲಾಗುತ್ತದೆ.

ಸೇವನಾ ಪ್ರಮಾಣ ಮತ್ತು ಔಷಧೀಯ ಉಪಯೋಗ
ಇದನ್ನು ಸಕ್ಕರೆ, ಜೇನುತುಪ್ಪ ಇತ್ಯಾದಿಗಳೊಂದಿಗೆ 2 ಪಲ (96 ಗ್ರಾಂ) ಪ್ರಮಾಣದಲ್ಲಿ ನೀಡಲಾಗುತ್ತದೆ. ಎಲ್ಲಾ ತರಹದ ಹೃದಯದ ಕಾಯಿಲೆಗಳಿಗೆ ಇದು ಉಪಯುಕ್ತವಾಗಿದೆ. ಮೂಳೆ ಮುರಿತದಲ್ಲಿಯೂ ಇದು ಸಹಾಯಕವಾಗಿದೆ.

ಬೆಳ್ಳುಳ್ಳಿ ಕ್ಷೀರ ಪಾಕ
ತಯಾರಿಸುವ ವಿಧಾನ, ಸೇವನಾ ಪ್ರಮಾಣ, ಔಷಧೀಯ ಉಪಯೋಗ
ತಯಾರಿಸುವ ವಿಧಾನ - 4 ಪಲ (೧೯೨ ಗ್ರಾಂ) ಸಿಪ್ಪೆ ಸುಲಿದ ಬೆಳ್ಳುಳ್ಳಿಯನ್ನು 8 ಪಟ್ಟು ಹಾಲು ಮತ್ತು ನೀರನ್ನು ಸೇರಿಸಿ ಕುದಿಸಿ ಹಾಲಿನ ಪ್ರಮಾಣಕ್ಕೆ ಇಳಿಸಲಾಗುತ್ತದೆ.
ಇದನ್ನು ಸಕ್ಕರೆ, ಜೇನುತುಪ್ಪ ಇತ್ಯಾದಿಗಳೊಂದಿಗೆ 2 ಪಲ (96 ಗ್ರಾಂ) ಪ್ರಮಾಣದಲ್ಲಿ ನೀಡಲಾಗುತ್ತದೆ.

ಇದು ಈ ಕೆಳಗಿನ ರೋಗಗಳನ್ನು ತಕ್ಷಣವೇ ಗುಣಪಡಿಸುತ್ತದೆ-

- ಹೊಟ್ಟೆಯುಬ್ಬರ
- ಕೆಳಬೆನ್ನಿನ ನೋವು
- ಮರುಕಳಿಸುವ ಜ್ವರ
- ಹೃದ್ರೋಗ,
- ಹುಣ್ಣು ಮತ್ತು
- ಉರಿಯೂತ

ಅಲ್ಲದೆ ಇದು -

- ಜೀರ್ಣಶಕ್ತಿಯನ್ನು ಉತ್ತೇಜಿಸುತ್ತದೆ
- ಆಮವನ್ನು ಜೀರ್ಣಿಸುತ್ತದೆ
- ರುಮಟಾಯ್ಡ್ ಸಂಧಿವಾತ, ಜ್ವರ, ಸಂಧಿವಾತ ಇತ್ಯಾದಿಗಳಲ್ಲಿ ಉಪಯುಕ್ತ.

ಭಲ್ಲಾತಕ ಕ್ಷೀರಪಾಕ

ವಯಸ್ಸಾಗುವಿಕೆಯನ್ನು ವಿಳಂಬಗೊಳಿಸುವ ಉದ್ದೇಶಕ್ಕಾಗಿ ಬಳಸಲಾಗುತ್ತದೆ.
ಮುಟ್ಟಿನ ನೋವು ಮತ್ತು ಅಧಿಕ ರಕ್ತಸ್ರಾವದಂತಹ ಅಸ್ವಸ್ಥತೆಗಳಿಗೆ ಅಶೋಕ ಕ್ಷೀರಪಾಕ.

ಕುಟಜ ಕ್ಷೀರಪಾಕ ಪದಾರ್ಥಗಳು

- ಕುಟಜ ತೊಗಟೆಯ ತುಂಡುಗಳು ಅಥವಾ ತರಿತರಿಯಾದ ಪುಡಿ - 2 ಪಲ ಪ್ರಮಾಣ (ಅಂದಾಜು 96 ಗ್ರಾಂ)
- ಮೇಕೆ ಹಾಲು - 2 ಪಲ ಪ್ರಮಾಣ (ಅಂದಾಜು 96 ಗ್ರಾಂ)
- ನೀರು - 8 ಪಲ (384 ಗ್ರಾಂ ಅಂದಾಜು), ಅಂದರೆ ಹಾಲಿಗಿಂತ 4 ಪಟ್ಟು

ವಿಧಾನ

ಸ್ವಚ್ಛಗೊಳಿಸಿದ ಕುಟಜದ ಒಣ ತೊಗಟೆಯನ್ನು ನಮೂದಿಸಿದ ಪ್ರಮಾಣದಲ್ಲಿ ತೆಗೆದುಕೊಂಡು ಕುಟ್ಟಿ ಪುಡಿಮಾಡಿ ಹಾಲು ಮತ್ತು ನೀರಿನೊಂದಿಗೆ ದೊಡ್ಡ ಪಾತ್ರೆಯಲ್ಲಿ ಕುದಿಸಬೇಕು. ಕಷಾಯದ ಒಟ್ಟು ಪ್ರಮಾಣ 1/4 ಪ್ರಮಾಣಕ್ಕಿಳಿಯುವವರೆಗೆ ಮಧ್ಯಮ ಬೆಂಕಿಯಲ್ಲಿ ಬಿಸಿಮಾಡಿ ಸೋಸಲಾಗುತ್ತದೆ. ಸೋಸಿದ ಕಷಾಯವನ್ನು ಮತ್ತೊಂದು ತೇವಾಂಶ ರಹಿತ ಪಾತ್ರೆಯಲ್ಲಿ ಸಂಗ್ರಹಿಸಲಾಗುತ್ತದೆ.

ನಂತರ ಹಾಲು ಮತ್ತು ಕುಟಜ ಕಷಾಯದ ಸಂಯೋಜನೆಯನ್ನು ಮತ್ತೊಮ್ಮೆ ಮಂದ ಉರಿಯಲ್ಲಿ ಹಾಲು ಮಾತ್ರ ಉಳಿಯುವವರೆಗೆ ಬಿಸಿಮಾಡಲಾಗುತ್ತದೆ. ಇದನ್ನು ಬೆಚ್ಚಗಿದ್ದಾಗಲೇ 8 ಗ್ರಾಂ ಜೇನುತುಪ್ಪದೊಂದಿಗೆ ಚೆನ್ನಾಗಿ ಬೆರೆಸಿ ಸೇವಿಸಬೇಕು.

ಸೇವನಾ ಪ್ರಮಾಣ

- 96 ಮಿ.ಲೀ. ಕ್ಷೀರಪಾಕವನ್ನು 2 ಸಮಾನ ಪ್ರಮಾಣದಲ್ಲಿ ವಿಂಗಡಿಸಿ ರೋಗಿಗೆ ನೀಡಲಾಗುವುದು.
- ಇದನ್ನು ತಯಾರಿಸಿದ 4 - 6 ಗಂಟೆಗಳ ಅವಧಿಯೊಳಗೆ ನೀಡಬೇಕು.

ಕುಟಜ ಕ್ಷೀರಪಾಕದ ಪ್ರಯೋಜನಗಳು

ಕುಟಜ ಕ್ಷೀರಪಾಕವನ್ನು ಈ ಕೆಳಗಿನ ರೋಗಗಳ ಪರಿಣಾಮಕಾರಿ ಚಿಕಿತ್ಸೆಯಲ್ಲಿ ಬಳಸಲಾಗುತ್ತದೆ - ಅತಿಸಾರ, ಇರಿಟೆಬಲ್ ಬವೆಲ್ ಸಿಂಡ್ರೋಮ್ (IBS), ಚಯಾಪಚಯ ದೋಷಗಳಿಂದ ಉಂಟಾಗುವ ಸಣ್ಣ ಕರುಳಿನ ರೋಗಗಳು, ರಕ್ತ ಅತಿಸಾರ, ಅಲ್ಸರೇಟಿವ್ ಕೊಲೈಟಿಸ್, ಕೊಲೈಟಿಸ್ ಇತ್ಯಾದಿ.

ಅರಿಶಿನ ಕ್ಷೀರಪಾಕ

- ಅರಿಶಿನ ಕ್ಷೀರಪಾಕ ವಿವಿಧ ರೀತಿಯ ವಿಷಕಾರಿ ವಸ್ತುಗಳ ವಿರುದ್ಧ ಪರಿಣಾಮಕಾರಿ – ಬಸವರಾಜೀಯಂ 3
- ಅದೇರೀತಿ ಚರ್ಮದ ವಿವಿಧ ಅಲರ್ಜಿಗಳಲ್ಲಿ, ಸಾಮಾನ್ಯ ನೆಗಡಿಯಂತಹ ತೊಂದರೆಗಳಲ್ಲಿ ಉಪಯೋಗಿಸಲಾಗುತ್ತದೆ.

31

ಹೃದಯದ ಆರೈಕೆಗೆ ಅರ್ಜುನ ಕ್ಷೀರ ಪಾಕ

ಆಯುರ್ವೇದದಲ್ಲಿ ಅರ್ಜುನ (ಹೊಳೆಮತ್ತಿ) ವನ್ನು ಹೃದಯ ಕಾಯಿಲೆಗಳ ಚಿಕಿತ್ಸೆಯಲ್ಲಿ ವ್ಯಾಪಕವಾಗಿ ಬಳಸಲಾಗುತ್ತದೆ. ಸಾಮಾನ್ಯವಾಗಿ ಹೃದಯಕ್ಕೆ ಸಂಬಂಧಿಸಿದ ಯಾವುದೇ ಆಯುರ್ವೇದ ಔಷಧವನ್ನು ಪರಿಗಣಿಸಿದರೂ ಅದರಲ್ಲಿ ಅರ್ಜುನವು ಒಂದು ಘಟಕಾಂಶವಾಗಿರುತ್ತದೆ. ಹೃದಯದ ಆರೈಕೆಗಾಗಿ ಅರ್ಜುನವನ್ನು ಬಳಸಿ ಸಿದ್ಧಪಡಿಸಬಹುದಾದ ಅರ್ಜುನ ಕ್ಷೀರಪಾಕ ಬಗ್ಗೆ ತಿಳಿಯೋಣ.

ಬೇಕಾಗುವ ಪದಾರ್ಥಗಳು

- ಅರ್ಜುನ (ಸಸ್ಯದ ತೊಗಟೆ) - ತರಿತರಿಯಾದ ಪುಡಿ - 10 ಗ್ರಾಂ
- ಕುದಿಸಿ ತಣ್ಣಗಾದ ಹಾಲು - 80 ಮಿ.ಲೀ.
- ನೀರು - 320 ಮಿ.ಲೀ.

ತಯಾರಿಸುವ ವಿಧಾನ

ಅಗಲವಾದ ಬಾಯಿಯ ಪಾತ್ರೆಯಲ್ಲಿ ಹಾಲು ಮತ್ತು ಅರ್ಜುನ ತೊಗಟೆಯ ತರಿತರಿಯಾದ ಪುಡಿಯನ್ನು ತೆಗೆದುಕೊಂಡು, 320 ಮಿ.ಲೀ. ನೀರನ್ನು ಸೇರಿಸಿ. ಈ ಮಿಶ್ರಣವನ್ನು ಮಂದ ಉರಿಯಲ್ಲಿ ಕುದಿಸಲು ಪ್ರಾರಂಭಿಸಿ. ಕುದಿಯುವಾಗ ನಿರಂತರವಾಗಿ ಕದಡುತ್ತಿರಿ. ಹಾಲಿನ ಪ್ರಮಾಣದಷ್ಟು ದ್ರವವು ಉಳಿದಾಗ ಬಟ್ಟೆಯಿಂದ ಸೋಸಿ ಹಾಲನ್ನು ಸಂಗ್ರಹಿಸಿ.

ಸೇವನಾ ಪ್ರಮಾಣ

10 - 20 ಮಿ.ಲೀ. - ದಿನಕ್ಕೆ ಎರಡು ಬಾರಿ, ಊಟಕ್ಕೆ ಮೊದಲು.

ಮುನ್ನೆಚ್ಚರಿಕೆ

ಈ ಮನೆಮದ್ದನ್ನು ಬಳಸುವ ಮೊದಲು ನಿಮ್ಮ ವೈದ್ಯರ ಸಲಹೆಯನ್ನು ಪಡೆಯಿರಿ.

ತಯಾರಿಕೆಗೆ ಅಗತ್ಯವಿರುವ ಸಮಯ - 15 - 20 ನಿಮಿಷಗಳು

ಇತರ ನಿಯಮಗಳು

- ಒಮ್ಮೆ ತಯಾರಿಸಿದ ಕಷಾಯವನ್ನು 8-12 ಗಂಟೆಗಳವರೆಗೆ ಮಾತ್ರ ಸಂಗ್ರಹಿಸಿಡಬಹುದು.
- ತಣ್ಣಗಾದ ಕಷಾಯವನ್ನು ಬಿಸಿ ಮಾಡಿ ಬಳಸಬಾರದು.

ಪ್ರಯೋಜನಗಳು

- ಹೃದಯವನ್ನು ಬಲಪಡಿಸುತ್ತದೆ. ನೈಸರ್ಗಿಕ ಹೃದಯದ ಉತ್ತೇಜಕವಾಗಿ ಕಾರ್ಯನಿರ್ವಹಿಸುತ್ತದೆ.
- ಶಸ್ತ್ರಚಿಕಿತ್ಸೆಯ ನಂತರ ಹೃದಯದ ಆರೈಕೆಗೆ ಇತರ ಔಷಧಿಗಳ ಜೊತೆಗೆ ಇದನ್ನು ಮನೆಮದ್ದಾಗಿ ಬಳಸಬಹುದು.
- ಸ್ವಲ್ಪ ಮಟ್ಟಿಗೆ ರಕ್ತದೊತ್ತಡವನ್ನು ಕಡಿಮೆ ಮಾಡಲು ಇದು ಉಪಯುಕ್ತವಾಗಿದೆ. ಆದರೆ ಅಧಿಕ ರಕ್ತದೊತ್ತಡಕ್ಕೆ ಇದನ್ನು ಮನೆಮದ್ದಾಗಿ ಬಳಸುವ ಮೊದಲು ನಿಮ್ಮ ವೈದ್ಯರನ್ನು ಸಂಪರ್ಕಿಸಿ.
- ಈ ಔಷಧವು ವರ್ಟಿಗೋ (ತಲೆಸುತ್ತು) ಚಿಕಿತ್ಸೆಯಲ್ಲಿ ಕೂಡಾ ಸಹಾಯ ಮಾಡುತ್ತದೆ.

32

ಗರ್ಭಧಾರಣೆಗೆ ಸಹಾಯಕವಾದ ಅಶ್ವಗಂಧ ಆಧಾರಿತ ಮನೆಮದ್ದು

ಅಶ್ವಗಂಧವು ಸಾಮಾನ್ಯವಾಗಿ ಪುರುಷ ಬಂಜೆತನದ ಚಿಕಿತ್ಸೆಯಲ್ಲಿ ಬಲಸಲ್ಪಡುವ ಗಿಡಮೂಲಿಕೆಯಾಗಿದೆ. ಆದರೆ ಇದು ಮಹಿಳೆಯರ ಬಂಜೆತನದ ಚಿಕಿತ್ಸೆಯಲ್ಲೂ ಅಷ್ಟೇ ಪ್ರಯೋಜನಕಾರಿ.

ಬೇಕಾಗಿರುವ ಪದಾರ್ಥಗಳು

- ಅಶ್ವಗಂಧ ಬೇರಿನ ಪುಡಿ - 25 ಗ್ರಾಂ
- ನೀರು - 400 ಮಿ.ಲೀ.
- ಹಾಲು - 100 ಮಿ.ಲೀ.
- ತುಪ್ಪ - 2 - 3 ಮಿ.ಲೀ.

ತಯಾರಿಸುವ ವಿಧಾನ

- 25 ಗ್ರಾಂ ಅಶ್ವಗಂಧದ ಬೇರಿನ ಪುಡಿಗೆ 400 ಮಿ.ಲೀ. ನೀರನ್ನು ಸೇರಿಸಿ, ಕುದಿಸಿ ನೀರಿನ ಪ್ರಮಾಣವನ್ನು 100 ಮಿ.ಲೀ. ಗೆ ಇಳಿಸಿ.
- ನಂತರ, ಕಷಾಯವನ್ನು ಸೋಸದೆ ಇದಕ್ಕೆ 100 ಮಿ.ಲೀ. ಹಾಲನ್ನು ಸೇರಿಸಿ. (ಯಾವುದೇ ಆಯುರ್ವೇದ ಔಷಧಿಯ ತಯಾರಿಕೆಗೆ, ಹಾಲನ್ನು ಬಳಸುವುದಾದರೆ, ಯಾವಾಗಲೂ ಕುದಿಸಿದ ನಂತರವೇ ತೆಗೆದುಕೊಳ್ಳಬೇಕು ಎಂಬುದನ್ನು ನೆನಪಿಡಿ).
- ಹಾಲು ಮತ್ತು ಅಶ್ವಗಂಧ ಕಷಾಯದ ಪ್ರಮಾಣ 100 ಮಿ.ಲೀ. ಗೆ ಇಳಿಯುವವರೆಗೆ ಬಿಸಿ ಮಾಡುವುದನ್ನು ಮುಂದುವರಿಸಿ. ನಂತರ ಅದನ್ನು ಸೋಸಿ ಉಪಯೋಗಿಸಬಹುದು.

ಈ ಪಾಕವಿಧಾನವು ಹಾಲಿನ ಮಾಧ್ಯಮದಲ್ಲಿ ಅಶ್ವಗಂಧದ ನೀರಿನಲ್ಲಿ ಕರಗುವ ಮತ್ತು ಕೊಬ್ಬಿನಲ್ಲಿ ಕರಗುವ ಸಕ್ರಿಯ ತತ್ವಗಳನ್ನು ಒಳಗೊಂಡಿದೆ.

ಸೇವನಾ ಪ್ರಮಾಣ

ಇದನ್ನು 30 ಮಿ.ಲೀ. ಪ್ರಮಾಣದಲ್ಲಿ, ಬೆಳಿಗ್ಗೆ, ಆಹಾರದ ಮೊದಲು, ಅರ್ಧ ಸಣ್ಣ ಚಮಚ ತುಪ್ಪದೊಂದಿಗೆ ತೆಗೆದುಕೊಳ್ಳಲಾಗುತ್ತದೆ.

ನೀವು ಗರ್ಭಧಾರಣೆಯ ಯೋಜನೆಯಲ್ಲಿದ್ದರೆ, ಆಯುರ್ವೇದ ವೈದ್ಯರ ಸಲಹೆಯ ಆಧಾರದ ಮೇಲೆ ಅದನ್ನು 2 - 3 ತಿಂಗಳ ಅವಧಿಗೆ ಪ್ರತಿ ದಿನ ಬೆಳಿಗ್ಗೆ ತೆಗೆದುಕೊಳ್ಳಬಹುದು.

ಒಮ್ಮೆ ತಯಾರಿಸಿದ ನಂತರ, ಮತ್ತೆ ಕುದಿಸಬಾರದು ಮತ್ತು ತಯಾರಿಸಿದ 3 - 4 ಗಂಟೆಗಳ ಒಳಗೆ ಬಳಸಬೇಕು. ಔಷಧವು ಬಿಸಿಯಾಗಿರುವಾಗ ಮಾತ್ರ ಸೇವಿಸುವುದು ಉತ್ತಮ.

ಯಾರು ಬಳಸಬಹುದು?

ಗರ್ಭಧಾರಣೆಗಾಗಿ ಪ್ರಯತ್ನಿಸುವ ಸ್ತ್ರೀಯರು ಇದನ್ನು ಉಪಯೋಗಿಸಬಹುದು.

ಅಡ್ಡ ಪರಿಣಾಮಗಳು

ಈ ಮನೆಮದ್ದಿನಿಂದ ಯಾವುದೇ ಅಡ್ಡ ಪರಿಣಾಮಗಳಿಲ್ಲ. ಆದಾಗ್ಯೂ, ಅಧಿಕ ಕೊಲೆಸ್ಟ್ರಾಲ್ ಮಟ್ಟವನ್ನು ಹೊಂದಿರುವ ಜನರು ಈ ಔಷಧದೊಂದಿಗೆ ಕಡಿಮೆ ಪ್ರಮಾಣದ ತುಪ್ಪವನ್ನು ಸೇವಿಸಬೇಕು.

ಬಂಜೆತನದ ಸಮಸ್ಯೆಯನ್ನು ಎದುರಿಸುತ್ತಿರುವ ಮಹಿಳೆಯರಿಗೆ ಇದು ಸಹಾಯ ಮಾಡುತ್ತದೆಯೇ?

- ಇದು ಅಸ್ಥಿರಜ್ಜುಗಳು (ಲಿಗಮೆಂಟ್), ಗರ್ಭಾಶಯ ಮತ್ತು ಅಂಡಾಶಯಗಳನ್ನು ಬಲಪಡಿಸಲು ಸಹಾಯ ಮಾಡುತ್ತದೆ.
- ಇದು ಮಾನಸಿಕ ಒತ್ತಡವನ್ನು ಕಡಿಮೆ ಮಾಡಿ ಮನಸ್ಸನ್ನು ಶಾಂತಗೊಳಿಸಲು ಸಹಾಯ ಮಾಡುತ್ತದೆ.
- ಇದು ಶಕ್ತಿಯುತವಾದ ಉರಿಯೂತ ನಿರೋಧಕ ಮತ್ತು ಉತ್ಕರ್ಷಣ ನಿರೋಧಕ ಮೂಲಿಕೆಯಾಗಿದೆ. ಇದು ರೋಗನಿರೋಧಕ ಶಕ್ತಿಯನ್ನು ಹೆಚ್ಚಿಸುತ್ತದೆ.
- ಇದು ಇಮ್ಯೂನಿಟಿ ಅಥವಾ ವ್ಯಾಧಿಶಮತ್ವದ ಏರುಪೇರಿನಿಂದ ಉಂಟಾಗುವ ರೋಗಗಳನ್ನು ನಿವಾರಿಸಲು ಸಹಾಯ ಮಾಡುತ್ತದೆ.
- ಇದು ಅಂಡಾಣುಗಳ ಗುಣಮಟ್ಟವನ್ನು ಸುಧಾರಿಸುತ್ತದೆ.

33

ಮುಟ್ಟಿನ ಅತಿಯಾದ ರಕ್ತಸ್ರಾವಕ್ಕೆ ಮನೆಮದ್ದು

ಆಯುರ್ವೇದದ ಪ್ರಕಾರ, ಪಿತ್ತ ಅಸಮತೋಲನದಿಂದಾಗಿ ಮುಟ್ಟಿನ ಅಧಿಕ ರಕ್ತಸ್ರಾವ ಮತ್ತು ದೀರ್ಘ ಋತುಚಕ್ರವು ಉಂಟಾಗುತ್ತದೆ. ಅಶೋಕ ಮರದ ತೊಗಟೆಯು ಸ್ತ್ರೀಯರ ಆರೋಗ್ಯ ರಕ್ಷಣೆಯಲ್ಲಿ ವ್ಯಾಪಕವಾಗಿ ಬಳಸಲ್ಪಡುವ ಆಯುರ್ವೇದ ಗಿಡಮೂಲಿಕೆಗಳಲ್ಲಿ ಒಂದಾಗಿದೆ. ಮುಟ್ಟಿನ ಅಧಿಕ ರಕ್ತಸ್ರಾವಕ್ಕೆ ಅಶೋಕ ಮರದ ತೊಗಟೆ ಮತ್ತು ಹಾಲನ್ನು ಬಳಸಿ ಮಾಡುವ ಮನೆಮದ್ದು ಇಲ್ಲಿದೆ.

ಬೇಕಾಗುವ ಸಾಮಗ್ರಿಗಳು

- ಅಶೋಕ ಮರದ ತೊಗಟೆ ಪುಡಿ - 25 ಗ್ರಾಂ
- ನೀರು - 200 ಮಿ.ಲೀ.
- ಹಾಲು - 50 ಮಿ.ಲೀ.

ತಯಾರಿಸುವ ವಿಧಾನ

ಅಗಲ ಬಾಯಿಯ ಪಾತ್ರೆಯಲ್ಲಿ ಅಶೋಕ ತೊಗಟೆಯ ಪುಡಿ ಮತ್ತು ನೀರನ್ನು ತೆಗೆದುಕೊಂಡು, ಕುದಿಸಿ 50 ಮಿ.ಲೀ. ಪ್ರಮಾಣಕ್ಕೆ ಇಳಿಸಿ. ನಂತರ, 50 ಮಿ.ಲೀ. ಹಾಲನ್ನು ಸೇರಿಸಿ, ಈ ಮಿಶ್ರಣವು 50 ಮಿ.ಲೀ. ಗೆ ಇಳಿಯುವವರೆಗೆ ಕುದಿಸಿ. ಈ ಮಿಶ್ರಣವನ್ನು ಸೋಸಿ ತಣ್ಣಗಾಗಲು ಬಿಡಿ.

ಸೇವನಾ ಪ್ರಮಾಣ

ಮುಟ್ಟಿನ ಅಧಿಕ ರಕ್ತಸ್ರಾವದಿಂದ ಬಳಲುತ್ತಿರುವಾಗ ಬೆಳಿಗ್ಗೆ 20 - 30 ಮಿ.ಲೀ. ಪ್ರಮಾಣದಲ್ಲಿ ರಕ್ತಸ್ರಾವ ನಿಲ್ಲುವವರೆಗೆ ಇದನ್ನು ಸೇವಿಸಬಹುದು.

ಸೂಚನೆ

ಸಾಮಾನ್ಯವಾಗಿ ಹಾಲು ಕಷಾಯಗಳನ್ನು ಬಿಸಿಯಾಗಿರುವಾಗಲೇ ಸೇವಿಸುವಂತೆ ಸಲಹೆ

ನೀಡಲಾಗುತ್ತದೆ. ಆದರೆ ಈ ಪಾನೀಯವನ್ನು ತಣ್ಣಗಾದ ನಂತರ ತೆಗೆದುಕೊಳ್ಳಬೇಕು. ಇದನ್ನು ಒಂದು ದಿನ ಮಾತ್ರ ಸಂಗ್ರಹಿಸಬಹುದು. ಆದ್ದರಿಂದ ಪ್ರತಿದಿನ ತಾಜಾ ಕಷಾಯವನ್ನು ತಯಾರಿಸಬೇಕು.

ಪ್ರಯೋಜನಗಳು

ಮುಟ್ಟಿನ ಅಧಿಕ ರಕ್ತಸ್ರಾವ , ಅಸಹಜ ರಕ್ತಸ್ರಾವ ಮತ್ತು ಮುಟ್ಟಿನ ಹೊಟ್ಟೆನೋವುಗಳಲ್ಲಿ ಉಪಯುಕ್ತ.

ಕಾರ್ಯವಿಧಾನ

ಅಶೋಕ ವೃಕ್ಷವು ರಕ್ತಸ್ತಂಭಕ - ರಾಸಾಯನಿಕ ತತ್ವಗಳನ್ನು ಹೊಂದಿದೆ. ಅಲ್ಲದೆ ಉತ್ತಮ ಗರ್ಭಾಶಯದ ಉತ್ತೇಜಕವಾಗಿದೆ. ಅಶೋಕವನ್ನು ಅಶೋಕಾರಿಷ್ಟದಂತಹ ಸ್ತ್ರೀರೋಗಗಳ ಚಿಕಿತ್ಸೆಯಲ್ಲಿ ಉಪಯೋಗಿಸುವ ಅನೇಕ ಆಯುರ್ವೇದ ಔಷಧಗಳ ತಯಾರಿಕೆಯಲ್ಲಿ ಬಳಸಲಾಗುತ್ತದೆ.

ಎಚ್ಚರಿಕೆ

ಕಡಿಮೆ ರಕ್ತಸ್ರಾವ ಮತ್ತು ತಡವಾದ ಮುಟ್ಟಿನ ಅವಧಿಯಿರುವ ಜನರು - ಇದರ ಉಪಯೋಗವನ್ನು ತಪ್ಪಿಸಿ.

ಇದನ್ನು ಯಾವಾಗ ತೆಗೆದುಕೊಳ್ಳಬೇಕು?

ರಕ್ತಸ್ರಾವವು ಅಧಿಕವಾಗಿದ್ದರೆ, ಋತುಚಕ್ರದ 20 ನೇ ದಿನದಿಂದ ಮುಟ್ಟಾಗಿ ರಕ್ತಸ್ರಾವ ನಿಲ್ಲುವವರೆಗೆ ಇದನ್ನು ಸೇವಿಸಬಹುದು. ಮಧ್ಯಮ ಪ್ರಮಾಣದ ರಕ್ತಸ್ರಾವವಿದ್ದರೆ, ಮುಟ್ಟಿನ ದಿನಗಳಲ್ಲಿ ಮಾತ್ರ ತೆಗೆದುಕೊಳ್ಳಬಹುದು.

34

ಹಿಮ ಕಲ್ಪನಾ (ಶೀತ ಕಷಾಯ)

ಇದು ಯಾವುದೇ ಶಾಖವನ್ನು ಉಪಯೋಗಿಸದೇ ತಯಾರಿಸುವ ಔಷಧವಾಗಿದೆ. ಬಿಸಿ ಮಾಡುವಾಗ ನಷ್ಟ ಹೊಂದುವ ರಾಸಾಯನಿಕ ತತ್ತ್ವಗಳನ್ನು ಸಸ್ಯವು ಒಳಗೊಂಡಿದ್ದರೆ ಔಷಧ ತಯಾರಿಕೆಗೆ ಈ ವಿಧಾನವನ್ನು ಅನುಸರಿಸಬಹುದು.

ಗಿಡಮೂಲಿಕೆಗಳ ಪುಡಿಯನ್ನು ಸ್ವಲ್ಪ ಸಮಯದವರೆಗೆ ನೀರಿನಲ್ಲಿ ನೆನೆಸಿಡಬೇಕು. ಹೀಗೆ ಮಾಡುವುದರಿಂದ ಸಸ್ಯದಲ್ಲಿ ಅಡಕವಾಗಿರುವ ಸ್ವಲ್ಪ ಪ್ರಮಾಣದ ಸತ್ವಗಳನ್ನು ಹೊರತೆಗೆಯುವುದು ಸಾಧ್ಯವಾಗುತ್ತದೆ. ಇದು ಶೀತ ಗುಣವನ್ನು ಹೊಂದಿರುವ ಮತ್ತು ಬಿಸಿ ಮಾಡುವುದರಿಂದ ಆವಿಯಾಗುವ ಬಾಷ್ಪಶೀಲ ತತ್ವಗಳನ್ನು ಹೊಂದಿರುವ ಗಿಡಮೂಲಿಕೆಗಳಿಗೆ ಹೆಚ್ಚು ಸೂಕ್ತವಾಗಿದೆ.

ಹಿಮ ಕಲ್ಪನಾದ ಉದ್ದೇಶ

- ಶೀತ ಗುಣ ಮತ್ತು ಬಾಷ್ಪಶೀಲ ತತ್ವಗಳನ್ನು ಹೊಂದಿರುವ ಗಿಡಮೂಲಿಕೆಗಳನ್ನು ಬಿಸಿ ಮಾಡುವಾಗ ಅವುಗಳು ತಮ್ಮ ಸಕ್ರಿಯ ತತ್ವಗಳನ್ನು ಕಳೆದುಕೊಳ್ಳಬಹುದು.
- ಆದ್ದರಿಂದ ಅಂತಹ ಗಿಡಮೂಲಿಕೆಗಳ ಹಿಮ ಕಲ್ಪನಾವನ್ನು ತಯಾರಿಸುವ ಮೂಲಕ ಸಕ್ರಿಯ ರಾಸಾಯನಿಕ ತತ್ತ್ವಗಳನ್ನು ಸಂಗ್ರಹಿಸಬಹುದು.
- ಪಿತ್ತ ಅಸ್ವಸ್ಥತೆಗಳ ಚಿಕಿತ್ಸೆಯಲ್ಲಿ ಬಳಸುವ ಔಷಧಗಳು ಮೂಲಭೂತವಾಗಿ ಶೀತ ಗುಣವನ್ನು ಹೊಂದಿರಬೇಕು. ಉದಾಹರಣೆಗೆ - ಜ್ವರ, ರಕ್ತಸ್ರಾವದ ತೊಂದರೆಗಳು, ಉರಿಯುವ ಸಂವೇದನೆ, ಉರಿ ಮೂತ್ರ, ಜಠರದುರಿತ (ಅಸಿಡಿಟಿ) ಇತ್ಯಾದಿ.

ಹಿಮ ಕಲ್ಪನಾ ತಯಾರಿಕಾ ಸೂತ್ರ

1 ಭಾಗ ಗಿಡಮೂಲಿಕೆಗಳ ತರಿತರಿಯಾದ ಪುಡಿ + 6 ಭಾಗ ನೀರು. ಇವನ್ನು ಚೆನ್ನಾಗಿ ಮಿಶ್ರಣ ಮಾಡಿ ಮತ್ತು ಸ್ವಲ್ಪ ಸಮಯದವರೆಗೆ ಇರಿಸಬೇಕು. ಸಾಮಾನ್ಯವಾಗಿ ಇದನ್ನು ರಾತ್ರಿಯಲ್ಲಿ ಮಿಶ್ರಗೊಳಿಸಿ ಇರಿಸಲಾಗುತ್ತದೆ. ಮರುದಿನ ಬೆಳಿಗ್ಗೆ, ಮತ್ತೆ ಮಿಶ್ರಣ ಮಾಡಿದ ನಂತರ ಸೋಸಿ. ಈ

ದ್ರವಣವನ್ನು ಹಿಮ ಎಂದು ಕರೆಯಲಾಗುತ್ತದೆ.
ಉಲ್ಲೇಖ: ಶಾರಂಗಧರ ಸಂಹಿತೆ, ಮಧ್ಯಮ ಖಂಡ, 4ನೇ ಅಧ್ಯಾಯ.

ತಯಾರಿಸುವ ವಿಧಾನ

ಒಣ ಮೂಲಿಕೆಯನ್ನು ತೆಗೆದುಕೊಂಡು ಅದನ್ನು ಕತ್ತರಿಸಿ, ಸಣ್ಣ ತುಂಡುಗಳಾಗಿ ಅಥವಾ ತರಿತರಿಯಾಗಿ ಪುಡಿಮಾಡಿಕೊಳ್ಳಿ. ಶುಚಿಯಾದ ಪಾತ್ರೆಯಲ್ಲಿ ಗಿಡಮೂಲಿಕೆಗಳ ಪ್ರಮಾಣಕ್ಕೆ ಆರು ಪಟ್ಟು ಶುದ್ಧ ನೀರನ್ನು ಸೇರಿಸಿ. ನಂತರ ಪಾತ್ರೆಗೆ ಗಿಡಮೂಲಿಕೆಗಳ ತುಂಡು ಅಥವಾ ಪುಡಿಯನ್ನು ಸೇರಿಸಿ. ಇದನ್ನು ಕನಿಷ್ಠ 6 ಗಂಟೆಗಳ ಕಾಲ ಮುಚ್ಚಿಟ್ಟು, ಸೋಸಿ ಮತ್ತು ದ್ರಾವನವನ್ನು ಸಂಗ್ರಹಿಸಿ.

ಸೇವನಾ ಪ್ರಮಾಣ

ಆಚಾರ್ಯ ಶಾರಂಗಧರರ ಪ್ರಕಾರ – 2 ಪಲ = 96 ಮಿ.ಲೀ.
ಆಚಾರ್ಯ ಯಾದವ್ ಜಿ ತ್ರಿಕಾಮ್ ಜಿ ಆಚಾರ್ಯರ ಪ್ರಕಾರ - 1 ಪಲ = 48 ಮಿ.ಲೀ.
ಹಿಮ ಕಲ್ಪನಾದೊಂದಿಗೆ ಬಳಸಬಹುದಾದ ಪ್ರಕ್ಷೇಪಕ ಪದಾರ್ಥಗಳು ಫಾಂಟ ಕಷಾಯಕ್ಕೆ ಸಮಾನವಾಗಿವೆ.

ಹಿಮ ಕಲ್ಪನಾ ಉದಾಹರಣೆಗಳು

- ಅಮೃತಬಳ್ಳಿ ಶೀತ ಕಷಾಯವು ದೀರ್ಘಕಾಲದ ಜ್ವರದ ಚಿಕಿತ್ಸೆಯಲ್ಲಿ ಉಪಯುಕ್ತವಾಗಿದೆ.
- ಆಡುಸೋಗೆಯ ಶೀತ ಕಷಾಯವು ಶೀತ, ಕೆಮ್ಮಿನಂತಹ ಉಸಿರಾಟಕ್ಕೆ ಸಂಬಂಧಿಸಿದ ತೊಂದರೆಗಳಲ್ಲಿ ಉಪಯುಕ್ತವಾಗಿದೆ.
- ಮೂಗಿನ ರಕ್ತಸ್ರಾವ, ಅಲ್ಸರೇಟಿವ್ ಕೊಲೈಟಿಸ್ ಮತ್ತು ಅಧಿಕ ರಕ್ತಸ್ರಾವ ಮುಂತಾದ ತೊಂದರೆಗಳಲ್ಲಿ ಆಡುಸೋಗೆಯ ಶೀತ ಕಷಾಯವು ಅತ್ಯಂತ ಉಪಯುಕ್ತವಾಗಿದೆ.
- ಜ್ವರದಲ್ಲಿ ಕೂಡ ಆಡುಸೋಗೆಯ ಶೀತ ಕಷಾಯವು ಉಪಯುಕ್ತವಾಗಿದೆ.

ಕೊತ್ತಂಬರಿ ಬೀಜದ ಹಿಮದೊಂದಿಗೆ ಸಕ್ಕರೆ -

- ಅಂತರ್ದಾಹ - ಆಂತರಿಕ ಉರಿಯುವ ಸಂವೇದನೆ
- ತೃಷ್ಣಾ - ಅತಿಯಾದ ಬಾಯಾರಿಕೆ
- ಸ್ರೋತೋ ವಿಶೋಧನ - ದೇಹದ ಎಲ್ಲಾ ನಾಡಿಗಳನ್ನು ಶುದ್ಧೀಕರಿಸುತ್ತದೆ
- ಪ್ರಾತಃ - ಬೆಳಿಗ್ಗೆ ಸೇವಿಸಿ

35

ಜ್ವರ, ಉರಿ, ಬಾಯಾರಿಕೆಯ ನಿವಾರಣೆಗೆ ಕೊತ್ತಂಬರಿ ಪಾನೀಯ

ಕೊತ್ತಂಬರಿ ಪಾನೀಯವು ಜ್ವರ, ಉರಿ, ಬಾಯಾರಿಕೆ ಮತ್ತು ಇತರ ಪಿತ್ತ ಹೆಚ್ಚಳದಿಂದ ಉಂಟಾಗುವ ತೊಂದರೆಗಳಲ್ಲಿ ಉಪಯುಕ್ತವಾಗಿದೆ. ಇದರ ತಯಾರಿಕಾ ವಿಧಾನವು ಬಹಳ ಸುಲಭ.

ಬೇಸಿಗೆಯಲ್ಲಿ ಅಥವಾ ಜ್ವರದದಿಂದ ಬಳಲುತ್ತಿರುವವರಲ್ಲಿ ಅತಿಯಾದ ದೇಹದ ಉಷ್ಣತೆಯನ್ನು ಅನುಭವಿಸುವವರಿಗೆ ಅಥವಾ ಪಿತ್ತ ದೇಹಪ್ರಕೃತಿಯನ್ನು ಹೊಂದಿರುವವರಿಗೆ ಇದು ವಿಶೇಷವಾಗಿ ಪ್ರಯೋಜನಕಾರಿಯಾಗಿದೆ. ಸದಾಕಾಲ ಅತಿಯಾದ ಬಾಯಾರಿಕೆಯಿಂದ ಬಳಲುತ್ತಿರುವವರಿಗೆ ಕೂಡಾ ಇದು ತುಂಬಾ ಒಳ್ಳೆಯದು.

ತಯಾರಿಸುವ ವಿಧಾನ

ಒಂದು ಪಟ್ಟು ಕೊತ್ತಂಬರಿ ಬೀಜದ ಪುಡಿಯನ್ನು ತೆಗೆದುಕೊಂಡು ಅದಕ್ಕೆ ಆರು ಪಟ್ಟು ನೀರನ್ನು ಸೇರಿಸಿ. ಒಂದು ರಾತ್ರಿ ಅದನ್ನು ಮುಚ್ಚಿಟ್ಟು, ಮರುದಿನ ಬೆಳಿಗ್ಗೆ, ಅದನ್ನು ಸೋಸಿ, ಸ್ವಲ್ಪ ಪ್ರಮಾಣದ ಸಕ್ಕರೆಯೊಂದಿಗೆ ಬೆರೆಸಿ ಖಾಲಿ ಹೊಟ್ಟೆಯಲ್ಲಿ ಕುಡಿಯಿರಿ.

ಪ್ರಯೋಜನಗಳು

- ಇದು ನೈಸರ್ಗಿಕ ನಿರ್ವಿಷೀಕರಣ ಗುಣವನ್ನು ಹೊಂದಿದ್ದು, ಅತ್ಯುತ್ತಮ ಬೇಸಿಗೆ ಪಾನೀಯವಾಗಿದೆ.
- ಇದು ದೇಹ ಮತ್ತು ಅಂಗಾಂಶಗಳನ್ನು ಸ್ವಚ್ಛಗೊಳಿಸುತ್ತದೆ ಮತ್ತು ದೇಹವನ್ನು ಶಕ್ತಿಯುತಗೊಳಿಸುತ್ತದೆ.
- ಪ್ರಾಚೀನ ಆಯುರ್ವೇದ ಗ್ರಂಥಗಳಲ್ಲಿ ಈ ಪಾನೀಯದ ವಿವರಣೆಯಿದ್ದು, ಇದನ್ನು ಧಾನ್ಯಕ ಹಿಮ ಎಂದು ಕರೆಯಲಾಗುತ್ತದೆ. (ಉಲ್ಲೇಖ – ಶಾರಂಗಧರ ಸಂಹಿತೆ ಮಧ್ಯಮ ಖಂಡ – 2ನೇ

ಅಧ್ಯಾಯ, 7-8 ಶ್ಲೋಕ.)

- ದೇಹದ ಆಂತರಿಕ ಉರಿ, ಅತಿಯಾದ ಬಾಯಾರಿಕೆಯ ಶಮನಕ್ಕಾಗಿ ಧಾನ್ಯಕ ಹಿಮವನ್ನು ಸ್ವಲ್ಪ ಪ್ರಮಾಣದ ಸಕ್ಕರೆಯೊಂದಿಗೆ ಬೆಳಿಗ್ಗೆ ಕುಡಿಯಬೇಕು. ಇದು ದೇಹದ ಎಲ್ಲಾ ನರನಾಡಿಗಳನ್ನು ಶುದ್ಧೀಕರಿಸುತ್ತದೆ ಮತ್ತು ನಿರ್ವಿಷಗೊಳಿಸುತ್ತದೆ.

ಸೇವನಾ ಪ್ರಮಾಣ

ಬೆಳಿಗ್ಗೆ ಖಾಲಿ ಹೊಟ್ಟೆಯಲ್ಲಿ 40-50 ಮಿ.ಲೀ. ಪ್ರಮಾಣದ ಪಾನಕವನ್ನು ಅರ್ಧ ಚಮಚ ಸಕ್ಕರೆಯೊಂದಿಗೆ ತೆಗೆದುಕೊಳ್ಳಬೇಕು.

ಎಷ್ಟು ದಿನ ಸೇವಿಸಬಹುದು?

- ಇದನ್ನು 6-8 ವಾರಗಳವರೆಗೆ ತೆಗೆದುಕೊಳ್ಳಬಹುದು.
- ಇದನ್ನು ತಯಾರಿಸಿದ ನಂತರ 12-15 ಗಂಟೆಗಳ ಕಾಲ ಮಾತ್ರ ಸಂಗ್ರಹಿಸಿಡಬಹುದು.
- ಇದನ್ನು ರೆಫ್ರಿಜರೇಟರ್‌ನಲ್ಲಿ ಇರಿಸಿ 2 ದಿನಗಳ ಒಳಗೆ ಬಳಸಬಹುದು.

36

ಫಾಂಟ ಅಥವಾ ಉಷ್ಣ ಕಷಾಯ

ಗಿಡಮೂಲಿಕೆಗಳ ಔಷಧ ತತ್ತ್ವಗಳು ತ್ವರಿತವಾಗಿ ಶರೀರಕ್ಕೆ ಹೀರಲ್ಪಟ್ಟು, ತ್ವರಿತ ಪರಿಣಾಮವನ್ನು ನಿರೀಕ್ಷಿಸುವುದಾದರೆ ಗಿಡಮೂಲಿಕೆಗಳನ್ನು ನೀರಿನೊಂದಿಗೆ ಕುದಿಸಿ ಸೇವಿಸುವುದು ಉತ್ತಮ. ಹೀಗೆ ಮಾಡುವುದರಿಂದ ಗಿಡಮೂಲಿಕೆಗಳ ರಾಸಾಯನಿಕ ತತ್ತ್ವಗಳು ನೀರಿನೊಂದಿಗೆ ವಿಲೀನವಾಗುತ್ತವೆ. ನೀರು ಹೊಟ್ಟೆ ಮತ್ತು ಕರುಳಿನಿಂದ ಬಹಳ ವೇಗವಾಗಿ ದೇಹಕ್ಕೆ ಹೀರಲ್ಪಡುತ್ತದೆ. ಆದ್ದರಿಂದ, ಸಸ್ಯದ ನೀರಿನಲ್ಲಿ ಕರಗುವ ಔಷಧ ತತ್ತ್ವಗಳಿಗೆ ಹೊಟ್ಟೆಯಿಂದ ದೊಡ್ಡ ಕರುಳಿನವರೆಗೆ ತ್ವರಿತವಾಗಿ ಹೀರಲ್ಪಡುವ ಅವಕಾಶವುಂಟಾಗುತ್ತದೆ.

ನೀರಿನಲ್ಲಿ ವಿಲೀನವಾಗುವ ಔಷಧ ತತ್ತ್ವಗಳನ್ನು ಪ್ರತ್ಯೇಕಿಸುವುದಕ್ಕಾಗಿ ಗಿಡಮೂಲಿಕೆಗಳ ಮೂರು ವಿಧದ ಔಷಧಿಗಳನ್ನು ತಯಾರಿಸಬಹುದು.
ಶೀತ ಕಷಾಯ - ಗಿಡಮೂಲಿಕೆಗಳ ಪುಡಿಯನ್ನು ಸ್ವಲ್ಪ ಸಮಯದವರೆಗೆ ತಣ್ಣೀರಿನಲ್ಲಿ ನೆನೆಸಿಟ್ಟು ಔಷಧವನ್ನು ತಯಾರಿಸುವುದು.
ಫಾಂಟ ಕಷಾಯ - ಗಿಡಮೂಲಿಕೆಗಳ ಪುಡಿಯನ್ನು ಸ್ವಲ್ಪ ಸಮಯದವರೆಗೆ ಬಿಸಿ ನೀರಿನಲ್ಲಿ ನೆನೆಸಿಟ್ಟು ಔಷಧವನ್ನು ತಯಾರಿಸುವುದು.
ಕಷಾಯ - ಗಿಡಮೂಲಿಕೆಗಳನ್ನು ನೀರಿನೊಂದಿಗೆ ಕುದಿಸಿ ತಯಾರಿಸುವ ಔಷಧ. ಬಿಸಿ ಮಾಡುವಾಗ ನಷ್ಟವಾಗದಂತಹ ಔಷಧ ತತ್ತ್ವಗಳನ್ನು ಒಳಗೊಂಡ ಗಿಡಮೂಲಿಕೆಗಳನ್ನು ಕಷಾಯ ತಯಾರಿಕೆಗೆ ಬಳಸಬಹುದು.

ಫಾಂಟದ ಉದ್ದೇಶ - ಉಷ್ಣ ಕಷಾಯ
ಕೆಲವು ಔಷಧೀಯ ತತ್ವಗಳು ಹೆಚ್ಚಿನ ತಾಪಮಾನದಲ್ಲಿ ಆವಿಯಾಗಿ ಹೋಗುತ್ತವೆ. ಅಂತಹ ತತ್ವಗಳನ್ನು ಸಂರಕ್ಷಿಸಲು ಫಾಂಟ ಉಪಯುಕ್ತ. ಇಲ್ಲಿ ಬಾಷ್ಪಶೀಲ ತತ್ವಗಳು 60-80 ಡಿಗ್ರಿ ಸೆಲ್ಸಿಯಸ್ ನಷ್ಟು ತಾಪಮಾನವನ್ನು ತಡೆದುಕೊಳ್ಳುವ ಸಾಮರ್ಥ್ಯವನ್ನು ಹೊಂದಿರುತ್ತವೆ. (140-180 ಡಿಗ್ರಿ ಫ್ಯಾರನ್ಹೀಟ್) ಶೀತ ಗುಣವನ್ನು ಹೊಂದಿರುವ ಗಿಡಮೂಲಿಕೆಗಳನ್ನು ಸಾಮಾನ್ಯವಾಗಿ ಫಾಂಟ ತಯಾರಿಕೆಗೆ ಬಳಸಲಾಗುತ್ತದೆ.
ಉದಾಹರಣೆ:

- ಮಧೂಕ ಪುಷ್ಪ - ಇಪ್ಪೆ ಮರದ ಹೂವು
- ಶ್ರೀಗಂಧ
- ತಡಸಲು
- ಕಮಲದ ಕಾಂಡ
- ಕಮಲದ ಹೂವು

ಶೀತಗುಣಯುಕ್ತ ಗಿಡಮೂಲಿಕೆಗಳು:

- ಸೊಗದೆ ಬೇರು
- ಒಣದ್ರಾಕ್ಷಿ
- ಲಾವಂಚ

ಪಿತ್ತ ಶಮನಕ್ಕೆ ಬಳಸುವ ಔಷಧಿಗಳು ಉಷ್ಣಗುಣವನ್ನು ಹೊಂದಿರಬಾರದು. ಪಿತ್ತ ಸಂಬಂಧಿ ರೋಗಗಳಿಂದ ಬಳಲುತ್ತಿರುವಾಗ ಜೀರ್ಣಶಕ್ತಿಯನ್ನು ಸುಧಾರಿಸಲು ಸ್ವಲ್ಪ ಪ್ರಮಾಣದ ಉಷ್ಣ ಗುಣದ ಅಗತ್ಯವಿರುತ್ತದೆ. ಉದಾ: ಜ್ವರ

ಆದ್ದರಿಂದ, ಅಧಿಕ ಪಿತ್ತ ಮತ್ತು ಕಡಿಮೆ ಜೀರ್ಣಶಕ್ತಿಯಿಂದ ಬಳಲುತ್ತಿರುವಾಗ ಫಾಂಟವು ಒಂದು ಪರಿಪೂರ್ಣ ಔಷಧವಾಗಿ ಕಾರ್ಯ ನಿರ್ವಹಿಸುತ್ತದೆ.

ಉದಾಹರಣೆಗೆ:

ಜ್ವರ
ರಕ್ತಸ್ರಾವದ ತೊಂದರೆಗಳು
ಉರಿಯುವ ಸಂವೇದನೆ
ಅಸಿಡಿಟಿ (ಜಠರದುರಿತ) ಇತ್ಯಾದಿ.

ಪಿತ್ತದ ಜೊತೆಗೆ ಕಫ ದೋಷ ಸೇರಿ ಉಂಟಾದ ರೋಗಗಳಲ್ಲಿ ಕೂಡಾ ಫಾಂಟವು ಉಪಯುಕ್ತ.

ಉದಾಹರಣೆ: ಕಫ ರೋಗದಿಂದ ಬಳಲುತ್ತಿರುವ ಪಿತ್ತ ಪ್ರಕೃತಿಯ ವ್ಯಕ್ತಿ, ಅಥವಾ ಪಿತ್ತ ರೋಗದಿಂದ ಬಳಲುತ್ತಿರುವ ಕಫ ಪ್ರಕೃತಿಯ ವ್ಯಕ್ತಿ, ಕಫ ವೃದ್ಧಿಯಿಂದ ಕೂಡಿದ ಜ್ವರ, ಕಫ ಪ್ರಕೃತಿಯನ್ನು ಹೊಂದಿರುವ ವ್ಯಕ್ತಿಯಲ್ಲಿ ಉಂಟಾಗುವ ಮೂಗಿನ ರಕ್ತಸ್ರಾವ, ಮುಟ್ಟಿನ ಅತಿಯಾದ ರಕ್ತಸ್ರಾವ, ಪಿತ್ತ ಪ್ರಕೃತಿಯನ್ನು ಹೊಂದಿರುವ ಬೊಜ್ಜಿನೊಂದಿಗೆ ಬಳಲುತ್ತಿರುವ ವ್ಯಕ್ತಿಗಳಲ್ಲಿ ಇತ್ಯಾದಿ.

ಕಷಾಯದ ಬದಲಾಗಿ ಫಾಂಟದ ಬಳಕೆ

ಮಕ್ಕಳು, ದುರ್ಬಲ ರೋಗಿಗಳು, ಕಡಿಮೆ ದೇಹ ತೂಕವನ್ನು ಹೊಂದಿರುವವರು ಮತ್ತು ದೀರ್ಘಕಾಲದ ರೋಗಗಳಿಂದ ಬಳಲುತ್ತಿರುವವರು ಕಷಾಯದ ಪ್ರಾಬಲ್ಯತೆಯನ್ನು ತಡೆದುಕೊಳ್ಳಲು ಸಾಧ್ಯವಾಗದಿದ್ದರೆ ಕಷಾಯದ ಬದಲಾಗಿ ಫಾಂಟವನ್ನು ಬಳಸಲಾಗುತ್ತದೆ.

ಫಾಂಟ ತಯಾರಿಸುವ ವಿಧಾನ

ಶಾರಂಗಧರ ಸಂಹಿತಾ, ಮಧ್ಯಮ ಖಂಡ, 3ನೇ ಅಧ್ಯಾಯದ ಪ್ರಕಾರ -
ಚೆನ್ನಾಗಿ ಪುಡಿಮಾಡಿದ ಮೂಲಿಕೆ ಪದಾರ್ಥಗಳನ್ನು 1 ಪಲ = 48 ಗ್ರಾಂ ಪ್ರಮಾಣದಲ್ಲಿ ತೆಗೆದುಕೊಳ್ಳಲಾಗುತ್ತದೆ. ಇದನ್ನು 4 ಪಲ (192 ಮಿ.ಲೀ.) ಬಿಸಿನೀರಿಗೆ ಸೇರಿಸಲಾಗುತ್ತದೆ. ಇದನ್ನು ಸ್ವಲ್ಪ ಹೊತ್ತು ಮುಚ್ಚಿಟ್ಟು, ಬಳಿಕ ಕೈಯಿಂದ ಹಿಸುಕಿ ಸೋಸಲಾಗುತ್ತದೆ. ಹೀಗೆ ಪಡೆದ ದ್ರಾವಣವನ್ನು ಫಾಂಟ ಎಂದು ಕರೆಯಲಾಗುತ್ತದೆ.

ಸೇವನಾ ಪ್ರಮಾಣ

96 ಮಿ.ಲೀ. ಫಾಂಟಕ್ಕೆ ಜೇನು, ಸಕ್ಕರೆ ಅಥವಾ ಬೆಲ್ಲವನ್ನು ಸೇರಿಸಿ ಸೇವಿಸಬಹುದು.

ಪಂಚಕೋಲ ಫಾಂಟ

ಬೇಕಾಗುವ ಪದಾರ್ಥಗಳು

- ಹಿಪ್ಪಲಿ
- ಹಿಪ್ಪಲಿ ಬೇರು
- ಗಜ ಹಿಪ್ಪಲಿ
- ಚಿತ್ರಮೂಲ
- ಶುಂಠಿ

ಉಪಯೋಗ

- ದೀಪನ - ಜೀರ್ಣಶಕ್ತಿಯನ್ನು ಸುಧಾರಿಸುತ್ತದೆ
- ಪಚನ - ಜೀರ್ಣಶಕ್ತ ವರ್ಧಕ, ಆಮ ದೋಷವನ್ನು ನಿವಾರಿಸುತ್ತದೆ

ಯಷ್ಟಿ ಮಧು ಫಾಂಟ

- ಜೇಷ್ಟಿಮಧುವಿನಿಂದ ತಯಾರಿಸಲ್ಪಡುತ್ತದೆ.
- ವಮನ ಚಿಕಿತ್ಸೆಯಲ್ಲಿ ರೋಗಿಗೆ ವಾಂತಿ ಮಾಡುವ ಪ್ರಕ್ರಿಯೆಯನ್ನು ಪುನರಾವರ್ತಿತವಾಗಿ ಪ್ರಚೋದಿಸಲು ಮತ್ತು ಸರಾಗಗೊಳಿಸುವ ಸಲುವಾಗಿ ನೀಡಲಾಗುತ್ತದೆ.
- ಇದನ್ನು ಸಾಮಾನ್ಯವಾಗಿ ಮುಖ್ಯ ವಮನ ಔಷಧಿಯನ್ನು ನೀಡಿದ ನಂತರ ನೀಡಲಾಗುತ್ತದೆ.

37

ಚೂರ್ಣ - ಆಯುರ್ವೇದ ಔಷಧ ಪುಡಿಗಳು: ತಯಾರಿಕಾ ವಿಧಾನ, ಉಪಯೋಗ

ಗಿಡಮೂಲಿಕೆಗಳ ಪುಡಿಗಳನ್ನು ಆಯುರ್ವೇದದಲ್ಲಿ ವ್ಯಾಪಕವಾಗಿ ಬಳಸಲಾಗುತ್ತದೆ. ಆಯುರ್ವೇದದಲ್ಲಿ, ಪುಡಿಗಳನ್ನು ಆಂತರಿಕ ಸೇವನೆ, ಬಾಹ್ಯ ಬಳಕೆ, ಗಿಡಮೂಲಿಕೆಗಳ ತುಪ್ಪ ಮತ್ತು ತೈಲಗಳ ತಯಾರಿ ಇತ್ಯಾದಿಗಳಿಗೆ ಬಳಸಲಾಗುತ್ತದೆ.

ಚೂರ್ಣ - ಗಿಡಮೂಲಿಕೆಗಳ ಪುಡಿಗಳು

ಸಂಪೂರ್ಣವಾಗಿ ಒಣಗಿದ ಗಿಡಮೂಲಿಕೆಯ ಪುಡಿಯನ್ನು ಶುದ್ಧವಾದ ಬಟ್ಟೆಯ ಮೂಲಕ ಜರಡಿ ಹಿಡಿಯುವುದರ ಮೂಲಕ ಚೂರ್ಣವನ್ನು ಪಡೆಯಲಾಗುತ್ತದೆ. ಹಿಂದಿನ ದಿನಗಳಲ್ಲಿ ಚೂರ್ಣವನ್ನು ತಯಾರಿಸಲು ಕುಟ್ಟಾಣಿಗಳನ್ನು ಬಳಸಲಾಗುತ್ತಿತ್ತು. ಇತ್ತೀಚಿನ ದಿನಗಳಲ್ಲಿ ಯಾಂತ್ರಿಕ ಕುಟ್ಟಾಣಿಗಳು, ಮತ್ತು ವಿವಿಧ ಗಿರಣಿಗಳನ್ನು ಬಳಸಲಾಗುತ್ತದೆ.

ಗಾತ್ರದ ಆಧಾರದ ಮೇಲೆ ಚೂರ್ಣದ ವಿಧಗಳು

- ಸ್ಥೂಲ ಚೂರ್ಣ: ತರಿತರಿಯಾದ ಪುಡಿ.
- ಸೂಕ್ಷ್ಮ ಚೂರ್ಣ: ನುಣ್ಣಗಿನ ಪುಡಿ.
- ಅತ್ಯಂತ ಸೂಕ್ಷ್ಮ ಚೂರ್ಣ: ಅತೀ ನುಣ್ಣಗಿನ ಪುಡಿ.

ಘಟಕಾಂಶಗಳ ಸಂಖ್ಯೆ ಮತ್ತು ಸ್ವರೂಪದ ಆಧಾರದ ಮೇಲೆ ಚೂರ್ಣದ ವಿಧಗಳು

- ಏಕ ಮೂಲಿಕಾ ಚೂರ್ಣಗಳು - ಉದಾಹರಣೆ - ಶುಂಠಿ ಪುಡಿ.

- ಬಹು ಮೂಲಿಕಾ ಚೂರ್ಣಗಳು - ಉದಾಹರಣೆ - ತ್ರಿಕಟು ಚೂರ್ಣ - ಶುಂಠಿ, ಕರಿಮೆಣಸು ಮತ್ತು ಹಿಪ್ಪಲಿಗಳ ಸಂಯೋಜಿತ ಚೂರ್ಣ.
- ಲೋಹದ ಚೂರ್ಣಗಳು - ಲೋಹ ಭಸ್ಮ, ಕಬ್ಬಿಣದ ಭಸ್ಮ, ಸತು ಭಸ್ಮ ಇತ್ಯಾದಿ.

ಶಾಸ್ತ್ರೀಯ ಸೇವನಾ ಪ್ರಮಾಣ

ಒಂದು ಕರ್ಷ (12 ಗ್ರಾಂ).

ಪ್ರಾಯೋಗಿಕ ಸೇವನಾ ಪ್ರಮಾಣ

3 - 6 ಗ್ರಾಂ ಒಮ್ಮೆಗೆ ಅಥವಾ ವಿಭಜಿತ ಪ್ರಮಾಣದಲ್ಲಿ.

ಶಾರಂಗಧರ ಸಂಹಿತೆಯ ಪ್ರಕಾರ ಚೂರ್ಣಗಳ ಸಂಗ್ರಹಿಸಿಡಬಹುದಾದ ಸಮಯ - 2 ತಿಂಗಳುಗಳು.

ಗಾಳಿಯಾಡದ ಪಾತ್ರೆಗಳಲ್ಲಿ ಸಂಗ್ರಹಿಸಿದರೆ, ಆರು ತಿಂಗಳವರೆಗೆ ಸಂಗ್ರಹಿಸಬಹುದು.

ಡ್ರಗ್ಸ್ ಮತ್ತು ಕಾಸ್ಮೆಟಿಕ್ಸ್ ಆಕ್ಟ್ ಪ್ರಕಾರ ಮಾರುಕಟ್ಟೆಯಲ್ಲಿ ಲಭ್ಯವಿರುವ ಚೂರ್ಣಗಳನ್ನು 2 ವರ್ಷಗಳ ಕಾಲ ಸಂಗ್ರಹಿಸಿಡಬಹುದು.

ಸೇವನೆಯಲ್ಲಿ ಸಹ ಔಷಧಿಗಳ ಬಳಕೆ

ಬೆಲ್ಲವನ್ನು ಬಳಸುವುದಾದರೆ, ಸಮಾನ ಪ್ರಮಾಣದಲ್ಲಿ ಚೂರ್ಣಕ್ಕೆ ಸೇರಿಸಬೇಕು.

ಉದಾ: 3 ಗ್ರಾಂ ತ್ರಿಕಟು ಚೂರ್ಣ ಮತ್ತು 3 ಗ್ರಾಂ ಬೆಲ್ಲದೊಂದಿಗೆ, ರಾತ್ರಿ ಆಹಾರದ ನಂತರ 2 ವಾರಗಳ ಕಾಲ ಸೇವಿಸಬಹುದು.

ಕಲ್ಲುಸಕ್ಕರೆಯನ್ನು ಬಳಸುವುದಾದರೆ, ಚೂರ್ಣದ ದ್ವಿಗುಣ ಪ್ರಮಾಣದಲ್ಲಿ ಸೇರಿಸಲಾಗುತ್ತದೆ.

ತುಪ್ಪ, ಜೇನುತುಪ್ಪ ಅಥವಾ ಎಳ್ಳೆಣ್ಣೆಯನ್ನು ಸೇರಿಸಬೇಕಾದರೆ, ಅದರ ಪ್ರಮಾಣವನ್ನು ದ್ವಿಗುಣಗೊಳಿಸಿ.

ಚೂರ್ಣದ ಬಳಕೆ

ಹಿಂಗ್ವಾಷ್ಟಕ ಚೂರ್ಣ - ಹೊಟ್ಟೆಯುಬ್ಬರ, ವಾತ ರೋಗಗಳು ಇತ್ಯಾದಿಗಳಲ್ಲಿ ಬಳಸಲಾಗುತ್ತದೆ.

ತಾಲೀಸಾದಿ ಚೂರ್ಣ, ಸೀತೋಪಲಾದಿ ಚೂರ್ಣ - ನೆಗಡಿ, ಕೆಮ್ಮು, ಉಬ್ಬಸ ಇತ್ಯಾದಿಗಳಲ್ಲಿ ಬಳಸಲಾಗುತ್ತದೆ.

ಇವುಗಳ ಜೊತೆ ಅನುಪಾನವಾಗಿ ಬಳಸಲಾಗುತ್ತದೆ:

ಉದಾ: ಸ್ವರ್ಣ ಭಸ್ಮದೊಂದಿಗೆ ತ್ರಿಕಟು ಚೂರ್ಣ.

ಅಭ್ರಕ ಭಸ್ಮದೊಂದಿಗೆ ತಾಲೀಸಾದಿ ಚೂರ್ಣ.

ಇತರ ಔಷಧ ಸಿದ್ಧತೆಗಳ ತಯಾರಿಕೆಯಲ್ಲಿ

ಉದಾ: ಗಿಡಮೂಲಿಕೆಗಳ ಕಷಾಯಗಳು, ಗಿಡಮೂಲಿಕೆಗಳ ಲೇಹ, ಮಾತ್ರೆಗಳು, ಎಣ್ಣೆಗಳು, ತುಪ್ಪಗಳು, ಹುದುಗಿಸಿದ ಔಷಧಗಳಾದ ಆಸವ, ಅರಿಷ್ಟ ಇತ್ಯಾದಿಗಳ ತಯಾರಿಕೆಯಲ್ಲಿ ಗಿಡಮೂಲಿಕೆಗಳ ಪುಡಿಗಳನ್ನು ಬಳಸಲಾಗುತ್ತದೆ.

ಚೂರ್ಣದ ಬಾಹ್ಯ ಬಳಕೆ

- ಉದ್ವರ್ತನಕ್ಕೆ - ಕೋಲ ಕುಲತ್ತಾದಿ ಚೂರ್ಣವನ್ನು ಚೂರ್ಣಮಸಾಜ್ ನಲ್ಲಿ ಬಳಸಲಾಗುತ್ತದೆ.
- ಗಾಯಗಳ ಮೇಲೆ ಉದುರಿಸಲು- ಬೇವಿನ ಪುಡಿ ಅಥವಾ ತ್ರಿಫಲಾ ಚೂರ್ಣ ಅಥವಾ ಬೇವು ಮತ್ತು ಅರಿಶಿನ ಪುಡಿಗಳ ಮಿಶ್ರಣ.
- ಗಿಡಮೂಲಿಕೆಗಳ ಧೂಮಪಾನ - ಪ್ರಧಮನ ನಸ್ಯ - ಉದಾ: ನಿದ್ರಾಹೀನತೆಗೆ ಚಿಕಿತ್ಸೆ ನೀಡಲು ಕಟ್ಫಲ ಚೂರ್ಣದ ನಸ್ಯವನ್ನು ನೀಡಲಾಗುತ್ತದೆ.
- ನೋವು ನಿವಾರಣೆಗೆ ಚರ್ಮದ ಮೇಲೆ ಕೊಟ್ಟಂಚುಕ್ಕಾದಿ ಚೂರ್ಣದ ಲೇಪವನ್ನು ಹಚ್ಚಲಾಗುತ್ತದೆ.
- ಸ್ವೇದನ ಚಿಕಿತ್ಸೆಯಲ್ಲಿ - ಚೂರ್ಣ ಪಿಂಡ ಸ್ವೇದ - ಗಿಡಮೂಲಿಕೆಗಳ ಪುಡಿಗಳನ್ನು ಸ್ವಲ್ಪ ಎಣ್ಣೆಯಲ್ಲಿ ಹುರಿದು, ಬಟ್ಟೆಯಲ್ಲಿ ಗಂಟುಕಟ್ಟಿ ಮತ್ತೆ ಅದನ್ನು ಸ್ವಲ್ಪ ಬಿಸಿಮಾಡಿ ನೋವಿರುವ ಭಾಗದಲ್ಲಿ ನಿಗದಿತ ಅವಧಿಯವರೆಗೆ ಉಜ್ಜಲಾಗುತ್ತದೆ.

ಚೂರ್ಣದ ಅನುಕೂಲತೆಗಳು

- ಇತರ ದ್ರವ ರೂಪದ ಔಷಧಗಳಿಗೆ ಹೋಲಿಸಿದರೆ ಚೂರ್ಣಗಳು ಹೆಚ್ಚು ಸ್ಥಿರತೆಯನ್ನು ಹೊಂದಿರುತ್ತವೆ.
- ಮಾತ್ರೆ, ಕ್ಯಾಪ್ಸ್ಯೂಲ್, ಗ್ರ್ಯಾನ್ಯೂಲ್ ಮುಂತಾದ ಔಷಧಗಳಿಗೆ ಹೋಲಿಸಿದರೆ ಚೂರ್ಣಗಳ ಹೀರಿಕೊಳ್ಳುವಿಕೆಯ ವೇಗವು ಹೆಚ್ಚಾಗಿರುತ್ತದೆ.
- ಯಾವುದೇ ಇತರ ಔಷಧ ಸಿದ್ಧತೆಗಳಿಗೆ ಹೋಲಿಸಿದರೆ ಕಡಿಮೆ ವೆಚ್ಚದಾಯಕ.

ಚೂರ್ಣದ ಅನಾನುಕೂಲತೆಗಳು

- ಔಷಧದ ಮೇಲ್ಮೈ ಪ್ರದೇಶವು ಹೆಚ್ಚಾದಂತೆ ಅವು ತೇವಾಂಶವನ್ನು ಹೀರಿಕೊಳ್ಳುವ ಸಾಧ್ಯತೆ ಹೆಚ್ಚು.
- ರುಚಿಕರವಲ್ಲದ ಅಥವಾ ಕಹಿ ಔಷಧಗಳನ್ನು ಪುಡಿಯ ರೂಪದಲ್ಲಿ ಬಳಸುವುದು ಕಷ್ಟ.
- ಚೂರ್ಣಗಳನ್ನು ತಯಾರಿಸುವಾಗ ಉಂಟಾಗುವ ಹೆಚ್ಚಿನ ತಾಪಮಾನದಿಂದಾಗಿ ಔಷಧಗಳು ತಮ್ಮ ಪರಿಮಳ ಮತ್ತು ಬಾಷ್ಪಶೀಲ ಸಂಯುಕ್ತಗಳನ್ನು ಕಳೆದುಕೊಳ್ಳಬಹುದು.
- ಗಾಳಿಯಲ್ಲಿ ತೆರೆದಿಟ್ಟಾಗ ಕರಗುವ ಮತ್ತು ತೇವಾಂಶಗಳನ್ನು ಹೀರಿಕೊಳ್ಳುವ ಔಷಧಿಗಳನ್ನು ಚೂರ್ಣದ ರೂಪದಲ್ಲಿ ಉಪಯೋಗಿಸಲಾಗುವುದಿಲ್ಲ. ಉದಾ: ಹಿಂಗು, ಯವಕ್ಷಾರ.

ಚೂರ್ಣಗಳನ್ನು ತಯಾರಿಸುವಾಗ ಪರಿಣಾಮ ಬೀರುವ ಅಂಶಗಳು:

- ಔಷಧಗಳ ಭೌತಿಕ ಗುಣಲಕ್ಷಣಗಳಾದ ಗಡಸುತನ, ಕಠಿಣತೆ, ತೇವಾಂಶ ಇತ್ಯಾದಿ.
- ಔಷಧಗಳ ಕರಗುವ ಅಥವಾ ಮೃದುಗೊಳಿಸುವ ಬಿಂದು.
- ಪುಡಿ ಮಾಡಬೇಕಾದ ವಸ್ತುವಿನ ಆರಂಭಿಕ ಗಾತ್ರವು ತುಂಬಾ ದೊಡ್ಡದಾಗಿದ್ದರೆ ಅದನ್ನು ಹಂತ ಹಂತವಾಗಿ ಪುಡಿ ಮಾಡಬೇಕಾಗುತ್ತದೆ.

- ಚೂರ್ಣವನ್ನು ತಯಾರಿಸುವಾಗ ಸೂಕ್ಷ್ಮಜೀವಿಗಳಿಂದ ಕಲುಷಿತವಾಗುವುದನ್ನು ತಡೆಗಟ್ಟಲು ಶುಚಿತ್ವವನ್ನು ಕಾಪಾಡಬೇಕು.

ದೇಹದ ಮೇಲೆ ಚೂರ್ಣಗಳ ಪ್ರಭಾವ

- ನಾಲಿಗೆಯ ಸಂಪರ್ಕಕ್ಕೆ ಬಂದ ತಕ್ಷಣ ಚೂರ್ಣದ ಕಾರ್ಯವಿಧಾನವು ಪ್ರಾರಂಭವಾಗುತ್ತದೆ.
- ಆಯುರ್ವೇದದ ಪ್ರಕಾರ, ಔಷಧೀಯ ಕ್ರಿಯಾಶೀಲ ತತ್ತ್ವಗಳು ಮಾತ್ರವಲ್ಲ, ಔಷಧದ ರುಚಿ ಕೂಡ ರೋಗಿಯ ಮೇಲೆ ತನ್ನದೇ ಆದ ಪರಿಣಾಮವನ್ನು ಬೀರುತ್ತದೆ. ಉದಾ - ಒಗರು ರುಚಿಯು ಸ್ತಂಭನ ಅಥವಾ ಸಂಕೋಚಕ ಗುಣವನ್ನು ಹೊಂದಿದೆ.
- ಕೆಮ್ಮು, ನೆಗಡಿ, ಮೂಗು ಕಟ್ಟುವಿಕೆಯ ಶಮನಕ್ಕಾಗಿ ಉಪಯೋಗಿಸುವ ಹೆಚ್ಚಿನ ಪುಡಿಗಳು ಶುಂಠಿ, ಕರಿಮೆಣಸು, ಹಿಪ್ಪಲಿ ಇತ್ಯಾದಿ ಮಸಾಲೆ ಪದಾರ್ಥಗಳನ್ನು ಒಳಗೊಂಡಿದೆ.
- ಚೂರ್ಣವನ್ನು ತುಪ್ಪದ ಜೊತೆಗೆ ಸೇವಿಸುವುದರಿಂದ ತುಪ್ಪವು ಜೀರ್ಣಾಂಗಗಳ ಮೆದುವಾದ ಒಳಪದರವನ್ನು ಮಸಾಲೆ ಪದಾರ್ಥಗಳ ತೀಕ್ಷ್ಣತೆಯಿಂದ ರಕ್ಷಿಸುತ್ತದೆ. ಉದಾ: ಹಿಂಗ್ವಾಷ್ಟಕ ಚೂರ್ಣವನ್ನು ತುಪ್ಪದ ಜೊತೆಗೆ ನೀಡಲಾಗುತ್ತದೆ.
- ಚೂರ್ಣವನ್ನು ಜೇನುತುಪ್ಪದೊಂದಿಗೆ ನೀಡಿದರೆ, ಜೇನುತುಪ್ಪದ ವೇಗವರ್ಧಕ ಚಟುವಟಿಕೆ (ಯೋಗವಾಹಿ) ಗುಣದಿಂದಾಗಿ ಅದು ತ್ವರಿತವಾಗಿ ಹೀರಲ್ಪಡುತ್ತದೆ.
- ಚೂರ್ಣವನ್ನು ತಯಾರಿಸುವಾಗ ಸಕ್ಕರೆ ಅಥವಾ ಬೆಲ್ಲವನ್ನು ಸೇರಿಸಿದರೆ, ಅದು ಕರಗಲು ಹೆಚ್ಚು ಸಮಯ ತೆಗೆದುಕೊಳ್ಳುತ್ತದೆ ಮತ್ತು ಬಾಯಿಯ ಬದಲಾಗಿ ಹೊಟ್ಟೆ ಮತ್ತು ಕರುಳಿನಲ್ಲಿ ಅದರ ಕ್ರಿಯೆಯನ್ನು ನಿರೀಕ್ಷಿಸಬಹುದು.

38

ಆಯುರ್ವೇದ ಟೂತ್ ಪೌಡರ್ ಅನ್ನು ಮನೆಯಲ್ಲೇ ತಯಾರಿಸುವುದು ಹೇಗೆ?

ಹಲ್ಲುಜ್ಜುವ ಪುಡಿಗಳು ಪೇಸ್ಟ್ ಗಳಿಗಿಂತ ಉತ್ತಮವಾಗಿ ಕಾರ್ಯನಿರ್ವಹಿಸುತ್ತವೆ. ಪೇಸ್ಟ್ ನಲ್ಲಿರುವ ರಾಸಾಯನಿಕಗಳು ಹಲ್ಲುಗಳ ಎಲ್ಲಾ ಭಾಗಳಿಗೆ ತಲುಪಬೇಕೆಂದಿಲ್ಲ. ಆದರೆ ಪುಡಿಯನ್ನು ಉಪಯೋಗಿಸುವುದರಿಂದ ಅದು ಬಾಯಿಯ ಎಲ್ಲಾ ಭಾಗಗಳಿಂದ ಕೊಳೆಯನ್ನು ಹೊರಹಾಕುತ್ತದೆ ಎಂದು ನಾವು ಖಚಿತವಾಗಿ ಹೇಳಬಹುದು.

ಆಯುರ್ವೇದ ಹಲ್ಲುಜ್ಜುವ ಪುಡಿಗಳ ಔಷಧೀಯ ಮೌಲ್ಯ

ವಸಡಿನ ಗಾಯಗಳ ನಿವಾರಣೆ - ಬೇವು, ಜೇಷ್ಟಮಧು ಮುಂತಾದ ಗಿಡಮೂಲಿಕೆಗಳು ನೈಸರ್ಗಿಕವಾಗಿ ಗಾಯವನ್ನು ಗುಣಪಡಿಸುವ ಗಿಡಮೂಲಿಕೆಗಳಾಗಿವೆ. ಅವು ವಸಡಿನ ಗಾಯಗಳು ಮತ್ತು ಬಾಯಿ ಹುಣ್ಣುಗಳನ್ನು ವೇಗವಾಗಿ ಗುಣಪಡಿಸುತ್ತವೆ.

ಬಾಯಿ ಹುಣ್ಣುಗಳ ನಿವಾರಣೆ - ಮಂಜಿಷ್ಟ, ಬೇವು, ಖದಿರಗಳಂತಹ ಗಿಡಮೂಲಿಕೆಗಳು ಬಾಯಿಯ ಲೋಳೆಪೊರೆಯ ಗಾಯಗಳನ್ನು ತ್ವರಿತವಾಗಿ ಗುಣಪಡಿಸಲು ಬಹಳ ಉಪಯುಕ್ತವಾಗಿವೆ.

ದುರ್ಗಂಧ ನಿವಾರಣೆ - ಸ್ವಲ್ಪ ಲವಂಗವನ್ನು ಸೇರಿಸಿದಾಗ ಹಲ್ಲುಜ್ಜುವ ಪುಡಿಯು ನೈಸರ್ಗಿಕ ಪರಿಮಳವನ್ನು ಪಡೆಯುತ್ತದೆ. ಜೇಷ್ಟಮಧು ಕೂಡ ವಿಶೇಷ ಪರಿಮಳವನ್ನು ಹೊಂದಿದೆ. ಟೀ ಟ್ರೀ ಆಯಿಲ್, ಪೆಪ್ಪರ್ಮಿಂಟ್ ಆಯಿಲ್, ಸ್ಪಿಯರ್ಮಿಂಟ್ ಆಯಿಲ್ ಮುಂತಾದವುಗಳು ಬಾಯಿಯ ದುರ್ಗಂಧವನ್ನು ನಿವಾರಿಸುತ್ತವೆ.

ಹಲ್ಲುನೋವಿಗೆ ಪರಿಹಾರ - ಎಸ್ಸೆನ್ಶಿಯಲ್ ಆಯಿಲ್ ಮತ್ತು ಲವಂಗವು ಹಲ್ಲು ನೋವನ್ನು ಕಡಿಮೆ ಮಾಡುತ್ತದೆ. ಪುಡಿಗಳನ್ನು ಉಪಯೋಗಿಸಿ ಹಲ್ಲುಜ್ಜುವಾಗ ಉಂಟಾಗುವ ಒತ್ತಡವು ಹಲ್ಲಿನ ಸಂಧಿಗಳಲ್ಲಿರುವ ಕೊಳೆಗಳನ್ನು ತೆಗೆದುಹಾಕುತ್ತದೆ. ಇದ್ದಿಲು ಮತ್ತು ಎಲ್ಲಾ ಗಿಡಮೂಲಿಕೆಗಳ ಪುಡಿಗಳು

ತುಂಬಾ ಉಪಯುಕ್ತವಾಗಿವೆ. ಇದ್ದಿಲು ಬಾಯಿಯಲ್ಲಿರುವ ಕೊಳೆಯನ್ನು ಸಂಪೂರ್ಣವಾಗಿ ಹೊರಹಾಕುತ್ತದೆ. ನಾಲಿಗೆಯ ಕೆಳಭಾಗದಲ್ಲಿರುವ ರಕ್ತನಾಳಗಳು ಸೂಕ್ಷ್ಮ ಔಷಧೀಯ ತತ್ತ್ವಗಳನ್ನು ನಮ್ಮ ದೇಹಕ್ಕೆ ಸೇರಿಸುತ್ತವೆ.

ಹಲ್ಲಿನ ಕ್ಷಯವನ್ನು ತಡೆಗಟ್ಟುವುದು - ಬೇವು ಮತ್ತು ರಕ್ತಮಂಜಿಷ್ಟೆ, ತೇಜಫಲ ಮರ - ಇವುಗಳು ಹಲ್ಲಿನ ಕ್ಷಯವನ್ನು ತಡೆಗಟ್ಟುವಲ್ಲಿ ಉಪಯುಕ್ತವಾಗಿವೆ.

ಹಲ್ಲುಜ್ಜುವ ಪುಡಿಯನ್ನು ತಯಾರಿಸುವ 2 ವಿಧಾನಗಳನ್ನು ಇಲ್ಲಿ ವಿವರಿಸಲಾಗಿದೆ:

1) ಈ ಕೆಳಗಿನ ಗಿಡಮೂಲಿಕೆಗಳ ನುಣ್ಣಗಿನ ಪುಡಿಯನ್ನು ತೆಗೆದುಕೊಳ್ಳಿ -

- ರಕ್ತಮಂಜಿಷ್ಟೆ - 20 ಗ್ರಾಂ
- ಜ್ಯೇಷ್ಠಮಧು - 20 ಗ್ರಾಂ
- ಲವಂಗ - ಪುಡಿ 1 ಗ್ರಾಂ
- ಕಗ್ಗಲಿ - 20 ಗ್ರಾಂ
- ಬೇವು - 10 - 20 ಗ್ರಾಂ
- ಅರಿಶಿನ - 5 ಗ್ರಾಂ

ಟೀ ಟ್ರೀ ಆಯಿಲ್, ಪೆಪ್ಪರ್ಮಿಂಟ್ ಆಯಿಲ್, ಸ್ಪಿಯರ್ಮಿಂಟ್ ಆಯಿಲ್ ಮುಂತಾದ ಯಾವುದಾದರೊಂದು ತೈಲದ 1 - 2 ಹನಿಗಳಷ್ಟು ಸೇರಿಸಿ (ಅಧಿಕ ಪ್ರಮಾಣದಲ್ಲಿ ಉಪಯೋಗಿಸಿದರೆ ಇತರ ಗಿಡಮೂಲಿಕೆಗಳ ಪರಿಮಳವನ್ನು ಇಲ್ಲವಾಗಿಸುತ್ತದೆ).

ಉಪ್ಪು ಅಥವಾ ಸೈಂಧವ ಲವಣವೂ ಸಹ ಹಲ್ಲುಜ್ಜುವ ಪುಡಿಗಳ ಅತ್ಯಗತ್ಯ ಘಟಕಾಂಶವಾಗಿದೆ. (10-20 ಗ್ರಾಂ). ಇದು ಹಲ್ಲಿನ ಕೊಳೆಯನ್ನು ಹೊರಹಾಕುತ್ತದೆ.

2) ಇದ್ದಿಲಿನ ಪುಡಿ - 20-30 ಗ್ರಾಂ

ಶುಂಠಿ ಮತ್ತು ಕರಿಮೆಣಸು - 3 - 5 ಗ್ರಾಂ (ಈ ತೀಕ್ಷ್ಣವಾದ ಗಿಡಮೂಲಿಕೆಗಳು ನಾಲಿಗೆಯನ್ನು ಉತ್ತೇಜಿಸುತ್ತವೆ.)

ಜಾಲಿಮರದ ತೊಗಟೆಯ ಪುಡಿ, ಬಂಗೆಮರದ ತಿರುಳು - 10-20 ಗ್ರಾಂ.

ಮಾರುಕಟ್ಟೆಯಲ್ಲಿ ಲಭ್ಯವಿರುವ ಉತ್ಪನ್ನಗಳು ಗೈರಿಕವನ್ನು ಒಂದು ಒಳಗೊಂಡಿರುತ್ತವೆ. ಇದು ಕಬ್ಬಿಣವನ್ನು ಒಳಗೊಂಡಿರುವ ಕಾರಣ, ಅತಿಯಾದ ಸೇವನೆಯು ಮಕ್ಕಳಲ್ಲಿ ವಿಷಕಾರಿ ಪರಿಣಾಮಗಳನ್ನು ಉಂಟುಮಾಡಬಹುದು, ಹಾಗಾಗಿ ಮಕ್ಕಳು ಇದನ್ನು ಎಚ್ಚರಿಕೆಯಿಂದ ಬಳಸಬೇಕು.

ಸಂಗ್ರಹಿಸಿ ಇಡಬಹುದಾದ ಕಾಲಾವಧಿ

6 ತಿಂಗಳಿಂದ ಒಂದು ವರ್ಷ.

ಪುಡಿಯನ್ನು ಗಾಳಿಯಾಡದ ಡಬ್ಬದಲ್ಲಿ ಸಂಗ್ರಹಿಸಿ, ನೇರವಾಗಿ ಸೂರ್ಯನ ಬೆಳಕು ಬೀಳದಂತೆ ತಂಪಾದ ಒಣ ಸ್ಥಳದಲ್ಲಿ ಇರಿಸಿ.

ಮಕ್ಕಳ ಕೈಗೆ ಸಿಗದಂತೆ ಎಚ್ಚರವಹಿಸಿ.

39

ಪದೇ ಪದೇ ಮೂತ್ರ ವಿಸರ್ಜನೆಯ ಸಮಸ್ಯೆಗೆ ನೆಲ್ಲಿಕಾಯಿಯ ಮನೆಮದ್ದು

ಅಸಂಖ್ಯಾತ ಆರೋಗ್ಯ ಪ್ರಯೋಜನಗಳಿರುವ ನೆಲ್ಲಿಕಾಯಿಯು ಚ್ಯವನಪ್ರಾಶ, ತ್ರಿಫಲಾ ಮುಂತಾದ ಔಷಧಿಗಳ ಮುಖ್ಯ ಘಟಕಾಂಶವಾಗಿದೆ. ಪದೇ ಪದೇ ಮೂತ್ರ ವಿಸರ್ಜನೆಯ ಸಮಸ್ಯೆ ಇರುವವರಿಗೆ ಉಪಯುಕ್ತವಾದ ನೆಲ್ಲಿಕಾಯಿ, ಬಾಳೆಹಣ್ಣು ಇತ್ಯಾದಿಗಳನ್ನು ಬಳಸಿ ತಯಾರಿಸಬಹುದಾದ ಅತ್ಯಂತ ಸರಳವಾದ ಮನೆಮದ್ದು ಇಲ್ಲಿದೆ.

ಬೇಕಾಗುವ ವಸ್ತುಗಳು

- ಒಂದು ಬಾಳೆ ಹಣ್ಣು
- ನೆಲ್ಲಿಕಾಯಿ
- ಸಣ್ಣ ತುಂಡು ಕಲ್ಲುಸಕ್ಕರೆ / ಸಕ್ಕರೆ / ಬೆಲ್ಲ - ಅರ್ಧದಿಂದ 1 ಟೀ ಚಮಚ
- ಜೇನುತುಪ್ಪ - ಅರ್ಧದಿಂದ ಒಂದು ಟೀ ಚಮಚ.

ತಯಾರಿಸುವ ವಿಧಾನ

ನೆಲ್ಲಿಕಾಯಿಯ ಬೀಜವನ್ನು ತೆಗೆದು ತಿರುಳನ್ನು ಜಜ್ಜಿ ರಸವನ್ನು ಹೊರತೆಗೆಯಿರಿ. ಕಲ್ಲುಸಕ್ಕರೆಯನ್ನು ಪುಡಿಮಾಡಿ, ನೆಲ್ಲಿಕಾಯಿಯ ರಸಕ್ಕೆ ಸೇರಿಸಿ. ಇದನ್ನು ಒಂದು ಬಾಳೆಹಣ್ಣು ಮತ್ತು ಒಂದು ಚಮಚ ಜೇನುತುಪ್ಪದೊಂದಿಗೆ ಸೇವಿಸಿ.

ಸೂಚನೆಗಳು

- 5 ವರ್ಷಕ್ಕಿಂತ ಮೇಲ್ಪಟ್ಟ ಮಕ್ಕಳಲ್ಲಿ ಹಾಸಿಗೆಯಲ್ಲಿ ಮೂತ್ರ ಮಾಡುವ ಸಮಸ್ಯೆಯಲ್ಲಿ ಇದು ಉಪಯುಕ್ತ.
- ಮಧುಮೇಹವನ್ನು ಹೊರತುಪಡಿಸಿ, ಪದೇ ಪದೇ ಮೂತ್ರ ವಿಸರ್ಜನೆಯ ಎಲ್ಲಾ ಸಂದರ್ಭಗಳಲ್ಲಿ ಉಪಯುಕ್ತವಾಗಿದೆ.
- ಮೂತ್ರಕೋಶದ ಸ್ನಾಯುಗಳು ಮತ್ತು ಸ್ಪಿಂಕ್ಟರ್ ಅನ್ನು ಬಲಪಡಿಸಲು ಉಪಯುಕ್ತವಾಗಿದೆ.

ಸೇವನಾ ಪ್ರಮಾಣ

ಒಂದು ನೆಲ್ಲಿಕಾಯಿಯಿಂದ ತೆಗೆದ ಜ್ಯೂಸ್, ಒಂದು ಬಾಳೆಹಣ್ಣು ಮತ್ತು ಒಂದು ಟೀಚಮಚ ಜೇನುತುಪ್ಪ ಮತ್ತು ಸ್ವಲ್ಪ ಕಲ್ಲುಸಕ್ಕರೆ - ಇದನ್ನು ಒಂದು ಸೇವನಾ ಪ್ರಮಾಣ ಎಂದು ಪರಿಗಣಿಸಬಹುದು. ಇಷ್ಟು ಪ್ರಮಾಣದ ಮದ್ದನ್ನು ದಿನವೊಂದಕ್ಕೆ ನಾಲ್ಕು ಬಾರಿ ಸೇವಿಸಬಹುದು.

ಸೇವನಾ ಅವಧಿ

ಸಾಮಾನ್ಯವಾಗಿ ಈ ನಾಲ್ಕೂ ಪದಾರ್ಥಗಳನ್ನು ಆಹಾರದ ಭಾಗವಾಗಿ ಬಳಸುವುದರಿಂದ, ಈ ಮನೆಮದ್ದನ್ನು ಹಲವು ತಿಂಗಳುಗಳವರೆಗೆ ಬಳಸಬಹುದು.
ನೆಲ್ಲಿಕಾಯಿಯ ರಸವನ್ನು ಒಂದು ದಿನ ಮಾತ್ರ ಸಂಗ್ರಹಿಸಿಡಬಹುದಾದ ಕಾರಣ ಇದನ್ನು ತಯಾರಿಸಿದ ಸ್ವಲ್ಪ ಸಮಯದೊಳಗೆ ಸೇವಿಸಬೇಕು.

ಮಕ್ಕಳು, ಗರ್ಭಿಣಿಯರು ಮತ್ತು ಹಾಲೂಡಿಸುವ ತಾಯಂದಿರು ಇದನ್ನು ಉಪಯೋಗಿಸಬಹುದೇ?

ನೆಲ್ಲಿಕಾಯಿ ಮತ್ತು ಜೇನುತುಪ್ಪದ ಉತ್ತಮ ಗುಣಮಟ್ಟದ ಬಗ್ಗೆ ನಿಮಗೆ ಖಚಿತತೆ ಇದ್ದರೆ ಇದನ್ನು ಮಕ್ಕಳು, ಗರ್ಭಿಣಿಯರು ಮತ್ತು ಹಾಲೂಡಿಸುವ ತಾಯಂದಿರು ಬಳಸಬಹುದು.
ಹೆಚ್ಚಿನ ಪ್ರಮಾಣದ ಸೇವನೆಯು ಶಿಫಾರಸು ಮಾಡಲ್ಪಟ್ಟಿಲ್ಲ. ಇದು ಮಧುಮೇಹ ರೋಗಿಗಳಿಗೆ ಸೂಕ್ತವಲ್ಲ.

ನೆಲ್ಲಿಕಾಯಿಯ ಬದಲಿಗೆ ನೆಲ್ಲಿಕಾಯಿಯ ಪುಡಿಯನ್ನು ಬಳಸಬಹುದೇ?

ನೆಲ್ಲಿಕಾಯಿಯ ಪುಡಿಯನ್ನು ಬಳಸಬಹುದು. ತಾಜಾ ನೆಲ್ಲಿಕಾಯಿಯ ರಸದ ಬದಲಿಗೆ ಅರ್ಧ ಟೀ ಚಮಚ ನೆಲ್ಲಿಕಾಯಿಯ ಪುಡಿಯನ್ನು ಬಳಸಬಹುದು. ಇದು ನೆಲ್ಲಿಕಾಯಿಗಿಂತ ಸ್ವಲ್ಪ ಕಡಿಮೆ ಪರಿಣಾಮವನ್ನು ಹೊಂದಿರಬಹುದಾದರೂ, ನೆಲ್ಲಿಕಾಯಿಯ ಅಲಭ್ಯತೆಯಿರುವಾಗ ಪುಡಿಯನ್ನು ಬಳಸುವುದರಲ್ಲಿ ತಪ್ಪಿಲ್ಲ.

40
ಅಧಿಕ ಋತುಸ್ರಾವಕ್ಕೆ ಕೇಸರಿಯ ಮನೆಮದ್ದು

ಕೇಸರಿಯನ್ನು ಸಂಸ್ಕೃತದಲ್ಲಿ ಕುಂಕುಮ ಎನ್ನುತ್ತಾರೆ. ಬಾಹ್ಯ ಮತ್ತು ಆಂತರಿಕ ಬಳಕೆಗಾಗಿ ಅನೇಕ ಔಷಧಿಗಳಲ್ಲಿ ಇದನ್ನು ವ್ಯಾಪಕವಾಗಿ ಬಳಸಲಾಗುತ್ತದೆ. ಅಧಿಕ ಋತುಸ್ರಾವಕ್ಕೆ ಕೇಸರಿಯನ್ನು ಬಳಸಿಕೊಂಡು ತಯಾರಿಸಬಹುದಾದ ಸರಳವಾದ ಆಯುರ್ವೇದ ಮನೆಮದ್ದು ಇಲ್ಲಿದೆ.

ಬೇಕಾಗುವ ಸಾಮಗ್ರಿಗಳು

- ಕೇಸರಿ - ಒಂದು ಎಳೆ
- ಜೇನುತುಪ್ಪ - 1 ಟೀ ಸ್ಪೂನ್

ತಯಾರಿಸುವ ವಿಧಾನ
ಕೇಸರಿಯನ್ನು ತೆಗೆದುಕೊಂಡು, ಅದನ್ನು ಪುಡಿಮಾಡಿ. ಇದನ್ನು ಜೇನುತುಪ್ಪದೊಂದಿಗೆ ಬೆರೆಸಿ ಸೇವಿಸಿ.

ಉಪಯೋಗ

- ಅಧಿಕ ಋತುಸ್ರಾವ
- ನೋವುಭರಿತ ಮುಟ್ಟು
- ಋತುಸ್ರಾವದ ಮುನ್ನ ಆಗುವ ತೊಂದರೆಗಳು
- ಖಿನ್ನತೆ
- ಮುಟ್ಟಿನ ಸಮಯದಲ್ಲಿ ಮನಸ್ಥಿತಿಯಲ್ಲಿ ಆಗುವ ಏರುಪೇರುಗಳು
- ಮೂಗಿನ ರಕ್ತಸ್ರಾವ
- ರಕ್ತಸ್ರಾವದ ತೊಂದರೆಗಳಿಗೆ ಕಾರಣವಾಗುಗುವ ಪಿತ್ತವೃದ್ಧಿಗೆ ಸಂಬಂಧಿಸಿದ ತೊಂದರೆಗಳು.

ಸೇವನಾ ಪ್ರಮಾಣ

ಕೇವಲ ಒಂದು ಎಳೆಯನ್ನು ದಿನಕ್ಕೆ ಒಮ್ಮೆ ಅಥವಾ ಎರಡು ಬಾರಿ, ಒಂದು ಟೀಚಮಚ ಜೇನುತುಪ್ಪ ದೊಂದಿಗೆ ಸೇವಿಸಬಹುದು.

ಎಷ್ಟು ದಿನಗಳವರೆಗೆ ತೆಗೆದುಕೊಳ್ಳಬೇಕು?

- ದೀರ್ಘಕಾಲದಿಂದ ಅಧಿಕ ರಕ್ತಸ್ರಾವದ ಸಮಸ್ಯೆಯಿದ್ದರೆ, ಇದನ್ನು ಮುಟ್ಟಾಗುವ 3 ದಿನಗಳ ಮೊದಲು ಪ್ರಾರಂಭಿಸಿ, ರಕ್ತಸ್ರಾವವು ನಿಲ್ಲುವವರೆಗೆ ಮುಂದುವರಿಸುವುದು ಉತ್ತಮ.
- ಕೆಲವೊಮ್ಮೆ ಮಾತ್ರ ಅಧಿಕ ರಕ್ತಸ್ರಾವವು ಕಂಡುಬಂದರೆ, ಅಧಿಕ ರಕ್ತಸ್ರಾವವಾದಾಗ ಮತ್ತು ರಕ್ತಸ್ರಾವ ಇರುವವರೆಗೆ ಅದನ್ನು ಮುಂದುವರಿಸಬಹುದು.

ಮಕ್ಕಳಿಗೆ ಸುರಕ್ಷಿತವೇ?

ಇದನ್ನು ಮೂರು ವರ್ಷಕ್ಕಿಂತ ಮೇಲ್ಪಟ್ಟ ಮಕ್ಕಳಲ್ಲಿ ಸುರಕ್ಷಿತವಾಗಿ ಬಳಸಬಹುದು, ಹೊಟ್ಟೆ ನೋವಿನ ಶಮನಕ್ಕೆ 3 - 4 ದಿನಗಳ ಕಾಲ ಉಪಯೋಗಿಸಬಹುದು.

ಗರ್ಭಿಣಿಯರಿಗೆ ಸುರಕ್ಷಿತವೇ?

ಗರ್ಭಿಣಿಯರಿಗೆ ಇದು ಸುರಕ್ಷಿತವಾಗಿದೆ.
ಅದೇರೀತಿ ಹಾಲುಣಿಸುವ ತಾಯಂದಿರಿಗೂ ಇದು ಸುರಕ್ಷಿತವಾಗಿದೆ.

ಅಡ್ಡ ಪರಿಣಾಮಗಳು

ಶಿಫಾರಸು ಮಾಡಿದುದಕ್ಕಿಂತ ಹೆಚ್ಚಿನ ಪ್ರಮಾಣದಲ್ಲಿ ಸೇವಿಸುವುದು ಅಡ್ಡಪರಿಣಾಮಗಳಿಗೆ ಕಾರಣವಾಗಬಹುದು.

41

ಮೈಗ್ರೇನ್ ಪರಿಹಾರಕ್ಕೆ ಕೇಸರಿಯ ಮನೆಮದ್ದು

ಆಯುರ್ವೇದ ಚಿಕಿತ್ಸೆಯಲ್ಲಿ ಕೇಸರಿಯನ್ನು ವ್ಯಾಪಕವಾಗಿ ಬಳಸಲಾಗುತ್ತದೆ. ಮೈಗ್ರೇನ್ ತಲೆನೋವನ್ನು ನಿವಾರಿಸಲು ಕೇಸರಿ ಮತ್ತು ತುಪ್ಪವನ್ನು ಬಳಸಿ ತಯಾರಿಸಬಹುದಾದ ಸರಳ ಮತ್ತು ಪರಿಣಾಮಕಾರಿ ಆಯುರ್ವೇದ ಮನೆಮದ್ದು ಇಲ್ಲಿದೆ.

ಬೇಕಾಗುವ ಸಾಮಗ್ರಿಗಳು

- ಕೇಸರಿ - ನುಣ್ಣಗಿನ ಪುಡಿ - 1 ಸಣ್ಣ ಚಿಟಿಕೆ
- ತುಪ್ಪ - 1 ಟೀಸ್ಪೂನ್

ತಯಾರಿಸುವ ವಿಧಾನ

ಒಂದು ಚಮಚ ತುಪ್ಪಕ್ಕೆ ಸಣ್ಣ ಚಿಟಿಕೆ ಕೇಸರಿ ಸೇರಿಸಿ ಚೆನ್ನಾಗಿ ಮಿಶ್ರಣ ಮಾಡಿ.

ಬಳಸುವ ವಿಧಾನ

- ಕೇಸರಿ ಮತ್ತು ತುಪ್ಪದ ಮಿಶ್ರಣವನ್ನು ಮೂಗಿನ ಹೊಳ್ಳೆಗಳಿಗೆ ಬೆಳಿಗ್ಗೆ ಖಾಲಿ ಹೊಟ್ಟೆಯಲ್ಲಿ ಹಾಕಲಾಗುತ್ತದೆ. (ನಸ್ಯ ಚಿಕಿತ್ಸೆ)
- ಈ ಮಿಶ್ರಣವನ್ನು ಮೂಗಿನ ಹೊಳ್ಳೆಗಳಿಗೆ ಹಾಕುವ ಮೊದಲು, ಎಳ್ಳೆಣ್ಣೆ ಅಥವಾ ಮಹಾನಾರಾಯಣ ತೈಲದಿಂದ ಮುಖಕ್ಕೆ ಮಸಾಜ್ ಮಾಡಿ ಹಬೆ ತೆಗೆದುಕೊಳ್ಳುವುದು ಅಥವಾ ಬಿಸಿ ನೀರಿನಿಂದ ಮುಖವನ್ನು ತೊಳೆಯುವುದು ಉತ್ತಮ.
- ನಸ್ಯ ಚಿಕಿತ್ಸೆಯ ನಂತರ, 20 ನಿಮಿಷಗಳ ಕಾಲ ಸ್ನಾನ ಅಥವಾ ಆಹಾರವನ್ನು ತೆಗೆದುಕೊಳ್ಳಬಾರದು.
- ಈ ಚಿಕಿತ್ಸೆಯ ನಂತರ ಮೂಗು ಮತ್ತು ಬಾಯಿಯಿಂದ ಬರುವ ಎಲ್ಲಾ ಸ್ರಾವಗಳನ್ನು ಉಗುಳಬೇಕು.

ಪ್ರತಿ ಮೂಗಿನ ಹೊಳ್ಳೆಗೆ ಒಂದು ಹನಿಯೊಂದಿಗೆ ಪ್ರಾರಂಭಿಸುವುದು ಉತ್ತಮ. ಈ ಪರಿಹಾರವನ್ನು ಎರಡು ವಾರಗಳವರೆಗೆ ಮುಂದುವರಿಸಬಹುದು. ಮೋಡ ಕವಿದ ದಿನಗಳಲ್ಲಿ ಈ ಚಿಕಿತ್ಸೆಯನ್ನು ಮಾಡಬಾರದು. ಆಯುರ್ವೇದ ವೈದ್ಯರೊಂದಿಗೆ ಸಮಾಲೋಚಿಸಿದ ನಂತರವೇ ಈ ಮನೆಮದ್ದನ್ನು ಪ್ರಯತ್ನಿಸಿ.

42
ಬಿಕ್ಕಳಿಕೆಗೆ ಮನೆಮದ್ದು

ಆಲ್ಕೋಹಾಲ್ ಸೇವನೆ, ನ್ಯುಮೋನಿಯಾ / ಮೆನಿಂಜೈಟಿಸ್ನಂತಹ ಕಾಯಿಲೆ, ಜೋರಾಗಿ ನಗುವುದು ಮುಂತಾದ ಕಾರಣಗಳಿಂದ ಬಿಕ್ಕಳಿಕೆ ಉಂಟಾಗಬಹುದು. ಬಿಕ್ಕಳಿಸುವಿಕೆಯು ಪದೇ ಪದೇ ನಿಮ್ಮನ್ನು ಕಾಡುತ್ತಿದ್ದರೆ ಹಾಗೂ ಯಾವುದೇ ತೀವ್ರ ರೋಗಗಳು ಇದರ ಮೂಲಕಾರಣವಲ್ಲದಿದ್ದರೆ, ಈ ಮನೆಮದ್ದು ನಿಮಗೆ ಸಹಾಯ ಮಾಡಬಹುದು.

ಬೇಕಾಗುವ ಸಾಮಗ್ರಿಗಳು

- ಕಟುಕರೋಹಿಣಿ ಚೂರ್ಣ - 5 ಗ್ರಾಂ
- ಜೇನುತುಪ್ಪ - 1 ಟೀ ಸ್ಪೂನ್

ತಯಾರಿಸುವ ವಿಧಾನ

ಬಿಕ್ಕಳಿಕೆ ಉಂಟಾದಾಗ 1 - 2 ಚಿಟಿಕೆ ಕಟುಕಿ ಪುಡಿಯನ್ನು ತೆಗೆದುಕೊಂಡು, ಇದನ್ನು ಸ್ವಲ್ಪ ಜೇನುತುಪ್ಪದೊಂದಿಗೆ ಬೆರೆಸಿ. ಚೆನ್ನಾಗಿ ಮಿಶ್ರಗೊಳಿಸಿ ಸೇವಿಸಿ.

ಸೇವನಾ ಪ್ರಮಾಣ

1 - 2 ಚಿಟಿಕೆ, 3 - 4 ಬಾರಿ, ಊಟದ ನಂತರ.

ಎಷ್ಟು ದಿನಗಳವರೆಗೆ ಬಳಸಬಹುದು?

ಇದನ್ನು 2-3 ದಿನಗಳವರೆಗೆ ನಿರಂತರವಾಗಿ ಬಳಸಬಹುದು.

ಇದು ಹೇಗೆ ಕೆಲಸ ಮಾಡುತ್ತದೆ?

- ಜೀರ್ಣಕ್ರಿಯೆಯನ್ನು ಸುಧಾರಿಸುತ್ತದೆ,
- ಯಕೃತ್ತಿನ ಕಾರ್ಯಗಳನ್ನು ಉತ್ತೇಜಿಸುತ್ತದೆ,

- ಜೀರ್ಣಕಾರಿ ಕಿಣ್ವಗಳ ಸ್ರವಿಸುವಿಕೆಯನ್ನು ಉತ್ತೇಜಿಸುತ್ತದೆ ಮತ್ತು
- ಹೊಟ್ಟೆಯುಬ್ಬರವನ್ನು ಶಮನಗೊಳಿಸುವ ಮೂಲಕ ಇದು ಬಿಕ್ಕಳಿಕೆಯನ್ನು ನಿವಾರಿಸಲು ಸಹಾಯ ಮಾಡುತ್ತದೆ.

ಗರ್ಭಿಣಿಯರು, ಹಾಲುಣಿಸುವ ತಾಯಂದಿರು ಮತ್ತು ಮಕ್ಕಳಿಗೆ ಇದು ಸುರಕ್ಷಿತವೇ?

5 ವರ್ಷಕ್ಕಿಂತ ಮೇಲ್ಪಟ್ಟ ಮಕ್ಕಳಲ್ಲಿ, ಇದನ್ನು ದಿನಕ್ಕೆ ಒಂದು ಅಥವಾ ಎರಡು ಬಾರಿ ಒಂದು ಚಿಟಿಕೆಯ ಪ್ರಮಾಣದಲ್ಲಿ ನೀಡಬಹುದು.

ಗರ್ಭಿಣಿ ಮತ್ತು ಹಾಲುಣಿಸುವ ತಾಯಂದಿರು ಇದರ ಸೇವನೆಯನ್ನು ತಪ್ಪಿಸುವುದು ಉತ್ತಮ.

ಅಡ್ಡ ಪರಿಣಾಮಗಳು

ಮಿತಿಮೀರಿದ ಪ್ರಮಾಣದ ಸೇವನೆಯು ಹೊಟ್ಟೆಯಲ್ಲಿ ಉರಿಯನ್ನು ಉಂಟುಮಾಡಬಹುದು. ಈ ಮನೆಮದ್ದನ್ನು ತೆಗೆದುಕೊಳ್ಳುವ ಮೊದಲು ನಿಮ್ಮ ವೈದ್ಯರನ್ನು ಸಂಪರ್ಕಿಸಿ.

43

ಕೆಳಬೆನ್ನು ನೋವು ಮತ್ತು ಆಮವಾತಕ್ಕೆ ಅಳಲೆಕಾಯಿಯ ಮನೆಮದ್ದು

ಕೆಳಬೆನ್ನು ನೋವು ಮತ್ತು ಆಮವಾತ ಬಹಳ ನೋವಿನಿಂದ ಕೂಡಿದ ತೊಂದರೆಗಳಾಗಿದ್ದು, ಸರಿಯಾದ ಆಯುರ್ವೇದ ಚಿಕಿತ್ಸೆಯ ಅಗತ್ಯವಿದೆ. ಕೆಲವು ಮನೆಮದ್ದುಗಳು ಕೂಡಾ ರೋಗಲಕ್ಷಣಗಳನ್ನು ನಿಯಂತ್ರಣದಲ್ಲಿಟ್ಟುಕೊಳ್ಳಲು ತುಂಬಾ ಸಹಾಯಕವಾಗಿವೆ. ಈ ಎರಡೂ ತೊಂದರೆಗಳಲ್ಲಿ ಉಪಯುಕ್ತವಾದ ಆಯುರ್ವೇದ ಮನೆಮದ್ದು ಇಲ್ಲಿದೆ.

ಬೇಕಾಗುವ ಸಾಮಗ್ರಿಗಳು

- ಹರಳೆಣ್ಣೆ- 5 ಮಿ.ಲೀ.
- ಅಳಲೆಕಾಯಿಯ ನುಣ್ಣಗಿನ ಪುಡಿ - 5 ಗ್ರಾಂ.
- ಬೆಚ್ಚಗಿನ ನೀರು - ಅರ್ಧ ಕಪ್

ತಯಾರಿಸುವ ವಿಧಾನ

ಅಳಲೆಕಾಯಿಯ ಪುಡಿಯನ್ನು ಹರಳೆಣ್ಣೆಯೊಂದಿಗೆ ಬೆರೆಸಿ ಚೆನ್ನಾಗಿ ಪೇಸ್ಟ್ ಮಾಡಿ. ಇದನ್ನು ಬೆಚ್ಚಗಿನ ನೀರಿನೊಂದಿಗೆ ಸೇವಿಸಬೇಕು.

ಸೇವನಾ ಪ್ರಮಾಣ ಮತ್ತು ಸೇವಿಸುವ ವಿಧಾನ

ಈ ಪೇಸ್ಟ್ ಅನ್ನು 3 ಗ್ರಾಂ ಪ್ರಮಾನದಲ್ಲಿ ದಿನಕ್ಕೆ ಒಮ್ಮೆ, ಬೆಳಿಗ್ಗೆ ಅಥವಾ ಸಂಜೆ, ಆಹಾರದ ನಂತರ ಸೇವಿಸಬೇಕು. ಒಗರು-ಕಹಿ ರುಚಿಯನ್ನು ಹೊಂದಿರುವುದರಿಂದ, ಈ ಔಷಧಿಯನ್ನು ತೆಗೆದುಕೊಂಡ ನಂತರ ಬೆಚ್ಚಗಿನ ನೀರನ್ನು ಕುಡಿಯುವುದು ಒಳ್ಳೆಯದು.

ಈ ಔಷಧಿಯನ್ನು ಎಷ್ಟು ಸಮಯದವರೆಗೆ ಸಂಗ್ರಹಿಸಿಡಬಹುದು?

- ಹರಳೆಣ್ಣೆ ಮತ್ತು ಅಳಲೆಕಾಯಿಯ ಪುಡಿಯನ್ನು ಪ್ರತ್ಯೇಕವಾಗಿ ಸಂಗ್ರಹಿಸಿದರೆ, ಎರಡನ್ನೂ ಗಾಳಿಯಾಡದ ಬಿಗಿಯಾದ ಪಾತ್ರೆಗಳಲ್ಲಿ 2 ರಿಂದ 6 ತಿಂಗಳವರೆಗೆ ಸಂಗ್ರಹಿಸಬಹುದು.
- ಇವೆರಡನ್ನೂ ಸಮಾನ ಪ್ರಮಾಣದಲ್ಲಿ ಮಿಶ್ರ ಮಾಡಿದರೆ, ಆ ಪೇಸ್ಟ್ ಅನ್ನು 7 ದಿನಗಳಲ್ಲಿ ಖಾಲಿ ಮಾಡಬೇಕಾಗುತ್ತದೆ.

ಉಪಯುಕ್ತತೆ

ಇದನ್ನು ಆಮವಾತ ಮತ್ತು ಕೆಳಬೆನ್ನು ನೋವಿಗೆ ಪರಿಹಾರವಾಗಿ ಸೂಚಿಸಲಾಗುತ್ತದೆ.

ಎಷ್ಟು ಸಮಯ ತೆಗೆದುಕೊಳ್ಳಬೇಕು?

ರೋಗಲಕ್ಷಣಗಳು ಮತ್ತು ರೋಗದ ತೀವ್ರತೆಯ ಆಧಾರದ ಮೇಲೆ ಈ ಮದ್ದನ್ನು 1-4 ವಾರಗಳವರೆಗೆ ತೆಗೆದುಕೊಳ್ಳಬಹುದು.

ಆಮವಾತದಲ್ಲಿ ಇದು ಹೇಗೆ ಕೆಲಸ ಮಾಡುತ್ತದೆ?

- ಆಯುರ್ವೇದದ ಪ್ರಕಾರ, ಆಮವಾತವು ಅಸಮರ್ಪಕ ಜೀರ್ಣಕ್ರಿಯೆಯಿಂದ ಉಂಟಾಗುವ ಆಮದಿಂದ ಉಂಟಾಗುತ್ತದೆ. ಅಳಲೆಕಾಯಿ ಮತ್ತು ಹರಳೆಣ್ಣೆ - ಇವೆರಡೂ ದೇಹದಿಂದ ಆಮವನ್ನು ಹೊರಹಾಕಲು ಸಹಾಯ ಮಾಡುತ್ತದೆ. ಈ ಮೂಲಕ ಹೊಟ್ಟೆ ಮತ್ತು ಕರುಳನ್ನು ಶುದ್ಧೀಕರಿಸಲು ಸಹಾಯ ಮಾಡುತ್ತದೆ.
- ಅಳಲೆಕಾಯಿಯು ಪುನಯೌವನಗೊಳಿಸುವ ಗುಣಗಳನ್ನು ಹೊಂದಿದೆ. ಇದು ತ್ರಿದೋಷವನ್ನು ಸಮತೋಲನಗೊಳಿಸುತ್ತದೆ. ಸಂಧಿರೋಗಗಳ ಸಾಮಾನ್ಯ ಲಕ್ಷಣವಾಗಿರುವ ನೋವು ಮತ್ತು ಬಿಗಿತವನ್ನು ಪರಿಹರಿಸಲು ಹರಳೆಣ್ಣೆ ಉಪಯುಕ್ತ.
- ಮಲಬದ್ಧತೆ ಆಮವಾತ ಸಂಬಂಧಿತ ಲಕ್ಷಣಗಳಲ್ಲಿ ಒಂದಾಗಿದೆ. ಈ ಔಷಧಿಯು ಸೌಮ್ಯ ವಿರೇಚಕವಾಗಿ ಕಾರ್ಯನಿರ್ವಹಿಸುವ ಮೂಲಕ ಮಲಬದ್ಧತೆಯನ್ನು ಪರಿಹರಿಸುತ್ತದೆ.

ಕೆಳಬೆನ್ನು ನೋವಿನಲ್ಲಿ ಇದು ಹೇಗೆ ಕೆಲಸ ಮಾಡುತ್ತದೆ?

ಮೂಳೆಗಳ ಸವೆತದಿಂದ ಕೆಳಬೆನ್ನು ನೋವು (ಸಯಾಟಿಕಾ / ಸ್ಲಿಪ್ ಡಿಸ್ಕ್) ಉಂಟಾಗುತ್ತದೆ. ಆದ್ದರಿಂದ, ಹರಳೆಣ್ಣೆಯನ್ನು ಕೆಳಬೆನ್ನು ನೋವಿನಲ್ಲಿ ಪುನರುಜ್ಜೀವಕ ಔಷಧವಾಗಿ ಬಳಸಲಾಗುತ್ತದೆ. ಇದು ರೊಗಬಾಧಿತ ಕೀಲುಗಳಲ್ಲಿ ಮೂಳೆಯ ಪುನರುಜ್ಜೀವನಕ್ಕೆ ಸಹಾಯ ಮಾಡುತ್ತದೆ . ಅಳಲೆಕಾಯಿಯ ಜೊತೆಗೆ ಹರಳೆಣ್ಣೆಯು ಉರಿಯೂತ ನಿವಾರಕ ಪರಿಣಾಮವನ್ನು ಉಂಟುಮಾಡುತ್ತದೆ ಮತ್ತು ನೋವು ಹಾಗೂ ಉರಿಯೂತವನ್ನು ನಿವಾರಿಸಲು ಉಪಯುಕ್ತವಾಗಿದೆ.

ಅಳಲೆಕಾಯಿಯ ಪುಡಿಯ ಬದಲಿಗೆ ಕ್ಯಾಪ್ಸೂಲ್ ಅಥವಾ ಮಾತ್ರೆಯನ್ನು ಬಳಸಬಹುದೇ?
ಸಾಂಪ್ರದಾಯಿಕವಾಗಿ ಅಳಲೆಕಾಯಿಯ ಪುಡಿಯನ್ನು ಉಪಯೋಗಿಸುವಂತೆ ನಿರ್ದೇಶಿಸಲಾಗುತ್ತದೆ. ಪುಡಿಯನ್ನು ಬಳಸುವುದು ಉತ್ತಮ. ರುಚಿಯನ್ನು ಸಹಿಸಲಾಗದಿದ್ದರೆ, ಹರಳೆಣ್ಣೆ ಜೊತೆಗೆ 1 ಮಾತ್ರೆ / ಕ್ಯಾಪ್ಸೂಲ್ ಅನ್ನು ಬಳಸಬಹುದು.

ಮಕ್ಕಳಲ್ಲಿ, ಗರ್ಭಿಣಿಯರಲ್ಲಿ ಮತ್ತು ಹಾಲುಣಿಸುವ ತಾಯಂದಿರಲ್ಲಿ ಸುರಕ್ಷಿತವೇ?
ಮಕ್ಕಳಲ್ಲಿ ಮತ್ತು ಗರ್ಭಾವಸ್ಥೆಯಲ್ಲಿ ಇದರ ಸೇವನೆಯನ್ನು ತಪ್ಪಿಸಬೇಕು. ಹಾಲುಣಿಸುವ ಅವಧಿಯಲ್ಲಿ ವೈದ್ಯಕೀಯ ಸಲಹೆಯ ಮೇರೆಗೆ ಮಾತ್ರ ಇದನ್ನು ಬಳಸಿ ಪಡೆಯಿರಿ. ಹಾಲುಣಿಸುವ ಸಮಯದಲ್ಲಿ ಹೆಚ್ಚೆಂದರೆ 5-10 ದಿನಗಳವರೆಗೆ ತೆಗೆದುಕೊಳ್ಳಬಹುದು. ಹಾಲುಣಿಸುವ ಸಮಯದಲ್ಲಿ ಈ ಮದ್ದಿನ ದೀರ್ಘಾವಧಿಯ ಬಳಕೆಯನ್ನು ಶಿಫಾರಸು ಮಾಡುವುದಿಲ್ಲ.

ಅಡ್ಡ ಪರಿಣಾಮಗಳು
ಇದು ವಿರೇಚಕ ಪರಿಣಾಮವನ್ನು ಹೊಂದಿರುವುದರಿಂದ, ಅತಿಸಾರದಿಂದ ಬಳಲುತ್ತಿರುವವರು ಇದರ ಸೇವನೆಯನ್ನು ತಪ್ಪಿಸಬೇಕು. ಈ ಮನೆಮದ್ದನ್ನು ತೆಗೆದುಕೊಳ್ಳುವ ಮೊದಲು ನಿಮ್ಮ ವೈದ್ಯರನ್ನು ಸಂಪರ್ಕಿಸಿ.

44

ತ್ರಿಕಟುವನ್ನು ಉಪಯೋಗಿಸಿ ಕೆಮ್ಮಿಗೆ ಸುಲಭ ಮನೆಮದ್ದು

ಕರಿಮೆಣಸು, ಹಿಪ್ಪಲಿ ಮತ್ತು ಶುಂಠಿ ಈ ಮೂರು ಮಸಾಲೆಗಳ ಸಂಯೋಜನೆಯೇ ತ್ರಿಕಟು. ಇದನ್ನು ಹಲವಾರು ಮನೆಮದ್ದುಗಳಲ್ಲಿ ವ್ಯಾಪಕವಾಗಿ ಬಳಸಲಾಗುತ್ತದೆ. ಈ ಮಿಶ್ರಣವನ್ನು ಬಳಸಿಕೊಂಡು ಕೆಮ್ಮಿಗೆ ಹೇಗೆ ಮನೆಮದ್ದನ್ನು ತಯಾರಿಸಬಹುದು ಎಂಬುವುದನ್ನು ನೋಡೋಣ.

ಬೇಕಾಗುವ ಸಾಮಗ್ರಿಗಳು

- ಒಣ ಶುಂಠಿ ಪುಡಿ - 10 ಗ್ರಾಂ
- ಕರಿಮೆಣಸಿನ ಪುಡಿ - 10 ಗ್ರಾಂ
- ಹಿಪ್ಪಲಿ ಪುಡಿ - 10 ಗ್ರಾಂ
- ಹಸುವಿನ ತುಪ್ಪ - 5 ಗ್ರಾಂ
- ಬೆಲ್ಲ - 5 ಗ್ರಾಂ

ತಯಾರಿಸುವ ವಿಧಾನ

ಶುಂಠಿ, ಕರಿಮೆಣಸು ಮತ್ತು ಹಿಪ್ಪಲಿ ನುಣ್ಣಗಿನ ಪುಡಿಗಳನ್ನು ಚೆನ್ನಾಗಿ ಮಿಶ್ರಣ ಮಾಡಿ. ಮಾರುಕಟ್ಟೆಯಲ್ಲಿ ಸಿದ್ಧಪಡಿಸಿದ ತ್ರಿಕಟು ಪುಡಿಯೂ ಲಭ್ಯವಿದೆ. ಆದರೆ ನೀವು ಸ್ವಂತವಾಗಿ ತಯಾರಿಸಲು ಸಾಧ್ಯವಾದರೆ ಉತ್ತಮ. ಅದನ್ನು ಪುಡಿ ಮಾಡಲು ಕುಟ್ಟಾಣಿಯನ್ನು ಬಳಸಬಹುದು ಅಥವಾ ಮಿಕ್ಸರ್ ಅನ್ನು ಬಳಸಬಹುದು.

ಬೆಲ್ಲ ಮತ್ತು ತುಪ್ಪವನ್ನು ಸಿದ್ಧವಾಗಿಟ್ಟುಕೊಳ್ಳಿ.

ಬಳಸುವ ವಿಧಾನ

ತ್ರಿಕಟು ಪುಡಿ, ಬೆಲ್ಲ ಮತ್ತು ತುಪ್ಪವನ್ನು ತಲಾ ಅರ್ಧ ಚಮಚದಷ್ಟು ಪ್ರಮಾಣದಲ್ಲಿ ತೆಗೆದುಕೊಂಡು ಒಟ್ಟಿಗೆ

ಮಿಶ್ರಣ ಮಾಡಿ.
ಕೆಮ್ಮು ನಿವಾರಣೆಗೆ ಇದನ್ನು ದಿನಕ್ಕೆ ಎರಡು ಬಾರಿ, ಆಹಾರದ ನಂತರ, 15 ದಿನಗಳಿಂದ ಒಂದು ತಿಂಗಳವರೆಗೆ ತೆಗೆದುಕೊಳ್ಳಬಹುದು.

ಯಾರಿಗೆ ಸೂಕ್ತವಲ್ಲ?
ಜಠರದುರಿತ (ಅಸಿಡಿಟಿ) ಮತ್ತು ಮಧುಮೇಹದಿಂದ ಬಳಲುತ್ತಿರುವವರಿಗೆ ಈ ಔಷಧಿ ಸೂಕ್ತವಲ್ಲ.

ಇದು ಹೇಗೆ ಕೆಲಸ ಮಾಡುತ್ತದೆ?
ಬೆಲ್ಲ ಮತ್ತು ತುಪ್ಪ ಗಂಟಲಿನ ಕಿರಿಕಿರಿಯನ್ನು ನಿವಾರಿಸುತ್ತದೆ.
ತ್ರಿಕಟುವಿನ ಎಲ್ಲಾ ಘಟಕಾಂಶಗಳೂ ಕೂಡಾ ಶಕ್ತಿಯುತ ಉರಿಯೂತ ನಿವಾರಕ ಪದಾರ್ಥಗಳಾಗಿವೆ.
ಹಿಪ್ಪಲಿಯು ಶಕ್ತಿಯುತವಾದ ಆಂಟಿ-ಟಸ್ಸಿವ್ (ಕೆಮ್ಮುಗಳಲ್ಲಿ ಉಪಯುಕ್ತ) ಮತ್ತು ಕಫಹರ ಔಷಧ ದ್ರವ್ಯವಾಗಿದೆ.

ಪ್ರಯೋಜನಗಳು
ಇದು ಜೀರ್ಣಶಕ್ತಿಯನ್ನು ಸುಧಾರಿಸಲು ಸಹ ಸಹಾಯ ಮಾಡುತ್ತದೆ.
ದೀರ್ಘಕಾಲದ ಉಸಿರಾಟದ ತೊಂದರೆಗಳಿಗೆ (ದೀರ್ಘಕಾಲದ ಶ್ವಾಸಕೋಶದ ಸಮಸ್ಯೆಗಳಿರುವ ಜನರು) ಈ ಮನೆಮದ್ದು ತುಂಬಾ ಒಳ್ಳೆಯದು.

ಸಲಹೆಗಳು

- ಒಮ್ಮೆ ತ್ರಿಕಟು ಚೂರ್ಣವನ್ನು ತಯಾರಿಸಿ, ತೇವಾಂಶದ ಸಂಪರ್ಕ ಇರದಂತೆ ಅಥವಾ ನೇರ ಸೂರ್ಯನ ಬೆಳಕು ತಾಗದಂತೆ ಗಾಳಿಯಾಡದ ಡಬ್ಬದಲ್ಲಿ ಬಿಗಿಯಾಗಿ ಮುಚ್ಚಿಟ್ಟರೆ ಅದನ್ನು 3 - 6 ತಿಂಗಳವರೆಗೆ ಸಂಗ್ರಹಿಸಿಡಬಹುದು.
- ತ್ರಿಕಟು, ಬೆಲ್ಲ ಮತ್ತು ತುಪ್ಪದ ಮಿಶ್ರಣವನ್ನು ತಯಾರಿಸಿದರೆ, ಅದನ್ನು ಒಂದೆರಡು ವಾರಗಳವರೆಗೆ ತೇವಾಂಶವಿಲ್ಲದೆ ಸಂಗ್ರಹಿಸಬಹುದು.
- ಮಾರುಕಟ್ಟೆಯಲ್ಲಿ ತ್ರಿಕಟು ಕ್ಯಾಪ್ಸೂಲ್ ಗಳು ಮತ್ತು ಮಾತ್ರೆಗಳು ಲಭ್ಯವಿವೆ. ಆದರೆ ಈ ಮನೆಮದ್ದಿನ ತಯಾರಿಕೆಗೆ ತ್ರಿಕಟು ಚೂರ್ಣ ಬಳಸುವುದು ಉತ್ತಮ.

45

ಫೇಸ್ ಸ್ಕ್ರಬ್

ನೈಸರ್ಗಿಕ ಆಯುರ್ವೇದ ಪದಾರ್ಥಗಳನ್ನು ಉಪಯೋಗಿಸಿ ಮನೆಯಲ್ಲಿಯೇ ಹೇಗೆ ಫೇಸ್ ಸ್ಕ್ರಬ್ ಅನ್ನು ತಯಾರಿಸಬಹುದು ಎಂದು ಕಲಿಯೋಣ. ಇದರಲ್ಲಿ ಬಳಸಲ್ಪಡುವ ಎಲ್ಲಾ ಗಿಡಮೂಲಿಕೆಗಳೂ ಸಾಮಾನ್ಯವಾಗಿ ಸುಲಭವಾಗಿ ಲಭ್ಯವಿವೆ. ನಿಮ್ಮ ಅನುಕೂಲಕ್ಕೆ ಅನುಗುಣವಾಗಿ ನೀವು ಈ ಮದ್ದಿನಲ್ಲಿ ಪದಾರ್ಥಗಳನ್ನು ಸೇರಿಸಬಹುದು.

ಫೇಸ್ ಸ್ಕ್ರಬ್ ನ ಉಪಯೋಗಗಳು

- ಚರ್ಮದ ರಂಧ್ರಗಳಲ್ಲಿ ಅಡಕವಾದ ಧೂಳನ್ನು ತೆಗೆದು ಚರ್ಮವನ್ನು ಶುದ್ಧೀಕರಿಸುತ್ತದೆ.
- ಚರ್ಮದ ಮೃತ ಕೋಶಗಳನ್ನು ತೆಗೆದುಹಾಕಿ ಚರ್ಮವನ್ನು ಮೃದುಗೊಳಿಸುತ್ತದೆ.
- ಚರ್ಮವನ್ನು ತಂಪಾಗಿಸುತ್ತದೆ ಮತ್ತು ಹಿತವಾದ ಪರಿಣಾಮವನ್ನು ನೀಡುತ್ತದೆ.
- ದೀರ್ಘಕಾಲದ ಮೊಡವೆ, ಮೊಡವೆ ಗಾಯ ಇತ್ಯಾದಿಗಳನ್ನು ಗುಣಪಡಿಸಲು.
- ಎಗ್ಜಿಮಾದಂತಹ ಮುಖದ ಮೇಲೆ ಪರಿಣಾಮ ಬೀರುವ ಚರ್ಮದ ಕಾಯಿಲೆಗಳ ಮೇಲೆ ಪರಿಣಾಮ ಬೀರುತ್ತದೆ.

ಬೇಕಾಗುವ ಸಾಮಗ್ರಿಗಳು

- ಹೆಸರುಕಾಳಿನ ತರಿತರಿಯಾದ ಪುಡಿ - 2 ಟೇಬಲ್ ಸ್ಪೂನ್.
- ಅರಿಶಿನ - 1 ಚಿಟಿಕೆ
- ಮಂಜಿಷ್ಟ - 1-2 ಟೀಸ್ಪೂನ್.
- ಕಗ್ಗಲಿ - 1 ಟೀ ಸ್ಪೂನ್
- ಬೇವಿನ ಪುಡಿ - 1 - 2 ಟೀ ಚಮಚಗಳು
- ಶ್ರೀಗಂಧ - 1 ಟೀ ಸ್ಪೂನ್
- ಬಾದಾಮಿಯ ಪುಡಿ - 1 ಟೀ ಸ್ಪೂನ್

- ಗುಲಾಬಿ ದಳದ ಪೇಸ್ಟ್ / ರೋಸ್ ವಾಟರ್ - 1 ಟೀ ಚಮಚ
- ಮೊಸರು - 1-2 ಟೇಬಲ್ ಸ್ಪೂನ್

ತಯಾರಿಸುವ ವಿಧಾನ

ಎಲ್ಲಾ ಪದಾರ್ಥಗಳನ್ನು ಮಿಶ್ರಗೊಳಿಸಿ, ಪೇಸ್ಟ್ ಅನ್ನು ತಯಾರಿಸಿ.

ಬಳಸುವ ವಿಧಾನ

ಮುಖವನ್ನು ನೀರಿನಿಂದ ತೇವಗೊಳಿಸಿ, ಸ್ಕ್ರಬ್ ಅನ್ನು ತೆಳುವಾಗಿ ಹಚ್ಚಿ. 5-7 ನಿಮಿಷಗಳ ಕಾಲ ನಿಮ್ಮ ಬೆರಳ ತುದಿಯಿಂದ ಮುಖವನ್ನು ಮೇಲ್ಮುಖವಾಗಿ ಮೃದುವಾಗಿ ಮಸಾಜ್ ಮಾಡಿ. ಸ್ವತಃ ಮಸಾಜ್ ಮಾಡುವುದಕ್ಕಿಂತ ಇನ್ನೊಬ್ಬರು ನಿಮ್ಮ ಮುಖಕ್ಕೆ ಮಸಾಜ್ ಮಾಡುವುದು ಉತ್ತಮ. ಕೊನೆಗೆ ಉಗುರುಬೆಚ್ಚನೆಯ ನೀರಿನಿಂದ ತೊಳೆಯಿರಿ.

ಮುನ್ನೆಚ್ಚರಿಕೆಗಳು

- ಮಸಾಜ್ ಮಾಡುವಾಗ ಹೆಚ್ಚು ಒತ್ತಡದ ಅಗತ್ಯವಿಲ್ಲ.
- ಮೊಡವೆಗಳನ್ನು ಸ್ಕ್ರಬ್ ಮಾಡದಂತೆ ಕಾಳಜಿ ವಹಿಸಿ. ಇದರಿಂದ ಮೊಡವೆಯು ಒಡೆದು, ರಕ್ತಸ್ರಾವಕ್ಕೆ ಕಾರಣವಾಗಬಹುದು.
- ಕಣ್ಣುಗಳ ಸಂಪರ್ಕಕ್ಕೆ ಬರದಂತೆ ಜಾಗ್ರತೆವಹಿಸಿ. ಇದು ಕಣ್ಣಿಗೆ ತಾಗುವುದರಿಂದ, ಕಣ್ಣಿನ ಕಿರಿಕಿರಿಯನ್ನು ಉಂಟುಮಾಡಬಹುದು. ಅಂತಹ ಸಂದರ್ಭದಲ್ಲಿ ಕಣ್ಣುಗಳನ್ನು ತಣ್ಣೀರಿನಿಂದ ತೊಳೆಯಿರಿ.

46

ಅಸ್ತಮಾ ಮತ್ತು ಬಿಕ್ಕಳಿಕೆಗೆ ಶುಂಠಿ ಮತ್ತು ನೆಲ್ಲಿಕಾಯಿಯ ಮನೆಮದ್ದು

ಶುಂಠಿ ಮತ್ತು ನೆಲ್ಲಿಕಾಯಿ ಅನೇಕ ಆರೋಗ್ಯ ಪ್ರಯೋಜನಗಳನ್ನು ಹೊಂದಿರುವ ಶಕ್ತಿಯುತ ಗಿಡಮೂಲಿಕೆಗಳಾಗಿವೆ. ಮುಖ್ಯವಾಗಿ ಉಸಿರಾಟ ವ್ಯೂಹ ಮತ್ತು ಹೊಟ್ಟೆಯ ಮೇಲೆ ಪರಿಣಾಮವನ್ನು ಬೀರುತ್ತದೆ. ಶುಂಠಿ, ನೆಲ್ಲಿಕಾಯಿ ಮತ್ತು ಇತರ ಕೆಲವು ಪದಾರ್ಥಗಳನ್ನು ಬಳಸಿಕೊಂಡು ಅಸ್ತಮಾ ಮತ್ತು ಬಿಕ್ಕಳಿಕೆಗೆ ಸರಳವಾದ ಮನೆಮದ್ದನ್ನು ಹೇಗೆ ತಯಾರಿಸಬಹುದು ಎಂಬುವುದನ್ನು ಕಲಿಯೋಣ.

ಬೇಕಾಗುವ ಸಾಮಗ್ರಿಗಳು

- ನೆಲ್ಲಿಕಾಯಿ ಪುಡಿ - 1 ಟೀ ಚಮಚ
- ಹಿಪ್ಪಲಿ ಪುಡಿ - 1 ಟೀ ಚಮಚ
- ಶುಂಠಿ ಪುಡಿ - 1 ಟೀ ಚಮಚ
- ಸಕ್ಕರೆ / ಕಲ್ಲುಸಕ್ಕರೆ / ಬೆಲ್ಲ - 1 ಟೀ ಚಮಚ
- ಜೇನುತುಪ್ಪ - 1-2 ಟೀ ಚಮಚ

ಮಾಡುವ ವಿಧಾನ

ನೆಲ್ಲಿಕಾಯಿ ಪುಡಿ, ಹಿಪ್ಪಲಿ ಪುಡಿ ಮತ್ತು ಶುಂಠಿಯ ಪುಡಿಗಳ ಏಕರೂಪದ ಮಿಶ್ರಣವನ್ನು ಮಾಡಿ. ಇದನ್ನು ಸ್ವಲ್ಪ ಕಲ್ಲುಸಕ್ಕರೆ ಮತ್ತು ಜೇನುತುಪ್ಪದೊಂದಿಗೆ ತೆಗೆದುಕೊಳ್ಳಬಹುದು.

ಉಪಯೋಗಗಳು

- ಸಾಂಪ್ರದಾಯಿಕವಾಗಿ, ಅಸ್ತಮಾ ಅಥವಾ ಉಬ್ಬಸಕ್ಕೆ ಈ ಪರಿಣಾಮಕಾರಿ ಮನೆಮದ್ದನ್ನು ಸೂಚಿಸಲಾಗುತ್ತದೆ.
- ದೀರ್ಘಕಾಲದ ಉಸಿರಾಟದ ತೊಂದರೆಗಳಲ್ಲಿ ಇದು ಉಪಯುಕ್ತವಾಗಿದೆ.
- ಕ್ಷಯರೋಗ ಮತ್ತು ದೀರ್ಘಕಾಲದ ಕೆಮ್ಮಿನ ನಿವಾರಣೆಗೆ ಇದು ಸಹಾಯಕವಾಗಿದೆ.
- ದೀರ್ಘಕಾಲದ ಬಿಕ್ಕಳಿಕೆಯಲ್ಲಿಯೂ ಇದು ಉಪಯುಕ್ತವಾಗಿದೆ.

ಸೇವನಾ ಪ್ರಮಾಣ

1/2 - 1 ಗ್ರಾಂ ನಷ್ಟು ಹಿಪ್ಪಲಿ, ಶುಂಠಿ ಮತ್ತು ನೆಲ್ಲಿಕಾಯಿ ಪುಡಿಯ ಮಿಶ್ರಣವನ್ನು 1 ಟೀ ಚಮಚ ಜೇನುತುಪ್ಪ ಮತ್ತು ಸ್ವಲ್ಪ ಸಕ್ಕರೆ / ಕಲ್ಲುಸಕ್ಕರೆಯೊಂದಿಗೆ ತೆಗೆದುಕೊಳ್ಳಬಹುದು.

ರೋಗದ ತೀವ್ರತೆಯ ಆಧಾರದ ಮೇಲೆ ದಿನಕ್ಕೆ 4-6 ಬಾರಿ ಇದನ್ನು ಪುನರಾವರ್ತಿಸಬಹುದು. ಸಾಮಾನ್ಯವಾಗಿ, ಇದನ್ನು ದಿನಕ್ಕೆ ಎರಡು ಬಾರಿ, ಊಟದ ನಂತರ ಸೇವಿಸುವಂತೆ ಸಲಹೆ ನೀಡಲಾಗುತ್ತದೆ.

ಎಷ್ಟು ಸಮಯದವರೆಗೆ ತೆಗೆದುಕೊಳ್ಳಬಹುದು?

ಇದನ್ನು 1-2 ವಾರಗಳವರೆಗೆ ತೆಗೆದುಕೊಳ್ಳಬಹುದು. ರೋಗಲಕ್ಷಣಗಳು ತೀವ್ರವಾಗಿದ್ದರೆ, ಒಂದು ತಿಂಗಳ ವರೆಗೆ ಮುಂದುವರಿಸಬಹುದು.

ಒಮ್ಮೆ ತಯಾರಿಸಿದ ಪುಡಿಯನ್ನು ಗಾಳಿಯಾಡದ ಪಾತ್ರೆಯಲ್ಲಿ 2-6 ತಿಂಗಳು ಸಂಗ್ರಹಿಸಿಡಬಹುದು.

ಇದು ಹೇಗೆ ಕೆಲಸ ಮಾಡುತ್ತದೆ?

ಆಯುರ್ವೇದದಲ್ಲಿ ಅಸ್ತಮಾ ನಿವಾರಣೆಗೆ ಬಳಸುವ ಔಷಧಗಳನ್ನು ಬಿಕ್ಕಳಿಕೆ ನಿವಾರಣೆಗೂ ಬಳಸಲಾಗುತ್ತದೆ.

- ಹಿಪ್ಪಲಿ - ಇದು ಅಸ್ತಮಾದಲ್ಲಿ ಬಹಳ ಫಲಪ್ರದವಾಗಿದೆ. ಇದು ಮ್ಯೂಕೋಲೈಟಿಕ್ (ಶ್ವಾಸಕೋಶದ ಒಳಗಿನ ಕಫವನ್ನು ಹೊರತಳ್ಳುವ ಪ್ರಕ್ರಿಯೆ), ಮತ್ತು ಬ್ರಾಂಕೋಡೈಲೇಟರ್ (ಕುಗ್ಗಿದ ಶ್ವಾಸನಾಳಗಳ ವಿಕಸನಕ್ಕೆ ಸಹಾಯ ಮಾಡುತ್ತದೆ) ಆಗಿ ಕಾರ್ಯನಿರ್ವಹಿಸುತ್ತದೆ.
- ಶುಂಠಿ - ಉಸಿರಾಟದವ್ಯೂಹದ ಆರೋಗ್ಯ ನಿರ್ವಹಣೆಯಲ್ಲಿ ಪ್ರಮುಖ ಪಾತ್ರವನ್ನು ವಹಿಸುತ್ತದೆ. ಶುಂಠಿಯು ಕೂಡಾ ಉತ್ತಮ ಬ್ರಾಂಕೋಡೈಲೇಟರ್ ಆಗಿದೆ.
- ನೆಲ್ಲಿಕಾಯಿ ಮತ್ತು ಜೇನುತುಪ್ಪವು ಶ್ವಾಸಕೋಶದ ಕಾರ್ಯವನ್ನು ಸುಧಾರಿಸಲು ಉಪಯುಕ್ತವಾದ ಉತ್ತಮ ಸಂಯೋಜನೆಯಾಗಿದೆ. ಇದು ಶಕ್ತಿಯುತವಾದ ಉತ್ಕರ್ಷಣ ನಿರೋಧಕ ಚಟುವಟಿಕೆಯನ್ನು ಸಹ ಹೊಂದಿದೆ.
- ಆಯುರ್ವೇದದ ಪ್ರಕಾರ ಕಲ್ಲುಸಕ್ಕರೆಯು ಕಫವನ್ನು ಹೊರಹಾಕಲು ಸಹಾಯ ಮಾಡುತ್ತದೆ.

ಮಕ್ಕಳಿಗೆ ಸುರಕ್ಷಿತವೇ?

5 ವರ್ಷಕ್ಕಿಂತ ಮೇಲ್ಪಟ್ಟ ಮಕ್ಕಳಲ್ಲಿ ಕಾಲು ಟೀ ಚಮಚದಷ್ಟು ಸಣ್ಣ ಪ್ರಮಾಣದಲ್ಲಿ ದಿನಕ್ಕೆ ಒಂದು ಅಥವಾ

ಎರಡು ಬಾರಿ, ಆಹಾರದ ನಂತರ ಬಳಸಬಹುದು.

ಗರ್ಭಧಾರಣೆ ಮತ್ತು ಹಾಲೂಡಿಕೆಯ ಅವಧಿಯಲ್ಲಿ ಸುರಕ್ಷಿತವೇ?

ಗರ್ಭಾವಸ್ಥೆಯಲ್ಲಿ ಯಾವುದೇ ಮನೆಮದ್ದುಗಳನ್ನು ಉಪಯೋಗಿಸದಿರುವುದು ಉತ್ತಮ.

ಹಾಲುಣಿಸುವ ಅವಧಿಯಲ್ಲಿ ಇದನ್ನು ಸಣ್ಣ ಪ್ರಮಾಣದಲ್ಲಿ (ಅರ್ಧದಿಂದ 1 ಟೀ ಚಮಚ ಪ್ರಮಾಣದಲ್ಲಿ ಊಟದ ನಂತರ ದಿನಕ್ಕೆ ಒಮ್ಮೆ ಅಥವಾ ಎರಡು ಬಾರಿ) ಸೇವಿಸಬಹುದು.

ಅಡ್ಡ ಪರಿಣಾಮಗಳು

ಶಿಫಾರಸು ಮಾಡಿದುದಕ್ಕಿಂತ ಅಧಿಕ ಪ್ರಮಾಣದ ಸೇವನೆಯು ಹೊಟ್ಟೆಯಲ್ಲಿ ಉರಿಯನ್ನು ಉಂಟುಮಾಡಬಹುದು ಮತ್ತು ಜಠರದುರಿತ (ಅಸಿಡಿಟಿ) ವನ್ನು ಉಲ್ಬಣಗೊಳಿಸಬಹುದು.

ಅದೇರೀತಿ ದೀರ್ಘಾವಧಿಯ ಬಳಕೆಯು ಸಹ ಶಿಫಾರಸು ಮಾಡಲ್ಪಟ್ಟಿಲ್ಲ. ವೈದ್ಯರನ್ನು ಸಲಹೆಯ ಮೇರೆಗೆ ಮಾತ್ರ ಈ ಔಷಧಿಯನ್ನು ಉಪಯೋಗಿಸಿ.

47

ಅಸ್ತಮಾ ಮತ್ತು ಕೆಮ್ಮಿಗೆ ಶುಂಠಿ, ನೆಲ್ಲಿಕಾಯಿ, ಒಣದ್ರಾಕ್ಷಿ ಮತ್ತು ಜೇನುತುಪ್ಪದ ಮನೆಮದ್ದು

ಸಾಮಾನ್ಯವಾಗಿ ಶುಂಠಿ ಮತ್ತು ಜೇನುತುಪ್ಪವನ್ನು ಜೀರ್ಣಕ್ರಿಯೆ ಮತ್ತು ಉಸಿರಾಟಕ್ಕೆ ಸಂಬಂಧಿಸಿದ ತೊಂದರೆಗಳಲ್ಲಿ ಬಳಸಲಾಗುತ್ತದೆ. ಶುಂಠಿ ಮತ್ತು ಜೇನುತುಪ್ಪದೊಂದಿಗೆ ನೆಲ್ಲಿಕಾಯಿ ಮತ್ತು ಒಣದ್ರಾಕ್ಷಿಯನ್ನು ಬಳಸಿ ಅಸ್ತಮಾ, ಕೆಮ್ಮು ಮತ್ತು ದೀರ್ಘಕಾಲದ ಉಸಿರಾಟದ ಕಾಯಿಲೆಗಳಿಗೆ ಪರಿಣಾಮಕಾರಿ ಆಯುರ್ವೇದ ಮನೆಮದ್ದನ್ನು ತಯಾರಿಸುವುದು ಹೇಗೆ ಎಂದು ನೋಡೋಣ.

ಬೇಕಾಗುವ ಸಾಮಗ್ರಿಗಳು

- ಒಣದ್ರಾಕ್ಷಿ - 10 ಗ್ರಾಂ
- ನೆಲ್ಲಿಕಾಯಿ - 3
- ಶುಂಠಿ - 10 ಗ್ರಾಂ
- ಜೇನುತುಪ್ಪ - 2 ಟೀ ಚಮಚಗಳು (ಸುಮಾರು 10 ಮಿ.ಲೀ.)

ತಯಾರಿಸುವ ವಿಧಾನ

ಶುದ್ಧವಾದ ಪಾತ್ರೆಯಲ್ಲಿ ನೆಲ್ಲಿಕಾಯಿಗಳನ್ನು ತೆಗೆದುಕೊಂಡು, ನೆಲ್ಲಿಕಾಯಿಯು ಮುಳುಗುವಷ್ಟು ನೀರನ್ನು ಹಾಕಿ ನೆಲ್ಲಿಕಾಯಿಯ ತಿರುಳು ಮೃದುವಾಗುವವರೆಗೆ ಮತ್ತು ಮೂರು ತುಂಡುಗಳಾಗಿ ವಿಭಜಿಸುವವರೆಗೆ ಬೇಯಿಸಿ. 3 ನೆಲ್ಲಿಕಾಯಿಗಳನ್ನು ಬೇಯಿಸಲು 10 - 15 ನಿಮಿಷ ಬೇಕಾಗಬಹುದು. ನಂತರ ಬಿಸಿ ಮಾಡುವುದನ್ನು ನಿಲ್ಲಿಸಿ, ಬೀಜಗಳನ್ನು ಬೇರ್ಪಡಿಸಿ, ತಿರುಳನ್ನು ಕುಟ್ಟಾಣಿಯಲ್ಲಿ ಹಾಕಿ ಚೆನ್ನಾಗಿ ರುಬ್ಬಿಕೊಳ್ಳಿ. ಇದಕ್ಕೆ ಒಣದ್ರಾಕ್ಷಿಯನ್ನು ಸೇರಿಸಿ, ಚೆನ್ನಾಗಿ ಮಿಶ್ರಗೊಳಿಸುವುದಕ್ಕಾಗಿ ಪುನಃ ರುಬ್ಬಿಕೊಳ್ಳಿ. ಇದಕ್ಕೆ ಶುಂಠಿ ಪುಡಿ ಮತ್ತು ಜೇನುತುಪ್ಪವನ್ನು ಸೇರಿಸಿ ಚೆನ್ನಾಗಿ ಮಿಶ್ರಣ ಮಾಡಿ.

ಸೇವಿಸುವ ವಿಧಾನ

ಉಸಿರಾಟದ ತೊಂದರೆಗಳಲ್ಲಿ 3 - 5 ಗ್ರಾಂ ಪ್ರಮಾಣದಲ್ಲಿ, ದಿನಕ್ಕೆ ಎರಡು ಬಾರಿ, ಆಹಾರದ ಮೊದಲು ಅಥವಾ ನಂತರ ಸೇವಿಸಬಹುದು.

ಇದನ್ನು ತೆಗೆದುಕೊಂಡ ನಂತರ ಬಾಯಾರಿಕೆಯ ಅನುಭವವಾದರೆ ಬೆಚ್ಚಗಿನ ನೀರನ್ನು ಸೇವಿಸಬಹುದು.

ಪ್ರಯೋಜನಗಳು

ಅಸ್ತಮಾ, ದೀರ್ಘಕಾಲದ ಕೆಮ್ಮು, ದೀರ್ಘಕಾಲದ ಬ್ರಾಂಕೈಟಿಸ್ ಮತ್ತು ಎಲ್ಲಾ ದೀರ್ಘಕಾಲದ ಉಸಿರಾಟ ಸಂಬಂಧಿ ತೊಂದರೆಗಳಲ್ಲಿ ಉಪಯುಕ್ತ.

ನೆಲ್ಲಿಕಾಯಿ, ಒಣದ್ರಾಕ್ಷಿ ಮತ್ತು ಜೇನುತುಪ್ಪವು ಇದನ್ನು ಪುನರ್ಯೌವನಗೊಳಿಸುವ ಮತ್ತು ಪೋಷಕ ಔಷಧಿಯನ್ನಾಗಿ ಪರಿವರ್ತಿಸುತ್ತವೆ.

ನೆಲ್ಲಿಕಾಯಿ ಮತ್ತು ಒಣದ್ರಾಕ್ಷಿಗಳ ಕಾರಣದಿಂದಾಗಿ, ಶುಂಠಿಯ ಖಾರವು ಕಡಿಮೆಯಾಗುತ್ತದೆ. ಆದ್ದರಿಂದ, ಈ ಔಷಧಿಯನ್ನು ಸಂವೇದನಾಶೀಲ ಹೊಟ್ಟೆಯನ್ನು ಹೊಂದಿರುವ ಜನರು ಸಹ ಸೇವಿಸಬಹುದು.

ಇದು ಹೇಗೆ ಕೆಲಸ ಮಾಡುತ್ತದೆ?

ಆಯುರ್ವೇದದ ಪ್ರಕಾರ, ಹೆಚ್ಚಿನ ದೀರ್ಘಕಾಲದ ಉಸಿರಾಟದ ತೊಂದರೆಗಳು ಕಫ ಮತ್ತು ವಾತ ಅಸಮತೋಲನದಿಂದ ಉಂಟಾಗುತ್ತವೆ. ಈ ಎರಡು ದೋಷಗಳನ್ನು ಸಮತೋಲನಗೊಳಿಸುವಲ್ಲಿ ಎಲ್ಲಾ ಪದಾರ್ಥಗಳು ಸಾಕಷ್ಟು ಪರಿಣಾಮಕಾರಿಯಾಗಿವೆ.

ಸಾಮಾನ್ಯವಾಗಿ ಅಸ್ತಮಾ / ಕ್ಷಯರೋಗದಂತಹ ದೀರ್ಘಕಾಲದ ಶ್ವಾಸಕೋಶದ ಕಾಯಿಲೆ ಇರುವ ರೋಗಿಗಳಿಗೆ ರಸಾಯನ ಚಿಕಿತ್ಸೆಯ ಅಗತ್ಯವಿರುತ್ತದೆ. ಒಣದ್ರಾಕ್ಷಿ ಮತ್ತು ನೆಲ್ಲಿಕಾಯಿಗಳೆರಡೂ ರಸಾಯನ ಪರಿಣಾಮವನ್ನು ಬೀರುತ್ತವೆ.

ಶುಂಠಿಯು ಅತ್ಯುತ್ತಮ ಉರಿಯೂತ ನಿವಾರಕ ಮೂಲಿಕೆಯಾಗಿದ್ದು, ಹೆಚ್ಚುವರಿ ಕಫವನ್ನು ನಿವಾರಿಸಲು ಉಪಯುಕ್ತವಾಗಿದೆ.

ಎಷ್ಟು ಸಮಯ ತೆಗೆದುಕೊಳ್ಳಬೇಕು?

ವೈದ್ಯರ ಸಲಹೆಯ ಮೇರೆಗೆ ಇದನ್ನು 2 ವಾರಗಳಿಂದ 3 ತಿಂಗಳವರೆಗೆ ತೆಗೆದುಕೊಳ್ಳಬಹುದು.

ಒಮ್ಮೆ ತಯಾರಿಸಿದ ನಂತರ, ಅದನ್ನು ಎಷ್ಟು ಸಮಯದವರೆಗೆ ಸಂಗ್ರಹಿಸಿಡಬಹುದು?

ಇದನ್ನು ಗರಿಷ್ಠ 3-5 ದಿನಗಳವರೆಗೆ ಮಾತ್ರ ಸಂಗ್ರಹಿಸಬಹುದು. ನೆಲ್ಲಿಕಾಯಿ ತಿರುಳಿನಲ್ಲಿ ತೇವಾಂಶವಿರುವ ಕಾರಣ, ಇದನ್ನು ದೀರ್ಘಕಾಲದವರೆಗೆ ಸಂಗ್ರಹಿಸಲು ಸಾಧ್ಯವಿಲ್ಲ.

ನೆಲ್ಲಿಕಾಯಿ ತಿರುಳಿನ ಬದಲಿಗೆ ನೆಲ್ಲಿಕಾಯಿ ಪುಡಿಯನ್ನು ಬಳಸಬಹುದೇ?

ಬಳಸಬಹುದು. ಆದರೆ ಸಾಂಪ್ರದಾಯಿಕವಾಗಿ ನೆಲ್ಲಿಕಾಯಿ ತಿರುಳನ್ನು ಬಳಸುವಂತೆ ಶಿಫಾರಸು ಮಾಡಲಾಗುತ್ತದೆ. ಆದ್ದರಿಂದ, ನೆಲ್ಲಿಕಾಯಿ ಪುಡಿಯನ್ನು ಬಳಸಿದರೆ ಪರಿಣಾಮವು ಸ್ವಲ್ಪ ಕಡಿಮೆಯಾಗಬಹುದು.

ಮಕ್ಕಳಿಗೆ ಸುರಕ್ಷಿತವೇ?

5 ವರ್ಷಕ್ಕಿಂತ ಮೇಲ್ಪಟ್ಟ ಮಕ್ಕಳಿಗೆ, 1-2 ವಾರಗಳ ಅಲ್ಪಾವಧಿಗೆ, ವೈದ್ಯಕೀಯ ಮೇಲ್ವಿಚಾರಣೆಯಲ್ಲಿ ಇದನ್ನು ಬಳಸುವುದು ಸುರಕ್ಷಿತ.

ಗರ್ಭಾವಸ್ಥೆಯಲ್ಲಿ ಮತ್ತು ಹಾಲುಣಿಸುವ ಸಮಯದಲ್ಲಿ ಬಳಸಬಹುದೇ?

ಗರ್ಭಾವಸ್ಥೆಯಲ್ಲಿ ಇದರ ಸೇವನೆಯನ್ನು ತಪ್ಪಿಸುವುದು ಉತ್ತಮ.
ಹಾಲುಣಿಸುವ ಅವಧಿಯಲ್ಲಿ ಇದನ್ನು ಸೇವಿಸಬಹುದು.

ಅಡ್ಡ ಪರಿಣಾಮಗಳು?

ಮಧುಮೇಹ ರೋಗಿಗಳಿಗೆ ಇದು ಸೂಕ್ತವಲ್ಲ.
ಮಸಾಲೆ ಪದಾರ್ಥಗಳನ್ನು ಸಹಿಸದ ಸಂವೇದನಾಶೀಲ ಹೊಟ್ಟೆ ಅಥವಾ ಜಠರದುರಿತದಿಂದ ಬಳಲುತ್ತಿರುವವ್ರೂ ಇದನ್ನು ಬಳಸಬಹುದು. ಆದಾಗ್ಯೂ, ಅಂತಹ ಜನರಲ್ಲಿ, ಪೂರ್ಣ ಪ್ರಮಾಣದ ಸೇವನಾ ಪ್ರಮಾಣವನ್ನು ನೀಡುವ ಮೊದಲು 1 - 2 ಗ್ರಾಂ. ಗಳ ಪರೀಕ್ಷಾ ಪ್ರಮಾಣವನ್ನು ನೀಡಿ, ಸುರಕ್ಷತೆಯನ್ನು ಖಚಿತಪಡಿಸಿಕೊಳ್ಳಬೇಕು.

48

ಕಟುರೋಹಿಣಿ ಬೇರನ್ನು ಬಳಸಿ ಪಿತ್ತ ಕಫ ಅಸಮತೋಲನದ ಜ್ವರಕ್ಕೆ ಮನೆಮದ್ದು

ಪಿತ್ತ ಕಫ ಅಸಮತೋಲನದಿಂದ ಜ್ವರ, ಮೈ ಭಾರ, ಆಂತರಿಕ ಉರಿಯುವ ಸಂವೇದನೆ, ತಲೆನೋವು ಮುಂತಾದ ಲಕ್ಷಣಗಳು ಕಾಣಿಸಿಕೊಳ್ಳುತ್ತದೆ. ಈ ತೊಂದರೆಗೆ ಸರಳವಾದ ಮನೆಮದ್ದು ತಯಾರಿಕೆಯ ಬಗ್ಗೆ ತಿಳಿಯೋಣ.

ಬೇಕಾಗುವ ಸಾಮಗ್ರಿಗಳು

- ಕಟುರೋಹಿಣಿ ಬೇರಿನ ನುಣ್ಣಗಿನ ಪುಡಿ - 1 ಗ್ರಾಂ
- ಸಕ್ಕರೆ / ಕಲ್ಲುಸಕ್ಕರೆ - 3 ಗ್ರಾಂ

ಪ್ರಯೋಜನಗಳು

- ಇದು ಪಿತ್ತ ಮತ್ತು ಕಫ ಅಸಮತೋಲನದ ಜ್ವರದಲ್ಲಿ ಉಪಯುಕ್ತ ಮನೆಮದ್ದು.
- ವೈರಲ್ ಸೋಂಕಿನಿಂದ ಉಂಟಾಗುವ ಜ್ವರಗಳಲ್ಲಿ ಕೂಡಾ ಉಪಯುಕ್ತವಾಗಿದೆ.
- ಇದು ಜ್ವರಕ್ಕೆ ಸಂಬಂಧಿಸಿದ ತಲೆನೋವು, ಮೈ ಭಾರ ಮತ್ತು ಉರಿಯುವ ಸಂವೇದನೆಯನ್ನು ನಿವಾರಿಸಲು ಸಹಾಯ ಮಾಡುತ್ತದೆ.

ಸೇವನಾ ಪ್ರಮಾಣ

ಅರ್ಧದಿಂದ ಒಂದು ಗ್ರಾಂ ಕಟುರೋಹಿಣಿ ಪುಡಿಯನ್ನು 2 - 3 ಗ್ರಾಂ ಕಲ್ಲುಸಕ್ಕರೆಯೊಂದಿಗೆ ದಿನಕ್ಕೆ ಒಮ್ಮೆ

ಅಥವಾ ಎರಡು ಬಾರಿ, ಆಹಾರಕ್ಕೆ 10 ನಿಮಿಷಗಳ ಮೊದಲು ನೀಡಲಾಗುತ್ತದೆ.

ಮಾರುಕಟ್ಟೆಯಲ್ಲಿ ಕಟುರೋಹಿಣಿ ಕ್ಯಾಪ್ಸೂಲ್ ಲಭ್ಯವಿದೆ, ಒಂದು ಕ್ಯಾಪ್ಸೂಲ್ ಅನ್ನು ಕಲ್ಲುಸಕ್ಕರೆಯೊಂದಿಗೆ ದಿನಕ್ಕೆ ಎರಡು ಬಾರಿ, ಆಹಾರಕ್ಕೆ 10 ನಿಮಿಷಗಳ ಮೊದಲು ತೆಗೆದುಕೊಳ್ಳಬಹುದು.

ಎಷ್ಟು ಸಮಯ ತೆಗೆದುಕೊಳ್ಳಬೇಕು?

ಇದನ್ನು 1-2 ವಾರಗಳವರೆಗೆ ತೆಗೆದುಕೊಳ್ಳಬಹುದು.

ಕ್ಯಾಪ್ಸುಲ್ ಅನ್ನು ಒಂದು ವರ್ಷದವರೆಗೆ ಸಂಗ್ರಹಿಸಿಡಬಹುದು.

ಆದರೆ ಪುಡಿಯನ್ನು ಕೇವಲ 3 - 6 ತಿಂಗಳವರೆಗೆ ಸಂಗ್ರಹಿಸಬಹುದು.

ಇದು ಹೇಗೆ ಕೆಲಸ ಮಾಡುತ್ತದೆ?

- ಕಟುರೋಹಿಣಿ ಪ್ರಬಲವಾದ ವೈರಸ್ ಮತ್ತು ಬ್ಯಾಕ್ಟೀರಿಯಾ ವಿರೋಧಿ ಮೂಲಿಕೆಯಾಗಿದೆ.
- ಇದು ಯಕೃತ್ ರಕ್ಷಣಾತ್ಮಕ ಚಟುವಟಿಕೆಯನ್ನು ಸಹ ಹೊಂದಿದೆ. ಆದ್ದರಿಂದ, ಪಿತ್ತ ಅಸಮತೋಲನದಲ್ಲಿ ಉಪಯುಕ್ತವಾಗಿದೆ.
- ಸೂಕ್ತ ಸೇವನಾ ಪ್ರಮಾಣದಲ್ಲಿ ಬಳಸುವುದರಿಂದ ಹೈಪರ್-ಆಸಿಡಿಟಿ, ಗ್ಯಾಸ್ಟ್ರೈಟಿಸ್ ಮತ್ತು ಡ್ಯುಯೋಡಿನಲ್ ಅಲ್ಸರ್ ಗಳಲ್ಲಿ ಇದು ತುಂಬಾ ಉಪಯುಕ್ತವಾಗಿದೆ.

ಮಕ್ಕಳಿಗೆ ಸುರಕ್ಷಿತವೇ?

ದಿನಕ್ಕೆ 250 - 500 ಮಿಗ್ರಾಂ ಪ್ರಮಾಣದಲ್ಲಿ, ವೈದ್ಯರ ಮೇಲ್ವಿಚಾರಣೆಯಲ್ಲಿ ಇದನ್ನು ಮಕ್ಕಳಿಗೆ ನೀಡಬಹುದು.

ಗರ್ಭಧಾರಣೆ ಮತ್ತು ಹಾಲೂಡಿಸುವ ಸಮಯದಲ್ಲಿ ಸುರಕ್ಷಿತವೇ?

ಗರ್ಭಾವಸ್ಥೆಯಲ್ಲಿ ಅದರ ಬಳಕೆಗೆ ಸುರಕ್ಷಿತ ಎನ್ನುವುದಕ್ಕೆ ಸಾಕಷ್ಟು ಪುರಾವೆಗಳಿಲ್ಲ.

ಸಾಮಾನ್ಯವಾಗಿ ಹಾಲುಣಿಸುವ ಸಮಯದಲ್ಲಿ ಕಡಿಮೆ ಪ್ರಮಾಣದ ಸೇವನೆಯು ಸುರಕ್ಷಿತವಾಗಿದೆ.

ಅಡ್ಡ ಪರಿಣಾಮಗಳು

ಶಿಫಾರಸು ಮಾಡಿದುದಕ್ಕಿಂತ ಹೆಚ್ಚಿನ ಪ್ರಮಾಣದ ಸೇವನೆಯು ವಾಂತಿ ಮತ್ತು ಅತಿಸಾರವನ್ನು ಉಂಟುಮಾಡಬಹುದು.

ಅಡ್ಡ ಪರಿಣಾಮಗಳನ್ನು ಎದುರಿಸುವುದು ಹೇಗೆ?

ಅರ್ಧ ಕಪ್ ಹಾಲು ಕುಡಿಯಿರಿ ಮತ್ತು ತಕ್ಷಣ ವೈದ್ಯರನ್ನು ಸಂಪರ್ಕಿಸಿ.

49

ವಾಂತಿ ಮತ್ತು ಬಿಕ್ಕಳಿಕೆಗೆ ಕಟು ರೋಹಿಣಿಯ ಮನೆಮದ್ದು

ಕಟುರೋಹಿಣಿಯು ಯಕೃತ್ತಿನ ಕಾಯಿಲೆಗಳು ಮತ್ತು ಜ್ವರಕ್ಕೆ ಚಿಕಿತ್ಸೆ ನೀಡಲು ಬಳಸಲಾಗುವ ಅತ್ಯಂತ ಪ್ರಸಿದ್ಧವಾದ ಆಯುರ್ವೇದ ಮೂಲಿಕೆಯಾಗಿದೆ. ವಾಂತಿ ಮತ್ತು ಬಿಕ್ಕಳಿಕೆಯನ್ನು ನಿವಾರಿಸಲು ಸಹ ಇದನ್ನು ಬಳಸಲಾಗುತ್ತದೆ. ವಾಂತಿ ಮತ್ತು ಬಿಕ್ಕಳಿಕೆ ನಿವಾರಣೆಗೆ ಸರಳ ಮನೆಮದ್ದು ಇಲ್ಲಿದೆ.

ಬೇಕಾಗುವ ಸಾಮಗ್ರಿಗಳು

- ಕಟುರೋಹಿಣಿ ಪುಡಿ - 1 ಗ್ರಾಂ
- ಜೇನುತುಪ್ಪ - 1 ಟೀ ಸ್ಪೂನ್

ತಯಾರಿಸುವ ವಿಧಾನ

ಒಂದು ಚಮಚ ಜೇನುತುಪ್ಪಕ್ಕೆ 1/2 - 1 ಗ್ರಾಂ ಕಟುರೋಹಿಣಿ ಪುಡಿಯನ್ನು ಮಿಶ್ರಣ ಮಾಡಿ.

ಉಪಯೋಗ

- ವಾಂತಿ
- ವಾಕರಿಕೆ
- ಬಿಕ್ಕಳಿಕೆ

ಸೇವನಾ ಪ್ರಮಾಣ

ಅರ್ಧದಿಂದ ಒಂದು ಗ್ರಾಂ ಕಟುರೋಹಿಣಿ ಪುಡಿಯನ್ನು ಒಂದು ಚಮಚ ಜೇನುತುಪ್ಪದೊಂದಿಗೆ ದಿನಕ್ಕೆ ಒಮ್ಮೆ ಅಥವಾ ಎರಡು ಬಾರಿ ಸೇವಿಸಿ.

ಎಷ್ಟು ಸಮಯ ತೆಗೆದುಕೊಳ್ಳಬೇಕು?
ಇದನ್ನು 3-5 ದಿನಗಳವರೆಗೆ ತೆಗೆದುಕೊಳ್ಳಬಹುದು.
ಕಟುಕಿ ಪುಡಿಯನ್ನು ಗಾಳಿಯಾಡದ ಡಬ್ಬದಲ್ಲಿ 3-6 ತಿಂಗಳವರೆಗೆ ಸಂಗ್ರಹಿಸಬಹುದು.

ಇದು ಹೇಗೆ ಕೆಲಸ ಮಾಡುತ್ತದೆ?
ಕಟುರೋಹಿಣಿ ಜೀರ್ಣಾಂಗವ್ಯೂಹದ ನೈಸರ್ಗಿಕ ಚಲನೆ (ಪೆರಿಸ್ಟಾಲ್ಸಿಸ್) ಯನ್ನು ಉತ್ತೇಜಿಸುತ್ತದೆ.
ಸೂಕ್ತ ಪ್ರಮಾಣದ ಸೇವನೆಯು ಹೈಪರ್-ಆಸಿಡಿಟಿ, ಗ್ಯಾಸ್ಟ್ರೈಟಿಸ್ ಮತ್ತು ಡ್ಯುಯೋಡಿನಲ್ ಅಲ್ಸರ್ ಗಳಲ್ಲಿ ಇದು ತುಂಬಾ ಉಪಯುಕ್ತವಾಗಿದೆ.
ಇದು ಯಕೃತ್ ರಕ್ಷಣಾತ್ಮಕ ಕಾರ್ಯವನ್ನು ಹೊಂದಿದೆ. ಆದ್ದರಿಂದ ಕಾಮಾಲೆಗೆ ಸಂಬಂಧಿಸಿದ ವಾಂತಿಯಲ್ಲಿ ಉಪಯುಕ್ತವಾಗಿದೆ.

ಮಕ್ಕಳಿಗೆ ಸುರಕ್ಷಿತವೇ?
250 - 500 ಮಿಗ್ರಾಂ ಪ್ರಮಾಣದಲ್ಲಿ, ವೈದ್ಯರ ಮೇಲ್ವಿಚಾರಣೆಯಲ್ಲಿ ಕಟುರೋಹಿಣಿಯನ್ನು ಮಕ್ಕಳಿಗೆ ನೀಡಬಹುದು.

ಗರ್ಭಧಾರಣೆ ಮತ್ತು ಹಾಲೂಡಿಸುವ ಸಮಯದಲ್ಲಿ ಸುರಕ್ಷಿತವೇ?
ಗರ್ಭಾವಸ್ಥೆಯಲ್ಲಿ ಅದರ ಬಳಕೆ ಸುರಕ್ಷಿತ ಎನ್ನುವುದಕ್ಕೆ ಸಾಕಷ್ಟು ಪುರಾವೆಯಿಲ್ಲ. ಹಾಲುಣಿಸುವ ಅವಧಿಯಲ್ಲಿ, ಕಡಿಮೆ ಪ್ರಮಾಣದಲ್ಲಿ ಇದನ್ನು ಸುರಕ್ಷಿತವೆಂದು ಪರಿಗಣಿಸಲಾಗುತ್ತದೆ.

ಅಡ್ಡ ಪರಿಣಾಮಗಳು
ಶಿಫಾರಸು ಮಾಡಿದುದಕ್ಕಿಂತ ಹೆಚ್ಚಿನ ಪ್ರಮಾಣದ ಸೇವನೆಯು ವಾಂತಿ ಮತ್ತು ಅತಿಸಾರವನ್ನು ಉಂಟುಮಾಡಬಹುದು.

50

ಅಲರ್ಜಿ ನೆಗಡಿ ನಿವಾರಣೆಗೆ ಅರಿಶಿನವನ್ನು ಬಳಸುವ ವಿಧಾನ

ಅರಿಶಿನವು ಅಲರ್ಜಿ ನೆಗಡಿ ಚಿಕಿತ್ಸೆಗೆ ಅತ್ಯುತ್ತಮ ಮೂಲಿಕೆಯಾಗಿದೆ. ಆಯುರ್ವೇದವು ಈ ತೊಂದರೆಯ ನಿವಾರಣೆಗೆ ಅರಿಶಿನದೊಂದಿಗೆ ಇತರ ಅನೇಕ ಮೂಲಿಕೆಗಳನ್ನು ಉಲ್ಲೇಖಿಸುತ್ತದೆ.

ವಿಧಾನ 1 -ಆಹಾರದಲ್ಲಿ ಬಳಕೆ - ಇದನ್ನು ಮೇಲೋಗರ, ಜ್ಯೂಸ್ ಇತ್ಯಾದಿಗಳಲ್ಲಿ ನಿಯಮಿತವಾಗಿ ಬಳಸಬಹುದು. ಆಹಾರದಲ್ಲಿ ಅರಿಶಿನದ ಬಳಕೆ ಅಲರ್ಜಿ ಸಂಬಂಧಿತ ತೊಂದರೆಗಳನ್ನು ತಡೆಯಲು ಉತ್ತಮ ಮಾರ್ಗವಾಗಿದೆ.

ವಿಧಾನ 2 - ಬಿಸಿ ಹಾಲಿನೊಂದಿಗೆ ಅರಿಶಿನ - ಒಂದು ಚಿಟಿಕೆ ಅರಿಶಿನವನ್ನು ಒಂದು ಕಪ್ ಬಿಸಿ ಹಾಲಿಗೆ ಸೇರಿಸಿ, ಬೆಳಿಗ್ಗೆ ಖಾಲಿ ಹೊಟ್ಟೆಯಲ್ಲಿ ಇದನ್ನು ಕುಡಿಯಿರಿ. ನಿಮಗೆ ಹಾಲು ಅಲರ್ಜಿಯಾಗಿದ್ದರೆ, ನೀರಿನೊಂದಿಗೆ ತೆಗೆದುಕೊಳ್ಳಬಹುದು.

ವಿಧಾನ 3 - ತುಪ್ಪದೊಂದಿಗೆ ಅರಿಶಿನ - 4 ಚಮಚ ತುಪ್ಪಕ್ಕೆ ಎರಡು ಚಿಟಿಕೆ ಅರಿಶಿನ ಸೇರಿಸಿ. ಮನೆಯಿಂದ ಹೊರಗೆ ಹೋಗುವ ಮೊದಲು, ಎರಡೂ ಮೂಗಿನ ಹೊಳ್ಳೆಗಳ ಒಳಭಾಗಕ್ಕೆ ಈ ಅರಿಶಿನ ಪೇಸ್ಟ್ ಅನ್ನು ತೆಳುವಾಗಿ ಹಚ್ಚಿ. ಇದು ಸ್ವಲ್ಪ ಅಹಿತಕರವೆಂದು ತೋರಿದರೂ ಇದರ ಫಲಿತಾಂಶ ಉತ್ತಮವಾಗಿವೆ.

ವಿಧಾನ 4 - ಹಾಟ್ ಪ್ಯಾನ್ ತಂತ್ರ - ಬಿಸಿ ಬಾಣಲೆಯ ಮೇಲೆ ಒಂದು ಚಮಚ ಅರಿಶಿನ ಪುಡಿಯನ್ನು ಹಾಕಿ ಅದರಿಂದ ಬರುವ ಹೊಗೆಯನ್ನು ಉಸಿರಾಡಿ. ಇದು ಶ್ವಾಸನಾಳದ ಉರಿಯೂತವನ್ನು ಕಡಿಮೆ ಮಾಡಲು ಸಹಾಯ ಮಾಡುತ್ತದೆ.

51

ರಕ್ತಸ್ರಾವ, ಜ್ವರ ಮತ್ತು ಹೃದಯದ ಬಲವರ್ಧನೆಗೆ ಜೇಷ್ಠಮಧು

ಜ್ಯೇಷ್ಠಮಧು ಬಹುಮುಖ ಆಯುರ್ವೇದ ಗಿಡಮೂಲಿಕೆಗಳಲ್ಲಿ ಒಂದಾಗಿದೆ. ಇದರ ಬಳಕೆಯು ಗ್ಯಾಸ್ಟ್ರೈಟಿಸ್, ಲೈಂಗಿಕ ಶಕ್ತಿ ವರ್ಧಕ ಚಿಕಿತ್ಸೆ, ಜ್ವರ ಹಾಗು ರಕ್ತಸ್ರಾವ ಸಂಬಂಧಿ ತೊಂದರೆಗಳಲ್ಲಿ ಕಂಡುಬರುತ್ತದೆ. ರಕ್ತಸ್ರಾವದ ಅಸ್ವಸ್ಥತೆಗಳು, ಜ್ವರ ಮತ್ತು ರಕ್ತನಾಳಗಳ ಸಮಸ್ಯೆಗಳಿಗೆ ಪರಿಣಾಮಕಾರಿ ಮನೆಮದ್ದನ್ನು ಕಲಿಯೋಣ.

ಬೇಕಾಗುವ ಸಾಮಗ್ರಿಗಳು

1. ಜ್ಯೇಷ್ಠಮಧು - 10 ಗ್ರಾಂ
2. ಕಟುಕಿ ಪುಡಿ (ಕಟುರೋಹಿಣಿ ಪುಡಿ) - 10 ಗ್ರಾಂ
3. ಉಗುರು ಬೆಚ್ಚಗಿನ ನೀರು.

ತಯಾರಿಸುವ ವಿಧಾನ

ಜ್ಯೇಷ್ಠಮಧು ಪುಡಿ ಹಾಗು ಕಟುಕಿ ಪುಡಿಯನ್ನು ಸಮಾನ ಪ್ರಮಾಣದಲ್ಲಿ ತೆಗೆದುಕೊಂಡು ಚೆನ್ನಾಗಿ ಮಿಶ್ರಣ ಮಾಡಿ.

ಈ ಮಿಶ್ರಣವನ್ನು ದಿನಕ್ಕೆ ಎರಡು ಬಾರಿ 500 ಮಿ.ಗ್ರಾಂ. ನಿಂದ 1 ಗ್ರಾಂ ಪ್ರಮಾಣದಲ್ಲಿ, ಆಹಾರವನ್ನು ಸೇವಿಸಿದ ನಂತರ ಒಂದು ಲೋಟ ಉಗುರುಬೆಚ್ಚನೆಯ ನೀರಿನೊಂದಿಗೆ ಸೇವಿಸಿ.

ಪ್ರಯೋಜನಗಳು

1. ಇದು ಜ್ವರದಲ್ಲಿ ಉಪಯುಕ್ತವಾಗಿದೆ. ಕಟುಕಿ ಮತ್ತು ಜ್ಯೇಷ್ಠಮಧು ಎರಡೂ ಯಕೃತ್ತನ್ನು ಉತ್ತೇಜಿಸುತ್ತದೆ, ಪಿತ್ತವನ್ನು ಶಾಂತಗೊಳಿಸುತ್ತದೆ ಹಾಗು, ಉರಿಯೂತ ವಿರೋಧಿ ಮತ್ತು ಬ್ಯಾಕ್ಟೀರಿಯಾ ವಿರೋಧಿ ಪರಿಣಾಮವನ್ನು ಹೊಂದಿರುತ್ತದೆ.

2. ಮೂಗಿನ ರಕ್ತಸ್ರಾವ, ಮುಟ್ಟಿನ ಅಧಿಕ ರಕ್ತ ಸ್ರಾವ ಮುಂತಾದ ಪಿತ್ತ ಮೂಲದ ರಕ್ತಸ್ರಾವದ ಅಸ್ವಸ್ಥತೆಗಳಲ್ಲಿ ಇದು ಉಪಯುಕ್ತವಾಗಿದೆ.

3. ಕಟುಕಿ ಮತ್ತು ಜ್ಯೇಷ್ಠಮಧು ಎರಡೂ ಗಿಡಮೂಲಿಕೆಗಳೂ ರಕ್ತನಾಳಗಳ ಕಾಠಿಣ್ಯದ ವಿರೋಧಿ ಚಟುವಟಿಕೆಗೆ ಹೆಸರುವಾಸಿಯಾಗಿದೆ. ಅಂದರೆ, ಹೃದಯದ ರಕ್ತನಾಳಗಳ ಒಳಭಾಗದಲ್ಲಿ ಕೊಲೆಸ್ಟ್ರಾಲ್ ಮತ್ತು ರಕ್ತ ಹೆಪ್ಪುಗಟ್ಟುವಿಕೆಯನ್ನು ಕಡಿಮೆ ಮಾಡಲು ಅವು ಸಹಾಯ ಮಾಡುತ್ತವೆ. ಆದ್ದರಿಂದ ರಕ್ತನಾಳಗಳ ಕಾಠಿಣ್ಯಕ್ಕೆ ಇದು ಉತ್ತಮ ಮನೆಮದ್ದು.

ಎಷ್ಟು ಸಮಯಯದವರೆಗೆ ತೆಗೆದುಕೊಳ್ಳಬೇಕು?

ವೈದ್ಯರ ಸಲಹೆಯ ಮೇರೆಗೆ ಇದನ್ನು 2-3 ತಿಂಗಳ ಕಾಲ ತೆಗೆದುಕೊಳ್ಳಬಹುದು.

ಅಡ್ಡ ಪರಿಣಾಮಗಳು?

ಈ ಮನೆಮದ್ದಿನ ತಯಾರಿಕೆಯಲ್ಲಿ ಬಳಸುವ ಪದಾರ್ಥಗಳ ಅಲರ್ಜಿ ಇರುವ ಜನರು, ಇದರ ಸೇವನೆಯನ್ನು ತಪ್ಪಿಸಬೇಕು.

ಮಕ್ಕಳು, ಗರ್ಭಿಣಿಯರು ಹಾಗು ಹಾಲುಣಿಸುವ ತಾಯಂದಿರು ಈ ಮನೆಮದ್ದಿನ ಬಳಕೆಯನ್ನು ತಪ್ಪಿಸುವುದು ಉತ್ತಮ.

ಕಟ್ಟುನಿಟ್ಟಾದ ವೈದ್ಯಕೀಯ ಮೇಲ್ವಿಚಾರಣೆಯಲ್ಲಿ ಈ ಮನೆಮದ್ದನ್ನು ಉಪಯೋಗಿಸಿ.

52

ಕೆಮ್ಮಿಗೆ ಹಿಪ್ಪಲಿ ಮತ್ತು ಜೇನಿನ ಮನೆಮದ್ದು

ಜೇನುತುಪ್ಪ, ಹಿಪ್ಪಲಿ ಮತ್ತು ನೆಲಗುಳ್ಳ - ಈ ಮೂರು ಪದಾರ್ಥಗಳನ್ನುಪಯೋಗಿಸಿ ತಯಾರಿಸಬಹುದಾದ ಸರಳವಾದ ಮನೆಮದ್ದನ್ನು ಇಲ್ಲಿ ವಿವರಿಸಲಾಗಿದೆ. ನೆಲಗುಳ್ಳ ಅಥವಾ ಕಂಟಕಾರಿ ಮೂಲಿಕೆಯು ದಶಮೂಲ (ಹತ್ತು ಬೇರುಗಳು) ಗಿಡಮೂಲಿಕೆಗಳ ಗುಂಪಿನಲ್ಲಿ ಒಂದಾಗಿದೆ. ಈ ಮೂಲಿಕೆಯನ್ನು ಸಾಮಾನ್ಯವಾಗಿ ಗಂಟಲು ಮತ್ತು ಉಸಿರಾಟಕ್ಕೆ ಸಂಬಂಧಿಸಿದ ತೊಂದರೆಗಳಿಗೆ ಚಿಕಿತ್ಸೆ ನೀಡಲು ಬಳಸಲಾಗುತ್ತದೆ. ಉದಾಹರಣೆಗೆ ಗಂಟಲು ನೋವು, ಕೆಮ್ಮು, ಅಸ್ತಮಾ, ಶ್ವಾಸಕೋಶದ ಸೋಂಕು ಇತ್ಯಾದಿ.

ಬೇಕಾಗುವ ಪದಾರ್ಥಗಳು

- ಪಿಪ್ಪಲಿ - ಅರ್ಧ ಟೀ ಚಮಚ
- ನೆಲಗುಳ್ಳ - ಅರ್ಧ ಟೀ ಚಮಚ
- ಜೇನುತುಪ್ಪ - 1 - 2 ಟೀ ಚಮಚ

ತಯಾರಿಸುವ ವಿಧಾನ

ಎರಡು ಗಿಡಮೂಲಿಕೆಗಳ ನುಣ್ಣಗಿನ ಪುಡಿಯನ್ನು ಮಿಶ್ರಣ ಮಾಡಿ, ಜೇನುತುಪ್ಪವನ್ನು ಸೇರಿಸಿ. ಇದನ್ನು ಚೆನ್ನಾಗಿ ಮಿಶ್ರಣ ಮಾಡಿ. ಊಟದ ನಂತರ ದಿನಕ್ಕೆ ಎರಡು ಬಾರಿ ಒಂದು ಟೀ ಚಮಚ ಪ್ರಮಾಣದಲ್ಲಿ ಇದನ್ನು ಸೇವಿಸಿ.

ಇದನ್ನು ಸೇವಿಸಿದ ನಂತರ ನೀರನ್ನು ಕುಡಿಯಬಹುದು.

ಉಪಯೋಗಗಳು

- ಇದನ್ನು ಕೆಮ್ಮಿನ ಚಿಕಿತ್ಸೆಯಲ್ಲಿ ಬಳಸಲಾಗುತ್ತದೆ.

- ಇದು ಜೀರ್ಣಶಕ್ತಿಯನ್ನು ವೃದ್ಧಿಸುತ್ತದೆ.
- ಕಫ ಮತ್ತು ಕೆಮ್ಮನ್ನು ನಿವಾರಿಸುತ್ತದೆ.
- ಗಂಟಲು ನೋವಿನಲ್ಲಿ ಉಪಯುಕ್ತ.

ಈ ಮನೆಮದ್ದನ್ನು 1 ವರ್ಷಕ್ಕಿಂತ ಮೇಲ್ಪಟ್ಟ ಮಕ್ಕಳಲ್ಲಿ ಬಳಸಬಹುದು. ಹಾಲುಣಿಸುವ ತಾಯಂದಿರಲ್ಲಿಯೂ ಇದರ ಬಳಕೆ ಸುರಕ್ಷಿತವಾಗಿದೆ. ಆದರೆ ಗರ್ಭಿಣಿಯರು ಈ ಔಷಧವನ್ನು ಬಳಸುವ ಮೊದಲು ವೈದ್ಯರ ಸಲಹೆಯನ್ನು ಪಡೆಯಬೇಕು.

53

ಕಣ್ಣಿನ ಆರೈಕೆಗೆ ತ್ರಿಫಲಾದ ಮನೆಮದ್ದು

ತ್ರಿಫಲಾವನ್ನು ಸಾಮಾನ್ಯವಾಗಿ ಕಣ್ಣಿನ ಆರೈಕೆಯಲ್ಲಿ ಬಳಸಲಾಗುತ್ತದೆ. ತ್ರಿಫಲಾ ಒಂದು ಸುರಕ್ಷಿತ ಆಯುರ್ವೇದ ಉತ್ಪನ್ನವಾಗಿದ್ದು, ಇದು ಅಳಲೆಕಾಯಿ, ತಾರೆಕಾಯಿ ಮತ್ತು ನೆಲ್ಲಿಕಾಯಿ ಎಂಬ ಮೂರು ಹಣ್ಣುಗಳನ್ನು ಒಳಗೊಂಡಿದೆ.

ಉಪಯೋಗಗಳು

ಕಣ್ಣುಗಳ ಶುಷ್ಕತೆ, ಕಿರಿಕಿರಿ, ಕೆಂಪಾಗುವುದು, ತುರಿಕೆ, ಕಣ್ಣಿನ ಉರಿ ಮುಂತಾದ ಕಣ್ಣಿನ ಸಮಸ್ಯೆಗಳಲ್ಲಿ ಇದು ಸಹಾಯ ಮಾಡುತ್ತದೆ.

ದೃಷ್ಟಿ ದೋಷದ ಸಮಸ್ಯೆಗಳಿರುವ ಜನರಲ್ಲಿ ಇದು ಸ್ವಲ್ಪ ಮಟ್ಟಿಗೆ ಸಹಾಯ ಮಾಡುತ್ತದೆ.

ಕಂಪ್ಯೂಟರ್ ವಿಷನ್ ಸಿಂಡ್ರೋಮ್ನಿಂದ ಬಳಲುತ್ತಿರುವ ಜನರು, ಶಸ್ತ್ರಚಿಕಿತ್ಸೆಯ ನಂತರ ಕಣ್ಣಿನ ಶುಷ್ಕತೆಯ ಸಮಸ್ಯೆಯನ್ನು ಅನುಭವಿಸುತ್ತಿರುವ ಜನರು ಇದರ ಬಳಕೆಯಿಂದ ಸ್ವಲ್ಪಮಟ್ಟಿನ ಉಪಶಮನವನ್ನು ಕಾಣಬಹುದು.

ಬೇಕಾಗಿರುವ ಸಾಮಗ್ರಿಗಳು

- ತ್ರಿಫಲಾ ಚೂರ್ಣ - ಅರ್ಧ ಚಮಚ
- ಜೇನುತುಪ್ಪ - 8-10 ಹನಿಗಳು
- ತುಪ್ಪ - 3-4 ಹನಿಗಳು

ತಯಾರಿಸುವ ವಿಧಾನ

ಮೇಲೆ ಹೇಳಿದ ಮೂರೂ ಸಾಮಗ್ರಿಗಳನ್ನು ಒಂದು ಬಟ್ಟಲಿನಲ್ಲಿ ಚೆನ್ನಾಗಿ ಮಿಶ್ರಣ ಮಾಡಿ ಪೇಸ್ಟ್ ಮಾಡಿಕೊಳ್ಳಿ.

ಸೇವಿಸುವ ವಿಧಾನ

ಊಟದ ನಂತರ ರಾತ್ರಿಯಲ್ಲಿ ಈ ಪೇಸ್ಟ್ ಅನ್ನು ನೀರಿನೊಂದಿಗೆ ತೆಗೆದುಕೊಳ್ಳಿ.

ಎಷ್ಟು ಸಮಯ ತೆಗೆದುಕೊಳ್ಳಬೇಕು?

ಇದನ್ನು 2-3 ತಿಂಗಳು ಅಥವಾ ಅದಕ್ಕಿಂತ ಹೆಚ್ಚು ಕಾಲ ತೆಗೆದುಕೊಳ್ಳಬಹುದು. ಇದನ್ನು ಸಾಂಪ್ರದಾಯಿಕವಾಗಿ ದೀರ್ಘಕಾಲದವರೆಗೆ ದೈನಂದಿನ ಆಧಾರದ ಮೇಲೆ ತೆಗೆದುಕೊಳ್ಳಬಹುದಾದ ಮದ್ದು ಎಂದು ಹೇಳಲಾಗುತ್ತದೆ.

ಅಡ್ಡ ಪರಿಣಾಮಗಳು

ಗರ್ಭಾವಸ್ಥೆಯಲ್ಲಿ ಮತ್ತು 5 ವರ್ಷಕ್ಕಿಂತ ಕಡಿಮೆ ವಯಸ್ಸಿನ ಮಕ್ಕಳಲ್ಲಿ ಇದರ ಬಳಕೆಯನ್ನು ತಪ್ಪಿಸುವುದು ಉತ್ತಮ.

ಪುಡಿಯ ಬದಲಿಗೆ ತ್ರಿಫಲಾ ಮಾತ್ರೆಗಳನ್ನು ಬಳಸಬಹುದೇ?

ಇಲ್ಲ. ಸಾಂಪ್ರದಾಯಿಕವಾಗಿ ಈ ಮನೆಮದ್ದಿನ ತಯಾರಿಕೆಯಲ್ಲಿ ಪುಡಿಯನ್ನು ಬಳಸುವಂತೆ ಶಿಫಾರಸು ಮಾಡಲಾಗುತ್ತದೆ.

54

ತ್ರಿಫಲಾದಿ ಚೂರ್ಣದ ಉಪಯೋಗಗಳು, ಅಡ್ಡ ಪರಿಣಾಮಗಳು

ತ್ರಿಫಲಾದಿ ಚೂರ್ಣ ನಾಲ್ಕು ಗಿಡಮೂಲಿಕೆಗಳ ಸಂಯೋಜನೆಯಾಗಿದೆ -

1. ಅಳಲೆಕಾಯಿ
2. ತಾರೆಕಾಯಿ
3. ನೆಲ್ಲಿಕಾಯಿ
4. ಜೇಷ್ಟಮಧು

ಎಲ್ಲಾ ನಾಲ್ಕು ಗಿಡಮೂಲಿಕೆಗಳನ್ನು ನೆರಳಿನಲ್ಲಿ ಒಣಗಿಸಿ, ಪುಡಿಮಾಡಿ ಮತ್ತು ಶೋಧಿಸಿ ನುಣ್ಣಗಿನ ಪುಡಿಯನ್ನು ಪಡೆಯಲಾಗುತ್ತದೆ.

ಉಪಯೋಗಗಳು

ಇದು ಪ್ರಬಲವಾದ ಒಗರು ರುಚಿಯುಳ್ಳ ಔಷಧವಾಗಿದೆ. ಇದನ್ನು ನೀರಿನೊಂದಿಗೆ ಕುದಿಸಿ ಸೋಸಬೇಕು, ಈ ಕಷಾಯವು ಗಾಯಗಳನ್ನು ಗುಣಪಡಿಸುತ್ತದೆ.

ಸೇವನೆಗೆ

ಇದು ಉತ್ಕರ್ಷಣ ನಿರೋಧಕಗಳಿಂದ ಸಮೃದ್ಧವಾಗಿದೆ, ಕಣ್ಣುಗಳು, ಗುಲ್ಮ, ಯಕೃತ್ತು, ಮಧುಮೇಹದಲ್ಲಿ ಉಪಯುಕ್ತವಾಗಿದೆ ಮತ್ತು ರಸಾಯನ (ಪ್ರತಿರೋಧಕ) ಔಷಧವಾಗಿ ಕಾರ್ಯನಿರ್ವಹಿಸುತ್ತದೆ.

ತ್ರಿಫಲಾದಿ ಚೂರ್ಣ ಮಧುಮೇಹದಲ್ಲಿ ಸಹಾಯಕವಾಗಬಹುದೇ?

ಹೌದು. ತ್ರಿಫಲಾದಿ ಚೂರ್ಣ ಮಧುಮೇಹಕ್ಕೆ ಪೂರಕವಾಗಿದೆ. ರಕ್ತದಲ್ಲಿನ ಸಕ್ಕರೆ ಮಟ್ಟವನ್ನು ನಿಯಂತ್ರಿಸಲು ಸಹಾಯ ಮಾಡುವುದರ ಜೊತೆಗೆ, ಇದು ಜೀವಕಣಗಳನ್ನು ಪುನರುಜ್ಜೀವನಗೊಳಿಸುತ್ತದೆ ಮತ್ತು ಉತ್ಕರ್ಷಣ ನಿರೋಧಕವಾಗಿ ಕಾರ್ಯನಿರ್ವಹಿಸುತ್ತದೆ.

ತ್ರಿಫಲಾದಿ ಚೂರ್ಣವನ್ನು ತೆಗೆದುಕೊಳ್ಳಬೇಕಾದ ಪ್ರಮಾಣ

ಮಲವಿಸರ್ಜನೆ ಕ್ರಿಯೆಯು ಸರಾಗವಾಗಲು ಮತ್ತು ಗ್ಯಾಸ್ ತೊಂದರೆಯನ್ನು ನಿವಾರಿಸಲು - ರಾತ್ರಿ ಐದು ಗ್ರಾಂ ಚೂರ್ಣವನ್ನು ಬೆಚ್ಚಗಿನ ನೀರಿನೊಂದಿಗೆ ಸೇವಿಸಬೇಕು.

ಯಕೃತ್ತಿನ ರಕ್ಷಣೆಗಾಗಿ ಮತ್ತು ರಸಾಯಾನ ಫಲಕ್ಕಾಗಿ - 2-3 ಗ್ರಾಂಗಳನ್ನು ದಿನಕ್ಕೆ ಒಂದು ಅಥವಾ ಎರಡು ಬಾರಿ ಬೆಚ್ಚಗಿನ ನೀರಿನೊಂದಿಗೆ ಸೇವಿಸಬೇಕು.

ಕೂದಲನ್ನು ತೊಳೆಯಲು ಈ ಪುಡಿಯ ಬಳಸುವಿಕೆ

ತ್ರಿಫಲಾದಿಯು ತ್ರಿಫಲ ಮತ್ತು ಜೇಷ್ಠಿಮಧುವಿನ ಸರಳ ಸಂಯೋಜನೆಯಾಗಿದೆ. ಇದನ್ನು ಕೂದಲು ತೊಳೆಯಲು ಮತ್ತು ಹೇರ್ ಪ್ಯಾಕ್ ಆಗಿಯೂ ಬಳಸಬಹುದು. ತಲೆಹೊಟ್ಟು, ಬಿಳಿ ಕೂದಲು ಮತ್ತು ಕೂದಲು ಉದುರುವಿಕೆಯಲ್ಲಿ ಇದು ಉಪಯುಕ್ತವಾಗಿದೆ.

ಕಣ್ಣುಗಳನ್ನು ತೊಳೆಯಲು ತ್ರಿಫಲಾದಿ ಚೂರ್ಣ

ಒಂದು ಚಮಚ ತ್ರಿಫಲಾದಿ ಚೂರ್ಣವನ್ನು 2 ಕಪ್ ನೀರಿನಲ್ಲಿ ಬೆರೆಸಿ ಕುದಿಸಿ ಅರ್ಧ ಕಪ್‌ಗೆ ಇಳಿಸಲಾಗುತ್ತದೆ. ಇದನ್ನು ಸೋಸಿದಾಗ ದೊರೆಯುವ ದ್ರವವನ್ನು ಕಣ್ಣಿನ ಸೋಂಕಿನಲ್ಲಿ ಕಣ್ಣನ್ನು ತೊಳೆಯಲು ಬಳಸಲಾಗುತ್ತದೆ.

ತ್ರಿಫಲಾದಿ ಚೂರ್ಣದ ಅಡ್ಡಪರಿಣಾಮಗಳು

ಇದರಿಂದ ಯಾವುದೇ ಅಡ್ಡ ಪರಿಣಾಮಗಳಿಲ್ಲ. ಆದರೂ, ಅಧಿಕ ರಕ್ತದೊತ್ತಡದಿಂದ ಬಳಲುತ್ತಿರುವವರು, ಮಕ್ಕಳು, ಗರ್ಭಿಣಿಯರು ಮತ್ತು ಹಾಲುಣಿಸುವ ತಾಯಂದಿರು ಈ ಉತ್ಪನ್ನವನ್ನು ಬಳಸುವ ಮೊದಲು ಆಯುರ್ವೇದ ವೈದ್ಯರನ್ನು ಸಂಪರ್ಕಿಸಬೇಕು.

55
ತ್ರಿಕಟು ಚೂರ್ಣದ ಪ್ರಯೋಜನಗಳು, ಅಡ್ಡ ಪರಿಣಾಮಗಳು

ತ್ರಿಕಟು ಚೂರ್ಣವು ಮೂರು ಭಾರತೀಯ ಮಸಾಲೆಗಳ ಪುಡಿಯ ಮಿಶ್ರಣವಾಗಿದೆ. ಇದು ಕರಿಮೆಣಸು, ಹಿಪ್ಪಲಿ ಮತ್ತು ಶುಂಠಿ, ಈ ಮೂರು ಗಿಡಮೂಲಿಕೆಗಳ ಸಮಾನ ಭಾಗಗಳ ಸಂಯೋಜನೆಯಾಗಿದೆ.
ತ್ರಿ - ಎಂದರೆ ಮೂರು,
ಕಟು - ಉಷ್ಣ ಮತ್ತು ಖಾರವಾದ ಗಿಡಮೂಲಿಕೆಗಳು.
ಚೂರ್ಣ ಎಂಬ ಸಂಸ್ಕೃತ ಪದದ ಅರ್ಥ ಪುಡಿ.
ಈ ಮೂರು ಮಸಾಲೆಗಳು ಲಭ್ಯವಿದ್ದರೆ, ತ್ರಿಕಟು ಪುಡಿಯನ್ನು ಮನೆಯಲ್ಲಿಯೇ ಮಿಕ್ಸರ್ ಬಳಸಿ ತಯಾರಿಸಬಹುದು.

ತ್ರಿಕಟುವಿನ (ಶುಂಠಿ, ಕರಿಮೆಣಸು, ಹಿಪ್ಪಲಿ) ಪ್ರಯೋಜನಗಳು

- ತ್ರಿಕಟು ಉಷ್ಣ ಗುಣವನ್ನು ಹೊಂದಿರುತ್ತದೆ.
- ಇದು ಜೀರ್ಣಕಾರಿ ಕಿಣ್ವಗಳನ್ನು ಉತ್ಪಾದನೆಗೆ ಹಾಗು ಅಜೀರ್ಣದಲ್ಲಿ ಸಹಾಯ ಮಾಡುತ್ತದೆ.
- ಕೆಮ್ಮು, ಶೀತ, ಅಸ್ತಮಾದಲ್ಲಿಯೂ ಉಪಯುಕ್ತವಾಗಿದೆ.
- ಜೀರ್ಣಶಕ್ತಿಯನ್ನು ಸುಧಾರಿಸುತ್ತದೆ.
- ಕಫ ದೋಷವನ್ನು ಸಮತೋಲನಗೊಳಿಸುತ್ತದೆ.
- ದೇಹದಲ್ಲಿನ ಕೊಬ್ಬನ್ನು ಕರಗಿಸುತ್ತದೆ ಮತ್ತು ಕೊಲೆಸ್ಟ್ರಾಲ್ ಮಟ್ಟವನ್ನು ಕಡಿಮೆ ಮಾಡುತ್ತದೆ.
- ಚರ್ಮ ರೋಗಗಳಲ್ಲಿ ಉಪಯುಕ್ತ.
- ನೆಗಡಿಗೆ ಉಪಯುಕ್ತವಾಗಿದೆ.
- ರುಚಿಹೀನತೆ ಮತ್ತು ಹಸಿವಿಲ್ಲದಿರುವಿಕೆಯನ್ನು ನಿವಾರಿಸುತ್ತದೆ.

- ಆಮವನ್ನು ನಿವಾರಿಸಲು ಉಪಯುಕ್ತವಾಗಿದೆ.
- ಮಧುಮೇಹದಲ್ಲಿ ಉಪಯುಕ್ತ
- ಕಿಬ್ಬೊಟ್ಟೆಯ ಗೆಡ್ಡೆ, ಹೊಟ್ಟೆಯುಬ್ಬರದಲ್ಲಿ ಉಪಯುಕ್ತ.
- ಗಂಟಲಿನ ರೋಗಗಳಲ್ಲಿ ಉಪಯುಕ್ತ.

ತ್ರಿಕಟು ಮತ್ತು ಯಕೃತ್ತು

ಯಕೃತ್ತಿನ ಹಾನಿಯ ವಿರುದ್ಧ ಯಕೃತ್ತಿನ ರಕ್ಷಣಾತ್ಮಕ ಚಟುವಟಿಕೆಗಾಗಿ ತ್ರಿಕಟು ಉಪಯುಕ್ತವಾಗಿದೆ. ಇದರ ದೀಪನ, ಪಾಚನ ಪರಿಣಾಮ (ಜೀರ್ಣಕಾರಿ) ಕಿಣ್ವಗಳನ್ನು ಉತ್ಪಾದಿಸಲು ಯಕೃತ್ತನ್ನು ಉತ್ತೇಜಿಸುತ್ತದೆ ಎಂದು ತಿಳಿಯಬಹುದು.

ಪಿಪ್ಪಲಿ ಹೆಪಟೊಮೆಗಾಲಿ (ಯಕೃತ್ತಿನ ಊತ) ಮತ್ತು ಸ್ಪ್ಲೇನೋಮೆಗಾಲಿ (ಸ್ಪ್ಲೀನಿನ ಊತ) ಚಿಕಿತ್ಸೆಯಲ್ಲಿ ಬಹಳ ಉಪಯುಕ್ತವಾಗಿದೆ.

ಕರಿಮೆಣಸು ಅತ್ಯುತ್ತಮವಾದ ಆಂಟಿವೈರಲ್ ಮತ್ತು ಆಂಟಿಬ್ಯಾಕ್ಟೀರಿಯಾ ಗುಣವುಳ್ಳ ಪದಾರ್ಥವಾಗಿದ್ದು, ಯಕೃತ್ತಿನ ಸೋಂಕಿನಲ್ಲಿ ಉಪಯುಕ್ತವಾಗಿದೆ.

ಈ ಕಾರಣಕ್ಕಾಗಿ, ತ್ರಿಕಟು ಯಕೃತ್ತಿನ ಅಸ್ವಸ್ಥತೆಗಳಿಗೆ ನೀಡುವ ಅನೇಕ ಆಯುರ್ವೇದ ಔಷಧಿಗಳ ಒಂದು ಘಟಕಾಂಶವಾಗಿದೆ.

ಉದಾಹರಣೆಗೆ

- ಪರ್ಪಟಕ ಅರಿಷ್ಟ - ರಕ್ತಹೀನತೆ, ದೀರ್ಘಕಾಲದ ಯಕೃತ್ತಿನ ಅಸ್ವಸ್ಥತೆಗಳು, ಹೆಪಟೊಮೆಗಾಲಿಯಲ್ಲಿ ಬಳಸಲಾಗುತ್ತದೆ
- ಸರ್ವ ಜ್ವರಹರ ಲೋಹ - ಹೆಪಟೊಮೆಗಾಲಿಯಲ್ಲಿ ಬಳಸಲಾಗುತ್ತದೆ
- ಗುಡಪಿಪ್ಪಲಿ - ಪಿತ್ತಜನಕಾಂಗದ ಸಾಂಕ್ರಾಮಿಕ ತೊಂದರೆಗಳಲ್ಲಿ ಬಳಸಲಾಗುತ್ತದೆ.

ಇತರ ಆಯುರ್ವೇದ ಔಷಧಿಗಳಲ್ಲಿ ತ್ರಿಕಟು

ತ್ರಿಕಟುವನ್ನು ಅನೇಕ ಆಯುರ್ವೇದ ಔಷಧಿಗಳಾದ ಕಾಂಚನಾರ ಗುಗ್ಗುಲು, ನವಾಯಾಸ ಲೋಹ, ದಶಮೂಲಕಟುತ್ರಯ ಕಷಾಯ, ಅಶ್ವಗಂಧಾರಿಷ್ಟ, ಕೋಫಾವಿನ್ ಸಿರಪ್, ಕೋಫಾವಿನ್ ಡಿಎಂ ಸಿರಪ್ ಇತ್ಯಾದಿಗಳಲ್ಲಿ ಘಟಕಾಂಶವಾಗಿ ಬಳಸಲಾಗುತ್ತದೆ.

ತ್ರಿಕಟು ಚೂರ್ಣ ಡೋಸೇಜ್

ದಿನಕ್ಕೆ 500 ಮಿ.ಗ್ರಾಂ. ನಿಂದ 3 ಗ್ರಾಂಗಳಷ್ಟು ವಿಭಜಿತ ಪ್ರಮಾಣದಲ್ಲಿ, ಊಟದ ನಂತರ ಸೇವಿಸಬಹುದು.

ತ್ರಿಕಟು ಚೂರ್ಣವನ್ನು ಜೇನುತುಪ್ಪ ಅಥವಾ ನೀರಿನೊಂದಿಗೆ ತೆಗೆದುಕೊಳ್ಳಬಹುದು. ಒಂದು ವೇಳೆ ಇದು ತುಂಬಾ ಮಸಾಲೆಯುಕ್ತವೆನಿಸಿದರೆ, ಇದನ್ನು ಆಹಾರದ ಜೊತೆಗೆ ತೆಗೆದುಕೊಳ್ಳಬಹುದು.

ಗ್ಯಾಸ್ಟ್ರೈಟಿಸ್ ರೋಗಿಗಳಿಗೆ, ತ್ರಿಕಟುವನ್ನು ನೀಡಬೇಕಾದಲ್ಲಿ, ಅದನ್ನು ಶಂಖ ಭಸ್ಮದ ಜೊತೆಗೆ

ನೀಡಲಾಗುತ್ತದೆ.

ಅಡ್ಡ ಪರಿಣಾಮಗಳು

ಉಷ್ಣ ಗುಣದಿಂದಾಗಿ, ತ್ರಿಕಟು ಗ್ಯಾಸ್ಟ್ರೈಟಿಸ್ ಸಮಸ್ಯೆಯನ್ನು ಇನ್ನಷ್ಟು ಹದಗೆಡಿಸಬಹುದು. ಹೆಚ್ಚಿನ ಪ್ರಮಾಣದಲ್ಲಿ ಸೇವಿಸಿದರೆ ಹೊಟ್ಟೆ ಉರಿಯನ್ನು ಉಂಟುಮಾಡಬಹುದು.

ಚರ್ಮ ರೋಗಗಳಿಗೆ ತ್ರಿಕಟು

ಅಳಲೆಕಾಯಿ (ಹರೀತಕಿ), ಬೆಲ್ಲ ಮತ್ತು ಎಳ್ಳೆಣ್ಣೆಯೊಂದಿಗೆ ತ್ರಿಕಟುವನ್ನು 1 ತಿಂಗಳು ಸೇವಿಸುವುದರಿಂದ ಚರ್ಮ ರೋಗಗಳು ವಾಸಿಯಾಗುತ್ತವೆ. (ಉಲ್ಲೇಖ: ಚರಕ ಸಂಹಿತಾ, ಚಿಕಿತ್ಸಾ ಸ್ಥಾನ, 7/61)

ಅಸೈಟಿಸ್ (ಹೊಟ್ಟೆಯಲ್ಲಿ ನೀರು ತುಂಬುವುದು) ಅಲ್ಲಿ ತ್ರಿಕಟು:

ಉಲ್ಲೇಖ: ಚರಕ ಸಂಹಿತಾ, ಚಿಕಿತ್ಸಾ ಸ್ಥಾನ, 13 ನೇ ಅಧ್ಯಾಯ

ಕಫಜ ಪ್ರಕಾರದ ಉದರ ರೋಗದಿಂದ (ಅಸೈಟಿಸ್) ಬಳಲುತ್ತಿರುವ ರೋಗಿಗೆ ಓಮ, ಕಲ್ಲುಪ್ಪು, ಜೀರಿಗೆ ಮತ್ತು ತ್ರಿಕಟು ಸೇರಿಸಿದ, ಕೊಬ್ಬು-ಕಡಿಮೆ ಇರುವ ಮಜ್ಜಿಗೆಯನ್ನು ನೀಡಲಾಗುತ್ತದೆ.

ಪಿತ್ತಜ ಉದರದಲ್ಲಿ (ಪಿತ್ತದ ಕಾರಣದಿಂದ ಉಂಟಾಗುವ ಅಸೈಟಿಸ್), ತ್ರಿಕಟುವಿನ ಪುಡಿಯೊಂದಿಗೆ ಚೆನ್ನಾಗಿ ರೂಪುಗೊಂಡ ಮೊಸರಿನಿಂದ ತಯಾರಿಸಿದ ಮಜ್ಜಿಗೆಯನ್ನು ನೀಡಲಾಗುತ್ತದೆ.

56

ಗಿಡಮೂಲಿಕೆಗಳ ಸ್ನಾನದ ಪುಡಿ

ನೀವು ಮನೆಯಲ್ಲಿ ತಯಾರಿಸಬಹುದಾದ ಗಿಡಮೂಲಿಕೆಗಳ ಸ್ನಾನದ ಪುಡಿಗಳ ವಿವಿಧ ಸಂಯೋಜನೆಗಳು ಇಲ್ಲಿವೆ. ನೀವು ಸೋಪ್ ಉಪಯೋಗವನ್ನು ನಿಲ್ಲಿಸಲು ಬಯಸುವುದಾದರೆ, ಕೆಲವು ಗಿಡಮೂಲಿಕೆಗಳ ಪುಡಿಯನ್ನು ಪ್ರಯತ್ನಿಸಬಹುದು.

ಸಾಮಾನ್ಯ ಪರಿಗಣನೆಗಳು
ಯಾವುದೇ ಸ್ನಾನದ ಪುಡಿಗೆ ಕಡಲೆ ಹಿಟ್ಟು ಸಾಮಾನ್ಯ ಸಾಮಗ್ರಿಯಾಗಿದೆ. ಇದು ಚರ್ಮಕ್ಕೆ ಒಳ್ಳೆಯದು ಮತ್ತು ಸ್ಕ್ರಬ್ಬಿಂಗ್ ಕ್ರಿಯೆಯನ್ನು ಒದಗಿಸುತ್ತದೆ. ಕೆಲವರು ಕಡಲೆಹಿಟ್ಟಿನ ಅಲರ್ಜಿಯನ್ನು ಹೊಂದಿರಬಹುದು, ಅಂತಹ ಜನರು ಹೆಸರು ಬೇಳೆಯ ಪುಡಿಯನ್ನು ಬಳಸಬಹುದು.
ಒಟ್ಟಾರೆಯಾಗಿ ಕಡಲೆಹಿಟ್ಟನ್ನು ಸ್ನಾನದ ಪುಡಿಯ ತಯಾರಿಕೆಯಲ್ಲಿ 50% ಪ್ರಮಾಣದಲ್ಲಿ ಬಳಸಬಹುದು. ಉಳಿದ 50% ವಿವಿಧ ಗಿಡಮೂಲಿಕೆಗಳ ಪುಡಿಗಳ ಸಂಯೋಜನೆಯಿಂದ ಮಾಡಲ್ಪಟ್ಟಿದೆ.
ಕೆಳಗೆ ತಿಳಿಸಲಾದ ಸಂಯೋಜನೆಯನ್ನು ಮಕ್ಕಳಲ್ಲಿಯೂ ಸಹ ಬಳಸಬಹುದು.

ಕೆಳಗಿನ ಗಿಡಮೂಲಿಕೆಗಳ ಪುಡಿಗಳ ಬಳಕೆಯ ಹಿಂದೆ ಮೂರು ಮೂಲಭೂತ ಉದ್ದೇಶಗಳಿವೆ -

- ಚರ್ಮದ ಆರೋಗ್ಯ ಮತ್ತು ಮೈಬಣ್ಣದಲ್ಲಿ ಸುಧಾರಣೆ.
- ಮೊಡವೆ, ಗಾಯದ ಕಲೆಗಳು ಮತ್ತು ಚರ್ಮದ ಸಣ್ಣ ಗಾಯಗಳನ್ನು ಗುಣಪಡಿಸುವ ಗಿಡಮೂಲಿಕೆಗಳ ಸಾಮರ್ಥ್ಯ
- ದೇಹದ ನೋವು ಮತ್ತು ಉರಿಯೂತವನ್ನು ನಿವಾರಿಸುವುದು

ಸ್ನಾನದ ಪುಡಿ ಸೂತ್ರ

- ಕಡಲೆ ಹಿಟ್ಟು ಅಥವಾ ಹಸಿರು ಬೇಳೆ ಪುಡಿ - 10 ಸ್ಪೂನ್ ಗಳು.

- ಬೇವಿನ ಪುಡಿ – 1 ಟೀ ಚಮಚ – ಬೇವು ಚರ್ಮಕ್ಕೆ ತುಂಬಾ ಒಳ್ಳೆಯದು. ಗಾಯಗಳನ್ನು ಗುಣಪಡಿಸುತ್ತದೆ ಮತ್ತು ಮೊಡವೆಗಳನ್ನು ನಿವಾರಿಸುತ್ತದೆ.
- ಮಂಜಿಷ್ಟ - 1 ಟೀ ಚಮಚ - ಚರ್ಮಕ್ಕೆ ತುಂಬಾ ಒಳ್ಳೆಯದು, ಚರ್ಮದ ಆರೋಗ್ಯವನ್ನು ಸುಧಾರಿಸಲು ಅನೇಕ ಗಿಡಮೂಲಿಕೆ ಔಷಧಿಗಳಲ್ಲಿ ಬಳಸಲಾಗುತ್ತದೆ.
- ಅರಿಶಿನ - 1/2 - 1 ಟೀ ಚಮಚ - ಚರ್ಮದ ಗಾಯಗಳು ಮತ್ತು ಅಲರ್ಜಿಯನ್ನು ನಿವಾರಿಸುತ್ತದೆ, ಚರ್ಮದ ಬಣ್ಣ ಮತ್ತು ಹೊಳಪನ್ನು ಸುಧಾರಿಸುತ್ತದೆ. ಇದನ್ನು ಕಡಿಮೆ ಪ್ರಮಾಣದಲ್ಲಿ ಉಪಯೋಗಿಸಿ. ಹೆಚ್ಚಿನ ಪ್ರಮಾಣದಲ್ಲಿ ಉಪಯೋಗಿಸಿದರೆ, ಸರಿಯಾಗಿ ನೀರಿನಿಂದ ತೊಳೆಯದಿದ್ದಲ್ಲಿ ಚರ್ಮದ ಮೇಲೆ ಹಳದಿ ಬಣ್ಣ ಉಳಿಯಬಹುದು.
- ಒಣ ನೆಲ್ಲಿಕಾಯಿ ಪುಡಿ - 1 ಟೀ ಚಮಚ. ಇದು ಉತ್ಕರ್ಷಣ ನಿರೋಧಕಗಳಿಂದ ಸಮೃದ್ಧವಾಗಿದೆ, ಚರ್ಮದ ಮೇಲೆ ಶೀತಕ ಪರಿಣಾಮವನ್ನು ಹೊಂದಿದೆ ಮತ್ತು ಪಿತ್ತವನ್ನು ಶಾಂತಗೊಳಿಸುತ್ತದೆ.
- ಶುಂಠಿ - 2 ಚಿಟಿಕೆ - ರಕ್ತ ಪರಿಚಲನೆ ಸುಧಾರಿಸುತ್ತದೆ ಮತ್ತು ಉರಿಯೂತವನ್ನು ನಿವಾರಿಸುತ್ತದೆ.
- ಗುಲಾಬಿ ದಳಗಳ ಪೇಸ್ಟ್ - ಹಿತವಾದ ಪರಿಣಾಮವನ್ನು ಹೊಂದಿದೆ, ಚರ್ಮದ ಯಾವುದೇ ಉರಿಯುವ ಸಂವೇದನೆಯನ್ನು ನಿವಾರಿಸುತ್ತದೆ ಮತ್ತು ಹೊಳಪನ್ನು ಸುಧಾರಿಸುತ್ತದೆ. ಗುಲಾಬಿ ಹೂವು ಲಭ್ಯವಿ;ಲ್ಲದಿದ್ದರೆ, ಸ್ವಲ್ಪ ರೋಸ್ ವಾಟರ್ ಅನ್ನು ಬಳಸಬಹುದು.
- ಬಾದಾಮಿ ಪುಡಿ - 1 ಟೀ ಚಮಚ. ಇದರಲ್ಲಿ ನೈಸರ್ಗಿಕ ವಿಟಮಿನ್ ಇ ಸಮೃದ್ಧವಾಗಿದೆ, ಅತ್ಯುತ್ತಮ ಚರ್ಮದ ಮಾಯಿಶ್ಚರೈಸರ್ ಆಗಿ ಕಾರ್ಯನಿರ್ವಹಿಸುತ್ತದ.
- ಖದಿರ - 1 ಟೀ ಚಮಚ, ಬಹಳ ಉತ್ತಮವಾದ ಆಯುರ್ವೇದ ಮೂಲಿಕೆಯಾಗಿದ್ದು, ಅನೇಕ ಚರ್ಮ ರೋಗಗಳಲ್ಲಿ ಉಪಯುಕ್ತವಾಗಿದೆ. ಆಯುರ್ವೇದದಲ್ಲಿ ಪುನರಾವರ್ತಿತ ಚರ್ಮದ ಕಾಯಿಲೆ ಇರುವವರು ಬಿಸಿನೀರಿಗೆ ಈ ಪುಡಿಯನ್ನು ಸೇರಿಸಿ ಸ್ನಾನ ಮಾಡಬೇಕು ಎಂದು ಉಲ್ಲೇಖಿಸಿದ್ದಾರೆ. ಆದ್ದರಿಂದ ಇದು ಚರ್ಮಕ್ಕೆ ತುಂಬಾ ಒಳ್ಳೆಯದು.
- ವಚಾ - 1/2 - 1 ಟೀ ಚಮಚ, ಚರ್ಮದ ಉರಿಯೂತವನ್ನು ನಿವಾರಿಸಲು ಉಪಯುಕ್ತವಾಗಿದೆ.
- ರಾಸ್ನಾ - 1 ಟೀ ಚಮಚ, ದೇಹದ ನೋವುಗಳನ್ನು ನಿವಾರಿಸುತ್ತದೆ.
- ರೀತಾ (ನೊರೆಕಾಯಿ) ಪುಡಿ - 1 ಟೀ ಚಮಚ - ಉತ್ತಮ ನೊರೆಯನ್ನು ನೀಡುತ್ತದೆ.

ಈ ಮೇಲಿನ ಗಿಡಮೂಲಿಕೆಗಳ ಸಂಯೋಜನೆಯಲ್ಲಿ, ನಿಮ್ಮ ಉದ್ದೇಶವನ್ನು ಅವಲಂಬಿಸಿ ಲಭ್ಯವಿರುವಷ್ಟು ಗಿಡಮೂಲಿಕೆಗಳನ್ನು ಬಳಸಬಹುದು. ತ್ವಚೆಯ ಸಮಸ್ಯೆ ನಿವಾರಣೆಯಾಗಬೇಕಾದರೆ ಮಂಜಿಷ್ಟ, ಖದಿರಾ, ವಚಾ, ಬೇವುಗಳನ್ನು ಹೆಚ್ಚಾಗಿ ಬಳಸಿ. ನೀವು ದೇಹದ ನೋವುಗಳನ್ನು ನಿವಾರಿಸಲು ಬಯಸಿದರೆ - ಶುಂಠಿ, ರಾಸ್ನಾವನ್ನು ಹೆಚ್ಚು ಬಳಸಿ. ಉರಿಯುವ ಸಂವೇದನೆಯನ್ನು ಹೊಂದಿದ್ದರೆ - ರೋಸ್ ವಾಟರ್, ಬಾದಾಮಿ ಮತ್ತು ನೆಲ್ಲಿಕಾಯಿಯನ್ನು ಹೆಚ್ಚು ಬಳಸಿ. ಚರ್ಮದ ಅಲರ್ಜಿ ಮತ್ತು ವಾಸಿಯಾಗದ ಗಾಯಗಳಿದ್ದರೆ, ಅರಿಶಿನ ಮತ್ತು ಬೇವಿನ ಪುಡಿಯನ್ನು ಹೆಚ್ಚು ಸೇರಿಸಿ.

ನೈಸರ್ಗಿಕ ಪರಿಮಳದ ಬಳಕೆ

ಸ್ನಾನದ ಪುಡಿಯ ಪರಿಮಳವು ನಿಮಗೆ ಇಷ್ಟವಾಗದಿದ್ದರೆ, ನಿಮ್ಮ ಆಯ್ಕೆಯ ಯಾವುದೇ ನೈಸರ್ಗಿಕ ಪರಿಮಳವನ್ನು ನೀವು ಬಳಸಬಹುದು.

ದ್ರವ ಸಂಯೋಜಕ ಆಯ್ಕೆಗಳು

- ನೀಲಗಿರಿ ಎಣ್ಣೆ - ಕೇವಲ ಎರಡು ಹನಿಗಳು - ಇದೊಂದು ಉತ್ತಮ ಉರಿಯೂತ ನಿವಾರಕ ಎಣ್ಣೆ, ಉಸಿರಾಟವ್ಯೂಹದ ಆರೋಗ್ಯಕ್ಕೆ ಒಳ್ಳೆಯದು.
- ರೋಸ್ ವಾಟರ್ - 1-2 ಟೀಸ್ಪೂನ್, ಚರ್ಮಕ್ಕೆ ಒಳ್ಳೆಯದು, ಶೀತಕ ಗುಣವನ್ನು ಹೊಂದಿದೆ.
- ಕುಂಕುಮಾದಿ ತೈಲ - 1-2 ಹನಿಗಳು. ಮೊಡವೆಗಳನ್ನು ನಿವಾರಿಸುತ್ತದೆ, ಚರ್ಮದ ಹೊಳಪನ್ನು ಸುಧಾರಿಸುತ್ತದೆ.

ಈ ಪುಡಿಯನ್ನು ಎಷ್ಟು ದಿನ ಸಂಗ್ರಹಿಸಬಹುದು?

ಗಾಳಿಯಾಡದ ಡಬ್ಬದಲ್ಲಿ ಸಂಗ್ರಹಿಸಿದರೆ, ಸ್ನಾನದ ಪುಡಿಯನ್ನು 1 ವರ್ಷದವರೆಗೆ ಸುರಕ್ಷಿತವಾಗಿ ಸಂಗ್ರಹಿಸಬಹುದು.

57

ಮಂಥ - ಹಣ್ಣುಗಳ ರಸ

ಹಣ್ಣುಗಳಿಗೆ ನೀರು ಸೇರಿಸಿ, ಹಣ್ಣುಗಳನ್ನು ಹಿಂಡುವ ಮೂಲಕ ಮಂಥವನ್ನು ತಯಾರಿಸಲಾಗುತ್ತದೆ. ಈ ಮೂಲಕ ಅರೆ ಘನ (ಅರೆ ದ್ರವಕ್ಕಿಂತ ಸ್ವಲ್ಪ ದಪ್ಪವಾಗಿರುತ್ತದೆ) ಉತ್ಪನ್ನವನ್ನು ಪಡೆಯಲಾಗುತ್ತದೆ ಮತ್ತು ಅದನ್ನು ಸೇವಿಸಲಾಗುತ್ತದೆ.
ಇದಕ್ಕಾಗಿ, ಒಂದೇ ಹಣ್ಣು ಅಥವಾ ಹಣ್ಣುಗಳ ಸಂಯೋಜನೆಯನ್ನು ಬಳಸಲಾಗುತ್ತದೆ.

ಉಲ್ಲೇಖಗಳು
ಶಾರಂಗಧರ ಸಂಹಿತಾ, ಮಧ್ಯಮ ಖಂಡ, 3/9-10.
ಸುಶ್ರುತ ಸಂಹಿತಾ, ಸೂತ್ರಸ್ಥಾನ, 46.

ತಯಾರಿಸುವ ವಿಧಾನ
ಒಂದು ಪಾತ್ರೆಯಲ್ಲಿ ಅಗತ್ಯವಿರುವ ಹಣ್ಣುಗಳನ್ನು ತೆಗೆದುಕೊಳ್ಳಿ. ಇದಕ್ಕೆ ನಾಲ್ಕು ಪಟ್ಟು ನೀರನ್ನು ಸೇರಿಸಿ, ಅರೆ ಘನವಾಗುವವರೆಗೆ ಸಂಪೂರ್ಣವಾಗಿ ಹಣ್ಣುಗಳನ್ನು ಹಿಸುಕಿ. ಇದನ್ನು 50 - 100 ಮಿ.ಲೀ. ಪ್ರಮಾಣದಲ್ಲಿ ಸೇವಿಸಲಾಗುತ್ತದೆ.
ಇದನ್ನು ತಯಾರಿಸಿದ ತಕ್ಷಣವೇ ಸೇವಿಸಬಹುದು. ಇದನ್ನು ತಯಾರಿಸಿದ 6 ಗಂಟೆಗಳೊಳಗೆ ಬಳಸಬೇಕು.

ಉದಾಹರಣೆ: ಖರ್ಜೂರಾದಿ ಮಂಥ
ಶಾರಂಗಧರ ಸಂಹಿತಾ, ಮಧ್ಯಮ ಖಂಡ, 3
ಖರ್ಜೂರದ ಹಣ್ಣುಗಳು, ದಾಳಿಂಬೆ, ಒಣದ್ರಾಕ್ಷಿ, ಪುನರ್ಪುಳಿ, ಹುಣಸೆಹಣ್ಣು ಮತ್ತು ಫಾಲ್ಸಾ (ತಡಸಾಲಿ) ಹಣ್ಣು
ಈ ಎಲ್ಲಾ ಹಣ್ಣುಗಳನ್ನು ಸಮಾನ ಪ್ರಮಾಣದಲ್ಲಿ ನಾಲ್ಕು ಪಟ್ಟು ನೀರಿನೊಂದಿಗೆ ತೆಗೆದುಕೊಂಡು, ಮಂಥವನ್ನು ತಯಾರಿಸಲು ಒಟ್ಟಿಗೆ ಹಿಸುಕಲಾಗುತ್ತದೆ. ಮದ್ಯಪಾನದಿಂದ ಮೆದುಳಿನ ಮೇಲೆ ಉಂಟಾಗುವ ದುಷ್ಪರಿಣಾಮಗಳಿಗೆ ಚಿಕಿತ್ಸೆ ನೀಡಲು 100 ಮಿ.ಲೀ. ಡೋಸ್ ನಲ್ಲಿ ಇದನ್ನು ನೀಡಲಾಗುತ್ತದೆ.

ಇದರ ಶೇಖರಣಾ ಅವಧಿ - 6 ರಿಂದ 10 ಗಂಟೆಗಳು.

58

ಗಿಡಮೂಲಿಕೆಗಳ ಪಾನೀಯ

ಗಿಡಮೂಲಿಕೆಗಳ ಪಾನೀಯಗಳು ಕಷಾಯದ ರೀತಿಯ ಉತ್ಪನ್ನಗಳಾಗಿವೆ. ದುರ್ಬಲ ವ್ಯಕ್ತಿಗಳು, ವಯಸ್ಸಾದ ರೋಗಿಗಳು ಮತ್ತು ಮಕ್ಕಳಲ್ಲಿ ಜೀರ್ಣಶಕ್ತಿಯನ್ನು ಸುಧಾರಿಸಲು ಇವುಗಳನ್ನು ಬಳಸಲಾಗುತ್ತದೆ.

ಇವುಗಳನ್ನು ಚಿಕಿತ್ಸೆಯಲ್ಲಿ ಮತ್ತು ಆಹಾರ ಪದ್ಧತಿಯ ಭಾಗವಾಗಿ ಬಳಸಲಾಗುತ್ತದೆ. ಸಾಮಾನ್ಯವಾಗಿ ಇತರ ಔಷಧಿಗಳೊಂದಿಗೆ ಅಥವಾ ಆಹಾರದೊಂದಿಗೆ ಸಹ-ಪಾನೀಯವಾಗಿ ತೆಗೆದುಕೊಳ್ಳಲು ಸೂಚಿಸಲಾಗುತ್ತದೆ.

ಉಲ್ಲೇಖ: ಶಾರಂಗಧರ ಸಂಹಿತೆ ಮಧ್ಯಮ ಖಂಡ 2/157

ತಯಾರಿಸುವ ವಿಧಾನ

1 ಭಾಗ ಗಿಡಮೂಲಿಕೆಗಳ ತರಿತರಿಯಾದ ಪುಡಿಯನ್ನು ತೆಗೆದುಕೊಳ್ಳಲಾಗುತ್ತದೆ. ಇದಕ್ಕೆ 64 ಭಾಗ ನೀರನ್ನು ಸೇರಿಸಲಾಗುತ್ತದೆ, ಇದನ್ನು ಚೆನ್ನಾಗಿ ಕುದಿಸಿ ಅರ್ಧಕ್ಕೆ ಇಳಿಸಲಾಗುತ್ತದೆ. ನಂತರ ಸೋಸಲಾಗುತ್ತದೆ.

ಅಥವಾ

10 ಗ್ರಾಂನಷ್ಟು ಗಿಡಮೂಲಿಕೆಗಳ ತರಿತರಿಯಾದ ಪುಡಿಯನ್ನು, 640 ಮಿ.ಲೀ. ನೀರಿನಲ್ಲಿ ಬೆರೆಸಿ, ಚೆನ್ನಾಗಿ ಕುದಿಸಿ ಮತ್ತು 320 ಮಿ.ಲೀ.ಗೆ ಇಳಿಸಿ, ಸೋಸಿ ಬಳಸಲಾಗುತ್ತದೆ.

ಸೇವನಾ ಪ್ರಮಾಣ

2 ಪಲ = 96 ಮಿ.ಲೀ.

ಉದಾಹರಣೆ

ಷಡಂಗ ಪಾನೀಯ -

ಕೆಳಗಿನ ಆರು ಗಿಡಮೂಲಿಕೆಗಳ ಪ್ರತಿಯೊಂದರ 1 ಭಾಗ.

- ಮುಸ್ತಾ (ತುಂಗೆ ಗಡ್ಡೆ)

- ಪರ್ಪಟಕ
- ಲಾವಂಚ
- ಚಂದನ
- ಉದೀಚ್ಯಾ
- ಶುಂಠಿ
- ನೀರು - 64 ಭಾಗಗಳು

ಇವೆಲ್ಲವನ್ನು ಕುದಿಸಿ, ಅರ್ಧಕ್ಕೆ ಇಳಿಸಿ ಅಂದರೆ 32 ಭಾಗಗಳು, ನಂತರ ಬಳಸಿ.

ಪ್ರಯೋಜನಗಳು
ಅತಿಯಾದ ಬಾಯಾರಿಕೆ ಹಾಗು ಜ್ವರದಲ್ಲಿ ಉಪಯುಕ್ತ.
ಜ್ವರದಲ್ಲಿ ರೋಗಿಯ ಜೀರ್ಣಶಕ್ತಿ ಬಹಳ ದುರ್ಬಲವಾಗಿರುವುದರಿಂದ ಬಿಸಿಯಾದ ಪಾನೀಯವನ್ನು ನೀಡಬೇಕು.
(ಚರಕ ಸಂಹಿತಾ, ವಿಮಾನ ಸ್ಥಾನ, 3)

ಔಷಧ ಸೇವನಾ ಪ್ರಮಾಣ
ದಿನಕ್ಕೆ ಒಂದು ಅಥವಾ ಎರಡು ಬಾರಿ 100 ಮಿ.ಲೀ. ವರೆಗೆ ನೀಡಲಾಗುತ್ತದೆ.

ಕಫಜ ಮದಾತ್ಯಯ ಚಿಕಿತ್ಸೆ: ಕಫ ಉಲ್ಬಣಗೊಳ್ಳುವಿಕೆಯೊಂದಿಗೆ ಮದ್ಯದ ಅಮಲು
ಮದ್ಯಪಾನ ವ್ಯಸನವುಳ್ಳ ರೋಗಿಯು ಅತಿಯಾದ ಬಾಯಾರಿಕೆಯಿಂದ ಬಳಲುತ್ತಿದ್ದರೆ, ಅವನಿಗೆ ಈ ಕೆಳಗಿನ ಗಿಡಮೂಲಿಕೆಗಳ ಪಾನೀಯವನ್ನು ನೀಡಬಹುದು.

- ಹ್ರೀಬೇರ
- ಬಲಾ
- ಪೃಷ್ಣಿಪರ್ಣಿ
- ಕಂಟಕಾರಿ

ಶುಂಠಿ ಪಾನೀಯದ ಜೊತೆಗೆ ಮೇಲೆ ತಿಳಿಸಿದ ಎಲ್ಲಾ ಔಷಧಗಳನ್ನು ಕುದಿಸಿ, ತಂಪಾಗಿಸಿದ ಕಷಾಯವನ್ನು ಸಹ ರೋಗಿಗೆ ನೀಡಬಹುದು.
ಈ ಮೇಲಿನ ಪಾನೀಯವನ್ನು ಎಲ್ಲಾ ತರಹದ ಮದ್ಯಪಾನ ವ್ಯಸನವುಳ್ಳ ರೋಗಿಗಳಲ್ಲಿ ಬಾಯಾರಿಕೆ ಮತ್ತು ಜ್ವರವನ್ನು ಗುಣಪಡಿಸಲು ಸುರಕ್ಷಿತವಾಗಿ ನೀಡಬಹುದು.

59

ಅರ್ಕ ಕಲ್ಪನಾ

ಅರ್ಕ - ಯುನಾನಿ ಔಷಧ ಪದ್ಧತಿಯಲ್ಲಿ ಭಟ್ಟಿ ಇಳಿಸುವಿಕೆಯ ಉತ್ಪನ್ನಗಳನ್ನು ವ್ಯಾಪಕವಾಗಿ ಬಳಸಲಾಗುತ್ತದೆ. ವಿಶೇಷವಾಗಿ ಗಿಡಮೂಲಿಕೆಗಳು ಸಾರಭೂತ ತೈಲಗಳು, ಬಾಷ್ಪಶೀಲ ತೈಲಗಳನ್ನು ಹೊಂದಿರುವಾಗ ಇದು ಉಪಯುಕ್ತವಾಗಿದೆ. ಆಯುರ್ವೇದದಲ್ಲಿ, ನೂರಾರು ಅರ್ಕ ಔಷಧಗಳನ್ನು ವಿವರಿಸುವ ರಾವಣನಿಂದ ಬರೆಯಲ್ಪಟ್ಟ ಅರ್ಕ ಪ್ರಕಾಶ ಎಂಬ ಹೆಸರಿನ ಪುಸ್ತಕವಿದೆ.

18 ನೇ ಶತಮಾನದಿಂದ ಈ ಸಿದ್ಧತೆಗಳನ್ನು ಆಯುರ್ವೇದ ಪುಸ್ತಕಗಳಲ್ಲಿ ವ್ಯಾಪಕವಾಗಿ ಅಳವಡಿಸಲಾಯಿತು.

ಅರ್ಕವನ್ನು ತಯಾರಿಸಲು ನಮಗೆ "ಅರ್ಕ ಯಂತ್ರ" ಅಂದರೆ ಭಟ್ಟಿ ಇಳಿಸುವ ಉಪಕರಣದ (ಡಿಸ್ಟಿಲೇಷನ್ ಅಪ್ಪರಟಸ್) ಅಗತ್ಯವಿದೆ.

ಅರ್ಕ ತಯಾರಿಕೆಯ ಸಾಮಾನ್ಯ ವಿಧಾನ

ಒಣಗಿದ ಗಿಡಮೂಲಿಕೆಗಳಾಗಿದ್ದರೆ ತರಿತರಿಯಾದ ಪುಡಿಮಾಡಿ, ತಾಜಾ ಗಿಡಮೂಲಿಕೆಗಳಾಗಿದ್ದರೆ ಜಜ್ಜಿ 2 ರಿಂದ 4 ಗಂಟೆಗಳ ಕಾಲ ಸಾಕಷ್ಟು ಪ್ರಮಾಣದ ನೀರಿನಲ್ಲಿ ನೆನೆಸಲಾಗುತ್ತದೆ. ಚೆನ್ನಾಗಿ ನೆನೆಸಿದ ಗಿಡಮೂಲಿಕೆಗಳನ್ನು ಭಟ್ಟಿ ಇಳಿಸುವ ಉಪಕರಣಕ್ಕೆ (ಡಿಸ್ಟಿಲೇಷನ್ ಅಪ್ಪರಟಸ್)ವರ್ಗಾಯಿಸಲಾಗುತ್ತದೆ ಮತ್ತು ಅದರಲ್ಲಿ 10 ಭಾಗ ನೀರನ್ನು ಸೇರಿಸಲಾಗುತ್ತದೆ. 60% ಭಟ್ಟಿ ಇಳಿಸುವವರೆಗೆ ಮಿಶ್ರಣವನ್ನು ನಿರಂತರವಾಗಿ ಬಿಸಿಮಾಡಲಾಗುತ್ತದೆ.

ತಣ್ಣಗಾದ ನಂತರ ಭಟ್ಟಿ ಇಳಿಸಿದ (ಸಂಗ್ರಹಿಸಿದ) ಅರ್ಕವನ್ನು ಗಾಳಿಯಾಡದ ಬಾಟಲಿಯಲ್ಲಿ ಸಂರಕ್ಷಿಸಲಾಗುತ್ತದೆ.

ಮುನ್ನೆಚ್ಚರಿಕೆಗಳು

ಒಣ ಗಿಡಮೂಲಿಕೆಗಳ ತರಿತರಿಯಾದ ಪುಡಿ ಅಥವಾ ತಾಜಾ ಗಿಡಮೂಲಿಕೆಗಳ ಪುಡಿಮಾಡಿದ ಭಾಗವನ್ನು ಅರ್ಕ ತಯಾರಿಕೆಯಲ್ಲಿ ಬಳಸಬೇಕು. ದ್ರವದ 60% ಮಾತ್ರ ಭಟ್ಟಿ ಇಳಿಸಬೇಕು, ಏಕೆಂದರೆ ಉಳಿದವು ಯಾವುದೇ ಬಾಷ್ಪಶೀಲ ತತ್ವಗಳನ್ನು ಹೊಂದಿರುವುದಿಲ್ಲ. ಬಾಷ್ಪಶೀಲ ತತ್ವಗಳ ಆವಿಯಾಗುವಿಕೆಯನ್ನು ಪರೀಕ್ಷಿಸಲು ಅರ್ಕವನ್ನು ಗಾಳಿಯಾಡದ ಬಾಟಲಿಯಲ್ಲಿ ಸಂರಕ್ಷಿಸಬೇಕು ಹಾಗು ಶುಷ್ಕ ಮತ್ತು ತಂಪಾದ ಸ್ಥಳದಲ್ಲಿ ಇಡಬೇಕು.

ಅರ್ಕದ ಗುಣಲಕ್ಷಣಗಳು
ಉತ್ತಮ ಅರ್ಕವು -
ಸ್ಪಷ್ಟ ಮತ್ತು ಪಾರದರ್ಶಕವಾಗಿರುತ್ತದೆ.
ಪದಾರ್ಥಗಳ ವಾಸನೆ ಮತ್ತು ರುಚಿಯನ್ನು ಹೊಂದಿರುತ್ತದೆ.

ಚಿಕಿತ್ಸಕ ಬಳಕೆಗೆ ಸೂಕ್ತವಲ್ಲದ ಅರ್ಕ
ಅಹಿತಕರ ವಾಸನೆ ಇದ್ದಾಗ
ಬಣ್ಣ ಮತ್ತು ರುಚಿ ಬದಲಾದಾಗ
ಇದು ತಲೆಸುತ್ತಿಗೆ ಕಾರಣವಾದರೆ

ಸೇವನಾ ಪ್ರಮಾಣ, ಸಹಾಯಕ, ಶೇಖರಣಾ ಅವಧಿ ಮತ್ತು ಉದಾಹರಣೆಗಳು

ಸಾಮಾನ್ಯ ಡೋಸೇಜ್: 12 ರಿಂದ 24 ಮಿ.ಲೀ.
ಸಹಾಯಕ: ನೀರು
ಸಂಗ್ರಹಿಸಿಡಬಹುದಾದ ಸಮಯ: 1 ರಿಂದ 2 ವರ್ಷಗಳು

ಉದಾಹರಣೆ:
ಶತಪುಷ್ಪ ಅರ್ಕ - ಸಬ್ಬಸಿಗೆ ಬೀಜ - ಹಾಲೂಡಿಕೆ, ಜೀರ್ಣಕ್ರಿಯೆಯನ್ನು ಸುಧಾರಿಸಲು
ಅಜಮೋದ ಅರ್ಕ - ಹೊಟ್ಟೆಯುಬ್ಬರ, ಜೀರ್ಣ ಶಕ್ತಿ ಸುಧಾರಣೆಗೆ
ಬ್ರಾಹ್ಮಿ ಅರ್ಕ - ಜ್ಞಾಪಕ ಶಕ್ತಿಯನ್ನು ಹೆಚ್ಚಿಸಲು, ಏಕಾಗ್ರತೆಯನ್ನು ಸುಧಾರಿಸಲು
ತುಳಸಿ - ಉಸಿರಾಟವ್ಯೂಹದ ಆರೋಗ್ಯವನ್ನು ಸುಧಾರಿಸಲು
ಶುಂಠಿ ಅರ್ಕ - ಉತ್ತಮ ಜೀರ್ಣಕ್ರಿಯೆಗೆ
ಗುಡೂಚಿ - ಅಶ್ವಗಂಧ ಅರ್ಕ - ರೋಗನಿರೋಧಕ ಶಕ್ತಿ, ಜ್ವರ, ದೇಹದ ಶಕ್ತಿಯನ್ನು ಸುಧಾರಿಸಲು್

60
ಪಾನಕ - ಗಿಡಮೂಲಿಕೆಗಳ ಜ್ಯೂಸ್

ಪಾನಕವು ಶೀತ ಕಷಾಯದ ರೀತಿಯ ಉತ್ಪನ್ನವಾಗಿದೆ. ಇದರ ತಯಾರಿಕೆಗೂ ಯಾವುದೇ ಶಾಖದ ಅಗತ್ಯವಿಲ್ಲ. ಪಾನಕವನ್ನು ಹಣ್ಣು ಅಥವಾ ಗಿಡಮೂಲಿಕೆಗಳ ತಾಜಾ ರಸದಿಂದ ತಯಾರಿಸಲಾಗುತ್ತದೆ. ಹಣ್ಣಿನ ರಸವನ್ನು ಹೊರತುಪಡಿಸಿ ಸಿಹಿಕಾರಕವಾಗಿ ಕಲ್ಲು ಸಕ್ಕರೆ ಅಥವಾ ಬೆಲ್ಲ, ಸುಲಭವಾದ ಜೀರ್ಣಕ್ರಿಯೆಗಾಗಿ ಕರಿಮೆಣಸು ಅಥವಾ ಜೀರಿಗೆಯಂತಹ ಮಸಾಲೆಗಳನ್ನು ಪಾನಕವು ಒಳಗೊಂಡಿದೆ. ಈ ಮಸಾಲೆಗಳು ಪಾನಕದಲ್ಲಿರುವ ಶೀತ ಗುಣವನ್ನು ಸಮತೋಲನಗೊಳಿಸಲು ಸಹಾಯ ಮಾಡುತ್ತದೆ. ಪದಾರ್ಥಗಳನ್ನು ಸೇರಿಸುವುದರ ಬಗ್ಗೆ ಯಾವುದೇ ಕಠಿಣ ನಿಯಮಗಳಿಲ್ಲ. ನಿಮ್ಮ ಅನುಭವ ಮತ್ತು ಅಭಿರುಚಿಯಿಂದ ನೀವು ಪದಾರ್ಥಗಳನ್ನು ಆಯ್ಕೆ ಮಾಡಬಹುದು.

ಉದಾಹರಣೆಗಳು

ಹುಣಸೆ ಹಣ್ಣಿನ ರಸ

- ಹುಣಸೆ ಹಣ್ಣು - 1 ಭಾಗ
- ನೀರು - 4 ಭಾಗ
- ಕಲ್ಲು ಸಕ್ಕರೆ - 1-2 ಭಾಗಗಳು, ಅಗತ್ಯವಿರುವ ಸಾಂದ್ರತೆಯ ಆಧಾರದ ಮೇಲೆ.
- ಸೈಂಧವ ಲವಣ (ಕಲ್ಲುಪ್ಪು) - 1/10 - 1/20 ಭಾಗ
- ಹುರಿದ ಜೀರಿಗೆ ಪುಡಿ - 1/10 - 1/20 ಭಾಗ
- ಕರಿಮೆಣಸು ಪುಡಿ - 1/10-1/20 ಭಾಗ

ಹುಣಸೆಹಣ್ಣಿನ ಬೀಜವನ್ನು ತೆಗೆದು, ತಿರುಳನ್ನು 1-2 ಗಂಟೆಗಳ ಕಾಲ ನೀರಿನಲ್ಲಿ ನೆನೆಸಲಾಗುತ್ತದೆ. ಇದನ್ನು ಚೆನ್ನಾಗಿ ಹಿಚುಕಿ ದ್ರವವನ್ನು ಸೋಸಲಾಗುತ್ತದೆ. ಇದಕ್ಕೆ, ಉಳಿದ ಪದಾರ್ಥಗಳ ಪುಡಿಗಳನ್ನು

ಸೇರಿಸಿ ಚೆನ್ನಾಗಿ ಮಿಶ್ರಣ ಮಾಡಲಾಗುತ್ತದೆ.

ಉಪಯೋಗಗಳು

ಬಾಯಾರಿಕೆಯನ್ನು ತಣಿಸುತ್ತದೆ, ಆಯಾಸವನ್ನು ನಿವಾರಿಸುತ್ತದೆ ಮತ್ತು ಜೀರ್ಣಶಕ್ತಿಯನ್ನು ಸುಧಾರಿಸುತ್ತದೆ. ಕಫ ಮತ್ತು ವಾತ ದೋಷವನ್ನು ಸಮತೋಲನಗೊಳಿಸುತ್ತದೆ.

ಶ್ರೀಗಂಧದ ಪಾನಕ

- ಕೆಂಪು ಅಥವಾ ಬಿಳಿ ಶ್ರೀಗಂಧದ ಪುಡಿ - 1 ಭಾಗ
- ನೀರು - 4 ಭಾಗ
- ಕಲ್ಲು ಸಕ್ಕರೆ - ರುಚಿಯ ಆಧಾರದ ಮೇಲೆ 1-2 ಭಾಗ
- ನಿಂಬೆ ರಸ- 1/10 ಭಾಗ
- ಅಗತ್ಯವಿದ್ದರೆ,
- ಹುರಿದ ಜೀರಿಗೆ ಪುಡಿ - 1/10 - 1/20 ಭಾಗ
- ಕಪ್ಪು ಮೆಣಸು ಪುಡಿ - 1/10 -1/20 ಭಾಗ

ಶ್ರೀಗಂಧದ ಚೂರ್ಣವನ್ನು ರಾತ್ರಿಯಿಡೀ ನೀರಿನಲ್ಲಿ ನೆನೆಸಿಡಬೇಕು ಮರುದಿನ, ಅದನ್ನು ಚೆನ್ನಾಗಿ ಮೆದುಗೊಳಿಸಿ ದ್ರವವನ್ನು ಸೋಸಬೇಕು. ಇದಕ್ಕೆ, ಉಳಿದ ಔಷಧಿಗಳ ನುಣ್ಣಗಿನ ಪುಡಿಯನ್ನು ಸೇರಿಸಿ ಚೆನ್ನಾಗಿ ಬೆರೆಸಬೇಕು.

ಈ ಉತ್ಪನ್ನವು ಪಿತ್ತವನ್ನು ಶಾಂತಗೊಳಿಸುತ್ತದೆ, ದೇಹದಾದ್ಯಂತ ಉರಿಯುವ ಸಂವೇದನೆ, ಅತಿಯಾದ ಬಾಯಾರಿಕೆ, ಉರಿ ಮೂತ್ರ ಮತ್ತು ಜ್ವರವನ್ನು ನಿವಾರಿಸಲು ಉಪಯುಕ್ತವಾಗಿದೆ.

61

ಗಿಡಿಮೂಲಿಕೆಗಳ ಸಿರಪ್ ಗಳನ್ನು ಹೇಗೆ ತಯಾರಿಸುವುದು?

ಯಾವುದೇ ಕಷಾಯಕ್ಕೆ ಸಕ್ಕರೆ, ಕಲ್ಲು ಸಕ್ಕರೆ ಅಥವಾ ಬೆಲ್ಲವನ್ನು ಸೇರಿಸುವ ಮೂಲಕ ಸಿರಪ್ ಗಳಾಗಿ ಪರಿವರ್ತಿಸಬಹುದು.

ಸಿರಪ್ ತಯಾರಿಕೆಯು ಕೆಳಗಿನ ಪ್ರಯೋಜನಗಳನ್ನು ಹೊಂದಿದೆ

1. ಶೇಖರಣಾ ಅವಧಿ ಸುಧಾರಿಸುತ್ತದೆ: 66.66 ಶೇಕಡದಷ್ಟಿರುವ ಸಕ್ಕರೆಯು ನೈಸರ್ಗಿಕ ಸಂರಕ್ಷಕವಾಗಿ ಕಾರ್ಯನಿರ್ವಹಿಸುತ್ತದೆ. ನೀವು ಕಷಾಯವನ್ನು ತಯಾರಿಸಿದರೆ, ಅದನ್ನು 12 ಗಂಟೆಗಳ ಒಳಗೆ ಬಳಸಬೇಕಾಗುತ್ತದೆ. ಮಾರುಕಟ್ಟೆಯಲ್ಲಿ ಲಭ್ಯವಿರುವ ಎಲ್ಲಾ ಕಷಾಯಗಳು ಹೆಚ್ಚುವರಿ ಸಂರಕ್ಷಕಗಳನ್ನು ಹೊಂದಿರುತ್ತವೆ.

2. ರುಚಿಯನ್ನು ಸುಧಾರಿಸುತ್ತದೆ: ಹೆಚ್ಚಿನ ಕಷಾಯಗಳು ಅತ್ಯಂತ ಕಹಿ ಮತ್ತು ಒಗರು ರುಚಿಯನ್ನು ಹೊಂದಿರುತ್ತವೆ. ಕೆಲವರಲ್ಲಿ ಅವುಗಳನ್ನು ತೆಗೆದುಕೊಳ್ಳುವಾಗ ವಾಕರಿಕೆಯ ಅನುಭವವುಂಟಾಗುತ್ತದೆ. ಕಷಾಯವನ್ನು ಸಿರಪ್ ಆಗಿ ಪರಿವರ್ತಿಸುವುದು ಔಷಧಿಯ ರುಚಿಯನ್ನು ಸುಧಾರಿಸಲು ಸಹಾಯ ಮಾಡುತ್ತದೆ.

3. ಆರೋಗ್ಯ ಪ್ರಯೋಜನಗಳು: ಕಲ್ಲು ಸಕ್ಕರೆ ಕೆಲವು ಆರೋಗ್ಯ ಪ್ರಯೋಜನಗಳನ್ನು ಹೊಂದಿದೆ. ಇದು ಒಣ ಕೆಮ್ಮಿನಲ್ಲಿ ಉಪಯುಕ್ತವಾಗಿದೆ, ಕಾರ್ಬೋಹೈಡ್ರೇಟ್ಗಳನ್ನು ಒದಗಿಸುತ್ತದೆ, ತ್ವರಿತವಾಗಿ ಶಕ್ತಿಯನ್ನು ಪೂರೈಸುತ್ತದೆ, ಹೊಟ್ಟೆ ಮತ್ತು ಕರುಳಿನ ಲೋಳೆಪೊರೆಯನ್ನು ಶಾಂತಗೊಳಿಸುವ ಪರಿಣಾಮವನ್ನು ಹೊಂದಿರುತ್ತದೆ ಮತ್ತು ಪಿತ್ತ ದೋಷವನ್ನು ಸಮತೋಲನಗೊಳಿಸುತ್ತದೆ.

ಅನಾನುಕೂಲಗಳು

- ಮಧುಮೇಹಿಗಳು ಸಿರಪ್ ಗಳನ್ನು ಬಳಸುವಂತಿಲ್ಲ. ಪಿ.ಸಿ.ಓ.ಎಸ್., ಹೈಪೋಥೈರಾಯ್ಡಿಸಮ್, ಸ್ಥೂಲಕಾಯತೆ, ಹೆಚ್ಚಿನ ಕಫ ಅಸಮತೋಲನ ಅಸ್ವಸ್ಥತೆಗಳಲ್ಲಿ ಸಕ್ಕರೆಯ ಬಳಕೆಯನ್ನು ತಪ್ಪಿಸುವುದು ಉತ್ತಮ.

- ಅಂತಿಮ ಉತ್ಪನ್ನದಲ್ಲಿ ಸಕ್ಕರೆಯ ಅಂಶವು ಕಡಿಮೆಯಿದ್ದರೆ, ಸಂರಕ್ಷಕಗಳು ಬೇಕಾಗಬಹುದು.
- ನೈಸರ್ಗಿಕ ಕಲ್ಲುಸಕ್ಕರೆ ಅಥವಾ ಬೆಲ್ಲವನ್ನು ಬಳಸುತ್ತಿದ್ದರೆ, ಅದು ಉತ್ತಮವಾಗಿರುತ್ತದೆ. ಆದರೆ ಸಾಮಾನ್ಯ ಸಕ್ಕರೆಯನ್ನು ಬಳಸುತ್ತಿದ್ದರೆ, ಅದರಲ್ಲಿ ಸೇರಿಸಲಾದ ರಾಸಾಯನಿಕಗಳಿಂದಾಗಿ ಇದು ಅನೇಕರಿಗೆ ಇಷ್ಟವಾಗುವುದಿಲ್ಲ.

ತಯಾರಿಸುವ ವಿಧಾನ

ಮೊದಲು ಕಷಾಯವನ್ನು ತಯಾರಿಸಿ. ಅದಕ್ಕೆ ಸಮಾನ ಪ್ರಮಾಣದ ಸಕ್ಕರೆಯನ್ನು ಸೇರಿಸಿ. ನೀವು 100 ಮಿ.ಲೀ. ಕಷಾಯವನ್ನು ತೆಗೆದುಕೊಳ್ಳುತ್ತಿದ್ದರೆ, ಅದಕ್ಕೆ 100 ಗ್ರಾಂ ಸಕ್ಕರೆಯನ್ನು ಸೇರಿಸಿ. ಮಧ್ಯಮ ಬೆಂಕಿಯಲ್ಲಿ ನಿರಂತರವಾಗಿ ಕದಡುತ್ತಾ ಬಿಸಿ ಮಾಡಿ. ಅಂತಿಮ ಮಿಶ್ರಣವು ದಪ್ಪವಾಗುವವರೆಗೆ ಮತ್ತು ಸಿರಪ್ ಸ್ಥಿರತೆಯನ್ನು ಪಡೆಯುವವರೆಗೆ ಬಿಸಿ ಮಾಡುವುದನ್ನು ಮುಂದುವರಿಸಿ. ನಂತರ ಇದನ್ನು ನೈಸರ್ಗಿಕವಾಗಿ ತಣ್ಣಗಾಗಿಸಿ ಮತ್ತೆ ಗಾಳಿಯಾಡದ ಗಾಜಿನ ಪಾತ್ರೆಯಲ್ಲಿ ಸಂಗ್ರಹಿಸಿ.

ಸಿರಪ್ ತಯಾರಿಸಲು ಯಾವ ಕಷಾಯಗಳನ್ನು ಬಳಸಬಹುದು?

ಯಾವುದೇ ಕಷಾಯವನ್ನು ಸಿರಪ್ ಆಗಿ ಪರಿವರ್ತಿಸಬಹುದು. ಸಿರಪ್ ವಿಶೇಷವಾಗಿ ವಾತ ಮತ್ತು ಪಿತ್ತ ರೋಗಗಳಿಗೆ ಪ್ರಯೋಜನಕಾರಿಯಾಗಿದೆ. ಕಫ ಅಸ್ವಸ್ಥತೆಗಳಲ್ಲಿ ಇದು ಹೆಚ್ಚು ಉಪಯುಕ್ತವಲ್ಲ, ಏಕೆಂದರೆ ಸಕ್ಕರೆಯು ಕಫ ದೋಷವನ್ನು ಹೆಚ್ಚಿಸುತ್ತದೆ.

ಜೀರ್ಣಕ್ರಿಯೆಯನ್ನು ಸುಧಾರಿಸಲು ಶುಂಠಿ ಕಷಾಯ ಸಿರಪ್

- ಜೀರ್ಣಕ್ರಿಯೆ ಮತ್ತು ಒಣ ಕೆಮ್ಮಿಗೆ ಶುಂಠಿ, ಮೆಣಸು, ಕರಿಮೆಣಸನ್ನೊಳಗೊಂಡ ತ್ರಿಕಟು ಕಷಾಯ ಸಿರಪ್.
- ರೋಗನಿರೋಧಕ ಶಕ್ತಿಯನ್ನು ಸುಧಾರಿಸಲು ಗುಡೂಚಿ ಸಿರಪ್
- ಅಶ್ವಗಂಧ ಸಿರಪ್ - ರೋಗನಿರೋಧಕ ಶಕ್ತಿ, ಲೈಂಗಿಕ ಆರೋಗ್ಯ, ಸ್ನಾಯುವಿನ ಬಲ ಸುಧಾರಿಸಲು, ಒತ್ತಡವನ್ನು ನಿವಾರಿಸಲು.
- ಶತಾವರಿ ಸಿರಪ್ - ಪಿತ್ತ ದೋಷವನ್ನು ಶಾಂತಗೊಳಿಸುತ್ತದೆ, ಹಾಲುಣಿಸುವಿಕೆಯನ್ನು ಸುಧಾರಿಸುತ್ತದೆ, ದೇಹದ ತೂಕವನ್ನು ಸುಧಾರಿಸುತ್ತದೆ, ಮಹಿಳೆಯರಲ್ಲಿ ಹಾರ್ಮೋನ್ ಸಮತೋಲನ ಮಾಡುತ್ತದೆ.
- ತುಳಸಿ, ದಾಲ್ಚಿನ್ನಿ, ಶುಂಠಿ, ಕರಿಮೆಣಸು ಸಿರಪ್ - ಕೆಮ್ಮು ನಿವಾರಣೆಗೆ
- ದ್ರಾಕ್ಷಾದಿ ಕಷಾಯ - ಪಿತ್ತ ಸಮತೋಲನ, ಹೈಪರ್ ಆಸಿಡಿಟಿ ನಿವಾರಣೆಗೆ
- ದಶಮೂಲ ಕಷಾಯ - ಊತ, ಉರಿಯೂತ ಇತ್ಯಾದಿ್ ತೊಂದರೆಗಳಲ್ಲಿ

ಶೇಖರಣಾ ಅವಧಿ

ನೀವು ಸ್ವತಃ ಸಿರಪ್ ತಯಾರಿಸಿದರೆ, ಅದನ್ನು 6 ತಿಂಗಳಿಂದ 1 ವರ್ಷದವರೆಗೆ ಸಂಗ್ರಹಿಸಬಹುದು. ತಂಪಾದ ತೇವಾಂಶ ರಹಿತ ಸ್ಥಳದಲ್ಲಿ, ನೇರ ಸೂರ್ಯನ ಬೆಳಕಿನಿಂದ ದೂರವಿರುವ, ಗಾಜಿನ

ಪಾತ್ರೆಗಳಲ್ಲಿ ಸಂಗ್ರಹಿಸಿ.
ಮಕ್ಕಳ ಕೈಗೆ ಸಿಗದಂತೆ ದೂರವಿಡಿ.

62

ಗಿಡಮೂಲಿಕೆಗಳ ಲೇಹ ತಯಾರಿ - ಅವಲೇಹ ಕಲ್ಪನ

ಅವಲೇಹದ ಅವಶ್ಯಕ ಘಟಕಗಳು

1. ಮೂಲಿಕೆಗಳ ಕಷಾಯ
2. ಎಣ್ಣೆ ಅಥವಾ ತುಪ್ಪ ಅಥವಾ ಎರಡರ ಜೊತೆಗೆ ಕರಿದ ಪೇಸ್ಟ್. ಉದಾಹರಣೆಗೆ, ಚ್ಯವನಪ್ರಾಶ ತಯಾರಿಸುವ ಸಂದರ್ಭದಲ್ಲಿ ಎಳ್ಳೆಣ್ಣೆ ಮತ್ತು ತುಪ್ಪದಲ್ಲಿ ಹುರಿದ ನೆಲ್ಲಿಕಾಯಿ ತಿರುಳನ್ನು ಉಪಯೋಗಿಸಲಾಗುತ್ತದೆ. ಕೆಲವೊಮ್ಮೆ ಅದು ತುಪ್ಪದಲ್ಲಿ ಹುರಿದ ಒಣದ್ರಾಕ್ಷಿಯಾಗಿರಬಹುದು ಅಥವಾ ಕೆಲವು ಸಂದರ್ಭಗಳಲ್ಲಿ ತುಪ್ಪದಲ್ಲಿ ಹುರಿದ ಪುಡಿಯಾಗಿರಬಹುದು.
3. ಸಕ್ಕರೆ, ಕಲ್ಲು ಸಕ್ಕರೆ ಅಥವಾ ಬೆಲ್ಲ
4. ಮಸಾಲೆ ಪದಾರ್ಥಗಳು
5. ಜೇನು - ಕೆಲವೊಂದು ಲೇಹದಲ್ಲಿ ಜೇನಿನ ಉಪಯೋಗ ಇಲ್ಲದಿರಬಹುದು.

ತಯಾರಿಸುವ ವಿಧಾನ

ಗಿಡಮೂಲಿಕೆಗಳ ಕಷಾಯವನ್ನು ತಯಾರಿಸಿ ಸೋಸಲಾಗುತ್ತದೆ. ಹಣ್ಣಿನ ಪುಡಿ ಅಥವಾ ಅದರ ತಿರುಳನ್ನು ಎಣ್ಣೆ ಅಥವಾ ತುಪ್ಪದಲ್ಲಿ ಹುರಿಯಲಾಗುತ್ತದೆ. ಕಷಾಯ ಮತ್ತು ಹುರಿದ ಹಣ್ಣು / ಮೂಲಿಕೆಯನ್ನು ಅಗಲವಾದ ಬಾಯಿಯ ದೊಡ್ಡ ಪಾತ್ರೆಯಲ್ಲಿ ಒಟ್ಟಿಗೆ ತೆಗೆದುಕೊಳ್ಳಲಾಗುತ್ತದೆ. ಇದಕ್ಕೆ ಸಕ್ಕರೆ ಅಥವಾ ಬೆಲ್ಲ ಸೇರಿಸಿ, ಬಿಸಿಮಾಡಲಾಗುತ್ತದೆ. ಸ್ವಲ್ಪ ಸಮಯದ ನಂತರ ದ್ರವವು ಗಟ್ಟಿಯಾಗಲು ಪ್ರಾರಂಭವಾಗುತ್ತದೆ. ಮಿಶ್ರಣವು ಅರೆ ಘನ ಸ್ಥಿತಿಗೆ ತಿರುಗುವವರೆಗೆ ಅದನ್ನು ಬಿಸಿ ಮಾಡಬೇಕು.

ನಂತರ ಪಾತ್ರೆಯನ್ನು ಬೆಂಕಿಯಿಂದ ಕೆಳಗಿಳಿಸಿ್, ತಣ್ಣಗಾಗುತ್ತಿರುವಾಗ, ನುಣ್ಣಗೆ ಪುಡಿಮಾಡಿದ ಮಸಾಲೆಗಳನ್ನು ಸೇರಿಸಿ ಚೆನ್ನಾಗಿ ಮಿಶ್ರಣ ಮಾಡಬೇಕು. ಅದು ಸಂಪೂರ್ಣವಾಗಿ ತಣ್ಣಗಾದ ನಂತರ, ಜೇನುತುಪ್ಪವನ್ನು ಸೇರಿಸಿ ಮಿಶ್ರಣ ಮಾಡಿ.

ಗಮನಿಸಬೇಕಾದ ಅಂಶಗಳು

ಗಿಡಮೂಲಿಕೆಗಳ ಪುಡಿ ಅಥವಾ ಪೇಸ್ಟ್ ಅನ್ನು ತುಪ್ಪ ಅಥವಾ ಎಣ್ಣೆಯಲ್ಲಿ ಹುರಿಯುವಾಗ, ಇಡೀ ಮಿಶ್ರನವು ಏಕರೂಪವಾಗುವವರೆಗೆ ಹುರಿಯಿರಿ ಮತ್ತು ಎಣ್ಣೆ ಅಥವಾ ತುಪ್ಪವು ಮಿಶ್ರಣದಿಂದ ನಿಧಾನವಾಗಿ ಬೇರ್ಪಡಲು ಪ್ರಾರಂಭಿಸುತ್ತದೆ.

ಕಷಾಯ, ಕರಿದ ಮಿಶ್ರಣ ಮತ್ತು ಸಕ್ಕರೆಯನ್ನು ಒಟ್ಟಿಗೆ ಬಿಸಿ ಮಾಡುವಾಗ, ಈ ಕೆಳಗಿನ ಚಿಹ್ನೆಗಳನ್ನು ಗಮನಿಸಿದಾಗ ಬಿಸಿ ಮಾಡುವುದನ್ನು ನಿಲ್ಲಿಸಿ -

1. ಪಾತ್ರೆಯಿಂದ ಒಂದು ಚಮಚ ಮಿಶ್ರಣವನ್ನು ತೆಗೆದುಕೊಂಡು, ಅದನ್ನು ಕೆಲವು ಸೆಕೆಂಡುಗಳ ಕಾಲ ತಣ್ಣಗಾಗಲು ಬಿಡಿ, ಹೆಬ್ಬೆರಳು ಮತ್ತು ತೋರು ಬೆರಳುಗಳ ನಡುವೆ ಈ ಮಿಶ್ರಣವನ್ನು ತೆಗೆದುಕೊಳ್ಳಿ. ಇದು ಬೆರಳುಗಳ ನಡುವೆ ದಾರದ ರೀತಿಯಲ್ಲಿ ರೂಪುಗೊಂಡರೆ, ಬಿಸಿ ಮಾಡುವುದನ್ನು ನಿಲ್ಲಿಸಿ.
2. ಪಾತ್ರೆಯಿಂದ ಒಂದು ಚಮಚದಷ್ಟು ಮಿಶ್ರನವನ್ನು ತೆಗೆದುಕೊಳ್ಳಿ; ಕೆಲವು ಸೆಕೆಂಡುಗಳ ಕಾಲ ಅದನ್ನು ತಣ್ಣಗಾಗಲು ಬಿಡಿ. ಮಿಶ್ರಣದ ಮೇಲೆ ನಿಮ್ಮ ಹೆಬ್ಬೆರಳನ್ನು ಒತ್ತಿರಿ. ನಿಮ್ಮ ಬೆರಳಿನ ಮುದ್ರೆಗಳು ಮಿಶ್ರಣದ ಮೇಲೆ ರೂಪುಗೊಂಡರೆ ಬಿಸಿ ಮಾಡುವುದನ್ನು ನಿಲ್ಲಿಸಿ.
3. ಪಾತ್ರೆಯಿಂದ ಒಂದು ಚಮಚ ಮಿಶ್ರಣವನ್ನು ತೆಗೆದುಕೊಂಡು ಅದನ್ನು ನೀರಿರುವ ಒಂದು ಮಗ್ಗಿನಲ್ಲಿ ಹಾಕಿ. ಅದು ಮುಳುಗಿ ಮಗ್ಗಿನ ಕೆಳಭಾಗದಲ್ಲಿ ಕುಳಿತರೆ, ಬಿಸಿ ಮಾಡುವುದನ್ನು ನಿಲ್ಲಿಸಿ.

ಮುನ್ನೆಚ್ಚರಿಕೆಗಳು

ಕಷಾಯವನ್ನು ಸೋಸುವ ಸಮಯ ಹತ್ತಿರ ಬಂದಾಗ ಪೇಸ್ಟ್ ಅಥವಾ ಪುಡಿಯನ್ನು ಹುರಿಯಲು ಪ್ರಾರಂಭಿಸಿ. ಕಷಾಯ ಬಿಸಿಯಾಗಿರುವಾಗ ಈ ಕರಿದ ಪೇಸ್ಟ್ ಮತ್ತು ಸಕ್ಕರೆಯನ್ನು ಕಷಾಯಕ್ಕೆ ಸೇರಿಸಿ. ಕಷಾಯವನ್ನು ತಣ್ಣಗಾಗಲು ಬಿಡಬೇಡಿ. ಇದು ಇಡೀ ಉತ್ಪನ್ನವನ್ನು ಹಾಳು ಮಾಡುತ್ತದೆ.

ಕಷಾಯ-ಪೇಸ್ಟ್-ಸಕ್ಕರೆ ಮಿಶ್ರಣವನ್ನು ಅತಿಯಾಗಿ ಬಿಸಿ ಮಾಡಬೇಡಿ. ಅರೆ ಘನ ಪೇಸ್ಟ್ ತುಂಬಾ ಬಿಸಿಯಾಗಿರುವಾಗ ಅದಕ್ಕೆ ಮಸಾಲೆ ಪುಡಿಗಳನ್ನು ಸೇರಿಸಬೇಡಿ. ಅದು ಸ್ವಲ್ಪ ತಣ್ಣಗಾಗುವವರೆಗೆ ಕಾಯಿರಿ.

ಮಿಶ್ರಣವು ಬಿಸಿಯಾಗಿರುವಾಗ ಜೇನುತುಪ್ಪವನ್ನು ಸೇರಿಸಬೇಡಿ. ಸಂಪೂರ್ಣ ತಣ್ಣಗಾದ ನಂತರ ಮಾತ್ರ ಸೇರಿಸಿ. ಮಧ್ಯಮ ಬೆಂಕಿಯ ಹುರಿಯನ್ನು ನಿರ್ವಹಿಸಿ, ಅತಿಯಾಗಿ ಬಿಸಿ ಮಾಡಬೇಡಿ. ಕಷಾಯ ಮಾಡುವಾಗ, ಹುರಿಯುವಾಗ, ಮಿಶ್ರಣ ಮಾಡುವಾಗ ನಿರಂತರವಾಗಿ ಮಿಶ್ರಣವನ್ನು ಬೆರೆಸುತ್ತಿರಿ. ಅತ್ಯಂತ ನೈರ್ಮಲ್ಯವನ್ನು ಕಾಪಾಡಿಕೊಳ್ಳಿ.

ಸೇವನಾ ಪ್ರಮಾಣ

ಸಾಂಪ್ರದಾಯಿಕ ಡೋಸೇಜ್ ದಿನಕ್ಕೆ 50 ಗ್ರಾಂ.

ಪ್ರಾಯೋಗಿಕ ಡೋಸೇಜ್ - ದಿನಕ್ಕೆ ಏಕ ಅಥವಾ ವಿಭಜಿತ ಪ್ರಮಾಣದಲ್ಲಿ 10 - 20 ಗ್ರಾಂ ಪ್ರಮಾಣದಲ್ಲಿ ಸೇವಿಸಬಹುದು.

ಸಹ ಪಾನೀಯ - 10 - 40 ಮಿ.ಲೀ. ಹಾಲು, ಕಬ್ಬಿನ ರಸ, ಬೇಳೆಕಾಳುಗಳ ಸಾರು (ಯೂಷ), ಬಿಸಿ ಅಥವಾ ತಣ್ಣನೆಯ ಕಷಾಯವನ್ನು ಗಿಡಮೂಲಿಕೆಗಳ ಲೇಹಗಳೊಂದಿಗೆ ನೀಡಲಾಗುತ್ತದೆ.

ಪೂರ್ವನಿಯೋಜಿತ ಪ್ರಮಾಣಗಳು

ಕೆಲವು ಲೇಹ್ಯ ಸೂತ್ರಗಳಲ್ಲಿ, ಕಷಾಯ, ಸಕ್ಕರೆ ಇತ್ಯಾದಿಗಳ ಪ್ರಮಾಣವನ್ನು ಉಲ್ಲೇಖಿಸಲಾಗಿಲ್ಲ. ಅಂತಹ ಸಂದರ್ಭದಲ್ಲಿ, ಪೂರ್ವನಿಯೋಜಿತ ಪ್ರಮಾಣಗಳನ್ನು ಅನುಸರಿಸಿ -

ಹರ್ಬಲ್ ಪೌಡರ್ ಅಥವಾ ಪೇಸ್ಟ್ - 1 ಭಾಗ

ಸಕ್ಕರೆ - 4 ಭಾಗಗಳು

ಬೆಲ್ಲವಾದರೆ - 2 ಭಾಗ

ದ್ರವ ಅಥವಾ ಕಷಾಯ - 4 ಭಾಗಗಳು

ಉಲ್ಲೇಖ: ಶಾರಂಗಧರ ಸಂಹಿತಾ, ಮಧ್ಯಮ ಖಂಡ, 8ನೇ ಅಧ್ಯಾಯ.

ಶೇಖರಣಾ ಅವಧಿ

ಗಾಳಿಯಾಡದ, ತಂಪಾದ ಒಣ ಸ್ಥಳದಲ್ಲಿ ಸಂಗ್ರಹಿಸಿದರೆ 1 ವರ್ಷದವರೆಗೂ ಕೆಡುವುದಿಲ್ಲ. ಯಾವಾಗಲೂ ಒಣ ಚಮಚವನ್ನು ಬಳಸಿ.

63

ದೀರ್ಘಕಾಲದ ಶ್ವಾಸಕೋಶದ ಕಾಯಿಲೆಗಳಿಗೆ ಮನೆಮದ್ದು

ದೀರ್ಘಕಾಲದ ಶ್ವಾಸಕೋಶದ ಕಾಯಿಲೆಗಳಾದ ಕ್ಷಯರೋಗ (ಟ್ಯೂಬರ್ಕ್ಯುಲೋಸಿಸ್), ದೀರ್ಘಕಾಲದ ಬ್ರಾಂಕೈಟಿಸ್, ದೀರ್ಘಕಾಲದ ಅಸ್ತಮಾ ಇತ್ಯಾದಿಗಳಲ್ಲಿ ರೋಗನಿರೋಧಕ ಶಕ್ತಿ, ದೇಹದ ಶಕ್ತಿ ಮತ್ತು ಶ್ವಾಸಕೋಶದ ಕಾರ್ಯನಿರ್ವಹಣಾ ಸಾಮರ್ಥ್ಯವು ಕುಂಠಿತಗೊಳ್ಳುತ್ತದೆ. ಅದಕ್ಕಾಗಿ ತುಪ್ಪ, ಬೆಲ್ಲ ಮತ್ತು ಹಿಪ್ಪಲಿ ಪುಡಿಯನ್ನು ಬಳಸಿ ಸುಲಭವಾಗಿ ತಯಾರಿಸಬಹುದಾದ ಮನೆಮದ್ದು ಇಲ್ಲಿದೆ.

ಬೇಕಾಗುವ ಸಾಮಗ್ರಿಗಳು

- ಹಿಪ್ಪಲಿ ಪುಡಿ - 25 ಗ್ರಾಂ
- ಬೆಲ್ಲ (ಕಂದು ಸಕ್ಕರೆ) - 25 ಗ್ರಾಂ
- ತುಪ್ಪ - 25 ಗ್ರಾಂ
- ನೀರು - ಅರ್ಧ ಕಪ್

ತಯಾರಿಸುವ ವಿಧಾನ
ಬೆಲ್ಲವನ್ನು ಸ್ವಚ್ಛವಾದ ಅಗಲ ಬಾಯಿಯ ಪಾತ್ರೆಯಲ್ಲಿ ಹಾಕಿ ಅದಕ್ಕೆ ಅರ್ಧ ಕಪ್ ನೀರು ಸೇರಿಸಿ ಬಿಸಿ ಮಾಡಿ. ಬೆಲ್ಲವು ಕರಗಿದ ನಂತರ ತುಪ್ಪ ಹಾಗು ನುಣ್ಣಗಿನ ಹಿಪ್ಪಲಿ ಪುಡಿಯನ್ನು ಸೇರಿಸಿ. ನೀರಿನ ಅಂಶವು ಆವಿಯಾಗುವವರೆಗೆ ಬಿಸಿ ಮಾಡಿ.
ಬೆಲ್ಲ, ತುಪ್ಪ ಮತ್ತು ಹಿಪ್ಪಲಿ ಪುಡಿಯನ್ನು ಒಟ್ಟಿಗೆ ಬಿಸಿಮಾಡುವ ಆರಂಭಿಕ ಹಂತದಲ್ಲಿ, ಮಿಶ್ರಣವು ಕೊಳಕಾಗಿರುವಂತೆ ಕಾಣುತ್ತದೆ. ಆದರೆ ಸ್ವಲ್ಪ ಸಮಯದ ನಂತರ, ತುಪ್ಪವು ಉಳಿದ ಪದಾರ್ಥಗಳಿಂದ ಸಂಪೂರ್ಣವಾಗಿ ಬೇರ್ಪಡುತ್ತದೆ. ಔಷಧೀಯ ತುಪ್ಪವನ್ನು ತಯಾರಿಸುವಾಗ ಬಿಸಿಮಾಡುವುದನ್ನು ಯಾವಾಗ ನಿಲ್ಲಿಸಬೇಕು ಎಂಬುದನ್ನು ನಿರ್ಣಯಿಸಲು ಗಮನಿಸಬೇಕಾದ ವಿಷಯಗಳಲ್ಲಿ ಇದು ಒಂದಾಗಿದೆ.

ಕೊನೆಯ ಹಂತದಲ್ಲಿ ಪಾತ್ರೆಯಲ್ಲಿರುವ ಸ್ವಲ್ಪ ಘನ ಪದಾರ್ಥವನ್ನು ಬೆಂಕಿಗೆ ಹಾಕಿ. ಅದು ಯಾವುದೇ ಶಬ್ದವನ್ನು ಮಾಡದಿದ್ದರೆ, ತುಪ್ಪದಲ್ಲಿ ಹೆಚ್ಚು ತೇವಾಂಶವಿಲ್ಲ ಎಂದು ಸೂಚಿಸುತ್ತದೆ. ಈಗ ಬಿಸಿ ಮಾಡುವುದನ್ನು ನಿಲ್ಲಿಸಿ. ಇದನ್ನು ಬಿಸಿಯಾಗಿರುವಾಗಲೇ ಸೋಸಿ.
ಕೊನೆಗೆ 15 - 20 ಮಿ.ಲೀ. ಪ್ರಮಾಣದ ಔಷಧೀಯ ತುಪ್ಪವು ಲಭ್ಯವಾಗುತ್ತದೆ.

ಸೇವಿಸುವ ವಿಧಾನ

ಈ ತುಪ್ಪವನ್ನು ಅರ್ಧ ಟೀ ಚಮಚ ಪ್ರಮಾಣದಲ್ಲಿ ದಿನಕ್ಕೆ ಒಂದು ಅಥವಾ ಎರಡು ಬಾರಿ ಒಂದು ಕಪ್ ಬೆಚ್ಚಗಿನ ನೀರಿನೊಂದಿಗೆ ಊಟಕ್ಕೆ ಮೊದಲು, 1 - 2 ತಿಂಗಳ ಅವಧಿಗೆ ನೀಡಲಾಗುತ್ತದೆ.
ನಿರಂತರ ಶ್ವಾಸಕೋಶದ ಸಮಸ್ಯೆಗಳಿಂದ ಬಳಲುವವರು (ಉಸಿರಾಟದ ಸಮಸ್ಯೆ), ದಿನಕ್ಕೆ ಒಂದು ಟೀ ಚಮಚದ ಪ್ರಮಾಣದಲ್ಲಿ, ಇದನ್ನು 2 - 3 ತಿಂಗಳುಗಳವರೆಗೆ ತೆಗೆದುಕೊಳ್ಳಬಹುದು.

ಪ್ರಯೋಜನಗಳು

ಇದು ದೇಹದ ಶಕ್ತಿ, ರೋಗನಿರೋಧಕ ಶಕ್ತಿ ಮತ್ತು ಜೀರ್ಣ ಶಕ್ತಿಯನ್ನು ಸುಧಾರಿಸುತ್ತದೆ.
ಕ್ಷಯರೋಗ, ದೀರ್ಘಕಾಲದ ಬ್ರಾಂಕೈಟಿಸ್, ದೀರ್ಘಕಾಲದ ಅಸ್ತಮಾ ಮುಂತಾದ ದೀರ್ಘಕಾಲದ ಶ್ವಾಸಕೋಶದ ಕಾಯಿಲೆಗಳಿಂದ ಬಳಲುತ್ತಿರುವವರಲ್ಲಿ ರೋಗನಿರೋಧಕ ಶಕ್ತಿ ಮತ್ತು ಶ್ವಾಸಕೋಶದ ಶಕ್ತಿಯನ್ನು ಸುಧಾರಿಸಲು ಇದು ಸಹಾಯ ಮಾಡುತ್ತದೆ.
ಶ್ವಾಸಕೋಶದ ಕ್ಯಾನ್ಸರ್ ನ ಚಿಕಿತ್ಸೆಗೆ ಒಳಗಾಗುವವರಿಗೆ ಇದು ಒಳ್ಳೆಯದು.
ಧೂಮಪಾನದ ಅಭ್ಯಾಸವಿರುವವರಿಗೂ ಇದು ಒಳ್ಳೆಯದು.

ಇದು ಹೇಗೆ ಕೆಲಸ ಮಾಡುತ್ತದೆ?

ದೀರ್ಘಕಾಲದ ಉಸಿರಾಟದ ಸಮಸ್ಯೆ ಇರುವ ಜನರು ಸಾಮಾನ್ಯವಾಗಿ ಶಕ್ತಿಹೀನತೆ, ಸ್ನಾಯು ದೌರ್ಬಲ್ಯ, ದುರ್ಬಲ ಜೀರ್ಣಶಕ್ತಿ ಮತ್ತು ರೋಗನಿರೋಧಕ ಶಕ್ತಿಯ ಕೊರತೆಯಿಂದ ಬಳಲುತ್ತಾರೆ. ಅವರಿಗಾಗಿಯೇ ಈ ಆಯುರ್ವೇದ ಔಷಧವನ್ನು ತಯಾರಿಸಲಾಗಿದೆ.

ತುಪ್ಪ ಮತ್ತು ಬೆಲ್ಲ ಎರಡರಲ್ಲೂ ಹೆಚ್ಚಿನ ಪೌಷ್ಟಿಕಾಂಶವಿದೆ.

ತುಪ್ಪ ವಯಸ್ಸಾಗುವುದನ್ನು ವಿಳಂಬಿಸುವ ಮತ್ತು ಪುನರ್ಯೌವನಗೊಳಿಸುವ ಉತ್ಪನ್ನವಾಗಿದೆ. ಇದು ರೋಗನಿರೋಧಕ ಶಕ್ತಿಯನ್ನು ಪುನಃಸ್ಥಾಪಿಸಲು ಮತ್ತು ಹೆಚ್ಚಿಸಲು ಸಹಾಯ ಮಾಡುತ್ತದೆ.
ಇದು ಹಿಪ್ಪಲಿ, ಚ್ಯವನಪ್ರಾಶದಂತಹ ರಸಾಯನ (ವಯಸ್ಸಾಗುವುದನ್ನು ವಿಳಂಬಿಸುವ, ಪುನರ್ಯೌವನಗೊಳಿಸುವ ಪರಿಣಾಮಗಳು) ಉತ್ಪನ್ನಗಳಲ್ಲಿ ಅತ್ಯಗತ್ಯ ಅಂಶವಾಗಿದೆ, ಇದು ಉಸಿರಾಟ ಮತ್ತು ಜೀರ್ಣಕಾರಿ ವ್ಯವಸ್ಥೆಗಳಿಗೆ ತುಂಬಾ ಒಳ್ಳೆಯದು.

ಎಷ್ಟು ಸಮಯ ತೆಗೆದುಕೊಳ್ಳಬೇಕು?

ವೈದ್ಯರ ಸಲಹೆಯ ಮೇರೆಗೆ ಇದನ್ನು 2 ವಾರಗಳಿಂದ 3 ತಿಂಗಳವರೆಗೆ ತೆಗೆದುಕೊಳ್ಳಬಹುದು.

ಶೇಖರಣಾ ಅವಧಿ

ಇದನ್ನು 6 ತಿಂಗಳಿಂದ ಒಂದು ವರ್ಷದವರೆಗೆ ಶುದ್ಧ ಏರ್ ಟೈಟ್ ಕಂಟೇನರ್ ನಲ್ಲಿ ಸಂಗ್ರಹಿಸಬಹುದು.

ಮಕ್ಕಳಿಗೆ ಸುರಕ್ಷಿತವೇ?

5 ವರ್ಷಕ್ಕಿಂತ ಮೇಲ್ಪಟ್ಟ ಮಕ್ಕಳಿಗೆ, 1 - 2 ವಾರಗಳ ಅಲ್ಪಾವಧಿಗೆ, ವೈದ್ಯಕೀಯ ಮೇಲ್ವಿಚಾರಣೆಯಲ್ಲಿ ಇದನ್ನು ಬಳಸುವುದು ಸುರಕ್ಷಿತವಾಗಿದೆ.

ಗರ್ಭಿಣಿಯರಲ್ಲಿ ಮತ್ತು ಹಾಲುಣಿಸುವ ಸಮಯದಲ್ಲಿ ಇದನ್ನು ಬಳಸಬಹುದೇ?

ಗರ್ಭಿಣಿಯರಲ್ಲಿ ಇದರ ಬಳಕೆಯನ್ನು ತಪ್ಪಿಸುವುದು ಉತ್ತಮ. ಹಾಲುಣಿಸುವ ಅವಧಿಯಲ್ಲಿ ಸುರಕ್ಷಿತವಾಗಿ ಬಳಸಬಹುದು .

ಅಡ್ಡ ಪರಿಣಾಮಗಳು

ಮಧುಮೇಹದಿಂದ ಬಳಲುತ್ತಿರುವವರಿಗೆ ಇದು ಸೂಕ್ತವಲ್ಲ.

ಇದನ್ನು ತುಪ್ಪದ ಮಾಧ್ಯಮದಲ್ಲಿ ತಯಾರಿಸಲಾಗಿದ್ದರೂ, ನಿರ್ದಿಷ್ಟ ಪ್ರಮಾಣದಲ್ಲಿ ಸೇವಿಸಿದರೆ ಕೊಲೆಸ್ಟ್ರಾಲ್ ಮಟ್ಟವನ್ನು ಹೆಚ್ಚಿಸುವುದಿಲ್ಲ.

ಅಸಿಡಿಟಿ ಅಥವಾ ಮಸಾಲೆ ಪದಾರ್ಥಗಳಿಂದ ಉಂಟಾಗುವ ಉರಿ ಇತ್ಯಾದಿ ಸಮಸ್ಯೆಯಿಂದ ಬಳಲುತ್ತಿರುವವರು ಕೂಡ ಇದನ್ನು ಸೇವಿಸಬಹುದು.

64

ಹೃದಯದ ಆರೋಗ್ಯಕ್ಕಾಗಿ ಆಯುರ್ವೇದ ಟಾನಿಕ್

ಆಯುರ್ವೇದವು ಹೃದಯದ ಆರೋಗ್ಯವನ್ನು ಉತ್ತೇಜಿಸುವ ವಿಧಾನಗಳ ಬಗ್ಗೆ ವಿವರವಾಗಿ ತಿಳಿಸುತ್ತದೆ. ಆಯುರ್ವೇದದ ಪ್ರಕಾರ ಹೃದಯದ ಆರೋಗ್ಯ ಸಂರಕ್ಷಣೆಗೆ ಅರ್ಜುನ ಅಥವಾ ಹೊಳೆಮತ್ತಿಯು ಒಂದು ಉತ್ತಮ ಆಯ್ಕೆಯಾಗಿದೆ, ಇದು ಹೃದಯದ ಉತ್ತೇಜಕವಾಗಿ
ಕಾರ್ಯನಿರ್ವಹಿಸುತ್ತದೆ. ಈ ಮೂಲಿಕೆಯು ಹೃದಯಕ್ಕೆ ಪೂರಕವಾದ ಆಯುರ್ವೇದ ಔಷಧಿಗಳಲ್ಲಿ ಒಂದು ಘಟಕಾಂಶವಾಗಿ ಕಂಡುಬರುತ್ತದೆ. ಈ ಮೂಲಿಕೆಯನ್ನು ಬಳಸಿ ಮನೆಮದ್ದು ಮಾಡುವುದನ್ನು ಕಲಿಯೋಣ.

ಹೃದಯಕ್ಕೆ ಆಯುರ್ವೇದ ಔಷಧ

ಹೃದಯದ ಆರೋಗ್ಯಕ್ಕೆ ಈ ಮನೆಮದ್ದನ್ನು ತುಪ್ಪದ ಮಾಧ್ಯಮದಲ್ಲಿ ತಯಾರಿಸಲಾಗುತ್ತದೆ. ಇಲ್ಲಿ, ಅರ್ಜುನವನ್ನು ತುಪ್ಪದ ಮಾಧ್ಯಮದಲ್ಲಿ ಸಂಸ್ಕರಿಸಲಾಗುತ್ತದೆ. ಆಯುರ್ವೇದ ತತ್ವಗಳ ಆಧಾರದ ಮೇಲೆ ತಯಾರಿಸಲಾದ ಗಿಡಮೂಲಿಕೆಗಳ ತುಪ್ಪವನ್ನು ಘೃತ ಎಂದು ಕರೆಯಲಾಗುತ್ತದೆ. ನಾವು ಅರ್ಜುನದಿಂದ ಘೃತವನ್ನು ತಯಾರಿಸುವ ಕಾರಣ ಈ ತುಪ್ಪವನ್ನು ಅರ್ಜುನ ಘೃತ ಎಂದು ಕರೆಯಲಾಗುತ್ತದೆ. ಇದು ಸಾಂಪ್ರದಾಯಿಕ ಆಯುರ್ವೇದ ಉತ್ಪನ್ನವಾಗಿದೆ. ಇದನ್ನು ಹೇಗೆ ತಯಾರಿಸಬೇಕೆಂದು ಕಲಿಯೋಣ.

ಹಂತ 1

ಮೊದಲು ಅರ್ಜುನದ ಕಷಾಯವನ್ನು ತಯಾರಿಸಬೇಕು. ಇದಕ್ಕಾಗಿ ಈ ಕೆಳಗಿನ ಸಾಮಗ್ರಿಗಳನ್ನು ತೆಗೆದುಕೊಳ್ಳಲಾಗುತ್ತದೆ.

1. ಅರ್ಜುನ - 40 ಗ್ರಾಂ (ತರಿತರಿಯಾದ ಅಥವಾ ನುಣ್ಣಗಿನ ಪುಡಿ)
2. ನೀರು - 640 ಮಿ.ಲೀ.

ಅರ್ಜುನ ಪುಡಿಯನ್ನು ಹೇಳಿದ ಪ್ರಮಾಣದಲ್ಲಿ ಅಗಲವಾದ ಬಾಯಿಯ ಪಾತ್ರೆಯಲ್ಲಿ ತೆಗೆದುಕೊಂಡು,

ನೀರಿನೊಂದಿಗೆ ಸೇರಿಸಿ ನಿರಂತರವಾಗಿ ಮಂದ ಉರಿಯಲ್ಲಿ ಬೆರೆಸುತ್ತಾ ಕುದಿಸಿ. ಈ ಕಷಾಯವನ್ನು160 ಮಿ.ಲೀ.ಗೆ ಇಳಿಸಿ, ನಂತರ ಸೋಸಿ ಇಡಿ. ಇದುವೇ ಅರ್ಜುನ ಕಷಾಯ.

ಹಂತ 2

- ಅರ್ಜುನ ಕಷಾಯ - 160 ಮಿ.ಲೀ.
- ತುಪ್ಪ - 40 ಗ್ರಾಂ
- ಅರ್ಜುನ ಪುಡಿ - 10 ಗ್ರಾಂ

(ಅರ್ಜುನ ಪುಡಿ: ತುಪ್ಪ: ಕಷಾಯ = 1:4:16 ಅನುಪಾತ)

ಸಂಪೂರ್ಣ ತೇವಾಂಶವನ್ನು ಕಳೆದುಕೊಳ್ಳುವವರೆಗೆ ಈ ಮಿಶ್ರಣವನ್ನು ಮಂದ ಉರಿಯಲ್ಲಿ ಕುದಿಸಿ. ತುಪ್ಪ ಸಂಪೂರ್ಣವಾಗಿ ತಯಾರಾದಾಗ ಲಕ್ಷಣಗಳನ್ನು ಗಮನಿಸಿ ಮತ್ತು ಆ ಹಂತದಲ್ಲಿ ಕುದಿಸುವುದನ್ನು ನಿಲ್ಲಿಸಿ. ಬಿಸಿಯಾಗಿರುವಾಗಲೇ ಅದನ್ನು ಸೋಸಿ. ಅಂತಿಮವಾಗಿ 30 - 40 ಮಿ.ಲೀ. ತುಪ್ಪವು ಲಭ್ಯವಾಗುತ್ತದೆ. ಇದು ಅರ್ಜುನ ಘೃತ.

ಡೋಸೇಜ್

ಈ ಉದಾಹರಣೆಯು ಶೈಕ್ಷಣಿಕ ಉದ್ದೇಶಕ್ಕಾಗಿ ಮಾತ್ರ ಎಂಬುದನ್ನು ನೆನಪಿಡಿ. ವೈದ್ಯರ ಸಲಹೆಯ ಮೇರೆಗೆ ಈ ಘೃತವನ್ನು ತೆಗೆದುಕೊಳ್ಳುವುದು ಉತ್ತಮ. ಸಾಮಾನ್ಯ ನಿಯಮದಂತೆ, ಹೃದಯದ ಆರೋಗ್ಯ ವೃದ್ಧಿಸಲು ಬಯಸುವವರಿಗೆ, ಆಯುರ್ವೇದ ವೈದ್ಯರು ಪ್ರತಿದಿನ 1 - 3 ಗ್ರಾಂ ಪ್ರಮಾಣದಲ್ಲಿ, ಬೆಳಿಗ್ಗೆ, ಆಹಾರದ ಮೊದಲು ಸೇವಿಸಲು ಸಲಹೆ ನೀಡುತ್ತಾರೆ.
ಸುಲಭವಾಗಿ ಜೀರ್ಣವಾಗಲು ಈ ತುಪ್ಪವನ್ನು ತೆಗೆದುಕೊಂಡ ನಂತರ ಅರ್ಧ ಕಪ್ ಬೆಚ್ಚಗಿನ ನೀರನ್ನು ತೆಗೆದುಕೊಳ್ಳಬೇಕು.

ಪ್ರಯೋಜನಗಳು

ಆಯುರ್ವೇದವು ಈ ತುಪ್ಪದ ಪ್ರಯೋಜನಗಳನ್ನು "ಹೃದ್ಯ" ಎಂದು ವಿವರಿಸುತ್ತದೆ - ಇದರರ್ಥ ಈ ಔಷಧೀಯ ತುಪ್ಪವು ಹೃದಯದ ಚಟುವಟಿಕೆಗಳನ್ನು ಬೆಂಬಲಿಸುತ್ತದೆ ಮತ್ತು ಉತ್ತೇಜಿಸುತ್ತದೆ.

65

ಒಣ ಕೆಮ್ಮಿಗೆ ತುಪ್ಪದಿಂದ ತಯಾರಿಸಿದ ಮನೆಮದ್ದು

ಈ ಮನೆಮದ್ದು ತುಪ್ಪವನ್ನು ಹೊರತುಪಡಿಸಿ ಇನ್ನೆರಡು ಸಾಮಗ್ರಿಗಳನ್ನು ಒಳಗೊಂಡಿದೆ.

ಬೇಕಾಗುವ ಸಾಮಗ್ರಿಗಳು

- ತುಪ್ಪ - 50 ಮಿ.ಲೀ.
- ನೀರು - 400 ಮಿ.ಲೀ.
- ಅಮೃತಬಳ್ಳಿ - 25 ಗ್ರಾಂ
- ಕಂಟಕಾರಿ - 25 ಗ್ರಾಂ

ತಯಾರಿಸುವ ವಿಧಾನ

ಹಂತ 1: - ಮೂಲಿಕೆಗಳ ಕಷಾಯ ತಯಾರಿಕೆ
400 ಮಿ.ಲೀ. ನೀರಿಗೆ 25 ಗ್ರಾಂ ಅಮೃತಬಳ್ಳಿ ಮತ್ತು 25 ಗ್ರಾಂ ಕಂಟಕಾರಿ ಪುಡಿಗಳನ್ನು ಸೇರಿಸಬೇಕು. ಇದನ್ನು ಕುದಿಸಿ 100 ಮಿ.ಲೀ. ಪ್ರಮಾಣಕ್ಕಿಳಿಸಬೇಕು. ನಂತರ ಇದನ್ನು ಸೋಸಬೇಕು.

ಹಂತ 2:- ಔಷಧೀಯ ತುಪ್ಪದ ತಯಾರಿಕೆ
50 ಗ್ರಾಂ ತುಪ್ಪವನ್ನು ಪಾತ್ರೆಯಲ್ಲಿ ತೆಗೆದುಕೊಳ್ಳಲಾಗುತ್ತದೆ. ಇದಕ್ಕೆ ಮೇಲೆ ತಿಳಿಸಿದ ಕಷಾಯವನ್ನು ಸೇರಿಸಲಾಗುತ್ತದೆ.
ಅಮೃತಬಳ್ಳಿ ಮತ್ತು ಕಂಟಕಾರಿ ಇವೆರಡರ ಅರ್ಧದಿಂದ ಒಂದು ಚಮಚ ನುಣ್ಣಗಿನ ಪುಡಿಯನ್ನು ತುಪ್ಪಕ್ಕೆ ಸೇರಿಸಲಾಗುತ್ತದೆ. ತೇವಾಂಶವು ಸಂಪೂರ್ಣವಾಗಿ ಆವಿಯಾಗುವವರೆಗೆ ಈ ಮಿಶ್ರಣವನ್ನು ಮಂದ ಉರಿಯಲ್ಲಿ ಕುದಿಸಲಾಗುತ್ತದೆ.

ಅಂತಿಮವಾಗಿ, ತುಪ್ಪವನ್ನು ಬೆಂಕಿಗೆ ಹಾಕುವ ಮೂಲಕ ಅದರಲ್ಲಿ ತೇವಾಂಶ ಸಂಪೂರ್ಣವಾಗಿ ನಷ್ಟವಾಗಿದೆ ಎಂದು ದೃಢೀಕರಿಸಲಾಗುತ್ತದೆ. ತುಪ್ಪವನ್ನು ಬೆಂಕಿಗೆ ಹಾಕುವಾಗ ಶಬ್ದವುಂಟಾಗದಿದ್ದರೆ, ಪ್ರಕ್ರಿಯೆಯು ಪೂರ್ಣಗೊಂಡಿದೆ ಎಂದು ಸೂಚಿಸುತ್ತದೆ.
ಈ ಹಂತದಲ್ಲಿ, ಬೆಂಕಿಯ ಉರಿಯನ್ನು ನಿಲ್ಲಿಸಲಾಗುತ್ತದೆ ಮತ್ತು ತುಪ್ಪವನ್ನು ಸೋಸಲಾಗುತ್ತದೆ.

ಶೇಖರಣಾ ಅವಧಿ
ಈ ತುಪ್ಪವನ್ನು ಗಾಳಿಯಾಡದ ಪಾತ್ರೆಯಲ್ಲಿ ಒಂದು ವರ್ಷದವರೆಗೆ ಸಂಗ್ರಹಿಸಬಹುದು.

ಡೋಸೇಜ್
ಈ ತುಪ್ಪವನ್ನು, ಅರ್ಧ ಟೀ ಚಮಚ ಪ್ರಮಾಣದಲ್ಲಿ ದಿನಕ್ಕೆ ಒಮ್ಮೆ ಅಥವಾ ಎರಡು ಬಾರಿ, ಊಟಕ್ಕೆ ಮುಂಚಿತವಾಗಿ, ನೀಡಲಾಗುತ್ತದೆ. ತುಪ್ಪವನ್ನು ತೆಗೆದುಕೊಂಡ ನಂತರ ಬಿಸಿನೀರನ್ನು ಸೇವಿಸಲು ಸೂಚಿಸಲಾಗಿದೆ. ಇದನ್ನು ಒಂದು ತಿಂಗಳ ಅವಧಿಯವರೆಗೆ ತೆಗೆದುಕೊಳ್ಳಬಹುದು.

ಪ್ರಯೋಜನಗಳು
ಅಮೃತಬಳ್ಳಿ ಮತ್ತು ಕಂಟಕಾರಿ ಎರಡೂ ಕೆಮ್ಮು ಮತ್ತು ಉಸಿರಾಟಕ್ಕೆ ಸಂಬಂಧಿಸಿದ ಸೋಂಕಿನ ವಿರುದ್ಧ ಬಹಳ ಪರಿಣಾಮಕಾರಿ.
ಅಮೃತಬಳ್ಳಿ ತನ್ನ ರೋಗನಿರೋಧಕ ಶಕ್ತಿ ಮತ್ತು ಉರಿಯೂತವನ್ನು ತಡೆಯುವ ಪರಿಣಾಮಗಳಿಗೆ ಹೆಸರುವಾಸಿಯಾಗಿದೆ.
ದೀರ್ಘಕಾಲದವರೆಗೆ ಒಣ ಕೆಮ್ಮಿನಿಂದ ಬಳಲುತ್ತಿರುವ ಜನರಿಗೆ ಈ ಔಷಧೀಯ ತುಪ್ಪ ಉಪಯುಕ್ತವಾಗಿದೆ.

ಅಡ್ಡ ಪರಿಣಾಮಗಳು ಮತ್ತು ಮುನ್ನೆಚ್ಚರಿಕೆಗಳು
ಮಧುಮೇಹ ಮತ್ತು ಅಧಿಕ ರಕ್ತದೊತ್ತಡದಿಂದ ಬಳಲುತ್ತಿರುವವರು, ಗರ್ಭಿಣಿಯರು ಮತ್ತು ಹಾಲುಣಿಸುವ ತಾಯಂದಿರು ಈ ಮನೆಮದ್ದನ್ನು ಪ್ರಯತ್ನಿಸುವ ಮೊದಲು ವೈದ್ಯಕೀಯ ಸಲಹೆಯನ್ನು ಪಡೆಯಬೇಕು.

66

ಚರ್ಮದ ಆರೈಕೆಗೆ ತುಪ್ಪವನ್ನು ಬಳಸುವ ವಿಧಾನ

ತುಪ್ಪವನ್ನು ಕೇವಲ ಸೇವನೆಗಾಗಿ ಮಾತ್ರ ಬಳಸಲಾಗುತ್ತದೆ ಎಂಬುದು ಸಾಮಾನ್ಯ ಕಲ್ಪನೆ. ಆದರೆ ಆಯುರ್ವೇದದಲ್ಲಿ ಇದನ್ನು ತ್ವಚೆಯ ಆರೈಕೆಗಾಗಿ ವ್ಯಾಪಕವಾಗಿ ಬಳಸಲಾಗುತ್ತದೆ. ಸುಟ್ಟಗಾಯಗಳು, ಗಾಯದ ಕಲೆಗಳು, ಉರಿಯುವ ಸಂವೇದನೆ ಮುಂತಾದ ಅನೇಕ ತೊಂದರೆಗಳಲ್ಲಿ ವಿಶೇಷವಾದ ಔಷಧೀಯ ತುಪ್ಪವನ್ನು ಬಳಸಲಾಗುತ್ತದೆ.

ಚರ್ಮಕ್ಕಾಗಿ ತುಪ್ಪವನ್ನು ಬಳಸುವುದು ಹೇಗೆ?

ಈ ತುಪ್ಪದ ಔಷಧಿಯನ್ನು ಆಯುರ್ವೇದದಲ್ಲಿ ಶತ ಧೌತ ಘೃತ ಎಂದು ಕರೆಯಲಾಗುತ್ತದೆ. ಶತ ಅಂದರೆ 100, ಧೌತ ಅಂದರೆ ನೀರಿನಿಂದ ತೊಳೆದ ಹಾಗೂ ಘೃತ ಅಂದರೆ ತುಪ್ಪ.

ಬೇಕಾಗುವ ಸಾಮಗ್ರಿಗಳು

- ತುಪ್ಪ - 10 ಔನ್ಸ್ (ಅಂದಾಜು 280 ಗ್ರಾಂ)
- ನೀರು - ಅಗತ್ಯವಿದ್ದಷ್ಟು.

ತಯಾರಿಸುವ ವಿಧಾನ

ತುಪ್ಪವನ್ನು ತೆಗೆದುಕೊಂಡು, ಸಮಾನ ಪ್ರಮಾಣದ ನೀರನ್ನು ಸೇರಿಸಿ, ಅದನ್ನು ಕೈಯಿಂದ ಅಥವಾ ಯಂತ್ರದಿಂದ 3 - 5 ನಿಮಿಷಗಳ ಕಾಲ ಚೆನ್ನಾಗಿ ಮಿಶ್ರಣ ಮಾಡಿ, ನಂತರ ಕೇವಲ ನೀರನ್ನು ಚೆಲ್ಲಬೇಕು. ನಂತರ ಮತ್ತೆ ತಾಜಾ ನೀರನ್ನು ಸೇರಿಸಿ ಮಿಶ್ರಣ ಮಾಡುವುದನ್ನು ಮುಂದುವರಿಸಬೇಕು. ಈ ರೀತಿಯಾಗಿ, ಅದನ್ನು ಸಾಧ್ಯವಾದಷ್ಟು ಬಾರಿ ಪುನರಾವರ್ತಿಸಬೇಕು. ಆಯುರ್ವೇದದಲ್ಲಿ, ಈ ಕಾರ್ಯವಿಧಾನವನ್ನು 100 ಬಾರಿ ಪುನರಾವರ್ತಿಸಲು ಸಲಹೆ ನೀಡಲಾಗುತ್ತದೆ. ಆದರೆ ಪ್ರಾಯೋಗಿಕವಾಗಿ, ಇದನ್ನು ಸಾಮಾನ್ಯವಾಗಿ 20 - 30 ಬಾರಿ ಮಾಡಲಾಗುತ್ತದೆ.

ತಯಾರಿಸಿದ ನಂತರ ತುಪ್ಪದಲ್ಲಿ ಕಾಣುವ ಬದಲಾವಣೆಗಳು

ತುಪ್ಪ ಬಿಳಿ ಬಣ್ಣಕ್ಕೆ ತಿರುಗುತ್ತದೆ. ಇದು ಸ್ಪರ್ಶಿಸುವಾಗ ಮೃದುವಾಗಿರುತ್ತದೆ ಮತ್ತು ಬೆಣ್ಣೆಯಂತಹ ಸ್ಥಿರತೆಯನ್ನು ಹೊಂದಿರುತ್ತದೆ. ಸ್ಪರ್ಶಿಸುವಾಗ ತಂಪಾಗಿರುತ್ತದೆ.

ಚರ್ಮಕ್ಕೆ ತುಪ್ಪದ ಉಪಯೋಗಗಳು

ಈ ಶತ ಧೌತ ಘೃತವನ್ನು ಉರಿ, ಸುಟ್ಟ ಗಾಯ, ಗಾಯ, ಹರ್ಪಿಸ್ ಗಾಯ, ಚಿಕನ್ ಪೋಕ್ಸ್ ಕಲೆಗಳು ಇತ್ಯಾದಿಗಳನ್ನು ನಿವಾರಿಸಲು ಬಳಸಲಾಗುತ್ತದೆ.

ಪ್ರತಿದಿನ ಬಳಸಿದರೆ ಇದು ನೈಸರ್ಗಿಕ ಮಾಯಿಶ್ಚರೈಸರ್ ಆಗಿ ಕಾರ್ಯನಿರ್ವಹಿಸುತ್ತದೆ. ಇದನ್ನು ಮುಖದ ಮೇಲೆ ಹಚ್ಚಿ, 10 ನಿಮಿಷಗಳ ಕಾಲ ಬಿಟ್ಟು, ಬೆಚ್ಚಗಿನ ನೀರಿನಿಂದ ತೊಳೆಯಬೇಕು.

ಗರ್ಭಿಣಿ ಮಹಿಳೆಯರಲ್ಲಿ, ಅಧಿಕ ರಕ್ತಸ್ರಾವಕ್ಕೆ, ಹೊಕ್ಕುಳಿನ ಸುತ್ತಲೂ ಶತ ಧೌತ ಘೃತವನ್ನು ಹಚ್ಚಲು ಸಲಹೆ ನೀಡಲಾಗುತ್ತದೆ.

ಆಯುರ್ವೇದ ಲೀಚ್ ಥೆರಪಿಯಲ್ಲಿ (ಜಲೌಕ ಚಿಕಿತ್ಸೆ), ಚಿಕಿತ್ಸೆಯ ನಂತರ, ಉರಿಯನ್ನು ಕಡಿಮೆ ಮಾಡಲು ಮತ್ತು ಅಧಿಕ ಅಸಹಜ ರಕ್ತಸ್ರಾವವನ್ನು ತಡೆಗಟ್ಟಲು, ಈ ತುಪ್ಪವನ್ನು ಪೀಡಿತ ಪ್ರದೇಶಕ್ಕೆ ಹಚ್ಚಲಾಗುತ್ತದೆ.

ಶೇಖರಣಾ ಅವಧಿ

4-6 ತಿಂಗಳು.

ಈ ತುಪ್ಪವು ಸ್ವಲ್ಪ ತೇವಾಂಶವನ್ನು ಹೊಂದಿರುವುದರಿಂದ, ಅದನ್ನು ಆರು ತಿಂಗಳಿಗಿಂತ ಹೆಚ್ಚು ಕಾಲ ಸಂಗ್ರಹಿಸುವುದು ಸೂಕ್ತವಲ್ಲ.

ಇದನ್ನು ಶುದ್ಧ, ಶುಷ್ಕ, ಗಾಳಿಯಾಡದ ಬಿಗಿಯಾದ ಪಾತ್ರೆಯಲ್ಲಿ ಸಂಗ್ರಹಿಸಬೇಕು.

ಅತಿಯಾಗಿ ಗಾಳಿಗೆ ತೆರೆದಿಡುವುದರಿಂದ ದುರ್ವಾಸನೆ ಉಂಟಾಗುತ್ತದೆ.

ಸರ್ಪಸುತ್ತಿನಲ್ಲಿ ಶತ ಧೌತ ಘೃತದ ಬಳಕೆ

ಸರ್ಪಸುತ್ತು ಮತ್ತು ಎರಿಸಿಪೆಲಸ್ ಚರ್ಮದ ಕಾಯಿಲೆಗಳಿಗೆ ಚಿಕಿತ್ಸೆ ನೀಡುವಾಗ, ರೋಗಲಕ್ಷಣಗಳು ವಾತ ಮತ್ತು ಪಿತ್ತ ದೋಷದ ಉಲ್ಬಣಕ್ಕೆ ಸಂಬಂಧಿಸಿದ್ದರೆ, ಅದಕ್ಕೆ ಕಹಿ ಗಿಡಮೂಲಿಕೆಗಳಾದ ಬೇವು, ಕರಿಬೇವಿನ ಎಲೆಗಳು, ಅರಿಶಿನವನ್ನು ಶತಧೌತ ಘೃತದೊಂದಿಗೆ ಬೆರೆಸಿ ಚರ್ಮದ ಗಾಯಗಳ ಮೇಲೆ ಹಚ್ಚಲಾಗುತ್ತದೆ. (ಚರಕ ಸಂಹಿತಾ, ಚಿಕಿತ್ಸಾ ಸ್ಥಾನ 21 ನೇ ಅಧ್ಯಾಯ). ಸರ್ಪಸುತ್ತಿಗೆ ಸಂಬಂಧಿಸಿದ ದೇಹದ ಉರಿಯನ್ನು ಕಡಿಮೆ ಮಾಡಲು ಇದು ಉಪಯುಕ್ತವಾಗಿದೆ.

ಶತ ಧೌತ ಘೃತವನ್ನು ಸೇವಿಸಬಹುದೇ?

ಇಲ್ಲ. ಏಕೆಂದರೆ ಶತ ಧೌತ ಘೃತವನ್ನು ತಣ್ಣೀರಿನಿಂದ ಹಲವಾರು ಬಾರಿ ಸಂಸ್ಕರಿಸಲಾಗಿರುತ್ತದೆ.

ಅದನ್ನು ಎಷ್ಟು ಎಚ್ಚರಿಕೆಯಿಂದ ಸೋಸಿದರೂ, ಅದರಲ್ಲಿ ಸ್ವಲ್ಪ ಪ್ರಮಾಣದ (5%) ತೇವಾಂಶ ಇದ್ದೇ ಇರುತ್ತದೆ. ಈ ತೇವಾಂಶ ಮತ್ತು ತುಪ್ಪವು ಸೇವನೆಗೆ ಹಾನಿಕಾರಕ ಸಂಯೋಜನೆಯಾಗಿದೆ. ಅಂತಿಮ ಉತ್ಪನ್ನವು ಅತ್ಯಂತ ಶೀತ ಗುಣದಿಂದ ಕೂಡಿರುತ್ತದೆ. ಹಾಗಾಗಿ ಇದರ ಸೇವನೆಯು ತೀವ್ರವಾದ ಅಜೀರ್ಣ ಮತ್ತು ಆಮವನ್ನು ಉಂಟುಮಾಡಬಹುದು.

ಈ ಉತ್ಪನ್ನವು ತುಪ್ಪದ ಸಂಪೂರ್ಣ ಗುಣಲಕ್ಷಣಗಳನ್ನು ಹೊಂದಿರುವುದಿಲ್ಲ, ಇದು ಬೆಣ್ಣೆ ಮತ್ತು ತುಪ್ಪದ ನಡುವಿನ ಗುಣಗಳನ್ನು ತೋರಿಸುತ್ತದೆ.

67

ಆಯುರ್ವೇದ ಗಿಡಮೂಲಿಕೆಗಳ ತೈಲ ತಯಾರಿಕೆ: ವಿಧಾನ, ಉದಾಹರಣೆಗಳು

ಆಯುರ್ವೇದ ಮೂಲಿಕೆಗಳ ತೈಲಗಳನ್ನು 5,000 ವರ್ಷಗಳಿಂದ ಅಡುಗೆ ಮತ್ತು ರೋಗಗಳ ಚಿಕಿತ್ಸೆಯಲ್ಲಿ ಬಳಸಲಾಗುತ್ತದೆ. ತೈಲ ತಯಾರಿಕೆಯ ಪ್ರಾಚೀನ ವಿಧಾನವನ್ನು ಕಲಿಯುವ ಮೂಲಕ, ಯಾವುದೇ ಸಾಂಪ್ರದಾಯಿಕ ತೈಲವನ್ನು ನೀವೇ ತಯಾರಿಸಬಹುದು.

ಸಾಂಪ್ರದಾಯಿಕ ತೈಲಗಳನ್ನು ತಯಾರಿಸಲು ಬಳಸಲಾಗುವ ಮೂಲ ಎಣ್ಣೆಗಳು

ಎಳ್ಳೆಣ್ಣೆ, ತೆಂಗಿನ ಎಣ್ಣೆ, ಸಾಸಿವೆ ಎಣ್ಣೆ ಮತ್ತು ಹರಳೆಣ್ಣೆಗಳನ್ನು ಮುಖ್ಯವಾಗಿ ಗಿಡಮೂಲಿಕೆಗಳ ತೈಲ ತಯಾರಿಕೆಯಲ್ಲಿ ಬಳಸಲಾಗುತ್ತದೆ.

ಆಯುರ್ವೇದ ಗಿಡಮೂಲಿಕೆ ತೈಲಗಳ ವಿವಿಧ ಉಪಯೋಗಗಳು

ಗಂಡೂಷ - ಆಯಿಲ್ ಪುಲ್ಲಿಂಗ್ ಎಂದರೆ ಎಣ್ಣೆಯಿಂದ ಬಾಯಿಯನ್ನು ತೊಳೆಯುವುದು.
ಕವಲ - ಬಾಯಿ ಮುಕ್ಕಳಿಸುವುದು.
ಸಾಮಾನ್ಯವಾಗಿ ಇರಿಮೇದಾದಿ ತೈಲವನ್ನು ಮೇಲಿನ ಎರಡು ಉದ್ದೇಶಗಳಿಗಾಗಿ ಬಳಸಲಾಗುತ್ತದೆ.

ಕರ್ಣಪೂರಣ - ಇದೊಂದು ಆಯುರ್ವೇದ ಚಿಕಿತ್ಸೆಯಾಗಿದ್ದು, ಇಲ್ಲಿ ಉಗುರು ಬೆಚ್ಚಗಿನ ಆಯುರ್ವೇದ ತೈಲವನ್ನು ಕಿವಿಗೆ ಹಾಕಲಾಗುತ್ತದೆ.

ಅಭ್ಯಂಗ - ಎಣ್ಣೆ ಮಸಾಜ್, ಉದಾ: ಮಹಾನಾರಾಯಣ ತೈಲ, ಬಲಾಶ್ವಗಂಧಾದಿ ತೈಲ

ಚರ್ಮಕ್ಕೆ ಹಚ್ಚಲು - ಚರ್ಮದ ಅಲರ್ಜಿ ಚಿಕಿತ್ಸೆಗಾಗಿ ಕರಂಜ ತೈಲ ಅಥವಾ ನಾಲ್ಪಾಮರಾದಿ ತೈಲ

ಶಿರೋಧಾರ, ಸರ್ವಾಂಗ ಧಾರ - ಎಣ್ಣೆಯನ್ನು ಹಣೆಯ ಮೇಲೆ ಅಥವಾ ದೇಹದಾದ್ಯಂತ ತೆಳುವಾದ ಧಾರೆಯ ರೀತಿಯಲ್ಲಿ ಸುರಿಯಲಾಗುತ್ತದೆ.

ಕೂದಲಿನ ಎಣ್ಣೆ: ಉದಾ: ಕುಂತಲಕಾಂತಿ ತೈಲ, ನೀಲಿಭೃಂಗಾದಿ ತೈಲ, ನೆಲ್ಲಿಕಾಯಿ ಎಣ್ಣೆ

ಎನಿಮಾ (ವಸ್ತಿ) - ಕ್ಷೀರಬಲಾ ತೈಲ, ಧನ್ವಂತರಂ ತೈಲ

ಸೇವನೆಗೆ : ಉದಾಹರಣೆ : ಮಹಾನಾರಾಯಣ ತೈಲ, ಕ್ಷೀರಬಲಾ ತೈಲ, ಧನ್ವಂತರಂ ತೈಲ, ಮಹಾರಾಜ ಪ್ರಸಾರಿಣಿ ತೈಲ

ಆಯುರ್ವೇದ ತೈಲದ 3 ಮೂಲಭೂತ ಅಂಶಗಳು

- ಕಲ್ಕ - ಗಿಡಮೂಲಿಕೆಗಳ ಪೇಸ್ಟ್
- ತೈಲ - ಎಣ್ಣೆ - ಎಳ್ಳೆಣ್ಣೆ / ಸಾಸಿವೆ ಎಣ್ಣೆ / ತೆಂಗಿನ ಎಣ್ಣೆ
- ದ್ರವ - ದ್ರವಗಳು - ನೀರು / ಹಾಲು / ಕಷಾಯ / ರಸ ಸಾರಗಳು ಇತ್ಯಾದಿ.

ಈ 3 ಅಂಶಗಳ ಪ್ರಮಾಣಗಳು

- ಕಲ್ಕ - ಪೇಸ್ಟ್ - 1 ಭಾಗ / 1 ಔನ್ಸ್ / 100 ಗ್ರಾಂ
- ತೈಲಾ - ಎಣ್ಣೆ - 4 ಭಾಗಗಳು / 4 ಔನ್ಸ್ / 400 ಮಿ.ಲೀ.
- ದ್ರವ - ದ್ರವಗಳು - 16 ಭಾಗಗಳು / 16 ಔನ್ಸ್ / 1600 ಮಿ.ಲೀ.

ಕಲ್ಕ - ಪೇಸ್ಟ್
ತಾಜಾ ಮೂಲಿಕೆಯನ್ನು ಕುಟ್ಟಾಣಿಯಲ್ಲಿ ಪುಡಿಮಾಡಿ, ತಾಜಾ ಇರುವಾಗಲೇ ಬಳಸಿ. ಒಂದುವೇಳೆ ಗಿಡಮೂಲಿಕೆಗಳು ಒಣಗಿದ್ದರೆ, ಅವುಗಳನ್ನು ನುಣ್ಣಗೆ ಪುಡಿ ಮಾಡಿ, ಸ್ವಲ್ಪ ನೀರು ಸೇರಿಸಿ, ಪೇಸ್ಟ್ ಮಾಡಿ ಬಳಸಿ.

ದ್ರವಗಳು
ದ್ರವಗಳು - ಕಷಾಯ, ಶೀತ ಕಷಾಯ, ಹಾಲು, ಮಜ್ಜಿಗೆ ಇತ್ಯಾದಿ. ದ್ರವದ ಆಯ್ಕೆಯು ಪಠ್ಯ ಪುಸ್ತಕದಲ್ಲಿ ತಿಳಿಸಿದಂತೆ ತೈಲದ ಸೂತ್ರವನ್ನು ಅವಲಂಬಿಸಿರುತ್ತದೆ.

ಕಷಾಯ

- 1 ಭಾಗ ಗಿಡಮೂಲಿಕೆ + 16 ಭಾಗ ನೀರನ್ನು ಕುದಿಸಿ ಮತ್ತು 1/4 ಭಾಗಕ್ಕೆ ಇಳಿಸಿ
- 1+16 ->1/4
- 100 ಗ್ರಾಂ + 1600 ಮಿ.ಲೀ. - > 400 ಮಿ.ಲೀ.

ತೈಲ ತಯಾರಿಕೆಯಲ್ಲಿ ಒಳಗೊಂಡಿರುವ ಹಂತಗಳು

ಎಣ್ಣೆಯನ್ನು ಸಿದ್ಧವಾಗಿಟ್ಟುಕೊಳ್ಳಿ. ಕಷಾಯ ಪದಾರ್ಥಗಳನ್ನು ಸಂಗ್ರಹಿಸಿ - ಕಷಾಯವನ್ನು ತಯಾರಿಸಿ.
ಕಲ್ಕ ತಯಾರಿಕೆಗೆ ಅಗತ್ಯವಾದ ಮೂಲಿಕೆಗಳನ್ನು ಸಂಗ್ರಹಿಸಿ ಪೇಸ್ಟ್ ತಯಾರಿಸಿ.
ನಂತರ ಎಣ್ಣೆಯನ್ನು ಬಿಸಿಮಾಡಲು ಪ್ರಾರಂಭಿಸಿ.
ಮಿಶ್ರಣದಿಂದ ಒಟ್ಟು ತೇವಾಂಶದ ಪ್ರಮಾಣವು ಆವಿಯಾಗುವವರೆಗೆ ತೈಲವನ್ನು ಬಿಸಿಮಾಡಲಾಗುತ್ತದೆ.
ಅಂತಿಮ ಉತ್ಪನ್ನವು ಯಾವುದೇ ತೇವಾಂಶವನ್ನು ಒಳಗೊಂಡಿರಬಾರದು.

ತೈಲವು ತಯಾರಾಗಿದೆ ಎಂದು ತಿಳಿಯುವುದು ಹೇಗೆ?

- ಗಿಡಮೂಲಿಕೆಗಳ ಸುಗಂಧವು ಸ್ಪಷ್ಟವಾಗುತ್ತದೆ.
- ಕೊನೆಯಲ್ಲಿ ಉಳಿಯುವ ಗಿಡಮೂಲಿಕೆಯ ಪೇಸ್ಟ್ ಅನ್ನು ಬತ್ತಿಯ ರೂಪದಲ್ಲಿ ಸುತ್ತಬಹುದು.
- ಬೆಂಕಿಗೆ ಹಾಕಿದಾಗ ಗಿಡಮೂಲಿಕೆಗಳ ಪೇಸ್ಟ್ ಶಬ್ದವನ್ನುಂಟುಮಾಡುವುದಿಲ್ಲ.
- ತೈಲದಲ್ಲಿ ನೊರೆ ಉತ್ಪತ್ತಿಯಾಗಲು ಪ್ರಾರಂಭವಾಗುತ್ತದೆ.
- ತೈಲ ತಯಾರಿಕೆಯ ಮಧ್ಯದಲ್ಲಿ, ಪೇಸ್ಟ್ ಮತ್ತು ದ್ರವವು ಒಟ್ಟಾಗಿ ಒಂದು ಕೊಳಕು ಮಿಶ್ರಣದಂತೆ ಗೋಚರಿಸುತ್ತದೆ. ಆದರೆ ಕೊನೆಯಲ್ಲಿ, ಎಣ್ಣೆಯು ಪೇಸ್ಟಿ್‌ನಂದ ಸ್ಪಷ್ಟವಾಗಿ ಬೇರ್ಪಡುತ್ತದೆ.

ಮುನ್ನೆಚ್ಚರಿಕೆಗಳು

- ಮೊದಲು ಎಣ್ಣೆಯನ್ನು ಬಿಸಿ ಮಾಡಲು ಪ್ರಾರಂಭಿಸಿ ನಂತರ ಕಷಾಯವನ್ನು ಸೇರಿಸಬೇಡಿ. ಎಣ್ಣೆ ಕುದಿಯಲು ಪ್ರಾರಂಭವಾದ ನಂತರ ಕಷಾಯವನ್ನು ಸೇರಿಸಿದರೆ, ಅದು ಸ್ಫೋಟಗೊಳ್ಳಬಹುದು.
- ಬೆಂಕಿಯನ್ನು ಮಧ್ಯಮ ಉರಿಯಲ್ಲಿ ಇಡಿ.
- ಕಷಾಯ ಮತ್ತು ಎಣ್ಣೆಯನ್ನು ತಯಾರಿಸುವಾಗ ನಿರಂತರವಾಗಿ ಬೆರೆಸುತ್ತಿರಿ.
- ತ್ವರಿತ ಆವಿಯಾಗುವಿಕೆಗಾಗಿ ಅಗಲ ಬಾಯಿಯ ಪಾತ್ರೆಯನ್ನು ಬಳಸಿ
- ಕೊನೆಯ ಹಂತದಲ್ಲಿ ಎಚ್ಚರದಿಂದಿರಿ
- ಎಣ್ಣೆ ಸಿದ್ಧವಾದ ನಂತರ, ಎಣ್ಣೆಯನ್ನು ತಯಾರಿಸಿದ ಕೂಡಲೇ ಸೋಸಿ.

ತೈಲ ತಯಾರಿಕೆಗೆ ಬೇಕಾಗುವ ದಿನಗಳ ಸಂಖ್ಯೆ

ಕಷಾಯವನ್ನು ತಯಾರಿಸಿ ನಂತರ ಎಣ್ಣೆಯನ್ನು ತಯಾರಿಸುವುದು ಒಂದೇ ದಿನದಲ್ಲಿ ಪೂರ್ಣಗೊಳ್ಳುವುದಿಲ್ಲ. ಆಯುರ್ವೇದವು 2 ಅಥವಾ ಹೆಚ್ಚಿನ ದಿನಗಳಲ್ಲಿ ತೈಲವನ್ನು ತಯಾರಿಸಲು

ಶಿಫಾರಸು ಮಾಡುತ್ತದೆ.

ಆದ್ದರಿಂದ, ಮೊದಲ ದಿನ ಕಷಾಯವನ್ನು ತಯಾರಿಸಿ. ನಂತರ ಎಣ್ಣೆ ಹಾಗೂ ಪೇಸ್ಟ್ ಅನ್ನು ಪಾತ್ರೆಯಲ್ಲಿ ಹಾಕಿ. ಅದಕ್ಕೆ ಕಷಾಯವನ್ನು ಸೇರಿಸಿ. ಅದು ಕುದಿಯಲು ಪ್ರಾರಂಭವಾಗುವವರೆಗೆ ಅದನ್ನು ಬಿಸಿ ಮಾಡಿ. ನಂತರ ಬಿಸಿ ಮಾಡುವುದನ್ನು ನಿಲ್ಲಿಸಿ. ಒಂದು ಮುಚ್ಚಳವನ್ನು ಪಾತ್ರೆಗೆ ಮುಚ್ಚಿ. ಮರುದಿನ ಬಿಸಿಮಾಡುವುದನ್ನು ಮುಂದುವರಿಸಿ ಮತ್ತು ಎಣ್ಣೆ ತಯಾರಿಕೆಯನ್ನು ಪೂರ್ಣಗೊಳಿಸಿ.

ಉದಾಹರಣೆ - ನೆಲ್ಲಿಕಾಯಿ ಎಣ್ಣೆ

- ನೆಲ್ಲಿಕಾಯಿ ಪುಡಿ - 50 ಗ್ರಾಂ
- ತೆಂಗಿನ ಎಣ್ಣೆ - 500 ಮಿ.ಲೀ.
- ನೆಲ್ಲಿಕಾಯಿ ಕಷಾಯ - 1 ಲೀಟರ್

ನೆಲ್ಲಿಕಾಯಿ ಕಷಾಯ

250 ಗ್ರಾಂ ನೆಲ್ಲಿಕಾಯಿ ಪುಡಿಯನ್ನು 4 ಲೀಟರ್ ನೀರಿಗೆ ಸೇರಿಸಿ, ಕುದಿಸಿ 1 ಲೀಟರಿಗೆ ಇಳಿಸಿ.

ಇತರ ತೈಲಗಳ ಉದಾಹರಣೆಗಳು:

- ಬ್ರಾಹ್ಮಿ ಎಣ್ಣೆ - ನೆಲ್ಲಿಕಾಯಿ ಬದಲಿಗೆ ಬ್ರಾಹ್ಮಿಯನ್ನು ಬಳಸಲಾಗುತ್ತದೆ.
- ಬ್ರಾಹ್ಮಿ ನೆಲ್ಲಿಕಾಯಿ ಎಣ್ಣೆ - ನೆಲ್ಲಿಕಾಯಿ ಬದಲಿಗೆ, ಬ್ರಾಹ್ಮಿ ಮತ್ತು ನೆಲ್ಲಿಕಾಯಿಯನ್ನು (50:50) ಬಳಸಲಾಗುತ್ತದೆ.
- ಧುರ್ಧುರಪಾತ್ರಾದಿ ತೈಲ - ನೆಲ್ಲಿಕಾಯಿಯ ಬದಲು, ಧತ್ತೂರ (ಉಮ್ಮತ್ತ) ದ ಎಲೆಗಳನ್ನು ಬಳಸಲಾಗುತ್ತದೆ.
- ಕ್ಷೀರಬಲಾ ತೈಲ - ಮುಖ್ಯವಾಗಿ ಬಲಾ (ಬೇರು), ಎಳ್ಳೆಣ್ಣೆ ಮತ್ತು ಹಾಲನ್ನು ಒಳಗೊಂಡಿದೆ.

68

ಕೂದಲಿಗೆ ನೆಲ್ಲಿಕಾಯಿ ಎಣ್ಣೆಯನ್ನು ತಯಾರಿಸುವುದು ಹೇಗೆ?

ಹೆಚ್ಚಿನ ಕೂದಲಿನ ಸಮಸ್ಯೆಗಳಿಗೆ ನೆಲ್ಲಿಕಾಯಿ ಎಣ್ಣೆಯು ಅತ್ಯಂತ ಪರಿಣಾಮಕಾರಿ ಎಣ್ಣೆಯಾಗಿದೆ. ಇದು ತಲೆನೋವು, ತಲೆಸುತ್ತು ಮತ್ತು ಇತರ ಪಿತ್ತ ಸಂಬಂಧಿತ ರೋಗಲಕ್ಷಣಗಳನ್ನು ನಿವಾರಿಸಲು ಸಹಾಯ ಮಾಡುತ್ತದೆ. ನೆಲ್ಲಿಕಾಯಿ ಎಣ್ಣೆ ತಯಾರಿಸುವ ಸಾಂಪ್ರದಾಯಿಕ ಆಯುರ್ವೇದ ವಿಧಾನ ಇಲ್ಲಿದೆ.

ಕೂದಲು ಬೆಳವಣಿಗೆಗೆ ನೆಲ್ಲಿಕಾಯಿ

ನೆಲ್ಲಿಕಾಯಿಯು ಪೋಷಕಾಂಶಗಳು ಮತ್ತು ಉತ್ಕರ್ಷಣ ನಿರೋಧಕಗಳಿಂದ ಸಮೃದ್ಧವಾಗಿದೆ. ಈ ಗಿಡಮೂಲಿಕೆಗಳ ಪೋಷಕಾಂಶಗಳು ಮತ್ತು ರಾಸಾಯನಿಕಗಳು ಕೇವಲ ನಮ್ಮ ಹೊಟ್ಟೆಗೆ ಮಾತ್ರ ಹಿತಕಾರಿಯಲ್ಲ. ಇವುಗಳ ಎಣ್ಣೆ ಮಾಡಿ ಕೂದಲಿಗೆ ಬಳಸಿದಾಗ ಇವು ಚರ್ಮ ಮತ್ತು ಕೂದಲಿಗೆ ಪೋಷಣೆಯನ್ನು ನೀಡುತ್ತವೆ.

ಮನೆಯಲ್ಲಿ ನೆಲ್ಲಿಕಾಯಿ ಎಣ್ಣೆಯನ್ನು ತಯಾರಿಸುವುದು ಹೇಗೆ?

ಬೇಕಾಗಿರುವ ಸಾಮಗ್ರಿಗಳು:

- ನೆಲ್ಲಿಕಾಯಿ ಪುಡಿ - 250 ಗ್ರಾಂ + 100 ಗ್ರಾಂ
- ನೀರು - 4 ಲೀಟರ್
- ತೆಂಗಿನ ಎಣ್ಣೆ - 500 ಮಿ.ಲೀ.

ತೆಂಗಿನ ಎಣ್ಣೆಯನ್ನೇ ಏಕೆ ಬಳಸಬೇಕು?

ಹೆಚ್ಚಿನ ಆಯುರ್ವೇದ ತೈಲಗಳನ್ನು ಎಳ್ಳೆಣ್ಣೆಯಿಂದ ತಯಾರಿಸಲಾಗುತ್ತದೆ. ಆದರೆ ಕೂದಲಿಗೆ, ಹೆಚ್ಚಿನ ಪೌಷ್ಟಿಕಾಂಶದ ಮೌಲ್ಯದಿಂದಾಗಿ ತೆಂಗಿನ ಎಣ್ಣೆಯು ಉತ್ತಮ ಆಯ್ಕೆಯಾಗಿದೆ. ಆದರೆ ಸೈನುಸೈಟಿಸ್ ಹಾಗೂ ಶೀತದ ಸಮಸ್ಯೆ ಇರುವವರಿಗೆ ತೆಂಗಿನೆಣ್ಣೆಯು ಸೂಕ್ತವಲ್ಲ. ಅವರು ತೆಂಗಿನ ಎಣ್ಣೆಯ ಬದಲಿಗೆ

ಎಳ್ಳೆಣ್ಣೆ ಅಥವಾ ಸಾಸಿವೆ ಎಣ್ಣೆಯನ್ನು ಬಳಸಬಹುದು.

ವಿಧಾನ

ಮೊದಲು ನೆಲ್ಲಿಕಾಯಿ ಕಷಾಯವನ್ನು ತಯಾರಿಸಲಾಗುತ್ತದೆ. 250 ಗ್ರಾಂ ನೆಲ್ಲಿಕಾಯಿ ಪುಡಿಯನ್ನು 4 ಲೀಟರ್ ನೀರಿಗೆ ಸೇರಿಸಿ, ಕುದಿಸಿ 1 ಲೀಟರ್‌ಗ ಇಳಿಸಬೇಕು. ಕಷಾಯವನ್ನು ತಯಾರಿಸಲು ಮಂದ ಉರಿ, ನಿರಂತರವಾಗಿ ಬೆರೆಸುವುದು, ಅಗಲ ಬಾಯಿಯ ಪಾತ್ರೆಯನ್ನು ಬಳಸುವುದು ಮುಂತಾದ ನಿಯಮಗಳನ್ನು ಅನುಸರಿಸಬೇಕು.

ಕಷಾಯವನ್ನು ಕುದಿಸಿ 1 ಲೀಟರ್‌ಗ ಇಳಿಸಿದ ನಂತರ, ಕಷಾಯವನ್ನು ಸೋಸಬೇಕು. ಕಷಾಯವನ್ನು ಅಗಲ ಬಾಯಿಯ ಪಾತ್ರೆಯಲ್ಲಿ ತೆಗೆದುಕೊಳ್ಳಿ.

ಸಣ್ಣ ಬಟ್ಟಲಿನಲ್ಲಿ 100 ಗ್ರಾಂ ನೆಲ್ಲಿಕಾಯಿ ಪುಡಿಯನ್ನು ತೆಗೆದುಕೊಳ್ಳಿ; ಸ್ವಲ್ಪ ನೀರು ಸೇರಿಸಿ ನೆಲ್ಲಿಕಾಯಿ ಪೇಸ್ಟ್ ಮಾಡಿ . ಈ ಪೇಸ್ಟ್ ಮತ್ತು 500 ಮಿ.ಲೀ. ತೆಂಗಿನ ಎಣ್ಣೆಯನ್ನು ನೆಲ್ಲಿಕಾಯಿ ಕಷಾಯಕ್ಕೆ ಸೇರಿಸಿ. ಎಣ್ಣೆ, ನೆಲ್ಲಿಕಾಯಿ ಕಷಾಯ ಮತ್ತು ನೆಲ್ಲಿಕಾಯಿ ಪೇಸ್ಟಿನ ಮಿಶ್ರಣವನ್ನು ತೆಂಗಿನ ಎಣ್ಣೆ ಮಾತ್ರ ಉಳಿಯುವವರೆಗೆ ಮಂದ ಉರಿಯಲ್ಲಿ ಬಿಸಿ ಮಾಡಿ.

ಗಮನಿಸಬೇಕಾದ ಲಕ್ಷಣಗಳು

ಆರಂಭದಲ್ಲಿ ಇಡೀ ಎಲ್ಲ ಪದಾರ್ಥಗಳೂ ಒಟ್ಟಿಗೆ ಸೇರಿ ಕೆಸರುಮಯ ಮಿಶ್ರಣದಂತೆ ಗೋಚರಿಸುತ್ತದೆ. ನೀರು ನಿಧಾನವಾಗಿ ಆವಿಯಾಗಲು ಪ್ರಾರಂಭಿಸಿದಾಗ, ತೈಲವು ಬೇರ್ಪಡಲು ಪ್ರಾರಂಭವಾಗುತ್ತದೆ. ನಂತರ ಮಿಶ್ರಣವು ಸ್ಪಷ್ಟವಾಗಲು ಪ್ರಾರಂಭಿಸುತ್ತದೆ.

ಆರಂಭದಲ್ಲಿ ನೀರಿನ ಗುಳ್ಳೆಗಳು ಗೋಚರಿಸುತ್ತವೆ. ಕೊನೆಯ ಹಂತದಲ್ಲಿ, ನೀರು ಸಂಪೂರ್ಣವಾಗಿ ಆವಿಯಾದಾಗ, ಗುಳ್ಳೆಗಳುಂಟಾಗುವುದು ನಿಂತು, ನೊರೆಯುಂಟಾಗುತ್ತದೆ. ತೈಲ ಕುದಿಸುವುದನ್ನು ನಿಲ್ಲಿಸಲು ಇದು ಸರಿಯಾದ ಸಮಯ.

69

ತಲೆಹೊಟ್ಟು ನಿವಾರಿಸಲು ಮನೆಯಲ್ಲಿಯೇ ಎಣ್ಣೆ ತಯಾರಿಸುವುದು ಹೇಗೆ?

ತಲೆಹೊಟ್ಟು, ನೆತ್ತಿಯ ಸೋರಿಯಾಸಿಸ್, ತುರಿಕೆ, ಎಗ್ಜಿಮಾ (ಇಸಬು) ಇತ್ಯಾದಿ ತೊಂದರೆಗಳಲ್ಲಿ ಆಯುರ್ವೇದ ಎಣ್ಣೆಯ ಬಳಕೆಯು ಅತ್ಯುತ್ತಮ ಫಲಿತಾಂಶವನ್ನು ನೀಡುತ್ತದೆ. ಸುಲಭವಾಗಿ ಲಭ್ಯವಿರುವ ಪದಾರ್ಥಗಳನ್ನು ಬಳಸಿ ನೀವು ಮನೆಯಲ್ಲಿಯೇ ತಯಾರಿಸಬಹುದಾದ ಎಣ್ಣೆ ಇಲ್ಲಿದೆ.

ಬೇಕಾಗುವ ಸಾಮಗ್ರಿಗಳು

- ಅಲೋವೆರಾ ಎಲೆಯ ತಿರುಳು ಅಥವಾ ಒಣ ಪುಡಿ - 50 ಗ್ರಾಂ
- ತ್ರಿಫಲಾ ಪುಡಿ - 50 ಗ್ರಾಂ
- ಬೇವಿನ ಪುಡಿ - 50 ಗ್ರಾಂ
- ಮಂಜಿಷ್ಟ - 50 ಗ್ರಾಂ
- ಜೇಷ್ಠಮಧು ಪುಡಿ - 50 ಗ್ರಾಂ
- ನೀರು - 1000 ಮಿ.ಲೀ. (1 ಲೀಟರ್)
- ತೆಂಗಿನ ಎಣ್ಣೆ - 500 ಮಿ.ಲೀ. (ಅರ್ಧ ಲೀಟರ್)

ವಿಧಾನ

ಹಂತ 1: ಕಷಾಯ ತಯಾರಿ

ಎಲ್ಲಾ ಗಿಡಮೂಲಿಕೆಗಳ ಪುಡಿಗಳನ್ನು ಸ್ವಚ್ಛವಾದ ಅಗಲ ಬಾಯಿಯ ಪಾತ್ರೆಯಲ್ಲಿ ತೆಗೆದುಕೊಳ್ಳಿ. ಆದರೆ ಪ್ರತಿ ಪುಡಿಯ 10 ಗ್ರಾಂ ಅನ್ನು ತೆಗೆದಿರಿಸಿ, ಅದನ್ನು ನಂತರ ಬಳಸಲಾಗುತ್ತದೆ. 1 ಲೀಟರ್ ನೀರಿಗೆ

ಅಲೋವೆರಾ ಸೇರಿದಂತೆ ಇತರ ಗಿಡಮೂಲಿಕೆಗಳನ್ನು 40 ಗ್ರಾಂ ಪ್ರಮಾಣದಲ್ಲಿ ಸೇರಿಸಿ ಮಂದ ಉರಿಯಲ್ಲಿ ಬಿಸಿಮಾಡಬೇಕು. ಬಿಸಿ ಮಾಡುವಾಗ, ನಿರಂತರವಾಗಿ ಬೆರೆಸುತ್ತಿರಿ. ಕುದಿಸುತ್ತಾ ನೀರಿನ ಪ್ರಮಾಣವನ್ನು 500 ಮಿ.ಲೀ. (ಅರ್ಧ ಲೀಟರ್) ಗೆ ಇಳಿಸಿ. ನಂತರ ಅದನ್ನು ಸೋಸಿ.

ಹಂತ 2: ತಲೆಹೊಟ್ಟು ನಿವಾರಕ ಎಣ್ಣೆಯ ತಯಾರಿ

ಈ ಕಷಾಯವನ್ನು ಅಗಲ ಬಾಯಿಯ ದೊಡ್ಡ ಪಾತ್ರೆಯಲ್ಲಿ ತೆಗೆದುಕೊಳ್ಳಿ.
ಇದಕ್ಕೆ 500 ಮಿ.ಲೀ. ತೆಂಗಿನ ಎಣ್ಣೆಯನ್ನು ಸೇರಿಸಿ.
ಪ್ರತಿ ಗಿಡಮೂಲಿಕೆಗಳ 10 ಗ್ರಾಂ ಪುಡಿಯನ್ನು ಸ್ವಲ್ಪ ನೀರಿನೊಂದಿಗೆ ಮಿಶ್ರಣ ಮಾಡಿ. ಪೇಸ್ಟ್ ಮಾಡಿ ಎಣ್ಣೆ ಮತ್ತು ಕಷಾಯದ ಮಿಶ್ರಣಕ್ಕೆ ಸೇರಿಸಿ. ಇದನ್ನು ಮಂದ ಉರಿಯಲ್ಲಿ ಬಿಸಿ ಮಾಡಿ. ಬಿಸಿ ಮಾಡುವಾಗ ನಿರಂತರವಾಗಿ ಬೆರೆಸುತ್ತಿರಿ.
ಸಂಪೂರ್ಣ ತೇವಾಂಶವು ಆವಿಯಾಗುವವರೆಗೆ ಅದನ್ನು ಬಿಸಿ ಮಾಡಿ. ಕೊನೆಯಲ್ಲಿ ಎಣ್ಣೆ ಮತ್ತು ಗಿಡಮೂಲಿಕೆಗಳ ಪೇಸ್ಟ್ ಮಾತ್ರ ಉಳಿಯುತ್ತದೆ.

ಗಮನಿಸಬೇಕಾದ ಲಕ್ಷಣಗಳು

ತಯಾರಿಕೆಯ ಆರಂಭಿಕ ಹಂತದಲ್ಲಿ, ಮಿಶ್ರಣವು ಬಹಳ ಕೊಳಕಾಗಿರುವಂತೆ ಕಂಡುಬರುತ್ತದೆ. ಎಣ್ಣೆ ತಯಾರಿಕೆಯ ಕೊನೆಯ ಹಂತಕ್ಕೆ ತಲುಪಿದಾಗ, ಎಣ್ಣೆಯು ಉಳಿದ ಪದಾರ್ಥಗಳಿಂದ ಬೇರ್ಪಡಲು ಪ್ರಾರಂಭಿಸುತ್ತದೆ. ಆರಂಭಿಕ ಹಂತದಲ್ಲಿ, ಮಿಶ್ರಣವು ಯಾವುದೇ ನಿರ್ದಿಷ್ಟ ವಾಸನೆ ಅಥವಾ ಬಣ್ಣವನ್ನು ಹೊಂದಿರುವುದಿಲ್ಲ. ಕೊನೆಯ ಹಂತದಲ್ಲಿ, ಪಾತ್ರೆಯು ಎಣ್ಣೆ ಮತ್ತು ಪದಾರ್ಥಗಳ ಉತ್ತಮ ಪರಿಮಳವನ್ನು ನೀಡುತ್ತದೆ ಮತ್ತು ಎಣ್ಣೆ ಉತ್ತಮ ಬಣ್ಣವನ್ನು ಪಡೆದುಕೊಳ್ಳುತ್ತದೆ.
ತೈಲ ತಯಾರಿಕೆಯ ಅಂತಿಮ ಹಂತವನ್ನು ತಿಳಿದುಕೊಳ್ಳುವುದು ಬಹಳ ಮುಖ್ಯ. ಕೊನೆಯ ಹಂತದಲ್ಲಿ, ತೈಲವು ನೊರೆಯಿಂದ ಕೂಡಿರುತ್ತದೆ.

ನೀವು ಎಣ್ಣೆಯಿಂದ ಗಿಡಮೂಲಿಕೆಗಳ ಪೇಸ್ಟ್ ಅನ್ನು ತೆಗೆದುಕೊಂಡು ನೇರವಾಗಿ ಬೆಂಕಿಗೆ ಹಾಕಿದರೆ, ಯಾವುದೇ ಶಬ್ದ ಇಲ್ಲದಿದ್ದರೆ, ನೀವು ತಕ್ಷಣವೇ ಬಿಸಿ ಮಾಡುವುದನ್ನು ನಿಲ್ಲಿಸಬೇಕು, ಇದು ತೈಲವು ಯಾವುದೇ ತೇವಾಂಶವನ್ನು ಒಳಗೊಂಡಿಲ್ಲ ಎಂದು ಸೂಚಿಸುತ್ತದೆ.
ಕೊನೆಯಲ್ಲಿ, ನೀವು ಎಣ್ಣೆಯಿಂದ ಸ್ವಲ್ಪ ಗಿಡಮೂಲಿಕೆ ಪೇಸ್ಟ್ ಅನ್ನು ತೆಗೆದುಕೊಂಡು, ಅದನ್ನು ಸ್ವಲ್ಪ ತಣ್ಣಗಾಗಲು ಬಿಟ್ಟು, ನಂತರ ನಿಮ್ಮ ಹೆಬ್ಬೆರಳು ಮತ್ತು ತೋರುಬೆರಳಿನ ನಡುವೆ ಸುಲಭವಾಗಿ ಬತ್ತಿಯ ರೂಪದಲ್ಲಿ ಸುತ್ತಲು ಸಾಧ್ಯವಾದರೆ ತೈಲಪಾಕ ಪೂರ್ಣವಾಗಿದೆ ಎಂದರ್ಥ.

ಆದ್ದರಿಂದ, ಈ ವೈಶಿಷ್ಟ್ಯಗಳನ್ನು ಗಮನಿಸಿ, ತೈಲವನ್ನು ಬಿಸಿ ಮಾಡುವುದನ್ನು ನಿಲ್ಲಿಸಿ, ಅದು ಇನ್ನೂ ಬಿಸಿಯಾಗಿರುವಾಗ ಸೋಸಿ. ಅದು ಬಿಸಿಯಾಗಿರುವಾಗಲೇ ಸೋಸಬೇಕಾಗುತ್ತದೆ, ಇಲ್ಲದಿದ್ದರೆ ಗಿಡಮೂಲಿಕೆಗಳ ಪೇಸ್ಟ್ ಎಲ್ಲಾ ಎಣ್ಣೆಯನ್ನು ಹೀರಿಕೊಳ್ಳುತ್ತದೆ, ಇದರಿಂದಾಗಿ ತೈಲ ನಷ್ಟವಾಗುತ್ತದೆ.

ಸಂಗ್ರಹಿಸಿಡುವ ವಿಧಾನ

ಗಾಳಿಯಾಡದ ಬಿಗಿಯಾದ ಪಾತ್ರೆಯಲ್ಲಿ ಸಂರಕ್ಷಿಸಿ. ಗಾಳಿ / ಸೂರ್ಯನ ಬೆಳಕು / ತೇವಾಂಶಕ್ಕೆ ನೇರವಾಗಿ ತೆರೆದಿಡುವುದನ್ನು ತಪ್ಪಿಸಿ.

ಶೇಖರಣಾ ಅವಧಿ

ಇದನ್ನು ಸುರಕ್ಷಿತವಾಗಿ ಒಂದು ವರ್ಷದವರೆಗೆ ಬಳಸಬಹುದು.

ಈ ಆಯುರ್ವೇದ ಮನೆಮದ್ದನ್ನು ಬಳಸುವುದು ಹೇಗೆ?

ಕೂದಲಿಗೆ ಹಚ್ಚುವ ಸಾಮಾನ್ಯ ಎಣ್ಣೆಯ ಬದಲಿಗೆ ಇದನ್ನು ಬಳಸಬಹುದು. ನೀವು ಇದನ್ನು ನೆತ್ತಿಗೆ ಹಚ್ಚಿ, ರಾತ್ರಿಯಿಡೀ ಬಿಟ್ಟು, ಮರುದಿನ ಬೆಳಿಗ್ಗೆ ಕೂದಲನ್ನು ತೊಳೆಯಬಹುದು. ಅಥವಾ ಕೂದಲು ತೊಳೆಯುವ ಕೇವಲ ಅರ್ಧದಿಂದ ಒಂದು ಗಂಟೆ ಮೊದಲು ಇದನ್ನು ಹಚ್ಚಬಹುದು.

ನೀವು ಪ್ರತಿದಿನ ಕೂದಲನ್ನು ತೊಳೆಯದಿದ್ದರೂ ಸಹ, ಸ್ವಲ್ಪ ಪ್ರಮಾಣದ ಎಣ್ಣೆಯನ್ನು ಪ್ರತಿದಿನ ನೆತ್ತಿಗೆ ಹಚ್ಚಬಹುದು.

ಪ್ರಯೋಜನಗಳು

ತಲೆಹೊಟ್ಟು, ನೆತ್ತಿಯ ಸೋರಿಯಾಸಿಸ್, ತುರಿಕೆ, ಎಗ್ಜಿಮಾವನ್ನು (ಇಸುಬು) ನಿವಾರಿಸಲು ಉಪಯುಕ್ತವಾಗಿದೆ.

ಗರ್ಭಿಣಿಯರಲ್ಲಿ, ಹಾಲುಣಿಸುವ ಸಮಯದಲ್ಲಿ ಮತ್ತು ಮಕ್ಕಳಲ್ಲಿ ಇದನ್ನು ಉಪಯೋಗಿಸಬಹುದು.

ತೈಲದ ಗುಣ

ಇದು ತುಂಬಾ ಷೀತ ಗುಣವನ್ನಾಗಲೀ ಅಥವಾ ತುಂಬಾ ಉಷ್ಣ ಗುಣವನ್ನಾಗಲೀ ಹೊಂದಿಲ್ಲ. ಆದ್ದರಿಂದ, ಇದು ಸಾಮಾನ್ಯವಾಗಿ ಸೈನುಸೈಟಿಸ್ ಸಮಸ್ಯೆಯನ್ನು ಉಲ್ಬಣಗೊಳಿಸುವುದಿಲ್ಲ.

ಯಾವುದೇ ಪದಾರ್ಥಗಳು ಲಭ್ಯವಿಲ್ಲದಿದ್ದರೆ ಏನು ಮಾಡಬೇಕು?

ಲಭ್ಯವಿರುವ ಇತರ ಪದಾರ್ಥಗಳನ್ನು ಬಳಸಿ ಎಣ್ಣೆಯನ್ನು ತಯಾರಿಸಬಹುದು.

70

ಸುಟ್ಟ ಗಾಯದ ಕಲೆಗಳ ನಿವಾರಣೆಗೆ ಎಣ್ಣೆ

ಸುಟ್ಟ ಗಾಯದ ಕಲೆಗಳನ್ನು ನಿವಾರಿಸಲು ನೀವು ಮನೆಯಲ್ಲಿಯೇ ತಯಾರಿಸಬಹುದಾದ ಸರಳವಾದ ಗಿಡಮೂಲಿಕೆ ತೈಲದ ವಿವರಣೆ ಇಲ್ಲಿದೆ. ಬರ್ನ್ ಮಾರ್ಕ್ ಎಂದರೆ ಸುಟ್ಟ ಗಾಯ ವಾಸಿಯಾದ ನಂತರ ಉಳಿಯುವ ಬಿಳಿ ಅಥವಾ ಕಂದು ಬಣ್ಣದ ಕಲೆ.

ಇಲ್ಲಿ ಉಲ್ಲೇಖಿಸಿರುವ ಪದಾರ್ಥಗಳನ್ನು ಉಪಯೋಗಿಸಿ ತುಪ್ಪವನ್ನು ಸಹ ತಯಾರಿಸಬಹುದು.

ಅಗತ್ಯವಿರುವ ಪದಾರ್ಥಗಳು

- ತೇಗದ ಮರದ ಗಿಡದ ಎಳೆಯ ಎಲೆ ಮೊಗ್ಗುಗಳು - 25 ಗ್ರಾಂ,
- ತೆಂಗಿನ ಎಣ್ಣೆ ಅಥವಾ ಎಳ್ಳೆಣ್ಣೆ - 100 ಮಿ.ಲೀ.
- ನೀರು - 25 ಮಿ.ಲೀ.
- ಜೀರಿಗೆ - 2-5 ಗ್ರಾಂ

ತಯಾರಿಸುವ ವಿಧಾನ

ತೇಗದ ಮರದ ಎಳೆಯ ಎಲೆ ಮೊಗ್ಗುಗಳ ನುಣ್ಣಗಿನ ಪೇಸ್ಟ್ ತಯಾರಿಸಿ ಇದಕ್ಕೆ ಜೀರಿಗೆಯನ್ನು ಸೇರಿಸಿ ಚೆನ್ನಾಗಿ ಮಿಶ್ರಣ ಮಾಡಲಾಗುತ್ತದೆ. ಈ ಪೇಸ್ಟ್ ಅನ್ನು 2 ಗಂಟೆಗಳ ಕಾಲ ಎಣ್ಣೆಯಲ್ಲಿ ನೆನೆಸಿಡಲಾಗುತ್ತದೆ.

ಇದನ್ನು ಅಗಲವಾದ ಬಾಯಿಯ ಪಾತ್ರೆಯಲ್ಲಿ ತೆಗೆದುಕೊಂಡು ನೀರನ್ನು ಸೇರಿಸಿ, ಮಂದ ಉರಿಯಲ್ಲಿ ಬಿಸಿಮಾಡಲಾಗುತ್ತದೆ. ಬಿಸಿಮಾಡುವಾಗ ಸುಟ್ಟು ಹೋಗುವುದು ಅಥವಾ ತಳಹಿಡಿಯುವುದನ್ನು ತಡೆಯಲು ಸೌಟಿನ ಸಹಾಯದಿಂದ ನಿರಂತರವಾಗಿ ಕದಡುತ್ತಿರಬೇಕು.

ಎಣ್ಣೆಯ ಮೇಲ್ಭಾಗದಲ್ಲಿ ನೊರೆ ಬರಲು ಪ್ರಾಂಭವಾದಾಗ, ಬಿಸಿಮಾಡುವುದನ್ನು ನಿಲ್ಲಿಸಿ ಸೋಸಲಾಗುತ್ತದೆ. ಈ ಎಣ್ಣೆಯು ಗಾಢ ಕೆಂಪು ಬಣ್ಣದ್ದಾಗಿರುತ್ತದೆ.

ಗಮನಿಸಿ

ಎಲೆಗಳು ಬೆಳೆದಿದ್ದರೆ ಮತ್ತು ಎಳೆಯ ಎಲೆ ಮೊಗ್ಗುಗಳು ಲಭ್ಯವಿಲ್ಲದಿದ್ದರೆ, ಅಂತಹ ಎಣ್ಣೆಯು ಗುಲಾಬಿ ಬಣ್ಣವನ್ನು ಹೊಂದಿರುತ್ತದೆ; ಯಾವಾಗಲೂ ಎಳೆಯ ಮೊಗ್ಗುಗಳನ್ನು ಉಪಯೋಗಿಸುವುದು ಉತ್ತಮ. ಏಕೆಂದರೆ ಎಳೆಯ ಎಲೆ ಮೊಗ್ಗುಗಳು ಮಾತ್ರ ವರ್ಣದ್ರವ್ಯಗಳನ್ನು ಸಮೃದ್ಧವಾಗಿ ಒಳಗೊಂಡಿರುತ್ತವೆ.

ಉಪಯೋಗ

ಇದು ಶೀತಕ ಗುಣವನ್ನು ಹೊಂದಿರುವುದರಿಂದ, ಪಿತ್ತ ದೋಷವನ್ನು ಶಮನಗೊಳಿಸುತ್ತದೆ.
ಚರ್ಮದ ಆರೋಗ್ಯವನ್ನು ಸುಧಾರಿಸುತ್ತದೆ.

71

ಆಸವ ಮತ್ತು ಅರಿಷ್ಟ - ಉಪಯೋಗಗಳು, ಮಕ್ಕಳಲ್ಲಿ ಬಳಕೆ, ಅಡ್ಡ ಪರಿಣಾಮಗಳು

ಆಸವ ಮತ್ತು ಅರಿಷ್ಟ ಆಯುರ್ವೇದದ ಪ್ರಮುಖ ಔಷಧಿ ರೂಪಗಳಾಗಿವೆ. ಅವು ಆಲ್ಕೋಹಾಲ್ ಅನ್ನು ಒಳಗೊಂಡಿದ್ದು, ಗಿಡಮೂಲಿಕೆಗಳ ಸಕ್ರಿಯ ಔಷಧೀಯ ತತ್ತ್ವಗಳು ಔಷಧದಲ್ಲಿ ವಿಲೀನವಾಗಲು ಆಲ್ಕೊಹಾಲ್ ಸಹಾಯ ಮಾಡುತ್ತದೆ. ಸಾಮಾನ್ಯವಾಗಿ, ಎಲ್ಲಾ ಆಸವ ಮತ್ತು ಅರಿಷ್ಟಗಳು 5 - 10 % ಆಲ್ಕೋಹಾಲ್ ಅನ್ನು ಹೊಂದಿರುತ್ತವೆ. ಈ ಆಯುರ್ವೇದ ಔಷಧಿಗಳು ಆಲ್ಕೋಹಾಲ್ ಅನ್ನು ಹೊಂದಿದ್ದರೂ, ಅವುಗಳ ಸೇವನೆ ಸುರಕ್ಷಿತವಾಗಿದೆ.

ಅರಿಷ್ಟ ತಯಾರಿಕೆಯ ಸಾಮಾನ್ಯ ವಿಧಾನ

ಸಾಮಾನ್ಯವಾಗಿ ಅರಿಷ್ಟ ತಯಾರಿಕೆಯಲ್ಲಿ, ಮೊದಲು ಗಿಡಮೂಲಿಕೆಗಳನ್ನು ನೀರಿನಲ್ಲಿ ಕುದಿಸಿ ಸೋಸಿ ಕಷಾಯವನ್ನು ತಯಾರಿಸಲಾಗುತ್ತದೆ. ಈ ಕಷಾಯಕ್ಕೆ, ನಿರ್ದಿಷ್ಟ ಪ್ರಮಾಣದ ಬೆಲ್ಲ / ಕಲ್ಲುಸಕ್ಕರೆ / ಜೇನುತುಪ್ಪವನ್ನು ಸೇರಿಸಲಾಗುತ್ತದೆ. ಚೆನ್ನಾಗಿ ಮಿಶ್ರ ಮಾಡಿ ನಂತರ ಮತ್ತೆ ಸೋಸಲಾಗುತ್ತದೆ.

ಇದಕ್ಕೆ, ಹುದುಗುವ (ಹುಳಿಬರಿಸುವ) ಪದಾರ್ಥವಾದ - ಧಾತಕಿ ಹೂವು ಅಥವಾ ಮಧುಕ ಹೂವನ್ನು ಸೇರಿಸಲಾಗುತ್ತದೆ.

ಇದಕ್ಕೆ, ಪ್ರಕ್ಷೇಪ ದ್ರವ್ಯವಾಗಿ ಕರಿಮೆಣಸು, ಹಿಪ್ಪಲಿ, ಲವಂಗ, ದಾಲ್ಚಿನ್ನಿ ಮುಂತಾದ ಕೆಲವು ಮಸಾಲೆ ಪದಾರ್ಥಗಳನ್ನು ಸೇರಿಸಲಾಗುತ್ತದೆ.

ಈ ಮಿಶ್ರಣವನ್ನು ಒಂದು ಪಾತ್ರೆಯಲ್ಲಿ ತೆಗೆದುಕೊಂಡು ಹೊಟ್ಟು ಅಥವಾ ಹುಲ್ಲಿನ ರಾಶಿಯೊಳಗಿಟ್ಟು ಮುಚ್ಚಲಾಗುತ್ತದೆ. ಈ ಸ್ಥಳದ ತಾಪಮಾನವು ಸುಮಾರು 35 ಡಿಗ್ರಿ ಸೆಲ್ಸಿಯಸ್ ನಷ್ಟಿರಬೇಕು. ಇದನ್ನು 15 - 45 ದಿನಗಳವರೆಗೆ ಹುದುಗುವಿಕೆಗಾಗಿ ಇರಿಸಲಾಗುತ್ತದೆ.

ಈ ಅವಧಿಯಲ್ಲಿ, ಬೆಲ್ಲ/ಕಲ್ಲುಸಕ್ಕರೆಯಲ್ಲಿರುವ ಸುಕ್ರೋಸ್ ನಂತಹ ಹುದುಗಿಸುವ ಪದಾರ್ಥಗಳ

ಸಹಾಯದಿಂದ ದ್ರಾವಣವು ಆಲ್ಕೋಹಾಲ್ ಆಗಿ ಪರಿವರ್ತನೆಯಾಗುತ್ತದೆ.
ನೈಸರ್ಗಿಕ ಆಲ್ಕೋಹಾಲ್ ಉತ್ಪಾದನೆಯು ನಡೆಯುವಾಗ, ಕಷಾಯದಲ್ಲಿನ ನೀರಿನಲ್ಲಿ ಕರಗುವ ಸಕ್ರಿಯ ತತ್ವಗಳು ಮತ್ತು ಮಸಾಲೆ ಪದಾರ್ಥಗಳು ಆಲ್ಕೋಹಾಲ್ ಮಾಧ್ಯಮದಲ್ಲಿ ಕರಗುತ್ತವೆ.
ನಿಗದಿತ ಅವಧಿಯ ನಂತರ, ಅದನ್ನು ಪಾತ್ರೆಯಿಂದ ಹೊರತೆಗೆದು ಬಾಟಲಿಗಳಲ್ಲಿ ಸಂಗ್ರಹಿಸಲಾಗುತ್ತದೆ.

ಅರಿಷ್ಟ ಉದಾಹರಣೆಗಳು

- ದಶಮೂಲಾರಿಷ್ಟ - ಶೀತ, ಕೆಮ್ಮು, ರಕ್ತಹೀನತೆ, ಹೆರಿಗೆಯ ನಂತರ ಆರೋಗ್ಯವನ್ನು ವೃದ್ಧಿಸುವುದಕ್ಕೆ, ಸ್ತ್ರೀ ಬಂಜೆತನ ಇತ್ಯಾದಿಗಳ ಚಿಕಿತ್ಸೆಯಲ್ಲಿ ಬಳಸಲಾಗುತ್ತದೆ.
- ದ್ರಾಕ್ಷಾರಿಷ್ಟ - ಶೀತ, ಕೆಮ್ಮು, ಅಸ್ತಮಾ, ಗಂಟಲಿನ ಸೋಂಕು, ಕರುಳಿನ ತೊಂದರೆಗಳಲ್ಲಿ ಬಳಸಲಾಗುತ್ತದೆ.
- ಸಾರಸ್ವತಾರಿಷ್ಟ - ಸ್ಮರಣಶಕ್ತಿ, ಏಕಾಗ್ರತೆ, ರೋಗನಿರೋಧಕ ಶಕ್ತಿಯನ್ನು ಸುಧಾರಿಸಲು ಬಳಸಲಾಗುತ್ತದೆ. ಇದು ಹೃದಯದ ಉತ್ತೇಜಕವಾಗಿಯೂ ಕಾರ್ಯನಿರ್ವಹಿಸುತ್ತದೆ.
- ಅಮೃತಾರಿಷ್ಟ - ಜ್ವರಕ್ಕೆ ಚಿಕಿತ್ಸೆ ನೀಡಲು ಬಳಸಲಾಗುತ್ತದೆ
- ಅರ್ಜುನಾರಿಷ್ಟ - ಹೃದಯದ ತೊಂದರೆಗಳು, ಶೀತ, ಕೆಮ್ಮು ಇತ್ಯಾದಿಗಳಲ್ಲಿ ಬಳಸಲಾಗುತ್ತದೆ.
- ಅಶೋಕಾರಿಷ್ಟ - ಅಧಿಕ ಋತುಸ್ರಾವ, ಜ್ವರ, ರಕ್ತಸ್ರಾವ ಸಂಬಂಧಿ ತೊಂದರೆಗಳು, ರಕ್ತಸ್ರಾವದಿಂದ ಕೂಡಿದ ಮೂಲವ್ಯಾಧಿ ಇತ್ಯಾದಿಗಳಲ್ಲಿ ಬಳಸಲಾಗುತ್ತದೆ.

ಆಸವ ತಯಾರಿಕೆ

ಸಾಮಾನ್ಯವಾಗಿ, ಗಿಡಮೂಲಿಕೆಗಳನ್ನು ಅಗತ್ಯ ಪ್ರಮಾಣದ ನೀರಿನೊಂದಿಗೆ ಬೆರೆಸಲಾಗುತ್ತದೆ. ಆದರೆ ಇಲ್ಲಿ ಕಷಾಯವನ್ನು ತಯಾರಿಸುವ ಅಗತ್ಯವಿರುವುದಿಲ್ಲ. ಅಂದರೆ ಶಾಖವನ್ನು ನೀಡುವುದರ ಅವಶ್ಯಕತೆಯಿರುವುದಿಲ್ಲ.
ಉಳಿದ ಕಾರ್ಯವಿಧಾನಗಳು ಅರಿಷ್ಟ ತಯಾರಿಕೆಯಂತೆಯೇ ಇರುತ್ತದೆ.

ಆಸವ ಉದಾಹರಣೆಗಳು

ಲೋಹಾಸವ - ರಕ್ತಹೀನತೆ, ಕರುಳಿನಲ್ಲಿ ಪೋಷಕಾಂಶಗಳನ್ನು ಹೀರಿಕೊಳ್ಳುವಲ್ಲಿ ಆಗುವ ತೊಂದರೆ, ರುಚಿಹೀನತೆ ಇತ್ಯಾದಿಗಳಲ್ಲಿ ಬಳಸಲಾಗುತ್ತದೆ.
ಉಶೀರಾಸವ - ರಕ್ತಸ್ರಾವ ಸಂಬಂಧಿ ತೊಂದರೆಗಳು, ರಕ್ತಹೀನತೆ, ಮೂತ್ರನಾಳದ ತೊಂದರೆಗಳು, ಹೊಟ್ಟೆಯ ಹುಳು ಇತ್ಯಾದಿ ತೊಂದರೆಗಳಲ್ಲಿ ಬಳಸಲಾಗುತ್ತದೆ.

ಆಲ್ಕೋಹಾಲ್ ಅನ್ನು ಒಳಗೊಂಡಿರುವ ಈ ಔಷಧಿಗಳು ಸುರಕ್ಷಿತವೇ?

ಈ ಔಷಧಿಗಳು ಸ್ವಯಂ-ಉತ್ಪಾದಿತ ಆಲ್ಕೋಹಾಲ್ ಅನ್ನು ಒಳಗೊಂಡಿರುತ್ತವೆ, ಇದು ಗಿಡಮೂಲಿಕೆಗಳು ಮತ್ತು ಮಸಾಲೆ ಪದಾರ್ಥಗಳ ಸಕ್ರಿಯ ತತ್ವಗಳನ್ನು ಔಷಧಿಯಲ್ಲಿ ವಿಲೀನಗೊಳಿಸಲು ಸಹಾಯ ಮಾಡುತ್ತದೆ. ಆದ್ದರಿಂದ ಇದನ್ನು ಸುರಕ್ಷಿತವಾಗಿ ಚಿಕಿತ್ಸೆಯಲ್ಲಿ ಬಳಸಬಹುದಾಗಿದೆ.
5000 ವರ್ಷಗಳಿಂದ, ಈ ಔಷಧಿಗಳು ಆಯುರ್ವೇದ ಚಿಕಿತ್ಸೆಗಳಲ್ಲಿ ಬಳಸಲ್ಪಡುತ್ತಿವೆ.

ಆಸವ ಮತ್ತು ಅರಿಷ್ಟದ ಸೇವನಾ ಪ್ರಮಾಣ

ಔಷಧದ ಸುರಕ್ಷತೆಯು ಸೇವನಾಪ್ರಮಾಣದ ಮೇಲೆಯೂ ಅವಲಂಬಿತವಾಗಿದೆ. ಆದುದರಿಂದ ಸೂಕ್ತ ಪ್ರಮಾಣದ ಸೇವನೆಯು ಅತ್ಯವಶ್ಯಕ.

ಗ್ರಂಥಗಳ ಪ್ರಕಾರ ಆಸವ ಮತ್ತು ಅರಿಷ್ಟದ ಸೇವನಾ ಪ್ರಮಾಣ - 48 - 96 ಮಿ.ಲೀ.

ಆದರೆ ಪ್ರಾಯೋಗಿಕವಾಗಿ ದಿನಕ್ಕೆ ಸರಿಸುಮಾರು 50 - 100 ಮಿ.ಲೀ., ವಿಂಗಡಿಸಲಾದ ಪ್ರಮಾಣದಲ್ಲಿ, ಸೇವಿಸಬಹುದು.

ತುಂಬಾ ದುರ್ಬಲ ರೋಗಿಗಳಿಗೆ, ಅರಿಷ್ಟ ಅಥವಾ ಆಸವವನ್ನು ನೀಡುವ ಮೊದಲು ಸಮಾನ ಪ್ರಮಾಣದ ನೀರು ಮಿಶ್ರಗೊಳಿಸಿ ನೀಡಬಹುದು.

ಮಕ್ಕಳಲ್ಲಿ ಆಸವ ಮತ್ತು ಅರಿಷ್ಟ ಬಳಕೆಯ ಸುರಕ್ಷತೆ

ಅಗತ್ಯವಿದ್ದರೆ ಈ ಔಷಧಿಗಳನ್ನು ಸೂಕ್ತ ಪ್ರಮಾಣದಲ್ಲಿ ಒಂದು ವರ್ಷದ ಮಗುವಿನಲ್ಲೂ ಬಳಸಬಹುದು. ಸಾಮಾನ್ಯವಾಗಿ ಅರವಿಂದಾಸವ, ದ್ರಾಕ್ಷಾಸವ ಮತ್ತು ಪಿಪ್ಪಲ್ಯಾಸವಗಳನ್ನು ಮಕ್ಕಳಲ್ಲಿ ಬಳಸಲಾಗುತ್ತದೆ.

ಡಾ. ಎಂ. ಎಸ್. ಕೃಷ್ಣಮೂರ್ತಿ ಅವರ ಪ್ರಕಾರ,

6 ತಿಂಗಳಿಂದ 1 ವರ್ಷದವರೆಗಿನ ಶಿಶುವಿಗೆ - ಕೇವಲ 2 - 3 ಮಿ.ಲೀ.ಔಷಧವನ್ನು ಸಮಾನ / ದ್ವಿಗುಣ ಪ್ರಮಾಣದ ನೀರಿನೊಂದಿಗೆ ನೀಡಬಹುದು.

ಒಂದು ವರ್ಷದ ಮಗುವಿಗೆ, ಸಾಮಾನ್ಯವಾಗಿ 4 - 5 ಮಿ.ಲೀ. ಔಷಧವನ್ನು ಸಮಾನ / ದ್ವಿಗುಣ ನೀರಿನೊಂದಿಗೆ ನೀಡಬಹುದು.

5-6 ವರ್ಷ ವಯಸ್ಸಿನ ಮಕ್ಕಳಿಗೆ, 10 ಮಿ.ಲೀ. ಔಷಧವನ್ನು ಸಮಾನ / ದ್ವಿಗುಣ ನೀರಿನೊಂದಿಗೆ ನೀಡಬಹುದು.

ಸರಿಯಾದ ಪ್ರಮಾಣದಲ್ಲಿ, ಆಸವ ಮತ್ತು ಅರಿಷ್ಟಗಳನ್ನು ಮಕ್ಕಳಲ್ಲಿಯೂ ಬಳಸಬಹುದು.

ಮಕ್ಕಳಲ್ಲಿ ಆಸವ ಮತ್ತು ಅರಿಷ್ಟದ ಸಂಭವನೀಯ ಅಡ್ಡಪರಿಣಾಮಗಳು

ಮಕ್ಕಳು ತುಂಬಾ ಕೋಮಲರಾಗಿರುತ್ತಾರೆ, ಅನೇಕ ಅಂಗಗಳು ಸಂಪೂರ್ಣವಾಗಿ ಅಭಿವೃದ್ಧಿ ಹೊಂದಿರುವುದಿಲ್ಲ ಮತ್ತು ಪೂರ್ಣ ಪ್ರಮಾಣದಲ್ಲಿ ಕಾರ್ಯನಿರ್ವಹಿಸುತ್ತಿರುವುದಿಲ್ಲ. ಆದ್ದರಿಂದ, ಕೆಲವು ಆಯುರ್ವೇದ ಔಷಧಗಳ ಬಳಕೆಯು ಅಡ್ಡ ಪರಿಣಾಮಗಳನ್ನು ಉಂಟುಮಾಡಬಹುದು.

ಹೆಚ್ಚಿನ ಪ್ರಮಾಣದ ಸೇವನೆಯು ಅಸಿಡಿಟಿ ಸಮಸ್ಯೆಯ ಹೆಚ್ಚಳ, ದೇಹದ ಉಷ್ಣತೆ ಹೆಚ್ಚಾಗುವುದು ಮುಂತಾದ ಅಡ್ಡಪರಿಣಾಮಗಳಿಗೆ ಕಾರಣವಾಗಬಹುದು.

ಆದ್ದರಿಂದ ಮಕ್ಕಳಲ್ಲಿ ಮೊದಲಿಗೆ ಔಷಧದ ಟೆಸ್ಟ್ ಡೋಸ್ (ಪರೀಕ್ಷಾರ್ಥವಾಗಿ ಸಣ್ಣ ಪ್ರಮಾಣದ ಔಷಧವನ್ನು ನೀಡುವುದು) ಅನ್ನು ನೀಡುವುದು ಉತ್ತಮ. ಯಾವುದೇ ಅಡ್ಡ ಪರಿಣಾಮಗಳಿಲ್ಲ ಎಂಬುವುದು ದೃಢಪಟ್ಟ ನಂತರ, ಔಷಧಿಗಳನ್ನು ಅಗತ್ಯ ಪ್ರಮಾಣದಲ್ಲಿ ಮುಂದುವರಿಸಬಹುದು.

ಸೇವನಾ ಪ್ರಮಾಣವನ್ನು ಪರಿಗಣಿಸುವುದರ ಹೊರತಾಗಿ, ಶಿಫಾರಸು ಮಾಡುವ ಮೊದಲು ಔಷಧದ ಬಲವನ್ನು ಸಹ ಪರಿಗಣಿಸಬೇಕು. ಉದಾಹರಣೆಗೆ, ಜ್ವರಕ್ಕೆ ಸಂಬಂಧಿಸಿದ ಅತಿಸಾರದ ಚಿಕಿತ್ಸೆಯಲ್ಲಿ

ಬಳಸಲಾಗುವ ಕುಟಜಾರಿಷ್ಟವು ಕೆಲವು ಮಕ್ಕಳಲ್ಲಿ ಮಲಬದ್ಧತೆಗೆ ಕಾರಣವಾಗಬಹುದು. ಅಂತಹ ಸಂದರ್ಭಗಳಲ್ಲಿ, ಮುಸ್ತಕಾರಿಷ್ಟವನ್ನು ಆಯ್ಕೆ ಮಾಡುವುದು ಸೂಕ್ತವಾಗಿದೆ. ಇದು ಕುಟಜಾರಿಷ್ಟದಷ್ಟು ತೀಕ್ಷ್ಣವಾಗಿಲ್ಲದಿದ್ದರೂ ಅದಕ್ಕೆ ಸಮಾನವಾದ ಪರಿಣಾಮಗಳನ್ನು ಹೊಂದಿದೆ.

ಆಸವ ಮತ್ತು ಅರಿಷ್ಟದ ಪ್ರಯೋಜನಗಳು

ಆಸವ ಮತ್ತು ಅರಿಷ್ಟಗಳನ್ನು ಸಾಮಾನ್ಯವಾಗಿ ತಯಾರಿಸಿದ 10 ವರ್ಷಗಳ ವರೆಗೆ ಬಳಸಬಹುದು. ಇತರ ಆಯುರ್ವೇದ ಔಷಧ ರೂಪಗಳಾದ ಕಷಾಯ, ಮಾತ್ರೆಗಳು ಇತ್ಯಾದಿಗಳನ್ನು ಬಹಳ ಕಾಲ ಸಂಗ್ರಹಿಸಿಡಲು ಸಾಧ್ಯವಿಲ್ಲ.

ಆಸವ ಮತ್ತು ಅರಿಷ್ಟವು ರುಚಿಕರವಾದ ಆಯುರ್ವೇದ ಔಷಧಿಗಳಾಗಿವೆ.

ಸಗಾಣಿಕೆಯ ಸಮಯದಲ್ಲಿ ಅವು ಹಾಳಾಗುವುದಿಲ್ಲ. ಕಷಾಯ, ಚೂರ್ಣ ಇತ್ಯಾದಿಗಳು ಕೆಡುವ ಸಂಭವ ಜಾಸ್ತಿ.

ಬಣ್ಣ, ಸುವಾಸನೆ ಮತ್ತು ಉತ್ತಮ ರುಚಿಯಿಂದಾಗಿ, ಇವುಗಳನ್ನು ರೋಗಿಗಳು ಹೆಚ್ಚು ಇಷ್ಟ ಪಡುತ್ತಾರೆ.

ಆಸವ ಮತ್ತು ಅರಿಷ್ಟದ ಅನಾನುಕೂಲತೆಗಳು

ಮಕ್ಕಳಲ್ಲಿ, ನಾವು ಅದನ್ನು ಹೆಚ್ಚಿನ ಪ್ರಮಾಣದಲ್ಲಿ ಬಳಸಲಾಗುವುದಿಲ್ಲ ಮತ್ತು ಹೆಚ್ಚಿನ ಮುನ್ನೆಚ್ಚರಿಕೆಗಳ ಅಗತ್ಯವಿದೆ.

ಆಲ್ಕೋಹಾಲ್ ಅಂಶವನ್ನು ಹೊಂದಿರುವುದರಿಂದ ಸ್ತ್ರೀಯರು ಈ ಔಷಧಿಗಳನ್ನು ಇಷ್ಟಪಡದಿರಬಹುದು. ವಿಶೇಷವಾಗಿ, ಋತುಬಂಧದ ವಯಸ್ಸಿನಲ್ಲಿ, ಆಸವ ಮತ್ತು ಅರಿಷ್ಟವನ್ನು ಬಳಸುವುದರಿಂದ, ಕೆಲವು ಮಹಿಳೆಯರಿಗೆ ದೇಹದಲ್ಲಿ ಉರಿ, ವಿಪರೀತ ಬೆವರುವಿಕೆ, ಕೆಲವು ವಯಸ್ಕರಲ್ಲಿ ದೇಹದಲ್ಲಿ ಹೆಚ್ಚಿದ ಉಷ್ಣತೆ, ಗ್ಯಾಸ್ಟ್ರಿಕ್ ಸಮಸ್ಯೆ, ಕೂದಲು ಉದುರುವಿಕೆ, ಮಲಬದ್ಧತೆ ಇತ್ಯಾದಿ ಸಮಸ್ಯೆಗಳುಂಟಾಗಬಹುದು.

ಮುನ್ನೆಚ್ಚರಿಕೆಗಳು

ಕೆಲವರು ಹುದುಗುವಿಕೆ (ಫರ್ಮಂಟೇಶನ್) ಯನ್ನು ಪ್ರೇರೇಪಿಸಲು ಯೀಸ್ಟ್ ಅನ್ನು ಬಳಸುತ್ತಾರೆ ಮತ್ತು ತಯಾರಿಕೆಗೆ ಸ್ಟೀಲ್ ಪಾತ್ರೆಗಳನ್ನು ಬಳಸುತ್ತಾರೆ. ಆಯುರ್ವೇದ ತತ್ವಗಳ ಪ್ರಕಾರ ಇದು ತಪ್ಪು. ಆಯುರ್ವೇದವು ಹುದುಗಿಸುವ ಉದ್ದೇಶಕ್ಕಾಗಿ ಮಧುಕ ಅಥವಾ ಧಾತಕಿ ಹೂವುಗಳ ಬಳಕೆಯನ್ನು ಉಲ್ಲೇಖಿಸುತ್ತದೆ. ಮತ್ತು ಅರಿಷ್ಟ - ಆಸವಗಳ ತಯಾರಿಕೆಗೆ ಮಣ್ಣಿನ ಮಡಕೆಗಳು, ಮರದ ಪಾತ್ರೆಗಳು, ಪಿಂಗಾಣಿ ಪಾತ್ರೆಗಳು ಮುಂತಾದ ರಾಸಾಯನಿಕವಾಗಿ ಜಡ ಪಾತ್ರೆಗಳನ್ನು ಬಳಸಲು ಶಿಫಾರಸು ಮಾಡುತ್ತದೆ.

72

ವಿವಿಧ ರೀತಿಯಲ್ಲಿ ಅನ್ನದ ತಯಾರಿ

ಸಾಮಾನ್ಯ ಅನ್ನ ತಯಾರಿಕಾ ವಿಧಾನದಲ್ಲಿ ಅಕ್ಕಿಯನ್ನು ನೀರಿನೊಂದಿಗೆ ಕುದಿಸಿ ವಿವಿಧ ರೀತಿಯಲ್ಲಿ ಅನ್ನವನ್ನು ತಯಾರಿಸಲಾಗುತ್ತದೆ.

ಮಂಡ

ಒಂದು ಭಾಗದಷ್ಟು ಅಕ್ಕಿಯನ್ನು 14 ಭಾಗ ನೀರಿನೊಂದಿಗೆ ತೆರೆದ ಪಾತ್ರೆಯಲ್ಲಿ ಬೇಯಿಸಲಾಗುತ್ತದೆ. ಬೆಂದ ನಂತರ ಅನ್ನವನ್ನು ಸೋಸಲಾಗುತ್ತದೆ. ಈ ರೀತಿ ಸೋಸಿ ಪಡೆದ ದ್ರವವನ್ನು ಮಂಡ ಎಂದು ಕರೆಯಲಾಗುತ್ತದೆ.

ಪೇಯ

ಒಂದು ಭಾಗ (ಧಾನ್ಯ-ಅಕ್ಕಿ ಇತ್ಯಾದಿ) ದ್ರವ್ಯವನ್ನು ಹದಿನಾಲ್ಕು ಭಾಗಗಳಷ್ಟು ನೀರಿನೊಂದಿಗೆ ಕುದಿಸಿ ದ್ರವದೊಂದಿಗೆ ಕೂಡಿದ ಗಂಜಿಯನ್ನು ತಯಾರಿಸಲಾಗುತ್ತದೆ. ಇದನ್ನು ಪೇಯ ಎಂದು ಕರೆಯಲಾಗುತ್ತದೆ. ಇದು ಹೆಚ್ಚು ದ್ರವ ಭಾಗವನ್ನು ಒಳಗೊಂಡಿರುತ್ತದೆ. ರುಚಿ ಮತ್ತು ಅಗತ್ಯಕ್ಕೆ ಅನುಗುಣವಾಗಿ ಇದಕ್ಕೆ ಉಪ್ಪು, ಕರಿಮೆಣಸು, ಶುಂಠಿ ಇತ್ಯಾದಿಗಳನ್ನು ಸೇರಿಸಲಾಗುತ್ತದೆ.
ಇದು ಸುಲಭವಾಗಿ ಜೀರ್ಣವಾಗುತ್ತದೆ, ಶಕ್ತಿಯನ್ನು ಸುಧಾರಿಸುತ್ತದೆ ಮತ್ತು ಆಯಾಸವನ್ನು ನಿವಾರಿಸುತ್ತದೆ.
ಪೇಯವು ಮಂಡಕ್ಕಿಂತ ದಪ್ಪವಾಗಿರುತ್ತದೆ.

ವಿಲೇಪಿ

ಒಂದು ಭಾಗ ಅಕ್ಕಿ (ಅಥವಾ ಇತರ ಧಾನ್ಯ) ಮತ್ತು ನಾಲ್ಕು ಭಾಗಗಳಷ್ಟು ನೀರನ್ನು ದಪ್ಪ ಪೇಸ್ಟ್ ರೂಪದಲ್ಲಿ ಬೇಯಿಸಲಾಗುತ್ತದೆ (ನೀರು ಆವಿಯಾಗುವವರೆಗೆ). ಇದು ಹೆಚ್ಚು ಘನ ಭಾಗ ಮತ್ತು ಕಡಿಮೆ ದ್ರವ ಭಾಗವನ್ನು ಒಳಗೊಂಡಿರುತ್ತದೆ. ರುಚಿಗೆ ಅನುಗುಣವಾಗಿ ಇದಕ್ಕೆ ಕರಿಮೆಣಸು, ಸೈಂಧವ ಲವಣ ಇತ್ಯಾದಿಗಳನ್ನು ಸೇರಿಸಲಾಗುತ್ತದೆ. ಪೇಯಕ್ಕೆ ಹೋಲಿಸಿದರೆ ಇದು ಜೀರ್ಣವಾಗಲು ಜಾಸ್ತಿ

ಸಮಯವನ್ನು ತೆಗೆದುಕೊಳ್ಳುತ್ತದೆ.

ಓದನ - ಅನ್ನ (ಭಕ್ತ ಕಲ್ಪನಾ)
ಆಚಾರ್ಯ ಡಲ್ಲಣರು ಅಕ್ಕಿಯನ್ನು 5 ಪಟ್ಟು ನೀರಿನೊಂದಿಗೆ ಬೇಯಿಸುವಂತೆ ಸೂಚಿಸಿರುತ್ತಾರೆ. ಸಾಮಾನ್ಯವಾಗಿ ಪ್ರಾಚೀನ ಕಾಲದಲ್ಲಿ ಮಣ್ಣಿನ ಮಡಕೆ ಅಥವಾ ಕಬ್ಬಿಣದ ಪಾತ್ರೆಗಳನ್ನು ಬಳಸಲಾಗುತ್ತಿತ್ತು.
ಇಲ್ಲಿ ಅಕ್ಕಿ ಬೆಂದ ನಂತರ, ಹೆಚ್ಚುವರಿ ನೀರಿನ ಭಾಗವನ್ನು ಸೋಸಲಾಗುತ್ತದೆ.

ಸುಧೌತ ಪ್ರಸೃತ - ಇಲ್ಲಿ, ಅಕ್ಕಿಯನ್ನು ಚೆನ್ನಾಗಿ ತೊಳೆದು ಬೇಯಿಸಿ, ದ್ರವ ಭಾಗವನ್ನು ಸೋಸಲಾಗುತ್ತದೆ. ಇದು ಸುಲಭವಾಗಿ ಜೀರ್ಣವಾಗುತ್ತದೆ ಮತ್ತು ಜೀರ್ಣಕ್ರಿಯೆಯನ್ನು ಉತ್ತೇಜಿಸುತ್ತದೆ.

ಅಧೌತ ಪ್ರಸೃತ ಅನ್ನ ಕಲ್ಪನಾ - ಇಲ್ಲಿ ತೊಳೆಯದ ಅಕ್ಕಿಯನ್ನು ತೊಳೆಯದೆ, ನೀರಿನೊಂದಿಗೆ ಕುದಿಸಿ ನೀರಿನ ಭಾಗವು ಆವಿಯಾಗುವವರೆಗೆ ಬೇಯಿಸಲಾಗುತ್ತದೆ. ಇದು ಸುಲಭವಾಗಿ ಜೀರ್ಣವಾಗುವುದಿಲ್ಲ ಮತ್ತು ಕಫ ದೋಷವನ್ನು ಹೆಚ್ಚಿಸುತ್ತದೆ.
ಆಚಾರ್ಯ ಶಾಂರ್ಗಧರರ ಪ್ರಕಾರ -
1 ಭಾಗ ಅಕ್ಕಿಯನ್ನು 14 ಭಾಗಗಳ ನೀರಿನೊಂದಿಗೆ ಸೇರಿಸಿ, ಕುದಿಸಿ, ಬೆಂದ ನಂತರ ನೀರನ್ನು ಸೋಸಿದರೆ ಭಕ್ತ (ಬೇಯಿಸಿದ ಅನ್ನ) ತಯಾರಾಗುತ್ತದೆ.
ಸಾಮಾನ್ಯ ಅನ್ನವನ್ನು ತಯಾರಿಸಲು, 5 ಭಾಗ ನೀರು ಸೇರಿಸಿದರೆ ಸಾಕಗುತ್ತದೆ. ಮಂಡ ಮತ್ತು ಅನ್ನವನ್ನು ಒಟ್ಟಿಗೆ ತಯಾರಿಸಲು ಬಯಸಿದರೆ, 14 ಭಾಗ ನೀರನ್ನು ಸೇರಿಸಬೇಕಾಗುತ್ತದೆ.

ಯವಾಗು
ಅದಕ್ಕೆ ಎರಡು ಅರ್ಥಗಳಿವೆ.
ಎ. 1 ಭಾಗದಷ್ಟು ಗಿಡಮೂಲಿಕೆಗಳನ್ನು 16 ಭಾಗ ನೀರಿನೊಂದಿಗೆ ಕುದಿಸಿ ಅರ್ಧಕ್ಕೆ ಇಳಿಸಲಾಗುತ್ತದೆ. ನಂತರ ಸೋಸಲಾಗುತ್ತದೆ.
ಈ ಕಷಾಯದಲ್ಲಿ ಒಡೆದ ಏಕದಳಗಳನ್ನು ಸೇರಿಸಿ ದಪ್ಪ ಗಂಜಿಯನ್ನು ತಯಾರಿಸಲಾಗುತ್ತದೆ. ಇದನ್ನು ಯವಾಗು ಎನ್ನುತ್ತಾರೆ.
ಉಲ್ಲೇಖ: ಶಾರಂಗಧರ ಸಂಹಿತಾ, ಮಧ್ಯಮ ಖಂಡ, ಕಷಾಯ ಅಧ್ಯಾಯ.

ಬಿ. ಅಕ್ಕಿಯನ್ನು ನೀರಿನೊಂದಿಗೆ ಸೇರಿಸಿ, ಹೆಚ್ಚು ಘನಭಾಗ ಮತ್ತು ಕಡಿಮೆ ನೀರು ಉಳಿಯುವವರೆಗೆ ಕುದಿಸಲಾಗುತ್ತದೆ. ಅದನ್ನು ಯವಾಗು ಎನ್ನುತ್ತಾರೆ.
ಮಾವಿನ ತೊಗಟೆ, ಅಮಟೆಕಾಯಿ, ನೇರಳೆ ಹಣ್ಣು ಮತ್ತು ಅಕ್ಕಿ ನುಚ್ಚಿನಿಂದ ತಯಾರಿಸುವ ಯವಾಗು ಇರ್ರಿಟೇಬಲ್ ಬವೆಲ್ ಸಿಂಡ್ರೋಮ್ ರೋಗದಲ್ಲಿ ಉಪಯುಕ್ತವಾಗಿದೆ.

ಯೂಷ
ಇದನ್ನು ಸಾಮಾನ್ಯವಾಗಿ ದ್ವಿದಳ ಧಾನ್ಯಗಳಾದ ಹೆಸರುಬೇಳೆ, ಉದ್ದು ಮತ್ತು ಹುರುಳಿ ಕಾಳುಗಳಿಂದ ತಯಾರಿಸಲಾಗುತ್ತದೆ. ಮುಂದೆ ಪ್ರತ್ಯೇಕ ಅಧ್ಯಾಯದಲ್ಲಿ ಯೂಷದ ಕುರಿತು ವಿವರಿಸಲಾಗಿದೆ.

73

ಮಂಡ (ಗಂಜಿ ತಿಳಿ)

ಅಕ್ಕಿಯನ್ನು ನೀರಿನೊಂದಿಗೆ ಕುದಿಸಿ, ಅಕ್ಕಿ ಬೆಂದ ನಂತರ, ಅದನ್ನು ಸೋಸಿ ಪಡೆವ ದ್ರವಭಾಗವನ್ನು ಮಂಡ ಎಂದು ಕರೆಯಲಾಗುತ್ತದೆ.
ಒಂದು ಭಾಗ ಅಕ್ಕಿಯನ್ನು ಹದಿನಾಲ್ಕು ಭಾಗ ನೀರಿನೊಂದಿಗೆ ಬೇಯಿಸಿ, ಅಕ್ಕಿ ಸರಿಯಾಗಿ ಬೆಂದಾಗ, ಅದನ್ನು ಸೋಸಲಾಗುತ್ತದೆ. ಹೀಗೆ ದೊರೆಯುವ ದ್ರವ ಭಾಗವನ್ನು ಮಂಡ ಎಂದು ಕರೆಯಲಾಗುತ್ತದೆ.
ಅಗತ್ಯವಿದ್ದರೆ, 50 - 100 ಮಿಲಿ ಮಂಡವನ್ನು 1 - 2 ಗ್ರಾಂ ಸೈಂಧವ ಲವಣ ಮತ್ತು ಶುಂಠಿಯೊಂದಿಗೆ ಬೆರೆಸಿ ಸೇವಿಸುವುದರಿಂದ ಜೀರ್ಣಶಕ್ತಿ ಸುಧಾರಿಸುತ್ತದೆ.

ಮಂಡದ ಉಪಯೋಗಗಳು

- ಜೀರ್ಣಶಕ್ತಿಯನ್ನು ಉತ್ತೇಜಿಸುತ್ತದೆ
- ಹೊಟ್ಟೆಯುಬ್ಬರವನ್ನು ನಿವಾರಿಸುತ್ತದೆ
- ದೇಹದ ವಾಹಕಗಳನ್ನು ತೆರೆಯುತ್ತದೆ
- ಬೆವರುವಿಕೆಯನ್ನು ಪ್ರಚೋದಿಸುತ್ತದೆ
- ಇದು ವಿಪರೀತ ಬಾಯಾರಿಕೆ, ನಿರ್ಜಲೀಕರಣ ಮತ್ತು ಆಯಾಸವನ್ನು ನಿವಾರಿಸುತ್ತದೆ.

ಮಂಡವು ಬಹಳ ಸುಲಭವಾಗಿ ಜೀರ್ಣಕ್ರಿಯೆಗೆ ಒಳಗಾಗುತ್ತದೆ ಮತ್ತು ಅಕ್ಕಿಯ ಪಿಷ್ಟವು ದೇಹಕ್ಕೆ ಬೇಗನೆ ಶಕ್ತಿಯನ್ನು ನೀಡುತ್ತದೆ. ಈ ಕಾರಣಕ್ಕಾಗಿ, ರೋಗಿಯ ಜೀರ್ಣಶಕ್ತಿಯು ತುಂಬಾ ಕಡಿಮೆಯಾದಾಗ ಪಂಚಕರ್ಮ ಚಿಕಿತ್ಸೆಯ ನಂತರ ಮಂಡವನ್ನು ನೀಡಲಾಗುತ್ತದೆ.

ಕಿಡ್ನಿ, ಮೂತ್ರಕೋಶದ ಶುದ್ಧೀಕರಣಕ್ಕೆ ಆಯುರ್ವೇದ ಆಹಾರ ಪಾಕವಿಧಾನ: ಅಷ್ಟಗುಣ ಮಂಡ
ಅಷ್ಟಗುಣ ಮಂಡವು ಪ್ರಸಿದ್ಧ ಆಯುರ್ವೇದ ಆಹಾರ ಪಾಕವಿಧಾನವಾಗಿದ್ದು, ಮೂತ್ರಪಿಂಡ ಮತ್ತು ಮೂತ್ರಕೋಶವನ್ನು ಶುದ್ಧೀಕರಿಸಲು, ರಕ್ತಹೀನತೆ, ರುಚಿಹೀನತೆ, ಜ್ವರ ಇತ್ಯಾದಿಗಳಿಗೆ ಮನೆಮದ್ದಾಗಿದೆ. ಅಷ್ಟಗುಣ ಎಂಬ ಹೆಸರು ಈ ಪಾಕವಿಧಾನವು ಒಳಗೊಂಡಿರುವ 8 ಪದಾರ್ಥಗಳನ್ನು ಸೂಚಿಸುತ್ತದೆ.

ಬೇಕಾಗುವ ಪದಾರ್ಥಗಳು

- ಅಕ್ಕಿ - 4 ಭಾಗ
- ಹೆಸರುಕಾಳು - 1 ಭಾಗ
- ತ್ರಿಕಟು (ಕರಿಮೆಣಸು, ಹಿಪ್ಪಲಿ ಮತ್ತು ಶುಂಠಿ) - 1 ಭಾಗ
- ಕೊತ್ತಂಬರಿ ಬೀಜ
- ಸೈನ್ಧವ ಲವಣ
- ತುಪ್ಪದಲ್ಲಿ ಹುರಿದ ಇಂಗು

ತಯಾರಿಸುವ ವಿಧಾನ

ಮೊದಲಿಗೆ, ಅಕ್ಕಿ (4 ಭಾಗಗಳು) ಮತ್ತು ಹೆಸರು ಕಾಳನ್ನು (1 ಭಾಗ) ತೆಗೆದುಕೊಂಡು 14 ಪಟ್ಟು ನೀರನ್ನು (14X5= ನೀರಿನ 60 ಭಾಗಗಳು) ಸೇರಿಸಲಾಗುತ್ತದೆ.

ನಂತರ ಇದಕ್ಕೆ ಉಳಿದ ಪದಾರ್ಥಗಳನ್ನು ಸೇರಿಸಲಾಗುತ್ತದೆ. ಅಕ್ಕಿ ಸರಿಯಾಗಿ ಬೇಯುವವರೆಗೆ ಇದನ್ನು ಬಿಸಿಮಾಡಲಾಗುತ್ತದೆ. ಬೆಂದ ನಂತರ ಇದನ್ನು ಸೋಸಿ ಮಂಡವನ್ನು ಪಡೆಯಲಾಗುತ್ತದೆ.

ಸೇವನಾ ಪ್ರಮಾಣ

ಇದನ್ನು ಬಿಸಿಯಾಗಿದ್ದಾಗಲೆ, 25 - 50 ಮಿ.ಲೀ. ಪ್ರಮಾಣದಲ್ಲಿ, ದಿನಕ್ಕೆ ಒಂದು ಅಥವಾ ಎರಡು ಬಾರಿ, ಆಹಾರದ ಮೊದಲು ಅಥವಾ ನಂತರ ನೀಡಲಾಗುತ್ತದೆ. ನೀಡುವ ಮೊದಲು ಇದಕ್ಕೆ 5 ಮಿ.ಲೀ. ಎಳ್ಳೆಣ್ಣೆಯನ್ನು ಬೆರೆಸಬಹುದು.

ತಯಾರಿಕೆಯ ಪರ್ಯಾಯ ವಿಧಾನ

ಅಕ್ಕಿ, ಹೆಸರುಕಾಳನ್ನು 60 ಭಾಗ ನೀರಿನೊಂದಿಗೆ ಬೇಯಿಸಿ, ಸೋಸಿ ದ್ರವ ಭಾಗವನ್ನು ಸಂಗ್ರಹಿಸಿದ ನಂತರ ಅದಕ್ಕೆ ಉಳಿದ ಪದಾರ್ಥಗಳು ಮತ್ತು ಎಳ್ಳೆಣ್ಣೆಯನ್ನು ಸೇರಿಸಲಾಗುತ್ತದೆ.

ಉಪಯೋಗಗಳು

- ಜೀರ್ಣಶಕ್ತಿಯನ್ನು ಸುಧಾರಿಸುತ್ತದೆ
- ಶರೀರದ ಶಕ್ತಿಯನ್ನು ಸುಧಾರಿಸುತ್ತದೆ, ಉತ್ಸಾಹವನ್ನು ವೃದ್ಧಿಸುತ್ತದೆ.
- ಮೂತ್ರಪಿಂಡ ಮತ್ತು ಮೂತ್ರಕೋಶವನ್ನು ಶುದ್ಧೀಕರಿಸುತ್ತದೆ.
- ರಕ್ತಹೀನತೆಗೆ ಉಪಯುಕ್ತವಾದ ಹಿಮೋಗ್ಲೋಬಿನ್ ಮತ್ತು ರಕ್ತ ಧಾತುವನ್ನು ಸುಧಾರಿಸುತ್ತದೆ.
- .ಎಲ್ಲಾ ಮೂರೂ ದೋಷಗಳನ್ನು ಸಮತೋಲನಗೊಳಿಸುತ್ತದೆ.
- ಜ್ವರ ಚಿಕಿತ್ಸೆಯಲ್ಲಿ ಉಪಯುಕ್ತ.

ಎಷ್ಟು ಸಮಯದವರೆಗೆ ಸಂಗ್ರಹಿಸಿಡಬಹುದು?

ತಯಾರಿಸಿದ ಕೂಡಲೇ ಅಂದರೆ ಬಿಸಿಯಿದ್ದಾಗಲೆ ಬಳಸುವುದು ಉತ್ತಮ. ಇದನ್ನು 4-6 ಗಂಟೆಗಳವರೆಗೆ ಮಾತ್ರ ಸಂಗ್ರಹಿಸಬಹುದು.

ಅಡ್ಡ ಪರಿಣಾಮಗಳು

ಇದರ ಸೇವನೆಯಿಂದ ಯಾವುದೇ ಅಡ್ಡ ಪರಿಣಾಮಗಳಿಲ್ಲ.
ಗರ್ಭಾವಸ್ಥೆಯಲ್ಲಿ ಇದನ್ನು 2-3 ವಾರಗಳವರೆಗೆ ಬಳಸಬಹುದು.
ಹಾಲುಣಿಸುವ ತಾಯಂದಿರು ಮತ್ತು ಮಕ್ಕಳು ಇದನ್ನು ಸೇವಿಸಬಹುದು.

ಎಷ್ಟು ಸಮಯ ಬಳಸಬಹುದು?

ವೈದ್ಯರ ಸಲಹೆಯ ಮೇರೆಗೆ ಇದನ್ನು 4-6 ವಾರಗಳವರೆಗೆ ಬಳಸಬಹುದು.

ವಾಟ್ಯ ಮಂಡ

ಇದರ ತಯಾರಿಕಾ ವಿಧಾನವು ಮಂಡದ ತಯಾರಿಕೆಗೆ ಸಮಾನವಾಗಿರುತ್ತದೆ. ಆದರೆ ಇದನ್ನು ಹುರಿದ ಬಾರ್ಲಿ ನುಚ್ಚುಗಳಿಂದ ತಯಾರಿಸಲಾಗುತ್ತದೆ.
ಬಾರ್ಲಿಯ 1 ಭಾಗವನ್ನು 14 ಭಾಗಗಳಷ್ಟು ನೀರಿನೊಂದಿಗೆ ಸೇರಿಸಿ, ತೆರೆದ ಪಾತ್ರೆಯಲ್ಲಿ ಬೇಯಿಸಲಾಗುತ್ತದೆ. ಈ ಮೂಲಕ ಪಡೆದ ದ್ರಾವಣವು ಕಫ ಮತ್ತು ಪಿತ್ತ ದೋಷವನ್ನು ಸಮತೋಲನಗೊಳಿಸುತ್ತದೆ, ಇದು ಗಂಟಲಿಗೆ ತುಂಬಾ ಒಳ್ಳೆಯದು ಮತ್ತು ಕರುಳಿನ ಉರಿಯೂತ, ಮೂಗಿನ ರಕ್ತಸ್ರಾವ ಅಥವಾ ಅಧಿಕ ಋತುಸ್ರಾವದಂತಹ ತೊಂದರೆಗಳಲ್ಲಿ ತುಂಬಾ ಉಪಯುಕ್ತವಾಗಿದೆ.

ಲಾಜ ಮಂಡ

- ಅರಳಿನಿಂದ ಲಾಜ ಮಂಡವನ್ನು ತಯಾರಿಸಲಾಗುತ್ತದೆ.
- ಇದು ಕಫ ಮತ್ತು ಪಿತ್ತ ದೋಷವನ್ನು ಸಮತೋಲನಗೊಳಿಸುತ್ತದೆ.
- ಇದು ಹೀರಿಕೊಳ್ಳುವ ಗುಣವನ್ನು ಹೊಂದಿದ್ದು, ಅತಿಸಾರ ಮತ್ತು ಇರ್ರಿಟೇಬಲ್ ಬವೆಲ್ ಸಿಂಡ್ರೋಮ್‌ನಲ್ಲಿ ಉಪಯುಕ್ತವಾಗಿದೆ.
- ಇದು ಜ್ವರದಿಂದ ಉಂಟಾಗುವ ಅಧಿಕ ಬಾಯಾರಿಕೆಯನ್ನು ನಿವಾರಿಸುತ್ತದೆ.
- ದೇಹದ ಅಂಗಾಂಶಗಳಲ್ಲಿ ಶಕ್ತಿಯನ್ನು ಪುನಃಸ್ಥಾಪಿಸುತ್ತದೆ, ಜೀರ್ಣಶಕ್ತಿಯನ್ನು ಉತ್ತೇಜಿಸುತ್ತದೆ ಮತ್ತು ನಿರ್ಜಲೀಕರಣದಿಂದಾಗಿ ವಿಪರೀತ ಉರಿಯುವ ಸಂವೇದನೆ ಮತ್ತು ಮೂರ್ಛೆ ರೋಗಗಳಲ್ಲಿ ಉಪಯುಕ್ತವಾಗಿದೆ.
- 100 ಮಿ.ಲೀ. ಲಾಜಮಂಡಕ್ಕೆ 2 ಗ್ರಾಂ ಕೊತ್ತಂಬರಿ ಬೀಜದ ಪುಡಿ ಮತ್ತು 2 ಗ್ರಾಂ ಹಿಪ್ಪಲಿ ಪುಡಿಯನ್ನು ಸೇರಿಸಲಾಗುತ್ತದೆ. ವಿಶೇಷವಾಗಿ ಮಕ್ಕಳು, ವೃದ್ಧರು ಮತ್ತು ದುರ್ಬಲ ರೋಗಿಗಳಲ್ಲಿ ಜೀರ್ಣಶಕ್ತಿಯನ್ನು ಉತ್ತೇಜಿಸಲು ಇದು ಉಪಯುಕ್ತವಾಗಿದೆ.

74

ಆಯುರ್ವೇದದ ಪ್ರಕಾರ ಮಜ್ಜಿಗೆ ತಯಾರಿಸುವ ವಿಧಾನ

ವ್ಯಾಪಕವಾಗಿ ಬಳಸುವ ಆಹಾರ ಪದಾರ್ಥಗಳಲ್ಲಿ ಮಜ್ಜಿಗೆಯು ಒಂದಾಗಿದೆ. ವಿವಿಧ ಆರೋಗ್ಯ ಪ್ರಯೋಜನಗಳನ್ನು ಹೊಂದಿರುವ ಮಜ್ಜಿಗೆಯಲ್ಲಿ ಹಲವು ವಿಧಗಳಿವೆ. ಹಾಲಿನಿಂದ ಮಜ್ಜಿಗೆ ಮಾಡುವುದು ಹೇಗೆ ಎಂಬ ವಿವರ ಇಲ್ಲಿದೆ.

ಹಾಲಿನಿಂದ ಮಜ್ಜಿಗೆ ತಯಾರಿಸುವ ವಿಧಾನ

ಮೊದಲು ಹಾಲಿನಿಂದ ಮೊಸರನ್ನು ತಯಾರಿಸಬೇಕು. ಹೀಗೆ ತಯಾರಿಸಿದ ಮೊಸರನ್ನು 400 ಮಿ.ಲೀ. ಪ್ರಮಾಣದಲ್ಲಿ ತೆಗೆದುಕೊಂಡು ಇದಕ್ಕೆ 100 ಮಿ.ಲೀ. ನೀರನ್ನು ಸೇರಿಸಿ. ಈ ಮಿಶ್ರಣವನ್ನು ಕೇವಲ ಒಂದರಿಂದ ಎರಡು ನಿಮಿಷಗಳ ಕಾಲ ಕಡೆಯಿರಿ. ಮೊಸರನ್ನು ಕಡೆಯುವುದಕ್ಕೆ ಬಾಟಲಿ / ಜಾರ್ / ಮಿಕ್ಸರ್ ಅನ್ನು ಬಳಸಬಹುದು.

ಸಾಮಾನ್ಯವಾಗಿ ಮಜ್ಜಿಗೆಯ ತಯಾರಿಕೆಯಲ್ಲಿ ಮೊಸರು ಹಾಗೂ ನೀರಿನ ಅನುಪಾತ 100:25.

ಮಜ್ಜಿಗೆಯ ವಿಧಗಳು

ಮಜ್ಜಿಗೆ ತಯಾರಿಕೆಯಲ್ಲಿ ಐದು ವಿಧಗಳಿವೆ.

ಪೂರ್ಣ ಕೆನೆಭರಿತ ಮಜ್ಜಿಗೆ: ಈ ವಿಧಾನದಲ್ಲಿ ಮೊಸರನ್ನು ಕೆನೆಭರಿತ ಹಾಲಿನಿಂದ ತಯಾರಿಸಲಾಗುತ್ತದೆ. ಅಂತಹ ಮೊಸರನ್ನು ನೀರು ಸೇರಿಸದೆಯೇ ಕಡೆಯಲಾಗುತ್ತದೆ.

ಕೆನೆರಹಿತ ಮಜ್ಜಿಗೆ: ಕೆನೆ ಇಲ್ಲದ ಹಾಲಿನಿಂದ ಮೊಸರು ತಯಾರಿಸಲಾಗುತ್ತದೆ. ಇಲ್ಲಿ ಮೊಸರನ್ನು ನೀರು ಸೇರಿಸದೆ ಮಂಥನ ಮಾಡಲಾಗುತ್ತದೆ.

ಸಾಧಾರಣ ಮಜ್ಜಿಗೆ: 400 ಮಿ.ಲೀ. ಮೊಸರಿಗೆ 100 ಮಿ.ಲೀ. ನೀರು ಸೇರಿಸಿ ಮಜ್ಜಿಗೆಯನ್ನು ತಯಾರಿಸಲಾಗುತ್ತದೆ.

ಅರೆ ನೀರು ಮಜ್ಜಿಗೆ: 100 ಮಿ.ಲೀ. ಮೊಸರಿಗೆ 50 ಮಿ.ಲೀ. ನೀರನ್ನು ಸೇರಿಸಿ ಕಡೆಯಲಾಗುತ್ತದೆ.

ಕೊಬ್ಬುರಹಿತ ಮಜ್ಜಿಗೆ: ಮೊಸರನ್ನು ಬೆಣ್ಣೆ ಬರುವವರೆಗೆ ಕಡೆದು, ಬೆಣ್ಣೆಯನ್ನು ಬೇರ್ಪಡಿಸಲಾಗುತ್ತದೆ. ಉಳಿದ ದ್ರವ ಭಾಗವು ಕೊಬ್ಬು ರಹಿತ ಮಜ್ಜಿಗೆಯಾಗಿದೆ. ಇದು ಸಾಮಾನ್ಯವಾಗಿ ಬಳಸಲ್ಪಡುವ ಮಜ್ಜಿಗೆಯಾಗಿದೆ.
ಇವುಗಳಲ್ಲಿ ಪ್ರತಿಯೊಂದನ್ನು ಒಂದಕ್ಕೊಂದು ಪರ್ಯಾಯವಾಗಿ ಬಳಸಬಹುದು.

75

ಲೇಪ ಕಲ್ಪನಾ: ಬಾಹ್ಯ ಲೇಪನಕ್ಕೆ ಬಳಸಲ್ಪಡುವ ಆಯುರ್ವೇದ ಔಷಧಿಗಳು

ಆಯುರ್ವೇದವು ಔಷಧದ ಬಾಹ್ಯ ಬಳಕೆಗೂ ಪ್ರಾಮುಖ್ಯತೆಯನ್ನು ನೀಡಿದೆ. ಇದು ಕಲ್ಕ, ಲೇಪ ಮತ್ತು ಮಲಹರ (ವಿವಿಧ ರೀತಿಯ ಪೇಸ್ಟ್) ಅನ್ನು ಒಳಗೊಂಡಿದೆ.

ಕಲ್ಕ - ಪೇಸ್ಟ್ ತಯಾರಿಸುವ ವಿಧಾನ

ತಾಜಾ ಮೂಲಿಕೆಗಳನ್ನು ಕುಟ್ಟಣಿಯಲ್ಲಿ ಕುಟ್ಟುವ ಮೂಲಕ ಕಲ್ಕ ಅಥವಾ ಪೇಸ್ಟ್ ಅನ್ನು ತಯಾರಿಸಲಾಗುತ್ತದೆ. ಮೂಲಿಕೆಯು ತಾಜಾ ಮತ್ತು ಮೃದುವಾಗಿದ್ದರೆ, ಅದನ್ನು ಪುಡಿಮಾಡಿ ಸುಲಭವಾಗಿ ಪೇಸ್ಟ್ ಅನ್ನು ತಯಾರಿಸಬಹುದು. ಗಿಡಮೂಲಿಕೆಯು ಒಣಗಿದ್ದು, ಗಟ್ಟಿಯಾಗಿದ್ದರೆ ಅದನ್ನು ಮೃದುವಾಗಿಸಲು ಕೆಲವು ಗಂಟೆಗಳ ಕಾಲ ನೀರಿನಲ್ಲಿ ನೆನೆಸಿಡಬೇಕು.

ಕಲ್ಕವು ತುಂಬಾ ದ್ರವರೂಪದಲ್ಲಿರಬಾರದು ಅಥವಾ ತುಂಬಾ ಶುಷ್ಕವಾಗಿರಬಾರದು. ಕಲ್ಕವನ್ನು ಸೂಕ್ತ ಪ್ರಮಾಣದ ನೀರನ್ನು ಸೇರಿಸಿ ತಯಾರಿಸಿದರೆ ಕಲ್ಕವು ಸರಿಯಾದ ರೂಪದಲ್ಲಿ ಸಿದ್ಧವಾಗುತ್ತದೆ.

ಉದಾಹರಣೆ

ಬೇವಿನ ಪೇಸ್ಟ್ -

ಬೇವಿನ ಎಲೆಗಳನ್ನು ಕುಟ್ಟಣಿಯಲ್ಲಿ ಪುಡಿಮಾಡಿ ಪೇಸ್ಟ್ ತಯಾರಿಸಲಾಗುತ್ತದೆ. ಈ ಪೇಸ್ಟ್ ಅನ್ನು ಆಂತರಿಕವಾಗಿ ಮತ್ತು ಬಾಹ್ಯವಾಗಿ ಬಳಸಬಹುದು. ಆಂತರಿಕವಾಗಿ ಇದನ್ನು ಹೊಟ್ಟೆಯ ಹುಳು, ಚರ್ಮ ರೋಗಗಳು ಮತ್ತು ವಾಂತಿಗೆ ಚಿಕಿತ್ಸೆ ನೀಡಲು ಎಳ್ಳೆಣ್ಣೆಯೊಂದಿಗೆ ನೀಡಬಹುದು. ಬಾಹ್ಯವಾಗಿ ಈ ಕಲ್ಕವನ್ನು ಸೋಂಕಿತ ಗಾಯಗಳಿಗೆ ಚಿಕಿತ್ಸೆ ನೀಡಲು ಬಳಸಲಾಗುತ್ತದೆ.

ಲೇಪ

ಶಾರಂಗಧರ ಸಂಹಿತೆ, ಭಾವ ಪ್ರಕಾಶ ಮುಂತಾದ ಪುಸ್ತಕಗಳಲ್ಲಿ ಚರ್ಮಕ್ಕೆ ಲೇಪಿಸಲು ಬಳಸುವ ಔಷಧ ಸಿದ್ಧತೆಗಳನ್ನು ಸೂಚಿಸಲು ಲೇಪ ಎಂಬ ಪದವನ್ನು ಮಾತ್ರ ಬಳಸಲಾಗಿದೆ.

ತಯಾರಿಸುವ ವಿಧಾನ

ಒಂದು ಅಥವಾ ಒಂದಕ್ಕಿಂತ ಹೆಚ್ಚು ಗಿಡಮೂಲಿಕೆಗಳನ್ನು ತಾಜಾ ರೂಪದಲ್ಲಿ ತೆಗೆದುಕೊಂಡು ಕುಟ್ಟಿ, ಅರೆದು ಪೇಸ್ಟ್ ಮಾಡಲಾಗುತ್ತದೆ. ಒಣ ಗಿಡಮೂಲಿಕೆಗಳಾದರೆ ನೀರು, ಹಾಲು ಮುಂತಾದ ದ್ರವಗಳನ್ನು ಸಣ್ಣ ಪ್ರಮಾಣದಲ್ಲಿ ಸೇರಿಸಿ ಪೇಸ್ಟ್ ತಯಾರಿಸಬಹುದು.

ಗಿಡಮೂಲಿಕೆಗಳ ಗುಣಮಟ್ಟ/ಸ್ವಭಾವದ ಆಧಾರದ ಮೇಲೆ ಲೇಪ ವಿಧಗಳು:

ಪ್ರಲೇಪ:

- ಶೀತ ಗುಣ ಹೊಂದಿರುವ ಸಸ್ಯಗಳಿಂದ ತಯಾರಿಸಲಾಗುತ್ತದೆ.
- ಲೇಪವು ತಣ್ಣಗಿರುವಾಗಲೇ ಹಚ್ಚಲಾಗುತ್ತದೆ ಮತ್ತು ಅದು ದೇಹಕ್ಕೆ ತಂಪನ್ನು ನೀಡುತ್ತದೆ.
- ಪಿತ್ತ ದೋಷವನ್ನು ಶಮನಗೊಳಿಸಲು ಈ ತರಹದ ಲೇಪವನ್ನು ಹಚ್ಚಲಾಗುತ್ತದೆ.
- ಉದಾಹರಣೆ - ಶ್ರೀಗಂಧದಿಂದ ತಯಾರಿಸಿದ ಲೇಪ

ಪ್ರದೇಹ:

- ಉಷ್ಣಗುಣವನ್ನು ಹೊಂದಿರುವ ಸಸ್ಯಗಳಿಂದ ತಯಾರಿಸಲಾಗುತ್ತದೆ.
- ಸ್ವಲ್ಪ ಬಿಸಿಯಾಗಿರುವಾಗ ಲೇಪವನ್ನು ಹಚ್ಚಲಾಗುತ್ತದೆ ಮತ್ತು ಅದು ದೇಹಕ್ಕೆ ಶಾಖವನ್ನು ನೀಡುತ್ತದೆ.
- ಕಫ ದೋಷವನ್ನು ಶಮನಗೊಳಿಸಲು ಈ ತರಹದ ಲೇಪವನ್ನು ಹಚ್ಚಲಾಗುತ್ತದೆ.
- ಉದಾಹರಣೆ - ಹಿಪ್ಪಲಿ ಮತ್ತು ಚಿತ್ರಕವನ್ನು ಉಪಯೋಗಿಸಿ ತಯಾರಿಸಿದ ಲೇಪ.

ಆಲೇಪ

ಇದು ಪ್ರಲೇಪ ಮತ್ತು ಪ್ರದೇಹಗಳ ಮಿಶ್ರಣವಾಗಿದೆ.

ಲೇಪದ ಕಾರ್ಯವಿಧಾನದ ಆಧಾರದ ಮೇಲೆ ಲೇಪದ ವಿಧಗಳು

ದೋಷಘ್ನ ಲೇಪ

ದೇಹದಲ್ಲಿ ಉಲ್ಬಣಗೊಂಡ ದೋಷವನ್ನು ಸಾಮಾನ್ಯ ಸ್ಥಿತಿಗೆ ತರಲು ಈ ತರಹದ ಲೇಪವನ್ನು ಹಚ್ಚಲಾಗುತ್ತದೆ.
ಉದಾಹರಣೆ - ಶೋಥಘ್ನ ಲೇಪ.

ಪದಾರ್ಥಗಳು

- ಪುನರ್ನವ (ಕೊಮ್ಮೆ)
- ದೇವದಾರು
- ಶುಂಠಿ
- ಸಾಸಿವೆ
- ನುಗ್ಗೆ ಎಲೆ ಅಥವಾ ತೊಗಟೆ

ಪ್ರತಿಯೊಂದು ಪದಾರ್ಥವನ್ನು ಸಮಾನ ಪ್ರಮಾಣದಲ್ಲಿ ತೆಗೆದುಕೊಂಡು, ಸಾಕಷ್ಟು ಪ್ರಮಾಣದ ಹುಳಿ ಮಜ್ಜಿಗೆ ಅಥವಾ ಯಾವುದೇ ಹುದುಗಿಸಿದ ದ್ರವವನ್ನು ಸೇರಿಸಿ ಲೇಪವನ್ನು ತಯಾರಿಸಲಾಗುತ್ತದೆ. ಊತವನ್ನು ಕಡಿಮೆ ಮಾಡಲು ಈ ಲೇಪವನ್ನು ಹಚ್ಚಲಾಗುತ್ತದೆ.

ವಿಷಘ್ನ ಲೇಪ:
ಕೀಟಗಳ ಕಡಿತ, ವಿಷಕಾರಿ ಪ್ರಾಣಿಗಳು, ವಿಷಕಾರಿ ಸಸ್ಯಗಳ ಸಂಪರ್ಕಕ್ಕೆ ಬಂದ ನಂತರ ಉಂಟಾಗುವ ವಿಷದ ದುಷ್ಪರಿಣಾಮವನ್ನು ಕಡಿಮೆ ಮಾಡಲು ಈ ಲೇಪವನ್ನು ಹಚ್ಚಲಾಗುತ್ತದೆ.
ಉದಾಹರಣೆ- ದಶಾಂಗ ಲೇಪ

ಪದಾರ್ಥಗಳು

- ಬಾಗೆ ಮರ (ಶಿರೀಷ)
- ಜ್ಯೆಷ್ಠಮಧು
- ತಗರ
- ಶ್ರೀಗಂಧ
- ಏಲಕ್ಕಿ
- ಜಟಮಾಂಸಿ
- ಅರಿಶಿನ
- ಮರದ ಅರಿಶಿನ
- ಕೊಷ್ಟ
- ಖದಿರ (ಕಗ್ಗಲಿ)

ಪ್ರತಿಯೊಂದು ಪದಾರ್ಥವನ್ನು ಸಮಾನ ಪ್ರಮಾಣದಲ್ಲಿ ತೆಗೆದುಕೊಂಡು ಸಾಕಷ್ಟು ಪ್ರಮಾಣದ ನೀರು ಮತ್ತು ತುಪ್ಪವನ್ನು ಸೇರಿಸಿ ಲೇಪವನ್ನು ತಯಾರಿಸಲಾಗುತ್ತದೆ. ಚರ್ಮದ ಕಾಯಿಲೆಗಳು, ಸರ್ಪಸುತ್ತು, ಕೀಟಗಳ ಕಡಿತ, ಸೋಂಕಿನಿಂದಾದ ಉಂಟಾಗುವ ಊತ, ಕೀವು ತುಂಬಿದ ಗಾಯಗಳ ವಿರುದ್ಧ ಇದು

ಪರಿಣಾಮಕಾರಿಯಾಗಿದೆ.

ವರ್ಣ್ಯ ಲೇಪ

ಚರ್ಮದ ಬಣ್ಣವನ್ನು ಹೆಚ್ಚಿಸಲು ಈ ರೀತಿಯ ಲೇಪವನ್ನು ಬಳಸಲಾಗುತ್ತದೆ.
ಉದಾಹರಣೆ - ರಕ್ತಚಂದನಾದಿ ಲೇಪ

ಪದಾರ್ಥಗಳು

- ಕೆಂಪು ಚಂದನ
- ರಕ್ತಮಂಜಿಷ್ಟೆ
- ಲೋಧ್ರಾ
- ಕೊಷ್ಟ
- ಪ್ರಿಯಂಗು
- ಆಲ
- ಚಣಗಿ ಬೇಳೆ

ಪ್ರತಿಯೊಂದು ಪದಾರ್ಥವನ್ನು ಸಮಾನ ಪ್ರಮಾಣದಲ್ಲಿ ತೆಗೆದುಕೊಂಡು ಪುಡಿಯನ್ನು ತಯಾರಿಸಲಾಗುತ್ತದೆ. ನಂತರ ನೀರು ಅಥವಾ ಹಾಲನ್ನು ಸೇರಿಸಿ ಪೇಸ್ಟ್ ಅನ್ನು ತಯಾರಿಸಲಾಗುತ್ತದೆ. ಮೈಬಣ್ಣವನ್ನು ಸುಧಾರಿಸಲು, ಕಪ್ಪು ಕಲೆಗಳು, ಮೊಡವೆಗಳನ್ನು ತೆಗೆದುಹಾಕಲು ಇದನ್ನು ಮುಖದ ಮೇಲೆ ಹಚ್ಚಲಾಗುತ್ತದೆ.

ಲೇಪವನ್ನು ಹಚ್ಚುವಾಗ ಅನುಸರಿಸಬೇಕಾದ ನಿಯಮಗಳು ಮತ್ತು ನಿಬಂಧನೆಗಳು

- ಪ್ರತೀ ಬಾರಿಯೂ ಆಗತಾನೇ ತಯಾರಿಸಿದ ಲೇಪವನ್ನು ಮಾತ್ರ ಬಳಸಬೇಕು.
- ಉತ್ತಮ ಹೀರಿಕೊಳ್ಳುವಿಕೆಗಾಗಿ ಶರೀರದ ರೋಮಗಳ ವಿರುದ್ಧ ದಿಕ್ಕಿನಲ್ಲಿ ಲೇಪವನ್ನು ಹಚ್ಚಬೇಕು.
- ಒಣಗಿದ ಕೂಡಲೆ ಲೇಪವನ್ನು ಚರ್ಮದಿಂದ ತೆಗೆದುಹಾಕಬೇಕು.
- ವಿಷಜಂತುಗಳ ಕಡಿತ, ಕೀವು ತುಂಬಿದ ಗಾಯಗಳಂತಹ ಪರಿಸ್ಥಿತಿಗಳನ್ನು ಹೊರತುಪಡಿಸಿ ರಾತ್ರಿ ಸಮಯದಲ್ಲಿ ಲೇಪವನ್ನು ಹಚ್ಚಬಾರದು. ರಾತ್ರಿಯ ಸಮಯದಲ್ಲಿ ಲೇಪ ಲೇಪಿಸಿದರೆ ಅದು ವಾತಾವರಣದೊಂದಿಗೆ ದೇಹದ ಶಾಖದ ವಿನಿಮಯವನ್ನು ತಡೆಯುತ್ತದೆ.

76

ಮೊಸರಿನಿಂದ ಫೇಸ್ ಪ್ಯಾಕ್, ಮೌತ್ ವಾಶ್, ಬಾಡಿ ಲೋಷನ್

ಮೊಸರು ಪ್ರಪಂಚದ ಬಹುತೇಕ ಭಾಗಗಳಲ್ಲಿ ಸಾಮಾನ್ಯವಾಗಿ ಬಳಸುವ ಹಾಲಿನ ಉತ್ಪನ್ನವಾಗಿದೆ. ಆದರೆ ಮೊಸರು ಮಾಡುವ ಶಾಸ್ತ್ರೀಯ ವಿಧಾನವನ್ನು ಕೆಲವು ಜನರು ಪಾಲಿಸುವುದಿಲ್ಲ.

ವಾಸ್ತವವಾಗಿ ಮೊಸರು ತಯಾರಿಸಲು, ಹುಳಿ ಮಜ್ಜಿಗೆ ಅಥವಾ ಹುಳಿ ಮೊಸರನ್ನು ಕುದಿಸಿ(ಕಾಯಿಸಿ) ತಂಪಾಗಿಸಿದ ಹಾಲಿಗೆ ಸೇರಿಸಬೇಕು. ಇದನ್ನು 'ಹುಳಿ' ಎಂದು ಕರೆಯಲಾಗುತ್ತದೆ. ಆದರೆ ಕೆಲವರು ನಿಂಬೆ, ಹುಣಸೆಹಣ್ಣು, ವಿನೆಗರ್, ಆಮ್ಲಾ ಜ್ಯೂಸ್ ಇತ್ಯಾದಿಗಳನ್ನು ಬಳಸುತ್ತಾರೆ.

ಇವುಗಳಿಂದ ಹಾಲು ಹೆಪ್ಪಾದರೂ ಮೊಸರಿನ ಗುಣಮಟ್ಟದಲ್ಲಿ ವ್ಯತ್ಯಾಸವಿದೆ. ಅವು ಹಾನಿಕಾರಕವಲ್ಲದಿರಬಹುದು. ಆದರೆ ಶಾಸ್ತ್ರೀಯ ಮೊಸರಿನ ನಿಜವಾದ ಪ್ರಯೋಜನವನ್ನು ಆ ಮೊಸರುಗಳಿಂದ ನಿರೀಕ್ಷಿಸಲಾಗುವುದಿಲ್ಲ.

ಈ ಕಾರಣಕ್ಕಾಗಿ, ಅಪೇಕ್ಷಿತ ಗುಣಮಟ್ಟವನ್ನು ಪಡೆಯಲು 1:50 ಅನುಪಾತದಲ್ಲಿ ಮಜ್ಜಿಗೆ ಮತ್ತು ಹಾಲು ಸೇರಿಸಲಾಗುತ್ತದೆ.

1. ಮೊಸರಿನಿಂದ ಶವರ್ ಬಾಡಿ ಲೋಷನ್

100 ಮಿ.ಲೀ. ಮೊಸರು ಮತ್ತು 4 ಕವಡೆಗಳನ್ನು ಉಕ್ಕಿನ ಪಾತ್ರೆಯಲ್ಲಿ ಒಟ್ಟಿಗೆ ತೆಗೆದುಕೊಂಡು ರಾತ್ರಿಯಿಡೀ ಇಡಲಾಗುತ್ತದೆ. ಮರುದಿನ ಬೆಳಿಗ್ಗೆ, ಈ ಮೊಸರನ್ನು ಸ್ನಾನ ಮಾಡುವಾಗ ಬಳಸಲಾಗುತ್ತದೆ.

ಇದು ಚರ್ಮರೋಗಗಳಲ್ಲಿ ಉಪಯುಕ್ತವಾಗಿದೆ. ಇದು ಗಾಯಗಳನ್ನು ತ್ವರಿತವಾಗಿ ಸ್ವಚ್ಛಗೊಳಿಸುತ್ತದೆ ಮತ್ತು ವಾಸಿ ಮಾಡುತ್ತದೆ.

2. ಶಕ್ತಿವರ್ಧನೆಗೆ ಮೊಸರಿನ ಪಾನೀಯ - ಲಸ್ಸಿ

200 ಮಿ.ಲೀ. ಮೊಸರನ್ನು 20 ಗ್ರಾಂ ಕಲ್ಲು ಸಕ್ಕರೆಯೊಂದಿಗೆ ಸೇರಿಸಿ ಚೆನ್ನಾಗಿ ಕಡೆಯಲಾಗುತ್ತದೆ. ಬೇಕಿದ್ದರೆ ಮಾವಿನ ರಸ ಅಥವಾ ಬಾಳೆಹಣ್ಣನ್ನು ಸಹ ಸೇರಿಸಬಹುದು. ಒಂದು ಅಥವಾ ಎರಡು ಚಿಟಿಕೆ ಏಲಕ್ಕಿ ಪುಡಿಯನ್ನು ಇದಕ್ಕೆ ಸೇರಿಸಲಾಗುತ್ತದೆ. ಇದನ್ನು ದಿನಕ್ಕೆ ಒಂದು ಕಪ್ ಪ್ರಮಾಣದಲ್ಲಿ

ಸೇವಿಸುವುದು ಉತ್ತಮ.

3. ಅತಿಸಾರಕ್ಕೆ ಮೊಸರಿನ ಮನೆಮದ್ದು

- 50 ಮಿ.ಲೀ. ಮೊಸರು
- 1 ಚಮಚ ನಿಂಬೆ ನೀರು
- 2-3 ಗ್ರಾಂ ಉಪ್ಪು
- ಒಂದು ಚಿಟಿಕೆ ಓಮದ ಕಾಳು ಅಥವಾ ಇಂಗು

ಇವನ್ನು ಒಟ್ಟಿಗೆ ತೆಗೆದುಕೊಂಡು ಚೆನ್ನಾಗಿ ಮಿಶ್ರಣ ಮಾಡಲಾಗುತ್ತದೆ.
ಅತಿಸಾರದ ನಂತರ ಉಂಟಾಗುವ ಅಜೀರ್ಣ, ಹಸಿವಾಗದಿರುವುದು, ಹೊಟ್ಟೆಯುಬ್ಬರ ಇತ್ಯಾದಿ ತೊಂದರೆಗಳಲ್ಲಿ ನೀಡಲಾಗುತ್ತದೆ.

4. ಮೊಸರಿನಿಂದ ಮೌತ್ ವಾಶ್ ಅನ್ನು ತಯಾರಿಸುವುದು ಹೇಗೆ ?

- 1 ಚಮಚ ಜೇನುತುಪ್ಪ
- 2 ಚಮಚ ತುಪ್ಪ ಮತ್ತು
- 4 ಚಮಚ ಮೊಸರು ತೆಗೆದುಕೊಂಡು ಚೆನ್ನಾಗಿ ಮಿಶ್ರಣ ಮಾಡಿ.

ಈ ದಪ್ಪ ದ್ರಾವಣವನ್ನು ಮೌತ್ ವಾಶ್ ಆಗಿ ಬಳಸಲಾಗುತ್ತದೆ.
ಚಿಕನ್ ಪಾಕ್ಸ್, ಬಾಯಿಯ ಈಸ್ಟ್ ಅಥವಾ ಶಿಲೀಂದ್ರ ಸೋಂಕು ಇತ್ಯಾದಿಗಳಿಂದ ಉಂಟಾಗುವ ಬಾಯಿಯ ಹುಣ್ಣುಗಳಲ್ಲಿ ಇದು ಉಪಯುಕ್ತವಾಗಿದೆ. ಇದನ್ನು ದಿನಕ್ಕೆ 2-3 ಬಾರಿ ಉಪಯೋಗಿಸಬಹುದು.

5. ಮೊಸರು ಬಳಸಿ ಫೇಸ್ ಪ್ಯಾಕ್ ತಯಾರಿಸುವುದು ಹೇಗೆ?
20 ಗ್ರಾಂ ತಾಜಾ ಅರಿಶಿನ ಮತ್ತು ಕ್ಯಾರೆಟ್ ಅನ್ನು ತೆಗೆದುಕೊಂಡು ನುಣ್ಣಗಿನ ಪೇಸ್ಟ್ ತಯಾರಿಸಿ. ಇದಕ್ಕೆ 50 ಮಿ.ಲೀ. ಮೊಸರು ಸೇರಿಸಿ ಚೆನ್ನಾಗಿ ಮಿಶ್ರಣ ಮಾಡಿ. ಇದನ್ನು ಫೇಸ್ ಪ್ಯಾಕ್ ಆಗಿ ಬಳಸಲಾಗುತ್ತದೆ. ಇದು ಮೈಬಣ್ಣವನ್ನು ಹೆಚ್ಚಿಸುತ್ತದೆ ಮತ್ತು ಮುಖದ ಕಪ್ಪು ಕಲೆಗಳನ್ನು ತೊಡೆದುಹಾಕಲು ಉಪಯುಕ್ತವಾಗಿದೆ.

77

ಕೊಲೆಸ್ಟ್ರಾಲ್, ಪೈಲ್ಸ್ ಇತ್ಯಾದಿ ಸಮಸ್ಯೆಗಳಿಗೆ ಕ್ಯಾರೆಟ್ ನ 10 ಮನೆಮದ್ದು

ಕ್ಯಾರೆಟ್ ಔಷಧೀಯ ಮೌಲ್ಯಗಳ ಆಗರವಾಗಿದೆ. ಇದು ಚರ್ಮದ ಕಾಯಿಲೆಗಳು, ಕಣ್ಣು, ಮೂತ್ರಪಿಂಡ ಮತ್ತು ಯಕೃತ್ತಿನ ರೋಗಗಳ ಚಿಕಿತ್ಸೆಯಲ್ಲಿ ಉತ್ತಮ ಆಯ್ಕೆಯಾಗಿದೆ.
ಕ್ಯಾರೆಟ್ನಲ್ಲಿ ಕಂಡುಬರುವ ಬೀಟಾ-ಕ್ಯಾರೋಟಿನ್ ವಿಟಮಿನ್ ಎ ಯನ್ನು ಒಳಗೊಂಡಿರುತ್ತದೆ. ಇದು ಚರ್ಮದ ಆರೈಕೆ, ಕಣ್ಣಿನ ಆರೈಕೆ ಮತ್ತು ದೇಹದ ಪ್ರತಿರಕ್ಷಣಾ ವ್ಯವಸ್ಥೆಯನ್ನು ಉತ್ತೇಜಿಸಲು ಸಹಾಯಕವಾಗಿದೆ.
ಕ್ಯಾರೆಟ್ ಅನ್ನು ಸಿಹಿ ತಿಂಡಿ, ಉಪ್ಪಿನಕಾಯಿ ಮತ್ತು ಸಲಾಡ್ಗಳನ್ನು ತಯಾರಿಸಲು ಬಳಸಲಾಗುತ್ತದೆ. ಇದರ ಮಿಲ್ಕ್ ಶೇಕ್ ಮತ್ತು ತಾಜಾ ರಸಗಳು ನಮ್ಮ ಆಹಾರದಲ್ಲಿ ಪ್ರಾಮುಖ್ಯತೆಯನ್ನು ಪಡೆಯುತ್ತಿವೆ.

ಕ್ಯಾರೆಟ್ ಮನೆಮದ್ದುಗಳು

1. ತ್ವಚೆಯ ಹೊಳಪಿಗೆ ಕ್ಯಾರೆಟ್ ನ ನುಣ್ಣಗಿನ ಪೇಸ್ಟ್
ತಾಜಾ ಕ್ಯಾರೆಟ್ ನ ನುಣ್ಣಗಿನ ಪೇಸ್ಟ್ ತಯಾರಿಸಿ, ಇದಕ್ಕೆ ಸ್ವಲ್ಪ ಆಲಿವ್ ಎಣ್ಣೆಯನ್ನು ಸೇರಿಸಿ ಮುಖದ ಮೇಲೆ ಹಚ್ಚಲಾಗುತ್ತದೆ. ಮುಖದ ಮೇಲೆ 10-30 ನಿಮಿಷಗಳ ಕಾಲ ಬಿಟ್ಟು, ನಂತರ ತೊಳೆಯಬಹುದು. ಇದು ಮುಖಕ್ಕೆ ಉತ್ತಮ ಹೊಳಪನ್ನು ನೀಡುತ್ತದೆ ಮತ್ತು ಸುಕ್ಕುಗಳನ್ನು ಹೋಗಲಾಡಿಸುತ್ತದೆ. ಇದು ತ್ವಚೆಯನ್ನು ಮೃದುವಾಗಿಸಲು ಮತ್ತು ಮೈ ಬಣ್ಣವನ್ನು ಸುಧಾರಿಸಲು ಸಹಾಯ ಮಾಡುತ್ತದೆ.

2. ಮೂಲವ್ಯಾಧಿ ಮತ್ತು ಮಲಬದ್ಧತೆಯ ಸಮಸ್ಯೆಗೆ ಕ್ಯಾರೆಟ್ ಎಲೆಯ ರಸ
ತಾಜಾ ಕ್ಯಾರೆಟ್ ಎಲೆಗಳನ್ನು ರುಬ್ಬಿ ರಸವನ್ನು ಸಂಗ್ರಹಿಸಲಾಗುತ್ತದೆ ಅಥವಾ ಎಲೆಗಳ ಸಲಾಡ್ ಅನ್ನು ತಯಾರಿಸಲಾಗುತ್ತದೆ. ಇದು ಮಲಬದ್ಧತೆಗೆ ತುಂಬಾ ಪರಿಣಾಮಕಾರಿ. ಎಲೆಯ ರಸವನ್ನು 10-15 ಮಿ.ಲೀ. ಪ್ರಮಾಣದಲ್ಲಿ, ದಿನಕ್ಕೆ ಒಮ್ಮೆ ಅಥವಾ ಎರಡು ಬಾರಿ, ಆಹಾರದ ನಂತರ ಸೇವಿಸುವುದು.

3. ಕೊಲೆಸ್ಟ್ರಾಲ್ ಅನ್ನು ಕಡಿಮೆ ಮಾಡಲು ಕ್ಯಾರೆಟ್ ಜ್ಯೂಸ್

ಕೆಟ್ಟ ಕೊಲೆಸ್ಟ್ರಾಲ್ ಅನ್ನು ಕಡಿಮೆ ಮಾಡಲು ಕ್ಯಾರೆಟ್ ಜ್ಯೂಸ್ ತುಂಬಾ ಪರಿಣಾಮಕಾರಿಯಾಗಿದೆ. ಇದು ದೇಹಕ್ಕೆ ಶಕ್ತಿಯನ್ನು ಪೂರೈಸುತ್ತದೆ ಮತ್ತು ಉತ್ತಮ ಯಕೃತ್ ಉತ್ತೇಜಕವಾಗಿದೆ. ಕ್ಯಾರೆಟ್ ರಸದ ಸೇವನಾ ಪ್ರಮಾಣ - 50 - 100 ಮಿ.ಲೀ., ದಿನಕ್ಕೆ ಒಂದು ಅಥವಾ ಎರಡು ಬಾರಿ.

4. ಮೊಸರು ಅಥವಾ ಮಜ್ಜಿಗೆ ಅಥವಾ ಮೊಳಕೆಯೊಡೆದ ಧಾನ್ಯಗಳ ಜೊತೆಗೆ ತಾಜಾ ಕ್ಯಾರೆಟ್ ಸೇವನೆಯು ವಯಸ್ಸಾಗುವುದನ್ನು ವಿಳಂಬಗೊಳಿಸುತ್ತದೆ:

ತಾಜಾ ಕ್ಯಾರೆಟ್ ಗಳು ಬೀಟಾ-ಕ್ಯಾರೋಟಿನ್ ಗಳ ಅತ್ಯುತ್ತಮ ಸಂಗ್ರಹಗಳಾಗಿವೆ. ದೇಹಕ್ಕೆ ಪ್ರವೇಶಿಸಿದ ತಕ್ಷಣ ಅವು ವಿಟಮಿನ್ ಎ ಆಗಿ ಬದಲಾಗುತ್ತವೆ. ಆದ್ದರಿಂದ, ಮಜ್ಜಿಗೆ ಅಥವಾ ಮೊಸರು ಅಥವಾ ಮೊಳಕೆಯೊಡೆದ ಹೆಸರು ಕಾಳಿನಂತಹ ಯಾವುದೇ ಸೂಕ್ತವಾದ ಪೂರಕಗಳೊಂದಿಗೆ ಕ್ಯಾರೆಟ್ ಸೇವನೆಯು ಜೀವಕೋಶದ ಅವನತಿಯನ್ನು ಕಡಿಮೆ ಮಾಡುತ್ತದೆ ಮತ್ತು ಹೀಗಾಗಿ ವಯಸ್ಸಾಗುವ ಪ್ರಕ್ರಿಯೆಯನ್ನು ನಿಧಾನಗೊಳಿಸುತ್ತದೆ.

5. ಆಯಾಸಕ್ಕೆ ಕ್ಯಾರೆಟ್ ಮಿಲ್ಕ್ ಶೇಕ್ ಅಥವಾ ಕ್ಯಾರೆಟ್ ಮತ್ತು ಕಲ್ಲುಸಕ್ಕರೆ

ಕ್ಯಾರೆಟ್ ಗಮನಾರ್ಹ ಪ್ರಮಾಣದಲ್ಲಿ ವಿಟಮಿನ್ ಬಿ ಕಾಂಪ್ಲೆಕ್ಸ್ ಅನ್ನು ಹೊಂದಿದೆ. ಆದ್ದರಿಂದ, ಕ್ಯಾರೆಟ್ ಮಿಲ್ಕ್ ಶೇಕ್ ದೇಹವನ್ನು ತಂಪಾಗಿಸಲು ಸಹಾಯ ಮಾಡುತ್ತದೆ. ಇದು ಆಯಾಸ, ಆಲಸ್ಯ, ಸ್ನಾಯುಗಳ ದೌರ್ಬಲ್ಯ ಇತ್ಯಾದಿಗಳನ್ನು ನಿವಾರಿಸಲು ಸಹಾಯ ಮಾಡುತ್ತದೆ.

ಅರ್ಧ ಬೇಯಿಸಿದ ಕ್ಯಾರೆಟ್ ಅನ್ನು ಸಕ್ಕರೆ ಪಾಕದಲ್ಲಿ ಅದ್ದಿ ಬಿ ಕಾಂಪ್ಲೆಕ್ಸ್ ಕೊರತೆಯಿರುವ ಮಕ್ಕಳಿಗೆ ನೀಡಲಾಗುತ್ತದೆ.

6. ಅಸಿಡಿಟಿಯಲ್ಲಿ ಕ್ಯಾರೆಟ್ ಮತ್ತು ಗರಿಕೆಯ ತಾಜಾ ರಸ

ತಾಜಾ ಕ್ಯಾರೆಟ್ ಮತ್ತು ಗರಿಕೆ ಹುಲ್ಲನ್ನು 3: 1 ಅನುಪಾತದಲ್ಲಿ ತೆಗೆದುಕೊಂಡು ರಸವನ್ನು ಸಂಗ್ರಹಿಸಲಾಗುತ್ತದೆ. ಇದನ್ನು ಖಾಲಿ ಹೊಟ್ಟೆಯಲ್ಲಿ ದಿನಕ್ಕೆ ಒಮ್ಮೆ ಸುಮಾರು 200 ಮಿ.ಲೀ. ಪ್ರಮಾಣದಲ್ಲಿ ತೆಗೆದುಕೊಳ್ಳಲಾಗುತ್ತದೆ. ಇದು ಶಕ್ತಿ ಉತ್ತೇಜಕ ಪಾನೀಯವಾಗಿದ್ದು, ರಕ್ತದ ಸಕ್ಕರೆ ಮಟ್ಟವನ್ನು ಕ್ರಮಬದ್ಧಗೊಳಿಸುತ್ತದೆ ಮತ್ತು ಅಸಿಡಿಟಿ ಸಂಬಂಧಿತ ತೊಂದರೆಗಳಲ್ಲಿ ಅತ್ಯಂತ ಪರಿಣಾಮಕಾರಿಯಾಗಿದೆ.

7. ಕಣ್ಣು ರೆಪ್ಪೆಯ ಮೇಲಾಗುವ ಕುರ ಮತ್ತು ಕಣ್ಣಿನ ಉರಿಯೂತಕ್ಕೆ ಕ್ಯಾರೆಟ್ ಬೀಜದ ಪೇಸ್ಟ್

ಕಣ್ಣು ರೆಪ್ಪೆಯ ಮೇಲಾಗುವ ಕುರ ಮತ್ತು ಕಣ್ಣಿನ ಉರಿಯೂತದಲ್ಲಿ ಕ್ಯಾರೆಟ್ ಬೀಜಗಳ ನುಣ್ಣಗಿನ ಪೇಸ್ಟ್ ಅನ್ನು ಲೇಪಿಸಲಾಗುತ್ತದೆ. 3-4 ದಿನ ಲೇಪಿಸಿದಾಗ ಔಷಧಿಯು ಉತ್ತಮ ಫಲಿತಾಂಶವನ್ನು ನೀಡುತ್ತದೆ.

8. ವಸಡಿನ ಊತ ಮತ್ತು ಬಾಯಿಹುಣ್ಣಿಗೆ ಕ್ಯಾರೆಟ್ ರಸದಲ್ಲಿ ಬಾಯಿ ಮುಕ್ಕಳಿಸುವಿಕೆ

ಕ್ಯಾರೆಟ್ ಜ್ಯೂಸ್ ಅನ್ನು ಸ್ವಲ್ಪ ಜ್ಯೇಷ್ಠಮಧುವಿನ ಪುಡಿಯೊಂದಿಗೆ ಸೇರಿಸಿ ಬಾಯಿಮುಕ್ಕಳಿಸಲು ಬಳಸಬಹುದು. ಇದು ವಸಡಿನ ಊತ ಮತ್ತು ಪುನರಾವರ್ತಿತ ಬಾಯಿಹುಣ್ಣಿನ ಸಮಸ್ಯೆಗಳನ್ನು ಗುಣಪಡಿಸಲು ಸಹಾಯ ಮಾಡುತ್ತದೆ.

78
ಶೀತ, ತಲೆನೋವು, ಟಾನ್ಸಿಲೈಟಿಸ್, ನೇಸಲ್ ಪೋಲಿಪ್ ಸಮಸ್ಯೆಗೆ ಸಾಸಿವೆಯ ಮನೆಮದ್ದು

ಬಹುತೇಕ ಎಲ್ಲಾ ಸಾಂಬಾರ್ ಪುಡಿ, ಮಸಾಲೆ ಪುಡಿ, ಉಪ್ಪಿನಕಾಯಿ ಮತ್ತು ಒಗ್ಗರಣೆಯಲ್ಲಿ ಸಾಸಿವೆಯನ್ನು ಬಳಸಲಾಗುತ್ತದೆ.
ಆಯುರ್ವೇದವು ಕಫ ದೋಷವನ್ನು ಒಳಗೊಂಡಿರುವ ಸಂಧಿವಾತ, ಸ್ನಾಯು ಸಂಬಂಧಿ ತೊಂದರೆಗಳು ಮತ್ತು ಚರ್ಮದ ಕಾಯಿಲೆಗಳಲ್ಲಿ ಸಾಸಿವೆ ಎಣ್ಣೆಯ ಬಳಕೆಯನ್ನು ಶಿಫಾರಸು ಮಾಡುತ್ತದೆ.

ಮುನ್ನಚ್ಚರಿಕೆಗಳು
ಆದರೆ ಪಿತ್ತ ಕಾಯಿಲೆಗಳಲ್ಲಿ ಸಾಸಿವೆ ಎಣ್ಣೆಯು ಶಿಫಾರಸು ಮಾಡಲ್ಪಟ್ಟಿಲ್ಲ. ಏಕೆಂದರೆ ಇದು ತೀಕ್ಷ್ಣ ಮತ್ತು ಉಷ್ಣ ಗುಣವನ್ನು ಹೊಂದಿದೆ. ಇದಲ್ಲದೆ ಸಾಸಿವೆಯ ಕಚ್ಚಾ ತೈಲವು ರಕ್ತ ಮತ್ತು ವೀರ್ಯವನ್ನು ದುರ್ಬಲಗೊಳಿಸುವ ಪ್ರವೃತ್ತಿಯನ್ನು ಹೊಂದಿದೆ.
ಆದ್ದರಿಂದ ಸಾಸಿವೆ ಮತ್ತು ಸಾಸಿವೆ ಎಣ್ಣೆಯನ್ನು ಎಚ್ಚರಿಕೆಯಿಂದ ಮತ್ತು ಕನಿಷ್ಠ ಪ್ರಮಾಣದಲ್ಲಿ ಬಳಸಬೇಕು.

1. ತಲೆನೋವು ಮತ್ತು ಹಲ್ಲುನೋವಿಗೆ ಸಾಸಿವೆ ಪೇಸ್ಟ್
ಇದು ಕರ್ನಾಟಕದ ದಕ್ಷಿಣ ಕನ್ನಡ ಮತ್ತು ಉತ್ತರ ಕನ್ನಡದಲ್ಲಿ ಕಂಡುಬರುವ ಅತ್ಯಂತ ಸಾಮಾನ್ಯವಾದ ಮನೆಮದ್ದಾಗಿದೆ.
ಕೆಂಪು ಅಥವಾ ಕಪ್ಪು ಸಾಸಿವೆ ಬೀಜದ ನುಣ್ಣನೆ ಪೇಸ್ಟ್ ಅನ್ನು ಹಣೆಯ ಮೇಲೆ ಲೇಪಿಸಲಾಗುತ್ತದೆ. ಇದು ತಲೆನೋವನ್ನು ಪರಿಣಾಮಕಾರಿಯಾಗಿ ಕಡಿಮೆ ಮಾಡಲು ಸಹಾಯ ಮಾಡುತ್ತದೆ.
ಹಲ್ಲುನೋವಿನಲ್ಲಿ ಕೂಡ ಈ ಪೇಸ್ಟ್ ಅನ್ನು ಸ್ವಲ್ಪ ಉಪ್ಪಿನೊಂದಿಗೆ ಬೆರೆಸಿ ವಸಡಿನ ನೋವಿನ ಪ್ರದೇಶಕ್ಕೆ

ಕೆಲವು ನಿಮಿಷಗಳ ಕಾಲ ಹಚ್ಚಲಾಗುತ್ತದೆ.

2. ಗಲಗ್ರಂಥಿಯ ಉರಿಯೂತದಲ್ಲಿ ನಿಂಬೆ ರಸ ಮತ್ತು ಸಾಸಿವೆ ಪೇಸ್ಟ್

2 ಟೀ ಚಮಚ ಸಾಸಿವೆಯನ್ನು ಒಂದು ಟೀಚಮಚ ನಿಂಬೆ ರಸದೊಂದಿಗೆ ನುಣ್ಣಗಿನ ಪೇಸ್ಟ್ ತಯಾರಿಸಿ. ಈ ಪೇಸ್ಟ್ ಅನ್ನು ಗಂಟಲಿನ ಮೇಲೆ ಬಾಹ್ಯವಾಗಿ ಲೇಪಿಸಲಾಗುತ್ತದೆ. 3-4 ದಿನಗಳವರೆಗೆ ಇದನ್ನು ಮಾಡುವುದರಿಂದ ನೋವು ಮತ್ತು ಊತವನ್ನು ಶಮನಗೊಳಿಸುತ್ತದೆ.

ಲಿಂಫೆಡಿನೈಟಿಸ್ ನಲ್ಲಿ ಸಹ ಊತವನ್ನು ಕಡಿಮೆ ಮಾಡಲು ಇದು ತುಂಬಾ ಪರಿಣಾಮಕಾರಿಯಾಗಿದೆ.

3. ಹುಣ್ಣು ಮತ್ತು ಗಾಯಗಳಲ್ಲಿ ಸುಟ್ಟ ಸಾಸಿವೆ

4-5 ಚಮಚ ಸಾಸಿವೆಯನ್ನು ಮಣ್ಣಿನ ಬಾಣಲೆಯಲ್ಲಿ (ಸ್ಟೀಲ್ ಪಾತ್ರೆ ಕೂಡ ಬಳಸಬಹುದು) ಬಿಸಿ ಮಾಡಿ ಸುಡಲಾಗುತ್ತದೆ. ಇದನ್ನು ಚೆನ್ನಾಗಿ ಕುಟ್ಟಿ ನುಣ್ಣಗಿನ ಪುಡಿಯನ್ನು ತಯಾರಿಸಲಾಗುತ್ತದೆ. ಇದಕ್ಕೆ ಎಳ್ಳೆಣ್ಣೆಯನ್ನು ಸೇರಿಸಿ ಚೆನ್ನಾಗಿ ಮಿಶ್ರಣ ಮಾಡಲಾಗುತ್ತದೆ.

ಈ ಪೇಸ್ಟ್ ಅನ್ನು ಹುಣ್ಣು ಮತ್ತು ವಾಸಿಯಾಗದ ಗಾಯಗಳ ಮೇಲೆ ಲೇಪಿಸಲಾಗುತ್ತದೆ.

4. ಮೂಗಿನ ಹೊಳ್ಳೆಗಳಲ್ಲಾಗುವ ಗುಳ್ಳೆಗಳಿಗೆ ಉಪ್ಪು ಬೆರೆಸಿದ ಸಾಸಿವೆ ಎಣ್ಣೆ

25 ಮಿ.ಲೀ. ಸಾಸಿವೆ ಎಣ್ಣೆಗೆ 2 ಚಿಟಿಕೆ ಉಪ್ಪು ಸೇರಿಸಿ ಬಿಸಿಮಾಡಲಾಗುತ್ತದೆ. ತಣ್ಣಗಾದ ನಂತರ ಇದನ್ನು ಸೋಸಲಾಗುತ್ತದೆ. ಮೂಗಿನ ಹೊಳ್ಳೆಗಳಲ್ಲಾಗುವ ಗುಳ್ಳೆಗಳ ಚಿಕಿತ್ಸೆಗಾಗಿ 2-3 ಹನಿಗಳಷ್ಟು ಎಣ್ಣೆಯನ್ನು ಮೂಗಿನೊಳಕ್ಕೆ ಹಾಕಲಾಗುತ್ತದೆ.

ಮೂಲವ್ಯಾಧಿಯ ಗಾತ್ರವನ್ನು ಕುಗ್ಗಿಸಲು ಮತ್ತು ನೋವನ್ನು ನಿವಾರಿಸಲು ಇದನ್ನು ಬಾಹ್ಯವಾಗಿ ಲೇಪಿಸಲಾಗುತ್ತದೆ.

5. ತುರಿಕೆ ದದ್ದುಗಳಲ್ಲಿ ಅರಿಶಿನದೊಂದಿಗೆ ಸಾಸಿವೆ ಎಣ್ಣೆ

ಸಾಸಿವೆ ಎಣ್ಣೆಯನ್ನು ಸಣ್ಣ ಪ್ರಮಾಣದ ಅರಿಶಿನದೊಂದಿಗೆ ಬೆರೆಸಿ ಬಿಸಿ ಮಾಡಲಾಗುತ್ತದೆ. ಈ ಎಣ್ಣೆಯನ್ನು ದೇಹದಾದ್ಯಂತ ಹಚ್ಚುವುದರಿಂದ ತುರಿಕೆ, ದದ್ದುಗಳು ಶಮನವಾಗುತ್ತವೆ.

ತೀವ್ರವಾದ ಶೀತ, ನಡುಕ ಮತ್ತು ದದ್ದುಗಳ ಸಮಸ್ಯೆ ಇರುವವರು ಈ ಎಣ್ಣೆಯನ್ನು ಹಚ್ಚಿ ಒಂದು ಗಂಟೆಯ ನಂತರ ಬೆಚ್ಚಗಿನ ನೀರಿನಿಂದ ಸ್ನಾನ ಮಾಡಲು ಸಲಹೆ ನೀಡಲಾಗಿದೆ. ಚಳಿಗಾಲದ ಶೈತ್ಯತೆಯ ವಿರುದ್ಧ ಇದು ಉತ್ತಮ ಪರಿಣಾಮವನ್ನು ಬೀರುತ್ತದೆ.

6. ಮಕ್ಕಳಲ್ಲಿ ಪದೇ ಪದೇ ಉಂಟಾಗುವ ಶೀತಕ್ಕೆ ಸಾಸಿವೆ ಮತ್ತು ಕಾಳುಮೆಣಸು ಪುಡಿ

ಸಾಸಿವೆ ಮತ್ತು ಕಾಳುಮೆಣಸನ್ನು ಸಮಪ್ರಮಾಣದಲ್ಲಿ ತೆಗೆದುಕೊಂಡು ನುಣ್ಣಗಿನ ಪುಡಿಯನ್ನು ತಯಾರಿಸಲಾಗುತ್ತದೆ. ಈ ಪುಡಿಯನ್ನು ಸಣ್ಣ ಬಟ್ಟೆ ತುಂಡಿನಲ್ಲಿ ಸುತ್ತಿ ನೆತ್ತಿಯ ಮಧ್ಯದಲ್ಲಿ ಇರಿಸಲಾಗುತ್ತದೆ. ಪ್ರತಿದಿನ ಬೆಳಿಗ್ಗೆ ಅಥವಾ ಸಂಜೆ 30-45 ನಿಮಿಷಗಳ ಕಾಲ ಇದನ್ನು ನೆತ್ತಿಯ ಮೇಲೆ ಇಡಲಾಗುತ್ತದೆ. ಇದನ್ನು ಮಕ್ಕಳಲ್ಲಿ ಶೀತ, ನೆಗಡಿ, ಕೆಮ್ಮು, ಗಂಟಲು ನೋವು, ಗಲಗ್ರಂಥಿಯ ಉರಿಯೂತ ಇತ್ಯಾದಿಗಳ ಪರಿಹಾರಕ್ಕೆ ಬಳಸಲಾಗುತ್ತದೆ.

7. ಆಮವಾತದಲ್ಲಿ ಸಾಸಿವೆ ಎಣ್ಣೆಯ ಬಳಕೆ

ಆಮವಾತದಲ್ಲಿ, ಸಾಸಿವೆ ಎಣ್ಣೆಗೆ ಒಂದು ಚಿಟಿಕೆ ಕಲ್ಲು ಉಪ್ಪನ್ನು ಸೇರಿಸಿ, ಬಿಸಿ ಮಾಡಿ ಕೀಲುಗಳ ಮೇಲೆ ಹಚ್ಚಲಾಗುತ್ತದೆ. ನಿಯಮಿತವಾಗಿ ಹಚ್ಚುವುದು ನೋವು ಮತ್ತು ಊತವನ್ನು ಕಡಿಮೆ ಮಾಡಲು ಸಹಾಯ ಮಾಡುತ್ತದೆ.

8. ಬಾವುಗಳಲ್ಲಿ ಸಾಸಿವೆ ಎಲೆ/ಸಾಸಿವೆ ಗಿಡದ ನುಣ್ಣಗಿನ ಪೇಸ್ಟ್

ಸಾಸಿವೆ ಎಲೆ ಅಥವಾ ಸಂಪೂರ್ಣ ಸಸ್ಯವನ್ನು ತೆಗೆದುಕೊಂಡು ಸ್ವಲ್ಪ ಅರಿಶಿನ ಪುಡಿ ಮತ್ತು ಹಸಿ ಶುಂಠಿಯನ್ನು ಸೇರಿಸಿ, ನುಣ್ಣಗಿನ ಪೇಸ್ಟ್ ಅನ್ನು ತಯಾರಿಸಲಾಗುತ್ತದೆ. ಇದನ್ನು ಸ್ವಲ್ಪ ಬಿಸಿ ಮಾಡಿ ಊತ ಅಥವಾ ಕೀವು ಇಲ್ಲದ ಬಾವುಗಳ ಮೇಲೆ ಲೇಪಿಸಲಾಗುತ್ತದೆ. ಇದು ಬಾವು ಪಕ್ವವಾಗಲು ಮತ್ತು ಊತವನ್ನು ಶಮನಗೊಳಿಸಲು ಸಹಾಯ ಮಾಡುತ್ತದೆ.

9. ಕೀಲು ನೋವು ಮತ್ತು ಸ್ನಾಯುಗಳ ಊತದಲ್ಲಿ ಸಾಸಿವೆ, ಬೆಳ್ಳುಳ್ಳಿ ಮತ್ತು ಲವಂಗದ ನುಣ್ಣನೆಯ ಪೇಸ್ಟ್

ಸಾಸಿವೆ, ಬೆಳ್ಳುಳ್ಳಿ ಮತ್ತು ಲವಂಗವನ್ನು ಸಮಾನ ಪ್ರಮಾಣದಲ್ಲಿ ತೆಗೆದುಕೊಂಡು ನುಣ್ಣಗಿನ ಪೇಸ್ಟ್ ಅನ್ನು ತಯಾರಿಸಲಾಗುತ್ತದೆ. ತರಚಿದ ಗಾಯಗಳು ಅಥವಾ ಜಜ್ಜಿದ ಗಾಯಗಳ ಮೇಲೆ ಇದನ್ನು ಲೇಪಿಸಲಾಗುತ್ತದೆ. ಇದು ನೋವು ಮತ್ತು ಊತವನ್ನು ನಿವಾರಿಸುತ್ತದೆ.

10. ದೀರ್ಘಕಾಲದ ಕೆಮ್ಮು ಮತ್ತು ನೆಗಡಿಗೆ ಜೇನುತುಪ್ಪದೊಂದಿಗೆ ಸಾಸಿವೆ ಪುಡಿ

ಸಾಸಿವೆಯ ನುಣ್ಣಗಿನ ಪುಡಿಯನ್ನು ತಯಾರಿಸಿ ಬಾಣಲೆಯಲ್ಲಿ ಸ್ವಲ್ಪ ಬಿಸಿ ಮಾಡಲಾಗುತ್ತದೆ. 1-2 ಚಿಟಿಕೆಯಷ್ಟು ಪುಡಿಯನ್ನು ಜೇನುತುಪ್ಪದೊಂದಿಗೆ ಬೆರೆಸಿ ನೆಕ್ಕಬೇಕು. ಇದು ಕಫ, ಕೆಮ್ಮು ಮತ್ತು ನೆಗಡಿಯನ್ನು ನಿವಾರಿಸುತ್ತದೆ.

79

ಮಧುಮೇಹ, ಹೇನು ಮತ್ತು ಸುಟ್ಟ ಗಾಯಗಳಿಗೆ ಬೆಂಡೆಕಾಯಿಯ ಮನೆಮದ್ದು

ಬೆಂಡೆಕಾಯಿ ಚಿರಪರಿಚಿತ ತರಕಾರಿ. ಇದು ಪಿತ್ತ ಮತ್ತು ವಾತ ದೋಷವನ್ನು ಸಮತೋಲನಗೊಳಿಸುತ್ತದೆ ಮತ್ತು ಶೀತ ಗುಣವನ್ನು ಹೊಂದಿದೆ. ಸಾಮಾನ್ಯವಾಗಿ ಶೀತ, ಕೆಮ್ಮು, ಕಡಿಮೆ ಜೀರ್ಣಶಕ್ತಿ ಇತ್ಯಾದಿ ತೊಂದರೆಗಳಲ್ಲಿ ಬೆಂಡೆಕಾಯಿಯ ಸೇವನೆ ನಿಷಿದ್ಧ.
ಬೆಂಡೆಕಾಯಿಯು ಗಮನಾರ್ಹ ಪ್ರಮಾಣದ ನಾರು ಪದಾರ್ಥ ಮತ್ತು ಲೋಳೆಯನ್ನು ಹೊಂದಿರುವುದರಿಂದ, ಮೂಲವ್ಯಾಧಿ, ನೋವಿನಿಂದ ಕೂಡಿದ ಮೂತ್ರ ವಿಸರ್ಜನೆ ಮತ್ತು ಉರಿಯುವ ಸಂವೇದನೆಯ ಚಿಕಿತ್ಸೆಯಲ್ಲಿ ಇದನ್ನು ಶಿಫಾರಸು ಮಾಡಲಾಗುತ್ತದೆ.

ಕೆಲವು ಸರಳ ಮತ್ತು ಪರಿಣಾಮಕಾರಿ ಬೆಂಡೆಕಾಯಿ ಮನೆಮದ್ದುಗಳು

1. ಟೈಪ್ II ಡಯಾಬಿಟಿಸ್ ನಲ್ಲಿ ಬೆಂಡೆಕಾಯಿಯ ತಾಜಾ ರಸ

1-2 ತಾಜಾ, ಬಲಿತ ಬೆಂಡೆಕಾಯಿಗಳನ್ನು ಸಣ್ಣ ತುಂಡುಗಳಾಗಿ ಕತ್ತರಿಸಿ. ಇದಕ್ಕೆ 2 ಕಪ್ ನೀರನ್ನು ಸೇರಿಸಿ. ಇದನ್ನು ಸ್ವಲ್ಪ ಹೊತ್ತು ಮುಚ್ಚಿಟ್ಟು, ನಂತರ ಬೆಂಡೆಕಾಯಿ ಹೋಳುಗಳನ್ನು ಕಿವುಚಿ ನೀರನ್ನು ಸೋಸಿ ಬೆಳಿಗ್ಗೆ ಖಾಲಿ ಹೊಟ್ಟೆಯಲ್ಲಿ ತೆಗೆದುಕೊಳ್ಳಲಾಗುತ್ತದೆ. ಇದು ರಕ್ತದಲ್ಲಿನ ಸಕ್ಕರೆಯ ಮಟ್ಟದಲ್ಲಿ ಗಮನಾರ್ಹ ಇಳಿಕೆಗೆ ಸಹಾಯ ಮಾಡುತ್ತದೆ.

2. ಸುಟ್ಟ ಗಾಯಗಳಿಗೆ ಬೆಂಡೆಕಾಯಿಯ ಅಂಟು

20 ಮಿ.ಲೀ. ಬೆಂಡೆಕಾಯಿಯ ತಾಜಾ ರಸ ಮತ್ತು 100 ಮಿ.ಲೀ. ಸುಣ್ಣದ ನೀರನ್ನು 6 ಪಟ್ಟು ನೀರಿನಲ್ಲಿ ಕರಗಿಸಿ ಮತ್ತು ಮೇಲ್ಭಾಗದಲ್ಲಿ ಸಂಗ್ರಹವಾದ ದ್ರವ ಭಾಗವನ್ನು ಸಂಗ್ರಹಿಸಿ. ಇದನ್ನು ಸುಟ್ಟಗಾಯಗಳ ಮೇಲೆ ಹಚ್ಚುವುದರಿಂದ ಉರಿಯು ಶಮನವಾಗುತ್ತದೆ.

3. ಹೇನು ಮತ್ತು ತಲೆಹೊಟ್ಟಿಗೆ ಬೆಂಡೆಕಾಯಿ ಬೀಜದ ಎಣ್ಣೆ

ಬೆಂಡೆಕಾಯಿಯ 30-40 ಒಣಗಿದ ಬೀಜಗಳನ್ನು ಚೆನ್ನಾಗಿ ಪುಡಿಮಾಡಲಾಗುತ್ತದೆ. ಇದನ್ನು ಎಳ್ಳೆಣ್ಣೆ ಅಥವಾ ತೆಂಗಿನ ಎಣ್ಣೆಯಲ್ಲಿ ಒಂದು ದಿನ ನೆನೆಸಿಡಲಾಗುತ್ತದೆ. ಮರುದಿನ ಇದನ್ನು 5-10 ನಿಮಿಷಗಳ ಕಾಲ ಬಿಸಿಮಾಡಿ, ತಣ್ಣಗಾದ ನಂತರ ಇದನ್ನು ಸೋಸಿ ಸಂಗ್ರಹಿಸಲಾಗುತ್ತದೆ.

ಈ ತೈಲವು ಗುಣಿ ಬುಡಕಟ್ಟು ಜನರಲ್ಲಿ ಸಾಂಪ್ರದಾಯಿಕ ಆಚರಣೆಯಾಗಿದೆ. ಈ ವಿಶಿಷ್ಟ ಪದ್ಧತಿಯು ಮಹಾರಾಷ್ಟ್ರ ಮತ್ತು ರಾಜಸ್ಥಾನದಲ್ಲಿ ಕಂಡುಬರುತ್ತದೆ. ಇಲ್ಲಿ ಕೆಂಪು ಬೆಂಡೆಕಾಯಿಗಳನ್ನು ಬಳಸಲಾಗುತ್ತದೆ.

80

ಮೂತ್ರಪಿಂಡದ ಕಲ್ಲುಗಳು, ಜಠರದುರಿತ, ಉರಿ ಮೂತ್ರಕ್ಕೆ ಸೌತೆಕಾಯಿಯ ಮನೆಮದ್ದು

ಸೌತೆಕಾಯಿಯು ಮೂತ್ರವರ್ಧಕ ಮತ್ತು ನೈಸರ್ಗಿಕ ಮೈಬಣ್ಣ ವರ್ಧಕವಾಗಿದೆ. ಇದರ ಸೇವನೆ ಮತ್ತು ಬಾಹ್ಯ ಲೇಪನ ಎರಡೂ ಚರ್ಮದ ತೇವಾಂಶವನ್ನು ಕಾಪಾಡಿಕೊಳ್ಳಲು ಸಹಾಯ ಮಾಡುತ್ತದೆ. ಕಲ್ಲಂಗಡಿಯಂತೆ, ಸೌತೆಕಾಯಿಯು ಹೆಚ್ಚಿನ ಪ್ರಮಾಣದ ನೀರಿನಂಶವನ್ನು ಒಳಗೊಂಡಿದೆ, ಆದುದರಿಂದ ವಿಶೇಷವಾಗಿ ಬೇಸಿಗೆಯಲ್ಲಿ ಶರೀರದ ನೀರಿನ ಬೇಡಿಕೆಯನ್ನು ಪೂರೈಸುತ್ತದೆ.
ಸೌತೆಕಾಯಿಯು ವಿಟಮಿನ್ ಕೆ, ಬಿ1, ಬಿ5, ಬಿ7, ತಾಮ್ರ, ಪೊಟ್ಯಾಸಿಯಮ್, ವಿಟಮಿನ್ ಸಿ, ಮ್ಯಾಂಗನೀಸ್, ಬೀಟಾ-ಕ್ಯಾರೋಟಿನ್, ಉತ್ಕರ್ಷಣ ನಿರೋಧಕ ಫ್ಲೇವನಾಯ್ಡ್ ಗಳಾದ ಕ್ವೆರ್ಸೆಟಿನ್ ಮತ್ತು ಕೆಂಫ್ಫೆರಾಲ್ ಇತ್ಯಾದಿಗಳಿಂದ ಸಮೃದ್ಧವಾಗಿದೆ.

ಆಯುರ್ವೇದವು ಸೌತೆಕಾಯಿಯನ್ನು ತ್ರಪುಶ ಎಂಬ ಹೆಸರಿನಲ್ಲಿ ವಿವರಿಸುತ್ತದೆ. ಶಾಸ್ತ್ರದ ಪ್ರಕಾರ ಇದರ ಶೀತ ಗುಣದಿಂದಾಗಿ ಇದು ಊತ, ತಲೆ ನೋವು, ಅಸೈಟಿಸ್, ಮೂತ್ರ ಪಿಂಡದ ಕಲ್ಲುಗಳು, ಉರಿ ಮೂತ್ರ ಇತ್ಯಾದಿ ತೊಂದರೆಗಳ ಚಿಕಿತ್ಸೆಯಲ್ಲಿ ಉಪಯುಕ್ತವಾಗಿದೆ.
ಸೌತೆಕಾಯಿಯನ್ನು ಹೆಚ್ಚಾಗಿ ತರಕಾರಿಯಾಗಿ ಬಳಸಲಾಗುತ್ತದೆ. ಎಳೆ ಸೌತೆಕಾಯಿಗಳನ್ನು ಕಚ್ಚಾ ರೂಪದಲ್ಲಿಯೇ ಉಪಯೋಗಿಸಲಾಗುತ್ತದೆ. ಮಾಗಿದ ಹಣ್ಣುಗಳು ನೀರಿನಂಶದಲ್ಲಿ ಸಮೃದ್ಧವಾಗಿರುವುದರಿಂದ ಅದು ಮೂತ್ರವರ್ಧಕ ಪರಿಣಾಮವನ್ನು ಸಹ ಹೊಂದಿರುತ್ತವೆ.

1. ಮೂತ್ರಪಿಂಡದ ಚಿಕಿತ್ಸೆಯಲ್ಲಿ ಸೌತೆಕಾಯಿಯ ತಾಜಾ ತಿರುಳಿನ ರಸ

6-10 ಸೌತೆಕಾಯಿ ತುಂಡುಗಳನ್ನು ತೆಗೆದುಕೊಂಡು ಚೆನ್ನಾಗಿ ರುಬ್ಬಿ, ತಾಜಾ ರಸವನ್ನು ಪಡೆಯಲಾಗುತ್ತದೆ . 1 ಕಪ್ ರಸಕ್ಕೆ , 3 - 5 ಗ್ರಾಂ ಕಲ್ಲುಸಕ್ಕರೆ ಮತ್ತು ಒಂದು ಚಿಟಿಕೆ ಏಲಕ್ಕಿ ಪುಡಿಯನ್ನು ಸೇರಿಸಲಾಗುತ್ತದೆ. ಇದನ್ನು ದಿನಕ್ಕೆ 2 - 3 ಬಾರಿ, ಆಹಾರ ಸೇವನೆಯ 30 ನಿಮಿಷಗಳ ಮೊದಲು

ನೀಡಲಾಗುತ್ತದೆ. ಈ ಚಿಕಿತ್ಸೆಯನ್ನು ದೀರ್ಘಕಾಲದವರೆಗೆ ಮುಂದುವರೆಸಬಹುದು.
ಇದು ಮೂತ್ರಪಿಂಡದ ಸಣ್ಣ ಕಲ್ಲುಗಳನ್ನು ಹೊರಹಾಕಲು ಸಹಾಯ ಮಾಡುತ್ತದೆ.
ಅಥವಾ ಇದನ್ನು ಯಾವುದೇ ಮೂತ್ರವರ್ಧಕ ಔಷಧದೊಂದಿಗೆ ಸಹ ಪಾನೀಯವಾಗಿ ಬಳಸಬಹುದು.

2. ಗ್ಯಾಸ್ಟ್ರೈಟಿಸ್ ಮತ್ತು ಸುಸ್ತಿನ ಚಿಕಿತ್ಸೆಗೆ ಸೌತೆ ತಿರುಳು ಮತ್ತು ಬೆಲ್ಲದ ಮಿಶ್ರಣ
ಮಾಗಿದ ಸೌತೆಕಾಯಿ ಹಣ್ಣನ್ನು ಕತ್ತರಿಸಿ, ಬೀಜಗಳನ್ನು ಬೇರ್ಪಡಿಸಿ ಹೋಳುಗಳಾಗಿ ಮಾಡಲಾಗುತ್ತದೆ.
50 ಗ್ರಾಂ ಹೋಳುಗಳಿಗೆ, 20-30 ಗ್ರಾಂ ಬೆಲ್ಲವನ್ನು ಸೇರಿಸಿ ಸೇವಿಸಲಾಗುತ್ತದೆ.
ಬೇಕಿದ್ದರೆ ಅರ್ಧ ಚಮಚ ಏಲಕ್ಕಿ ಮತ್ತು ಕರಿಮೆಣಸನ್ನು ಸೇರಿಸಬಹುದು.
ಅಥವಾ
ಸೌತೆಕಾಯಿಯ ತಿರುಳಿಗೆ ಬೆಲ್ಲವನ್ನು ಸೇರಿಸಿ, ಚೆನ್ನಾಗಿ ರುಬ್ಬಿಕೊಂಡು ಸೇವಿಸಬಹುದು.
ಇದನ್ನು ಸಂಜೆಯ ಸಮಯದಲ್ಲಿ, ಆಹಾರದ ಮೊದಲು, ತೆಗೆದುಕೊಳ್ಳಲಾಗುತ್ತದೆ, ಇದು ಸುಸ್ತು ಮತ್ತು ಅಸಿಡಿಟಿಗಳನ್ನು ಶಮನಗೊಳಿಸುತ್ತದೆ.

3. ಉರಿ ಮೂತ್ರಕ್ಕೆ ಮಜ್ಜಿಗೆಯೊಂದಿಗೆ ಸೌತೆಕಾಯಿ ಬೀಜದ ಮನೆಮದ್ದು
ಒಂದು ಮುಷ್ಟಿ ಸೌತೆಕಾಯಿ ಬೀಜಗಳನ್ನು ಸಂಗ್ರಹಿಸಿ ಅದನ್ನು ರಾತ್ರಿಯಿಡೀ ಮಜ್ಜಿಗೆಯಲ್ಲಿ ನೆನೆಸಲಾಗುತ್ತದೆ. ಮರುದಿನ ಬೆಳಿಗ್ಗೆ ಇದನ್ನು ಚೆನ್ನಾಗಿ ರುಬ್ಬಿ ಸೇವಿಸಬೇಕು. ಬೇಕಿದ್ದರೆ ಸ್ವಲ್ಪ ಸಕ್ಕರೆಯನ್ನು ಸೇರಿಸಬಹುದು.
ಮೂತ್ರ ವಿಸರ್ಜನೆಯ ಸಮಯದಲ್ಲಿ ಉಂಟಾಗುವ ಉರಿಯನ್ನು ಶಾಂತಗೊಳಿಸಲು ಇದು ಸಹಾಯ ಮಾಡುತ್ತದೆ.

4. ಉರಿಯುವ ಸಂವೇದನೆಯ ಶಮನಕ್ಕಾಗಿ ಸೌತೆಕಾಯಿಯ ನುಣ್ಣನೆಯ ಪೇಸ್ಟ್
ಎಳೆಯ ಸೌತೆಕಾಯಿಯ ನುಣ್ಣಗಿನ ಪೇಸ್ಟ್ ಅನ್ನು ತಯಾರಿಸಿ (ಸೌತೆಕಾಯಿಯ ಹೋಳುಗಳನ್ನು ಕೂಡ ಬಳಸಬಹುದು) ಕಣ್ಣುಗಳ ಸುತ್ತಲೂ ಲೇಪಿಸಲಾಗುತ್ತದೆ ಮತ್ತು 1-2 ಗಂಟೆಗಳ ಕಾಲ ಹಾಗೆ ಇರಿಸಿಕೊಳ್ಳಲಾಗುತ್ತದೆ. ಇದು ಕಣ್ಣುಗಳ ಉರಿಯನ್ನು ನಿವಾರಿಸಲು ಸಹಾಯ ಮಾಡುತ್ತದೆ.
ಸೌತೆಕಾಯಿ ಶೀತ ಗುಣವನ್ನು ಹೊಂದಿದ್ದು, ಬೇಸಿಗೆಯಲ್ಲಿ ಪ್ರಯಾಣ ಮಾಡುವಾಗ ರಾಸಾಯನಿಕಗಳನ್ನೊಳಗೊಂಡ ತಂಪು ಪಾನೀಯಗಳನ್ನು ಸೇವಿಸುವ ಬದಲು ಕತ್ತರಿಸಿದ ಸೌತೆಕಾಯಿಯನ್ನು ತಿನ್ನುವುದು ಉತ್ತಮ.

81

ಚೈತನ್ಯವೃದ್ಧಿಗೆ ಹಾಗೂ ಸುಸ್ತು ಮತ್ತು ಅಲರ್ಜಿಗೆ ಅಶ್ವಗಂಧದ 5 ಮನೆಮದ್ದು

ಅಶ್ವಗಂಧವು ಪ್ರಸಿದ್ಧವಾದ ಆಯುರ್ವೇದ ಮೂಲಿಕೆಯಾಗಿದ್ದು, ಪ್ರಬಲವಾದ ಪುನರುಜ್ಜೀವನಗೊಳಿಸುವ ಮತ್ತು ಲೈಂಗಿಕ ಆರೋಗ್ಯ ವರ್ಧಕ ಗುಣಲಕ್ಷಣಗಳಿಂದ ಕೂಡಿದೆ. ಅಶ್ವಗಂಧದ ಸೋಮ್ನಿಫೆರಿನ್ ರಾಸಾಯನಿಕ ಘಟಕವು ನಿದ್ದೆಬರಿಸುವ ಗುಣ ಮತ್ತು ದುಗುಡ ಅಥವಾ ಆತಂಕವನ್ನು ಶಮನಗೊಳಿಸುವ ಪರಿಣಾಮಕ್ಕೆ ಹೆಸರುವಾಸಿಯಾಗಿದೆ. ಇದರ ಬೇರುಗಳನ್ನು ಆತಂಕ, ಹೆದರಿಕೆ, ಆಯಾಸ, ತಲೆಸುತ್ತು, ಮೂರ್ಛೆ, ನಿದ್ರಾಹೀನತೆ ಇತ್ಯಾದಿಗಳಲ್ಲಿ ಬಳಸಲಾಗುತ್ತದೆ. ಆತಂಕದ ಕಾರಣದಿಂದಾಗಿ ಉಂಟಾಗುವ ಶೀಘ್ರ ಸ್ಖಲನದಲ್ಲಿ ಇದು ಬಹಳ ಪ್ರಯೋಜನಕಾರಿಯಾಗಿದೆ.

ಅಶ್ವಗಂಧವನ್ನು ಹಲವಾರು ಸರಳ ಔಷಧಿಗಳ ತಯಾರಿಕೆಯಲ್ಲಿ ಬಳಸಲಾಗುತ್ತದೆ ಮತ್ತು ಅಂತಹ ಕೆಲವು ಔಷಧಿಗಳನ್ನು ಕೆಳಗೆ ಉಲ್ಲೇಖಿಸಲಾಗಿದೆ-

1. ಪುನರುಜ್ಜೀವನ ಮತ್ತು ಚೈತನ್ಯವನ್ನು ಉತ್ತೇಜಿಸಲು ಅಶ್ವಗಂಧ ಹಾಲು

ಅಶ್ವಗಂಧದ 5-10 ಗ್ರಾಂ ತರಿತರಿಯಾದ ಪುಡಿಯನ್ನು 200 ಮಿ.ಲೀ. ಹಾಲು ಮತ್ತು 400 ಮಿ.ಲೀ. ನೀರಿನಲ್ಲಿ ಚೆನ್ನಾಗಿ ಬೇಯಿಸಲಾಗುತ್ತದೆ. ಇದು ಉಗುರುಬೆಚ್ಚಗಿರುವಾಗ ಇದನ್ನು ಸೋಸಿ ಸೇವಿಸಲಾಗುತ್ತದೆ. ಇದು ಚೈತನ್ಯವನ್ನು ಉತ್ತೇಜಿಸುತ್ತದೆ ಮತ್ತು ಪುನರುಜ್ಜೀವನಕಾರಿಯಾಗಿದೆ.

2. ವೃದ್ಧಾಪ್ಯದಲ್ಲಿ ಆಯಾಸ ಪರಿಹಾರಕ್ಕೆ ಅಶ್ವಗಂಧ

ಅಶ್ವಗಂಧ, ಕಪಿಕಚ್ಚು ಮತ್ತು ಎಳ್ಳಿನ ನುಣ್ಣಗಿನ ಪುಡಿಯನ್ನು ತೆಗೆದುಕೊಂಡು, ಚೆನ್ನಾಗಿ ಮಿಶ್ರಣ ಮಾಡಲಾಗುತ್ತದೆ. ಇದನ್ನು 5 ಗ್ರಾ ಪ್ರಮಾಣದಲ್ಲಿ, ಒಂದು ಕಪ್ ಬೆಚ್ಚಗಿನ ಹಾಲಿನೊಂದಿಗೆ ನೀಡಲಾಗುತ್ತದೆ. ಆಯಾಸ ಮತ್ತು ಸಂಧಿವಾತದಂತಹ ವಯೋಸಹಜ ಸಮಸ್ಯೆಗಳನ್ನು ನಿವಾರಿಸಲು ಇದು ಉಪಯುಕ್ತವಾಗಿದೆ.

3. ಅಲರ್ಜಿಕ್ ನೆಗಡಿಗೆ ಅಶ್ವಗಂಧ

ಸಮಾನ ಪ್ರಮಾಣದ ಅರಿಶಿನ, ಶುಂಠಿ ಮತ್ತು ಅಶ್ವಗಂಧದ ನುಣ್ಣಗಿನ ಪುಡಿಯನ್ನು ಚೆನ್ನಾಗಿ ಬೆರೆಸಲಾಗುತ್ತದೆ. ಈ ಮಿಶ್ರಣವನ್ನು 3 ಗ್ರಾಂ ಪ್ರಮಾಣದಲ್ಲಿ ಬೆಳಿಗ್ಗೆ ಮತ್ತು ಸಂಜೆ ಬೆಚ್ಚಗಿನ ನೀರು ಅಥವಾ ಉಗುರು ಬೆಚ್ಚಗಿನ ಹಾಲಿನೊಂದಿಗೆ ಆಹಾರದ ಮೊದಲು ಸೇವಿಸಲಾಗುತ್ತದೆ. ಅಲರ್ಜಿಕ್ ನೆಗಡಿಯನ್ನು ನಿವಾರಿಸಲು ಇದು ಉಪಯುಕ್ತವಾಗಿದೆ.

4. ಪುನರುಜ್ಜೀವನಕಾರಕವಾಗಿ ಮತ್ತು ಬಿಳಿಸೆರಗಿನ ಚಿಕಿತ್ಸೆಯಲ್ಲಿ ಹಾಲಿನಲ್ಲಿ ಸಂಸ್ಕರಿಸಿದ ಅಶ್ವಗಂಧದ ಬೇರಿನ ಪುಡಿಯ ಉಪಯೋಗ

100 ಗ್ರಾಂ ಅಶ್ವಗಂಧದ ಬೇರುಗಳನ್ನು ಹಸುವಿನ ಹಾಲಿನಲ್ಲಿ ನೆನೆಸಿ, ಅದನ್ನು ಈ ಹಾಲಿನಲ್ಲಿ ಕುದಿಸಲಾಗುತ್ತದೆ. ನಂತರ, ಇದನ್ನು ಸೂರ್ಯನ ಬೆಳಕಿನಲ್ಲಿ ಒಣಗಿಸಲಾಗುತ್ತದೆ. ಈ ಕಾರ್ಯವಿಧಾನವನ್ನು 7 ಬಾರಿ ಪುನರಾವರ್ತಿಸಲಾಗುತ್ತದೆ. ನಂತರ ಇದನ್ನು ಪುಡಿ ಮಾಡಲಾಗುತ್ತದೆ. ಈ ಪುಡಿಯನ್ನು 2-3 ಗ್ರಾಂ ಪ್ರಮಾಣದಲ್ಲಿ ಪ್ರತಿದಿನ ಒಂದು ಚಮಚ ತುಪ್ಪದೊಂದಿಗೆ ತೆಗೆದುಕೊಳ್ಳಲಾಗುತ್ತದೆ. ಇದು ಪುರುಷರು ಮತ್ತು ಮಹಿಳೆಯರ ಸಂತಾನೋತ್ಪತ್ತಿ ಶಕ್ತಿಯನ್ನು ಸುಧಾರಿಸುತ್ತದೆ. ಅದೇರೀತಿ ಮಹಿಳೆಯರ ಬಿಳಿಸೆರಗಿನ ಸಮಸ್ಯೆಗೆ ಉತ್ತಮ ಪರಿಹಾರವಾಗಿದೆ.

5. ವೀರ್ಯಾಣುವಿನ ಕೊರತೆಯ ಸಮಸ್ಯೆಗೆ ತುಪ್ಪದೊಂದಿಗೆ ಅಶ್ವಗಂಧ ಪುಡಿ

2-3 ಗ್ರಾಂ ಅಶ್ವಗಂಧ ಬೇರಿನ ಪುಡಿಯನ್ನು ಜೇನುತುಪ್ಪ ಮತ್ತು ತುಪ್ಪದೊಂದಿಗೆ ಬೆರೆಸಿ ನಿಯಮಿತವಾಗಿ ಸೇವಿಸಲಾಗುತ್ತದೆ. ಇದು ವಯಸ್ಕರಲ್ಲಿ ಕಂಡುಬರುವ ದೌರ್ಬಲ್ಯ ಮತ್ತು ವೀರ್ಯಾಣುವಿನ ಕೊರತೆಯ ತೊಂದರೆಗಳನ್ನು ನಿವಾರಿಸಲು ಸಹಾಯ ಮಾಡುತ್ತದೆ.

82

ಶಕ್ತಿ, ಶರೀರ ತೂಕ ಹಾಗೂ ಮೂಳೆಯ ಆರೋಗ್ಯಕ್ಕೆ ಗೋಡಂಬಿ

ಗೋಡಂಬಿ ಕಡಿಮೆ ಕೊಬ್ಬಿನಂಶವನ್ನು ಒಳಗೊಂಡ ಆಹಾರವಾಗಿದ್ದು, ಹೃದಯದ ಆರೋಗ್ಯಕ್ಕೆ ಉತ್ತಮವಾಗಿದೆ. ಇದು ಉತ್ತಮ ಪ್ರಮಾಣದ ಪೋಷಕಾಂಷವನ್ನು ಒಳಗೊಂಡಿದ್ದು ಆರೋಗ್ಯವನ್ನು ಪುನರುಜ್ಜೀವನಗೊಳಿಸುತ್ತದೆ.

ಗೋಡಂಬಿಯು ವಿಟಮಿನ್ ಬಿ2, ಬಿ3, ಸಿ ಅಥವಾ ಇ, ಮೆಗ್ನೀಸಿಯಮ್ ಮತ್ತು ಪ್ಯಾಂಟೊಥೆನಿಕ್ ಆಮ್ಲಗಳಿಂದ ಸಮೃದ್ಧವಾಗಿದೆ. ಗೋಡಂಬಿಯು ಕ್ಯಾನ್ಸರ್ ವಿರೋಧಿ ಗುಣಗಳನ್ನು ಸಹ ಹೊಂದಿದೆ. ಕ್ಯಾನ್ಸರ್ ಕೋಶಗಳು ಮತ್ತಷ್ಟು ವಿಭಜನೆಯಾಗುವುದನ್ನು ಮತ್ತು ದೇಹದಾದ್ಯಂತ ಹರಡುವುದನ್ನು ತಡೆಯುವ ಫ್ಲೇವನಾಯ್ಡ್ಗಳ ಒಂದು ವರ್ಗವಾದ ಪ್ರೊಆಂಥೋಸ್ಯೆನಿಡಿನ್ಗಳು ಗೋಡಂಬಿಯಲ್ಲಿ ಕಂಡುಬರುತ್ತವೆ.

ಗೋಡಂಬಿಯು ತಾಮ್ರದ ಅಂಶವನ್ನು ಒಳಗೊಂಡಿದೆ. ಇದು ಕೂದಲಿನ ಬಣ್ಣವನ್ನು ಹೆಚ್ಚಿಸುತ್ತದೆ ಮತ್ತು ಕೂದಲಿನ ಕಡುಗಪ್ಪು ಛಾಯೆಗೆ ಕಾರಣವಾಗಬಹುದು.

ಗೋಡಂಬಿಯ ಮನೆಮದ್ದು

1. ದೇಹದ ಶಕ್ತಿ ವರ್ಧನೆಗೆ ಮತ್ತು ಹೊಳಪುಳ್ಳ ಚರ್ಮವನ್ನು ಪಡೆಯಲು ಗೋಡಂಬಿ, ಒಣದ್ರಾಕ್ಷಿ ಮತ್ತು ಬಾದಾಮಿಗಳ ದೈನಂದಿನ ಸೇವನೆ

ರಾತ್ರಿ ಅಥವಾ ಸಂಜೆ 2-3 ಗೋಡಂಬಿ, 10-12 ಒಣದ್ರಾಕ್ಷಿ ಮತ್ತು 1-2 ಬಾದಾಮಿ - ಇವುಗಳ ಸೇವನೆಯು ಉತ್ತಮ ಜಠರಾಗ್ನಿ, ಶಕ್ತಿ ಮತ್ತು ಉತ್ತಮ ನಿದ್ರೆ ಪಡೆಯಲು ಸಹಾಯ ಮಾಡುತ್ತದೆ. ಇದು ತ್ವಚೆಗೆ ಉತ್ತಮ ಹೊಳಪು ನೀಡುವುದರ ಜೊತೆಗೆ ಕೂದಲನ್ನು ಬಲಪಡಿಸುತ್ತದೆ.

2. ಗೋಡಂಬಿ ಹಾಲು ಲೈಂಗಿಕ ಆರೋಗ್ಯವನ್ನು ಹೆಚ್ಚಿಸುತ್ತದೆ

5-6 ಗೋಡಂಬಿಯನ್ನು 1 ಕಪ್ ಹಾಲಿನಲ್ಲಿ ಬೇಯಿಸಿ, ಮಿಕ್ಸಿಯಲ್ಲಿ ಚೆನ್ನಾಗಿ ರುಬ್ಬಲಾಗುತ್ತದೆ. ಇದು ದೇಹಕ್ಕೆ ಅಗತ್ಯವಾದ ಪೋಷಕಾಂಶಗಳನ್ನು ಪೂರೈಸುತ್ತದೆ ಮತ್ತು ದೇಹದ ಶಕ್ತಿ ಹಾಗೂ ಲೈಂಗಿಕ ಆರೋಗ್ಯವನ್ನು ಸುಧಾರಿಸುತ್ತದೆ.

3. ಶರೀರ ತೂಕವನ್ನು ವೃದ್ಧಿಸಲು ಗೋಡಂಬಿ ಪುಡಿ ಮತ್ತು ನೆಲಗಡಲೆ

50 ಗ್ರಾಂ ಗೋಡಂಬಿ ಮತ್ತು 100 ಗ್ರಾಂ ಹುರಿದ ನೆಲಗಡಲೆಯನ್ನು ತೆಗೆದುಕೊಂಡು ಚೆನ್ನಾಗಿ ಪುಡಿಮಾಡಲಾಗುತ್ತದೆ. ಪ್ರತಿದಿನ ಬೆಳಿಗ್ಗೆ ಇದನ್ನು 10-15 ಗ್ರಾಂ ಪ್ರಮಾಣದಲ್ಲಿ ಹಾಲಿನೊಂದಿಗೆ ಸೇವಿಸಿದರೆ 15-20 ದಿನಗಳಲ್ಲಿ ಗಮನಾರ್ಹವಾಗಿ ತೂಕ ಹೆಚ್ಚಾಗುವುದು ಕಂಡುಬರುತ್ತದೆ.

4. ಮಕ್ಕಳಲ್ಲಿ ನೆನಪಿನ ಶಕ್ತಿ ಹೆಚ್ಚಿಸಲು ಗೋಡಂಬಿ ಪುಡಿ ಮತ್ತು ತುಪ್ಪ

ಕಲಿಕೆಯಲ್ಲಿ ಹಿಂದಿರುವ ಮಕ್ಕಳು ಈ ಸಂಯೋಜನೆಯಿಂದ ಉತ್ತಮ ಪ್ರಯೋಜನವನ್ನು ಪಡೆಯಬಹುದು.

2-3 ಗೋಡಂಬಿಯನ್ನು ತುಪ್ಪದಲ್ಲಿ ಹುರಿದು, ಚೆನ್ನಾಗಿ ಪುಡಿಮಾಡಿ ಸ್ವಲ್ಪ ಜೇನುತುಪ್ಪ ಅಥವಾ ಬೆಲ್ಲದೊಂದಿಗೆ ಬೆರೆಸಿ ನೀಡಲಾಗುತ್ತದೆ. ನಂತರ ಹಾಲು ಕುಡಿಯುವಂತೆ ಸಲಹೆ ನೀಡಲಾಗುತ್ತದೆ.

5. ಮೂಳೆ ಸವೆತದಲ್ಲಿ ದಾಳಿಂಬೆ ರಸದೊಂದಿಗೆ ಗೋಡಂಬಿ

5-6 ಗೋಡಂಬಿಯನ್ನು ದಾಳಿಂಬೆ ರಸದೊಂದಿಗೆ ಪ್ರತಿದಿನ ಸಂಜೆಯ ಸಮಯದಲ್ಲಿ ತೆಗೆದುಕೊಳ್ಳಲಾಗುತ್ತದೆ. ಇದು ವಿಶೇಷವಾಗಿ ವೃದ್ಧಾಪ್ಯದಲ್ಲಿ ಕಂಡುಬರುವ ರಕ್ತಹೀನತೆ, ಆಯಾಸ ಮತ್ತು ಮೂಳೆ ಸವೆತಗಳಂತಹ ಸಮಸ್ಯೆಗಳನ್ನು ನಿವಾರಿಸಲು ಸಹಾಯ ಮಾಡುತ್ತದೆ.

83

ಶಕ್ತಿ ವರ್ಧನೆಗೆ ಖರ್ಜೂರದ ಮಿಲ್ಕ್ ಶೇಕ್, ಲಡ್ಡು

ಖರ್ಜೂರದ ಹಣ್ಣುಗಳಲ್ಲಿ ಕಬ್ಬಿಣದ ಅಂಶ ಹೇರಳವಾಗಿದೆ. ಅಲ್ಲದೆ ಪೊಟ್ಯಾಸಿಯಮ್, ಪ್ರೋಟೀನ್, ಡಯೆಟರಿ ಫೈಬರ್, ಕ್ಯಾಲ್ಸಿಯಂ, ವಿಟಮಿನ್ ಬಿ, ಎ ಮತ್ತು ಸಿ ಯ ಉತ್ತಮ ಮೂಲವಾಗಿದೆ. ಖರ್ಜೂರವು ತಾಮ್ರ, ಮೆಗ್ನೀಸಿಯಮ್, ಮ್ಯಾಂಗನೀಸ್, ಸೆಲೆನಿಯಮ್ ಮತ್ತು ಸತುವಿನಂತಹ ಅಂಶಗಳನ್ನೂ ಹೊಂದಿದೆ. ಖರ್ಜೂರವು ದೇಹವನ್ನು ಸದೃಢ ಮತ್ತು ಆರೋಗ್ಯಕರವಾಗಿಸುತ್ತದೆ.

ಖರ್ಜೂರವು ರೋಗನಿರೋಧಕ ಶಕ್ತಿಯನ್ನು ಉತ್ತೇಜಿಸುತ್ತದೆ, ರಕ್ತ ಕಣಗಳ ಸಂಖ್ಯೆಯನ್ನು ಹೆಚ್ಚಿಸುತ್ತದೆ, ದೇಹಕ್ಕೆ ಶಕ್ತಿಯನ್ನು ನೀಡುತ್ತದೆ, ಆಲ್ಕೊಹಾಲ್ ಸೇವನೆಯಿಂದ ಉಂಟಾಗುವ ತೊಂದರೆಗಳು ಮತ್ತು ರಕ್ತಸ್ರಾವದ ಸಂಬಂಧಿತ ತೊಂದರೆಗಳಿಗೆ ಚಿಕಿತ್ಸೆ ನೀಡಲು ಉಪಯುಕ್ತವಾಗಿದೆ.

ಖರ್ಜೂರದ ಮನೆಮದ್ದು

1. ಖರ್ಜೂರದ ಮಿಲ್ಕ್ ಶೇಕ್

10 ಖರ್ಜೂರದ ಬೀಜವನ್ನು ತೆಗೆದು, ಸಣ್ಣ ತುಂಡುಗಳಾಗಿ ಕತ್ತರಿಸಿ. ಇದಕ್ಕೆ ಒಂದು ಕಪ್ ಹಾಲನ್ನು ಸೇರಿಸಿ ಬ್ಲೆಂಡರ್ ಅಥವಾ ಮಿಕ್ಸಿಯಲ್ಲಿ ರುಬ್ಬಿಕೊಂಡು ಕುಡಿಯಿರಿ.

ಇದು ರಕ್ತಹೀನತೆ, ಆಯಾಸ, ನಿಶ್ಯಕ್ತಿ, ಪೆರಿಫೆರಲ್ ನ್ಯೂರೈಟಿಸ್, ದೇಹದ ಉರಿ ಇತ್ಯಾದಿಗಳಲ್ಲಿ ಉಪಯುಕ್ತವಾಗಿದೆ.

2. ಖರ್ಜೂರದ ಲಡ್ಡು

ಖರ್ಜೂರದ ಬೀಜಗಳನ್ನು ತೆಗೆದು ಸಮಾನ ಪ್ರಮಾಣದಲ್ಲಿ, ಪುಡಿಮಾಡಿದ ಗೋಡಂಬಿ, ಹುರಿದ ನೆಲಗಡಲೆ ಮತ್ತು ಒಣದ್ರಾಕ್ಷಿ - ಎಲ್ಲವನ್ನು ಒಂದು ಭಾಗದಷ್ಟು ಪ್ರಮಾಣದಲ್ಲಿ ತೆಗೆದುಕೊಳ್ಳಬೇಕು.

8 ಭಾಗಗಳಷ್ಟು ಬೆಲ್ಲವನ್ನು ಚೆನ್ನಾಗಿ ಪುಡಿ ಮಾಡಿ, ರುಚಿಗೆ ಸ್ವಲ್ಪ ಜೇನುತುಪ್ಪ ಅಥವಾ ತುಪ್ಪವನ್ನು ಸೇರಿಸಬಹುದು. ಅದನ್ನು ಚೆನ್ನಾಗಿ ಮಿಶ್ರಮಾಡಿ ನಂತರ ಲಡ್ಡುಗಳನ್ನು ತಯಾರಿಸಲಾಗುತ್ತದೆ.

ಇದನ್ನು ಪ್ರತಿದಿನ ಮಕ್ಕಳಿಗೆ ಬೆಳಿಗ್ಗೆ ಮತ್ತು ಸಂಜೆ ನೀಡುವುದರಿಂದ ಶಕ್ತಿಯನ್ನು ವೃದ್ಧಿಸುತ್ತದೆ ಮತ್ತು ಮಕ್ಕಳು ಆರೋಗ್ಯಕರವಾಗಿ, ಶಕ್ತಿಯುತವಾಗಿರಲು ಸಹಾಯ ಮಾಡುತ್ತದೆ.

3. ತುಪ್ಪ ಮತ್ತು ಜೇನುತುಪ್ಪದಲ್ಲಿ ನೆನೆಸಿದ ಖರ್ಜೂರದ ಹಣ್ಣುಗಳು

50 ಖರ್ಜೂರದ ಹಣ್ಣುಗಳನ್ನು ತೆಗೆದುಕೊಂಡು ಬೀಜಗಳನ್ನು ತೆಗೆಯಲಾಗುತ್ತದೆ. 100 ಮಿ.ಲೀ. ತುಪ್ಪ ಮತ್ತು 80 ಮಿ.ಲೀ. ಜೇನುತುಪ್ಪವನ್ನು ತೆಗೆದುಕೊಂಡು ಸ್ವಲ್ಪ 8-10 ಕೇಸರಿ ಎಳೆಗಳನ್ನು ಬೆರೆಸಿ ಅದರಲ್ಲಿ ಖರ್ಜೂರವನ್ನು ನೆನೆಸಲಾಗುತ್ತದೆ.

ಪ್ರತಿದಿನ, ಈ ಮಿಶ್ರಣವನ್ನು ಚೆನ್ನಾಗಿ ಬೆರೆಸಿ 1 - 2 ಖರ್ಜೂರವನ್ನು ಸೇವಿಸಲಾಗುತ್ತದೆ. ಇದು ಶಕ್ತಿಯನ್ನು ಸುಧಾರಿಸುತ್ತದೆ, ಗರ್ಭಿಣಿಯರಿಗೆ ಮತ್ತು ಋತುಬಂಧ ಸಮೀಪಿಸುತ್ತಿರುವ ಮಹಿಳೆಯರಿಗೆ ಸಹ ತುಂಬಾ ಉಪಯುಕ್ತವಾಗಿದೆ.

4. ಗೋಧಿ ಹಿಟ್ಟಿನ ನಡುವೆ ಬೇಯಿಸಿದ ಖರ್ಜೂರದ ಹಣ್ಣುಗಳು

ಇದು ಜೈಪುರ ಮತ್ತು ಉದಯಪುರದ (ರಾಜಸ್ಥಾನ) ಸಾಂಪ್ರದಾಯಿಕ ವೈದ್ಯರ ವಿಶಿಷ್ಟ ಮನೆಮದ್ದು.

5-6 ಖರ್ಜೂರದ ಹಣ್ಣುಗಳನ್ನು ಬೀಜವನ್ನು ತೆಗೆಯಲಾಗುತ್ತದೆ. ಗೋಧಿ ಹಿಟ್ಟಿಗೆ ನೀರನ್ನು ಸೇರಿಸಿ ಚಪಾತಿ ಹಿಟ್ಟಿನ ಹದಕ್ಕೆ ಕಲಸಲಾಗುತ್ತದೆ. ಈ ಹಿಟ್ಟಿನ ನಡುವೆ ಈ ಬೀಜರಹಿತ ಖರ್ಜೂರವನ್ನು ಇರಿಸಿ ಮುಚ್ಚಲಾಗುತ್ತದೆ. ಇದನ್ನು ನೇರವಾಗಿ ಬೆಂಕಿಯಲ್ಲಿ ಇರಿಸಿ 3 - 5 ನಿಮಿಷಗಳ ಕಾಲ ಬೇಯಿಸಲಾಗುತ್ತದೆ. ನಂತರ ಹಿಟ್ಟನ್ನು ನಿಧಾನವಾಗಿ ತೆಗೆದು ಒಳಗಿರುವ ಖರ್ಜೂರಗಳನ್ನು ಸಂಗ್ರಹಿಸಲಾಗುತ್ತದೆ.

ವಿಶೇಷವಾಗಿ ವೃದ್ಧಾಪ್ಯದಲ್ಲಿ ಉಂಟಾಗುವ ಕೀಲು ನೋವಿನಲ್ಲಿ ಪ್ರತಿದಿನ ಇಂತಹ 5-6 ಅಂತಹ ಖರ್ಜೂರಗಳನ್ನು ಸೇವಿಸಲಾಗುತ್ತದೆ.

ಮೂಳೆ ಸವೆತದಲ್ಲಿಯೂ ಇದು ಗಮನಾರ್ಹ ಪ್ರಯೋಜನವನ್ನು ಹೊಂದಿದೆ.

5. ಆಡಿನ ಹಾಲಿನಲ್ಲಿ ನೆನೆಸಿದ ಖರ್ಜೂರದ ಹಣ್ಣುಗಳು

ಇದು ಪುರುಷರಲ್ಲಿ ಲೈಂಗಿಕ ಶಕ್ತಿಯನ್ನು ಉತ್ತೇಜಿಸಲು ಹೆಚ್ಚು ಪ್ರಯೋಜನಕಾರಿಯಾಗಿದೆ.

4-5 ಬೀಜರಹಿತ ಖರ್ಜೂರದ ಹಣ್ಣುಗಳನ್ನು ಕುದಿಸಿ ತಣ್ಣಗಾದ ಆಡಿನ ಹಾಲಿನೊಂದಿಗೆ ರಾತ್ರಿಯಿಡೀ ನೆನೆಸಿಡಲಾಗುತ್ತದೆ.

ಮರುದಿನ ಬೆಳಿಗ್ಗೆ ಇದನ್ನು ಚೆನ್ನಾಗಿ ಹಿಚುಕಿ 1 ಟೀ ಚಮಚ ಜೇನುತುಪ್ಪವನ್ನು ಸೇರಿಸಿ ಆಹಾರದ ಮೊದಲು (ಬೆಳಿಗ್ಗೆ ಅಥವಾ ಸಂಜೆ) ಸೇವಿಸಲಾಗುತ್ತದೆ.

84

ತೊನ್ನು ರೋಗ, ಬೊಜ್ಜು, ಕೆಟ್ಟ ಕೊಲೆಸ್ಟ್ರಾಲ್ ಗೆ ಮೂಲಂಗಿಯ ಮನೆಮದ್ದುಗಳು

ಮೂಲಂಗಿಯು ಸಿಹಿ ಮಿಶ್ರಿತ ಖಾರ ರುಚಿಯನ್ನು ಹೊಂದಿದ್ದು, ಬಹಳಷ್ಟು ನೀರಿನ ಅಂಶ ಮತ್ತು ನಾರಿನಂಶವನ್ನು ಹೊಂದಿದೆ. ಇದು ಮಲಬದ್ಧತೆ ಮತ್ತು ಮೂಲವ್ಯಾಧಿಗಳ ಚಿಕಿತ್ಸೆಯಲ್ಲಿ ಸಾಕಷ್ಟು ಪರಿಣಾಮಕಾರಿಯಾಗಿದೆ.
ಸಾಮಾನ್ಯವಾಗಿ ಮೂಲಂಗಿಯನ್ನು ಸಲಾಡ್, ಮೇಲೋಗರ, ಸೂಪ್, ಸಾಂಬಾರ್, ಉಪ್ಪಿನಕಾಯಿ ಇತ್ಯಾದಿಗಳ ತಯಾರಿಕೆಯಲ್ಲಿ ಬಳಸಲಾಗುತ್ತದೆ. ಇದರ ಹೂವು, ಬೀಜ ಮತ್ತು ಎಲೆಗಳು ಸಹ ಅನೇಕ ಆರೋಗ್ಯ ಪ್ರಯೋಜನಗಳನ್ನು ಹೊಂದಿವೆ.

ಆಯುರ್ವೇದ ಹಾಗೂ ಆಧುನಿಕ ಆಹಾರ ಪದ್ಧತಿಗಳು ಕಾಮಾಲೆ, ಮೂಲವ್ಯಾಧಿ, ಅಜೀರ್ಣ, ಮಲಬದ್ಧತೆ, ಮೂತ್ರ ಸಂಬಂಧಿ ಅಸ್ವಸ್ಥತೆಗಳು, ಅಸ್ತಮಾ, ಮಧುಮೇಹ, ಚರ್ಮ ರೋಗಗಳು, ಫ್ಯಾಟಿ ಲಿವರ್ ಕಾಯಿಲೆ ಇತ್ಯಾದಿಗಳಲ್ಲಿ ಮೂಲಂಗಿಯ ಉಪಯೋಗವನ್ನು ಶಿಫಾರಸು ಮಾಡುತ್ತವೆ.
ಮೂಲಕಾರಿಷ್ಠ, ಕಾಂಜಿಕ, ಮೂಲಕ ಕ್ಷಾರ ಇತ್ಯಾದಿಗಳು ಮೂಲಂಗಿಯನ್ನು ಮುಖ್ಯ ಘಟಕಾಂಶವಾಗಿ ಹೊಂದಿರುವ ಆಯುರ್ವೇದ ಔಷಧಗಳಾಗಿವೆ.

ಮೂಲಂಗಿಯ ಮನೆಮದ್ದುಗಳು

1. ಸ್ಥೂಲಕಾಯದಲ್ಲಿ ಮೂಲಂಗಿ ನೀರು
1-2 ದೊಡ್ಡ ಮೂಲಂಗಿಗಳನ್ನು ಚೆನ್ನಾಗಿ ಕತ್ತರಿಸಿ 3-4 ಕಪ್ ನೀರಿಗೆ ಸೇರಿಸಲಾಗುತ್ತದೆ. ಇದನ್ನು 1-2 ಗಂಟೆಗಳ ಕಾಲ ಇರಿಸಲಾಗುತ್ತದೆ. ಇದನ್ನು ಸೋಸಿ ದಿನವಿಡೀ ಈ ನೀರನ್ನು ಕುಡಿಯಲು ಬಳಸಲಾಗುತ್ತದೆ. ಇದು ದೇಹದ ತೂಕವನ್ನು ಕಡಿಮೆ ಮಾಡಲು ಸಹಾಯ ಮಾಡುತ್ತದೆ.

2. ಕೆಟ್ಟ ಕೊಲೆಸ್ಟ್ರಾಲ್ ಗೆ ನಿಂಬೆಯೊಂದಿಗೆ ಮೂಲಂಗಿಯ ತಾಜಾ ರಸ

ಅರ್ಧ ಕಪ್ ಮೂಲಂಗಿ ರಸವನ್ನು ಸಮಾನ ಪ್ರಮಾಣದ ನೀರು ಮತ್ತು ಒಂದು ಚಮಚ ನಿಂಬೆ ರಸದೊಂದಿಗೆ ಬೆರೆಸಲಾಗುತ್ತದೆ. ಇದನ್ನು 30-40 ದಿನಗಳವರೆಗೆ ಪ್ರತಿದಿನ ಖಾಲಿ ಹೊಟ್ಟೆಯಲ್ಲಿ ತೆಗೆದುಕೊಳ್ಳಲಾಗುತ್ತದೆ. ಇದು ಕೆಟ್ಟ ಕೊಲೆಸ್ಟ್ರಾಲ್ ಅನ್ನು ಗಮನಾರ್ಹವಾಗಿ ಕಡಿಮೆ ಮಾಡುತ್ತದೆ.

3. ಕಣ್ಣಿನ ಆರೈಕೆ ಮತ್ತು ರಾತ್ರಿ ಕುರುಡುತನದಲ್ಲಿ ಮೂಲಂಗಿ ಎಲೆಯ ರಸ

ಮೂಲಂಗಿಯ ತಾಜಾ ಎಲೆಗಳನ್ನು ರುಬ್ಬಿ ರಸವನ್ನು ಪಡೆಯಲಾಗುತ್ತದೆ. ಈ ರಸವನ್ನು ತಾಜಾ ರೂಪದಲ್ಲಿ 40-50 ಮಿ.ಲೀ. ಪ್ರಮಾಣದಲ್ಲಿ ದಿನಕ್ಕೆ ಎರಡು ಬಾರಿ, ಆಹಾರದ ಮೊದಲು ತೆಗೆದುಕೊಳ್ಳಲಾಗುತ್ತದೆ. ಇದು ಕಣ್ಣಿನ ಆರೋಗ್ಯಕ್ಕೆ ಉತ್ತಮ, ಉರಿ, ತುರಿಕೆ ಮತ್ತು ವಿಪರೀತ ಕಣ್ಣಿನ ಸ್ರಾವವನ್ನು ನಿವಾರಿಸುತ್ತದೆ. ರಾತ್ರಿ ಕುರುಡುತನದಲ್ಲಿಯೂ ಇದು ಉಪಯುಕ್ತ ಎಂದು ಹೇಳಲಾಗುತ್ತದೆ.

4. ತೊನ್ನಿನಲ್ಲಿ ಮೂಲಂಗಿಯ ಎಣ್ಣೆ

1-2 ಟೀ ಚಮಚ ಮೂಲಂಗಿ ತುಂಡುಗಳು ಹಾಗೂ 50 ಮಿ.ಲೀ. ಮೂಲಂಗಿ ರಸವನ್ನು 100 ಮಿ.ಲೀ. ಎಳ್ಳೆಣ್ಣೆಯೊಂದಿಗೆ ಕಾಯಿಸಲಾಗುತ್ತದೆ. ಎಣ್ಣೆಯಿಂದ ಎಲ್ಲಾ ತೇವಾಂಶವು ಖಾಲಿಯಾಗುವವರೆಗೆ ಕಾಯಿಸುವುದನ್ನು ಮುಂದುವರಿಸಲಾಗುತ್ತದೆ. ನಂತರ ಅದನ್ನು ಸೋಸಿ ಸಂಗ್ರಹಿಸಲಾಗುತ್ತದೆ.
ತೊನ್ನಿನ ಕಲೆಗಳ ಮೇಲೆ ಈ ಎಣ್ಣೆಯನ್ನು ನಿಯಮಿತವಾಗಿ ಹಚ್ಚುವುದರ ಜೊತೆಗೆ ಸೂಕ್ತವಾದ ಆಂತರಿಕ ಔಷಧಿಗಳನ್ನು ಸೇವಿಸುವುದರಿಂದ ಉತ್ತಮ ಪರಿಣಾಮವನ್ನು ನಿರೀಕ್ಷಿಸಬಹುದು.

5. ತ್ವಚೆಯ ಶುದ್ಧೀಕರಣಕ್ಕೆ ಮೂಲಂಗಿಯ ಪೇಸ್ಟ್

1-2 ಮೂಲಂಗಿಗಳನ್ನು ತೆಗೆದುಕೊಂಡು ನುಣ್ಣಗಿನ ಪೇಸ್ಟ್ ತಯಾರಿಸಲಾಗುತ್ತದೆ. ಇದನ್ನು ಚರ್ಮ / ಮುಖದ ಮೇಲೆ ಲೇಪಿಸಲಾಗುತ್ತದೆ. 15-20 ನಿಮಿಷಗಳ ಬಿಟ್ಟು ನಂತರ ಸಂಪೂರ್ಣವಾಗಿ ತೊಳೆಯಲಾಗುತ್ತದೆ.
ಇದು ಚರ್ಮದ ತೇವಾಂಶವನ್ನು ಸುಧಾರಿಸುತ್ತದೆ ಮತ್ತು ಚರ್ಮದಲ್ಲಿರುವ ವಿಷಾಂಶಗಳನ್ನು ತೊಡೆದು ಹಾಕುತ್ತದೆ.

85

ಚರ್ಮದ ಹೊಳಪು, ಆಯಾಸ, ಒಣ ಕೆಮ್ಮು ಮತ್ತು ಮೈಕೈ ನೋವಿಗೆ ವಾಲ್ನಟ್

ವಾಲ್ನಟ್ ಅಥವಾ ಅಕ್ರೋಟ್ ಉತ್ಕರ್ಷಣ ನಿರೋಧಕ ಗುಣವನ್ನು ಹೊಂದಿದ್ದು, ರೋಗ ನಿರೋಧಕ ಶಕ್ತಿ ಹಾಗೂ ಸ್ಮರಣ ಶಕ್ತಿಯನ್ನು ಹೆಚ್ಚಿಸುತ್ತದೆ. ಇದು ನರಗಳನ್ನು ಪ್ರಬಲಗೊಳಿಸುತ್ತದೆ. ಭಾವಪ್ರಕಾಶ ಮತ್ತು ನಿಘಂಟು ರತ್ನಾಕರ ಮುಂತಾದ ಶಾಸ್ತ್ರೀಯ ಗ್ರಂಥಗಳು ಇದನ್ನು ಅಕ್ಷೋಟಕ ಅಥವಾ ಅಕ್ಷೋಡ ಎಂಬ ಹೆಸರಿನಿಂದ ಉಲ್ಲೇಖಿಸಿವೆ.
ಇದರ ಬೀಜ ಮಜ್ಜೆಯು ಅತ್ಯಂತ ಉಪಯುಕ್ತವಾದ ಭಾಗವಾಗಿದೆ. ಬೀಜದ ತಿರುಳು ಆಕ್ಸಾಲಿಕ್ ಆಮ್ಲ ಮತ್ತು ಬೇರಿಯಮ್ ಅನ್ನು ಹೊಂದಿರುತ್ತದೆ

ಮಜ್ಜೆಯು ರುಚಿಯಲ್ಲಿ ಸಿಹಿಯಾಗಿರುತ್ತದೆ ಮತ್ತು ಉಷ್ಣಗುಣವನ್ನು ಹೊಂದಿದೆ. ಇದು ಕಫ ಮತ್ತು ಪಿತ್ತ ದೋಷವನ್ನು ಹೆಚ್ಚಿಸುತ್ತದೆ ಮತ್ತು ವಾತ ದೋಷವನ್ನು ಸಮತೋಲನಗೊಳಿಸುತ್ತದೆ.

ವಾಲ್ನಟ್‌ನ ಕೆಲವು ಸರಳ ಮನೆಮದ್ದುಗಳನ್ನು ಇಲ್ಲಿ ಉಲ್ಲೇಖಿಸಲಾಗಿದೆ-

1. ಚರ್ಮದ ಮೈಬಣ್ಣವನ್ನು ಹೆಚ್ಚಿಸಲು ವಾಲ್ನಟ್ ಪೇಸ್ಟ್

1 ಅಥವಾ 2 ವಾಲ್ನಟ್ ಅನ್ನು ಹಸುವಿನ ಹಾಲಿನೊಂದಿಗೆ ರುಬ್ಬಿ ನುಣ್ಣಗಿನ ಪೇಸ್ಟ್ ಅನ್ನು ತಯಾರಿಸಲಾಗುತ್ತದೆ. ಇದನ್ನು ಮುಖದ ಮೇಲೆ ಲೇಪಿಸುವುದರಿಂದ ಮೈಬಣ್ಣ ವರ್ಧಕವಾಗಿ ಕಾರ್ಯನಿರ್ವಹಿಸುತ್ತದೆ.

2. ಆಯಾಸ, ನರಗಳ ಉರಿಯೂತ, ಮಧುಮೇಹ ಸಂಬಂಧಿತ ನರರೋಗ, ದೌರ್ಬಲ್ಯ ಇತ್ಯಾದಿಗಳಿಗೆ ಆಕ್ರೋಟ್ ಮತ್ತು ಹಾಲು

3-4 ವಾಲ್ನಟ್ ಗಳ ನುಣ್ಣಗಿನ ಪುಡಿ ಅಥವಾ ಪೇಸ್ಟ್ ತಯಾರಿಸಲಾಗುತ್ತದೆ. ಇದನ್ನು ಹಸುವಿನ

ಹಾಲಿನೊಂದಿಗೆ ಕುದಿಸಲಾಗುತ್ತದೆ. ಬೇಕಿದ್ದರೆ ಸಕ್ಕರೆಯನ್ನು ಸೇರಿಸಬಹುದು. ಇದು ಆಯಾಸ, ನರಗಳ ಉರಿಯೂತ, ಮಧುಮೇಹ ಸಂಬಂಧಿತ ನರರೋಗ, ಲೈಂಗಿಕ ದೌರ್ಬಲ್ಯ ಇತ್ಯಾದಿಗಳನ್ನು ನಿವಾರಿಸಲು ಸಹಾಯ ಮಾಡುತ್ತದೆ. ಇದು ನಿದ್ರೆಯನ್ನು ಸುಧಾರಿಸುತ್ತದೆ.

3. ಒಣ ಕೆಮ್ಮಿನಲ್ಲಿ ಕಲ್ಲುಸಕ್ಕರೆಯೊಂದಿಗೆ ಹುರಿದ ವಾಲ್ನಟ್

3-4 ವಾಲ್ನಟ್ಗಳನ್ನು ಎಣ್ಣೆ ಸೇರಿಸದೆ ಹುರಿದು, ಸಮಾನ ಪ್ರಮಾಣದ ಕಲ್ಲುಸಕ್ಕರೆ ಸೇರಿಸಿ ಪುಡಿಮಾಡಲಾಗುತ್ತದೆ. ಇದನ್ನು ದಿನಕ್ಕೆ 3-4 ಬಾರಿ ತೆಗೆದುಕೊಳ್ಳಲಾಗುತ್ತದೆ. ಇದು ಒಣ ಕೆಮ್ಮನ್ನು ಪರಿಣಾಮಕಾರಿಯಾಗಿ ಶಮನಗೊಳಿಸುತ್ತದೆ.

4. ಹಲ್ಲು ಉಜ್ಜುವುದಕ್ಕೆ ವಾಲ್ನಟ್ ಮರದ ತೊಗಟೆ ಪುಡಿ

ಕಾಂಡದ ತೊಗಟೆಯನ್ನು ಸಂಗ್ರಹಿಸಿ ಒಣಗಿಸಲಾಗುತ್ತದೆ. ಇದನ್ನು ಪುಡಿ ಮಾಡಿ ಹಲ್ಲು ಉಜ್ಜುವ ಪುಡಿಯಾಗಿ ಬಳಸಲಾಗುತ್ತದೆ. ಇದು ಹಲ್ಲು ಮತ್ತು ಒಸಡುಗಳನ್ನು ಬಲಪಡಿಸುತ್ತದೆ.

5. ಆಲಸ್ಯ, ಮೈಕೈ ನೋವು ಮತ್ತು ಸ್ನಾಯು ನೋವುಗಳಲ್ಲಿ ವಾಲ್ನಟ್ ಮತ್ತು ಬೆಲ್ಲದ ಲಡ್ಡು

ಸಮಪ್ರಮಾಣದ ಬೆಲ್ಲ ಮತ್ತು ವಾಲ್ನಟ್ ಪುಡಿಯನ್ನು ತೆಗೆದುಕೊಂಡು ಲಡ್ಡು ತಯಾರಿಸಲಾಗುತ್ತದೆ. ಅಗತ್ಯವಿದ್ದರೆ ಲವಂಗ ಅಥವಾ ಏಲಕ್ಕಿಯನ್ನು ಸೇರಿಸಬಹುದು. ಇದನ್ನು ಪ್ರತಿದಿನ ಸಂಜೆ ಸೇವಿಸಲಾಗುತ್ತದೆ. ಇದು ಉತ್ತಮ ಪೋಷಕಾಂಶಗಳನ್ನು ಒಳಗೊಂಡಿದ್ದು, ಶಕ್ತಿವರ್ಧಕವಾಗಿದೆ. ಇದು ಆಲಸ್ಯ, ಮೈಕೈ ನೋವು ಮತ್ತು ಸ್ನಾಯು ನೋವನ್ನು ಶಮನಗೊಳಿಸುತ್ತದೆ. ಇದು ಕೂದಲನ್ನು ಬಲಪಡಿಸುತ್ತದೆ ಮತ್ತು ಕೂದಲು ಉದುರುವುದನ್ನು ತಡೆಯುತ್ತದೆ.

86

ಪಿತ್ತಜನಕಾಂಗ, ಕಣ್ಣಿನ ಸೋಂಕು ಮತ್ತು ಆಯಾಸಕ್ಕೆ ಸೋರೆಕಾಯಿಯ ಮನೆಮದ್ದು

ಸೋರೆಕಾಯಿ ಭಾರತ ಸೇರಿದಂತೆ ಹಲವು ದೇಶಗಳಲ್ಲಿ ಬಳಸಲ್ಪಡುವ ಪರಿಚಿತ ತರಕಾರಿ. ಆಯುರ್ವೇದ ಗ್ರಂಥಗಳಲ್ಲಿ ಇದರ ಉಲ್ಲೇಖವು ಕಂಡುಬರುತ್ತದೆ ಮತ್ತು ಇದನ್ನು ಅಲಾಬು ಎಂದು ಹೆಸರಿಸಲಾಗಿದೆ.

ಸೋರೆಕಾಯಿಯ ಗುಣಗಳು

ಸಿಹಿ ರುಚಿ ಮತ್ತು ಶೀತ ಗುಣವನ್ನು ಹೊಂದಿದೆ. ಇದು ವಾತ ಮತ್ತು ಪಿತ್ತ ದೋಷವನ್ನು ಸಮತೋಲನಗೊಳಿಸುತ್ತದೆ. ಅಧಿಕ ಪ್ರಮಾಣದ ಸೇವನೆಯು ಕಫ ದೋಷವನ್ನು ಉಲ್ಬಣಗೊಳಿಸಬಹುದು.

ಇದು ದೇಹದ ವಾಹಕಗಳನ್ನು ತೆರವುಗೊಳಿಸುತ್ತದೆ, ಯಕೃತ್ತಿನ ಆರೋಗ್ಯವನ್ನು ಪುನಃಸ್ಥಾಪಿಸುತ್ತದೆ. ಕಾಮಾಲೆ, ವಾತರಕ್ತ, ರುಚಿಹೀನತೆ, ತಲೆನೋವು ಇತ್ಯಾದಿ ತೊಂದರೆಗಳಲ್ಲಿ ಉಪಯುಕ್ತ.

ಸೋರೆಕಾಯಿಯಿಂದ ತಯಾರಿಸಲಾಗುವ ಹಲವಾರು ಮನೆಮದ್ದುಗಳಲ್ಲಿ ಕೆಲವನ್ನು ಕೆಳಗೆ ವಿವರಿಸಲಾಗಿದೆ -

1. ತಲೆ, ಕಣ್ಣು ಮತ್ತು ಎದೆಯಲ್ಲಿ ಉರಿಯುವ ಸಂವೇದನೆಯಿರುವಾಗ

ಸೋರೆಕಾಯಿಯನ್ನು ತೊಳೆದು, ಸಿಪ್ಪೆಯನ್ನು ಸುಲಿದು, 10-15 ಸಣ್ಣ ತುಂಡುಗಳನ್ನಾಗಿ (5-10 ಗ್ರಾಂ ಗಾತ್ರದ) ಮಾಡಲಾಗುತ್ತದೆ ಮತ್ತು ಇದನ್ನು ಮಸಾಲೆ ಮತ್ತು ಉಪ್ಪನ್ನು ಸೇರಿಸದೆಯೇ ಸೇವಿಸಲಾಗುತ್ತದೆ.

ಇದು ಮೂತ್ರ ಮತ್ತು ಮಲವಿಸರ್ಜನೆಯ ಸಮಯದಲ್ಲಿ ಉಂಟಾಗುವ ಉರಿ ಸೇರಿದಂತೆ ಎಲ್ಲಾ ರೀತಿಯ ಉರಿಯನ್ನು ಕಡಿಮೆ ಮಾಡುತ್ತದೆ.

2. ಕಣ್ಣಿನ ಸೋಂಕಿನಲ್ಲಿ ಸೋರೆಕಾಯಿ ತಾಜಾ ರಸ

ಸೋರೆಕಾಯಿಯ 2-3 ಮಿ.ಲೀ. ತಾಜಾ ರಸವನ್ನು ಎರಡೂ ಕಣ್ಣುಗಳಿಗೆ ಹಾಕಲಾಗುತ್ತದೆ. ಇದು ಕಣ್ಣಿನ ಸೋಂಕಿನಲ್ಲಿ ಉಂಟಾಗುವ ಕಣ್ಣುಗಳ ತುರಿಕೆ ಮತ್ತು ಉರಿಯನ್ನು ನಿವಾರಿಸುತ್ತದೆ.

ರೋಗಿಯು ಇದನ್ನು ಕಣ್ಣಿನೊಳಗೆ ಹಾಕಲು ಸಿದ್ಧರಿಲ್ಲದಿದ್ದರೆ, ಇದನ್ನು ಕಣ್ಣುಗಳ ರೆಪ್ಪೆಯ ಮೇಲೆ ಲೇಪಿಸಬಹುದು. ಇದು ಕೂಡ ಗಮನಾರ್ಹವಾದ ಪ್ರಯೋಜನವನ್ನು ನೀಡುತ್ತದೆ.

3. ಯಕೃತ್ತು ಮತ್ತು ಪಿತ್ತಕೋಶದ ಕಾಯಿಲೆಗಳಲ್ಲಿ ಸೋರೆಕಾಯಿಯ ಸೂಪ್

ಸೋರೆಕಾಯಿಯ ತುಂಡುಗಳನ್ನು ಉಪ್ಪನ್ನು ಸೇರಿಸದೆ ಸ್ವಲ್ಪ ಪ್ರಮಾಣದ ನೀರನ್ನು ಸೇರಿಸಿ ಬೇಯಿಸಲಾಗುತ್ತದೆ. ಅಗತ್ಯವಿದ್ದರೆ ಸ್ವಲ್ಪ ಕಾಳುಮೆಣಸನ್ನು ಸೇರಿಸಬಹುದು.

ಹೊಟ್ಟೆನೋವು, ಕಾಮಾಲೆ, ಪಿತ್ತಕೋಶದ ಕಲ್ಲುಗಳು, ಪಿತ್ತ ಸಂಬಂಧಿ ತಲೆನೋವು ಮುಂತಾದ ತೊಂದರೆಗಳಲ್ಲಿ ಈ ಸೂಪ್ ಅನ್ನು ಅನ್ನ ಅಥವಾ ಚಪಾತಿಯೊಂದಿಗೆ ಸೇವಿಸಲಾಗುತ್ತದೆ.

4. ಸುಸ್ತು ಮತ್ತು ಆಲಸ್ಯಕ್ಕೆ ಸೋರೆಕಾಯಿ ಪಾಯಸ

ಕತ್ತರಿಸಿದ ಅಥವಾ ತುರಿದ ಸೋರೆಕಾಯಿಯನ್ನು ಚೆನ್ನಾಗಿ ಬೇಯಿಸಿ ಹಾಲನ್ನು ಸೇರಿಸಲಾಗುತ್ತದೆ (ತೆಂಗಿನ ಹಾಲು ಕೂಡ ಸೇರಿಸಬಹುದು). ಬೆಲ್ಲ ಅಥವಾ ಕಲ್ಲುಸಕ್ಕರೆಯನ್ನು ಸೇರಿಸಿ ಅದು ಸಂಪೂರ್ಣವಾಗಿ ಕರಗುವ ತನಕ ಚೆನ್ನಾಗಿ ಕಲಕಿ, ನಂತರ ಏಲಕ್ಕಿಯನ್ನು ಸೇರಿಸಲಾಗುತ್ತದೆ. ಕೊನೆಯಲ್ಲಿ ಇದಕ್ಕೆ ನಾಲ್ಕೈದು ಕೇಸರಿಯ ಎಳೆಗಳನ್ನು ಸೇರಿಸಲಾಗುತ್ತದೆ.

ಇದು ಆಯಾಸವನ್ನು ನಿವಾರಿಸುತ್ತದೆ ಮತ್ತು ಉತ್ತಮ ಪುನರುಜ್ಜೀವನಕಾರಿ ಮತ್ತು ಲೈಂಗಿಕ ಆರೋಗ್ಯ ವರ್ಧಕವಾಗಿದೆ (ಪುರುಷರು ಮತ್ತು ಮಹಿಳೆಯರಲ್ಲಿ).

5. ಆಸಿಡ್ ಪೆಪ್ಟಿಕ್ ಕಾಯಿಲೆಗಳಲ್ಲಿ ಸೋರೆಕಾಯಿ ಹೂವಿನ ಮನೆಮದ್ದು

ಸಿಹಿ ಸೋರೆಕಾಯಿಯು ಬಿಳಿ ಬಣ್ಣದ ಹೂವುಗಳನ್ನು ಹೊಂದಿರುತ್ತದೆ. ಇಂತಹ 3-4 ಹೂವುಗಳನ್ನು ತೆಗೆದುಕೊಂಡು ತುಪ್ಪದೊಂದಿಗೆ ಸ್ವಲ್ಪ ಹುರಿಯಲಾಗುತ್ತದೆ. ಇದನ್ನು ಮಜ್ಜಿಗೆ ಮತ್ತು 1-2 ಚಿಟಿಕೆ ಕಾಳುಮೆಣಸಿನೊಂದಿಗೆ ಚೆನ್ನಾಗಿ ಬೆರೆಸಲಾಗುತ್ತದೆ. ಸ್ವಲ್ಪ ಉಪ್ಪನ್ನು ಸೇರಿಸಿ ಇದನ್ನು ಅನ್ನದ ಜೊತೆಗೆ ಸೇವಿಸಲಾಗುತ್ತದೆ. ಅಥವಾ ಇದನ್ನು ಹಾಗೆಯೇ ಕುಡಿಯಲು ಕೂಡ ಬಳಸಬಹುದು.

ಇದು ಜೀರ್ಣಶಕ್ತಿಯ ನಿಯಂತ್ರಕವಾಗಿ ಕಾರ್ಯನಿರ್ವಹಿಸುತ್ತದೆ. ಇದು ರುಚಿಹೀನತೆ, ತಲೆ ನೋವು, ವಾಕರಿಕೆ, ಆಸಿಡ್ ಪೆಪ್ಟಿಕ್ ಅಸ್ವಸ್ಥತೆಗಳು ಇತ್ಯಾದಿಗಳನ್ನು ಕಡಿಮೆ ಮಾಡಲು ಸಹಾಯ ಮಾಡುತ್ತದೆ.

ಹೂವನ್ನು ಚಟ್ನಿ ತಯಾರಿಕೆಗೂ ಬಳಸಬಹುದು.

6. ರುಚಿ ವರ್ಧಕವಾಗಿ ಸೋರೆಕಾಯಿಯ ಎಳೆ ಬೀಜದ ಫ್ರೈ

ಎಳೆ ಸೋರೆಕಾಯಿಯನ್ನು ತೆಗೆದುಕೊಂಡು ತುಂಡುಗಳಾಗಿ ಕತ್ತರಿಸಲಾಗುತ್ತದೆ. ಎಳೆಯ ಬೀಜಗಳನ್ನು ಸಂಗ್ರಹಿಸಿ ಸ್ವಲ್ಪ ತುಪ್ಪದೊಂದಿಗೆ (ಅಥವಾ ಎಳ್ಳೆಣ್ಣೆ) ಹುರಿಯಲಾಗುತ್ತದೆ. ಸ್ವಲ್ಪ ಕಾಳುಮೆಣಸು ಅಥವಾ ಉಪ್ಪು ಕೂಡ ಸೇರಿಸಲಾಗುತ್ತದೆ. ಇದನ್ನು ಸ್ವಲ್ಪ ಬೆಚ್ಚಗಿರುವಾಗಲೇ ಸೇವಿಸಬೇಕು.

ಇದು ತುಂಬಾ ರುಚಿಕರವಾಗಿರುತ್ತದೆ ಮತ್ತು ಆಹಾರ ಪದಾರ್ಥಗಳ ರುಚಿಯನ್ನು ಹೆಚ್ಚಿಸುತ್ತದೆ. ವಿಶೇಷವಾಗಿ ಮಕ್ಕಳು ಈ ರೀತಿಯ ಆರೋಗ್ಯಕರ ತರಕಾರಿ ಬೀಜದ ಫ್ರೈಗಳನ್ನು ಇಷ್ಟಪಡುತ್ತಾರೆ.

ಕಹಿ ರುಚಿಯಿಂದ ಕೂಡಿದ ಸೋರೆಕಾಯಿ ಕೂಡ ಲಭ್ಯವಿದೆ, ಇದು ಭೇದಿ ಮತ್ತು ವಾಂತಿಗೆ ಕಾರಣವಾಗಬಹುದು. ಆದ್ದರಿಂದ ಸೋರೆಕಾಯಿಯನ್ನು ಬಳಸುವಾಗ ಎಚ್ಚರಿಕೆಯನ್ನು ವಹಿಸಬೇಕು.

87

ಒಡೆದ ತುಟಿ, ಪುರುಷರ ಆರೋಗ್ಯ ಹಾಗು ಧ್ವನಿಯ ಒರಟುತನಕ್ಕೆ ಬೆಣ್ಣೆಯ 6 ಪರಿಹಾರಗಳು

ಬೆಣ್ಣೆಯು ದೇಹ ಮತ್ತು ಮನಸ್ಸು, ಎರಡರ ಉತ್ತಮ ಕಾರ್ಯನಿರ್ವಹಣೆಗೆ ಅಗತ್ಯವಾದ ವಿಟಮಿನ್ ಎ, ಡಿ, ಇ ಮತ್ತು ಕೆ ಯ ಸಮೃದ್ಧ ಮೂಲವಾಗಿದೆ.
ವಿಟಮಿನ್ ಎ ಇತರ ಮೂಲಗಳಿಗಿಂತ ಹೆಚ್ಚು ಸುಲಭವಾಗಿ ಬೆಣ್ಣೆಯಿಂದ ಹೀರಲ್ಪಡುತ್ತದೆ ಮತ್ತು ಬಳಸಲ್ಪಡುತ್ತದೆ. ಇದು ಮ್ಯಾಂಗನೀಸ್, ಝಿಂಕ್, ಕ್ರೋಮಿಯಂ, ಸೆಲೆನಿಯಮ್ ಮತ್ತು ಅಯೋಡಿನ್ ಮುಂತಾದ ಅಂಶಗಳನ್ನು ಸಹ ಒಳಗೊಂಡಿದೆ

ಬೆಣ್ಣೆಯು ಗ್ಲೈಕೋ-ಸ್ಪಿಂಗೋ-ಲಿಪಿಡ್‌ಗಳನ್ನು ಹೊಂದಿರುತ್ತದೆ, ಇದು ಒಂದು ರೀತಿಯ ವಿಶೇಷ ಕೊಬ್ಬಿನಾಮ್ಲವಾಗಿದ್ದು, ಹಲವಾರು ಸೋಂಕುಗಳ ವಿರುದ್ಧ ಕರುಳನ್ನು ರಕ್ಷಿಸುತ್ತದೆ.
ಆದರೆ ಜನರು ಬೆಣ್ಣೆಯಲ್ಲಿ ಕೊಬ್ಬು ಇದೆ, ದಡೂತಿ ದೇಹಕ್ಕೆ ಕಾರಣವಾಗುತ್ತದೆ ಮತ್ತು ಅಧಿಕ ಕೊಲೆಸ್ಟ್ರಾಲ್‌ನಿಂದ ರಕ್ತನಾಳಗಳಲ್ಲಿ ಅಡಚಣೆಯನ್ನು ಸೃಷ್ಟಿಸುತ್ತದೆ ಎಂದು ಭಯಪಡುತ್ತಾರೆ.
ವಾಸ್ತವದಲ್ಲಿ ಎಲ್ಲರೂ ಬೆಣ್ಣೆಯನ್ನು ನಿಯಂತ್ರಿತವಾಗಿ ಬಳಕೆ ಮಾಡಬಹುದು. ದಿನಕ್ಕೆ ಒಂದು ಅಥವಾ ಎರಡು ಟೀ ಚಮಚ ಬೆಣ್ಣೆಯನ್ನು ಉಪಯೋಗಿಸಬಹುದು.

ಕೆಲವು ಸುಲಭ ಮತ್ತು ಉಪಯುಕ್ತ ಬೆಣ್ಣೆಯ ಪರಿಹಾರಗಳು ಇಲ್ಲಿವೆ

1. ಲೈಂಗಿಕ ಆರೋಗ್ಯ ವರ್ಧಕವಾಗಿ ಬೆಣ್ಣೆ ಮತ್ತು ಸಕ್ಕರೆ ಮಿಶ್ರಣ

2 ಚಮಚ ಬೆಣ್ಣೆ ಮತ್ತು 1 ಚಮಚ ಕಲ್ಲುಸಕ್ಕರೆ ಪುಡಿಯನ್ನು ಒಟ್ಟಿಗೆ ತೆಗೆದುಕೊಂಡು ಚೆನ್ನಾಗಿ ಮಿಶ್ರಣ ಮಾಡಿ. ಇದನ್ನು ದಿನಕ್ಕೆ ಒಮ್ಮೆ ಮಲಗುವ ಸಮಯದಲ್ಲಿ ಸೇವಿಸುವುದು ಉತ್ತಮ. ಇದು

ವೀರ್ಯಾಣುಗಳ ಸಂಖ್ಯೆ ಮತ್ತು ವೀರ್ಯದ ಪ್ರಮಾಣವನ್ನು ಸುಧಾರಿಸುತ್ತದೆ. ಆದರೆ ವೀರ್ಯವು ಅತಿಯಾದ ಜಿಗುಟುತನದಿಂದ ಕೂಡಿದ್ದರೆ, ಬೆಣ್ಣೆಯ ಉಪಯೋಗ ತಪ್ಪಿಸುವುದು ಉತ್ತಮ.

2. ತುಟಿ ಬಿರುಕು ಮತ್ತು ಚರ್ಮದ ಶುಷ್ಕತೆಯ ನಿವಾರಣೆಗೆ ಬೆಣ್ಣೆ

ಬೆಣ್ಣೆಯ ಸ್ಥಾನಿಕ ಬಳಕೆಯು ಒಡೆದ ತುಟಿಗಳು, ಬಾಯಿಹುಣ್ಣು, ಉರಿಯುವ ಸಂವೇದನೆ ಮತ್ತು ಒಣ ಚರ್ಮವನ್ನು ಸುಧಾರಿಸಲು ಸಹಾಯ ಮಾಡುತ್ತದೆ.

3. ತ್ವಚೆಯ ಹೊಳಪಿಗೆ ಕೇಸರಿಯೊಂದಿಗೆ ಬೆಣ್ಣೆ

ಒಂದು ಚಿಟಿಕೆ ಕೇಸರಿಯನ್ನು ಅರ್ಧ ಚಮಚ ಬೆಣ್ಣೆಯಲ್ಲಿ ಕರಗಿಸಿ ಪ್ರತಿದಿನ ಸೇವಿಸಲಾಗುತ್ತದೆ. ಇದು ವಿಶೇಷವಾಗಿ ಎರಡನೇ ತ್ರೈಮಾಸಿಕದಲ್ಲಿ ಗರ್ಭಿಣಿ ತಾಯಂದಿರಲ್ಲಿ ಚರ್ಮದ ಹೊಳಪನ್ನು ಹೆಚ್ಚಿಸಲು ಸಹಾಯ ಮಾಡುತ್ತದೆ. ಅಲ್ಲದೆ ಇದು ಭ್ರೂಣದ ತೂಕವನ್ನು ಸುಧಾರಿಸಲು ಸಹಾಯ ಮಾಡುತ್ತದೆ.

4. ನೆತ್ತಿಗೆ ಬೆಣ್ಣೆ ಹಚ್ಚುವುದು

ತೀವ್ರ ತಲೆನೋವು, ನೆತ್ತಿ ಮತ್ತು ಕಣ್ಣುಗಳ ಉರಿಯಲ್ಲಿ, ಅರ್ಧ ಚಮಚ ಬೆಣ್ಣೆಯನ್ನು ತೆಗೆದುಕೊಂಡು ನೆತ್ತಿಯ ಮಧ್ಯಕ್ಕೆ ಹಚ್ಚಬೇಕು (ಎಮ್ಮೆಯ ಬೆಣ್ಣೆಯಾದರೆ ಇನ್ನೂ ಉತ್ತಮ).

5. ಮೂಲವ್ಯಾಧಿಯಲ್ಲಿ ಬೆಲ್ಲ ಮಿಶ್ರಿತ ಬೆಣ್ಣೆ

ದೀರ್ಘಕಾಲದ ಮೂಲವ್ಯಾಧಿಯಲ್ಲಿ 1 ಚಮಚ ಬೆಣ್ಣೆಯನ್ನು ಒಂದು ಚಮಚ ಬೆಲ್ಲದೊಂದಿಗೆ ಬೆರೆಸಿ ಬೆಳಿಗ್ಗೆ ಖಾಲಿ ಹೊಟ್ಟೆಯಲ್ಲಿ ಸೇವಿಸಲಾಗುತ್ತದೆ. ಇದು ದೇಹವನ್ನು ತಂಪಾಗಿಸಲು ಸಹಾಯ ಮಾಡುತ್ತದೆ, ಹಸಿವನ್ನು ಸುಧಾರಿಸುತ್ತದೆ ಮತ್ತು ರಕ್ತಸ್ರಾವದ ಮೂಲವ್ಯಾಧಿಗಳನ್ನು ಗುಣಪಡಿಸಲು ಉಪಯುಕ್ತವಾಗಿದೆ.

6. ದೀರ್ಘಕಾಲದ ಕೆಮ್ಮಿನಲ್ಲಿ ಜೇನುತುಪ್ಪ ಬೆರೆಸಿದ ಬೆಣ್ಣೆ

ಬೆಣ್ಣೆ ಮತ್ತು ಜೇನುತುಪ್ಪವನ್ನು ಸಮಾನ ಪ್ರಮಾಣದಲ್ಲಿ ಬೆರೆಸಿ ಅದನ್ನು ನೆಕ್ಕಬೇಕು. ಇದು ದೀರ್ಘಕಾಲದ ಕೆಮ್ಮು, ಧ್ವನಿಯ ಒರಟುತನ ಮತ್ತು ಪಾರ್ಶ್ವವಾಯುವಿನ ನಂತರ ಉಂಟಾಗುವ ದುರ್ಬಲ ಧ್ವನಿಯನ್ನು ಶಮನಗೊಳಿಸಲು ಸಹಾಯ ಮಾಡುತ್ತದೆ.

88

ಬೊಕ್ಕತಲೆ, ವಾಂತಿ, ತಲೆನೋವಿಗೆ ಜೀರಿಗೆಯ 6 ಪರಿಹಾರಗಳು

ಜೀರಿಗೆಯು ಕರುಳಿನ ಪರಾವಲಂಬಿ ಜೀವಿಗಳಿಂದ ಉಂಟಾಗುವ ತೊಂದರೆಗಳಿಗೆ ತುಂಬಾ ಉಪಯುಕ್ತವಾಗಿದೆ. ಆಯುರ್ವೇದದ ಪ್ರಕಾರ ಜೀರಿಗೆಯು ಜೀರ್ಣಶಕ್ತಿಯನ್ನು ಉತ್ತೇಜಿಸುತ್ತದೆ, ವಾಯು, ಜ್ವರ, ರುಚಿಹೀನತೆ, ನೋವು, ಊತ ಮತ್ತು ಉರಿಯೂತವನ್ನು ನಿವಾರಿಸುತ್ತದೆ.
ಇದು ರುಚಿಯಲ್ಲಿ ಕಹಿಯಾಗಿರುತ್ತದೆ, ಲಘು ಮತ್ತು ಶುಷ್ಕ ಸ್ವಭಾವವನ್ನು ಹೊಂದಿರುತ್ತದೆ ಮತ್ತು ಉಷ್ಣ ಗುಣವನ್ನು ಹೊಂದಿದೆ.

ಜೀರಿಗೆಯ ಕೆಲವು ಮನೆಮದ್ದುಗಳನ್ನು ಕೆಳಗೆ ಉಲ್ಲೇಖಿಸಲಾಗಿದೆ -

ಜೀರಿಗೆಯ ಮನೆಮದ್ದುಗಳು

1. ವಾಂತಿ-ನಿರೋಧಕ ಮಾತ್ರೆ
10 ಗ್ರಾಂ ಹುರಿದ ಕಪ್ಪು ಜೀರಿಗೆ,
5 ಗ್ರಾಂ ಜೀರಿಗೆ,
5 ಗ್ರಾಂ ಬೆಲ್ಲ ಮತ್ತು
3 ಗ್ರಾಂ ಹುಣಸೆ ಹಣ್ಣಿನ ತಿರುಳನ್ನು
ಒಟ್ಟಿಗೆ ತೆಗೆದುಕೊಂಡು ಚೆನ್ನಾಗಿ ಕುಟ್ಟಬೇಕು. ಇದರಿಂದ ತಲಾ 1 ಗ್ರಾಂನ ಮಾತ್ರೆಗಳನ್ನು ತಯಾರಿಸಿ, ನೆರಳಿನಲ್ಲಿ ಒಣಗಿಸಬೇಕು.
ವಾಂತಿ, ವಾಕರಿಕೆ, ಹೊಟ್ಟೆ ನೋವು ಇತ್ಯಾದಿ ತೊಂದರೆಗಳಲ್ಲಿ ಜಗಿದು ತಿನ್ನಬೇಕು.

2. ಪಿತ್ತದ ತಲೆನೋವಿಗೆ ಕಪ್ಪು ಜೀರಿಗೆ ಪುಡಿ

2-3 ಗ್ರಾಂ ಕಪ್ಪು ಜೀರಿಗೆಯ ನುಣ್ಣಗಿನ ಪುಡಿಯನ್ನು ಮಜ್ಜಿಗೆ ಅಥವಾ ನಿಂಬೆ ನೀರು (5 ಮಿ.ಲೀ. ನಿಂಬೆ ರಸ ಮತ್ತು 100 ಮಿ.ಲೀ. ನೀರು / ಶರಬತ್) ಜೊತೆಗೆ ತೆಗೆದುಕೊಳ್ಳಲಾಗುತ್ತದೆ. ಇದು ಪಿತ್ತದಿಂದ ಉಂಟಾಗುವ ತಲೆ ನೋವನ್ನು ಶಮನಗೊಳಿಸುತ್ತದೆ. ಪಿತ್ತ ಉಲ್ಬಣದಿಂದ ಉಂಟಾಗುವ ಎಲ್ಲಾ ತೊಂದರೆಗಳಲ್ಲಿ ಇದು ಪ್ರಯೋಜನಕಾರಿಯಾಗಿದೆ. ಕಾಮಾಲೆಯಲ್ಲೂ ಇದನ್ನು ಬಳಸಬಹುದು.

3. ಕೂದಲು ಉದುರುವಿಕೆಯಲ್ಲಿ ಕಪ್ಪು ಜೀರಿಗೆಯ ತೈಲ

ಕಪ್ಪು ಜೀರಿಗೆ ಎಣ್ಣೆಯು ಮಾರುಕಟ್ಟೆಯಲ್ಲಿ ಲಭ್ಯವಿದೆ. ಇದನ್ನು ಕೂದಲು ಉದುರುವ ಪ್ರದೇಶದ ಮೇಲೆ ಹಚ್ಚಲಾಗುತ್ತದೆ. ನಿರಂತರವಾಗಿ ಹಚ್ಚುವುದರಿಂದ ಕೂದಲನ್ನು ಮರಳಿ ಪಡೆಯಬಹುದು.

ಅಥವಾ 50 ಗ್ರಾಂ ಬೀಜಗಳನ್ನು 100 ಮಿ.ಲೀ. ಎಣ್ಣೆ ಮತ್ತು ನೀರಿನೊಂದಿಗೆ, ನೀರು ಸಂಪೂರ್ಣವಾಗಿ ಆವಿಯಾಗುವವರೆಗೆ ಕಾಯಿಸಿ ಎಣ್ಣೆಯನ್ನು ತಯಾರಿಸಬಹುದು.

4. ಅತಿಸಾರದಲ್ಲಿ ಜೀರಿಗೆ ಕಷಾಯ

ಅತಿಸಾರಕ್ಕೆ (ಭೇದಿ), ಜೀರಿಗೆಯ ಕಷಾಯವನ್ನು 15 ಮಿ.ಲೀ. ಡೋಸ್‌ನಲ್ಲಿ ಗಂಟೆಗೆ 2-3 ಬಾರಿ ನೀಡಿದರೆ ತ್ವರಿತ ಫಲಿತಾಂಶ ಕಂಡುಬರುತ್ತದೆ. ಕಿಬ್ಬೊಟ್ಟೆಯ ನೋವು, ಹೊಟ್ಟೆಯುಬ್ಬರ, ವಾಕರಿಕೆ ಇತ್ಯಾದಿಗಳು ಸಹ ನಿವಾರಣೆಯಾಗುತ್ತವೆ ಮತ್ತು ಹಸಿವು ವೃದ್ಧಿಯಾಗುತ್ತದೆ.

5. ಕಿಡ್ನಿ ಮತ್ತು ಪಿತ್ತಜನಕಾಂಗದ ಅಸಮರ್ಪಕ ಕ್ರಿಯೆಯಲ್ಲಿ ಜೇನುತುಪ್ಪದೊಂದಿಗೆ ಕಪ್ಪು ಜೀರಿಗೆ ಪುಡಿ

ದೀರ್ಘಕಾಲದ ಪಿತ್ತಜನಕಾಂಗದ ಅಸ್ವಸ್ಥತೆಗಳು ಮತ್ತು ಮೂತ್ರಪಿಂಡದ ಸಮಸ್ಯೆಗಳಲ್ಲಿ 2-3 ಗ್ರಾಂ ಕಪ್ಪು ಜೀರಿಗೆಯ ನುಣ್ಣಗಿನ ಪುಡಿಯನ್ನು ಸ್ವಲ್ಪ ಜೇನುತುಪ್ಪದೊಂದಿಗೆ ನೀಡಲಾಗುತ್ತದೆ. ಇದು ಅಂಗಗಳನ್ನು ಬಲಪಡಿಸುತ್ತದೆ ಮತ್ತು ದೇಹದ ಮೂಲಭೂತ ಕಾರ್ಯಗಳನ್ನು ಸ್ಥಿರವಾಗಿಡುತ್ತದೆ.

6. ಕರುಳಿನ ಹುಳುಗಳಲ್ಲಿ ಪಪ್ಪಾಯಿ ಬೀಜ ಮತ್ತು ಕಪ್ಪು ಜೀರಿಗೆ ಪುಡಿ

ಮೇಲೆ ಹೇಳಿದ ಎರಡೂ ಗಿಡಮೂಲಿಕೆಗಳನ್ನು ಸಮಾನ ಪ್ರಮಾಣದಲ್ಲಿ ತೆಗೆದುಕೊಂಡು ನುಣ್ಣಗಿನ ಪುಡಿಯನ್ನು ತಯಾರಿಸಬೇಕು. ಇದನ್ನು ಪ್ರತಿದಿನ ಖಾಲಿ ಹೊಟ್ಟೆಯಲ್ಲಿ 2-3 ಗ್ರಾಂ ಪ್ರಮಾಣದಲ್ಲಿ ಬೆಚ್ಚಗಿನ ನೀರಿನೊಂದಿಗೆ ಸೇವಿಸಬೇಕು. ಇದು ಮಕ್ಕಳಲ್ಲಿ ಕಂಡುಬರುವ ದೀರ್ಘಕಾಲದ ಕರುಳಿನ ಹುಳುಗಳ ಸಮಸ್ಯೆಯನ್ನು ನಿವಾರಿಸುತ್ತದೆ. ವಯಸ್ಕರಿಗೆ ಮೇಲಿನ ಗಿಡಮೂಲಿಕೆಗಳಿಂದ ಕಷಾಯವನ್ನು ತಯಾರಿಸಿ ನೀಡಬೇಕು.

89

ಉರಿ ಮೂತ್ರ, ಮೂಗಿನ ರಕ್ತಸ್ರಾವಕ್ಕೆ ದೂರ್ವೆಯ (ಗರಿಕೆ ಹುಲ್ಲು) ಮನೆಮದ್ದು

ದೂರ್ವೆ ಅಥವಾ ಗರಿಕೆ ಹುಲ್ಲನ್ನು ಭಾರತದಲ್ಲಿ ಪವಿತ್ರ ಸಸ್ಯವೆಂದು ಪರಿಗಣಿಸಲಾಗುತ್ತದೆ. ಹಿಂದೂಗಳು ಈ ಹುಲ್ಲಿನಿಂದ ಗಣೇಶನನ್ನು ಪೂಜಿಸುತ್ತಾರೆ.
ದೂರ್ವೆ ಹುಲ್ಲಿನಲ್ಲಿ ಕ್ಯಾಲ್ಸಿಯಂ, ಫಾಸ್ಫರಸ್, ಫೈಬರ್, ಪೊಟ್ಯಾಸಿಯಮ್ ಪ್ರೋಟೀನ್, ಕಾರ್ಬೋಹೈಡ್ರೇಟ್‌ಗಳು, ಮೆಗ್ನೀಸಿಯಮ್ ಇತ್ಯಾದಿಗಳು ಸಮೃದ್ಧವಾಗಿವೆ. ಇದು ರುಚಿಯಲ್ಲಿ ಸಿಹಿಯಾಗಿರುತ್ತದೆ ಮತ್ತು ಶೀತಕವಾಗಿ ಕಾರ್ಯನಿರ್ವಹಿಸುತ್ತದೆ.

ಗರಿಕೆ ಎಲೆಗಳ ರಸವನ್ನು ನಿರಂತರವಾಗಿ ಸೇವಿಸುವುದರಿಂದ ರೋಗನಿರೋಧಕ ಶಕ್ತಿ ಹೆಚ್ಚುತ್ತದೆ ಎಂದು ಅಧ್ಯಯನಗಳು ಹೇಳುತ್ತವೆ. ಇದು ಶೀತಕ ಪರಿಣಾಮವನ್ನು ಮತ್ತು ನಂಜುನಿರೋಧಕ ಗುಣವನ್ನು ಹೊಂದಿದೆ ಹಾಗೂ ಹಲವಾರು ಸ್ತ್ರೀರೋಗಗಳಲ್ಲಿಯೂ ಸಹ ಉಪಯುಕ್ತವಾಗಿದೆ.
ಈ ಹುಲ್ಲಿನಿಂದ ಹಲವಾರು ಆರೋಗ್ಯ ಪ್ರಯೋಜನಗಳನ್ನು ಪಡೆಯಬಹುದು.

1. ಉರಿ ಮೂತ್ರ, ಮೂತ್ರನಾಳದ ರಕ್ತಸ್ರಾವ, ಆಸಿಡ್ ಪೆಪ್ಟಿಕ್ ಅಸ್ವಸ್ಥತೆ ಇತ್ಯಾದಿಗಳಿಗೆ ಗರಿಕೆ ಎಲೆಯ ರಸ

ಒಂದು ಮುಷ್ಟಿಯಷ್ಟು ಎಲೆ ಅಥವಾ ಸಂಪೂರ್ಣ ಸಸ್ಯವನ್ನು ತೆಗೆದುಕೊಂಡು ಚೆನ್ನಾಗಿ ತೊಳೆದು, ಜಜ್ಜಿ ತಾಜಾ ರಸವನ್ನು ಪಡೆಯಬೇಕು. ಇದನ್ನು ದಿನಕ್ಕೆ ಮೂರು ಬಾರಿ 5-10 ಮಿ.ಲೀ. ಪ್ರಮಾಣದಲ್ಲಿ ಸೇವಿಸಬೇಕು. ಇದು ಎಲ್ಲಾ ರೀತಿಯ ಉರಿ, ಪಿತ್ತರಸದ ಸಮಸ್ಯೆಗಳು ಮತ್ತು ಆಸಿಡ್ ಪೆಪ್ಟಿಕ್ ಅಸ್ವಸ್ಥತೆಗಳನ್ನು ಶಮನಗೊಳಿಸುತ್ತದೆ.

2. ಪಿತ್ತದ ತಲೆನೋವು, ದೌರ್ಬಲ್ಯ, ಆಯಾಸಕ್ಕೆ ಇಡೀ ಸಸ್ಯದ ಕಷಾಯ

ದೂರ್ವೆ ಹುಲ್ಲಿನ ಸಂಪೂರ್ಣ ಸಸ್ಯವನ್ನು ಸಂಗ್ರಹಿಸಿ, ಪುಡಿಮಾಡಿ, 1 ಚಮಚದಷ್ಟು ಪುಡಿಯನ್ನು 2 ಕಪ್

ನೀರಿಗೆ ಸೇರಿಸಬೇಕು, ಅರ್ಧ ಕಪ್ ನ ಪ್ರಮಾಣಕ್ಕೆ ಬರುವವರೆಗೆ ಚೆನ್ನಾಗಿ ಕುದಿಸಲಾಗುತ್ತದೆ. ನಂತರ ಸೋಸಿ, ಇದನ್ನು ಅರ್ಧ ಟೀ ಚಮಚ ಸಕ್ಕರೆ ಅಥವಾ ಬೆಲ್ಲದ ಜೊತೆಗೆ 30 - 50 ಮಿ.ಲೀ. ಪ್ರಮಾಣದಲ್ಲಿ ನೀಡಲಾಗುತ್ತದೆ. ಇದು ತಲೆನೋವು, ದೌರ್ಬಲ್ಯ ಮತ್ತು ಆಲಸ್ಯವನ್ನು ನಿವಾರಿಸುತ್ತದೆ.

3. ಚರ್ಮ ರೋಗಗಳು ಮತ್ತು ತಲೆಹೊಟ್ಟುಗಳಲ್ಲಿ ದೂರ್ವೆ ಎಣ್ಣೆ

25 ಗ್ರಾಂ ದೂರ್ವೆ ಹುಲ್ಲನ್ನು ತುಂಡರಿಸಿ ನುಣ್ಣಗಿನ ಪೇಸ್ಟ್ ತಯಾರಿಸಲಾಗುತ್ತದೆ. ಇದಕ್ಕೆ 100 ಮಿ.ಲೀ. ಎಳ್ಳೆಣ್ಣೆ ಮತ್ತು ಸಮಪ್ರಮಾಣದ ನೀರನ್ನು ಸೇರಿಸಿ ಕೇವಲ 80 - 90 ಮಿ.ಲೀ. ಎಣ್ಣೆ ಉಳಿಯುವವರೆಗೆ ಎಣ್ಣೆಯನ್ನು ಕಾಯಿಸಲಾಗುತ್ತದೆ. ಇದನ್ನು ಸೋಸಿ ಸಂಗ್ರಹಿಸಲಾಗುತ್ತದೆ.
ತುರಿಕೆಯಿಂದಾದ ಚರ್ಮದ ಗಾಯಗಳು, ತಲೆಹೊಟ್ಟು, ಚರ್ಮದ ಕಾಯಿಲೆ ಇತ್ಯಾದಿಗಳಲ್ಲಿ ಈ ಎಣ್ಣೆಯು ತುಂಬಾ ಉಪಯುಕ್ತವಾಗಿದೆ

4. ಆಸಿಡ್ ಪೆಪ್ಟಿಕ್ ಅಸ್ವಸ್ಥತೆಗಳು ಮತ್ತು ಗ್ಯಾಸ್ಟ್ರಿಕ್ ಹುಣ್ಣುಗಳಲ್ಲಿ ಹಾಲಿನೊಂದಿಗೆ ದೂರ್ವೆ ರಸ

ತಾಜಾ ದೂರ್ವೆ ಹುಲ್ಲನ್ನು ತೆಗೆದುಕೊಂಡು ಹಸುವಿನ ಹಾಲಿನೊಂದಿಗೆ ಚೆನ್ನಾಗಿ ಜಜ್ಜಿ, ಸೋಸಿ ರಸವನ್ನು ಸಂಗ್ರಹಿಸಬೇಕು. ಇದನ್ನು ಖಾಲಿ ಹೊಟ್ಟೆಯಲ್ಲಿ 10 - 20 ಮಿ.ಲೀ. ಪ್ರಮಾಣದಲ್ಲಿ ದಿನಕ್ಕೆ ಒಂದು ಅಥವಾ ಎರಡು ಬಾರಿ ಆಹಾರದ ಮೊದಲು ನೀಡಲಾಗುತ್ತದೆ. ಇದನ್ನು ಜಠರದುರಿತ, ಹೈಪರ್ ಆಸಿಡಿಟಿ, ಗ್ಯಾಸ್ಟ್ರಿಕ್ ಅಲ್ಸರ್ ಮತ್ತು ಹೃದಯ ಉರಿಗಳಿಗೆ ಪರಿಹಾರವಾಗಿ ಬಳಸಲಾಗುತ್ತದೆ.

5. ಮಕ್ಕಳಲ್ಲಿ ಅಲರ್ಜಿಯ ದದ್ದುಗಳಿಗೆ ದೂರ್ವೆ ಹುಲ್ಲು

ಒಂದು ಮುಷ್ಟಿಯಷ್ಟು ದೂರ್ವೆ ಹುಲ್ಲನ್ನು ತೆಗೆದುಕೊಂಡು ಸ್ವಲ್ಪ ಜಜ್ಜಿ, 1-2 ಗಂಟೆಗಳ ಕಾಲ ನೀರಿನಲ್ಲಿ ನೆನೆಸಿ ಸೋಸಲಾಗುತ್ತದೆ. ಅಲರ್ಜಿಯ ದದ್ದುಗಳು, ಟಿನಿಯಾ ಸೋಂಕು ಮತ್ತು ತುರಿಕೆಗೆ ಸಂಬಂಧಿಸಿದ ಇತರ ಚರ್ಮದ ಕಾಯಿಲೆಗಳಿಗೆ ಚಿಕಿತ್ಸೆ ನೀಡಲು ಇದನ್ನು ದಿನಕ್ಕೆ ಒಮ್ಮೆ ಅಥವಾ ಎರಡು ಬಾರಿ 5 - 10 ಮಿ.ಲೀ. ಪ್ರಮಾಣದಲ್ಲಿ ಮಕ್ಕಳಿಗೆ ನೀಡಲಾಗುತ್ತದೆ.

6. ಮೂಗಿನ ರಕ್ತಸ್ರಾವದಲ್ಲಿ ತುಪ್ಪದೊಂದಿಗೆ ತಾಜಾ ರಸ

ದೂರ್ವೆ ಎಲೆಗಳನ್ನು ಜಜ್ಜಿ ಹುಲ್ಲಿನ ತಾಜಾ ರಸವನ್ನು ತೆಗೆದುಕೊಳ್ಳಲಾಗುತ್ತದೆ. ಇದನ್ನು ಸೋಸಿ ಸ್ವಲ್ಪ ತುಪ್ಪದೊಂದಿಗೆ ಬೆರೆಸಿ, ಇದನ್ನು ಪ್ರತಿ ಮೂಗಿನ ಹೊಳ್ಳೆಗೆ 2-5 ಹನಿಗಳಷ್ಟು ಪ್ರಮಾನದಲ್ಲಿ ಸೇರಿಸಲಾಗುತ್ತದೆ. ಮೂಗಿನ ರಕ್ತಸ್ರಾವವನ್ನು ನಿಲ್ಲಿಸಲು ಇದು ಉಪಯುಕ್ತವಾಗಿದೆ.

90

ಫ್ಯಾಟಿ ಲಿವರ್, ಪಾದದ ಆಣಿ, ಸ್ಥೂಲಕಾಯತೆಗೆ ಸುವರ್ಣಗೆಡ್ಡೆಯ ಮನೆಮದ್ದು

ಆಯುರ್ವೇದವು ಮೂಲವ್ಯಾಧಿ, ಭೇದಿ, ಅಸ್ತಮಾ, ಶ್ವಾಸಕೋಶದ ಊತ, ಸ್ಥೂಲಕಾಯತೆ, ಕರುಳಿನ ಅಸ್ವಸ್ಥತೆಗಳು, ವಾಂತಿ, ರಕ್ತದಿಂದ ಹರಡುವ ರೋಗಗಳು, ಮುಟ್ಟಿನ ಅಸ್ವಸ್ಥತೆಗಳು ಮತ್ತು ಕಿಬ್ಬೊಟ್ಟೆಯ ಸೆಳೆತಗಳಂತಹ ಅನೇಕ ರೋಗಗಳಲ್ಲಿ ಸುವರ್ಣಗೆಡ್ಡೆಯ ಬಳಕೆಯನ್ನು ಶಿಫಾರಸು ಮಾಡಿದೆ.
ಸಂಧಿವಾತದ ನೋವನ್ನು ಕಡಿಮೆ ಮಾಡಲು ಮತ್ತು ಗ್ಯಾಂಗ್ರೀನ್ ಗಾಯಗಳನ್ನು ಗುಣಪಡಿಸಲು ಸುವರ್ಣಗೆಡ್ಡೆಯ ಪೇಸ್ಟ್ ಅನ್ನು ಬಾಹ್ಯವಾಗಿ ಲೇಪಿಸಲಾಗುತ್ತದೆ.

ಸುವರ್ಣಗೆಡ್ಡೆಯು ಪೌಷ್ಟಿಕಾಂಶದಿಂದ ಕೂಡಿದೆ. ಇದು ಹೆಚ್ಚುಕಡಿಮೆ 330 ಕೆ.ಜೆ./100 ಗ್ರಾಂ ಶಕ್ತಿಯನ್ನು ಒದಗಿಸುತ್ತದೆ. ಪೊಟ್ಯಾಸಿಯಮ್, ಫಾಸ್ಫರಸ್ ಮತ್ತು ಮೆಗ್ನೀಸಿಯಮ್ ಸುವರ್ಣಗೆಡ್ಡೆಯಲ್ಲಿ ಕಂಡುಬರುವ ಪ್ರಮುಖ ಖನಿಜಗಳಾಗಿವೆ. ಇದು ಝಿಂಕ್, ತಾಮ್ರ, ಕ್ಯಾಲ್ಸಿಯಂ ಮತ್ತು ಸೆಲೆನಿಯಮ್‌ನಂತಹ ಖನಿಜಗಳನ್ನು ಸಹ ಒಳಗೊಂಡಿದೆ.
ಇದು ಒಮೆಗಾ-3 ಕೊಬ್ಬಿನಾಮ್ಲಗಳನ್ನು ಹೊಂದಿದೆ, ರಕ್ತದಲ್ಲಿನ ಉತ್ತಮ ಕೊಲೆಸ್ಟ್ರಾಲ್ ಮಟ್ಟವನ್ನು ಹೆಚ್ಚಿಸುತ್ತದೆ; ಮತ್ತು ಕೆಟ್ಟ ಕೊಲೆಸ್ಟ್ರಾಲ್ ಅನ್ನು ಕಡಿಮೆ ಮಾಡುತ್ತದೆ. ಇದು ಒಳ್ಳೆಯ ಮತ್ತು ಕೆಟ್ಟ ಕೊಲೆಸ್ಟ್ರಾಲಿನ ನಿಯಂತ್ರಕವಾಗಿ ಕಾರ್ಯನಿರ್ವಹಿಸುತ್ತದೆ. ವಿಜ್ಞಾನಿಗಳು ಇದರಲ್ಲಿ ಡಯೋಸ್ಜೆನಿನ್ ನ ಇರುವಿಕೆಯನ್ನು ಗುರುತಿಸಿದ್ದಾರೆ, ಇದು ಸಂಭಾವ್ಯ ಆಂಟಿ-ಕ್ಯಾನ್ಸರ್ ಪರಿಣಾಮಗಳನ್ನು ಹೊಂದಿರುವ ಆಣ್ವಿಕ ಹಾರ್ಮೋನ್ ಆಗಿದೆ.
ಸ್ಥೂಲಕಾಯತೆ, ಮೂಲವ್ಯಾಧಿ, ಗುದದ್ವಾರದ ಗಾಯ, ಮಲಬದ್ಧತೆ, ಫಿಸ್ಟುಲಾ, ರಕ್ತದಿಂದ ಹರಡುವ ಅಸ್ವಸ್ಥತೆಗಳ ಚಿಕಿತ್ಸೆಯಲ್ಲಿ ಇದನ್ನು ವ್ಯಾಪಕವಾಗಿ ಬಳಸಲಾಗುತ್ತದೆ.

ಕೆಲವು ಪ್ರಮುಖ ಸರಳ ಪರಿಹಾರಗಳನ್ನು ಇಲ್ಲಿ ನೀಡಲಾಗಿದೆ

1. ಸ್ಥೂಲಕಾಯತೆ ಮತ್ತು ಹೆಚ್ಚಿದ ಕೊಲೆಸ್ಟ್ರಾಲ್ ಗೆ ಸುವರ್ಣಗೆಡ್ಡೆಯ ಮನೆಮದ್ದು

ಹಸಿವನ್ನು ನಿಯಂತ್ರಿಸಲು ಸಾಧ್ಯವಾಗದ ಸ್ಥೂಲಕಾಯದ ಜನರು ತಮ್ಮ ಆಹಾರದಲ್ಲಿ ಈ ತರಕಾರಿಯನ್ನು ಬಳಸಲು ಸಲಹೆ ನೀಡಲಾಗಿದೆ.

ಸುವರ್ಣಗೆಡ್ಡೆಯನ್ನು ಅಗತ್ಯಕ್ಕೆ ತಕ್ಕಷ್ಟು ಹುಣಸೆಹಣ್ಣು, ಅರಿಶಿನ ಪುಡಿ ಮತ್ತು ಉಪ್ಪು ಸೇರಿಸಿ ಚೆನ್ನಾಗಿ ಬೇಯಿಸಲಾಗುತ್ತದೆ ಮತ್ತು ಹಸಿವಾದಾಗ, 1 ಬೌಲ್ ಈ ಖಾದ್ಯವನ್ನು ಒಂದು ಕಪ್ ಮಜ್ಜಿಗೆಯೊಂದಿಗೆ ಸೇವಿಸಲಾಗುತ್ತದೆ. ಕೆಟ್ಟ ಕೊಲೆಸ್ಟ್ರಾಲ್ ಅನ್ನು ಕಡಿಮೆ ಮಾಡಲು ಸಹ ಇದು ಉಪಯುಕ್ತವಾಗಿದೆ.

2. ಮೂಲವ್ಯಾಧಿ ಮತ್ತು ಗುದದ್ವಾರದ ಗಾಯಕ್ಕೆ ಪರಿಹಾರ

ಬಲಿತ ಸುವರ್ಣಗೆಡ್ಡೆಯನ್ನು ತೆಗೆದುಕೊಂಡು ಚೆನ್ನಾಗಿ ತೊಳೆದು ಹೋಳುಗಳಾಗಿ ತುಂಡರಿಸಿ ನೆರಳಿನಲ್ಲಿ ಒಣಗಿಸಲಾಗುತ್ತದೆ. ಇದನ್ನು ಪುಡಿಮಾಡಿ ಗಾಳಿಯಾಡದ ಪಾತ್ರೆಯಲ್ಲಿ ಸಂಗ್ರಹಿಸಲಾಗುತ್ತದೆ.

ಇದನ್ನು ಅರಿಶಿನ ನೀರಿನಲ್ಲಿ (1 ಟೇಬಲ್ ಚಮಚ ಅರಿಶಿನ + 1 ಮಗ್ ನೀರು) ಅಥವಾ ಮಜ್ಜಿಗೆಯಲ್ಲಿ ನೆನೆಸಿ, ನಂತರ ಒಣಗಿಸಬಹುದು.

ಈ ಪುಡಿಯನ್ನು ದಿನಕ್ಕೆ 3-5 ಗ್ರಾಂ ಪ್ರಮಾಣದಲ್ಲಿ ಸೇವಿಸಬಹುದು. ಮೂಲವ್ಯಾಧಿ, ಗುದದ್ವಾರದ ಗಾಯ ಮತ್ತು ಮಲಬದ್ಧತೆಯನ್ನು ನಿವಾರಿಸಲು ಇದು ತುಂಬಾ ಉಪಯುಕ್ತವಾಗಿದೆ.

3. ಪ್ರಾಸ್ಟೇಟ್ ಹಿಗ್ಗುವಿಕೆಗೆ ಪರಿಹಾರ

100 ಗ್ರಾಂ ಸುವರ್ಣಗೆಡ್ಡೆಯನ್ನು 2 ಕಪ್ ಮಜ್ಜಿಗೆ, 2 ಕಪ್ ಹುಣಸೆ ಹಣ್ಣಿನ ರಸ ಮತ್ತು 1 ಟೀ ಚಮಚ ಅರಿಶಿನ ಪುಡಿಯೊಂದಿಗೆ ಬೇಯಿಸಲಾಗುತ್ತದೆ. ಇದನ್ನು ಬಿ.ಪಿ.ಹೆಚ್. (ಪ್ರಾಸ್ಟೇಟ್ ಹಿಗ್ಗುವಿಕೆ) ಚಿಕಿತ್ಸೆಗಾಗಿ 4 - 6 ವಾರಗಳವರೆಗೆ ಆಹಾರದ ಮೊದಲು ದಿನಕ್ಕೆ ಒಮ್ಮೆ ಅಥವಾ ಎರಡು ಬಾರಿ 2 - 3 ಗ್ರಾಂ ಪ್ರಮಾಣದಲ್ಲಿ ಸೇವಿಸಲಾಗುತ್ತದೆ.

4. ಫ್ಯಾಟಿ ಲಿವರ್ ಸಮಸ್ಯೆಗೆ ಪರಿಹಾರ

ಸುವರ್ಣಗೆಡ್ಡೆ ಪುಡಿಯನ್ನು 3-5 ಗ್ರಾಂ ಪ್ರಮಾಣದಲ್ಲಿ ಜೇನುತುಪ್ಪ ಅಥವಾ ಬೆಲ್ಲ / ತಾಳೆ ಬೆಲ್ಲದೊಂದಿಗೆ ನೀಡಲಾಗುತ್ತದೆ.

5. ಗುಳ್ಳೆಗಳು, ಆಣಿ ಮತ್ತು ಊತಕ್ಕೆ ಸುವರ್ಣಗೆಡ್ಡೆ ಪೇಸ್ಟ್

ಬಲಿತ ಸುವರ್ಣಗೆಡ್ಡೆಗಳನ್ನು ತೆಗೆದುಕೊಂಡು ನುಣ್ಣಗಿನ ಪೇಸ್ಟ್ ತಯಾರಿಸಲಾಗುತ್ತದೆ. ಪೇಸ್ಟ್ ಮಾಡುವಾಗ ಸ್ವಲ್ಪ ಸುಣ್ಣದ ಪುಡಿಯನ್ನು ಕೂಡ ಸೇರಿಸಲಾಗುತ್ತದೆ. ಈ ಪೇಸ್ಟ್ ಅನ್ನು ಊತ, ಆಣಿಗಳ ಮೇಲೆ ಮತ್ತು ವಾರ್ಟ್ ಗಳ ಮೇಲೆ ಪ್ರತಿದಿನ 4-6 ವಾರಗಳವರೆಗೆ ಲೇಪಿಸಲಾಗುತ್ತದೆ.

6. ರುಮಟಾಯ್ಡ್ ಸಂಧಿವಾತದಲ್ಲಿ, ಶುಂಠಿ ರಸದೊಂದಿಗೆ ನುಣ್ಣಗಿನ ಪೇಸ್ಟ್ ಅನ್ನು ತಯಾರಿಸಿ ಲೇಪಿಸಲಾಗುತ್ತದೆ.

ಮುನ್ನೆಚ್ಚರಿಕೆ

ಗರ್ಭಿಣಿಯರು ಹೆಚ್ಚಿನ ಪ್ರಮಾಣದಲ್ಲಿ ಸುವರ್ಣಗೆಡ್ಡೆಯನ್ನು ಉಪಯೋಗಿಸುವುದನ್ನು ತಪ್ಪಿಸಬೇಕು.

ಯಾರಿಗಾದರೂ ಅಲರ್ಜಿಯ ಪ್ರತಿಕ್ರಿಯೆಗಳು ಕಂಡುಬಂದರೆ ಇದನ್ನು ಉಪಯೋಗಿಸಬಾರದು.

91

ತಲೆನೋವು, ಗಂಟಲು ನೋವು, ಕೀಲು ನೋವಿಗೆ ನೀಲಗಿರಿಯ ಮನೆಮದ್ದು

ನೀಲಗಿರಿಯ ಎಳೆ ಚಿಗುರುಗಳು ವನ್ಯಜೀವಿಗಳಿಗೆ ಗಮನಾರ್ಹವಾದ ಪೌಷ್ಟಿಕಾಂಶವನ್ನು ಒದಗಿಸುತ್ತವೆ. ನೀಲಗಿರಿ ಎಲೆಗಳಿಂದ ತೆಗೆದ ಸಾರಭೂತ ತೈಲವನ್ನು ಪ್ರಬಲವಾದ ನೋವು ನಿವಾರಕವಾಗಿ ಮತ್ತು ಉರಿಯೂತದ ಗುಣಲಕ್ಷಣಗಳನ್ನು ಶಮನಗೊಳಿಸಲು ಉಪಯೋಗಿಸಲಾಗುತ್ತದೆ.

ಎಲೆಗಳು, ಕಾಂಡ ಮತ್ತು ಎಲೆಯ ಎಣ್ಣೆ ಹಲವಾರು ಔಷಧೀಯ ಮೌಲ್ಯಗಳನ್ನು ಹೊಂದಿದೆ ಮತ್ತು ಪ್ರಪಂಚದಾದ್ಯಂತ ಇದನ್ನು ಮನೆಮದ್ದುಗಳಲ್ಲಿ ಬಳಸಲಾಗುತ್ತದೆ.

1. ಆಂಶಿಕ ತಲೆನೋವಿನಲ್ಲಿ ನೀಲಗಿರಿ ಎಲೆಯ ಪೇಸ್ಟ್ ನ ಲೇಪ

ಸಸ್ಯದ ತಾಜಾ ಎಲೆಗಳನ್ನು ಸಂಗ್ರಹಿಸಿ ನುಣ್ಣಗಿನ ಪೇಸ್ಟ್ ತಯಾರಿಸಲಾಗುತ್ತದೆ; ಅಗತ್ಯವಿದ್ದರೆ ಸ್ವಲ್ಪ ನೀರು ಸೇರಿಸಬಹುದು. ತಲೆನೋವಿನ ನಿವಾರಣೆಗೆ ಪೀಡಿತ ಭಾಗಕ್ಕೆ ಇದನ್ನು ಲೇಪಿಸಲಾಗುತ್ತದೆ. 15-20 ನಿಮಿಷಗಳಲ್ಲಿ ಗಮನಾರ್ಹ ಪರಿಹಾರವನ್ನು ಕಾಣಬಹುದು.

2. ದೀರ್ಘಕಾಲದ ಹುಣ್ಣುಗಳು ಮತ್ತು ತುರಿಕೆಯಿಂದಾದ ಚರ್ಮದ ಗಾಯಗಳಿಗೆ ಕಾಂಡದ ತೊಗಟೆಯ ಕಷಾಯ

ತಾಜಾ ತೊಗಟೆಯ ಒಂದು ತುಂಡುಗಳಿಂದ (20-30 ಗ್ರಾಂ) ಕಷಾಯವನ್ನು ತಯಾರಿಸಲಾಗುತ್ತದೆ (30 ಗ್ರಾಂ ತೊಗಟೆ ಮತ್ತು 300 ಮಿ.ಲೀ. ನೀರನ್ನು ಕುದಿಸಿ, 150 ಮಿ.ಲೀ. ಗೆ ಇಳಿಸಿ, ಸೋಸಿ). ಈ ಕಷಾಯವನ್ನು ಗಾಯಗಳನ್ನು ತೊಳೆಯಲು ಬಳಸಲಾಗುತ್ತದೆ. ಇದು ತುರಿಕೆಯನ್ನು ನಿವಾರಿಸುತ್ತದೆ ಮತ್ತು ಊತವನ್ನು ಶಮನಗೊಳಿಸುತ್ತದೆ.

3. ಶೀತ ಮತ್ತು ಮೂಗುಕಟ್ಟುವಿಕೆಗಾಗಿ ಬಿಸಿನೀರಿನ ಹಬೆಯ ಚಿಕಿತ್ಸೆಯಲ್ಲಿ ನೀಲಗಿರಿ ಎಣ್ಣೆ

ನೀಲಗಿರಿ ಎಣ್ಣೆಯ ಕೆಲವು ಹನಿಗಳನ್ನು ಬಿಸಿ ನೀರಿಗೆ ಹಾಕಿ, ಹಬೆಯನ್ನು ಉಸಿರಾಡುವಂತೆ ಸಲಹೆ

ನೀಡಲಾಗುತ್ತದೆ (ಮುಖಕ್ಕೆ ಗರಿಷ್ಠ ಪ್ರಮಾಣದ ಉಗಿಯನ್ನು ಒಡ್ಡುವುದಕ್ಕಾಗಿ ತಲೆ ಮತ್ತು ಕುತ್ತಿಗೆಯನ್ನು ಟವೆಲ್‌ನಿಂದ ಮುಚ್ಚಲಾಗುತ್ತದೆ). ಮೂಗು ಕಟ್ಟುವಿಕೆ, ನೆಗಡಿ, ಶೀತ ಮತ್ತು ತಲೆ ನೋವನ್ನು ನಿವಾರಿಸಲು ಇದು ಉತ್ತಮ ಪರಿಹಾರವಾಗಿದೆ.

4. ಗಂಟಲು ನೋವು ಮತ್ತು ಗಂಟಲಿನ ಕಿರಿಕಿರಿಯಲ್ಲಿ ನೀಲಗಿರಿ ಎಣ್ಣೆಯ ಗಾರ್ಗ್ಲಿಂಗ್

2-5 ಮಿ.ಲೀ. ನೀಲಗಿರಿ ಎಣ್ಣೆಯನ್ನು ಬೆಚ್ಚಗಿನ ನೀರಿಗೆ ಸೇರಿಸಿ ಗಾರ್ಗ್ಲಿಂಗ್ ಮಾಡಲಾಗುತ್ತದೆ. ಅಗತ್ಯವಿದ್ದರೆ, ಸ್ವಲ್ಪ ಕಲ್ಲುಪ್ಪು ಮತ್ತು ಅರಿಶಿನ ಪುಡಿಯನ್ನು ಕೂಡ ಸೇರಿಸಬಹುದು. ಇದು ಗಂಟಲು ನೋವು, ಗಳಗ್ರಂಥಿಯ ಉರಿಯೂತ, ಗಂಟಲಿನ ಕಿರಿಕಿರಿ, ಫ್ಯಾರಿಂಜೈಟಿಸ್ ಇತ್ಯಾದಿಗಳ ಪುನರಾವರ್ತಿತ ಸಂಭವನೀಯತೆಯನ್ನು ಕಡಿಮೆ ಮಾಡುತ್ತದೆ.

5. ವಾಕರಿಕೆಯ ಸಮಸ್ಯೆಗೆ ನೀಲಗಿರಿ ಎಣ್ಣೆಯ ಇನ್ಹಲೇಷನ್

ಕೆಲವು ಹನಿ ಎಣ್ಣೆಯನ್ನು ಕರವಸ್ತ್ರ ಅಥವಾ ಟವೆಲ್ ಮೇಲೆ ಹಾಕಲಾಗುತ್ತದೆ. ಪ್ರಯಾಣಿಸುವಾಗ ಉಂಟಾಗುವ ಸಂಕಟ, ವಾಕರಿಕೆ, ವಾಂತಿ, ತಲೆನೋವು, ಆಯಾಸ, ಆತಂಕ ಇತ್ಯಾದಿ ಸಮಸ್ಯೆಗಳಲ್ಲಿ ಇದರ ಪರಿಮಳವನ್ನು ಉಸಿರಾಡಲಾಗುತ್ತದೆ.

6. ದೇಹದ ನೋವು ಮತ್ತು ಕೀಲು ನೋವಿನಲ್ಲಿ ನೀಲಗಿರಿ ಎಣ್ಣೆಯ ಉಪಯೋಗ

ನೀಲಗಿರಿ ಎಣ್ಣೆಗೆ ಚಿಟಿಕೆ ಕಲ್ಲುಪ್ಪನ್ನು ಸೇರಿಸಿ ಸ್ವಲ್ಪ ಬೆಚ್ಚಗಾಗಿಸಲಾಗುತ್ತದೆ. ಇದನ್ನು ದೇಹದ ಭಾಗಗಳ ಮೇಲೆ ಅಥವಾ ಕೀಲುಗಳ ಮೇಲೆ ಹಚ್ಚಲಾಗುತ್ತದೆ. ನಂತರ ಬಿಸಿ ಶಾಖ ನೀಡಲಾಗುತ್ತದೆ. ಇದು ನೋವು ಮತ್ತು ಊತವನ್ನು ನಿವಾರಿಸುತ್ತದೆ.

92

ಕೊಬ್ಬು, ಹಾಲುಣಿಸುವಿಕೆ, ಕಣಜದ ಹುಳದ ಕಡಿತಕ್ಕೆಅಗಸೆ ಬೀಜದ ಪರಿಹಾರಗಳು

ಅಗಸೆಬೀಜದ ಉಪಯೋಗ ಭಾರತೀಯರಿಗೆ 2,500 ವರ್ಷಗಳಿಂದಲೂ ತಿಳಿದಿದೆ. ಆಯುರ್ವೇದದ ಶಾಸ್ತ್ರವು ತರಕಾರಿ ಮತ್ತು ಎಣ್ಣೆಯ ರೂಪದಲ್ಲಿ ಅಗಸೆಯ ಬಳಕೆಯನ್ನು ಸೂಚಿಸುತ್ತದೆ.
ಇದು ಹೆಚ್ಚಿನ ಪ್ರಮಾಣದ ಪ್ರೋಟೀನ್ ಅನ್ನು ಒಳಗೊಂಡಿದ್ದು, ನರಗಳನ್ನು ಬಲಪಡಿಸಲು ಮತ್ತು ಸ್ನಾಯುಗಳನ್ನು ನಿರ್ಮಿಸಲು ಸಹಾಯ ಮಾಡುತ್ತದೆ. ಇದು ಹೃದಯ, ಮೆದುಳು, ಚರ್ಮ ಮತ್ತು ಸಂತಾನೋತ್ಪತ್ತಿ ವ್ಯವಸ್ಥೆಯ ಸರಿಯಾದ ಕಾರ್ಯನಿರ್ವಹಣೆಗೆ ಸಹಾಯ ಮಾಡುತ್ತದೆ ಎಂದು ಕಂಡುಬಂದಿದೆ.

ನೋವು, ಊತ, ಕೆಮ್ಮು, ದುರ್ಬಲ ಜೀರ್ಣಕ್ರಿಯೆ, ಮೂತ್ರ ವಿಸರ್ಜನೆಯ ತೊಂದರೆಗಳು, ಅಧಿಕ ಕೊಬ್ಬು, ಮಧುಮೇಹ, ಮಲಬದ್ಧತೆ ಮತ್ತು ಕೊಬ್ಬನ್ನು ಕಡಿಮೆ ಮಾಡಲು ಅಗಸೆಬೀಜ ಉಪಯುಕ್ತವಾಗಿದೆ ಎಂದು ವೈಜ್ಞಾನಿಕ ಅಧ್ಯಯನಗಳು ತೋರಿಸಿವೆ. ಇದು ಉತ್ತಮವಾದ ಉತ್ಕರ್ಷಣ ನಿರೋಧಕವಾಗಿದೆ ಮತ್ತು ಕಫವನ್ನು ಹೊರಹಾಕಲು ಸಹಾಯ ಮಾಡುತ್ತದೆ.
ಅಗಸೆಬೀಜವನ್ನು ಅಥೆರೊಸ್ಕ್ಲೇರೊಸಿಸ್ (ಅಪಧಮನಿ ಕಾಠಿಣ್ಯ), ಬೆನ್ನುನೋವು, ಮಲಬದ್ಧತೆ, ಮೂಲವ್ಯಾಧಿ, ಫಿಸ್ಟುಲಾ, ಕೆಮ್ಮು, ಪಾರ್ಶ್ವಶೂಲ, ನ್ಯುಮೋನಿಯಾ, ಗೊನೊರಿಯಾ, ವಾತರಕ್ತ, ಸಂಧಿವಾತ, ಅಧಿಕ ಕೊಬ್ಬು, ಬೊಜ್ಜು ಮುಂತಾದ ಹಲವಾರು ಕಾಯಿಲೆಗಳ ಚಿಕಿತ್ಸೆಯಲ್ಲಿ ವಿಶ್ವಾಸಾರ್ಹ ಔಷಧವೆಂದು ಪರಿಗಣಿಸಲಾಗಿದೆ.

ಕೆಲವು ಪ್ರಮುಖ ಮನೆಮದ್ದುಗಳು ಮತ್ತು ಅದರ ಆರೋಗ್ಯ ಪ್ರಯೋಜನಗಳನ್ನು ಕೆಳಗೆ ಉಲ್ಲೇಖಿಸಲಾಗಿದೆ

1. ಮೂತ್ರದ ಅಸ್ವಸ್ಥತೆಗಳಲ್ಲಿ ಅಗಸೆ ಬೀಜ

1-2 ಟೀಚಮಚ ಅಗಸೆ ಬೀಜಗಳನ್ನು ರಾತ್ರಿಯಿಡೀ ಒಂದು ಕಪ್ ನೀರಿನಲ್ಲಿ ನೆನೆಸಿಡಬೇಕು. ಮರುದಿನ ಅದನ್ನು ಚೆನ್ನಾಗಿ ಹಿಚುಕಿ ಸೋಸಬೇಕು. ಉರಿ ಮೂತ್ರ ನಿವಾರಣೆಗೆ ಇದನ್ನು ಆಹಾರದ ಮೊದಲು ಸೇವಿಸಲಾಗುತ್ತದೆ.

2. ಬೊಜ್ಜು ಮತ್ತು ಹೈಪರ್ ಕೊಲೆಸ್ಟ್ರಾಲ್ ನ ಚಿಕಿತ್ಸೆಗೆ ಅಗಸೆ ಬೀಜದ ಎಣ್ಣೆ ಮತ್ತು ಬಿಸಿ ನೀರು

ಮುಂಜಾನೆ 2-3 ಮಿ.ಲೀ. ಅಗಸೆ ಬೀಜದ ಎಣ್ಣೆಯನ್ನು ಒಂದು ಕಪ್ ಬೆಚ್ಚಗಿನ ನೀರಿಗೆ ಸೇರಿಸಿ ಖಾಲಿ ಹೊಟ್ಟೆಯಲ್ಲಿ ತೆಗೆದುಕೊಳ್ಳಲಾಗುತ್ತದೆ. ಇದು ಕೊಲೆಸ್ಟ್ರಾಲ್ ಮತ್ತು ಬೊಜ್ಜನ್ನು ಕಡಿಮೆ ಮಾಡಲು ಸಹಾಯ ಮಾಡುತ್ತದೆ.

3. ಎದೆಹಾಲು ಹೆಚ್ಚಿಸಲು ಅಗಸೆ ಬೀಜ

ಅಗಸೆ ಬೀಜ, ಜೀರಿಗೆ ಮತ್ತು ಮೆಂತ್ಯೆಯನ್ನು ಸಮಾನ ಪ್ರಮಾಣದಲ್ಲಿ ತೆಗೆದುಕೊಂಡು ನುಣ್ಣಗೆ ಪುಡಿ ಮಾಡಿ ಸಂಪೂರ್ಣವಾಗಿ ಮಿಶ್ರಣ ಮಾಡಲಾಗುತ್ತದೆ. ಇದನ್ನು ದಿನಕ್ಕೆ ಎರಡು ಬಾರಿ 5 ಗ್ರಾಂ ಪ್ರಮಾಣದಲ್ಲಿ ಹಾಲಿನೊಂದಿಗೆ ತೆಗೆದುಕೊಂಡರೆ ಎದೆಹಾಲಿನ ಉತ್ಪಾದನೆಯನ್ನು ಸುಧಾರಿಸುತ್ತದೆ.

4. ಕಣಜ ಹುಳು ಕುಟುಕಿದಾಗ ಅಗಸೆ ಎಲೆಯ ರಸ

ಬಲಿತ ಅಗಸೆ ಎಲೆಗಳನ್ನು ಜಜ್ಜಿ ತಾಜಾ ರಸವನ್ನು ಪಡೆಯಲಾಗುತ್ತದೆ. ತುರ್ತು ಸಂದರ್ಭದಲ್ಲಿ, ಪ್ರಥಮ ಚಿಕಿತ್ಸೆಯಾಗಿ ಇದನ್ನು ಕಣಜದ ಹುಳು ಕುಟುಕಿದ ಪ್ರದೇಶದ ಮೇಲೆ ಹಚ್ಚಲಾಗುತ್ತದೆ. ಇದು ಉರಿ ಮತ್ತು ನೋವನ್ನು ತ್ವರಿತವಾಗಿ ನಿವಾರಿಸುತ್ತದೆ.

5. ಗಂಟಲು ನೋವಿನಲ್ಲಿ ಅಗಸೆ ಹೂವಿನ ಪೇಸ್ಟ್

2 - 3 ತಾಜಾ ಹೂವುಗಳನ್ನು ಸಂಗ್ರಹಿಸಿ ಒಂದು ಚಿಟಿಕೆ ಉಪ್ಪಿನೊಂದಿಗೆ ಸೇರಿಸಿ ನುಣ್ಣಗಿನ ಪೇಸ್ಟ್ ತಯಾರಿಸಲಾಗುತ್ತದೆ. ಇದನ್ನು ಗಂಟಲಿನ ಸುತ್ತಲೂ ಲೇಪಿಸಲಾಗುತ್ತದೆ. ಇದು ಗಂಟಲಿನ ನೋವನ್ನು ಗಣನೀಯವಾಗಿ ಶಮನಗೊಳಿಸುತ್ತದೆ.

6. ಸಂಧಿವಾತದಲ್ಲಿ ಅಗಸೆ ಬೀಜದ ಪೇಸ್ಟ್

ಒಂದು ಮುಷ್ಟಿ ಅಗಸೆ ಬೀಜಗಳನ್ನು ಹುಳಿ ಮಜ್ಜಿಗೆಯಲ್ಲಿ ನೆನೆಸಿಡಬೇಕು. ಸರಿಯಾಗಿ ತೇವಗೊಂಡ ಬಳಿಕ ಇದರಿಂದ ನುಣ್ಣಗಿನ ಪೇಸ್ಟ್ ತಯಾರಿಸಿ ಕೀಲುಗಳ ಮೇಲೆ ಲೇಪಿಸಿದರೆ, ಒಂದು ಅಥವಾ ಎರಡು ವಾರಗಳಲ್ಲಿ ಕೀಲು ನೋವನ್ನು ನಿವಾರಿಸುತ್ತದೆ.

93
ಶತಾವರಿಯ ಮನೆಮದ್ದುಗಳು

ಶತಾವರಿ ಬಹಳ ಉಪಯುಕ್ತ, ಸುರಕ್ಷಿತ ಮತ್ತು ಹೆಚ್ಚು ಸಂಶೋಧನೆಗೊಳಪಡಿಸಿದ ಆಯುರ್ವೇದ ಮೂಲಿಕೆಯಾಗಿದೆ. ಇದು ಶೀತ ಗುಣಯುಕ್ತ, ಕಾಮೋತ್ತೇಜಕ ಮತ್ತು ಎದೆಹಾಲಿನ ಉತ್ಪಾದನೆಯನ್ನು ಸುಧಾರಿಸುತ್ತದೆ.
ಪಿತ್ತ ಮತ್ತು ವಾತ ದೋಷವನ್ನು ಸಮತೋಲನಗೊಳಿಸಲು ಶತಾವರಿಯನ್ನು ಬಳಸಲಾಗುತ್ತದೆ. ಇದರ ಹೆಚ್ಚಿನ ಸೇವನೆಯು ಕಫ ದೋಷವನ್ನು ಪ್ರಚೋದಿಸಬಹುದು.

ಏಷ್ಯಾ, ಭಾರತ, ಆಸ್ಟ್ರೇಲಿಯಾ ಮತ್ತು ಆಫ್ರಿಕನ್ ದೇಶಗಳ ಉಷ್ಣವಲಯದ ಪ್ರದೇಶಗಳಲ್ಲಿ ಇದನ್ನು ಕಾಣಬಹುದು.
ಶತಾವರಿ ಹಣ್ಣುಗಳು ಮತ್ತು ಹೂವುಗಳಲ್ಲಿ ಕ್ವೆರ್ಸೆಟಿನ್ ಮತ್ತು ರುಟಿನ್ ನಂತಹ ಫ್ಲೇವನಾಯ್ಡ್‌ಗಳಿವೆ.
ಇದು ಅಡಾಪ್ಟೋಜೆನಿಕ್ ಪರಿಣಾಮವನ್ನು ಹೊಂದಿದೆ ಮತ್ತು ಅತ್ಯುತ್ತಮ ಉತ್ಕರ್ಷಣ ನಿರೋಧಕವಾಗಿದೆ.

ಪರಿಣಾಮಕಾರಿ ಶತಾವರಿ ಮನೆಮದ್ದುಗಳು

1. ಹಾಲುಣಿಸುವ ತಾಯಂದಿರಿಗೆ ಶತಾವರಿ ಔಷಧೀಯ ಹಾಲು
ಶತಾವರಿಯ 1 ಅಥವಾ 2 ತಾಜಾ ಅಥವಾ ಒಣ ಬೇರುಗಳನ್ನು ಒಂದು ಕಪ್ ಹಾಲಿಗೆ ಸೇರಿಸಿ 5 - 10 ನಿಮಿಷಗಳ ಕಾಲ ಬೇಯಿಸಿ ಸೋಸಬೇಕು. ಹಾಲುಣಿಸುವ ತಾಯಂದಿರಲ್ಲಿ ಎದೆಹಾಲಿನ ಉತ್ಪಾದನೆಯನ್ನು ಸುಧಾರಿಸಲು ಇದನ್ನು ಬೆಳಿಗ್ಗಿನ ಹೊತ್ತಿನಲ್ಲಿ ನೀಡಬೇಕು.
ಜಾನುವಾರುಗಳಿಗೂ ಸಹ, ಪಶುವೈದ್ಯರು ಹಸಿ ಶತಾವರಿಯನ್ನು ನೀಡಲು ಸಲಹೆ ನೀಡುತ್ತಾರೆ.

2. ಆಯಾಸ, ಆಲಸ್ಯ, ಲೈಂಗಿಕ ಆರೋಗ್ಯ ವರ್ಧನೆಗೆ ಶತಾವರಿ ಬೇರಿನ ಪುಡಿಯ ಪರಿಹಾರ
3-5 ಗ್ರಾಂ ಶತಾವರಿ ಬೇರಿನ ಪುಡಿಯನ್ನು ಸಕ್ಕರೆ ಪುಡಿಯೊಂದಿಗೆ ದಿನಕ್ಕೆ ಎರಡು ಬಾರಿ ನೀಡಲಾಗುತ್ತದೆ. ಇದು ನಿರಂತರ ಸುಸ್ತು, ಮರಗಟ್ಟುವಿಕೆ, ನರಗಳ ಉರಿಯೂತ, ಆಯಾಸ, ಆಲಸ್ಯ ಇತ್ಯಾದಿಗಳನ್ನು ನಿವಾರಿಸುತ್ತದೆ ಹಾಗು ಲೈಂಗಿಕ ಆರೋಗ್ಯವನ್ನು ಸುಧಾರಿಸುತ್ತದೆ.

3. ಮರುಕಳಿಸುವ ಮೂತ್ರದ ಸೋಂಕಿನಲ್ಲಿ ಜೇನುತುಪ್ಪದೊಂದಿಗೆ ಬೇರಿನ ಪುಡಿ

5 ಗ್ರಾಂ ಶತಾವರಿ ಪುಡಿಯನ್ನು ಜೇನುತುಪ್ಪದೊಂದಿಗೆ ರಾತ್ರಿಯ ಸಮಯದಲ್ಲಿ ನಿಯಮಿತವಾಗಿ ಸೇವಿಸಿದರೆ ಪುನರಾವರ್ತಿತ ಮೂತ್ರದ ಸೋಂಕು, ಸ್ಪರ್ಮಟೂರಿಯಾ, ಹೆಮಟೂರಿಯಾ ಮತ್ತು ಬೆನ್ನುನೋವು ಯಶಸ್ವಿಯಾಗಿ ವಾಸಿಯಾಗುತ್ತದೆ.

4. ಉರಿ ಮೂತ್ರ ಮತ್ತು ಮೂತ್ರನಾಳದ ರಕ್ತಸ್ರಾವದಲ್ಲಿ ಶತಾವರಿ ಶೀತ ಕಷಾಯ

ತಾಜಾ ಶತಾವರಿಯನ್ನು ಸಣ್ಣ ತುಂಡುಗಳಾಗಿ ಕತ್ತರಿಸಿ ನೀರಿನಲ್ಲಿ ನೆನೆಸಿ ಅಥವಾ 5-10 ಗ್ರಾಂ ಪುಡಿಯನ್ನು 300 ಮಿ.ಲೀ. ನೀರಿಗೆ ಸೇರಿಸಿ ಸ್ವಲ್ಪ ಸಮಯದವರೆಗೆ ನೆನೆಸಿಡಬೇಕು ನಂತರ ಇದನ್ನು ಹಿಚುಕಿ ಸೋಸಿಸಬೇಕು.

ಉರಿ ಮೂತ್ರ ಮತ್ತು ಮೂತ್ರನಾಳದ ರಕ್ತಸ್ರಾವದಿಂದ ಬಳಲುತ್ತಿರುವ ವ್ಯಕ್ತಿಗಳಿಗೆ ಇದನ್ನು ನೀಡಲಾಗುತ್ತದೆ. ಅಂತಹ ಪರಿಸ್ಥಿತಿಗಳಲ್ಲಿ ಇದು ಉತ್ತಮ ಫಲಿತಾಂಶವನ್ನು ನೀಡುತ್ತದೆ.

5. ವೀರ್ಯಾಣುಗಳ ಸಂಖ್ಯೆಯನ್ನು ಸುಧಾರಿಸಲು ಶತಾವರಿ- ಅಶ್ವಗಂಧದ ಮನೆಮದ್ದು

ಶತಾವರಿ, ಅಶ್ವಗಂಧ ಮತ್ತು ಕಪಿಕಚ್ಚು(ನಸುಗುನ್ನಿ) ಇವುಗಳ ನುಣ್ಣಗಿನ ಪುಡಿಯನ್ನು ಸಮಪ್ರಮಾಣದಲ್ಲಿ ತೆಗೆದುಕೊಂಡು ಒಟ್ಟಿಗೆ ಮಿಶ್ರಣ ಮಾಡಿ, ಇದನ್ನು 3-5 ಗ್ರಾಂ ಪ್ರಮಾಣದಲ್ಲಿ ಸೇವಿಸಬೇಕು, ಅಥವಾ ಇದನ್ನು ಒಂದು ಕಪ್ ಹಾಲಿನೊಂದಿಗೆ 5 ನಿಮಿಷಗಳ ಕಾಲ ಕುದಿಸಿ, ಸೋಸಿ ಸೇವಿಸಬೇಕು. ಇದು ಲೈಂಗಿಕ ಆರೋಗ್ಯವನ್ನು ಉತ್ತೇಜಿಸುತ್ತದೆ ಮತ್ತು ವೀರ್ಯಾಣುಗಳ ಸಂಖ್ಯೆಯನ್ನು ಹೆಚ್ಚಿಸುತ್ತದೆ.

6. ತೂಕ ಹೆಚ್ಚಿಸಲು ಶತಾವರಿ ಮತ್ತು ಪಿಪ್ಪಲಿ ಪುಡಿ

ಇದು ಉತ್ತರ ಕರ್ನಾಟಕದ ಸರಳ ಮತ್ತು ಪರಿಣಾಮಕಾರಿ ಮದ್ದು. ಶತಾವರಿ ಮತ್ತು ಪಿಪ್ಪಲಿ ಪುಡಿಯನ್ನು ಸಮಾನ ಪ್ರಮಾಣದಲ್ಲಿ ತೆಗೆದುಕೊಂಡು ಚೆನ್ನಾಗಿ ಮಿಶ್ರಣ ಮಾಡಿ. ಇದನ್ನು ಬಾಳೆಹಣ್ಣಿನ ರಸ / ಬಾಳೆಹಣ್ಣಿನ ಮಿಲ್ಕ್‌ಶೇಕ್ ಜೊತೆಗೆ ರಾತ್ರಿ ಅಥವಾ ಮುಂಜಾನೆ 3-5 ಗ್ರಾಂ ಪ್ರಮಾಣದಲ್ಲಿ ತೆಗೆದುಕೊಳ್ಳಲಾಗುತ್ತದೆ. ಇದನ್ನು 30-40 ದಿನಗಳವರೆಗೆ ಸೇವಿಸಿದರೆ ತೂಕವನ್ನು ಹೆಚ್ಚಿಸಬಹುದು.

94

ಮುಟ್ಟಿನ ನೋವು, ಚರ್ಮ ರೋಗಗಳಿಗೆ ಅಂಟುವಾಳ ಕಾಯಿಯ ಮನೆಮದ್ದು

ಆಯುರ್ವೇದದಲ್ಲಿ ಅಂಟುವಾಳಕಾಯಿಯ (ನೊರೆಕಾಯಿ) ಸೇವನೆಯು ಬಹಳ ಅಪರೂಪವಾಗಿದ್ದರೂ, ಇದನ್ನು ಅನೇಕ ರೋಗಗಳಲ್ಲಿ ಏಕ ಮೂಲಿಕಾ ಪರಿಹಾರವಾಗಿ ಬಳಸಲಾಗುತ್ತದೆ. ಪ್ರಾಣಿಗಳ ಹಲವಾರು ರೋಗಗಳಲ್ಲಿ ಇದನ್ನು ವಾಂತಿ ಮಾಡಿಸುವ ಔಷಧವಾಗಿ ಬಳಸಲಾಗುತ್ತದೆ. ಪಶುವೈದ್ಯಕೀಯದಲ್ಲಿ ಇದನ್ನು ಬಾಹ್ಯ ಮತ್ತು ಆಂತರಿಕ ಪರಿಹಾರವಾಗಿ ಹೇರಳವಾಗಿ ಬಳಸಲಾಗುತ್ತದೆ.

ಅಂಟುವಾಳಕಾಯಿಯ ಕೆಲವು ಸರಳ ಮನೆಮದ್ದುಗಳು ಇಲ್ಲಿವೆ

1. ಕಿಬ್ಬೊಟ್ಟೆಯ ನೋವು ಮತ್ತು ಮುಟ್ಟಿನ ನೋವಿನಲ್ಲಿ ಬೀಜದ ಮಜ್ಜೆ

ಅಂಟುವಾಳಕಾಯಿಯ ಬೀಜವು ಸಣ್ಣ ಬಿಳಿ ಅಥವಾ ಹಸಿರು ಹಳದಿ ಬಣ್ಣದ ಮಜ್ಜೆಯನ್ನು ಹೊಂದಿರುತ್ತದೆ. ಇದು ಸ್ವಲ್ಪ ಕಹಿಯಾಗಿರುತ್ತದೆ ಮತ್ತು ಹೊಟ್ಟೆಯ ವಾಯುವಿನ ನಿವಾರಣೆಗೆ ಸಹಾಯ ಮಾಡುತ್ತದೆ. 3-4 ಬೀಜಗಳನ್ನು ಪುಡಿಮಾಡಿ ನುಣ್ಣಗಿನ ಪೇಸ್ಟ್ ತಯಾರಿಸಬೇಕು. ಹೊಟ್ಟೆ ನೋವು ಮತ್ತು ಮುಟ್ಟಿನ ನೋವಿನ ಸಂದರ್ಭದಲ್ಲಿ ಇದನ್ನು 1 - 2 ಟೀ ಚಮಚ ಎಳ್ಳೆಣ್ಣೆಯೊಂದಿಗೆ ನೀಡಬಹುದು.

2. ವಿಷಾಹಾರ ಸೇವನೆಯ ಸಂದರ್ಭದಲ್ಲಿ ಅಂಟುವಾಳಕಾಯಿಯ ನೀರು

4-5 ಬೀಜಗಳನ್ನು ಪುಡಿಮಾಡಿ 1-2 ಲೀಟರ್ ನೀರಿನಲ್ಲಿ ನೆನೆಸಲಾಗುತ್ತದೆ. ಈ ನೀರನ್ನು ವಿಷಪ್ರಾಶನವಾದ ವ್ಯಕ್ತಿಗಳಿಗೆ ಕುಡಿಯಲು ನೀಡಲಾಗುತ್ತದೆ. ಇದನ್ನು ಸೇವಿಸುವುದರಿಂದ ವಾಂತಿ ಆಗುತ್ತದೆ, ಹಾಗಾಗಿ ಇದು ವಿಷದ ಪರಿಣಾಮಗಳನ್ನು ಕಡಿಮೆ ಮಾಡುತ್ತದೆ. ಸಂಪೂರ್ಣ ವಾಂತಿಯಾದ ನಂತರ ಅಂಟುವಾಳಕಾಯಿಯ ಪರಿಣಾಮವನ್ನು / ಕಿರಿಕಿರಿಯನ್ನು ಕಡಿಮೆ ಮಾಡಲು ಬೂದುಗುಂಬಳಕಾಯಿ ರಸವನ್ನು ನೀಡಲಾಗುತ್ತದೆ. ವಿಷಾಹಾರದ ಚಿಕಿತ್ಸೆಯಲ್ಲಿಯೂ ಇದು ಉಪಯುಕ್ತವಾಗಿದೆ.

3. ಹೊಟ್ಟೆಯಲ್ಲಿ ಉಂಟಾಗುವ ವಾಯುವಿನ ಸಮಸ್ಯೆಗೆ ಅಂಟುವಾಳಕಾಯಿಯ ಬೀಜಗಳು

ಅಂಟುವಾಳಕಾಯಿಯ ಬೀಜದ ಮಜ್ಜೆಯನ್ನು ಬೆಲ್ಲದೊಂದಿಗೆ ಬೆರೆಸಲಾಗುತ್ತದೆ ಮತ್ತು ದಿನಕ್ಕೆ ಒಂದು ಅಥವಾ ಎರಡು ಬಾರಿ 500-600 ಮಿ.ಗ್ರಾಂ. ಪ್ರಮಾಣದಲ್ಲಿ ನೀಡಲಾಗುತ್ತದೆ. ಇದನ್ನು ಮಾತ್ರೆಯ ರೂಪದಲ್ಲಿಯೂ ಬಳಸಬಹುದು. ಇದು ನಿರಂತರ ಹೊಟ್ಟೆಯುಬ್ಬರದ ಸಮಸ್ಯೆಯಲ್ಲಿ ಉಪಯುಕ್ತವಾಗಿದೆ.

4. ಗಾಯ ಗುಣಪಡಿಸುವಲ್ಲಿ ಅಂಟುವಾಳಕಾಯಿಯ ಮರದ ತೊಗಟೆ

ತಾಜಾ ತೊಗಟೆಯ 1-2 ಸಣ್ಣ ತುಂಡುಗಳನ್ನು (ಅಂಗೈ ಅಗಲದಷ್ಟು) ತೆಗೆದುಕೊಂಡು ಚೆನ್ನಾಗಿ ಪುಡಿಮಾಡಿ ಕಷಾಯ ತಯಾರಿಸಲಾಗುತ್ತದೆ. ಈ ಕಷಾಯವನ್ನು ಗಾಯಗಳನ್ನು ತೊಳೆಯಲು ಬಳಸಲಾಗುತ್ತದೆ. (ಕಷಾಯ = 1 ಚಮಚ ಪುಡಿಯನ್ನು 2 ಕಪ್ ನೀರು ಸೇರಿಸಿ ಕುದಿಸಿ, ಅರ್ಧ ಕಪ್‌ಗೆ ಇಳಿಸಿ, ನಂತರ ಸೋಸಿ).

ಅದೇ ಕಷಾಯವನ್ನು ಗ್ಯಾಂಗ್ರೀನ್ ಅನ್ನು ತೊಳೆಯಲು ಬಳಸಲಾಗುತ್ತದೆ, ಇದು ಹುಣ್ಣಿನ ತ್ಯಾಜ್ಯಗಳನ್ನು ತೊಡೆದುಹಾಕಿ, ಗುಣಪಡಿಸುವ ಪ್ರಕ್ರಿಯೆಯನ್ನು ವೇಗಗೊಳಿಸುತ್ತದೆ.

5. ಎಗ್ಜಿಮಾ (ಇಸುಬು) ದಲ್ಲಿ ಅಂಟುವಾಳಕಾಯಿಯ ಎಲೆಯ ಎಣ್ಣೆ

50 ಗ್ರಾಂ ಅಂಟುವಾಳಕಾಯಿಯ ತಾಜಾ ಎಲೆಗಳ ಪೇಸ್ಟ್ ಅನ್ನು ತಯಾರಿಸಿ ತಲಾ 100 ಮಿ.ಲೀ. ನೀರು ಮತ್ತು ಎಳ್ಳೆಣ್ಣೆ ಸೇರಿಸಿ, ನೀರು ಸಂಪೂರ್ಣ ಆವಿಯಾಗುವವರೆಗೆ ಚೆನ್ನಾಗಿ ಕಾಯಿಸಲಾಗುತ್ತದೆ.

ಈ ಎಣ್ಣೆಯನ್ನು ಎಗ್ಜಿಮಾ ಗಾಯಗಳ ಮೇಲೆ ಹಚ್ಚಲು ಬಳಸಲಾಗುತ್ತದೆ.

6. ತುರಿಕೆ ಚರ್ಮ ರೋಗಗಳು ಮತ್ತು ಸರ್ಪಸುತ್ತಿಗೆ ತುಪ್ಪ ಮತ್ತು ಅಂಟುವಾಳಕಾಯಿ

ತಾಜಾ ಅಂಟುವಾಳಕಾಯಿಯನ್ನು (ಎಳೆಯ, ರಸಭರಿತ, ಹಸಿರುಭರಿತ ಹಳದಿ ಬಣ್ಣದಲ್ಲಿದ್ದಾಗ) ತೆಗೆದುಕೊಂಡು ತಾಜಾ ರಸವನ್ನು ಪಡೆಯಬೇಕು. ಇದಕ್ಕೆ ಸಮಾನ ಪ್ರಮಾಣದ ತುಪ್ಪವನ್ನು ಸೇರಿಸಿ, ನೀರಿನ ಅಂಶವು ಸಂಪೂರ್ಣವಾಗಿ ಆವಿಯಾಗುವವರೆಗೆ ಅದನ್ನು ಚೆನ್ನಾಗಿ ಕುದಿಸಬೇಕು. ಈ ತುಪ್ಪವನ್ನು ಸರ್ಪಸುತ್ತು ಮತ್ತು ದೀರ್ಘಕಾಲದ ತುರಿಕೆ ಗಾಯಗಳ ಮೇಲೆ ಹಚ್ಚಬಹುದು.

95
ಬಾದಾಮಿಯ ಮನೆಮದ್ದುಗಳು

ಬಾದಾಮ್ ಪ್ರಸಿದ್ಧವಾದ ಪುನರುಜ್ಜೀವನಕಾರಕ - ಲೈಂಗಿಕ ಆರೋಗ್ಯ ವರ್ಧಕ, ಉತ್ಕರ್ಷಣ ನಿರೋಧಕ ಮತ್ತು ಮೈಬಣ್ಣವನ್ನು ಹೆಚ್ಚಿಸುವ ಆಹಾರ ಪದಾರ್ಥವಾಗಿದೆ.
ಬಾದಾಮಿ ಮೊನೊ-ಅನ್‌ಸ್ಯಚುರೇಟೆಡ್ ಫ್ಯಾಟ್ ಮತ್ತು ಪಾಲಿ-ಅನ್‌ಸ್ಯಚುರೇಟೆಡ್ ಫ್ಯಾಟ್‌ನ ಉತ್ತಮ ಮೂಲವಾಗಿದೆ. ಅದು ದೇಹದಲ್ಲಿ ಆರೋಗ್ಯಕರ ಲಿಪಿಡ್ ಮಟ್ಟವನ್ನು ಕಾಯ್ದುಕೊಳ್ಳಲು ಸಹಕಾರಿಯಾಗಿದೆ. ಮ್ಯಾಂಗನೀಸ್, ವಿಟಮಿನ್ ಇ, ರೈಬೋಫ್ಲಾವಿನ್ ಮತ್ತು ತಾಮ್ರದ ಸಮೃದ್ಧ ಮೂಲವಾಗಿರುವ ಇದು, ದೈನಂದಿನ ಅಗತ್ಯದ ಶಕ್ತಿಯನ್ನು ಪೂರೈಸಲು ಸಹಾಯ ಮಾಡುತ್ತದೆ.

ಬಾದಾಮಿಯು ನೆನೆಪಿನ ಶಕ್ತಿಯನ್ನು ತೀಕ್ಷ್ಣಗೊಳಿಸುತ್ತವೆ ಹಾಗು ಕೂದಲ ರಕ್ಷಣೆಗೆ ಹೆಸರುವಾಸಿಯಾಗಿದೆ. ಪಾಲಿ ಅನ್‌ಸ್ಯಚುರೇಟೆಡ್ ಮತ್ತು ಮೊನೊ ಫ್ಯಾಟಿ ಆಸಿಡ್‌ಗಳು ವಿಟಮಿನ್ ಎ, ಡಿ, ಬಿ1, ಬಿ2 ಮತ್ತು ಬಿ6 ನಂತಹ ಇತರ ದೈಹಿಕ ಅವಶ್ಯಕತೆಗಳೊಂದಿಗೆ ಚರ್ಮ ಮತ್ತು ಕೂದಲಿನ ಆರೈಕೆಯನ್ನು ಮಾಡುತ್ತವೆ. ಈ ಪೋಷಕಾಂಶಗಳು ಕೂದಲಿನ ಆಳವಾದ ಸ್ಥಳಗಳಿಗೆ ತೂರಿಕೊಳ್ಳುವ ಸಾಮರ್ಥ್ಯವನ್ನು ಹೊಂದಿವೆ ಮತ್ತು ಕೂದಲನ್ನು ಆರೋಗ್ಯಕರ, ರೇಷ್ಮೆಯಂತೆ, ಮೃದು, ದಟ್ಟ ಮತ್ತು ಸುಂದರವಾಗಿಸುತ್ತದೆ.

ಬಾದಾಮಿ ಮನೆಮದ್ದು

1. ಆಯಾಸ, ನರಗಳ ಉರಿಯೂತ, ಕೂದಲಿನ ಆರೈಕೆ ಮತ್ತು ಚರ್ಮದ ಹೊಳಪಿನ ವೃದ್ಧಿಗೆ ಬಾದಾಮಿ ಮಿಲ್ಕ್‌ಶೇಕ್

3-4 ಬಾದಾಮಿ ಬೀಜಗಳನ್ನು 1-2 ಕಪ್ ಹಾಲಿನೊಂದಿಗೆ ತೆಗೆದುಕೊಂಡು ಮಿಕ್ಸರ್‌ನಲ್ಲಿ ಚೆನ್ನಾಗಿ ರುಬ್ಬಿ ಸೋಸಲಾಗುತ್ತದೆ. ಇದನ್ನು ದಿನಕ್ಕೆ ಒಂದು ಅಥವಾ ಎರಡು ಬಾರಿ ಸೇವಿಸಬಹುದು. ಅಗತ್ಯವಿದ್ದರೆ ಕೇಸರಿ ಅಥವಾ ಕೆಲವು ಗೋಡಂಬಿಗಳನ್ನು ಕೂಡ ಸೇರಿಸಬಹುದು. ದಣಿವು, ಬಾಹ್ಯ ನರಗಳ ಉರಿಯೂತ (ಪೆರಿಫೆರಲ್ ನ್ಯೂರೈಟಿಸ್), ಚರ್ಮದ ಸುಕ್ಕು ಇತ್ಯಾದಿಗಳ ವಿರುದ್ಧ ಇದು ತುಂಬಾ ಪರಿಣಾಮಕಾರಿಯಾಗಿದೆ.

2. ಮುಖದ ಕಾಂತಿಯನ್ನು ವೃದ್ಧಿಸಲು ಬಾದಾಮಿ ಫೇಸ್ ಸ್ಕ್ರಬ್

ಬಾದಾಮಿಯನ್ನು ಹಾಲು ಅಥವಾ ನೀರಿನೊಂದಿಗೆ ರುಬ್ಬುವ ಮೂಲಕ ನುಣ್ಣಗಿನ ಪೇಸ್ಟ್ ತಯಾರಿಸಬೇಕು. ಇದನ್ನು ಫೇಸ್ ಸ್ಕ್ರಬ್ ಆಗಿ ಬಳಸಬಹುದು. ಇದು ದೇಹದ ಮೇಲ್ಮೈಯಿಂದ ವಿಶೇಷವಾಗಿ ಮುಖದಿಂದ ಸತ್ತ ಚರ್ಮದ ಕೋಶಗಳನ್ನು ತೆಗೆದುಹಾಕಲು ಸಹಾಯ ಮಾಡುತ್ತದೆ. ಇದು ಮುಖಕ್ಕೆ ಉತ್ತಮ ಕಾಂತಿ ನೀಡುತ್ತದೆ.

3. ಕೂದಲ ಬೆಳವಣಿಗೆಗೆ ಬಾದಾಮಿ ಎಣ್ಣೆ

ಶುದ್ಧ ಬಾದಾಮಿ ಎಣ್ಣೆಯನ್ನು ನೆತ್ತಿಯ ಮೇಲೆ ನಿಯಮಿತವಾಗಿ ಹಚ್ಚುವುದರಿಂದ ಕಪ್ಪು ಮತ್ತು ದಪ್ಪ ಕೂದಲು ಪಡೆಯಲು ಸಹಾಯ ಮಾಡುತ್ತದೆ. ಇದು ಕೂದಲು ಉದುರುವುದನ್ನು ಸಹ ತಡೆಯುತ್ತದೆ.

4. ಮಕ್ಕಳ ಬೆಳವಣಿಗೆಗೆ ಬಾದಾಮಿ ಬರ್ಫಿ

1 ಕಪ್ ಬಾದಾಮಿ ಪುಡಿಯನ್ನು ಅರ್ಧ ಕಪ್ ಬೆಲ್ಲ ಅಥವಾ ಸಕ್ಕರೆಯೊಂದಿಗೆ ಬೆರೆಸಿ 50 ಮಿ.ಲೀ. ಹಾಲಿನೊಂದಿಗೆ ಚೆನ್ನಾಗಿ ಬೇಯಿಸಬೇಕು. ಅರೆ ಘನ ಸ್ಥಿತಿಗೆ ಬಂದ ನಂತರ ಇದನ್ನು ತಟ್ಟೆಯ ಮೇಲೆ ಹಾಕಿ ಬರ್ಫಿಯ ರೂಪ ನೀಡಲಾಗುತ್ತದೆ. ಈ ಸಿಹಿ ಬರ್ಫಿಯನ್ನು ಬೆಳೆಯುವ ಮಕ್ಕಳಿಗೆ ನೀಡಿದರೆ ಅದು ಉತ್ತಮ ತ್ರಾಣ ಮತ್ತು ಶಕ್ತಿಯನ್ನು ಪಡೆಯಲು ಗಮನಾರ್ಹವಾಗಿ ಸಹಾಯ ಮಾಡುತ್ತದೆ.
ಡೋಸ್ - ದಿನಕ್ಕೆ 20-30 ಗ್ರಾಂ.

5. ನೆನೆಸಿದ ಬಾದಾಮಿ ನೆನಪಿನ ಶಕ್ತಿ ವರ್ಧಕವಾಗಿ

2-3 ಬಾದಾಮಿ ಬೀಜಗಳನ್ನು ರಾತ್ರಿಯಿಡೀ ನೀರಿನಲ್ಲಿ ನೆನೆಸಿಟ್ಟು, ಮರುದಿನ ಬೆಳಿಗ್ಗೆ ಇದನ್ನು ಹಾಲಿನೊಂದಿಗೆ ಖಾಲಿ ಹೊಟ್ಟೆಯಲ್ಲಿ ತೆಗೆದುಕೊಳ್ಳಬೇಕು. ಇದು ಶಕ್ತಿಯನ್ನು ಹೆಚ್ಚಿಸುತ್ತದೆ ಮತ್ತು ತ್ರಾಣವನ್ನು ನೀಡುತ್ತದೆ. ಇದು ರೋಗನಿರೋಧಕ ಶಕ್ತಿಯನ್ನು ಹೆಚ್ಚಿಸುತ್ತದೆ.

6. ಲೈಂಗಿಕ ಶಕ್ತಿಯನ್ನು ಸುಧಾರಿಸಲು ಬಾದಾಮಿ ಪಾಯಸ

12-15 ಬಾದಾಮಿಗಳನ್ನು ತೆಗೆದುಕೊಂಡು ಹಾಲಿನೊಂದಿಗೆ ಚೆನ್ನಾಗಿ ಬೇಯಿಸಿ ನುಣ್ಣಗೆ ರುಬ್ಬಬೇಕು, ಈ ರುಬ್ಬಿರುವ ಮಿಶ್ರಣವನ್ನು ತೆಂಗಿನ ಹಾಲು (400-500 ಮಿ.ಲೀ.) ಮತ್ತು 2- 3 ಟೇಚಮಚ ಸಕ್ಕರೆ ಜೊತೆ ಸೇರಿಸಿ ಮತ್ತೆ ಚೆನ್ನಾಗಿ ಬೇಯಿಸಬೇಕು.
ಕೊನೆಯಲ್ಲಿ ಕೇಸರಿ ಅಥವಾ ಏಲಕ್ಕಿ ಕೂಡ ಸೇರಿಸಬಹುದು. ಈ ಪಾಯಸವು ಲೈಂಗಿಕ ಶಕ್ತಿಯನ್ನು ಗಣನೀಯವಾಗಿ ಉತ್ತೇಜಿಸುತ್ತದೆ.

96

ಕರಿಬೇವಿನ ಎಲೆಯ ಮನೆಮದ್ದುಗಳು

ಕರಿಬೇವಿನ ಎಲೆಗಳು ಅನೇಕ ಆರೋಗ್ಯ ಪ್ರಯೋಜನಗಳನ್ನು ಹೊಂದಿರುವ ನೈಸರ್ಗಿಕ ಸುವಾಸನೆಯ ಎಲೆ. ಇದು ಆಹಾರವನ್ನು ಆರೋಗ್ಯಕರವಾಗಿಯೂ, ರುಚಿಕರವಾಗಿಯೂ ಮಾಡುತ್ತದೆ ಮತ್ತು ಸುವಾಸನೆಯನ್ನು ನೀಡುತ್ತದೆ.
ಇದರ ಜೊತೆಗೆ ಇದು ಹಲವಾರು ಸೂಕ್ಷ್ಮ ಪೋಷಕಾಂಶಗಳಲ್ಲದೆ ಕಾರ್ಬೋಹೈಡ್ರೇಟ್‌ಗಳು, ಕ್ಯಾಲ್ಸಿಯಂ, ರಂಜಕ, ಕಬ್ಬಿಣ, ಮೆಗ್ನೀಸಿಯಮ್, ತಾಮ್ರ, ನಿಕೋಟಿನಿಕ್ ಆಮ್ಲ ವಿಟಮಿನ್ ಸಿ, ವಿಟಮಿನ್ ಎ, ವಿಟಮಿನ್ ಬಿ, ವಿಟಮಿನ್ ಇ, ಉತ್ಕರ್ಷಣ ನಿರೋಧಕಗಳು, ಸಸ್ಯ ಸ್ಟೆರಾಲ್‌ಗಳು, ಅಮೈನೋ ಆಮ್ಲಗಳು ಮತ್ತು ಗ್ಲೈಕೋಸೈಡ್‌ಗಳನ್ನು ಒಳಗೊಂಡಿದೆ.

ಕರಿಬೇವಿನ ಎಲೆಯನ್ನು ಆಯುರ್ವೇದದಲ್ಲಿ ಕೈಢರ್ಯ ಎಂದು ಕರೆಯಲಾಗುತ್ತದೆ. ಆಯುರ್ವೇದ ಔಷಧದಲ್ಲಿ ಕರಿಬೇವಿನ ಎಲೆಗಳನ್ನು ಮಧುಮೇಹ, ಕರುಳಿನ ಹುಳುಗಳು, ಸೋಂಕು, ಊತ, ಉರಿಯೂತ, ಯಕೃತ್ತಿನ ಅಸ್ವಸ್ಥತೆಗಳು, ತಲೆಹೊಟ್ಟು, ರುಚಿಹೀನತೆ ಮತ್ತು ಚೇಳು ಕಡಿತದಂತಹ ತೊಂದರೆಗಳಾ ಚಿಕಿತ್ಸೆಯಲ್ಲಿ ಬಳಸಲಾಗುತ್ತದೆ.

ಕರಿಬೇವಿನ ಎಲೆಯ ಮನೆಮದ್ದುಗಳು

1. ಮಧುಮೇಹದಲ್ಲಿ (ಟೈಪ್ II ಡಯಾಬಿಟಿಸ್) ಕರಿಬೇವಿನ ಪುಡಿ

1-2 ಗ್ರಾಂ ಒಣಗಿದ ಕರಿಬೇವಿನ ಎಲೆಗಳ ಪುಡಿಯನ್ನು ಪ್ರತಿದಿನ ಸೇವಿಸುವುದರಿಂದ ರಕ್ತದಲ್ಲಿನ ಸಕ್ಕರೆಯ ಮಟ್ಟದಲ್ಲಿ ಗಮನಾರ್ಹ ಇಳಿಕೆ ಕಂಡುಬರುತ್ತದೆ. ಇದನ್ನು ರೋಗಿಯು ಮಧುಮೇಹಕ್ಕೆ ತೆಗೆದುಕೊಳ್ಳುವ ಯಾವುದೇ ಔಷಧದೊಂದಿಗೆ ಸಹಾಯಕವಾಗಿ ತೆಗುದುಕೊಳ್ಳಬಹುದು.

2. ಅಕಾಲಿಕ ಬಿಳಿಕೂದಲಿಗೆ ಕರಿಬೇವಿನ ಎಣ್ಣೆ

20 ಗ್ರಾಂ ತಾಜಾ ಕರಿಬೇವಿನ ಎಲೆಗಳನ್ನು ತೆಗೆದುಕೊಂಡು ನುಣ್ಣಗಿನ ಪೇಸ್ಟ್ ತಯಾರಿಸಬೇಕು.

ಇದನ್ನು 100 ಮಿ.ಲೀ. ತೆಂಗಿನ ಎಣ್ಣೆಯಲ್ಲಿ (ಅಥವಾ ಎಳ್ಳೆಣ್ಣೆ) ರಾತ್ರಿಯಿಡೀ ನೆನೆಸಿಡಬೇಕು. ಮರುದಿನ, ಇದಕ್ಕೆ ಸಮಾನ ಪ್ರಮಾಣದ ನೀರನ್ನು ಸೇರಿಸಿ, ನೀರಿನ ಅಂಶವು ಸಂಪೂರ್ಣವಾಗಿ ಆವಿಯಾಗುವವರೆಗೆ ಎಣ್ಣೆಯನ್ನು ಕುದಿಸಬೇಕು. ನೀವು ಸುಮಾರು 80-90 ಮಿ.ಲೀ. ತೈಲವನ್ನು ಪಡೆಯಬಹುದು. ಇದನ್ನು ಸೋಸಿ ಸಂಗ್ರಹಿಸಿಡಬೇಕು.
ಈ ಎಣ್ಣೆಯನ್ನು ನಿಯಮಿತವಾಗಿ ನೆತ್ತಿಗೆ ಹಚ್ಚುವುದರಿಂದ ಕೂದಲು ಬಿಳಿಯಾಗುವುದನ್ನು ಕಡಿಮೆ ಮಾಡಲು ಸಹಾಯ ಮಾಡುತ್ತದೆ. ಇದು ಕೂದಲಿನ ಬೆಳವಣಿಗೆಯನ್ನು ಉತ್ತೇಜಿಸುತ್ತದೆ ಮತ್ತು ತಲೆಹೊಟ್ಟಿನ ನಿವಾರಣೆಗೂ ಉಪಯುಕ್ತವಾಗಿದೆ.

3. ಪ್ರಯಾಣದ ಸಮಯದಲ್ಲಿ ಉಂಟಾಗುವ ಸಮಸ್ಯೆಗಳಿಗೆ ಮತ್ತು ವಿಷಾಹಾರ ಸಂಬಂಧಿ ತೊಂದರೆಗಳಿಗೆ ಕರಿಬೇವಿನ ಎಲೆ ಮತ್ತು ಏಲಕ್ಕಿ ಪುಡಿ.

4. ಟೀ ಚಮಚ ಕರಿಬೇವಿನ ಎಲೆಯ ನುಣ್ಣಗಿನ ಪುಡಿಯನ್ನು 1 ಟೀ ಚಮಚ ಏಲಕ್ಕಿ ಪುಡಿಯೊಂದಿಗೆ ಬೆರೆಸಿ ಚೆನ್ನಾಗಿ ಮಿಶ್ರಣ ಮಾಡಿ. ಪ್ರಯಾಣದ ಸಮಯದಲ್ಲಿ, ಈ ಮಿಶ್ರಣವನ್ನು (1-2 ಚಿಟಿಕೆ) ಒಂದು ಕಪ್ ಬಿಸಿನೀರಿನೊಂದಿಗೆ ತೆಗೆದುಕೊಳ್ಳಬಹುದು. ಇದು ಆಹಾರದಿಂದ ಉಂಟಾಗುವ ತೊಂದರೆಗಳ ಸಾಧ್ಯತೆಯನ್ನು ಕಡಿಮೆ ಮಾಡುತ್ತದೆ ಮತ್ತು ಪ್ರಯಾಣದ ಸಮಯದಲ್ಲಿ ಜೀರ್ಣಾಂಗವನ್ನು ಆರೋಗ್ಯಕರವಾಗಿರಿಸುತ್ತದೆ. ಹೊಟ್ಟೆಯುಬ್ಬರ, ಅಜೀರ್ಣ ಮತ್ತು ಬಾಯಿಯ ದುರ್ವಾಸನೆ ಕೂಡ ನಿವಾರಣೆಯಾಗುತ್ತದೆ.

4. ಬಾಯಿ ಹುಣ್ಣಿಗೆ ಕರಿಬೇವಿನ ಪುಡಿ ಮತ್ತು ಜೇನುತುಪ್ಪ

ಕರಿಬೇವಿನ ಎಲೆಯ ಪುಡಿಯನ್ನು ಜೇನುತುಪ್ಪದೊಂದಿಗೆ ಬೆರೆಸಿ ಬಾಯಿ ಹುಣ್ಣಿನ ಮೇಲೆ ಲೇಪಿಸಬೇಕು. ಇದು 2-3 ದಿನಗಳಲ್ಲಿ ಬಾಯಿ ಹುಣ್ಣುಗಳನ್ನು ನಿವಾರಿಸುತ್ತದೆ. ಬೇರೆ ಗಾಯಗಳಲ್ಲಿಯೂ ಇದನ್ನು ಲೇಪಿಸಬಹುದು.

5. ಬೊಜ್ಜಿನ ನಿವಾರಣೆಗೆ ಕರಿಬೇವಿನ ಎಲೆಯ ಕಷಾಯ|

5 ಗ್ರಾಂ ಕರಿಬೇವಿನ ಎಲೆಯ ಪುಡಿಯನ್ನು ತೆಗೆದುಕೊಂಡು 200 ಮಿ.ಲೀ. ಬಿಸಿ ನೀರಿಗೆ ಸೇರಿಸಿ, ಚೆನ್ನಾಗಿ ಬೆರೆಸಬೇಕು, ತಣ್ಣಗಾದ ನಂತರ ಸೋಸಿಡಬೇಕು.
ಇದನ್ನು ಬೆಳಿಗ್ಗೆ ಖಾಲಿ ಹೊಟ್ಟೆಯಲ್ಲಿ, ಉಗುರುಬೆಚ್ಚಗಿರುವಾಗ ಸೇವಿಸಬೇಕು. 2-3 ವಾರಗಳ ಕಾಲ ನಿಯಮಿತವಾಗಿ ಸೇವಿಸುವುದರಿಂದ ದೇಹದ ಕೊಬ್ಬನ್ನು ಕಡಿಮೆ ಮಾಡಲು ಮತ್ತು ಕೊಲೆಸ್ಟ್ರಾಲ್ ಅನ್ನು ಕಡಿಮೆ ಮಾಡಲು ಇದು ಸಹಾಯ ಮಾಡುತ್ತದೆ.

6. ತಲೆಹೊಟ್ಟು ಮತ್ತು ಹೇನಿಗೆ ಕರಿಬೇವಿನ ಎಲೆಯ ಮಾಸ್ಕ್

ತಾಜಾ ಕರಿಬೇವಿನ ಎಲೆಗಳನ್ನು ಸಂಗ್ರಹಿಸಿ, ನುಣ್ಣಗಿನ ಪೇಸ್ಟ್ ಮಾಡಿ, ಹುಳಿ ಮಜ್ಜಿಗೆಯೊಂದಿಗೆ ಬೆರೆಸಬೇಕು. ನಂತರ ಇದನ್ನು ತಲೆಯ ಚರ್ಮಕ್ಕೆ ಲೇಪಿಸಬೇಕು ಮತ್ತು ಅದು ಒಣಗುವವರೆಗೆ ಉಳಿಸಿಕೊಳ್ಳಬೇಕು (ಸಾಂಪ್ರದಾಯಿಕವಾಗಿ ಇದನ್ನು ಬಾಳೆ ಎಲೆಯಿಂದ ಮುಚ್ಚಲಾಗುತ್ತದೆ).
ಆಮೇಲೆ ಚೆನ್ನಾಗಿ ತೊಳೆಯಬೇಕು. 1-2 ದಿನಗಳ ಅಂತರದೊಂದಿಗೆ 2-3 ಬಾರಿ ಹಚ್ಚಿದಾಗ ತಲೆಹೊಟ್ಟು ಮತ್ತು ಹೇನುಗಳ ಸಮಸ್ಯೆಗೆ ಪರಿಹಾರ ದೊರೆಯುತ್ತದೆ.

7. ಮೊಡವೆ ಮತ್ತು ಎಣ್ಣೆಯುಕ್ತ ಚರ್ಮದ ಸಮಸ್ಯೆಯ ಪರಿಹಾರಕ್ಕೆ ಕರಿಬೇವಿನ ಪೇಸ್ಟ್

ತಾಜಾ ಕರಿಬೇವಿನ ಎಲೆಗಳು ಮತ್ತು ತಾಜಾ ಅರಿಶಿನ ತೆಗೆದುಕೊಂಡು ನುಣ್ಣಗಿನ ಪೇಸ್ಟ್ ಅನ್ನು ತಯಾರಿಸಿ ಮೊಡವೆಗಳ ಮೇಲೆ ಇದನ್ನು ಲೇಪಿಸಬೇಕು. ಇದು ಎಣ್ಣೆಯುಕ್ತ ತ್ವಚೆ ಹಾಗೂ ಮೊಡವೆಗಳನ್ನು ನಿವಾರಿಸಲು ಸಹಾಯ ಮಾಡುತ್ತದೆ. ಇದರಿಂದ ಕಣ್ಣಿನ ಸುತ್ತಲಿನ ಕಪ್ಪಾಗುವಿಕೆ ಮತ್ತು ಬ್ಲ್ಯಾಕ್ ಹೆಡ್ಸ್ ಕೂಡ ಕಡಿಮೆಯಾಗುತ್ತದೆ.

97
ಏಲಕ್ಕಿಯ ಮನೆಮದ್ದುಗಳು

ಏಲಕ್ಕಿಯನ್ನು ಆಯುರ್ವೇದ ಔಷಧಿಗಳಲ್ಲಿ ಹೇರಳವಾಗಿ ಬಳಸುತ್ತಾರೆ. ಪ್ರಪಂಚದಾದ್ಯಂತ ಅನೇಕ ಸಿಹಿ ತಿನಿಸುಗಳಲ್ಲಿ ಇದನ್ನು ಸುವಾಸನೆಗಾಗಿ ಬಳಸುತ್ತಾರೆ.
ಏಲಕ್ಕಿ ಎಣ್ಣೆಯು ಅದರ ನಂಜುನಿರೋಧಕ, ಮೂತ್ರವರ್ಧಕ, ಕಫಹಾರಿ, ಉತ್ತೇಜಕ, ಸ್ನಾಯುಸೆಳೆತ ನಿವಾರಕ, ವಾತಹರ, ಜೀರ್ಣಕಾರಿ ಪರಿಣಾಮಗಳಿಂದಾಗಿ ಉಪಯುಕ್ತವಾಗಿದೆ.

ಏಲಕ್ಕಿ ಬೀಜಗಳು ರೈಬೋಫ್ಲಾವಿನ್, ನಿಯಾಸಿನ್, ಆಸ್ಕೋರ್ಬಿಕ್ ಆಮ್ಲ ಇತ್ಯಾದಿಗಳನ್ನು ಒಳಗೊಂಡಂತೆ ಅನೇಕ ಪ್ರಮುಖ ಜೀವಸತ್ವಳಿಂದ ಸಮೃದ್ಧವಾಗಿವೆ, ಇದು ಆರೋಗ್ಯವನ್ನು ಉತ್ತಮಗೊಳಿಸಲು ಅವಶ್ಯಕವಾಗಿದೆ.
ಆಯುರ್ವೇದ ಔಷಧ ಪದ್ಧತಿಯಲ್ಲಿ ಇದನ್ನು ಹಲವಾರು ರೋಗಗಳ ಚಿಕಿತ್ಸೆಯಲ್ಲಿ ಪರಿಣಾಮಕಾರಿಯಾಗಿ ಬಳಸಲಾಗುತ್ತದೆ. ಉದಾಹರಣೆಗೆ: ಹಲ್ಲು ಮತ್ತು ವಸಡಿನ ಸಮಸ್ಯೆಗಳು, ಗಂಟಲಿನ ತೊಂದರೆಗಳು, ಶ್ವಾಸಕೋಶದ ತೊಂದರೆ, ಶ್ವಾಸಕೋಶದ ಕ್ಷಯ, ಕಣ್ಣುರೆಪ್ಪೆಗಳ ಉರಿಯೂತ, ಹೊಟ್ಟೆ ಮತ್ತು ಕರುಳಿನ ಸಮಸ್ಯೆಗಳು, ಮೂತ್ರಪಿಂಡದ ಸಮಸ್ಯೆಗಳು, ಲೈಂಗಿಕ ದೌರ್ಬಲ್ಯ, ನಿಮಿರುವಿಕೆಯ ಸಮಸ್ಯೆ, ಶೀಘ್ರ ಸ್ಖಲನ, ಪಿತ್ತಕೋಶದ ಕಲ್ಲುಗಳು ಇತ್ಯಾದಿ.

ಏಲಕ್ಕಿಯ ಕೆಲವು ಪ್ರಮುಖ ಮತ್ತು ಪರಿಣಾಮಕಾರಿ ಮನೆಮದ್ದುಗಳನ್ನು ಕೆಳಗೆ ಉಲ್ಲೇಖಿಸಲಾಗಿದೆ

1. ಏಲ ಫಾಂಟಾ - ಬಾಯಿಯ ದುರ್ವಾಸನೆ, ಗಂಟಲು ನೋವಿಗೆ ಬಿಸಿ ಕಷಾಯ

2-3 ಗ್ರಾಂ ಏಲಕ್ಕಿ ಅಥವಾ ಅದರ ಪುಡಿಯನ್ನು 150-200 ಮಿ.ಲೀ. ಬಿಸಿ ನೀರಿಗೆ ಸೇರಿಸಿ ಅದು ಉಗುರು ಬೆಚ್ಚಗಾಗುವವರೆಗೆ ಇಡಬೇಕು. ಇದನ್ನು ಗಾರ್ಗ್ಲಿಂಗ್ ಮಾಡಲು ಬಳಸಬಹುದು. ಇದು ವಾಕರಿಕೆ, ರುಚಿಹೀನತೆ, ಗಂಟಲು ನೋವು ಮತ್ತು ಬಾಯಿಯ ದುರ್ವಾಸನೆಯನ್ನು ನಿವಾರಿಸಲು ಸಹಾಯ ಮಾಡುತ್ತದೆ.

2. ಕೆಮ್ಮು, ಗಂಟಲು ಕಟ್ಟುವಿಕೆ, ಬಾಯಿಯ ಶುಷ್ಕತೆ ಇತ್ಯಾದಿಗಳಿಗೆ ಏಲಕ್ಕಿ ಮತ್ತು ಕಲುಸಕ್ಕರೆ

ಏಲಕ್ಕಿ ಮತ್ತು ಕಲ್ಲುಸಕ್ಕರೆಯನ್ನು 3:1 ಅನುಪಾತದಲ್ಲಿ ತೆಗೆದುಕೊಂಡು ಚೆನ್ನಾಗಿ ಪುಡಿಮಾಡಿ, ದಿನಕ್ಕೆ

3-4 ಬಾರಿ 1-2 ಗ್ರಾಂ ಪ್ರಮಾಣದಲ್ಲಿ ತೆಗೆದುಕೊಳ್ಳಬೇಕು. ಶೀತ, ಕೆಮ್ಮು, ಗಂಟಲು ಕಟ್ಟುವಿಕೆ, ಆಸ್ತಮಾ, ಬಾಯಿ ಒಣಗುವುದು ಮುಂತಾದ ಪರಿಸ್ಥಿತಿಗಳಲ್ಲಿ ಇದು ತುಂಬಾ ಪರಿಣಾಮಕಾರಿಯಾಗಿದೆ.

3. ಹೊಟ್ಟೆಯುಬ್ಬರ ಮತ್ತು ವಿಷಾಹಾರದ ಚಿಕಿತ್ಸೆಕ್ಕಾಗಿ

ಏಲಕ್ಕಿ, ಕಲ್ಲುಪ್ಪು ಮತ್ತು ಶುಂಠಿಯನ್ನು ಸಮಪ್ರಮಾಣದಲ್ಲಿ ತೆಗೆದುಕೊಂಡು ನುಣ್ಣನೆಯ ಪುಡಿಯನ್ನು ತಯಾರಿಸಬೇಕು. ಇದನ್ನು 1-2 ಗ್ರಾಂ ಪ್ರಮಾಣದಲ್ಲಿ ದಿನಕ್ಕೆ ಎರಡು ಅಥವಾ ಮೂರು ಬಾರಿ ಬೆಚ್ಚಗಿನ ನೀರಿನೊಂದಿಗೆ ಸೇವಿಸಬಹುದು. ಇದು ಅಪಾನವಾಯು, ಹೊಟ್ಟೆಯುಬ್ಬರ ಮತ್ತು ಆಹಾರದಲ್ಲಿರಬಹುದಾದ ವಿಷವನ್ನು ನಿವಾರಿಸುತ್ತದೆ.

4. ಬಿಕ್ಕಳಿಕೆಯ ನಿವಾರಣೆಗೆ ಏಲಕ್ಕಿ ಮತ್ತು ಬಾಳೆ ಎಲೆಯ ಬೂದಿ

ಒಣಗಿದ ಏಲಕ್ಕಿ ಕಾಳು ಮತ್ತು ಬಲಿತ ಬಾಳೆ ಎಲೆಯನ್ನು ಒಟ್ಟಿಗೆ ತೆಗೆದುಕೊಂಡು ಸುಟ್ಟು ಬೂದಿ ಮಾಡಬೇಕು. ಇದನ್ನು ಜೇನುತುಪ್ಪದೊಂದಿಗೆ 2-3 ಗ್ರಾಂ ಪ್ರಮಾಣದಲ್ಲಿ ತೆಗೆದುಕೊಂಡು ನೆಕ್ಕಬೇಕು. ಇದು ಬಿಕ್ಕಳಿಕೆ ಮತ್ತು ಗ್ಯಾಸ್ಟ್ರಿಕ್ ಕಿರಿಕಿರಿಯನ್ನು ಕಡಿಮೆ ಮಾಡಲು ಸಹಾಯ ಮಾಡುತ್ತದೆ.

5. ಪ್ರಯಾಣದ ಸಂಧರ್ಭದಲ್ಲಿ ಉಂಟಾಗುವ ವಾಕರಿಕೆ ಮತ್ತು ವಾಂತಿಯ ಸಮಸ್ಯೆಗೆ ಬೆಲ್ಲ ಮತ್ತು ಏಲಕ್ಕಿ ಪುಡಿ

ಏಲಕ್ಕಿಯನ್ನು ನುಣ್ಣಗೆ ಪುಡಿ ಮಾಡಿ ಇಟ್ಟುಕೊಳ್ಳಬೇಕು. ಪ್ರಯಾಣದ ಸಮಯದಲ್ಲಿ ಇದನ್ನು ಬೆಲ್ಲ ಅಥವಾ ನೀರಿನೊಂದಿಗೆ ತೆಗೆದುಕೊಳ್ಳಬಹುದು. ಪ್ರಯಾಣದ ಸಂಧರ್ಭದಲ್ಲಿ ಉಂಟಾಗುವ ವಾಕರಿಕೆ ಮತ್ತು ವಾಂತಿಯ ಸಮಸ್ಯೆಗೆ ಇದು ತುಂಬಾ ಪರಿಣಾಮಕಾರಿಯಾಗಿದೆ.

6. ತಲೆ ನೋವು ಮತ್ತು ಒತ್ತಡ ನಿವಾರಣೆಗೆ ಏಲಕ್ಕಿಯುಕ್ತ ಚಹಾ

ಏಲಕ್ಕಿಯುಕ್ತ ಚಹಾವು ತಲೆನೋವು ಮತ್ತು ಒತ್ತಡವನ್ನು ನಿವಾರಿಸಿ ಮನಸ್ಸಿನ ಸಂತೋಷವನ್ನು ಹೆಚ್ಚಿಸುತ್ತದೆ.

ಚಹಾ ಅಥವಾ ಗ್ರೀನ್ ಟೀ ಗೆ ಏಲಕ್ಕಿಯನ್ನು ಸೇರಿಸಿದರೆ ಅದರ ಉತ್ತಮ ಪರಿಮಳದಿಂದಾಗಿ ತಲೆ ನೋವು ಮತ್ತು ಒತ್ತಡವನ್ನು ನಿವಾರಿಸುತ್ತದೆ. ಇದು ಮನಸ್ಸನ್ನು ಉಲ್ಲಾಸಭರಿತವಾಗಿಯೂ ಇರಿಸುತ್ತದೆ.

7. ಬಾಯಿಯ ದುರ್ವಾಸನೆ ನಿವಾರಣೆಗೆ ಏಲಕ್ಕಿ

ಏಲಕ್ಕಿ ಪುಡಿಯಿಂದ ಹಲ್ಲುಜ್ಜಿದರೆ ದುರ್ವಾಸನೆ ನಿವಾರಣೆಯಾಗುತ್ತದೆ. ಬಾಯಿ/ಹಲ್ಲುಗಳ ಕೆಟ್ಟ ವಾಸನೆಯಲ್ಲಿ ಏಲಕ್ಕಿಯ ಪುಡಿಯನ್ನು ಹಲ್ಲು ಮತ್ತು ಒಸಡುಗಳಿಗೆ ಉಜ್ಜಲಾಗುತ್ತದೆ. ಇದು ಅನೇಕ ಜನರಲ್ಲಿ ಪರಿಣಾಮಕಾರಿ ಎಂದು ಕಂಡುಬಂದಿದೆ.

98
ಹೆನ್ನಾ (ಮೆಹಂದಿ) ಮನೆಮದ್ದುಗಳು

ಹೆನ್ನಾ ಅಥವಾ ಮೆಹಂದಿ ಕೇವಲ ಕೂದಲಿಗೆ ಬಣ್ಣ ಹಚ್ಚುವುದಕ್ಕೆ ಮಾತ್ರವಲ್ಲದೆ ಇನ್ನೂ ಅನೇಕ ಉಪಯೋಗಗಳನ್ನು ಹೊಂದಿವೆ. ಇದು ಉತ್ತಮವಾದ ಕೂದಲಿನ ಟಾನಿಕ್ ಆಗಿದ್ದು, ಕೂದಲಿನ ಬೇರುಗಳನ್ನು ಬಲಪಡಿಸುತ್ತದೆ. ಇದು ಆಂಟಿ ಫಂಗಲ್ ಮತ್ತು ಆಂಟಿ ಬ್ಯಾಕ್ಟೀರಿಯಾ ಗುಣಗಳನ್ನು ಸಹ ಹೊಂದಿದೆ. ತಲೆಹೊಟ್ಟು ಮತ್ತು ನೆತ್ತಿಯ ಫಂಗಲ್ ಸೋಂಕಿನ ವಿರುದ್ಧ ಇದು ಪರಿಣಾಮಕಾರಿಯಾಗಿದೆ.
ಎಲೆಗಳು 12-16% ನೈಸರ್ಗಿಕ ಬಣ್ಣವನ್ನು ಹೊಂದಿರುತ್ತವೆ ಹಾಗು ಇವು ಪಿತ್ತ ಮತ್ತು ಕಫ ದೋಷಗಳನ್ನು ಶಮನಗೊಳಿಸುತ್ತವೆ.
ಆಯುರ್ವೇದವು ಇದರ ನೋವು ನಿವಾರಕ, ಕೊಲಾಗೋಗ್ (ಪಿತ್ತರಸದ ಸಮರ್ಪಕ ಚಲನೆ) ಮತ್ತು ಉರಿಯೂತ ನಿವಾರಕ ಗುಣಲಕ್ಷಣಗಳ ಬಗ್ಗೆ ವಿವರಿಸುತ್ತದೆ. ಇದು ವಿರೇಚಕ ಮತ್ತು ಹಸಿವನ್ನು ಹೆಚ್ಚಿಸುವ ಗುಣವನ್ನು ಕೂಡ ಹೊಂದಿದೆ.

ಪರಿಣಾಮಕಾರಿ ಹೆನ್ನಾ ಮನೆಮದ್ದುಗಳು

1. ಬಿಳಿ ಕೂದಲಿಗೆ ಹೆನ್ನಾ ಪೌಡರಿನ ಪರಿಹಾರ
ಬಲಿತ ಎಲೆಗಳ ಪೇಸ್ಟ್ ತಯಾರಿಸಬೇಕು. ಹೆಚ್ಚುವರಿ ಪ್ರಯೋಜನಗಳನ್ನು ಪಡೆಯಲು ಜೇಷ್ಠಮಧು, ನೀಲಿನಿ, ನೆಲ್ಲಿಕಾಯಿ ಇತ್ಯಾದಿಗಳನ್ನು ಸೇರಿಸಲಾಗುತ್ತದೆ.
ಹೇರ್ ಡೈ ಅಲರ್ಜಿ ಇರುವವರಿಗೆ ಮತ್ತು ನೆತ್ತಿಯ ದೀರ್ಘಾವಧಿಯ ಆರೋಗ್ಯ ಪ್ರಯೋಜನವನ್ನು ಪಡೆಯಲು ಇದು ಸೂಕ್ತವಾಗಿದೆ. ಜೊತೆಗೆ ಇದು ತಂಪು ಪರಿಣಾಮವನ್ನು ಹೊಂದಿದೆ ಹಾಗು ಕೂದಲು ತೆಳುವಾಗುವುದನ್ನು ಮತ್ತು ಉದುರುವುದನ್ನು ತಡೆಯುತ್ತದೆ.

2. ಮೂತ್ರ ವಿಸರ್ಜನೆ ಸಮಯದಲ್ಲಿ ಕಂಡುಬರುವ ನೋವು ಮತ್ತು ಉರಿಗೆ ಪರಿಹಾರ
10-15 ಮಿ.ಲೀ. ತಾಜಾ ಎಲೆಗಳ ರಸಕ್ಕೆ 3-5 ಗ್ರಾಂ ಸಕ್ಕರೆ ಮತ್ತು 10-15 ಮಿ.ಲೀ. ದೂರ್ವೆಯ ತಾಜಾ ರಸವನ್ನು ಸೇರಿಸಬೇಕು.

ಈ ಮಿಶ್ರಣವನ್ನು ದಿನಕ್ಕೆ 2 ಬಾರಿ 15 ಮಿ.ಲೀ. ಪ್ರಮಾಣದಲ್ಲಿ ನೀಡಲಾಗುತ್ತದೆ. ಇದು ಉರಿ ಮೂತ್ರ ಮತ್ತು ಮೂತ್ರ ವಿಸರ್ಜನೆಯ ತೊಂದರೆಯನ್ನು ನಿವಾರಿಸುತ್ತದೆ.

3. ಮಲಬದ್ಧತೆ ಮತ್ತು ಪುನರಾವರ್ತಿತ ಹೊಟ್ಟೆಯುಬ್ಬರಕ್ಕೆ ಒಣದ್ರಾಕ್ಷಿ ಮತ್ತು ಮೆಹಂದಿ ಎಲೆಯ ಪೇಸ್ಟ್

5 - 10 ಗ್ರಾಂ ಗೋರಂಟಿ ಎಲೆಗಳು ಮತ್ತು 5 - 10 ಗ್ರಾಂ ಒಣದ್ರಾಕ್ಷಿಗಳನ್ನು ತೆಗೆದುಕೊಂಡು ಪೇಸ್ಟ್ ತಯಾರಿಸಬೇಕು. ಇದನ್ನು 10-20 ಗ್ರಾಂನಷ್ಟು ರಾತ್ರಿ ಆಹಾರದ ನಂತರ ನೀಡಲಾಗುತ್ತದೆ.

ಇದು ಸರಾಗವಾದ ಮಲವಿಸರ್ಜನೆಗೆ ಮತ್ತು ಹೊಟ್ಟೆಯುಬ್ಬರವನ್ನು ನಿವಾರಿಸಲು ಸಹಾಯ ಮಾಡುತ್ತದೆ. ತೇಗು ಮತ್ತು ಗರ್ಗ್ಲಿಂಗ್ ನಲ್ಲಿ (ಹೊಟ್ಟೆಯಲ್ಲಿ ಗುಳುಗುಳು ಶಬ್ದ), ಅರ್ಧ ಚಮಚದಷ್ಟು ಸೋಂಪು ಮತ್ತು ಜೀರಿಗೆಯನ್ನು ಸೇರಿಸಿ ರಾತ್ರಿ ತೆಗೆದುಕೊಳ್ಳಲಾಗುತ್ತದೆ.

4. ರೇಷ್ಮೆಯಂತಹ ಕಪ್ಪು ಕೂದಲಿಗೆ ಗೋರಂಟಿ ಮತ್ತು ತ್ರಿಫಲಾ ಪುಡಿ

ತ್ರಿಫಲಾ ಮತ್ತು ಮೆಹಂದಿಯನ್ನು ಸಮಪ್ರಮಾಣದಲ್ಲಿ ತೆಗೆದುಕೊಂಡು ನುಣ್ಣನೆಯ ಪುಡಿ ತಯಾರಿಸಬೇಕು.

ಇದನ್ನು ದಿನಕ್ಕೆ ಒಂದು ಅಥವಾ ಎರಡು ಬಾರಿ 3-5 ಗ್ರಾಂ ಪ್ರಮಾಣದಲ್ಲಿ ಸೇವಿಸಲಾಗುತ್ತದೆ. ಇದು ಕೂದಲಿಗೆ ರೇಷ್ಮೆಯಂತಹ ಹೊಳಪನ್ನು ನೀಡಲು ಮತ್ತು ಕಣ್ಣುಗಳ ದೃಷ್ಟಿಯನ್ನು ಸುಧಾರಿಸಲು ಸಹಾಯ ಮಾಡುತ್ತದೆ.

5. ಕುರು, ನೆತ್ತಿಯ ತುರಿಕೆ ಮತ್ತು ಕೂದಲು ಸೀಳುವಿಕೆಗೆ ಜ್ಯೇಷ್ಠಮಧು ಮತ್ತು ಗೋರಂಟಿ ಪುಡಿ

50 ಗ್ರಾಂ ಜೇಷ್ಠಮಧು ಮತ್ತು ಗೋರಂಟಿಗಳನ್ನು ತೆಗೆದುಕೊಂಡು 2 ಲೀಟರ್ ತಣ್ಣೀರಿನಲ್ಲಿ ನೆನೆಸಿಡಬೇಕು. ಮರುದಿನ ಬೆಳಿಗ್ಗೆ, ಇದನ್ನು ಚೆನ್ನಾಗಿ ಮಿಶ್ರಗೊಳಿಸಿ, ಸೋಸಿ ಕೂದಲನ್ನು ತೊಳೆಯಲು ಬಳಸಬಹುದು. ನೆತ್ತಿಯ ಹುಣ್ಣುಗಳು ಅಥವಾ ಕುರುಗಳು, ನೆತ್ತಿಯ ತುರಿಕೆ ಮತ್ತು ಕೂದಲಿನ ಸೀಳುವಿಕೆಯಲ್ಲಿ ಇದು ತುಂಬಾ ಪರಿಣಾಮಕಾರಿಯಾಗಿದೆ.

6. ಕಾಮಾಲೆಗೆ ಮೆಹಂದಿ ಮತ್ತು ನೆಲನೆಲ್ಲಿಯ ಸಂಪೂರ್ಣ ಸಸ್ಯದ ರಸ

1 ಮುಷ್ಟಿ ಹೆನ್ನಾ ಮತ್ತು ನೆಲನೆಲ್ಲಿಯನ್ನು ತೆಗೆದುಕೊಂಡು ಅದನ್ನು 10 ಗ್ರಾಂ ಜೀರಿಗೆಯೊಂದಿಗೆ ರುಬ್ಬಿ, ಸೋಸಿ ತಾಜಾ ರಸವನ್ನು ಪಡೆದುಕೊಳ್ಳಬೇಕು. ಇದನ್ನು, 1- 15 ಮಿ.ಲೀ. ಪ್ರಮಾಣದಲ್ಲಿ, ತಾಜಾ ಮಜ್ಜಿಗೆಯೊಂದಿಗೆ ಬೆಳಿಗ್ಗೆ ಖಾಲಿ ಹೊಟ್ಟೆಯಲ್ಲಿ ಸೇವಿಸಿದರೆ, ಇದು ಕಾಮಾಲೆಯನ್ನು ನಿವಾರಿಸುತ್ತದೆ. ಈ ಪರಿಹಾರವು ವಾತಹರ, ಜೀರ್ಣಕಾರಿ ಮತ್ತು ಕೊಲಾಗೋಗ್ (ಪಿತ್ತರಸದ ಸಮರ್ಪಕ ಚಲನೆಗೆ ಸಹಕರಿಸುವ) ಆಗಿ ಕಾರ್ಯನಿರ್ವಹಿಸುತ್ತದೆ.

7. ಕೂದಲಿನ ಆರೈಕೆಗೆ ಗೋರಂಟಿಯ ಎಣ್ಣೆ

10 ಗ್ರಾಂ ಮೆಂತ್ಯ ಬೀಜಗಳು, 10 ಗ್ರಾಂ ಗುಲಗಂಜಿ (ಅಬ್ರಸ್ ಪ್ರಿಕಟೋರಿಯಸ್-ಎಲೆಗಳು), 10 ಗ್ರಾಂ ಒಣ ನೆಲ್ಲಿಕಾಯಿ ಮತ್ತು 30 ಗ್ರಾಂ ಗೋರಂಟಿ (ತಾಜಾ ಎಲೆ) ಯನ್ನು ತೆಗೆದುಕೊಂಡು 200 ಮಿ.ಲೀ. ಎಳ್ಳೆಣ್ಣೆಯೊಂದಿಗೆ ಸಣ್ಣ ಉರಿಯಲ್ಲಿ ಬೇಯಿಸಬೇಕು.

ಈ ಎಣ್ಣೆಯನ್ನು ನಿಯಮಿತವಾಗಿ ತಲೆಗೆ ಹಚ್ಚಬಹುದು.

೧೧

ಗಂಟಲು ನೋವು, ಹಿಮ್ಮಡಿ ನೋವು, ಹಲ್ಲುನೋವುಗಳಿಗೆ ಉಪ್ಪಿನಿಂದ ಮನೆಮದ್ದು

ಆಯುರ್ವೇದವು ಅಡುಗೆಯಲ್ಲಿ ದೈನಂದಿನ ಬಳಕೆಗಾಗಿ ಸೈಂಧವ ಲವಣವನ್ನು ಬಳಸಲು ಸಲಹೆ ನೀಡುತ್ತದೆ. ಆದರೆ ಇತ್ತೀಚಿನ ದಿನಗಳಲ್ಲಿ ಅಡುಗೆಯಲ್ಲಿ ಸಮುದ್ರದ ಉಪ್ಪಿನ ಉಪಯೋಗ ಸಾಮಾನ್ಯವಾಗಿ ಕಂಡುಬರುತ್ತದೆ. ಈ ಎರಡೂ ಲವಣಗಳು ತಮ್ಮದೇ ಆದ ನಿರ್ದಿಷ್ಟ ಆರೋಗ್ಯ ಪ್ರಯೋಜನಗಳನ್ನು ಹೊಂದಿವೆ.

1. ಟಾನ್ಸಿಲೈಟಿಸ್ (ಗಲಗ್ರಂಥಿಯ ಉರಿಯೂತ), ಗಂಟಲು ನೋವು, ರುಚಿಹೀನತೆಗೆ

ಅರ್ಧ ಟೀ ಚಮಚ ಉಪ್ಪು, 2 ಚಿಟಿಕೆ ಅರಿಶಿನ ಪುಡಿ ಅಥವಾ ತುಳಸಿ ಬೀಜದ ಪುಡಿಯನ್ನು ಒಂದು ಕಪ್ ಬಿಸಿ ನೀರಿಗೆ ಸೇರಿಸಿ ಅದನ್ನು ಗಾರ್ಗ್ಲಿಂಗ್ (ಬಾಯಿ ಮುಕ್ಕಳಿಸುವುದು) ಮಾಡಲು ಬಳಸಲಾಗುತ್ತದೆ. ಇದನ್ನು ದಿನಕ್ಕೆ 3 - 4 ಬಾರಿ, ಆಹಾರ ಸೇವನೆಯ ನಂತರ ಅಭ್ಯಾಸ ಮಾಡಬಹುದು.

2. ರುಚಿಹೀನತೆ ಮತ್ತು ನಾಲಿಗೆಯ ಲೇಪನಕ್ಕೆ ಗಾರ್ಗ್ಲಿಂಗ್

ರುಚಿಹೀನತೆ ಮತ್ತು ನಾಲಿಹೆಯ ಮೇಲೆ ಉಂಟಾಗುವ ಲೇಪನಕ್ಕೆ, ಒಂದು ಚಮಚ ನಿಂಬೆ ರಸವನ್ನು ಅರ್ಧ ಟೀಚಮಚ ಉಪ್ಪು ಮತ್ತು ನೀರಿನೊಂದಿಗೆ ಸೇರಿಸಿ ಬಾಯಿ ಮುಕ್ಕಳಿಸುವುದಕ್ಕೆ ಬಳಸಲಾಗುತ್ತದೆ.

3. ಹಿಮ್ಮಡಿ ನೋವು, ಕ್ಯಾಲ್ಕೇನಿಯಲ್ ಸ್ಪರ್, ಕಾಲಿನ ಅಡಿಭಾಗದ ಮರಗಟ್ಟುವಿಕೆಗೆ ಮನೆಮದ್ದು

5 - 10 ಟೀ ಚಮಚ ಉಪ್ಪನ್ನು ಹತ್ತಿ ಬಟ್ಟೆಯ ಮೇಲೆ ತೆಗೆದುಕೊಂಡು ಅದರ ಮೇಲೆ 1 - 2 ಟೀ ಚಮಚ ಎಳ್ಳೆಣ್ಣೆಯನ್ನು ಚಿಮುಕಿಸಬೇಕು. ಇದನ್ನು ಪ್ಯಾನ್ ಮೇಲೆ ಬೆಚ್ಚಗಾಗಿಸಿ, ನೋವಿನಿಂದ ಕೂಡಿದ ಕೀಲುಗಳು / ಮರಗಟ್ಟಿದ ಚರ್ಮದ ಪ್ರದೇಶಗಳಲ್ಲಿ 3 - 5 ನಿಮಿಷಗಳ ಕಾಲ ಹಚ್ಚಲಾಗುತ್ತದೆ.

4. ಈಜುವುದರಿಂದ ಉಂಟಾಗುವ ಆಯಾಸ, ಬೆನ್ನು ನೋವು, ಸೊಂಟದ ಕೀಲಿನ ಬಿಗಿತ ಇತ್ಯಾದಿಗಳಿಗೆ

ಉಪ್ಪುನೀರಿನ ಶಾಖ

ನೋವಿರುವ ವ್ಯಕ್ತಿಯನ್ನು ಮಲಗಿಸಬೇಕು,್. ನಂತರ ದೊಡ್ಡ ಹತ್ತಿಯಿಂದ ಮಾಡಿದ ಸ್ನಾನದ ಟವೆಲ್ ಅನ್ನು ತೆಗೆದುಕೊಂಡು ಅದನ್ನು ಉಪ್ಪು ಹಾಕಿದ ಬಿಸಿ ನೀರಿನಲ್ಲಿ ಅದ್ದಿ. ನಂತರ ಬಟ್ಟೆಯನ್ನು 2-3 ಮಡಿಕೆಗಳಾಗಿ ಮಡಚಿ ನಿಧಾನವಾಗಿ ನೋವು ಅಥವಾ ಬಿಗಿತ ಇರುವ ಜಾಗಕ್ಕೆ ಶಾಖ ನೀಡಬೇಕು. ಇದನ್ನು ದಿನಕ್ಕೆ 2-3 ಬಾರಿ ನಿರಂತರವಾಗಿ ಮಾಡಬೇಕು.

ಈಜುಗಾರರಲ್ಲಿ ಆಗಾಗ್ಗೆ ಕಂಡುಬರುವ ಕಾಲಿನ ಸೆಳೆತದಲ್ಲಿ ಇದು ತುಂಬಾ ಉಪಯುಕ್ತವಾಗಿದೆ.

5. ಹಲ್ಲುನೋವಿಗೆ ಉಪ್ಪಿನ ಉಪಯೋಗ

ಉಪ್ಪನ್ನು ಸ್ವಲ್ಪ ಬೆಚ್ಚಗಾಗಿಸಿ, ನೋವಿರುವ ಹಲ್ಲುಗಳ ಬಳಿ ಇರಿಸಲಾಗುತ್ತದೆ. ಇದು ನೋವಿನ ತೀವ್ರತೆಯನ್ನು ಕಡಿಮೆ ಮಾಡುತ್ತದೆ.

6. ಕಿವಿಯೊಳಗೆ ಕೀಟಗಳು ಪ್ರವೇಶಿಸಿದಾಗ - ಉಪ್ಪು ನೀರಿನಿಂದ ಪರಿಹಾರ

ಕಿವಿಯೊಳಗೆ ಕೀಟಗಳು ಅಥವಾ ನೊಣಗಳು ಪ್ರವೇಶಿಸಿದರೆ, ಉಪ್ಪು ನೀರನ್ನು ಕಿವಿಗೆ ಹಾಕಲಾಗುತ್ತದೆ. ಇದು ಕೀಟವನ್ನು ಕಿವಿಯಿಂದ ಹೊರಹಾಕುತ್ತದೆ.

7. ಮೂಗು ಕಟ್ಟುವಿಕೆಯಲ್ಲಿ ಉಪ್ಪು ನೀರಿನ ಉಪಯೋಗ

ಮೂಗು ಕಟ್ಟಿಕೊಂಡಿದ್ದಾಗ 5 ಗ್ರಾಂ ಉಪ್ಪನ್ನು 40 ಮಿ.ಲೀ ನೀರಿನಲ್ಲಿ ಕರಗಿಸಿ, ಸೋಸಿ ಕೆಲವು ಹನಿಗಳನ್ನು ಮೂಗಿನ ಹೊಳ್ಳೆಗಳಿಗೆ ತುಂಬಲಾಗುತ್ತದೆ. ಇದು ತಲೆನೋವಿನಲ್ಲೂ ಉಪಯುಕ್ತವಾಗಿದೆ.

100
ಉದ್ದಿನ ಮನೆಮದ್ದುಗಳು

ಉದ್ದು ಕಬ್ಬಿಣ, ಕ್ಯಾಲ್ಸಿಯಂ, ರಂಜಕ, ಪೊಟ್ಯಾಸಿಯಮ್ ಮತ್ತು ಮೆಗ್ನೀಸಿಯಮ್ ಗಳ ಸಮೃದ್ಧ ಮೂಲವಾಗಿದೆ. ವಿವಿಧ ರೀತಿಯ ಆಹಾರಗಳಲ್ಲಿ ನಿರ್ದಿಷ್ಟ ಪ್ರಮಾಣದ ಕಾಳುಗಳನ್ನು ನಿಯಮಿತವಾಗಿ ಸೇವಿಸುವುದರಿಂದ ಖಂಡಿತವಾಗಿಯೂ ಶಕ್ತಿಯ ಪೂರೈಕೆಯಾಗುತ್ತದೆ ಮತ್ತು ಇದು ದೇಹದ ಕಬ್ಬಿಣ ಮತ್ತು ಪ್ರೋಟೀನ್ ಬೇಡಿಕೆಯನ್ನು ಪೂರೈಸುತ್ತದೆ.
ಆಯುರ್ವೇದವು ಉದ್ದನ್ನು ಮಾಷ ಎಂದು ಉಲ್ಲೇಖಿಸುತ್ತದೆ ಮತ್ತು ಇದನ್ನು ತೂಕ ಹೆಚ್ಚಿಸಲು ಉತ್ತಮ ಆಹಾರವೆಂದು ಪರಿಗಣಿಸಲಾಗಿದೆ. ಅಲ್ಲದೆ ಸಿಪ್ಪೆ ಇರುವ ಉದ್ದು ಅದರ ಸಮೃದ್ಧ ನಾರಿನ ಅಂಶದಿಂದಾಗಿ ಜೀರ್ಣಕ್ರಿಯೆಯನ್ನು ಸುಧಾರಿಸುತ್ತದೆ. ಇದರ ಜೊತೆಗೆ, ನಾರಿನಂಶದಿಂದಾಗಿ ಇದು ವಿರೇಚಕವಾಗಿ ಕಾರ್ಯನಿರ್ವಹಿಸುತ್ತದೆ.

ಏಷ್ಯಾ ಉಪಖಂಡದ ಪ್ರದೇಶದಲ್ಲಿ ಅತಿ ಹೆಚ್ಚು ಬಳಸುವ ಕಾಳುಗಳಲ್ಲಿ ಉದ್ದು ಕೂಡಾ ಒಂದು. ಹೆಚ್ಚಾಗಿ ದೋಸೆ, ಇಡ್ಲಿ, ವಡೆ, ಧೋಕ್ಲಾ, ದಾಲ್, ಚಕ್ಲಿ ಇತ್ಯಾದಿಗಳಲ್ಲಿ ಇದನ್ನು ಮೂಲ ವಸ್ತುವಾಗಿ ಬಳಸುತ್ತಾರೆ. ಉದ್ದು ಅದರ ಉತ್ತಮ ಪೌಷ್ಟಿಕಾಂಶಗಳಿಂದಾಗಿ ಶಕ್ತಿಯ ಸಮೃದ್ಧ ಮೂಲ ಎಂದು ಮೆಚ್ಚುಗೆ ಪಡೆದಿದೆ.
ಉದ್ದಿನಲ್ಲಿ ರಂಜಕದ ಅಂಶವು ಇತರ ಬೇಳೆಕಾಳುಗಳಿಗಿಂತ ಸುಮಾರು 8-10 ಪಟ್ಟು ಹೆಚ್ಚು. ಉದ್ದಿನಲ್ಲಿ ಪ್ರೋಟೀನ್ ಮತ್ತು ಕಾರ್ಬೋಹೈಡ್ರೇಟ್ ಗಳು ಸಮೃದ್ಧವಾಗಿವೆ. ಇದು ವಿಶೇಷ ರೀತಿಯ ಪ್ರೋಟೀನ್ ಅನ್ನು ಒಳಗೊಂಡಿರುವುದರಿಂದ ಸ್ನಾಯುಗಳನ್ನು ಬಲಪಡಿಸಲು ಸಹಾಯ ಮಾಡುತ್ತದೆ.

ಆಯುರ್ವೇದದ ಪ್ರಕಾರ, ಉದ್ದು ಜೀರ್ಣವಾಗಲು ದೀರ್ಘ ಸಮಯವನ್ನು ತೆಗೆದುಕೊಳ್ಳುತ್ತದೆ, ಸ್ನಿಗ್ಧತೆ ಮತ್ತು ಚಲನಶೀಲ ಸ್ವಭಾವವನ್ನು ಹೊಂದಿದೆ. ಅಲ್ಲದೆ, ಇದು ರುಚಿಯಲ್ಲಿ ಸಿಹಿಯಾಗಿರುತ್ತದೆ.
ಈ ಗುಣಗಳಿಂದಾಗಿ ಉದ್ದು ದೇಹವನ್ನು ಸ್ಥಿರಗೊಳಿಸುತ್ತದೆ, ಕರುಳಿನ ಚಲನೆಯನ್ನು ಸುಗಮಗೊಳಿಸುತ್ತದೆ, ಮೂತ್ರ ವಿಸರ್ಜನೆಗೆ ಸಹಾಯ ಮಾಡುತ್ತದೆ, ದೇಹಕ್ಕೆ ಪೌಷ್ಟಿಕಾಂಶವನ್ನು ಒದಗಿಸುತ್ತದೆ, ವೀರ್ಯದ ಗುಣಮಟ್ಟವನ್ನು ಸುಧಾರಿಸುತ್ತದೆ, ಲೈಂಗಿಕ ಆರೋಗ್ಯವನ್ನು ವೃದ್ಧಿಸುತ್ತದೆ, ಎದೆಹಾಲನ್ನು ಹೆಚ್ಚಿಸುತ್ತದೆ ಮತ್ತು ವಾತ ದೋಷವನ್ನು ಸಮತೋಲನಗೊಳಿಸುತ್ತದೆ.

ಮೂಲವ್ಯಾಧಿ, ಮಲಬದ್ಧತೆ, ಪಾರ್ಶ್ವವಾಯು, ಅಸ್ತಮಾ, ಪಾರ್ಶ್ವದಲ್ಲಿ ನೋವು ಮುಂತಾದ

ತೊಂದರೆಗಳಲ್ಲಿ ಉದ್ದನ್ನು ಉಪಯೋಗಿಸಲು ಗ್ರಂಥಗಳು ಶಿಫಾರಸು ಮಾಡುತ್ತವೆ.

ಉದ್ದನ್ನು ಮುಖ್ಯ ಘಟಕಾಂಶವಾಗಿ ಹೊಂದಿರುವ ಅನೇಕ ಆಯುರ್ವೇದ ತೈಲಗಳು ಸ್ನಾಯು ಮತ್ತು ಕೀಲುಗಳ ಬಲವನ್ನು ಹೆಚ್ಚಿಸುತ್ತವೆ. ಈ ತೈಲಗಳನ್ನು ಸ್ನಾಯು ಕ್ಷಯ ಮತ್ತು ಪಾರ್ಶ್ವವಾಯುವಿನ ಚಿಕಿತ್ಸೆಯಲ್ಲಿ ಬಳಸಲಾಗುತ್ತದೆ.

ಉದಾ: ಮಹಾಮಾಷ ತೈಲ, ಮಾಷ ತೈಲ.

ಮನೆಮದ್ದುಗಳು

1. ಉದ್ದು, ಎಳ್ಳು ಮತ್ತು ಬೆಲ್ಲದ ಪುಡಿ

ಉದ್ದು ಮತ್ತು ಕಪ್ಪು ಎಳ್ಳನ್ನು ಸಮಾನ ಪ್ರಮಾಣದಲ್ಲಿ ತೆಗೆದುಕೊಂಡು ಚೆನ್ನಾಗಿ ಒಣಗಿಸಿ ಅಥವಾ ಹುರಿದು, ಪುಡಿಮಾಡಬೇಕು ನಂತರ ಚೆನ್ನಾಗಿ ಮಿಶ್ರಣ ಮಾಡಬೇಕು.

2-3 ಗ್ರಾಂ ಈ ಪುಡಿಯನ್ನು ಒಂದು ಟೀಚಮಚ ಬೆಲ್ಲದೊಂದಿಗೆ ಬೆರೆಸಿ ಪ್ರತಿದಿನ ಹಾಲಿನ ಜೊತೆಗೆ ಆಹಾರದ ನಂತರ ಸೇವಿಸಬಹುದು.

ಇದು ಉತ್ತಮ ಶಕ್ತಿವರ್ಧಕ ಪೇಯವಾಗಿದೆ. ಇದನ್ನು ಲೈಂಗಿಕ ಆರೋಗ್ಯವನ್ನು ಸುಧಾರಿಸಲು ಸಾಂಪ್ರದಾಯಿಕವಾಗಿ ಟಾನಿಕ್ ಆಗಿ ಬಳಸಲಾಗುತ್ತದೆ.

ಈ ಮನೆಮದ್ದನ್ನು 4-6 ವಾರಗಳವರೆಗೆ ಮುಂದುವರಿಸಬಹುದು. ಮಧುಮೇಹ ರೋಗಿಗಳಿಗೆ ಇದು ಸೂಕ್ತವಲ್ಲ.

2. ಉದ್ದಿನಿಂದ ತಯಾರಿಸಿದ ಎಣ್ಣೆ

30 ಗ್ರಾಂ ಉದ್ದನ್ನು ತೆಗೆದುಕೊಂಡು, 100 ಮಿ.ಲೀ. ಎಳ್ಳೆಣ್ಣೆ ಮತ್ತು 30 ಮಿ.ಲೀ. ನೀರಿನಲ್ಲಿ ಬೇಯಿಸಲಾಗುತ್ತದೆ. ತಲೆಯಲ್ಲಿ ಹೇನು ಹೆಚ್ಚಾದ ಸಂದರ್ಭಗಳಲ್ಲಿ ತಲೆಗೆ ಹಚ್ಚಲು ಈ ಎಣ್ಣೆಯನ್ನು ಬಳಸಬಹುದು.

ಗಂಟು ನೋವಿನಲ್ಲಿ ಕೀಲುಗಳ ಮೇಲೆ ಹಚ್ಚಲು ಇದನ್ನು ಬಳಸಲಾಗುತ್ತದೆ.|

ಗಮನಿಸಿ: ಸಾಕುಪ್ರಾಣಿಗಳಲ್ಲಿ ಕಂಡುಬರುವ ಹೇನಿನ ಸಮಸ್ಯೆಗೆ ಕೂಡ ಇದನ್ನು ಬಳಸಲಾಗುತ್ತದೆ.

3. ಕೀಲು ನೋವಿಗೆ ಉದ್ದಿನ ಪೇಸ್ಟ್

ಉದ್ದಿನ ಪುಡಿಯನ್ನು ತೆಗೆದುಕೊಂಡು ಸ್ವಲ್ಪ ಎಳ್ಳೆಣ್ಣೆಯನ್ನು ಸೇರಿಸಿ ನುಣ್ಣಗಿನ ಪೇಸ್ಟ್ ತಯಾರಿಸಿಕೊಳ್ಳಿ. ಊತವನ್ನು ಕಡಿಮೆ ಮಾಡಲು ಮತ್ತು ನೋವನ್ನು ನಿವಾರಿಸಲು ಈ ಪೇಸ್ಟ್ ಅನ್ನು ಕೀಲುಗಳ ಮೇಲೆ ಲೇಪಿಸಬಹುದು. ರುಮಟಾಯ್ಡ್ ಸಂಧಿವಾತ ಮತ್ತು ಅಸ್ಥಿಸಂಧಿವಾತ ಎರಡರಲ್ಲೂ ಇದು ಉಪಯುಕ್ತವಾಗಿದೆ.

4. ಲೈಂಗಿಕ ಆರೋಗ್ಯವರ್ಧನೆಗೆ ಮೊಳಕೆ ಕಾಳು

5-10 ಗ್ರಾಂ ಉದ್ದನ್ನು ನೀರಿನಲ್ಲಿ ನೆನೆಸಿ ಇದು ಮೊಳಕೆಯೊಡೆದಾಗ ಇದನ್ನು ಹಾಲಿನೊಂದಿಗೆ ಬೇಯಿಸಬೇಕು. ನಂತರ ಅದನ್ನು ಚೆನ್ನಾಗಿ ನಾದಿ (ಬೇಕಿದ್ದರೆ ಸಕ್ಕರೆ ಸೇರಿಸಬಹುದು), ಇದನ್ನು ಸಂಜೆಯ ಸಮಯದಲ್ಲಿ ಸೇವಿಸಬಹುದು.

ಇದು ಶಕ್ತಿವರ್ಧಕ ಪಾನೀಯವಾಗಿ ಕಾರ್ಯನಿರ್ವಹಿಸುತ್ತದೆ ಹಾಗು ಪುರುಷರಲ್ಲಿ ಸಂತಾನೋತ್ಪತ್ತಿ

ಆರೋಗ್ಯವನ್ನು ಸುಧಾರಿಸುತ್ತದೆ.

5. ಮಲಬದ್ಧತೆಗೆ ಉದ್ದಿನ ನುಣ್ಣನೆಯ ಪುಡಿ

ಹುರಿದ ಉದ್ದನ್ನು ನುಣ್ಣಗೆ ಪುಡಿಮಾಡಿ ಹುಳಿ ಮಜ್ಜಿಗೆಯೊಂದಿಗೆ ಸೇವಿಸಬಹುದು. ಇದು ಮಲಬದ್ಧತೆಯ ಸಮಸ್ಯೆಯಲ್ಲಿ ತುಂಬಾ ಸಹಕಾರಿಯಾಗುತ್ತದೆ. ಅನಿಯಮಿತ ಮಲವಿಸರ್ಜನೆಯಾಗುವವರಿಗೆ ಈ ಸರಳ ಮನೆಮದ್ದನ್ನು ತೆಗೆದುಕೊಳ್ಳಲು ಸಲಹೆ ನೀಡಲಾಗುತ್ತದೆ.

6. ಲೈಂಗಿಕ ಆರೋಗ್ಯಕ್ಕಾಗಿ ಉದ್ದಿನ ಹಿಟ್ಟು, ಕಲ್ಲುಸಕ್ಕರೆ ಮತ್ತು ಬೆಲ್ಲ

ಸುಮಾರು 4-5 ಗ್ರಾಂ ಹುರಿದ ಉದ್ದಿನ ನುಣ್ಣನೆಯ ಪುಡಿಯನ್ನು ಕಲ್ಲುಸಕ್ಕರೆ ಅಥವಾ ಬೆಲ್ಲದೊಂದಿಗೆ ಬೆರೆಸಿ ಸೇವಿಸಬೇಕು.

7. ಶಕ್ತಿ ಮತ್ತು ತ್ರಾಣಕ್ಕಾಗಿ ಉದ್ದಿನ ಲಡ್ಡು

ಇದು ಒರಿಸ್ಸಾ, ಗುಜರಾತ್ ಮತ್ತು ಮಹಾರಾಷ್ಟ್ರದಲ್ಲಿ ಚಳಿಗಾಲದ ವಿಶೇಷ ಸಿಹಿತಿಂಡಿಯಾಗಿದೆ. ಉದ್ದಿನ ಹಿಟ್ಟನ್ನು ತುಪ್ಪದೊಂದಿಗೆ ಹುರಿದು ಸಕ್ಕರೆ / ಬೆಲ್ಲದ ಪಾಕಕ್ಕೆ ಸೇರಿಸಲಾಗುತ್ತದೆ. ನಂತರ ಇದರಿಂದ ಲಡ್ಡು ತಯಾರಿಸಲಾಗುತ್ತದೆ. ದೇಹವನ್ನು ಬಲಪಡಿಸಲು ಮತ್ತು ಶೀತವನ್ನು ನಿವಾರಿಸಲು ಇದನ್ನು ಚಳಿಗಾಲದಲ್ಲಿ ಪ್ರತಿದಿನ ಸೇವಿಸಲಾಗುತ್ತದೆ.

8. ಉದ್ದು, ಅಶ್ವಗಂಧ ಮತ್ತು ಬಲಾ ಕಷಾಯ

ಉದ್ದು, ಅಶ್ವಗಂಧ ಮತ್ತು ಬಲಾ - ಈ ಮೂರನ್ನೂ ಸಮಾನ ಪ್ರಮಾಣದಲ್ಲಿ ತೆಗೆದುಕೊಂಡು ತರಿತರಿಯಾದ ಪುಡಿ ಮಾಡಿ, ಇದರಿಂದ ಕಷಾಯವನ್ನು ತಯಾರಿಸಲಾಗುತ್ತದೆ. ಹಸಿವು ಕಡಿಮೆಯಾದರೆ ಸಣ್ಣ ಪ್ರಮಾಣದಲ್ಲಿ ಒಣ ಶುಂಠಿಯನ್ನು ಸೇರಿಸಬಹುದು. ನರ ಸಂಬಂಧಿ ತೊಂದರೆಗಳು ಮತ್ತು ಬೆನ್ನುನೋವಿನ ಸಮಸ್ಯೆಗಳಲ್ಲಿ ಈ ಕಷಾಯವನ್ನು ದಿನಕ್ಕೆ ಎರಡು ಬಾರಿ ಉಪಯೋಗಿಸಬಹುದು.

101

ತಲೆಸುತ್ತು, ದುರ್ಬಲ ಜೀರ್ಣಕ್ರಿಯೆ, ವಾಂತಿಗೆ ಪುನರ್ಪುಳಿ

ಆಯುರ್ವೇದದಲ್ಲಿ ಪುನರ್ಪುಳಿ ಹಣ್ಣನ್ನು ವೃಕ್ಷಾಮ್ಲ ಎಂಬ ಹೆಸರಿನಿಂದ ಕರೆಯಲಾಗಿದೆ. ಈ ಹಣ್ಣುಗಳನ್ನು ಉತ್ಕರ್ಷಣ ನಿರೋಧಕಗಳು ಮತ್ತು ಹಲವಾರು ಸೂಕ್ಷ್ಮ ಪೋಷಕಾಂಶಗಳ ಅತ್ಯುತ್ತಮ ಮೂಲವೆಂದು ಪರಿಗಣಿಸಲಾಗಿದೆ. ಸಾಮಾನ್ಯವಾಗಿ ಇದು, ಅದರ ಶೀತ ಗುಣ ಮತ್ತು ಪಿತ್ತ ಅಸ್ವಸ್ಥತೆಗಳನ್ನು ಶಮನಗೊಳಿಸುವುದಕ್ಕೆ ಹೆಸರುವಾಸಿಯಾಗಿದೆ.
ಪುನರ್ಪುಳಿಯಲ್ಲಿ ನಾರಿನಂಶ ಮತ್ತು ವಿಟಮಿನ್ ಸಿ ಸಮೃದ್ಧವಾಗಿದೆ. ಆದ್ದರಿಂದ ಇದು ಶಕ್ತಿಯುತವಾದ ಉತ್ಕರ್ಷಣ ನಿರೋಧಕವಾಗಿದೆ. ಇದು ಮೆಗ್ನೀಸಿಯಮ್, ಪೊಟ್ಯಾಸಿಯಮ್ ಮತ್ತು ಮ್ಯಾಂಗನೀಸ್ ಅನ್ನು ಸಹ ಒಳಗೊಂಡಿದೆ, ಇದು ಹೃದ್ರೋಗ ಮತ್ತು ಯಕೃತ್ತಿನ ಕಾಯಿಲೆಗಳಲ್ಲಿ ಉಪಯುಕ್ತವಾಗಿದೆ.

ಕೋಕಂ ಹೈಡ್ರಾಕ್ಸಿಸಿಟ್ರಿಕ್ ಆಮ್ಲವನ್ನು ಒಳಗೊಂಡಿರುತ್ತದೆ; ಇದು ಹಸಿವು ನಿವಾರಕವಾಗಿ ಕಾರ್ಯನಿರ್ವಹಿಸುತ್ತದೆ. ಅದಕ್ಕಾಗಿಯೇ ಆಸಿಡ್ ಪೆಪ್ಟಿಕ್ ಅಸ್ವಸ್ಥತೆಗಳಲ್ಲಿ ಇದನ್ನು ಉಪಯೋಗಿಸಲಾಗುತ್ತದೆ. ಹೈಡ್ರಾಕ್ಸಿಸಿಟ್ರಿಕ್ ಆಮ್ಲ ಕೂಡಾ ಕೊಲೆಸ್ಟ್ರಾಲ್ ಅನ್ನು ಕಡಿಮೆ ಮಾಡುತ್ತದೆ.
ಹಣ್ಣಿನ ಹೊರತಾಗಿ, ಕಾಂಡ, ಎಳೆ ಎಲೆಗಳು, ಹಣ್ಣಿನ ಬೀಜಗಳು ಮತ್ತು ಚಿಗುರುಗಳು ಸಹ ವಿವಿಧ ರೋಗಗಳಲ್ಲಿ ಉಪಯುಕ್ತವಾಗಿವೆ.

ಪುನರ್ಪುಳಿ ಮನೆಮದ್ದು

1. ಪಿತ್ತದ ತಲೆನೋವು, ಅಜೀರ್ಣ, ವಾಕರಿಕೆ, ವಾಂತಿ, ಗರ್ಭಿಣಿಯರಲ್ಲಿ ಕಂಡುಬರುವ ವಾಕರಿಕೆಯ ನಿವಾರಣೆಗೆ ಪುನರ್ಪುಳಿ ಹಣ್ಣಿನ ರಸ
10 ಮಿ.ಲೀ. ಕಂ ರಸವನ್ನು 400 ಮಿ.ಲೀ. ನೀರಿನೊಂದಿಗೆ ಬೆರೆಸಲಾಗುತ್ತದೆ. ಇದಕ್ಕೆ 15-20 ಗ್ರಾಂ ಸಕ್ಕರೆಯನ್ನು ಸೇರಿಸಿ ಬೆಳಿಗ್ಗೆ ಮತ್ತು ಸಂಜೆಯ ಹೊತ್ತಿನಲ್ಲಿ ತಂಪು ಪಾನೀಯವಾಗಿ

ತೆಗೆದುಕೊಳ್ಳಬಹುದು.

ಡೋಸ್ - 100 - 200 ಮಿ.ಲೀ., ದಿನಕ್ಕೆ ಎರಡು ಅಥವಾ ಮೂರು ಬಾರಿ.

ಪಿತ್ತದ ತಲೆನೋವು ಮತ್ತು ಇತರ ಸಮಸ್ಯೆಗಳಾದ ಜಠರದುರಿತ, ದುರ್ಬಲ ಜೀರ್ಣಕ್ರಿಯೆ, ಹೊಟ್ಟೆಯುಬ್ಬರ, ರುಚಿಹೀನತೆ, ವಾಕರಿಕೆ, ವಾಂತಿ, ಅಸಿಡಿಟಿ, ಗರ್ಭಿಣಿಯರಲ್ಲಿ ಕಂಡುಬರುವ ವಾಕರಿಕೆ ಇತ್ಯಾದಿಗಳ ಚಿಕಿತ್ಸೆಯಲ್ಲಿ ಈ ಮನೆಮದ್ದು ಉತ್ತಮವಾಗಿ ಕಾರ್ಯನಿರ್ವಹಿಸುತ್ತದೆ.

2. ರುಚಿಹೀನತೆಗೆ ಪುನರ್ಪುಳಿ ಮರದ ಚಿಗುರಿನ ಚಟ್ನಿ

10-20 ಪುನರ್ಪುಳಿಯ ಮರದ ಚಿಗುರುಗಳನ್ನು ತೆಗೆದುಕೊಂಡು, 1 ಟೀ ಚಮಚ ಜೀರಿಗೆ ಮತ್ತು ಒಂದು ಕಪ್ ತೆಂಗಿನ ತುರಿಯನ್ನು ಸೇರಿಸಿ ರುಬ್ಬಿಕೊಳ್ಳಿ. ರುಬ್ಬುವಾಗ ನಿಮ್ಮ ರುಚಿಗೆ ಅನುಗುಣವಾಗಿ ಉಪ್ಪು ಮತ್ತು ಮೆಣಸನ್ನು ಕೂಡ ಸೇರಿಸಿಕೊಳ್ಳಿ. ಈ ಚಟ್ನಿ ತುಂಬಾ ರುಚಿಯಾಗಿರುತ್ತದೆ ಮತ್ತು ಜೀರ್ಣಶಕ್ತಿನ್ನು ಸುಧಾರಿಸುತ್ತದೆ.

3. ತಲೆ ನೋವು ಮತ್ತು ಅಜೀರ್ಣಕ್ಕೆ ಪುನರ್ಪುಳಿ ಎಲೆ ಸೂಪ್

8-10 ಬಲಿತ ಎಲೆಗಳನ್ನು ತೆಗೆದುಕೊಂಡು ಒಂದು ಕಪ್ ನೀರಿನೊಂದಿಗೆ ಚೆನ್ನಾಗಿ ಬೇಯಿಸಿ ಸೋಸಿ ಇಡಿ. ಇದಕ್ಕೆ 2 ಚಿಟಿಕೆ ಕರಿಮೆಣಸಿನ ಹುಡಿ, ಶುಂಠಿ, ಜೀರಿಗೆ ಪುಡಿ ಮತ್ತು ಉಪ್ಪನ್ನು ಸೇರಿಸಿ ಒಂದೆರಡು ನಿಮಿಷಗಳ ಕಾಲ ಮಂದ ಉರಿಯಲ್ಲಿ ಬಿಸಿ ಮಾಡಿ. ಈ ಸೂಪ್ ತಲೆನೋವು ಮತ್ತು ಅಜೀರ್ಣಕ್ಕೆ ಪರಿಣಾಮಕಾರಿಯಾಗಿದೆ.

4. ಗಾಯಗಳನ್ನು ತೊಳೆಯಲು ಪುನರ್ಪುಳಿ ತೊಗಟೆಯ ಕಷಾಯ

20 ಗ್ರಾಂ ತೊಗಟೆಯನ್ನು 5 ಕಪ್ ನೀರಿನೊಂದಿಗೆ ಕುದಿಸಿ ಅರ್ಧ ಕಪ್ ಗೆ ಇಳಿಸಿ ಸೋಸಬೇಕು. ಈ ಕಷಾಯವನ್ನು ಗಾಯಗಳನ್ನು ತೊಳೆಯಲು ಬಳಸಲಾಗುತ್ತದೆ. ಇದು ಗಾಯಗಳನ್ನು ತ್ವರಿತವಾಗಿ ಗುಣಪಡಿಸುತ್ತದೆ.

5. ಸುಟ್ಟಗಾಯಗಳಲ್ಲಿ ಪುನರ್ಪುಳಿ ಬೀಜದ ಎಣ್ಣೆ

ಸುಟ್ಟಗಾಯಗಳಿಗೆ ಪುನರ್ಪುಳಿ ಬೀಜದ ಎಣ್ಣೆಯು ತುಂಬಾ ಪರಿಣಾಮಕಾರಿಯಾಗಿದೆ. ನಿಯಮಿತವಾಗಿ ಹಚ್ಚುವುದರಿಂದ ಸುಟ್ಟ ಗಾಯದ ಕಲೆಗಳನ್ನು ನಿವಾರಿಸಬಹುದು.

6. ತಲೆನೋವು ಮತ್ತು ತಲೆಸುತ್ತಿನ ಪರಿಹಾರಕ್ಕೆ ಪುನರ್ಪುಳಿ ಸಿಪ್ಪೆಯ ಪೇಸ್ಟ್

ತಾಜಾ ಹಣ್ಣಿನ ಸಿಪ್ಪೆಯ ಪೇಸ್ಟನ್ನು ತಯಾರಿಸಬೇಕು. ಒಣ ಹಣ್ಣಾಗಿದ್ದರೆ, ಸಿಪ್ಪೆ ಸುಲಿದು ನೀರಿನಲ್ಲಿ ನೆನೆಸಿ, ನಂತರ ಪೇಸ್ಟ್ ಮಾಡಿ. ಇದನ್ನು ನೆತ್ತಿಯ ಮಧ್ಯಕ್ಕೆ ಲೇಪಿಸಬೇಕು. ಇದು ನೆತ್ತಿಯ ಸುಡುವಿಕೆ, ತಲೆತಿರುಗುವಿಕೆ ಮತ್ತು ತಲೆನೋವನ್ನು ನಿವಾರಿಸಲು ಸಹಾಯ ಮಾಡುತ್ತದೆ.

7. ಅಜೀರ್ಣ, ಅಸಿಡಿಟಿ, ವಾಯು ಮತ್ತು ರುಚಿಹೀನತೆಯಲ್ಲಿ ಒಣ ಪುನರ್ಪುಳಿ ಸೂಪ್

ಒಣ ಪುನರ್ಪುಳಿಯನ್ನು ರಾತ್ರಿಯಿಡೀ ನೀರಿನಲ್ಲಿ ನೆನೆಸಿಡಲಾಗುತ್ತದೆ. ಇದನ್ನು ಚೆನ್ನಾಗಿ ಹಿಚುಕಿ ಸೂಪ್

ತಯಾರಿಸಲಾಗುತ್ತದೆ. ಇಲ್ಲವೇ ಸಕ್ಕರೆ ಸೇರಿಸಿ ತಂಪು ಪಾನೀಯವನ್ನು ತಯಾರಿಸಲಾಗುತ್ತದೆ. ಅಜೀರ್ಣ, ಅಸಿಡಿಟಿ, ವಾಯು, ರುಚಿಹೀನತೆ ಇತ್ಯಾದಿಗಳಲ್ಲಿ ಇದು ಉತ್ತಮವಾಗಿ ಕಾರ್ಯನಿರ್ವಹಿಸುತ್ತದೆ.

ಹುಣಸೆ ಹಣ್ಣಿನ ಬದಲಿಗೆ ಪುನರ್ಪುಳಿಯ ಬಳಕೆ

ಪುನರ್ಪುಳಿ ಹಣ್ಣುಗಳನ್ನು ಹುಣಸೆಹಣ್ಣಿಗೆ ಉತ್ತಮ ಪರ್ಯಾಯವಾಗಿ ಬಳಸಲಾಗುತ್ತದೆ.
ಪುನರ್ಪುಳಿ ಕೇವಲ ಹಣ್ಣು ಮಾತ್ರವಲ್ಲ ಇದು ಹಲವಾರು ರೋಗಗಳಲ್ಲಿ ಔಷಧವಾಗಿಯೂ ಕಾರ್ಯನಿರ್ವಹಿಸುತ್ತದೆ.

102
ಕೊಲೆಸ್ಟ್ರಾಲ್, ಮಧುಮೇಹ, ಗ್ಯಾಸ್ಟ್ರೈಟಿಸ್ ಗೆ ಮೆಂತ್ಯದ ಮನೆಮದ್ದು

ಮೆಂತ್ಯ ಬೀಜಗಳನ್ನು ಅನೇಕ ತಿನಿಸುಗಳ ತಯಾರಿಕೆಯಲ್ಲಿ ಬಳಸಲಾಗುತ್ತದೆ. ಇದು ವಿಟಮಿನ್ ಸಿ, ನಿಯಾಸಿನ್, ಪೊಟ್ಯಾಸಿಯಮ್, ಲೈಸಿನ್ ಮತ್ತು ಎಲ್-ಟ್ರಿಪ್ಟೊಫಾನ್, ಕಬ್ಬಿಣ, ತಾಮ್ರ, ಮ್ಯಾಂಗನೀಸ್, ಮೆಗ್ನೀಸಿಯಮ್, ಫಾಸ್ಫರಸ್ ಮುಂತಾದ ಪ್ರಮುಖ ರಾಸಾಯನಿಕ ಅಂಶಗಳಿಂದ ಕೂಡಿದೆ.

ಸಂಧಿವಾತ, ಅಸ್ತಮಾ, ಬ್ರಾಂಕೈಟಿಸ್, ಜೀರ್ಣ ಸಂಬಂಧಿ ತೊಂದರೆಗಳು, ನಿಮಿರು ದೌರ್ಬಲ್ಯ, ಚರ್ಮದ ಕಾಯಿಲೆಗಳು, ಗಂಟಲು ನೋವು, ಆಸಿಡ್ ರಿಫ್ಲಕ್ಸ್, ಹಾರ್ಮೋನ್ ಅಸ್ವಸ್ಥತೆಗಳು, ಟೈಪ್ 2 ಮಧುಮೇಹ ಇತ್ಯಾದಿಗಳ ಚಿಕಿತ್ಸೆಗಾಗಿ ಇದನ್ನು ಬಳಸಲಾಗುತ್ತದೆ.

ಇದನ್ನು ವಿಶೇಷವಾಗಿ ಬೆಳೆಯುತ್ತಿರುವ ಮಕ್ಕಳಲ್ಲಿ, ಗರ್ಭಿಣಿಯರಲ್ಲಿ ಮತ್ತು ಹಾಲುಣಿಸುವ ಅವಧಿಯಲ್ಲಿ ಪೌಷ್ಟಿಕಾಂಶದ ಪೂರಕವಾಗಿ ಬಳಸಲಾಗುತ್ತದೆ.

ಮೆಂತ್ಯ ಮನೆಮದ್ದುಗಳು

1. ಕೊಲೆಸ್ಟ್ರಾಲ್‌ಗ ಮೆಂತ್ಯ ಪರಿಹಾರ

10 ಗ್ರಾಂ ಮೆಂತ್ಯ ಪುಡಿಯನ್ನು ಬೆಚ್ಚಗಿನ ನೀರಿನ (ಅಥವಾ ಮಜ್ಜಿಗೆ) ಜೊತೆಗೆ ಪ್ರತಿದಿನ ನೀಡಲಾಗುತ್ತದೆ. ದಿನಕ್ಕೆ 5 ಗ್ರಾಂ ಪ್ರಮಾಣದಲ್ಲಿ 2 ಬಾರಿ ನೀಡಬಹುದು.

ಇದು ಕೊಲೆಸ್ಟ್ರಾಲ್ ಅನ್ನು ಗಮನಾರ್ಹವಾಗಿ ಕಡಿಮೆ ಮಾಡುತ್ತದೆ. 20-30 ದಿನಗಳ ಸೇವನೆಯಲ್ಲಿ ಇದರ ಪ್ರಯೋಜನವನ್ನು ಕಾಣಬಹುದು.

2. ಮಧುಮೇಹಕ್ಕೆ ಮೆಂತ್ಯ ಮತ್ತು ಅರಿಶಿನದ ಮನೆಮದ್ದು (ಟೈಪ್ 2 ಮಧುಮೇಹ)

ಮೆಂತ್ಯ ಮತ್ತು ಅರಿಶಿನವನ್ನು ಸಮಾನ ಪ್ರಮಾಣದಲ್ಲಿ ತೆಗೆದುಕೊಂಡು ನುಣ್ಣಗಿನ ಪುಡಿಯನ್ನು ತಯಾರಿಸಿ. ಇದನ್ನು ನೀರಿನೊಂದಿಗೆ ಪ್ರತಿದಿನ 5 ಗ್ರಾಂ ಪ್ರಮಾಣದಲ್ಲಿ ಖಾಲಿ ಹೊಟ್ಟೆಯಲ್ಲಿ

ನೀಡಲಾಗುತ್ತದೆ. ಟೈಪ್ 2 ಮಧುಮೇಹದ ಚಿಕಿತ್ಸೆಯಲ್ಲಿ ಇದು ಪರಿಣಾಮಕಾರಿಯಾಗಿದೆ.

3. ಹೈಪರ್ ಆಸಿಡಿಟಿ, ಗ್ಯಾಸ್ಟ್ರೈಟಿಸ್ ನಲ್ಲಿ ಮೆಂತ್ಯದ ಪೇಸ್ಟ್

3-5 ಗ್ರಾಂ ಮೆಂತ್ಯವನ್ನು ರಾತ್ರಿಯಿಡೀ ನೀರಿನಲ್ಲಿ ನೆನೆಸಲಾಗುತ್ತದೆ. ಮರುದಿನ ಬೆಳಿಗ್ಗೆ ಇದರ ಪೇಸ್ಟ್ ತಯಾರಿಸಲಾಗುತ್ತದೆ. ಇದು ಲೋಳೆಯನ್ನು ಹೊಂದಿರುವುದರಿಂದ, ಇದು ಹೊಟ್ಟೆ ಮತ್ತು ಕರುಳಿನ ಒಳಪದರದ ಮೇಲೆ ಲೇಪಿಸಲ್ಪಡುವುದರಿಂದ ಗ್ಯಾಸ್ಟ್ರೈಟಿಸ್ ಅನ್ನು ಶಮನಗೊಳಿಸಲು ಸಹಾಯ ಮಾಡುತ್ತದೆ. ಈ ಪೇಸ್ಟ್ ಅನ್ನು ಹಾಗೆಯೇ ಸೇವಿಸಬಹುದು ಅಥವಾ, ಅರ್ಧ ಕಪ್ ನೀರನ್ನು ಸೇರಿಸಿ ಸೇವಿಸಬಹುದು. ಇದನ್ನು ಆಹಾರ ಸೇವಿಸುವ 30 ನಿಮಿಷಗಳ ಮೊದಲು ಸೇವಿಸಬಹುದು.

4. ಕರುಳನ್ನು ಬಲಪಡಿಸುವಲ್ಲಿ ಮೆಂತ್ಯದ ಚಹಾ

ಮೆಂತ್ಯ ಬೀಜಗಳನ್ನು ಸ್ವಲ್ಪ ಹುರಿದು ಹಾಲಿನೊಂದಿಗೆ ಚೆನ್ನಾಗಿ ಕುದಿಸಲಾಗುತ್ತದೆ (ಅಗತ್ಯವಿದ್ದರೆ ಸ್ವಲ್ಪ ಸಕ್ಕರೆ ಸೇರಿಸಿ). ಇದನ್ನು ಚಹಾ ಅಥವಾ ಕಾಫಿಗೆ ಪರ್ಯಾಯವಾಗಿ ತೆಗೆದುಕೊಂಡರೆ ಕರುಳಿಗೆ ಉತ್ತಮ ಬಲವನ್ನು ನೀಡುತ್ತದೆ ಮತ್ತು ಜೀರ್ಣಶಕ್ತಿಯನ್ನು ಸುಧಾರಿಸುತ್ತದೆ.

5. ಹಾಲುಣಿಸುವ ತಾಯಂದಿರಿಗೆ ಮೆಂತ್ಯದ ಔಷಧೀಯ ಹಾಲು

5-8 ಗ್ರಾಂ ಮೆಂತ್ಯ ಬೀಜಗಳನ್ನು ರಾತ್ರಿಯಿಡೀ ನೀರಿನಲ್ಲಿ ನೆನೆಸಿ ಮರುದಿನ 200 ಮಿ.ಲೀ. ಹಾಲಿನೊಂದಿಗೆ ಚೆನ್ನಾಗಿ ಕುದಿಸಬೇಕು. ಅಗತ್ಯವಿದ್ದರೆ ಬೆಲ್ಲವನ್ನು ಸೇರಿಸಬಹುದು. ಇದು ಎದೆಹಾಲಿನ ಉತ್ಪಾದನೆಯನ್ನು ಹೆಚ್ಚಿಸಲು ಸಹಾಯ ಮಾಡುತ್ತದೆ, ಹಾಗಾಗಿ ಹಾಲುಣಿಸುವ ತಾಯಂದಿರಿಗೆ ಇದನ್ನು ಶಿಫಾರಸು ಮಾಡಲಾಗುತ್ತದೆ.

6. ಮಲಬದ್ಧತೆ ಮತ್ತು ಮೂಲವ್ಯಾಧಿಯಲ್ಲಿ ತುಪ್ಪದೊಂದಿಗೆ ಮೆಂತ್ಯ ಕಷಾಯ

5-10 ಗ್ರಾಂ ಮೆಂತ್ಯವನ್ನು ತೆಗೆದುಕೊಂಡು ಒಂದು ಕಪ್ ನೀರಿನಲ್ಲಿ ಚೆನ್ನಾಗಿ ಬೇಯಿಸಿ ಕಷಾಯವನ್ನು ತಯಾರಿಸಬೇಕು. ಇದು ಉಗುರುಬೆಚ್ಚಗಿರುವಾಗಲೇ ಅರ್ಧ ಚಮಚ ತುಪ್ಪದೊಂದಿಗೆ ಸೇವಿಸಬೇಕು. ಇದು ಕರುಳಿನ ಚಲನೆಯನ್ನು ಸುಗಮಗೊಳಿಸುತ್ತದೆ ಹಾಗು ಮಲಬದ್ಧತೆ ಮತ್ತು ಮೂಲವ್ಯಾಧಿಯನ್ನು ನಿವಾರಿಸುತ್ತದೆ.

7. ಕೂದಲು ಉದುರುವಿಕೆಗೆ ಮೆಂತ್ಯದ ಸಾಂಪ್ರದಾಯಿಕ ಎಣ್ಣೆ

30-40 ಗ್ರಾಂ ಮೆಂತ್ಯ ಬೀಜಗಳನ್ನು ಚೆನ್ನಾಗಿ ಪುಡಿಮಾಡಿ ಅಗಲವಾದ ಬಾಯಿಯ ಸ್ಟೀಲ್ ಪಾತ್ರೆಯಲ್ಲಿ ತೆಗೆದುಕೊಂಡು, ಇದಕ್ಕೆ 150 ಮಿ.ಲೀ. ತೆಂಗಿನೆಣ್ಣೆ ಅಥವಾ ಎಳ್ಳೆಣ್ಣೆಯನ್ನು ಸೇರಿಸಿ 6 ದಿನಗಳವರೆಗೆ ಸೂರ್ಯನ ಕೆಳಗೆ ಇಡಲಾಗುತ್ತದೆ. ನಂತರ ಅದನ್ನು ಸೋಸಿ ಸಂಗ್ರಹಿಸಲಾಗುತ್ತದೆ. ಈ ಎಣ್ಣೆಯನ್ನು (ಆದಿತ್ಯಪಾಕ ತೈಲ) ನಿಯಮಿತವಾಗಿ ಹಚ್ಚುವುದರಿಂದ ಉತ್ತಮ ಫಲಿತಾಂಶವನ್ನು ಪಡೆಯಬಹುದು.

8. ಹೇರ್ ಕಂಡಿಷನರ್ ಆಗಿ ಮೆಂತ್ಯದ ಪೇಸ್ಟ್

8-10 ಗ್ರಾಂ ಮೆಂತ್ಯವನ್ನು ತೆಗೆದುಕೊಂಡು ರಾತ್ರಿಯಿಡೀ ನೀರಿನಲ್ಲಿ ನೆನೆಸಿ ಇಡಲಾಗುತ್ತದೆ. ಇದರಿಂದ ನುಣ್ಣನೆಯ ಪೇಸ್ಟ್ ತಯಾರಿಸಿ ಇದನ್ನು ಕೂದಲಿಗೆ ಮತ್ತು ಕೂದಲಿನ ಬುಡಕ್ಕೆ ಹಚ್ಚಿ, 30-45 ನಿಮಿಷಗಳ ಕಾಲ ಇರಿಸಿ ನಂತರ ನೀರಿನಿಂದ ತೊಳೆಯಲಾಗುತ್ತದೆ.

ಇದು ಕೂದಲಿಗೆ ನೈಸರ್ಗಿಕ ಕಂಡೀಷನರ್ ಆಗಿ ಕಾರ್ಯನಿರ್ವಹಿಸುತ್ತದೆ.

103

ಹುಣಸೆ ಎಲೆಗಳು, ಹಣ್ಣುಗಳು, ಬೀಜಗಳನ್ನು ಬಳಸಿ ತಯಾರಿಸುವ ಮನೆಮದ್ದುಗಳು

ಹುಣಸೆ ಬೀಜ, ಎಲೆ, ತೊಗಟೆ ಮತ್ತು ಹೂವುಗಳು ಅನೇಕ ರೋಗಗಳ ಚಿಕಿತ್ಸೆಯಲ್ಲಿ ಮನೆಮದ್ದುಗಳಾಗಿ ವಿವಿಧ ರೂಪಗಳಲ್ಲಿ ಉಪಯುಕ್ತವಾಗಿವೆ. ಭಾರತದಲ್ಲಿ ಹುಣಸೆಹಣ್ಣು ಇಲ್ಲದ ತಿನಿಸು, ಸೂಪ್ ಅಥವಾ ಪದಾರ್ಥವನ್ನು ಕಲ್ಪಿಸುವುದು ಕಷ್ಟ.

1. ಕುರು / ಬಾವು ಪಕ್ವವಾಗಲು ಹುಣಸೆ ಹಣ್ಣಿನ ಪೇಸ್ಟ್

1 ಭಾಗ ಹುಣಸೆ ಹಣ್ಣಿನ ತಿರುಳು ಮತ್ತು ¼ ಕಾಲು ಭಾಗ ಸುಣ್ಣವನ್ನು ತೆಗೆದುಕೊಂಡು ಒಟ್ಟಿಗೆ ಬೆರೆಸಿ ಪೇಸ್ಟ್ ತಯಾರಿಸಲಾಗುತ್ತದೆ. ಇದನ್ನು ಕುರುಗಳ / ಬಾವುಗಳ ಮೇಲೆ ಲೇಪಿಸಲಾಗುತ್ತದೆ. ಇದು ಬಾವುಗಳ ಆರಂಭಿಕ ಪಕ್ವತೆಗೆ ಸಹಾಯ ಮಾಡುತ್ತದೆ.

2. ಕೀಲು ನೋವಿನಲ್ಲಿ ಎಲೆಯ ಪೇಸ್ಟ್

1-2 ಮುಷ್ಟಿ ಬಲಿತ ಎಲೆಗಳನ್ನು ಸಂಗ್ರಹಿಸಿ ಪೇಸ್ಟ್ ತಯಾರಿಸಲಾಗುತ್ತದೆ. ಇದನ್ನು ಕೀಲುಗಳ ಮೇಲೆ ಲೇಪಿಸಲಾಗುತ್ತದೆ ಮತ್ತು ಬಟ್ಟೆಯಿಂದ ಸುತ್ತಿಡಲಾಗುತ್ತದೆ. ಇದು ಸಂಧಿವಾತದ ವಿರುದ್ಧ ಬಹಳ ಪರಿಣಾಮಕಾರಿಯಾಗಿದೆ ಮತ್ತು ಗಂಟುಗಳ ಊತವನ್ನು ಸಹ ನಿವಾರಿಸುತ್ತದೆ.

3. ಚರ್ಮದ ಬಿಳಿ ಕಲೆಗಳಲ್ಲಿ ತೊಗಟೆಯ ಬೂದಿ

ಹುಣಸೆ ಮರದ ತೊಗಟೆಯನ್ನು ಕಬ್ಬಿಣದ ಬಾಣಲೆಯಲ್ಲಿ ತೆಗೆದುಕೊಂಡು ಸುಟ್ಟು ಬೂದಿ ಮಾಡಲಾಗುತ್ತದೆ. ಇದನ್ನು ಚೆನ್ನಾಗಿ ಜರಡಿ ಹಿಡಿದು ಬೂದಿಯನ್ನು ಸಂಗ್ರಹಿಸಲಾಗುತ್ತದೆ. ಇದಕ್ಕೆ ಸ್ವಲ್ಪ ಎಳ್ಳೆಣ್ಣೆಯನ್ನು ಬೆರೆಸಿ ಫಂಗಲ್ ಇನ್ಫೆಕ್ಷನ್ ನಿಂದ ಉಂಟಾದ ಬಿಳಿ ಕಲೆಗಳ ಮೇಲೆ ಹಚ್ಚಲಾಗುತ್ತದೆ. ಸಾಮಾನ್ಯವಾಗಿ 5-6 ದಿನಗಳ ಕಾಲ ಹಚ್ಚಿದಾಗ ಫಲಿತಾಂಶ ಸಿಗುತ್ತದೆ. ಎಗ್ಜಿಮಾ ಚಿಕಿತ್ಸೆಯಲ್ಲಿಯೂ ಇದು ಉಪಯುಕ್ತವಾಗಿದೆ.

4. ಶೀಘ್ರ ಸ್ಖಲನದಲ್ಲಿ ಹುಣಸೆ ಬೀಜದ ಸಿಪ್ಪೆ

ಹುಣಸೆ ಬೀಜಗಳನ್ನು ಸಂಗ್ರಹಿಸಿ ಬಾಣಲೆಯಲ್ಲಿ ಸ್ವಲ್ಪ ಹುರಿಯಲಾಗುತ್ತದೆ. ಇದು ಬೀಜದ ಸಿಪ್ಪೆಯನ್ನು ತೆಗೆದುಹಾಕಲು ಸಹಾಯ ಮಾಡುತ್ತದೆ. ಈ ಸಿಪ್ಪೆಯನ್ನು ಪುಡಿಮಾಡಿ, ಶೀಘ್ರಸ್ಖಲನ ಮತ್ತು ಸ್ವಪ್ನಸ್ಖಲನದಲ್ಲಿ 250-500 ಮಿ.ಗ್ರಾಂ. ಪ್ರಮಾಣದಲ್ಲಿ ನೀಡಲಾಗುತ್ತದೆ.

ನಿರ್ದಿಷ್ಟ ಕಾರಣವಿಲ್ಲದೆ ಉಂಟಾಗುವ ಬಿಳಿಸೆರಗಿನಲ್ಲಿ ಇದು ಗಮನಾರ್ಹ ಪ್ರಯೋಜನಗಳನ್ನು ಹೊಂದಿದೆ.

5. ವಾಕರಿಕೆ, ರುಚಿಹೀನತೆ ಮತ್ತು ಹೊಟ್ಟೆಯುಬ್ಬರದಲ್ಲಿ ಹುಣಸೆ ಹೂವಿನ ಕಷಾಯ

ಒಂದು ಮುಷ್ಟಿ ತಾಜಾ ಹುಣಸೆ ಹೂವುಗಳನ್ನು ಸಂಗ್ರಹಿಸಿ ಅದರ ಕಷಾಯವನ್ನು ತಯಾರಿಸಲಾಗುತ್ತದೆ. ಇದಕ್ಕೆ ಹುರಿದ ಜೀರಿಗೆಯನ್ನು ಸೇರಿಸಿ ದಿನಕ್ಕೆ ಎರಡು ಅಥವಾ ಮೂರು ಬಾರಿ 50-60 ಮಿ.ಲೀ. ಪ್ರಮಾಣದಲ್ಲಿ ರೋಗಿಗಳಿಗೆ ನೀಡಲಾಗುತ್ತದೆ. ಇದು ವಾಕರಿಕೆ, ರುಚಿಹೀನತೆ, ಹೊಟ್ಟೆ ನೋವು, ಭೇದಿ ಮತ್ತು ಹೊಟ್ಟೆಯುಬ್ಬರವನ್ನು ನಿವಾರಿಸುತ್ತದೆ.

6. ಕೀಲು ನೋವಿನಲ್ಲಿ ಹುಣಸೆ ಎಲೆಯ ಎಣ್ಣೆ

100 ಮಿ.ಲೀ. ಎಲೆಯ ರಸ (ಎಲೆಯ ಕಷಾಯವನ್ನು ಸಹ ಬಳಸಬಹುದು) ಮತ್ತು 200 ಮಿ.ಲೀ. ಎಳ್ಳೆಣ್ಣೆಯನ್ನು ತೆಗೆದುಕೊಂಡು ನಿರಂತರವಾಗಿ ಸಣ್ಣ ಉರಿಯಲ್ಲಿ ಕುದಿಸಲಾಗುತ್ತದೆ. ಇದು ತೇವಾಂಶದಿಂದ ಮುಕ್ತವಾದಾಗ ಈ ಎಣ್ಣೆಯನ್ನು ಬೆಂಕಿಯಿಂದ ಹೊರತೆಗೆದು ಸೋಸಿ ಸಂಗ್ರಹಿಸಲಾಗುತ್ತದೆ. ತೀವ್ರ ನೋವಿಗೆ ಗಂಟುನೋವಿಗೆ ಈ ತೈಲವು ಪರಿಣಾಮಕಾರಿಯಾಗಿದೆ.

7. ಸ್ನಾಯು ನೋವಿನಲ್ಲಿ ಹುಣಸೆ ಹಣ್ಣಿನ ತಿರುಳಿನ ಎಣ್ಣೆ

ಮೇಲೆ ಹೇಳಿದ ವಿಧಾನದಲ್ಲಿ ಹುಣಸೆ ಎಣ್ಣೆಯನ್ನು ಅದರ ತಿರುಳಿನಿಂದಲೂ ತಯಾರಿಸಬಹುದು. ಈ ಎಣ್ಣೆಯನ್ನು ತಯಾರಿಸುವಾಗ, 50 ಗ್ರಾಂ ಹಣ್ಣಿನ ತಿರುಳು, 200 ಮಿ.ಲೀ. ಎಳ್ಳೆಣ್ಣೆ ಮತ್ತು 800 ಮಿ.ಲೀ ನೀರನ್ನು ಸೇರಿಸಬೇಕು. ಈ ಎಣ್ಣೆಯು ಸ್ನಾಯು ನೋವಿಗೆ ಉಪಯುಕ್ತವಾಗಿದೆ. ಭಾರತದ ಕೆಲವು ಹಳ್ಳಿಗಳಲ್ಲಿ ಹೆರಿಗೆಯ ನಂತರ ಹಚ್ಚುವುದಕ್ಕೆ ಈ ಎಣ್ಣೆಯನ್ನು ಬಳಸಲಾಗುತ್ತದೆ.

8. ಎಲೆಯ ರಸದ ಸೂಪ್

ಬಲಿತ ಎಲೆಗಳನ್ನು ತೆಗೆದುಕೊಂಡು ಸ್ವಲ್ಪ ಉಪ್ಪು ಮತ್ತು ಕರಿಮೆಣಸಿನ ಪುಡಿಯೊಂದಿಗೆ ಚೆನ್ನಾಗಿ ಬೇಯಿಸಲಾಗುತ್ತದೆ. (ಶುಂಠಿ ಪುಡಿ ಅಥವಾ ಬೆಳ್ಳುಳ್ಳಿ ಪೇಸ್ಟ್, ಜೀರಿಗೆ ಮತ್ತು ಕೊತ್ತಂಬರಿ ಬೀಜಗಳನ್ನು ಕೂಡ ಸೇರಿಸಬಹುದು). ಇದನ್ನು ಊಟದ ಸಮಯದಲ್ಲಿ ಬಳಸಬಹುದು ಅಥವಾ ಸೂಪ್ ನ ರೀತಿಯಲ್ಲಿ ಸಹ ಸೇವಿಸಬಹುದು.

104

ಯಕೃತ್ತು, ಸೈನುಸೈಟಿಸ್, ಮುಟ್ಟಿನ ನೋವಿಗೆ ಬೆಲ್ಲದ ಮನೆಮದ್ದು

ಬೆಲ್ಲ ಅತ್ಯಂತ ಪ್ರಾಚೀನ ನೈಸರ್ಗಿಕ ಸಿಹಿಕಾರಕಗಳಲ್ಲಿ ಒಂದಾಗಿದೆ. ಅದರ ಪೌಷ್ಟಿಕಾಂಶದ ಮೌಲ್ಯ ಮತ್ತು ರುಚಿಯಿಂದಾಗಿ ಇದು ಮೆಚ್ಚುಗೆ ಪಡೆದಿದೆ. ಇದಲ್ಲದೆ, ಹಲವಾರು ಔಷಧೀಯ / ಆರೋಗ್ಯ ಪ್ರಯೋಜನಗಳು ಇದನ್ನು ಪ್ರತಿದಿನ ಬಳಸುವಂತೆ ಮಾಡುತ್ತದೆ.
ಬೆಲ್ಲವು ಸಂಸ್ಕರಿಸದ ಸಕ್ಕರೆಯಾಗಿದ್ದು, ಕುದಿಸುವ ಪ್ರಕ್ರಿಯೆಯಿಂದ ಕಚ್ಚಾ, ಕೇಂದ್ರೀಕರಿಸಿದ ಕಬ್ಬಿನ ರಸದಿಂದ ಪಡೆಯಲಾಗುತ್ತದೆ.

ಬೆಲ್ಲವು ಮಲವಿಸರ್ಜನೆಯನ್ನು ಸುಲಭಗೊಳಿಸುತ್ತದೆ, ಶಕ್ತಿವರ್ಧಕವಾಗಿ ಕಾರ್ಯನಿರ್ವಹಿಸುತ್ತದೆ, ವಯಸ್ಸಾಗುವ ಪ್ರಕ್ರಿಯೆಯನ್ನು ನಿಧಾನಗೊಳಿಸುತ್ತದೆ, ಹೃದಯವನ್ನು ಬಲಪಡಿಸುತ್ತದೆ ಮತ್ತು ಮೂತ್ರದ ಪ್ರಮಾಣವನ್ನು ಹೆಚ್ಚಿಸುತ್ತದೆ. ಬೆಲ್ಲದ ಅತಿಯಾದ ಸೇವನೆಯು ತೂಕ ಮತ್ತು ಕಫ ದೋಷವನ್ನು ಹೆಚ್ಚಿಸುತ್ತದೆ. ಆಯುರ್ವೇದದಲ್ಲಿ, ಬೆಲ್ಲವನ್ನು ಅನೇಕ ಔಷಧಿಗಳಲ್ಲಿ ಘಟಕಾಂಶವಾಗಿ ಬಳಸಲಾಗುತ್ತದೆ. ಅಲ್ಲದೆ ಲೇಹ್ಯ ಮತ್ತು ಮಾತ್ರೆಗಳಲ್ಲಿ ಬೈಂಡಿಂಗ್ ಏಜೆಂಟ್ ಆಗಿಯೂ ಬಳಸಲಾಗುತ್ತದೆ.

ಪೋಷಣೆ ಮತ್ತು ಆಹಾರಕ್ರಮದ ಪ್ರಕಾರ ಬೆಲ್ಲವು ಪೊಟ್ಯಾಸಿಯಮ್, ಮೆಗ್ನೀಸಿಯಮ್, ಕಬ್ಬಿಣ, ಸತು, ಸೆಲೆನಿಯಮ್, ಕ್ಯಾಲ್ಸಿಯಂ ಮತ್ತು ರಂಜಕ ಮತ್ತು ಉತ್ಕರ್ಷಣ ನಿರೋಧಕಗಳಂತಹ ಹಲವಾರು ಪ್ರಮುಖ ಜೀವಸತ್ವಗಳು ಮತ್ತು ಖನಿಜಗಳಿಂದ ಸಮೃದ್ಧವಾಗಿದೆ.

ಬೆಲ್ಲವನ್ನು ಆಧಾರವಾಗಿ ಹೊಂದಿರುವ ಆಯುರ್ವೇದ ಔಷಧಗಳು

ಗುಡ ಹರೀತಕಿ - ಹರೀತಕಿ ಹಣ್ಣಿನ ಸಿಪ್ಪೆ ಮತ್ತು ಬೆಲ್ಲದ ಸಂಯೋಜನೆ. ಉರಿಯೂತ, ಕೆಮ್ಮು, ಶೀತ, ಪೈಲ್ಸ್ ಇತ್ಯಾದಿ ತೊಂದರೆಗಳಲ್ಲಿ ಇದನ್ನು ನೀಡಲಾಗುತ್ತದೆ.

ಬೆಲ್ಲದ ಮನೆಮದ್ದುಗಳು

1. ಅಜೀರ್ಣ ಮತ್ತು ವಾಯುವಿಗೆ ಜೀರಿಗೆಯೊಂದಿಗೆ ಬೆಲ್ಲ

ಸಮಪ್ರಮಾಣದ ಬೆಲ್ಲ ಮತ್ತು ಜೀರಿಗೆಯನ್ನು ತೆಗೆದುಕೊಂಡು ಚೆನ್ನಾಗಿ ಕುಟ್ಟಬೇಕು. ಇದನ್ನು ಗಾಳಿಯಾಡದ ಪಾತ್ರೆಯಲ್ಲಿ ಸಂಗ್ರಹಿಸಿಡಬೇಕು. ಅಗತ್ಯಕ್ಕೆ ಅನುಗುಣವಾಗಿ, ಅಜೀರ್ಣ, ವಾಯು, ಹೊಟ್ಟೆಯುಬ್ಬರ ಮುಂತಾದ ತೊಂದರೆಗಳಲ್ಲಿ ಇದನ್ನು 3 - 5 ಗ್ರಾಂ ಪ್ರಮಾಣದಲ್ಲಿ ದಿನಕ್ಕೆ ಒಮ್ಮೆ ಅಥವಾ ಎರಡು ಬಾರಿ ಉಗುರು ಬೆಚ್ಚಗಿನ ನೀರಿನೊಂದಿಗೆ, ಆಹಾರದ ಮೊದಲು ತೆಗೆದುಕೊಳ್ಳಬಹುದು.

2. ದೀರ್ಘಕಾಲದ ಕೆಮ್ಮು ಮತ್ತು ಶೀತದಲ್ಲಿ ಶುಂಠಿ ರಸ ಮತ್ತು ಬೆಲ್ಲ

5 ಮಿ.ಲೀ. ಶುಂಠಿಯ ತಾಜಾ ರಸವನ್ನು ಬೆಲ್ಲದೊಂದಿಗೆ ಬೆರೆಸಿ, ದಿನಕ್ಕೆ ಎರಡು ಅಥವಾ ಮೂರು ಬಾರಿ ನೆಕ್ಕಬೇಕು. ಇದು ದೀರ್ಘಕಾಲದ ಕೆಮ್ಮು ಮತ್ತು ಶೀತವನ್ನು ಪರಿಣಾಮಕಾರಿಯಾಗಿ ಗುಣಪಡಿಸುತ್ತದೆ.

3. ಶಕ್ತಿವರ್ಧಕವಾಗಿ ಬೆಲ್ಲ ಮತ್ತು ತುಪ್ಪ

ಈ ಎರಡು ಪದಾರ್ಥಗಳನ್ನು ಒಟ್ಟಿಗೆ ಬೆರೆಸಿ ಚಪಾತಿ, ದೋಸೆ, ಇಡ್ಲಿ ಮುಂತಾದ ಉಪಹಾರದ ಜೊತೆಗೆ ತೆಗೆದುಕೊಳ್ಳಲಾಗುತ್ತದೆ. ಇದು ಉತ್ತಮ ಶಕ್ತಿವರ್ಧಕವಾಗಿ ಕಾರ್ಯನಿರ್ವಹಿಸುತ್ತದೆ ಹಾಗು ತ್ರಾಣವನ್ನು ನೀಡುತ್ತದೆ.

ಹಿಂದಿನ ದಿನಗಳಲ್ಲಿ ಜನರು ಲೈಂಗಿಕ ಆರೋಗ್ಯವನ್ನು ಸುಧಾರಿಸಲು ಬೆಲ್ಲ, ತುಪ್ಪ ಮತ್ತು ತೆಂಗಿನಕಾಯಿಯನ್ನು ತೆಗೆದುಕೊಳ್ಳುತ್ತಿದ್ದರು.

4. ಆಯಾಸ ಮತ್ತು ಸಾಮಾನ್ಯ ದೌರ್ಬಲ್ಯದಲ್ಲಿ ಬೆಲ್ಲದ ನೀರು

5-10 ಗ್ರಾಂ ಬೆಲ್ಲವನ್ನು ಬೆಚ್ಚಗಿನ / ಬಿಸಿ ನೀರಿನಲ್ಲಿ ಕರಗಿಸಿ ಇದಕ್ಕೆ, ಪುಡಿಮಾಡಿದ ಕಾಳುಮೆಣಸನ್ನು ಬೆರೆಸಬೇಕು. ಇದನ್ನು ಸಾಂಪ್ರದಾಯಿಕ ಪದ್ಧತಿಯಲ್ಲಿ ಪಾನಕ ಎಂದು ಕರೆಯಲಾಗುತ್ತದೆ. ಇದು ವಿಶೇಷವಾಗಿ ಬೇಸಿಗೆ ಮತ್ತು ಚಳಿಗಾಲದಲ್ಲಿ ಉಂಟಾಗುವ ಆಯಾಸವನ್ನು ನಿವಾರಿಸುತ್ತದೆ.

5. ಸೈನುಸೈಟಿಸ್ - ತಲೆನೋವಿಗೆ ಶುಂಠಿ ರಸ ಮತ್ತು ಬೆಲ್ಲ

ತಾಜಾ ಶುಂಠಿಯ ರಸವನ್ನು ಬೆಲ್ಲದೊಂದಿಗೆ ಬೆರೆಸಿ ಬಟ್ಟೆಯ ಮೂಲಕ ಸೋಸಬೇಕು. ಸೈನುಸೈಟಿಸ್‌ಗ ಸಂಬಂಧಿಸಿದ ತಲೆನೋವಿನಲ್ಲಿ ಇದನ್ನು ಮೂಗಿನ ಹೊಳ್ಳೆಗಳಿಗೆ ಹಾಕಲಾಗುತ್ತದೆ.

6. ಕಾಮಾಲೆಯಲ್ಲಿ ಬೆಲ್ಲದೊಂದಿಗೆ ಕಟುರೋಹಿಣಿ ಪುಡಿ

ಕಾಮಾಲೆಯಂತಹ ತೊಂದರೆಗಳಲ್ಲಿ ಬೆಲ್ಲದ ಜೊತೆಗೆ 2-3 ಗ್ರಾಂ ಪುಡಿಮಾಡಿದ ಕಟುರೋಹಿಣಿಯನ್ನು ನೀಡಲಾಗುತ್ತದೆ.

7. ಉಸಿರಾಟದ ಸಮಸ್ಯೆಯಲ್ಲಿ ಬೆಲ್ಲ ಮತ್ತು ಸಾಸಿವೆಯ ಎಣ್ಣೆ

ಬೆಲ್ಲ ಮತ್ತು ಸಾಸಿವೆ ಎಣ್ಣೆಯನ್ನು ಸಮಾನ ಪ್ರಮಾಣದಲ್ಲಿ ತೆಗೆದುಕೊಂಡು ಚೆನ್ನಾಗಿ ಮಿಶ್ರಣ ಮಾಡಿ. ಅಸ್ತಮಾ ತೊಂದರೆಯಲ್ಲಿ ಇದನ್ನು ತೆಗೆದುಕೊಳ್ಳಬಹುದು. ಇದು ಈ ಸ್ಥಿತಿಯಲ್ಲಿ ತ್ವರಿತ

ಪ್ರಯೋಜನವನ್ನು ನೀಡುತ್ತದೆ.

8. ಹುಳಿ ತೇಗಿಗೆ ಕಲ್ಲುಪ್ಪು ಮತ್ತು ಬೆಲ್ಲ

1-2 ಚಿಟಿಕೆ ಪುಡಿ ಉಪ್ಪನ್ನು 10 ಗ್ರಾಂ ಬೆಲ್ಲದೊಂದಿಗೆ ತೆಗೆದುಕೊಂಡು ಚೆನ್ನಾಗಿ ಮಿಶ್ರಣ ಮಾಡಿ, ಹುಳಿ ತೇಗು ಮತ್ತು ಹೊಟ್ಟೆ ಉಬ್ಬರಿಸಿದಾಗ ಇದನ್ನು ತೆಗೆದುಕೊಳ್ಳಬಹುದು.

9. ಮುಟ್ಟಿನ ನೋವಿಗೆ ಬೆಲ್ಲದ ಜೊತೆಗೆ ಎಳ್ಳು

ಕಪ್ಪು ಎಳ್ಳು (ಅಥವಾ ಕಪ್ಪು ಎಳ್ಳಿನ ಪುಡಿ) ಮತ್ತು ಬೆಲ್ಲವನ್ನು ಸಮಾನ ಪ್ರಮಾಣದಲ್ಲಿ (ತಲಾ 10 ಗ್ರಾಂ) ತೆಗೆದುಕೊಂಡು ದಿನಕ್ಕೆ ಎರಡು ಬಾರಿ ನುಂಗಬೇಕು (ಬೆಳಿಗ್ಗೆ ಮತ್ತು ಸಂಜೆ). ಮುಟ್ಟಿನ ನೋವಿಗೆ ಇದು ತುಂಬಾ ಪರಿಣಾಮಕಾರಿಯಾಗಿದೆ. ಇದು ಮುಟ್ಟನ್ನು ಕ್ರಮಬದ್ಧಗೊಳಿಸಲು ಮತ್ತು ರಕ್ತಹೀನತೆಯನ್ನು ನಿವಾರಿಸಲು ಸಹಾಯ ಮಾಡುತ್ತದೆ.

105

ಅನಿಯಮಿತ ಋತುಚಕ್ರ, ಹೊಟ್ಟೆ ಹುಳ ಮತ್ತು ಕೆಮ್ಮಿಗೆ ಅನಾನಸು ಹಣ್ಣಿನ ಮನೆಮದ್ದುಗಳು

ಅನಾನಸ್ ಅನ್ನು 1493 ರಲ್ಲಿ ಕೆರಿಬಿಯನ್ ದ್ವೀಪವಾದ ಗ್ವಾಡಾಲುಪೆಯಲ್ಲಿ ಯುರೋಪಿಯನ್ನರು ಕಂಡುಹಿಡಿದರು ಎಂದು ಹೇಳಲಾಗುತ್ತದೆ. ಹಣ್ಣಿನ ಬಳಕೆ ಎಲ್ಲರಿಗೆ ತಿಳಿದಿದೆಯಾದರೂ, ಇದರ ಎಲೆಗಳನ್ನು ಔಷಧೀಯ ಉದ್ದೇಶಕ್ಕಾಗಿ ಬಳಸಲಾಗುತ್ತದೆ ಎಂಬ ವಿಚಾರ ಅನೇಕ ಜನರಿಗೆ ತಿಳಿದಿಲ್ಲ.
ಬ್ರೋಮೆಲಿನ್ ಅನಾನಾಸ್‌ನ ಪ್ರಮುಖ ರಾಸಾಯನಿಕ ಅಂಶವಾಗಿದ್ದು, ಜೊತೆಗೆ ಇದು ಪೊಟ್ಯಾಸಿಯಮ್, ಕಾಪರ್, ಮ್ಯಾಂಗನೀಸ್, ಕ್ಯಾಲ್ಸಿಯಂ, ಮೆಗ್ನೀಸಿಯಮ್, ಬೀಟಾ ಕ್ಯಾರೋಟಿನ್, ಥಯಾಮಿನ್, ಆಸ್ಕೋರ್ಬಿಕ್ ಆಸಿಡ್ ಇತ್ಯಾದಿಗಳನ್ನು ಒಳಗೊಂಡಂತೆ ಅನೇಕ ಖನಿಜಗಳಂತಹ ಆರೋಗ್ಯ ಘಟಕಗಳನ್ನು ಹೊಂದಿದೆ.

ಹಣ್ಣಾಗಿರುವ ಅನಾನಸ್ ಅನ್ನು (ಸಕ್ಕರೆ ಇಲ್ಲದೆ) ನಿಯಮಿತವಾಗಿ ಸೇವಿಸುವುದರಿಂದ ಬೊಜ್ಜು, ರಕ್ತಪರಿಚಲನೆಯ ತೊಂದರೆಗಳು ಮತ್ತು ಹೃದಯ ಕಾಯಿಲೆಗಳ ಅಪಾಯವನ್ನು ಕಡಿಮೆ ಮಾಡುತ್ತದೆ ಎಂದು ಅಧ್ಯಯನಗಳು ತೋರಿಸಿವೆ.
ಇದು ಉಷ್ಣ ಗುಣವನ್ನು ಹೊಂದಿದೆ ಎಂದು ಜನರು ನಂಬಿದ್ದರೂ ಸಹ, ಇದು ಶೀತ ಗುಣವನ್ನು ಹೊಂದಿರುತ್ತದೆ ಹಾಗು ವಾತ ಮತ್ತು ಪಿತ್ತ ದೋಷವನ್ನು ಸಮತೋಲನಗೊಳಿಸುತ್ತದೆ ಎಂದು ಪಠ್ಯಗಳು ಉಲ್ಲೇಖಿಸುತ್ತವೆ. ಆದರೆ ಹೆಚ್ಚಿನ ಸೇವನೆಯು ಶುಷ್ಕತೆಯನ್ನು ಪ್ರಚೋದಿಸುತ್ತದೆ ಮತ್ತು ಅಂಗಾಂಶ ಹಾನಿಯನ್ನು ಉಂಟುಮಾಡುವ ಸಾಧ್ಯತೆ ಇದೆ. ಬಲಿಯದ ಅನಾನಸ್ ವಾತ ಮತ್ತು ಪಿತ್ತ ದೋಷವನ್ನು ಹೆಚ್ಚಿಸುತ್ತದೆ.

ಹಣ್ಣುಗಳು ಹಸಿವನ್ನು ಹೆಚ್ಚಿಸುತ್ತವೆ ಮತ್ತು ಮಂದ ವಿರೇಚಕಗಳಾಗಿ ಕೆಲಸ ಮಾಡುತ್ತದೆ. ಬಲಿಯದ

ಹಣ್ಣುಗಳು ಗರ್ಭಾಶಯದ ಉತ್ತೇಜಕಗಳು ಮತ್ತು ಎಮ್ಮೆನಾಗೋಗ್ಸ್ ಆಗಿರುವುದರಿಂದ, ಗರ್ಭಿಣಿಯರಲ್ಲಿಇದರ ಬಳಕೆಯನ್ನು ನಿರ್ಬಂಧಿಸಲಾಗಿದೆ.

ಅನಾನಸ್ ನ ಕೆಲವು ಪ್ರಮುಖ ಮತ್ತು ಸರಳ ಮನೆಮದ್ದುಗಳು ಈ ಕೆಳಗಿನಂತಿವೆ

1. ಲೈಕೆನ್ ಪ್ಲಾನಸ್ ನ ಗಾಯಗಳನ್ನು ತೊಳೆಯಲು ಅನಾನಸ್ ಎಲೆಯ ಕಷಾಯ

ಎಲೆಗಳನ್ನು ತೆಗೆದುಕೊಂಡು ಕಷಾಯವನ್ನು ತಯಾರಿಸಲಾಗುತ್ತದೆ. ಗಾಯಗಳು ಮತ್ತು ದೀರ್ಘಕಾಲದ ಚರ್ಮದ ಗಾಯಗಳನ್ನು ತೊಳೆಯಲು ಇದನ್ನು ಬಳಸಲಾಗುತ್ತದೆ. ಇದು ತುರಿಕೆ ಮತ್ತು ಉರಿಯನ್ನು ಶಮನಗೊಳಿಸುತ್ತದೆ.

ಕಷಾಯ ತಯಾರಿಕೆಯ ಸಾಮಾನ್ಯ ವಿಧಾನ

1 ಚಮಚ (10 ಗ್ರಾಂ) ಗಿಡಮೂಲಿಕೆಗಳ ತರಿತರಿಯಾದ ಪುಡಿಯನ್ನು 2 ಕಪ್ ನೀರಿನೊಂದಿಗೆ ಸೇರಿಸಿ, 1 ಕಪ್‌ಗ ಇಳಿಯುವವರೆಗೆ ತೆರೆದ ಪಾತ್ರೆಯಲ್ಲಿ ಕುದಿಸಲಾಗುತ್ತದೆ. ಇದನ್ನು ಸೋಸಿ ಬಳಸಲಾಗುತ್ತದೆ.

2. ಕಫ ನಿವಾರಣೆಗೆ ಎಲೆಗಳ ರಸ, ಕಾಳುಮೆಣಸಿನ ಪುಡಿ ಮತ್ತು ಜೇನುತುಪ್ಪ

5-10 ಮಿ.ಲೀ. ಎಲೆಯ ರಸವನ್ನು 1 ಗ್ರಾಂ ಕಾಳುಮೆಣಸಿನ ಪುಡಿ ಮತ್ತು ಒಂದು ಚಮಚ ಜೇನುತುಪ್ಪದೊಂದಿಗೆ ಬೆರೆಸಲಾಗುತ್ತದೆ. ಇದನ್ನು ನೆಕ್ಕುವುದು ಉತ್ತಮ ಕಫ ನಿವಾರಕವಾಗಿ ಕಾರ್ಯನಿರ್ವಹಿಸುತ್ತದೆ ಹಾಗು ಕೆಮ್ಮು ಮತ್ತು ಗಂಟಲು ನೋವನ್ನು ನಿವಾರಿಸುತ್ತದೆ.

3. ಕಾಮಾಲೆಯಲ್ಲಿ ಹಣ್ಣಿನ ರಸ

ಕಾಮಾಲೆ ರೋಗದಲ್ಲಿ 100-200 ಮಿ.ಲೀ. ಹಣ್ಣಿನ ರಸವನ್ನು ಕುಡಿಯಲು ನೀಡಲಾಗುತ್ತದೆ. ಇದು ಹಸಿವನ್ನು ಹೆಚ್ಚಿಸುತ್ತದೆ ಮತ್ತು ಯಕೃತ್ತಿನ ಉತ್ತೇಜಕವಾಗಿದೆ.

4. ಅನಿಯಮಿತ ಋತುಚಕ್ರದಲ್ಲಿ ಬಜೆ (ವಚಾ) ಜೊತೆ ಎಲೆಯ ರಸ

ಸೋಲಿಗರು, ಕರ್ನಾಟಕ ರಾಜ್ಯದ ತುಮಕೂರಿನ ಬುಡಕಟ್ಟು ಜನರು, ಅನಾನಸ್ ಎಲೆಯ ರಸದೊಂದಿಗೆ ಬಜೆಯ (ವಚಾ) ಪುಡಿಯನ್ನು ಸೇವಿಸುತ್ತಾರೆ. ಇದು ಅನಿಯಮಿತ ಮುಟ್ಟಿನ ತೊಂದರೆಗಳನ್ನು ಸರಿಪಡಿಸುತ್ತದೆ ಎಂದು ಅವರು ಹೇಳುತ್ತಾರೆ.

5. ಹೊಟ್ಟೆ ಹುಳದಲ್ಲಿ ಸಾಸಿವೆ ಪುಡಿಯೊಂದಿಗೆ ಎಲೆಯ ರಸ

ಒಂದು ಚಿಟಿಕೆ ಸಾಸಿವೆ ಪುಡಿಯನ್ನು 5-10 ಮಿ.ಲೀ. ಅನಾನಸ್ ಎಲೆಗಳ ರಸವನ್ನು ಮಕ್ಕಳ ಹೊಟ್ಟೆ ಹುಳದ ಸಮಸ್ಯೆಯಲ್ಲಿ ನೀಡಲಾಗುತ್ತದೆ. ಹುಳದಿಂದ ಉಂಟಾಗುವ ಗುದದ್ವಾರದ ತುರಿಕೆಯನ್ನು ಶಮನಗೊಳಿಸುತ್ತದೆ.

106

ಮಧುಮೇಹ, ಕೂದಲ ರಕ್ಷಣೆ, ಆಸ್ಟಿಯೊಪೊರೋಸಿಸ್ ಗೆ ಅರ್ಜುನದ ಮನೆಮದ್ದುಗಳು

ಅರ್ಜುನ ಹೃದಯ ಆರೈಕೆಯಲ್ಲಿ ಬಳಸಲ್ಪಡುವ ಪ್ರಸಿದ್ಧವಾದ ಆಯುರ್ವೇದ ಮೂಲಿಕೆಯಾಗಿದೆ. ಅಕೋನೈಟಮ್ ವಿಷದ ಚಿಕಿತ್ಸೆಗಾಗಿ ಇದನ್ನು ಬಳಸಲಾಗುತ್ತದೆ. ಇದು ಕ್ಯಾಲ್ಸಿಯಂನ ಉತ್ತಮ ಮೂಲವಾಗಿದೆ. ಆಚಾರ್ಯ ಚಕ್ರಪಾಣಿ ದತ್ತ ಅವರು 10 ನೇ ಶತಮಾನದಲ್ಲಿಯೇ ಮೂಳೆ ಮುರಿತ (ಫ್ರಾಕ್ಚರ್) ಗುಣಪಡಿಸುವಲ್ಲಿ ಅದರ ಉಪಯುಕ್ತತೆಯನ್ನು ಒತ್ತಿ ಹೇಳಿರುತ್ತಾರೆ.
ಕಾಂಡದ ತೊಗಟೆ ಹೆಚ್ಚಾಗಿ ಬಳಸಲ್ಪಡುವ ಭಾಗವಾಗಿದ್ದರೂ, ತಾಜಾ ಎಲೆಗಳು ಮತ್ತು ಹಣ್ಣುಗಳನ್ನು ಸಹ ಚಿಕಿತ್ಸೆಗಾಗಿ ಬಳಸಲಾಗುತ್ತದೆ. ಅರ್ಜುನ ತೊಗಟೆಯ ಔಷಧೀಯ ಹಾಲು ಹೃದಯ ಸಂಬಂಧಿ ಕಾಯಿಲೆಗಳಲ್ಲಿ ಉತ್ತಮವಾಗಿದೆ. ಹೃದಯ ರಕ್ಷಕವಾಗಿ, ಹೃದಯ ಸಂಬಂಧಿ ಕಾಯಿಲೆಗಳನ್ನು ತಡೆಗಟ್ಟಲು ಮತ್ತು ಹೃದಯದ ಚಟುವಟಿಕೆಗಳನ್ನು ಬಲಪಡಿಸಲು ಇದನ್ನು ಸಾವಿರಾರು ಆರೋಗ್ಯವಂತ ಜನರು ಬಳಸುತ್ತಾರೆ.

ಅರ್ಜುನದ ಕೆಲವು ಸರಳ ಮತ್ತು ಪರಿಣಾಮಕಾರಿ ಮನೆಮದ್ದುಗಳನ್ನು ಕೆಳಗೆ ಉಲ್ಲೇಖಿಸಲಾಗಿದೆ

1. ಆಸ್ಟಿಯೊಪೊರೋಸಿಸ್ (ಅಸ್ಥಿರಂಧ್ರತೆ) ಗೆ ಮತ್ತು ವಯೋಸಹಜ ಆಯಾಸದಲ್ಲಿ ಅರ್ಜುನ ತೊಗಟೆಯ ಕಷಾಯ

10 ಗ್ರಾಂ ಅರ್ಜುನ ತೊಗಟೆಯ ಪುಡಿಯನ್ನು ತೆಗೆದುಕೊಂಡು, 2 ಕಪ್ ನೀರಿಗೆ ಸೇರಿಸಿ, ಕುದಿಸಿ ಅರ್ಧ ಕಪ್ ಗೆ ಇಳಿಸಿ ಸೋಸಬೇಕು. ಈ ಕಷಾಯವನ್ನು ಅರ್ಧ ಚಮಚ ಬೆಲ್ಲ ಮತ್ತು ಒಂದು ಚಮಚ ಜೇನುತುಪ್ಪದೊಂದಿಗೆ ಸೇವಿಸಬಹುದು. ವೃದ್ಧಾಪ್ಯದಲ್ಲಿ ಉಂಟಾಗುವ ಅಸ್ಥಿರಂಧ್ರತೆ ಮತ್ತು ಆಯಾಸದ ಚಿಕಿತ್ಸೆಗೆ ಇದು ಉಪಯುಕ್ತವಾಗಿದೆ.

2. ಕೂದಲು ತೊಳೆಯಲು ಅರ್ಜುನ ಎಲೆಯ ಶೀತ ಕಷಾಯ / ಶಾಂಪೂ

ಬಲಿತ ಅರ್ಜುನ ಎಲೆಗಳನ್ನು ನೀರಿನಲ್ಲಿ ನೆನೆಸಿ ಕೈಗಳಿಂದ ಚೆನ್ನಾಗಿ ಹಿಸುಕಲಾಗುತ್ತದೆ. ಇದರಿಂದ ಸಿಗುವ ಲೋಳೆಯ ಮಿಶ್ರಣವನ್ನು ಕೂದಲನ್ನು ತೊಳೆಯಲು ಬಳಸಲಾಗುತ್ತದೆ. ಇದನ್ನು ಒದ್ದೆಯಾದ ಕೂದಲಿಗೆ ಹಚ್ಚಿ, 10 ನಿಮಿಷಗಳ ನಂತರ ತೊಳೆಯಲಾಗುತ್ತದೆ. ಇದು ಕೂದಲಿನ ಹೊಳಪು ಮತ್ತು ಗುಣಮಟ್ಟವನ್ನು ಸುಧಾರಿಸುತ್ತದೆ.

3. ಕಜ್ಜಿ ಮತ್ತು ಬೆರಳಿನ ಸಂಧಿಯ ಸೋಂಕುಗಳಲ್ಲಿ ಅರ್ಜುನ ಹಣ್ಣಿನ ಕಷಾಯ

ಬಲಿತ, ಗಾಢ ಕಂದು ಬಣ್ಣದ ಹಣ್ಣುಗಳು / ಬೀಜಗಳನ್ನು ಸಂಗ್ರಹಿಸಿ ಕಷಾಯವನ್ನು ತಯಾರಿಸಲಾಗುತ್ತದೆ. ಗಾಯಗಳನ್ನು ತೊಳೆಯಲು ವಿಶೇಷವಾಗಿ ಕಜ್ಜಿ ಮತ್ತು ಇತರ ರೀತಿಯ ಬೆರಳಿನ ಸಂಧಿಯ ಸೋಂಕುಗಳಲ್ಲಿ ಇದನ್ನು ಬಳಸಲಾಗುತ್ತದೆ. ಕರ್ನಾಟಕದ ಸೋಲಿಗರು-ಬುಡಕಟ್ಟು ಜಾನಪದ ವೈದ್ಯರು ಈ ಮನೆಮದ್ದನ್ನು ಉಪಯೋಗಿಸುತ್ತಾರೆ.

ಗಾಯವು ಸ್ರಾವದಿಂದ ಕೂಡಿದ್ದರೆ, ಅಂತಹ ಗಾಯಗಳು / ಹುಣ್ಣುಗಳ ಮೇಲೆ ಅರ್ಜುನ ತೊಗಟೆಯ ಪುಡಿಯನ್ನು ಹಾಕಲಾಗುತ್ತದೆ.

4. ಮಧುಮೇಹ, ಕೀಲುನೋವಿಗೆ ಅರ್ಜುನದ ಮನೆಮದ್ದು

ಅರ್ಜುನ, ಅಸನ (ಬಂಗೆ ಮರ - ಟೆರೋಕಾರ್ಪಸ್ ಮರ್ಸುಪಿಯಂ) ಮತ್ತು ಬಿಲ್ವ ಮರದ ತೊಗಟೆಗಳನ್ನು ಸಮಾನ ಪ್ರಮಾಣದಲ್ಲಿ ಸಂಗ್ರಹಿಸಿ ಪುಡಿಯನ್ನು ತಯಾರಿಸಬೇಕು.

ಈ ಪುಡಿಯನ್ನು 3-4 ಚಿಟಿಕೆಯಷ್ಟು (ಅಂದಾಜು 2-3 ಗ್ರಾಂ) ಪ್ರಮಾಣದಲ್ಲಿ ಖಾಲಿ ಹೊಟ್ಟೆಯಲ್ಲಿ ಒಂದು ಕಪ್ ನೀರಿನೊಂದಿಗೆ ಸೇವಿಸುವುದರಿಂದ ಮಧುಮೇಹಕ್ಕೆ ಸಂಬಂಧಿಸಿದ ಮರಗಟ್ಟುವಿಕೆಯಲ್ಲಿ ಉತ್ತಮ ಪರಿಣಾಮವುಂಟಾಗುತ್ತದೆ.

107

ಬುದ್ಧಿಶಕ್ತಿ, ಗ್ಯಾಸ್ಟ್ರಿಕ್ ಸಮಸ್ಯೆ, ಮೂತ್ರಪಿಂಡದ ಕಲ್ಲುಗಳಿಗೆ ಬೂದು ಕುಂಬಳಕಾಯಿಯ ಮನೆಮದ್ದುಗಳು

ಆಯುರ್ವೇದದ ಪ್ರಕಾರ ಬೂದು ಕುಂಬಳಕಾಯಿಯು ಬಳ್ಳಿಗಳಲ್ಲಿ ಬೆಳೆಯುವ ತರಕಾರಿಗಳಲ್ಲಿ (ವಲ್ಲಿ ಫಲ) ಅತ್ಯುತ್ತಮ ತರಕಾರಿಯಾಗಿದೆ. ಬುದ್ಧಿಶಕ್ತಿಯನ್ನು ವರ್ಧಿಸುವ ಪರಿಣಾಮ, ಹಿತಕಾರಿ ಗುಣ, ದೇಹದಾರ್ಢ್ಯತೆಯನ್ನು ಹೆಚ್ಚಿಸುವ ಗುಣ, ಮೂತ್ರವರ್ಧಕ ಪರಿಣಾಮ ಮತ್ತು ಲೈಂಗಿಕ ಆರೋಗ್ಯ ವರ್ಧಕ ಗುಣಗಳಿಂದಾಗಿ ಎಲ್ಲಾ ವಯಸ್ಸಿನವರು ಸುರಕ್ಷಿತವಾಗಿ ಬಳಸಬಹುದು.
ಬೂದು ಕುಂಬಳಕಾಯಿಯನ್ನು ಕಾಶಿ ಹಲ್ವಾ, ಪೇಡ ಮುಂತಾದ ವಿವಿಧ ಸಿಹಿ ತಿಂಡಿಗಳನ್ನು ತಯಾರಿಸಲು ಬಳಸಲಾಗುತ್ತದೆ.

ಬೂದು ಕುಂಬಳಕಾಯಿಯ ಮನೆಮದ್ದುಗಳು

1. ಮೂತ್ರ ವಿಸರ್ಜನೆಯ ತೊಂದರೆಯಲ್ಲಿ
ಬೂದು ಕುಂಬಳಕಾಯಿಯ 100 ಮಿ.ಲೀ. ತಾಜಾ ರಸಕ್ಕೆ 10 ಗ್ರಾಂ ಕಲ್ಲುಸಕ್ಕರೆಯನ್ನು ಸೇರಿಸಿ ದಿನಕ್ಕೆ 3-4 ಬಾರಿ ನೀಡಲಾಗುತ್ತದೆ. ಒಂದು ದಿನದೊಳಗೆ ಉರಿಯುವ ಸಂವೇದನೆಯು ನಿವಾರಣೆಯಾಗುತ್ತದೆ.

2. ಬುದ್ಧಿ ಶಕ್ತಿ, ಉತ್ತಮ ನಿದ್ರೆ, ಆಯಾಸ, ಸ್ನಾಯು ಸೆಳೆತ ಇತ್ಯಾದಿಗಳಿಗೆ
50 ಮಿ.ಲೀ. ತಾಜಾ ರಸವನ್ನು ಒಂದು ಟೀ ಚಮಚ ತುಪ್ಪ ಮತ್ತು ಒಂದು ಚಿಟಿಕೆ ಜೇಷ್ಠಮಧುವಿನ ಪುಡಿಯೊಂದಿಗೆ ಬೆರೆಸಿ, ಬೆಳಿಗ್ಗೆ ಖಾಲಿ ಹೊಟ್ಟೆಯಲ್ಲಿ (ನಿತ್ಯಕರ್ಮದ ನಂತರ) ತೆಗೆದುಕೊಳ್ಳಬೇಕು.
ಇದನ್ನು 2-3 ತಿಂಗಳವರೆಗೆ ಸೇವಿಸಬಹುದು. ಒಂದು ತಿಂಗಳು ಪ್ರತಿದಿನ ಇದನ್ನು ಸೇವಿಸಿ, ಒಂದು ತಿಂಗಳ ನಂತರ ಎರಡು ಅಥವಾ ಮೂರು ದಿನಗಳಿಗೊಮ್ಮೆ ತೆಗೆದುಕೊಳ್ಳಬಹುದು.

ಮೂರ್ಛೆ ರೋಗದ ಚಿಕಿತ್ಸೆಯಲ್ಲಿರುವ ಜನರು ಸಹ ಹೆಚ್ಚಿನ ಪ್ರಯೋಜನಗಳಿಗಾಗಿ ಇದನ್ನು ಸೇವಿಸಬಹುದು; ಅಂತಹ ಔಷಧಿಗಳ ದುಷ್ಪರಿಣಾಮಗಳನ್ನು ನಿವಾರಿಸಲು ಇದು ಸಹಾಯ ಮಾಡುತ್ತದೆ.

3. ಎದೆ-ಗಂಟಲು ಮತ್ತು ಕೈಕಾಲುಗಳ ಉರಿಗೆ

ಬೂದು ಕುಂಬಳಕಾಯಿಯನ್ನು ಚೆನ್ನಾಗಿ ಬೇಯಿಸಿ ಹಿಚುಕಿ ರಸವನ್ನು ಪಡೆಯಬೇಕು. ಇದಕ್ಕೆ 5 ಗ್ರಾಂ ಬೆಲ್ಲ ಅಥವಾ ಕಲ್ಲುಸಕ್ಕರೆ, ಒಂದು ಚಿಟಿಕೆ ಏಲಕ್ಕಿಯನ್ನು ಸೇರಿಸಿ ದಿನಕ್ಕೆ ಎರಡು ಬಾರಿ 100 ಮಿ.ಲೀ. (ಹಗಲಿನ ಸಮಯದಲ್ಲಿ) ಪ್ರಮಾಣದಲ್ಲಿ ಸೇವಿಸಬಹುದು.

4. ಮೂತ್ರ ಪಿಂಡದ ಕಲ್ಲು ಮತ್ತು ಉರಿ ಮೂತ್ರ ಸಮಸ್ಯೆಗೆ

ಬೂದು ಕುಂಬಳಕಾಯಿಯ 50-60 ಬೀಜಗಳ ಸಿಪ್ಪೆ ತೆಗೆದು, 200 ಮಿ.ಲೀ. ತಾಜಾ ಮಜ್ಜಿಗೆಯನ್ನು ಸೇರಿಸಿ ರುಬ್ಬಲಾಗುತ್ತದೆ. ಇದಕ್ಕೆ ಅಷ್ಟೇ ಪ್ರಮಾಣದ ನೀರು ಸೇರಿಸಿ ಕುಡಿಯಲು ಕೊಡಬಹುದು. ಇದನ್ನು ದಿನಕ್ಕೆ ಎರಡು ಬಾರಿ ನೀಡಬಹುದು.

ಈ ಮನೆಮದ್ದನ್ನು 5-6 ದಿನಗಳ ಕಾಲ ಸೇವಿಸಿದಾಗ ಮೇಲೆ ಉಲ್ಲೇಖಿಸಿದ ಸಮಸ್ಯೆಗಳಲ್ಲಿ ಗಮನಾರ್ಹ ಬದಲಾವಣೆಗಳನ್ನು ಕಾಣಬಹುದು. ಉತ್ತಮ ಹಸಿವು, ಮತ್ತು ಹೊಟ್ಟೆಯುಬ್ಬರವು ಶಮನವಾಗುತ್ತದೆ.

5. ಸ್ತನದ ಉರಿಯೂತ ಮತ್ತು ಲಿಂಫೆಡಿನೈಟಿಸ್ ಗೆ ಹೂವಿನ ಮನೆಮದ್ದು

ಬೂದು ಕುಂಬಳಕಾಯಿಯ 5-6 ಹೂವುಗಳನ್ನು ತೆಗೆದುಕೊಂಡು, ಇದಕ್ಕೆ ತಲಾ 5 ಗ್ರಾಂ ಅರಿಶಿನ ಮತ್ತು ಹುಣಸೆ ಎಲೆಗಳನ್ನು ಸೇರಿಸಿ ಪೇಸ್ಟ್ ತಯಾರಿಸಲಾಗುತ್ತದೆ. ಈ ಪೇಸ್ಟ್ ಅನ್ನು ಪೀಡಿತ ಪ್ರದೇಶದ ಮೇಲೆ ಹಚ್ಚಬೇಕು.

3-4 ದಿನಗಳಲ್ಲಿ ಈ ಔಷಧವು ಉತ್ತಮ ಫಲಿತಾಂಶವನ್ನು ನೀಡುತ್ತದೆ.

108

ಹೊಟ್ಟೆಯುಬ್ಬರ, ಕೀಲು ನೋವು, ಭೇದಿಗೆ ಬಾರ್ಲಿಯ ಮನೆಮದ್ದುಗಳು

ಬಾರ್ಲಿಯು ತುಂಬಾ ಶೀತ ಗುಣವನ್ನು ಹೊಂದಿರುವ ಆಹಾರ ಪದಾರ್ಥವಾಗಿದೆ. ವಿಶೇಷವಾಗಿ ಮಾಲ್ಟ್ ಮತ್ತು ಸ್ಟಾರ್ಚ್ ತಯಾರಿಕೆಯಲ್ಲಿ ಇದನ್ನು ಬಳಸಲಾಗುತ್ತದೆ. ಇದನ್ನು ಗೋಧಿ ಹಿಟ್ಟಿನೊಂದಿಗೆ ಬೆರೆಸಿ ರೊಟ್ಟಿ ಮತ್ತು ಚಪಾತಿ ತಯಾರಿಸಲು ಬಳಸಲಾಗುತ್ತದೆ.

ಬಾರ್ಲಿಯು ಸರಿಸುಮಾರು 70% ಸ್ಟಾರ್ಚ್, 10% ಪ್ರೋಟೀನ್ ಮತ್ತು 1-2% ಖನಿಜಗಳನ್ನು ಹೊಂದಿದೆ. ಬಾರ್ಲಿಯು ಸುಲಭದಲ್ಲಿ ಜೀರ್ಣವಾಗುತ್ತದೆ ಮತ್ತು ಮೂತ್ರಕೋಶದಲ್ಲಿ ಮೂತ್ರ ಉತ್ಪತ್ತಿಯಾಗಲು ಮತ್ತು ಮೂತ್ರ ವಿಸರ್ಜನೆಗೆ ಸಹಕಾರಿಯಾಗಿದೆ.

ಇದು ಬೊಜ್ಜು, ಹುಣ್ಣು ಮತ್ತು ವಾತ ಸಂಬಂಧಿ ರೋಗಗಳಲ್ಲಿ ಉಪಯುಕ್ತವಾಗಿದೆ. ಚರ್ಮ ಮತ್ತು ಗಂಟಲಿನ ಸಮಸ್ಯೆಗಳಿಗೆ ಉತ್ತಮ ಪರಿಹಾರ ಎಂದು ಪರಿಗಣಿಸಲಾಗಿದೆ. ನೆಗಡಿ, ಶೀತ, ಕೆಮ್ಮು, ದೇಹದ ಬಿಗಿತ ಇತ್ಯಾದಿಗಳಲ್ಲಿಯೂ ಸಹ ಇದು ಪ್ರಯೋಜನಕಾರಿಯಾಗಿದೆ.

ಬಾರ್ಲಿಯ ಕೆಲವು ಸರಳ ಮನೆಮದ್ದುಗಳನ್ನು ಕೆಳಗೆ ವಿವರಿಸಲಾಗಿದೆ

1. ಅಜೀರ್ಣ ಮತ್ತು ಅತಿಸಾರಕ್ಕೆ ಹುರಿದ ಬಾರ್ಲಿ ಗಂಜಿ

ಬಾರ್ಲಿಯನ್ನು ತೆಗೆದುಕೊಂಡು ಸ್ವಲ್ಪ ಹುರಿದು, ಚೆನ್ನಾಗಿ ಬೇಯಿಸಿ ಗಂಜಿ ತಯಾರಿಸಲಾಗುತ್ತದೆ. ತೀವ್ರವಾದ ಅತಿಸಾರದಲ್ಲಿ, ಸ್ವಲ್ಪ ಉಪ್ಪನ್ನು ಸೇರಿಸಿ ಕೇವಲ ಗಂಜಿ ತಿಳಿಯನ್ನು ನೀಡಲಾಗುತ್ತದೆ. ಇದು ಪೋಷಕಾಹಾರವಾಗಿ ಮತ್ತು ಶೀತಕವಾಗಿ ಕಾರ್ಯನಿರ್ವಹಿಸುತ್ತದೆ.

2. ಹೊಟ್ಟೆಯುಬ್ಬರ ಮತ್ತು ಗ್ಯಾಸ್ಟ್ರಿಕ್ ರಿಗರ್ಜಿಟೇಶನ್ (ಅಸಿಡಿಟಿ) ಗೆ ಬಾರ್ಲಿ ನೀರು

ಸಿಪ್ಪೆ ಸುಲಿದ ಬಾರ್ಲಿಯನ್ನು ತೆಗೆದುಕೊಂಡು ನೀರಿನೊಂದಿಗೆ ಚೆನ್ನಾಗಿ ಬೇಯಿಸಿ, ಇದಕ್ಕೆ ಸ್ವಲ್ಪ ಉಪ್ಪು ಮತ್ತು ನಿಂಬೆ ರಸ (ಅಥವಾ ಶುಂಠಿ ಪುಡಿ) ಸೇರಿಸಿ ಚೆನ್ನಾಗಿ ಮಿಶ್ರಣ ಮಾಡಬೇಕು. ಇದನ್ನು ದಿನಕ್ಕೆ

ಎರಡು ಬಾರಿ 50-80 ಪ್ರಮಾಣದಲ್ಲಿ ನೀಡಬೇಕು. ಇದು ಗ್ಯಾಸ್ಟ್ರಿಕ್ ತೊಂದರೆ ಮತ್ತು ಹೊಟ್ಟೆಯುಬ್ಬರವನ್ನು ನಿವಾರಿಸುತ್ತದೆ.

3. ನಿರಂತರ ಗ್ಯಾಸ್ಟ್ರೈಟಿಸ್ ಮತ್ತು ವಾಂತಿಗೆ ಮಜ್ಜಿಗೆ ಅಥವಾ ಮೊಸರಿನೊಂದಿಗೆ ಬೇಯಿಸಿದ ಬಾರ್ಲಿ

ಒಂದು ಮುಷ್ಟಿ ಬಾರ್ಲಿಗೆ, 200 ಮಿ.ಲೀ. ಮಜ್ಜಿಗೆ ಅಥವಾ 100 ಮಿ.ಲೀ. ಮೊಸರು ಮತ್ತು 200 ಮಿ.ಲೀ. ನೀರನ್ನು ಸೇರಿಸಿ ಚೆನ್ನಾಗಿ ಬೇಯಿಸಿ ಅಥವಾ ಬೇಯಿಸಿದ ಬಾರ್ಲಿಯನ್ನು ಮಜ್ಜಿಗೆ ಅಥವಾ ಮೊಸರಿಗೆ ಸೇರಿಸಿ ಸ್ವಲ್ಪ ಕುದಿಸಬೇಕು. ರುಚಿ ಮತ್ತು ಅಗತ್ಯಕ್ಕೆ ಅನುಗುಣವಾಗಿ ಉಪ್ಪು ಅಥವಾ ಕಾಳುಮೆಣಸಿನ ಪುಡಿಯನ್ನು ಸೇರಿಸಬಹುದು. ಇದನ್ನು ಆಹಾರದ ಜೊತೆಗೆ ನೀಡಲಾಗುತ್ತದೆ. ಇದು ಗ್ಯಾಸ್ಟ್ರಿಕ್ ತೊಂದರೆ ಮತ್ತು ವಾಂತಿಯನ್ನು ನಿವಾರಿಸಲು ಸಹಾಯ ಮಾಡುತ್ತದೆ.

4. ಸ್ನಾಯು ನೋವು ಮತ್ತು ಕೀಲು ನೋವಿಗೆ ಬಾರ್ಲಿಯ ಪೇಸ್ಟ್

ಸಿಪ್ಪೆ ಸುಲಿದ ಬಾರ್ಲಿ ಪುಡಿಯನ್ನು ತೆಗೆದುಕೊಂಡು ನಿಂಬೆ ರಸ ಅಥವಾ ಹುಳಿ ಮಜ್ಜಿಗೆಯೊಂದಿಗೆ ಬೆರೆಸಲಾಗುತ್ತದೆ. ಇದನ್ನು ಸ್ವಲ್ಪ ಬೆಚ್ಚಗಾಗಿಸಿ ಸ್ನಾಯು ನೋವಿನ ಮತ್ತು ಕೀಲುಗಳ ಪ್ರದೇಶದ ಮೇಲೆ ಲೇಪಿಸಲಾಗುತ್ತದೆ. ಇದು 3-4 ದಿನಗಳಲ್ಲಿ ನೋವನ್ನು ಕಡಿಮೆ ಮಾಡುತ್ತದೆ.

ಬಾರ್ಲಿ ನೀರನ್ನು ಅಗ್ಗದ ಮತ್ತು ರುಚಿಕರವಾದ ಗಂಜಿ ಎಂದು ಪರಿಗಣಿಸಲಾಗುತ್ತದೆ. ಇದು ಶಕ್ತಿಯನ್ನು ನೀಡುತ್ತದೆ ಮತ್ತು ದೇಹವನ್ನು ತಂಪಾಗಿರಿಸುತ್ತದೆ. ಅಲ್ಲದೆ, ಇದು ಸುಲಭವಾಗಿ ಜೀರ್ಣವಾಗುವುದರಿಂದ ಹೆಚ್ಚಿನ ಅನಾರೋಗ್ಯದ ಪರಿಸ್ಥಿತಿಗಳಲ್ಲಿ ಇದನ್ನು ನೀಡಲಾಗುತ್ತದೆ.

109
ಮುಟ್ಟಿನ ದಿನಗಳಲ್ಲಿ ಕಾಡುವ ನೋವು, ಹಲ್ಲುನೋವು, ಭೇದಿಗೆ ಕಪ್ಪು ಜೀರಿಗೆಯ ಮನೆಮದ್ದುಗಳು

ಕಪ್ಪು ಜೀರಿಗೆಯನ್ನು ಸಂಸ್ಕೃತದಲ್ಲಿ ಕೃಷ್ಣಜೀರಕ ಎಂದು ಕರೆಯಲಾಗುತ್ತದೆ. ಬೀಜಗಳು / ಹಣ್ಣುಗಳನ್ನು ಮುಖ್ಯವಾಗಿ ಬೇಕಿಂಗ್ ಇಂಡಸ್ಟ್ರಿ, ಸುಗಂಧ ದ್ರವ್ಯಗಳು, ಔಷಧಗಳು ಮತ್ತು ಕೆಲವು ಪಾನೀಯಗಳ ತಯಾರಿಕೆಯಲ್ಲಿ ಬಳಸಲಾಗುತ್ತದೆ.

ಕಪ್ಪು ಜೀರಿಗೆಯ ಕೆಲವು ಪ್ರಮುಖ ಮತ್ತು ಸರಳ ಮನೆಮದ್ದುಗಳನ್ನು ಕೆಳಗೆ ಉಲ್ಲೇಖಿಸಲಾಗಿದೆ -

1. ಅತಿಸಾರ, ಹೊಟ್ಟೆ ನೋವು ಮತ್ತು ಭೇದಿಯಲ್ಲಿ ಕಪ್ಪು ಜೀರಿಗೆಯ ಕಷಾಯ

5-10 ಗ್ರಾಂ ಕಪ್ಪು ಜೀರಿಗೆಯನ್ನು ಸ್ವಲ್ಪ ಹುರಿದು 2 ಕಪ್ ನೀರು ಸೇರಿಸಿ, ಕುದಿಸಿ ಅರ್ಧ ಕಪ್ ಗೆ ಇಳಿಸಿ, ಸೋಸಬೇಕು. ಈ ಕಷಾಯವನ್ನು ದಿನಕ್ಕೆ ಎರಡು ಅಥವಾ ಮೂರು ಬಾರಿ 20-30 ಮಿ.ಲೀ, ಪ್ರಮಾಣದಲ್ಲಿ ನೀಡಲಾಗುತ್ತದೆ. ಇದು ಅತಿಸಾರ, ಹೊಟ್ಟೆ ನೋವು ಮತ್ತು ಭೇದಿಗಳನ್ನು ಕಡಿಮೆ ಮಾಡಲು ಸಹಾಯ ಮಾಡುತ್ತದೆ.

2. ಮೈಕೈ ನೋವು, ಹಲ್ಲುನೋವು ಮತ್ತು ಬೆರಳುಗಳ ಸಂಧಿಯ ಸೋಂಕುಗಳಿಗೆ ಕಪ್ಪು ಜೀರಿಗೆಯ ಎಣ್ಣೆ

25-20 ಗ್ರಾಂ ಕಪ್ಪು ಜೀರಿಗೆಯನ್ನು ನೀರಿನಲ್ಲಿ ನೆನೆಸಿ ಮರುದಿನ ಅದನ್ನು ರುಬ್ಬಿ ಪೇಸ್ಟ್ ತಯಾರಿಸಲಾಗುತ್ತದೆ. ಇದಕ್ಕೆ ತಲಾ 100 ಮಿ.ಲೀ. ಎಳ್ಳೆಣ್ಣೆ ಮತ್ತು ನೀರನ್ನು ಸೇರಿಸಿ ಮಂದ ಉರಿಯಲ್ಲಿ ಚೆನ್ನಾಗಿ ಬೇಯಿಸಲಾಗುತ್ತದೆ. ಈ ಎಣ್ಣೆಯನ್ನು ದೇಹದ ಭಾಗಗಳಿಗೆ ಹಚ್ಚಲು ಬಳಸಲಾಗುತ್ತದೆ. ಇದು ಕೀಲು ನೋವು, ದೇಹದ ನೋವು, ಬೆರಳಿನ ಜಾಲದ ಸೋಂಕು ಇತ್ಯಾದಿಗಳನ್ನು ನಿವಾರಿಸುತ್ತದೆ. ಹಲ್ಲು ನೋವಿನಲ್ಲಿ 3-4 ಹನಿ ಎಣ್ಣೆಯನ್ನು ಹಲ್ಲಿನ ಬುಡಕ್ಕೆ ಅಥವಾ ಒಸಡುಗಳಿಗೆ ಉಜ್ಜಲಾಗುತ್ತದೆ.

3. ಮುಟ್ಟಿನ ಸಮಯದಲ್ಲಿ ಕಾಡುವ ನೋವಿನಲ್ಲಿ ಬೆಲ್ಲದೊಂದಿಗೆ ಕಪ್ಪು ಜೀರಿಗೆ ಪುಡಿ

ತಲಾ 10 ಗ್ರಾಂ ಕಪ್ಪು ಜೀರಿಗೆ ಪುಡಿ ಮತ್ತು ಬೆಲ್ಲವನ್ನು ತೆಗೆದುಕೊಂಡು ಚೆನ್ನಾಗಿ ಮಿಶ್ರಣ ಮಾಡಿ. ಇದನ್ನು ನಿರೀಕ್ಷಿತ ಮುಟ್ಟಿನ ದಿನಾಂಕಕ್ಕೆ 10-12 ದಿನಗಳ ಮೊದಲು ದಿನಕ್ಕೆ ಎರಡು ಬಾರಿ ತೆಗೆದುಕೊಳ್ಳಲು ಪ್ರಾರಂಭಿಸಿ. ಇದು ಋತುಚಕ್ರವನ್ನು ಕ್ರಮಬದ್ಧಗೊಳಿಸಲು ಮತ್ತು ಮುಟ್ಟಿನ ಸಮಯದಲ್ಲಿ ಕಾಡುವ ನೋವನ್ನು ನಿವಾರಿಸಲು ಸಹಾಯ ಮಾಡುತ್ತದೆ.

4. ಹೊಟ್ಟೆಯುಬ್ಬರ, ತೇಗು ಇತ್ಯಾದಿಗಳಿಗೆ ಜೀರಿಗೆ, ಕಪ್ಪು ಜೀರಿಗೆಯ ಮನೆಮದ್ದು

ಜೀರಿಗೆ, ಕಪ್ಪು ಜೀರಿಗೆ ಮತ್ತು ಪುಡಿ ಉಪ್ಪನ್ನು ತೆಗೆದುಕೊಂಡು ಚೆನ್ನಾಗಿ ಮಿಶ್ರಣ ಮಾಡಿ. 1 ಟೀಚಮಚ ಮಿಶ್ರಣವನ್ನು ಬೆಚ್ಚಗಿನ ನೀರಿನೊಂದಿಗೆ ಸೇವಿಸಲಾಗುತ್ತದೆ. ಹೊಟ್ಟೆಯುಬ್ಬರ, ಅದ ತೊಂದರೆಗಳು, ರುಚಿಯಿಲ್ಲದಿರುವುದು, ವಾಕರಿಕೆ, ತೇಗು ಮುಂತಾದ ಸಂದರ್ಭಗಳಲ್ಲಿ ಇದು ತುಂಬಾ ಪರಿಣಾಮಕಾರಿಯಾಗಿದೆ.

5. ಚರ್ಮ ರೋಗಗಳು ಮತ್ತು ಕಣಜದ ಹುಳದ ಕಡಿತದಲ್ಲಿ ಎಲೆಯ ಪೇಸ್ಟ್

ಕಪ್ಪು ಜೀರಿಗೆಯ ಶುದ್ಧ ಮತ್ತು ತಾಜಾ ಬಲಿತ ಎಲೆಗಳನ್ನು ಸಂಗ್ರಹಿಸಿ, ಗುದ್ದಿ ತಾಜಾ ರಸವನ್ನು ಪಡೆಯಲಾಗುತ್ತದೆ. ಇದನ್ನು ತುರಿಕೆ ಚರ್ಮದ ಗಾಯಗಳ ಮೇಲೆ ಮತ್ತು ಜಿಗಣೆಗಳು ಕಚ್ಚಿದ ಭಾಗಗಳ ಮೇಲೆ ಹಚ್ಚಲಾಗುತ್ತದೆ. ಇದು ಕಣಜದ ಕಡಿತದಲ್ಲಿಯೂ ಪರಿಣಾಮಕಾರಿಯಾಗಿದೆ.

6. ಬಾಯಿಯ ವಾಸನೆಯನ್ನು ಹೋಗಲಾಡಿಸಲು ಜೀರಿಗೆ ಮತ್ತು ಕಪ್ಪು ಜೀರಿಗೆಯನ್ನು ಜಗಿಯುವುದು

1 - 2 ಚಿಟಿಕೆ ಜೀರಿಗೆ ಮತ್ತು ಕಪ್ಪು ಜೀರಿಗೆಯನ್ನು ಆಹಾರದ ನಂತರ ಅಥವಾ ಮೊದಲು ಅಗಿಯಲಾಗುತ್ತದೆ. ಇದು ಬಾಯಿಯ ದುರ್ವಾಸನೆಯನ್ನು ಹೋಗಲಾಡಿಸುತ್ತದೆ ಮತ್ತು ಹೊಟ್ಟೆಯುಬ್ಬರ, ವಾಕರಿಕೆ ಇತ್ಯಾದಿಗಳನ್ನು ನಿವಾರಿಸುತ್ತದೆ.

7. ಒಸಡುಗಳ ರಕ್ತಸ್ರಾವಕ್ಕೆ ಹುರಿದ ಕಪ್ಪು ಜೀರಿಗೆ ಮತ್ತು ಕಲ್ಲುಪ್ಪು

ಹುರಿದ ಕಪ್ಪು ಜೀರಿಗೆ ಮತ್ತು ಕಲ್ಲು ಉಪ್ಪನ್ನು 3: 1 ಅನುಪಾತದಲ್ಲಿ ತೆಗೆದುಕೊಂಡು ಚೆನ್ನಾಗಿ ಮಿಶ್ರಣ ಮಾಡಬೇಕು. ಒಸಡುಗಳ ರಕ್ತಸ್ರಾವದಲ್ಲಿ ಇದನ್ನು ಒಸಡುಗಳ ಮೇಲೆ ಹಚ್ಚಲಾಗುತ್ತದೆ ಅಥವಾ ಉಜ್ಜಲಾಗುತ್ತದೆ

ಜೀರಿಗೆ ಮತ್ತು ಕಪ್ಪು ಜೀರಿಗೆ ಗಮನಾರ್ಹ ಆರೋಗ್ಯ ಪ್ರಯೋಜನಗಳನ್ನು ಹೊಂದಿದೆ. ಇವುಗಳ ಸರಿಯಾದ ಬಳಕೆಯು ಜಠರ, ಕರುಳು ಮೂಲದ ಹಲವಾರು ಸರಳ ಅನಾರೋಗ್ಯದ ಪರಿಸ್ಥಿತಿಗಳನ್ನು ತಡೆಗಟ್ಟಲು ಮತ್ತು ಗುಣಪಡಿಸಲು ಸಹಾಯ ಮಾಡುತ್ತದೆ.

110

ಕಾಮಾಲೆ, ಬೆನ್ನುನೋವು ಮತ್ತು ಸಂಧಿವಾತಕ್ಕೆ ಹರಳಿನ (ಕ್ಯಾಸ್ಟರ್) ಮನೆಮದ್ದುಗಳು

ಹರಳನ್ನು ಪ್ರಬಲವಾದ ವಾತ ದೋಷವನ್ನು ಶಾಂತಗೊಳಿಸುವ ಮೂಲಿಕೆ ಎಂದು ಕರೆಯಲಾಗುತ್ತದೆ. ಈ ಸಸ್ಯವು ಬಿಳಿ ಮತ್ತು ಕೆಂಪು ಎಂಬ ಎರಡು ಪ್ರಭೇದಗಳಲ್ಲಿ ಕಂಡುಬರುತ್ತದೆ. ಕೆಂಪು ವಿಧವು ಹೆಚ್ಚು ಪ್ರಬಲ ಮತ್ತು ತುಲನಾತ್ಮಕವಾಗಿ ಹೆಚ್ಚು ಶುದ್ಧೀಕರಣ ಗುಣವನ್ನು ಹೊಂದಿದೆ. ಬೀಜಗಳು ರಿಸಿನ್ ಎಂಬ ರಾಸಾಯನಿಕ ಅಂಶವನ್ನು ಹೊಂದಿರುತ್ತವೆ ಮತ್ತು ದೊಡ್ಡ ಪ್ರಮಾಣದಲ್ಲಿ ಇದನ್ನು ಉಪಯೋಗಿಸುವುದು ವಿಷಕಾರಿಯಾಗಬಹುದು.
ಬೇರುಗಳು, ಬೀಜಗಳು ಮತ್ತು ಎಲೆಗಳು ಈ ಸಸ್ಯದ ಉಪಯುಕ್ತ ಭಾಗಗಳಾಗಿವೆ.

ಹರಳಿನ ಕೆಲವು ಪ್ರಮುಖ ಸರಳ ಮನೆಮದ್ದುಗಳನ್ನು ಕೆಳಗೆ ಚರ್ಚಿಸಲಾಗಿದೆ -

1. ಕಾಮಾಲೆಯಲ್ಲಿ ಎಳೆ ಎಲೆಗಳ ಪೇಸ್ಟ್
ತಾಮ್ರವರ್ಣದ ಎಳೆ ಎಲೆಗಳನ್ನು ಸಂಗ್ರಹಿಸಿ ಪೇಸ್ಟ್ ತಯಾರಿಸಲಾಗುತ್ತದೆ. ಇದನ್ನು ಬೆಳಿಗ್ಗೆ ಖಾಲಿ ಹೊಟ್ಟೆಯಲ್ಲಿ ನೀಡಲಾಗುತ್ತದೆ. ಇದು ಕಾಮಾಲೆಯಲ್ಲಿ ಪಿತ್ತರಸವನ್ನು ಕಡಿಮೆ ಮಾಡಲು ಸಹಾಯ ಮಾಡುತ್ತದೆ.

2. ಊತಕ್ಕೆ ಬಲಿತ ಎಲೆಗಳ ಪೇಸ್ಟ್
ಬಲಿತ ಎಲೆಗಳನ್ನು ಸಂಗ್ರಹಿಸಿ ಪೇಸ್ಟ್ ತಯಾರಿಸಬೇಕು. ನಂತರ ಇದಕ್ಕೆ ಸ್ವಲ್ಪ ಉಪ್ಪು ಸೇರಿಸಿ ಬಿಸಿಮಾಡಬೇಕು. ಈ ಪೇಸ್ಟ್ ಅನ್ನು ಸ್ನಾಯುವಿನ ಊತದ ಮೇಲೆ ಲೇಪಿಸಿದರೆ ಇದು ಊತವನ್ನು ಶಮನಗೊಳಿಸುತ್ತದೆ ಮತ್ತು ನೋವನ್ನು ಕಡಿಮೆ ಮಾಡುತ್ತದೆ.

3. ಬೆನ್ನುನೋವು, ಸಯಾಟಿಕಾ ಮತ್ತು ಮಲಬದ್ಧತೆಗೆ ಬೇರಿನ ಕಷಾಯ

20-25 ಗ್ರಾಂ ಒಣಗಿದ ಬೇರುಗಳನ್ನು ತೆಗೆದುಕೊಂಡು ಅದರ ಕಷಾಯವನ್ನು ತಯಾರಿಸಬೇಕು. ಇಲ್ಲವೇ ಔಷಧೀಯ ಹಾಲು ಕೂಡ ತಯಾರಿಸಬಹುದು. ಇದನ್ನು ದಿನಕ್ಕೆ ಎರಡು ಬಾರಿ 40 ಮಿ.ಲೀ. ಪ್ರಮಾಣದಲ್ಲಿ ನೀಡಲಾಗುತ್ತದೆ. ಇದು ಬೆನ್ನುನೋವು, ಸಯಾಟಿಕಾ ಮುಂತಾದ ತೊಂದರೆಗಳಲ್ಲಿ ಉಂಟಾಗುವ ನೋವನ್ನು ನಿವಾರಿಸಲು ಸಹಾಯ ಮಾಡುತ್ತದೆ. ಅಲ್ಲದೆ ಮಲಬದ್ಧತೆಯ ಸಮಸ್ಯೆಯನ್ನು ಸಹ ದೂರ ಮಾಡುತ್ತದೆ.

4. ಸಂಧಿವಾತದಲ್ಲಿ ಎಳ್ಳೆಣ್ಣೆ ಲೇಪಿತ ಹರಳಿನ ಎಲೆ

ಹರಳಿನ ಇಡೀ ಎಲೆಗೆ ಎಳ್ಳೆಣ್ಣೆಯನ್ನು ಹಚ್ಚಿ ಸ್ವಲ್ಪ ಬಿಸಿ ಮಾಡಬೇಕು. ಸಂಧಿವಾತ ಪೀಡಿತ ಕೀಲುಗಳ ಮೇಲೆ ಇದನ್ನು ಲೇಪಿಸಬೇಕು. ಇದನ್ನು ಒಂದು ವಾರದವರೆಗೆ ನಿಯಮಿತವಾಗಿ ಮಾಡಿದರೆ ಇದು ನೋವು ಮತ್ತು ಊತವನ್ನು ಶಾಂತಗೊಳಿಸುತ್ತದೆ.

5. ಹುಳುಗಳ ಬಾಧೆಯಲ್ಲಿ ಪಲಾಶ ಬೀಜದ ಪುಡಿ ಮತ್ತು ಹರಳೆಣ್ಣೆ

ಪಲಾಶ ಬೀಜಗಳನ್ನು ತೆಗೆದುಕೊಂಡು ಅದರ ನುಣ್ಣಗಿನ ಪುಡಿಯನ್ನು ತಯಾರಿಸಬೇಕು. 1-2 ಚಿಟಿಕೆಯಷ್ಟು ಈ ಪುಡಿಯನ್ನು ಹರಳೆಣ್ಣೆಯ ಜೊತೆಗೆ ಖಾಲಿ ಹೊಟ್ಟೆಯಲ್ಲಿ ತೆಗೆದುಕೊಂಡರೆ ಹುಳುಗಳ ಭಾಧೆಯು 3-4 ದಿನಗಳಲ್ಲಿ ಶೀಘ್ರವಾಗಿ ನಿವಾರಣೆಯಾಗುತ್ತವೆ.

111

ಮೂತ್ರ ವಿಸರ್ಜನೆಯ ಸಮಯದಲ್ಲಿ ಕಂಡುಬರುವ ನೋವು, ಬಿಳಿಸೆರಗಿಗೆ ಹತ್ತಿ ಗಿಡದ ಮನೆಮದ್ದುಗಳು

ಭಾರತೀಯ ಹತ್ತಿ ಸಸ್ಯವು ಸಾವಿರ ವರ್ಷಗಳಿಗೂ ಹೆಚ್ಚು ಕಾಲದಿಂದ ಅದರ ಔಷಧೀಯ ಗುಣಗಳಿಗೆ ಹೆಸರುವಾಸಿಯಾಗಿದೆ. ಇದರ ಬೀಜಗಳು, ಬೀಜದ ಎಣ್ಣೆ, ಬೇರು ಮತ್ತು ಸಸ್ಯದ ತೊಗಟೆ ವಿವಿಧ ಔಷಧಗಳ ತಯಾರಿಕೆಯಲ್ಲಿ ಬಳಸಲ್ಪಡುತ್ತದೆ.
ಬೀಜಗಳು ಮತ್ತು ಬೇರುಗಳು ಡೈಹೈಡ್ರಾಕ್ಸಿ ಬೆಂಜೊಯಿಕ್ ಆಸಿಡ್, ಸ್ಯಾಲಿಸಿಲಿಕ್ ಆಸಿಡ್, ಫ್ಯಾಟಿ ಆಸಿಡ್ಸ್, ಬೀಟೈನ್, ಫೈಟೊಸ್ಟೆರಾಲ್ಗಳು ಇತ್ಯಾದಿಗಳನ್ನು ಹೊಂದಿರುತ್ತವೆ.

ಬೀಜಗಳು ಉಷ್ಣ ಗುಣವನ್ನು ಹೊಂದಿರುತ್ತವೆ ಮತ್ತು ಕಟುವಾದ ಬಯೋ ಟ್ರಾನ್ಸ್ಫಓರ್ಮಶನ್ ಗೆ ಒಳಗಾಗುತ್ತವೆ. ಇದು ಎದೆಹಾಲಿನ ಉತ್ಪಾದನೆಯನ್ನು ಉತ್ತೇಜಿಸುತ್ತದೆ, ಕಫವನ್ನು ಹೊರಹಾಕುತ್ತದೆ, ಮೆದುಳು ಮತ್ತು ನರಮಂಡಲವನ್ನು ಉತ್ತಮವಾಗಿ ಕಾರ್ಯನಿರ್ವಹಿಸಲು ಉತ್ತೇಜಿಸುತ್ತದೆ. ಗರ್ಭಾಶಯಕ್ಕೆ ಸಂಬಂಧಿಸಿದ ತೊಂದರೆಗಳಲ್ಲಿ ಇದರ ಬೇರು ಉಪಯುಕ್ತವಾಗಿದೆ.

ಹತ್ತಿ ಸಸ್ಯದ ಮನೆಮದ್ದುಗಳು

ಎದೆಹಾಲನ್ನು ಹೆಚ್ಚಿಸಲು ಹತ್ತಿಬೀಜದ ಔಷಧೀಯ ಹಾಲು
ಒಣಗಿದ ಹತ್ತಿ ಬೀಜಗಳನ್ನು ತೆಗೆದುಕೊಂಡು ಚೆನ್ನಾಗಿ ಪುಡಿಮಾಡಲಾಗುತ್ತದೆ (3-5 ಗ್ರಾಂ). ಇದನ್ನು 150-200 ಮಿ.ಲೀ. ಹಸುವಿನ ಹಾಲಿನಲ್ಲಿ ಬೇಯಿಸಿ ಸೋಸಲಾಗುತ್ತದೆ. ಇದನ್ನು ಹಾಲುಣಿಸುವ ತಾಯಿಗೆ ನೀಡಲಾಗುತ್ತದೆ. 3-4 ದಿನಗಳ ಔಷಧಿಯು ತಾಯಿಯ ಹಾಲನ್ನು ಗಮನಾರ್ಹವಾಗಿ ಸುಧಾರಿಸುತ್ತದೆ.

ಉರಿ ಮೂತ್ರ ಮತ್ತು ದೇಹದ ಉಷ್ಣತೆಯ ನಿವಾರಣೆಗೆ ಎಳೆ ಎಲೆಯ ಪೇಸ್ಟ್.
ಎಳೆಯ ಎಲೆಗಳನ್ನು ಸಂಗ್ರಹಿಸಿ ನುಣ್ಣಗಿನ ಪೇಸ್ಟ್ ತಯಾರಿಸಬೇಕು. ನಂತರ ಇದನ್ನು ಎಳನೀರು ಅಥವಾ ಉಗುರುಬೆಚ್ಚಗಿನ ಹಾಲಿನೊಂದಿಗೆ 1 ಟೀಚಮಚದ ಪ್ರಮಾಣದಲ್ಲಿ ಸೇವಿಸಬೇಕು.
ಮೂತ್ರ ವಿಸರ್ಜನೆಯ ಸಮಯದಲ್ಲಿ ಉಂಟಾಗುವ ನೋವು ಮತ್ತು ಉರಿಯನ್ನು ಕಡಿಮೆ ಮಾಡಲು ಇದು ಸಹಾಯ ಮಾಡುತ್ತದೆ.

ಬಿಳಿಸೆರಗಿಗೆ ಅಕ್ಕಿ ತೊಳೆದ ನೀರಿನೊಂದಿಗೆ ಬೇರಿನ ಪೇಸ್ಟ್
ಹತ್ತಿಯ ತಾಜಾ ಬೇರುಗಳನ್ನು ರುಬ್ಬಿ ಪೇಸ್ಟ್ ತಯಾರಿಸಬೇಕು. ಇದನ್ನು ದಿನಕ್ಕೆ ಎರಡು ಬಾರಿ 2-3 ಗ್ರಾಂ ಪ್ರಮಾಣದಲ್ಲಿ ಸೇವಿಸಿದರೆ, ಇದು ಅತಿಸಾರ ಮತ್ತು ಬಿಳಿಸೆರಗನ್ನು ಕಡಿಮೆ ಮಾಡುತ್ತದೆ.
ಗಾಯಗಳ / ಹುಣ್ಣುಗಳ ತ್ಯಾಜ್ಯದ ಸೋರುವಿಕೆಗೆ ಸುಟ್ಟ ಹತ್ತಿ
20-30 ಗ್ರಾಂ ಹತ್ತಿಯನ್ನು ತೆಗೆದುಕೊಂಡು ಅದನ್ನು ಸುಡಬೇಕು. ಇದನ್ನು ಹುಣ್ಣುಗಳ ತ್ಯಾಜ್ಯದ ಸೋರುವಿಕೆಯಲ್ಲಿ ಅಥವಾ ಸ್ರವಿಸುವಿಕೆಗೆ ಸಂಬಂಧಿಸಿದ ಹುಣ್ಣುಗಳ ಮೇಲೆ ಇರಿಸಲಾಗುತ್ತದೆ. ಇದು ಸ್ರವಿಸುವಿಕೆಯನ್ನು ಕಡಿಮೆ ಮಾಡುತ್ತದೆ ಮತ್ತು ಗಾಯಗಳನ್ನು ಗುಣಪಡಿಸಲು ಸಹಾಯ ಮಾಡುತ್ತದೆ.

ಕೀಲು ನೋವು ಮತ್ತು ಸ್ನಾಯು ನೋವುಗಳಿಗೆ ಬೀಜದ ಎಣ್ಣೆ
ಎಳ್ಳೆಣ್ಣೆ ಮತ್ತು ನೀರಿನಲ್ಲಿ ಬೀಜಗಳನ್ನು ಬೇಯಿಸುವ ಮೂಲಕ ಬೀಜದ ಎಣ್ಣೆಯನ್ನು ತಯಾರಿಸಬಹುದು ಅಥವಾ ಬೀಜದ ಎಣ್ಣೆಯನ್ನು ಪಡೆದುಕೊಂಡು ಇದಕ್ಕೆ ಎರಡು ಪಟ್ಟು ಎಳ್ಳೆಣ್ಣೆ ಸೇರಿಸಿ ಬಿಸಿ ಮಾಡಲಾಗುತ್ತದೆ. ಇದಕ್ಕೆ ಸ್ವಲ್ಪ ಉಪ್ಪನ್ನು ಸೇರಿಸಿ ಕೀಲುಗಳು ಮತ್ತು ನೋವಿನ ಪ್ರದೇಶದ ಮೇಲೆ ಹಚ್ಚಿದರೆ, ಇದು ಕೀಲುಗಳಲ್ಲಿನ ನೋವು ಮತ್ತು ಊತವನ್ನು ಕಡಿಮೆ ಮಾಡುತ್ತದೆ.

112

ಹೊಟ್ಟೆಯುಬ್ಬರ, ಕೀಲು ನೋವು, ಗಂಟಲು ನೋವಿಗೆ ಸಬ್ಬಸಿಗೆಯ ಮನೆಮದ್ದು

ಸಬ್ಬಸಿಗೆ ಬೀಜವು ಪ್ರಾಚೀನ ಕಾಲದಿಂದಲೂ ಭಾರದಲ್ಲಿ ಉಪಯೋಗದಲ್ಲಿರುವ ಮಸಾಲೆ ಪದಾರ್ಥವಾಗಿದೆ. ಇದನ್ನು ಪ್ರಪಂಚದ ಹೆಚ್ಚಿನ ಭಾಗಗಳಲ್ಲಿ ಹೇರಳವಾಗಿ ಬಳಸಲಾಗುತ್ತದೆ. ಬೀಜದ ಎಣ್ಣೆ ಮತ್ತು ಸಂಪೂರ್ಣ ಸಸ್ಯಗಳನ್ನು ಅಡುಗೆ ಮತ್ತು ಔಷಧೀಯ ಉದ್ದೇಶಕ್ಕಾಗಿ ಬಳಸಲಾಗುತ್ತದೆ. ಇದು ಜಠರವಾಯು ವಿರೋಧಿ, ಜೀರ್ಣಕ್ರಿಯೆಯನ್ನು ಉತ್ತೇಜಿಸುತ್ತದೆ, ನೋವು ಮತ್ತು ಊತವನ್ನು ನಿವಾರಿಸುತ್ತದೆ, ಜೀವಕೋಶಗಳು ಮತ್ತು ಅಂಗಾಂಶಗಳನ್ನು ಪುನರ್ಯೌವನಗೊಳಿಸುತ್ತದೆ ಮತ್ತು ಅಂಗಾಂಶಗಳ ಜೀವಿತಾವಧಿಯನ್ನು ಹೆಚ್ಚಿಸುತ್ತದೆ. ಬೀಜಗಳನ್ನು ಕಚ್ಚಾ ರೂಪದಲ್ಲಿ ಬಳಸಲಾಗುತ್ತದೆ ಮತ್ತು ತುಪ್ಪದೊಂದಿಗೆ ಹುರಿದು ಕೂಡಾ ಬಳಸಲಾಗುತ್ತದೆ. ಇದನ್ನು ರೆಸ್ಟೋರೆಂಟ್‌ಗಳು ಮತ್ತು ಹೋಟೆಲ್‌ಗಳಲ್ಲಿ ಮೌತ್ ರಿಫ್ರೆಶ್ (ಬಾಯಿಯ ದುರ್ವಾಸನೆಯನ್ನು ಹೋಗಲಾಡಿಸಲು) ಆಗಿ ನೀಡಲಾಗುತ್ತದೆ.

ಸಬ್ಬಸಿಗೆಯ ಮನೆಮದ್ದುಗಳು

1. ಹೊಟ್ಟೆಯುಬ್ಬರ, ತೇಗು, ಹೊಟ್ಟೆ ಭಾರ ಇತ್ಯಾದಿಗಳಲ್ಲಿ ಸಬ್ಬಸಿಗೆಯ ಬಿಸಿ ಕಷಾಯ

10 ಗ್ರಾಂ ಸಬ್ಬಸಿಗೆ ಬೀಜವನ್ನು ತೆಗೆದುಕೊಂಡು 1 ಕಪ್ ಬಿಸಿ ನೀರಿಗೆ ಸೇರಿಸಿ, ಅರ್ಧ ಘಂಟೆಯ ನಂತರ ಇದನ್ನು ಸೋಸಿ ಸೇವಿಸಲಾಗುತ್ತದೆ. ಇದು ಹೊಟ್ಟೆಯುಬ್ಬರ, ಹುಳಿ ತೇಗು, ಹೊಟ್ಟೆ ನೋವು, ರುಚಿಹೀನತೆ, ಹೊಟ್ಟೆಯ ಭಾರ, ಗ್ಯಾಸ್ ಇತ್ಯಾದಿಗಳನ್ನು ನಿವಾರಿಸುತ್ತದೆ.

2. ಮಕ್ಕಳ ಹೊಟ್ಟೆ ನೋವು ಮತ್ತು ಹುಳುಗಳ ಬಾಧೆಯಲ್ಲಿ ಶತಪುಷ್ಪ (ಸಬ್ಬಸಿಗೆ) ಚೂರ್ಣ

2-3 ಗ್ರಾಂ ಸಬ್ಬಸಿಗೆ ಬೀಜದ ನುಣ್ಣಗಿನ ಪುಡಿಯನ್ನು ಒಂದು ಚಿಟಿಕೆ ಉಪ್ಪಿನೊಂದಿಗೆ ಬೆರೆಸಿ ಬೆಚ್ಚಗಿನ ನೀರು ಅಥವಾ ಮಜ್ಜಿಗೆಯೊಂದಿಗೆ ತೆಗೆದುಕೊಳ್ಳಬೇಕು. ಇದು ಕಿಬ್ಬೊಟ್ಟೆಯ ನೋವು, ಮಕ್ಕಳಲ್ಲಿ

ಕಂಡುಬರುವ ಹುಳುಗಳ ತೊಂದರೆಯಿಂದ ಗುದ ಪ್ರದೇಶದಲ್ಲಿ ಚುಚ್ಚುವ ಸಂವೇದನೆ ಇತ್ಯಾದಿಗಳನ್ನು ನಿವಾರಿಸಲು ಸಹಾಯ ಮಾಡುತ್ತದೆ.

3. ಅನಿಯಮಿತ ಮುಟ್ಟು ಹಾಗು ತಲೆನೋವಿಗೆ ಸಬ್ಬಸಿಗೆ ಮತ್ತು ಬೆಲ್ಲ

ಸಮಪ್ರಮಾಣದ ಬೆಲ್ಲ ಮತ್ತು ಸಬ್ಬಸಿಗೆ ಬೀಜದ ಪುಡಿಯನ್ನು ತೆಗೆದುಕೊಂಡು ಚೆನ್ನಾಗಿ ಗುದ್ದಿ ಮಿಶ್ರಣ ಮಾಡಿ 2-5 ಗ್ರಾಂಗಳ ಉಂಡೆ ತಯಾರಿಸಿ, ಮುಟ್ಟಿನ ನಿರೀಕ್ಷಿತ ದಿನಾಂಕದ 1 ವಾರದ ಮೊದಲು ಇದನ್ನು ಪ್ರತಿದಿನ ಮಲಗುವ ಸಮಯದಲ್ಲಿ ತೆಗೆದುಕೊಳ್ಳಬೇಕು. ಇದು ತಿಂಗಳಿಗೆ ಸರಿಯಾಗಿ ಮುಟ್ಟು ಆಗದೆ ಇರುವುದು ಮತ್ತು ಮುಟ್ಟಿನ ಸಮಯದಲ್ಲಿ ಆಗುವ ತಲೆ ನೋವನ್ನು ಪರಿಣಾಮಕಾರಿಯಾಗಿ ಸರಿಪಡಿಸುತ್ತದೆ.

4. ಕೀಲು ನೋವಿಗೆ ಸಬ್ಬಸಿಗೆಯ ಪೇಸ್ಟ್

ತಾಜಾ ಸಸ್ಯವನ್ನು ತೆಗೆದುಕೊಂಡು, ರುಬ್ಬಿ ಉತ್ತಮವಾದ ಪೇಸ್ಟ್ ತಯಾರಿಸಿಕೊಂಡು ಸ್ವಲ್ಪ ಬಿಸಿಮಾಡಬೇಕು ನಂತರ ಇದನ್ನು ಕೀಲುಗಳ ಮೇಲೆ ಲೇಪಿಸಬೇಕು. 5-6 ದಿನಗಳಲ್ಲಿ ಈ ಔಷಧಿಯು ಊತ ಮತ್ತು ಕೀಲುಗಳಲ್ಲಿ ಉಂಟಾಗುವ ನೋವನ್ನು ನಿವಾರಿಸಲು ಸಹಾಯ ಮಾಡುತ್ತದೆ.

5. ಆಸ್ಟಿಯೋ ಆರ್ಥ್ರೈಟಿಸ್ (ಸಂಧಿವಾತ) / ಕೀಲು ನೋವಿಗೆ ಸಬ್ಬಸಿಗೆ ಎಣ್ಣೆ

ಸಬ್ಬಸಿಗೆ ಎಣ್ಣೆಯನ್ನು (ಎಳ್ಳೆಣ್ಣೆಯೊಂದಿಗೆ ಬೆರೆಸಿ) ಕೀಲುಗಳ ಮೇಲೆ ಹಚ್ಚುವುದರಿಂದ ಕೀಲು ನೋವು ಗಮನಾರ್ಹವಾಗಿ ಶಮನಗೊಳ್ಳುತ್ತದೆ.

6. ಕೆಮ್ಮು ಮತ್ತು ಗಂಟಲು ನೋವಿಗೆ ಕಲ್ಲುಸಕ್ಕರೆ ಮತ್ತು ಸಬ್ಬಸಿಗೆ ಬೀಜ

ತಲಾ 3 ಗ್ರಾಂ ಸಬ್ಬಸಿಗೆ ಬೀಜ ಮತ್ತು ಕಲ್ಲುಸಕ್ಕರೆಯನ್ನು ತೆಗೆದುಕೊಂಡು 3-5 ನಿಮಿಷಗಳ ಕಾಲ ಅಗಿಯಬೇಕು. ಇದನ್ನು ದಿನಕ್ಕೆ 4-5 ಬಾರಿ ತೆಗೆದುಕೊಳ್ಳಬೇಕು. ಇದು ಕೆಮ್ಮು, ಶೀತ ಮತ್ತು ಗಂಟಲು ನೋವನ್ನು ನಿವಾರಿಸುತ್ತದೆ.

113
ನುಗ್ಗೆಕಾಯಿಯ ಮನೆಮದ್ದುಗಳು

ನುಗ್ಗೆಕಾಯಿಯು ವಾತ ಮತ್ತು ಕಫ ದೋಷವನ್ನು ಶಮನಗೊಳಿಸುತ್ತದೆ ಮತ್ತು ಕಣ್ಣಿನ ದೃಷ್ಟಿಯನ್ನು ಸುಧಾರಿಸುತ್ತದೆ. ಇದು ಲೈಂಗಿಕ ಆರೋಗ್ಯವನ್ನು ಹೆಚ್ಚಿಸಲು ಸಹಕಾರಿಯಾಗಿದೆ. ಕೇವಲ ಆಹಾರದಲ್ಲಿ ಮಾತ್ರವಲ್ಲದೆ ಇದು ಹಲವಾರು ಮನೆಮದ್ದುಗಳಲ್ಲಿಯೂ ಕೂಡಾ ಉಪಯೋಗಿಸಲ್ಪಡುತ್ತದೆ.
ನುಗ್ಗೆಕಾಯಿಯನ್ನು ಹೊರತುಪಡಿಸಿ ಅದರ ಎಲೆಗಳು ಮತ್ತು ಹೂವುಗಳು ಉತ್ತಮ ಆರೋಗ್ಯ ಪ್ರಯೋಜನಗಳನ್ನು ಹೊಂದಿವೆ.
ಇದರ ಎಲೆಗಳು ಕಾಪರ್, ಮ್ಯಾಂಗನೀಸ್, ಕ್ಯಾಲ್ಸಿಯಂ, ಝಿಂಕ್, ಸೆಲೆನಿಯಮ್ ಮತ್ತು ಮೆಗ್ನೀಸಿಯಮ್, ಪೈರಿಡಾಕ್ಸಿನ್ (ವಿಟಮಿನ್-ಬಿ 6), ಥಯಾಮಿನ್ (ವಿಟಮಿನ್ ಬಿ 1), ರೈಬೋಫ್ಲಾವಿನ್, ಪ್ಯಾಂಟೊಥೆನಿಕ್ ಆಸಿಡ್, ಕಬ್ಬಿಣ, ರಂಜಕ ಮತ್ತು ನಿಯಾಸಿನ್ ಗಳಿಂದ ಸಮೃದ್ಧವಾಗಿವೆ.
ಹೂವುಗಳು ವಿಟಮಿನ್ ಬಿ, ವಿಟಮಿನ್ ಬಿ 2, ವಿಟಮಿನ್ ಬಿ 3, ವಿಟಮಿನ್ ಸಿ, ವಿಟಮಿನ್ ಎಯನ್ನು ಗಮನಾರ್ಹ ಪ್ರಮಾಣದಲ್ಲಿ ಹೊಂದಿರುತ್ತವೆ.

ಕೆಲವು ಸರಳ ಮತ್ತು ಪರಿಣಾಮಕಾರಿ ಮನೆಮದ್ದುಗಳು ಇಲ್ಲಿವೆ -

1. ಅಧಿಕ ರಕ್ತದೊತ್ತಡ, ಆಲಸ್ಯ, ಲೈಂಗಿಕ ದೌರ್ಬಲ್ಯ ನಿವಾರಣೆಗೆ ನುಗ್ಗೆಕಾಯಿ ಕಷಾಯ
ಪ್ರತಿನಿತ್ಯ, 1 ನುಗ್ಗೆಕಾಯಿಯನ್ನು ತೆಗೆದುಕೊಂಡು ತುಂಡುಗಳಾಗಿ ಕತ್ತರಿಸಿ ಕಷಾಯವನ್ನು ತಯಾರಿಸಬೇಕು. ರುಚಿಗೆ ಅನುಗುಣವಾಗಿ ಸ್ವಲ್ಪ ಉಪ್ಪನ್ನು ಸೇರಿಸಬಹುದು. ಇದನ್ನು ದಿನಕ್ಕೆ ಒಮ್ಮೆ, ಸಂಜೆಯ ಸಮಯದಲ್ಲಿ, ಆಹಾರದ ಮೊದಲು ಸೇವಿಸಬೇಕು.
ಅಧಿಕ ಬಿಪಿ, ಅಧಿಕ ಕೊಲೆಸ್ಟ್ರಾಲ್, ಮೇದಸ್ಸಿನ ಅಸಮರ್ಪಕ ಚಯಾಪಚಯ, ಆಲಸ್ಯ, ಲೈಂಗಿಕ ದೌರ್ಬಲ್ಯ ಇತ್ಯಾದಿಗಳಲ್ಲಿ ಇದು ಉತ್ತಮ ಪ್ರಯೋಜನವನ್ನು ಹೊಂದಿದೆ.

2. ಕಣ್ಣಿನ ಸೋಂಕು ಮತ್ತು ಕಣ್ಣುಗಳ ಊತಕ್ಕೆ ಎಲೆಯ ರಸದ ಪರಿಹಾರ
ಒಂದು ಮುಷ್ಟಿ ಎಲೆಗಳನ್ನು ತೆಗೆದುಕೊಂಡು ಅದರ ರಸವನ್ನು ಪಡೆಯಬೇಕು. ಇದನ್ನು 2 ಹನಿಗಳ ಪ್ರಮಾಣದಲ್ಲಿ ಎರಡೂ ಕಣ್ಣುಗಳಿಗೆ ಹಾಕಬೇಕು.

ಕಣ್ಣುಗಳ ಸುತ್ತ ಊತವಿದ್ದಲ್ಲಿ, ಈ ರಸವನ್ನು ಕಣ್ಣುಗಳ ಸುತ್ತಲೂ ಹಚ್ಚಬಹುದು.

3. ಮುಟ್ಟಿನ ನೋವು, ಬೆನ್ನು ನೋವು ಮತ್ತು ಮೊಡವೆಗಳಿಗೆ ಎಲೆಗಳ ಕಷಾಯ

ಇದು ವಾತ ಮತ್ತು ಕಫ ದೋಷವನ್ನು ಸಮತೋಲನಗೊಳಿಸುತ್ತದೆ. ನುಗ್ಗೆ ಎಲೆಯ ಕಷಾಯವನ್ನು ದಿನಕ್ಕೆ ಎರಡು ಬಾರಿ 50-60 ಮಿ.ಲೀ. ಪ್ರಮಾಣದಲ್ಲಿ ಸೇವಿಸುವುದರಿಂದ ಬೆನ್ನುನೋವು ಮತ್ತು ಮುಟ್ಟಿನ ಸಮಯದಲ್ಲಿ ಕಾಡುವ ನೋವನ್ನು ನಿವಾರಿಸಲು ಸಹಾಯ ಮಾಡುತ್ತದೆ.
ರಕ್ತ ಶುದ್ಧಿಕಾರಕವಾಗಿರುವ ಇದು ಮೊಡವೆಗಳು ಮತ್ತು ಬ್ಲಾಕ್ ಹೆಡ್ ಗಳನ್ನು ಸಹ ಶಮನಗೊಳಿಸುತ್ತದೆ.

4. ಹೊಟ್ಟೆಯುಬ್ಬರ ಮತ್ತು ರುಚಿಹೀನತೆಯ ನಿವಾರಣೆಗೆ ನುಗ್ಗೆ ಹೂವು

ಒಂದು ಮುಷ್ಠಿ ನುಗ್ಗೆ ಹೂವುಗಳನ್ನು ಸಂಗ್ರಹಿಸಿ ಉಪ್ಪು ಮತ್ತು ಕರಿಮೆಣಸಿನ (ಬೇಕಿದ್ದರೆ ಬೆಳ್ಳುಳ್ಳಿ ಮತ್ತು ಶುಂಠಿ ಪುಡಿ / ಪೇಸ್ಟ್) ಜೊತೆಗೆ ಚೆನ್ನಾಗಿ ಬೇಯಿಸಬೇಕು.
ಇದನ್ನು ಊಟದ ಸಮಯದಲ್ಲಿ ವಿಶೇಷ ಭಕ್ಷ್ಯವಾಗಿ ನೀಡಲಾಗುತ್ತದೆ. ವಾಯು ಮತ್ತು ರುಚಿಹೀನತೆಯನ್ನು ಕಡಿಮೆ ಮಾಡಲು ಇದು ಸಹಕಾರಿಯಗಿದೆ.
ಒಣಗಿದ ಹೂವನ್ನು ತುಪ್ಪದೊಂದಿಗೆ ಹುರಿದು ಸ್ವಲ್ಪ ಕಾಳುಮೆಣಸಿನ ಪುಡಿ ಮತ್ತು ಉಪ್ಪು ಸೇರಿಸಿ ಅಥವಾ ಇದನ್ನು ಪುಡಿಮಾಡಿ ಆಹಾರದ ಜೊತೆ ಸೇವಿಸಬಹುದು. ಗರ್ಭಾವಸ್ಥೆಯ ವಾಕರಿಕೆ ಮತ್ತು ವಾಂತಿ (ಮೋರ್ನಿಂಗ್ ಸಿಕ್ನೆಸ್) ಮತ್ತು ರುಚಿಹೀನತೆಯಲ್ಲಿ ಇದು ಪ್ರಯೋಜನಕಾರಿ.

5. ನುಗ್ಗೆ ಎಲೆ ಮತ್ತು ನಿಂಬೆ ರಸದ ಫೇಸ್ ಪ್ಯಾಕ್

ನಿಂಬೆ ರಸದೊಂದಿಗೆ ಎಲೆಗಳ ಪೇಸ್ಟ್ ಅಥವಾ ರಸವನ್ನು ಬೆರೆಸಿ ಮುಖದ ಮೇಲೆ ಲೇಪಿಸಬಹುದು. ಬ್ಲಾಕ್ ಹೆಡ್ ಮತ್ತು ಮೊಡವೆಗಳನ್ನು ನಿವಾರಿಸಲು ಇದು ಉಪಯುಕ್ತವಾಗಿದೆ.

6. ನುಗ್ಗೆಕಾಯಿ ಸೂಪ್

ಯಕೃತ್ತು, ಗುಲ್ಮ, ಮೇದೋಜೀರಕ (ಪ್ಯಾಂಕ್ರಿಯಾಸ್) ಗ್ರಂಥಿ ಇತ್ಯಾದಿಗಳ ರೋಗಗಳ ಚಿಕಿತ್ಸೆಯಲ್ಲಿ ನುಗ್ಗೆಕಾಯಿಯಿಂದ ತಯಾರಿಸಿದ ಸೂಪ್ ತುಂಬಾ ಉಪಯುಕ್ತವಾಗಿದೆ. ಇದು ಲೈಂಗಿಕ ಆರೋಗ್ಯ ವರ್ಧಕವೂ ಆಗಿದೆ. ಇದು ಮೂಳೆಗಳು ಮತ್ತು ಕೀಲುಗಳನ್ನು ಸಹ ಬಲಪಡಿಸುತ್ತದೆ.

114

ಚರ್ಮದ ಅರೋಗ್ಯ, ಶಕ್ತಿ ಹಾಗು ಸಮರ್ಪಕ ಮಲವಿಸರ್ಜನೆಗೆ ಹೆಸರುಕಾಳಿನ ಮನೆಮದ್ದುಗಳು

ಆಯುರ್ವೇದದ ಪ್ರಕಾರ ದ್ವಿದಳ ಧಾನ್ಯಗಳಲ್ಲಿ ಹೆಸರು ಕಾಳನ್ನು ಅತ್ಯುತ್ತಮವೆಂದು ಪರಿಗಣಿಸಲಾಗಿದೆ. ಇತರ ದ್ವಿದಳ ಧಾನ್ಯಗಳಿಗಿಂತ ಭಿನ್ನವಾಗಿ, ಹೆಸರು ಕಾಳು ಎಲ್ಲಾ ಮೂರೂ ದೋಷಗಳನ್ನು ಸಮತೋಲನಗೊಳಿಸುತ್ತದೆ (ಭಾವಪ್ರಕಾಶ, ಗುಡೂಚ್ಯಾದಿ ವರ್ಗ ಅಧ್ಯಾಯ).
ಭಾವಪ್ರಕಾಶ ಗ್ರಂಥದ ಪ್ರಕಾರ ಹೆಸರು ಕಾಳು ಮಧ್ಯಮ ರೂಕ್ಷ ಗುಣ, ಹಗುರ, ಹೀರಿಕೊಳ್ಳುವ ಮತ್ತು ಶೀತ ಸ್ವಭಾವವನ್ನು ಹೊಂದಿದೆ. ಇದು ಸಿಹಿ ರುಚಿಯನ್ನು ಒಳಗೊಂಡಿದೆ.
ಆಯುರ್ವೇದದ ಪ್ರಕಾರ, ಹೆಸರು ಕಾಳು 5 ಉಪ ಪ್ರಭೇದಗಳನ್ನು ಹೊಂದಿದೆ ಮತ್ತು ಅವು ನೀಲಿಮಿಶ್ರಿತ ಕಪ್ಪು, ಹಸಿರು, ಹಳದಿ, ಬಿಳಿ ಮತ್ತು ಕೆಂಪು. ಆಚಾರ್ಯ ಚರಕ ಮತ್ತು ಆಚಾರ್ಯ ಸುಶ್ರುತರು ಎಲ್ಲಾ ರೀತಿಯ ಹೆಸರು ಕಾಳುಗಳಲ್ಲಿ ಹಸಿರು ಬಣ್ಣದ ವಿಧವು ಉತ್ತಮವೆಂದು ಪ್ರಮಾಣೀಕರಿಸಿದ್ದಾರೆ.
ಕಾಳುಗಳು ಕಾರ್ಬೋಹೈಡ್ರೇಟ್ (54-56%) ಮತ್ತು ಪ್ರೋಟೀನ್ (20-22%) ಅಂಶದಲ್ಲಿ ಸಮೃದ್ಧವಾಗಿವೆ.

ಅದರ ಕೆಲವು ಸರಳ ಮತ್ತು ಪರಿಣಾಮಕಾರಿ ಮನೆಮದ್ದುಗಳನ್ನು ಕೆಳಗೆ ವಿವರಿಸಲಾಗಿದೆ -

1. ಅಂಗಾಂಶ ಮರುಪೂರಣ ಮತ್ತು ಚರ್ಮದ ಆರೋಗ್ಯಕ್ಕಾಗಿ ಹೆಸರು ಬೇಳೆಯ ಹಿಟ್ಟು

ಸಿಪ್ಪೆ ತೆಗೆದ ಹಸಿಬೇಳೆಯನ್ನು ತೆಗೆದುಕೊಂಡು ನುಣ್ಣನೆಯ ಪುಡಿ ಮಾಡಬೇಕು, ನಂತರ ಇದನ್ನು ನೀರಿನೊಂದಿಗೆ ಬೆರೆಸಿ ಪೇಸ್ಟ್ ತಯಾರಿಸಬೇಕು. ಇತರ ಫೇಸ್ ಪ್ಯಾಕ್ ಗಳಂತೆ ಇದನ್ನು ಮುಖದ ಮೇಲೆ ಲೇಪಿಸಿ ಒಣಗಿದ ನಂತರ ನಿಧಾನವಾಗಿ ತೆಗೆಯಬೇಕು.

2. ವಿಪರೀತ ಬಾಯಾರಿಕೆ, ಚರ್ಮದ ಶುಷ್ಕತೆಗೆ ಹೆಸರು ಬೇಳೆ ಸೂಪ್

ಸ್ವಲ್ಪ ಉಪ್ಪು ಮತ್ತು ಕಾಳುಮೆಣಸು ಸೇರಿಸಿ ತಯಾರಿಸಿದ ಹೆಸರು ಬೇಳೆ ಸೂಪ್ ನ ಸೇವನೆ ಹಸಿವನ್ನು

ಸುಧಾರಿಸುತ್ತದೆ, ಜೊತೆಗೆ ಬಾಯಾರಿಕೆಯನ್ನು ಶಮನಗೊಳಿಸುತ್ತದೆ. ಇದು ಚರ್ಮದ ಶುಷ್ಕತೆ ಮತ್ತು ಮಲಬದ್ಧತೆಯನ್ನು ನಿವಾರಿಸುತ್ತದೆ.

3. ಅಜೀರ್ಣಕ್ಕೆ ಮಜ್ಜಿಗೆಯೊಂದಿಗೆ ಬೇಯಿಸಿದ ಹೆಸರು ಕಾಳು

ಸಿಪ್ಪೆ ಇರುವ ಹೆಸರು ಬೇಳೆಯನ್ನು ಹುಳಿ ಮಜ್ಜಿಗೆಯೊಂದಿಗೆ ಚೆನ್ನಾಗಿ ಬೇಯಿಸಿ ಸಂಜೆ ಸಮಯದಲ್ಲಿ, ದಿನಕ್ಕೆ ಒಮ್ಮೆ ತೆಗೆದುಕೊಳ್ಳಬಹುದು. ಬೇಯಿಸುವಾಗ, ಕಾಳುಮೆಣಸು ಅಥವಾ ಒಣ ಶುಂಠಿ ಮತ್ತು ಸ್ವಲ್ಪ ಉಪ್ಪನ್ನು ಸೇರಿಸಬಹುದು. ಇದು ಜೀರ್ಣಶಕ್ತಿಯನ್ನು ಸುಧಾರಿಸುತ್ತದೆ ಮತ್ತು ಕರುಳನ್ನು ಬಲಪಡಿಸುತ್ತದೆ. ಅಲ್ಲದೆ, ಇದು ಮಲವಿಸರ್ಜನೆಗೆ ಸಹಾಯ ಮಾಡುತ್ತದೆ.

4. ಶಕ್ತಿವರ್ಧಕ ಪಾನೀಯವಾಗಿ ಹೆಸರು ಕಾಳಿನ ಬೇರಿನ ಕಷಾಯ ಅಥವಾ ಔಷಧೀಯ ಹಾಲು

ತಾಜಾ ಬೇರುಗಳನ್ನು ತೆಗೆದುಕೊಂಡು ಹಸುವಿನ ಹಾಲಿನೊಂದಿಗೆ ಬೇಯಿಸಲಾಗುತ್ತದೆ ಅಥವಾ ಅದರ ಕಷಾಯವನ್ನು ತಯಾರಿಸಿ ಇದಕ್ಕೆ ಸ್ವಲ್ಪ ಬೆಲ್ಲವನ್ನು ಸೇರಿಸಿ ಸೇವಿಸಿದರೆ ಇದು ಉತ್ತಮ ಶಕ್ತಿವರ್ಧಕ ಪಾನೀಯವಾಗಿ ಕಾರ್ಯನಿರ್ವಹಿಸುತ್ತದೆ.

ಸಣ್ಣ ಪ್ರಮಾಣದ (30-40 ಗ್ರಾಂ) ಮೊಳಕೆಯೊಡೆದ ಹೆಸರು ಬೇಳೆಯನ್ನು ಸಮಾನ ಪ್ರಮಾಣದ ದಾಳಿಂಬೆ ಹಣ್ಣಿನೊಂದಿಗೆ ತೆಗೆದುಕೊಳ್ಳುವುದರಿಂದ ಕರುಳನ್ನು ಬಲಪಡಿಸಬಹುದು. ಮೊಳಕೆಯೊಡೆದ ಅಥವಾ ನೆನೆಸಿದ ಹೆಸರು ಬೇಳೆಯನ್ನು ಹಸಿರು ತರಕಾರಿಗಳೊಂದಿಗೆ ಮತ್ತು ವೆಜ್ ಸಲಾಡ್ ತಯಾರಿಕೆಯಲ್ಲಿ ಬಳಸಿದರೆ, 7-10 ದಿನಗಳಲ್ಲಿ ಅದರ ತ್ವರಿತ ಪ್ರಯೋಜನಗಳನ್ನು ಖಂಡಿತವಾಗಿಯೂ ಗಮನಿಸಬಹುದು.

115

ದೋಷ ಮತ್ತು ರೋಗಕ್ಕನುಸಾರವಾಗಿ ಅಳಲೆಕಾಯಿಯನ್ನು ತೆಗೆದುಕೊಳ್ಳುವುದು ಹೇಗೆ?

ಅಳಲೆಕಾಯಿಯು ತ್ರಿದೋಷವನ್ನು ಸಮತೋಲನಗೊಳಿಸುವ ಅತ್ಯಂತ ಪರಿಣಾಮಕಾರಿ ಆಯುರ್ವೇದ ಮೂಲಿಕೆ. ಇದು ಪ್ರಬಲವಾದ ಪುನರುಜ್ಜೀವನಗೊಳಿಸುವ ಗುಣಲಕ್ಷಣಗಳನ್ನು ಮತ್ತು ವಿರೇಚಕ ಪರಿಣಾಮಗಳನ್ನು ಹೊಂದಿದೆ. ಆಯುರ್ವೇದ ಗ್ರಂಥ ಭಾವ ಪ್ರಕಾಶವು ಹರೀತಕಿ(ಅಳಲೆಕಾಯಿ) ಯನ್ನು ಸೇವಿಸುವ ವಿಶಿಷ್ಟ ವಿಧಾನಗಳನ್ನು ವಿವರಿಸುತ್ತದೆ.

ಬಲಿತ ಹರೀತಕಿ ಹಣ್ಣುಗಳನ್ನು ಜಗಿಯುವ ಮೂಲಕ ಸೇವಿಸಿದರೆ, ಅದು ಜೀರ್ಣಶಕ್ತಿಯನ್ನು ಹೆಚ್ಚಿಸುತ್ತದೆ. ಇದನ್ನು ನೀರು ಸೇರಿಸಿ ನುಣ್ಣಗೆ ಪೇಸ್ಟ್ ಮಾಡಿ ಸೇವಿಸಿದರೆ, ಅದು ವಿರೇಚಕವಾಗಿ ಕಾರ್ಯನಿರ್ವಹಿಸುತ್ತದೆ.

ಹುರಿದು ಸೇವಿಸಿದರೆ ಎಲ್ಲಾ ಮೂರೂ ದೋಷಗಳನ್ನು ಸಮತೋಲನಗೊಳಿಸುತ್ತದೆ; ಇಲ್ಲಿ ಹುರಿಯುವಿಕೆಯು ಔಷಧಿಗಳ ಹೆಚ್ಚುವರಿ ತೇವಾಂಶವನ್ನು ನಿವಾರಿಸಲು ಸಹಾಯ ಮಾಡುತ್ತದೆ.

ವಾತ ಸಂಬಂಧಿತ ತೊಂದರೆಗಳಲ್ಲಿ ಇದನ್ನು ಎಳ್ಳೆಣ್ಣೆ ಅಥವಾ ಹರಳೆಣ್ಣೆ, ಪಿತ್ತ ಸಂಬಂಧಿತ ತೊಂದರೆಗಳಲ್ಲಿ ತುಪ್ಪ ಮತ್ತು ಕಫ ಸಂಬಂಧಿತ ತೊಂದರೆಗಳಲ್ಲಿ ಸಾಸಿವೆ ಎಣ್ಣೆಯೊಂದಿಗೆ ಹುರಿಯಬಹುದು.

ಅಳಲೆಕಾಯಿಯ ಉಪಯೋಗಗಳು

- ಜಗಿಯುವ ಮೂಲಕ ಸೇವಿಸಿದರೆ -> ಜೀರ್ಣಶಕ್ತಿಯನ್ನು ಸುಧಾರಿಸುತ್ತದೆ
- ನೀರಿನ ಜೊತೆ ಪೇಸ್ಟ್ ಮಾಡಿ ಸೇವಿಸಿದರೆ -> ವಿರೇಚಕವಾಗಿ ಕಾರ್ಯ ನಿರ್ವಹಿಸುತ್ತದೆ
- ಬೇಯಿಸಿ ತಿನ್ನುವುದರಿಂದ -> ದ್ರವಾಂಶವನ್ನು ಹೀರಿಕೊಳ್ಳುತ್ತದೆ

- ಹುರಿದು ಸೇವಿಸುವುದರಿಂದ (ಎಣ್ಣೆ ಮತ್ತು ತುಪ್ಪ) -> ಎಲ್ಲಾ 3 ದೋಷಗಳನ್ನು ಸಮತೋಲನಗೊಳಿಸುತ್ತದೆ
- ಆಹಾರದ ಜೊತೆಗೆ ಸೇವಿಸುವುದರಿಂದ -> ದೋಷಗಳನ್ನು ಹೊರಹಾಕುತ್ತದೆ
- ಆಹಾರದ ನಂತರ ಸೇವಿಸುವುದರಿಂದ -> ಆಹಾರ ವಿಷತ್ವದಲ್ಲಿ ಉಪಯುಕ್ತವಾಗಿದೆ
- ಕಲ್ಲುಪ್ಪಿನೊಂದಿಗೆ -> ಕಫ ದೋಷವನ್ನು ಶಮನಗೊಳಿಸುತ್ತದೆ
- ಕಲ್ಲುಸಕ್ಕರೆಯೊಂದಿಗೆ -> ಪಿತ್ತ ದೋಷವನ್ನು ಶಮನಗೊಳಿಸುತ್ತದೆ
- ತುಪ್ಪದೊಂದಿಗೆ -> ವಾತ ದೋಷವನ್ನು ಶಮನಗೊಳಿಸುತ್ತದೆ

ರೋಗಿಯು ಚರ್ಮದ ಕಾಯಿಲೆಯಿಂದ ಬಳಲುತ್ತಿದ್ದರೆ, ಹಾಗು ವಾತ ಅಥವಾ ಕಫ ಪ್ರಕೃತಿಯನ್ನು ಹೊಂದಿದ್ದು, ಕಡಿಮೆ ಜೀರ್ಣಶಕ್ತಿಯನ್ನು ಹೊಂದಿದ್ದರೆ, ವಿಶೇಷವಾಗಿ ತ್ರಿಫಲ ಚೂರ್ಣವನ್ನು ನೀಡುವುದು ಉತ್ತಮ. ಇಂತಹ ಸಂದರ್ಭದಲ್ಲಿ ಜಗಿದು ತಿನ್ನಲು ಸೂಚಿಸಲಾಗಿದೆ, ಬಾಯಿ ಹುಣ್ಣಿಗೂ ಇದೇ ವಿಧಾನವನ್ನು ಅನುಸರಿಸಲಾಗುತ್ತದೆ.

ಔಷಧದ ಪೇಸ್ಟ್ ತಯಾರಿಸಿ ಸೇವಿಸಿದರೆ ವಿರೇಚಕವಾಗಿ ಕಾರ್ಯನಿರ್ವಹಿಸುತ್ತದೆ. ಆದ್ದರಿಂದ, ಕೇವಲ ಹರೀತಕಿ ಅಥವಾ ತ್ರಿಫಲಾ ಚೂರ್ಣ, ಸಪ್ತಾಮೃತ ಲೋಹ ಮುಂತಾದ ಹರೀತಕಿ ಪ್ರಧಾನ ಔಷಧಗಳನ್ನು ಪೇಸ್ಟ್ ರೂಪದಲ್ಲಿ ತೆಗೆದುಕೊಳ್ಳಬಹುದು ಅಥವಾ ಪುಡಿ ಸೇವಿಸಿದ ತಕ್ಷಣವೇ ನೀರನ್ನು ಸೇವಿಸಿದರೆ ಅದೇ ಪರಿಣಾಮಗಳು / ಪ್ರಯೋಜನಗಳನ್ನು ಕಾಣಬಹುದು.

ಚೆನ್ನಾಗಿ ಬೇಯಿಸಿದ ಹರೀತಕಿಯ ಔಷಧಗಳು ಕರುಳಿನ ಚಟುವಟಿಕೆಯನ್ನು ನಿಯಂತ್ರಿಸುವ ಸಾಮರ್ಥ್ಯವನ್ನು ಪಡೆದಿವೆ. ಮಲ ವಿಸರ್ಜನೆಯ ಸಮಸ್ಯೆಗಳು, ಮಾಲ್ ಅಬ್ಸಾರ್ಪ್ಶನ್ ಸಿಂಡ್ರೋಮ್, ವಾಯು, ಹೊಟ್ಟೆಯುಬ್ಬರ, ಅಸಮರ್ಪಕ ಜೀರ್ಣಕ್ರಿಯೆ, ಕಿಬ್ಬೊಟ್ಟೆಯ ನೋವು ಮುಂತಾದ ತೊಂದರೆಗಳಲ್ಲಿ ದಶಮೂಲ ಹರೀತಕಿ, ಧಾತ್ರ್ಯಾವಲೇಹ ಮುಂತಾದ ಔಷಧಿಗಳನ್ನು ವೈದ್ಯರು ಶಿಫಾರಸು ಮಾಡುತ್ತಾರೆ.
ಹರಳೆಣ್ಣೆಯಲ್ಲಿ ಕರಿದ ಅಳಲೆಕಾಯಿಯು ವಾತ ಮತ್ತು ಪಿತ್ತ ದೋಷ ಸಂಬಂಧಿತ ತೊಂದರೆಗಳನ್ನು ಶಮನಗೊಳಿಸುತ್ತದೆ.

ಋತುವಿನ ಆಧಾರದ ಮೇಲೆ ಋತು ಹರೀತಕಿ ಸೇವನೆ

- ವರ್ಷ ಋತು - ಮಳೆಗಾಲದಲ್ಲಿ, ಅಳಲೆಕಾಯಿಯನ್ನು ಕಲ್ಲುಪ್ಪಿನ ಜೊತೆಗೆ ನೀಡಲಾಗುತ್ತದೆ
- ಶರತ್ ಋತು - ಸಕ್ಕರೆಯೊಂದಿಗೆ ನೀಡಲಾಗುತ್ತದೆ
- ಹೇಮಂತ ಋತು - ಶುಂಠಿಯೊಂದಿಗೆ ನೀಡಲಾಗುತ್ತದೆ
- ಶಿಶಿರ ಋತು - ಹಿಪ್ಪಲಿಯ ಜೊತೆಗೆ ನೀಡಲಾಗುತ್ತದೆ
- ವಸಂತ ಋತು - ಜೇನುತುಪ್ಪದೊಂದಿಗೆ ನೀಡಲಾಗುತ್ತದೆ
- ಗ್ರೀಷ್ಮ ಋತು - ಬೇಸಿಗೆಯಲ್ಲಿ ಇದನ್ನು ಬೆಲ್ಲದ ಜೊತೆಗೆ ನೀಡಲಾಗುತ್ತದೆ

116

ಕಣ್ಣಿನ ಸೋಂಕು, ಗಾಯಗಳು, ಹುಣ್ಣುಗಳಿಗೆ ಮಲ್ಲಿಗೆ ಹೂವು, ಎಲೆಯ ಮನೆಮದ್ದು

ಮಲ್ಲಿಗೆಯನ್ನು ಆಯುರ್ವೇದದಲ್ಲಿ ಜಾತಿ ಎಂದು ಕರೆಯಲಾಗುತ್ತದೆ. ಇದು ಎಲ್ಲಾ ಮೂರೂ ದೋಷಗಳನ್ನು ಸಮತೋಲನಗೊಳಿಸುತ್ತದೆ ಮತ್ತು ಇದನ್ನು ಗಾಯಗಳು, ಹುಣ್ಣುಗಳು ಇತ್ಯಾದಿಗಳಿಗೆ ಚಿಕಿತ್ಸೆ ನೀಡಲು ಬಳಸಲಾಗುತ್ತದೆ.

ಮಲ್ಲಿಗೆ ಹೂವಿನ ಮನೆಮದ್ದುಗಳು

1. ಬಾಯಿ ಹುಣ್ಣುಗಳಿಗೆ ಮಲ್ಲಿಗೆಯ ಎಳೆ ಎಲೆಗಳನ್ನು ಜಗಿಯುವುದು

4-5 ಚಿಗುರುಗಳನ್ನು ದಿನಕ್ಕೆ ಎರಡು ಅಥವಾ ಮೂರು ಬಾರಿ ನಿಯಮಿತವಾಗಿ ಅಗಿಯಲಾಗುತ್ತದೆ. ಇದು ಬಾಯಿ ಹುಣ್ಣುಗಳ ತೀವ್ರತೆಯನ್ನು ಕಡಿಮೆ ಮಾಡುತ್ತದೆ ಹಾಗು ಬಾಯಿಹುಣ್ಣನ್ನು ತಡೆಗಟ್ಟುವ ಔಷಧಿಯಾಗಿಯೂ ಕಾರ್ಯನಿರ್ವಹಿಸುತ್ತದೆ.

2. ಗಾಯಗಳು ಮತ್ತು ಕ್ಯಾನ್ಸರ್ ಹುಣ್ಣುಗಳನ್ನು ತೊಳೆಯಲು ಎಲೆಗಳ ಕಷಾಯ

ಬಲಿತ ಹಸಿರು ಎಲೆಗಳನ್ನು ತೆಗೆದುಕೊಂಡು ಕಷಾಯವನ್ನು ತಯಾರಿಸಲಾಗುತ್ತದೆ. ಈ ಕಷಾಯವನ್ನು ಗಾಯಗಳು ಮತ್ತು ಹುಣ್ಣುಗಳನ್ನು ತೊಳೆಯಲು ಬಳಸಲಾಗುತ್ತದೆ.

3. ಎದೆಹಾಲಿನ ಉತ್ಪತ್ತಿಯನ್ನು ಕಡಿಮೆಮಾಡಲು ಮಲ್ಲಿಗೆ ಹೂವಿನ ಪೇಸ್ಟ್ / ಮಾಲೆ

ಇದೊಂದು ವಿಶಿಷ್ಟ ಜನಪದ ಆಚರಣೆ. ಹೂಗಳನ್ನು ಮಾಲೆಯಾಗಿ ಮಾಡಿ ಎದೆಗೆ ಕಟ್ಟುತ್ತಾರೆ. ಅಥವಾ ಹೂವುಗಳ ಪೇಸ್ಟ್ ಅನ್ನು ಮೊಲೆತೊಟ್ಟುಗಳ ಸುತ್ತಲೂ ಲೇಪಿಸಲಾಗುತ್ತದೆ. ಎದೆಹಾಲನ್ನು ನಿಗ್ರಹಿಸಲು ಇದು ಪರಿಣಾಮಕಾರಿ ಎಂದು ಹೇಳಲಾಗುತ್ತದೆ.

4. ದೀರ್ಘಕಾಲದ ಚರ್ಮ ರೋಗಗಳಿಗೆ ಎಲೆಯ ಎಣ್ಣೆ

ಎಲೆಗಳಿಂದ ಪೇಸ್ಟ್ ಅನ್ನು ತಯಾರಿಸಿ ತೆಂಗಿನ ಎಣ್ಣೆ ಅಥವಾ ಎಳ್ಳೆಣ್ಣೆಯನ್ನು ಸೇರಿಸಿ ಕುದಿಸಲಾಗುತ್ತದೆ (ತುಪ್ಪವನ್ನು ಕೂಡ ಉಪಯೋಗಿಸಬಹುದು). ಈ ತುಪ್ಪ ಅಥವಾ ಎಣ್ಣೆಯು ವಿವಿಧ ರೀತಿಯ ಚರ್ಮ ರೋಗಗಳನ್ನು ಗುಣಪಡಿಸಲು ಪರಿಣಾಮಕಾರಿಯಾಗಿದೆ. ಸ್ಟೀರಾಯ್ಡ್ ಅವಲಂಬಿತ ಚರ್ಮದ ಕಾಯಿಲೆಗಳಲ್ಲಿಯೂ ಸಹ ಈ ಮನೆಮದ್ದು ಅದ್ಭುತವಾಗಿ ಕೆಲಸ ಮಾಡಿದ ಹಲವಾರು ನಿದರ್ಶನಗಳಿವೆ.

5. ಕಂಜಂಕ್ಟಿವೈಟಿಸ್ (ಕಣ್ಣಿನ ಸೋಂಕು) ಗೆ ತಾಜಾ ಎಲೆಯ ರಸ

ಕಂಜಕ್ಟಿವೈಟಿಸ್ ನಲ್ಲಿ ಚಿಗುರುಗಳಿಂದ ಪಡೆದ ತಾಜಾ ರಸವನ್ನು ಕಣ್ಣುಗಳಿಗೆ ಹಾಕಲಾಗುತ್ತದೆ. ಇದು ತುಂಬಾ ಪರಿಣಾಮಕಾರಿಯಾಗಿದ್ದು, ಎಲ್ಲಾ ವಯಸ್ಸಿನವರಿಗೆ ಮತ್ತು ಎಲ್ಲಾ ಋತುಗಳಲ್ಲಿಯೂ ಬಳಸಬಹುದಾಗಿದೆ.

ಮಲ್ಲಿಗೆ ಹೂವುಗಳನ್ನು ಮಂಗಳಕರ ಮತ್ತು ದೇವರಿಗೆ ಇಷ್ಟವಾದ ಹೂವು ಎಂದು ಪರಿಗಣಿಸಲಾಗುತ್ತದೆ. ಮಲ್ಲಿಗೆ ಹೂವಿನ ಸಾರವನ್ನು ಆರೋಮಾ ಥೆರಪಿಯಲ್ಲಿ ಹೇರಳವಾಗಿ ಬಳಸಲಾಗುತ್ತದೆ.

117

ಸ್ಪಿನೋಮೆಗಾಲಿ, ಕೆಮ್ಮು, ಕರ್ಕಶ ಧ್ವನಿಯಲ್ಲಿ ಹಿಪ್ಪಲಿಯ ಮನೆಮದ್ದುಗಳು

ಹಿಪ್ಪಲಿಯು ಒತ್ತಡ ನಿವಾರಕ, ಜೀರ್ಣಕಾರಿ ಮತ್ತು ಯಕೃತ್ತು-ರಕ್ಷಣಾತ್ಮಕ ಪರಿಣಾಮಗಳಿಗೆ ಹೆಸರುವಾಸಿಯಾಗಿದೆ.
ಹಿಪ್ಪಲಿಯನ್ನು ಹಲವಾರು ಔಷಧಗಳ ತಯಾರಿಕೆಯಲ್ಲಿ ಬಳಸಲಾಗುತ್ತದೆ. ರಸಶಾಸ್ತ್ರೀಯ ಔಷಧಿಗಳಲ್ಲಿ, ಹಿಪ್ಪಲಿಯು ಅತಿ ಹೆಚ್ಚು ಬಳಸಲ್ಪಡುವ ಗಿಡಮೂಲಿಕೆ ಔಷಧಿಯಾಗಿ ಕಂಡುಬರುತ್ತದೆ.

ಕೆಲವು ಪ್ರಮುಖ, ಸರಳ ಮನೆಮದ್ದುಗಳನ್ನು ಕೆಳಗೆ ವಿವರಿಸಲಾಗಿದೆ -

1. ಕೆಮ್ಮು, ನೆಗಡಿ, ಗಂಟಲು ನೋವಿಗೆ ಜೇನುತುಪ್ಪದೊಂದಿಗೆ ಹಿಪ್ಪಲಿ ಪುಡಿ

ಹಿಪ್ಪಲಿಯನ್ನು ನುಣ್ಣಗೆ ಪುಡಿ ಮಾಡಿ, 2-3 ಗ್ರಾಂ ಪುಡಿಯನ್ನು ಜೇನುತುಪ್ಪದೊಂದಿಗೆ ಬೆರೆಸಿ ನೆಕ್ಕಲಾಗುತ್ತದೆ. ಇದು ಕೆಮ್ಮು, ನೆಗಡಿ, ಗಂಟಲು ನೋವು ಇತ್ಯಾದಿಗಳನ್ನು ಶಮನಗೊಳಿಸಲು ಸಹಾಯ ಮಾಡುತ್ತದೆ.

2. ಗಂಟಲು ನೋವು ಮತ್ತು ಪದೇ ಪದೇ ಉಂಟಾಗುವ ಗಲಗ್ರಂಥಿಯ ಉರಿಯೂತದಲ್ಲಿ ಹಿಪ್ಪಲಿ ಕಷಾಯ (ಹಾಟ್ ಇನ್ಫ್ಯೂಷನ್)

ಹಿಪ್ಪಲಿಯ ತರಿತರಿಯಾದ ಪುಡಿಯನ್ನು ತಯಾರಿಸಿ ಬಿಸಿನೀರಿನೊಂದಿಗೆ 1:4 ಅನುಪಾತದಲ್ಲಿ ಸ್ವಲ್ಪ ಸಮಯದವರೆಗೆ ನೆನೆಸಿಡಬೇಕು. ಇದು ಉಗುರುಬೆಚ್ಚಗಿದ್ದಾಗಲೇ ಇದಕ್ಕೆ 1 ಚಮಚ ತುಪ್ಪವನ್ನು ಬೆರೆಸಿ ದಿನಕ್ಕೆ ಎರಡು ಬಾರಿ ತೆಗೆದುಕೊಳ್ಳಬಹುದು.
ಡೋಸ್: 30-50 ಮಿ.ಲೀ.
ಗಂಟಲು ನೋವು, ತುರಿಸುವಿಕೆ, ಥೈರಾಯಿಡ್ ಗ್ರಂಥಿಯ ಉರಿಯೂತ ಇತ್ಯಾದಿಗಳಲ್ಲಿ ಇದು ಪರಿಣಾಮಕಾರಿಯಾಗಿದೆ.

3. ಅಜೀರ್ಣ, ಶೀತ, ಕರ್ಕಶ ಧ್ವನಿ ಇತ್ಯಾದಿಗಳಿಗೆ ಹಿಪ್ಪಲಿ ಕಷಾಯ

10-20 ಮಿ.ಲೀ. ಹಿಪ್ಪಲಿ ಕಷಾಯವನ್ನು ದಿನಕ್ಕೆ ಎರಡು ಅಥವಾ ಮೂರು ಬಾರಿ ಅಜೀರ್ಣ, ಹಸಿವಿಲ್ಲದಿರುವುದು, ಶೀತ, ಧ್ವನಿಯ ಕರ್ಕಶತೆ, ನೆಗಡಿ ಇತ್ಯಾದಿಗಳಲ್ಲಿ ಸೇವಿಸಬಹುದು.

4. ಹೊಟ್ಟೆ ಹುಳುವಿಗೆ ಹಿಪ್ಪಲಿ ಮನೆಮದ್ದು

ಹಿಪ್ಪಲಿ, ಜೀರಿಗೆ, ಕರಿಮೆಣಸು ಮತ್ತು ವಾಯುವಿಡಂಗವನ್ನು ಸಮಪ್ರಮಾಣದಲ್ಲಿ ತೆಗೆದುಕೊಂಡು ನುಣ್ಣನೆಯ ಪುಡಿಯನ್ನು ತಯಾರಿಸಬೇಕು. ಇದನ್ನು ದಿನಕ್ಕೆ ಎರಡು ಅಥವಾ ಮೂರು ಬಾರಿ 3-5 ಗ್ರಾಂ ಪ್ರಮಾಣದಲ್ಲಿ ನೀಡಬಹುದು. ಕರುಳಿನ ಹುಳುಗಳು ಮತ್ತು ಹೊಟ್ಟೆ ನೋವಿನ ವಿರುದ್ಧ ಇದು ತುಂಬಾ ಪರಿಣಾಮಕಾರಿಯಾಗಿದೆ.

5. ಅತಿಸಾರ, ಸ್ಪ್ಲೀನೋಮೆಗಾಲಿಗೆ ನಿಂಬೆ ರಸದೊಂದಿಗೆ ಹಿಪ್ಪಲಿ

ಒಣಗಿದ ಹಿಪ್ಪಲಿ ಹಣ್ಣುಗಳನ್ನು ನಿಂಬೆ ರಸದಲ್ಲಿ ನೆನೆಸಿಡಬೇಕು ಮತ್ತು ಸಂಪೂರ್ಣವಾಗಿ ಒಣಗುವವರೆಗೆ ಸೂರ್ಯನ ನೆರಳಿನಲ್ಲಿ ಒಣಗಿಸಬೇಕು. ಈ ಪ್ರಕ್ರಿಯೆಯನ್ನು 3 ಬಾರಿ ಪುನರಾವರ್ತಿಸಬೇಕು. ನಂತರ ಅದನ್ನು ಪುಡಿ ಮಾಡಿ, ದಿನಕ್ಕೆ ಎರಡು ಅಥವಾ ಮೂರು ಬಾರಿ 1-2 ಗ್ರಾಂ ಪ್ರಮಾಣದಲ್ಲಿ ಸೇವಿಸಬೇಕು. ಇದು ಜೀರ್ಣಶಕ್ತಿಯ ಕೊರತೆ, ಅತಿಸಾರ, ಜ್ವರ, ನಿಶ್ಶಕ್ತಿ, ಸ್ಪ್ಲೀನೋಮೆಗಾಲಿ ಮತ್ತು ಹಸಿವಿಲ್ಲದಿರುವಿಕೆಯ ವಿರುದ್ಧ ಗಮನಾರ್ಹ ಪ್ರಯೋಜನಗಳನ್ನು ಹೊಂದಿದೆ.

118

ಉರಿಮೂತ್ರ, ಚರ್ಮ ರೋಗಗಳು, ಮುಖದ ಕಲೆಗಳಿಗೆ ಕಮಲದ ಮನೆಮದ್ದುಗಳು

ಕಮಲದ ಹೂವುಗಳು ಉತ್ತಮ ಕಾರ್ಡಿಯಾಕ್ ಟಾನಿಕ್ (ಹೃದಯ ಉತ್ತೇಜಕ), ಮೂತ್ರವರ್ಧಕ, ಶೈತ್ಯಕಾರಕ, ರಕ್ತ ಶುದ್ಧಿಕಾರಕ, ಮೈಬಣ್ಣ ವರ್ಧಕ ಮತ್ತು ಜ್ವರನಿವಾರಕ ಗುಣವನ್ನು ಹೊಂದಿವೆ.
ಕಮಲದಲ್ಲಿ ಬಣ್ಣವನ್ನು ಆಧರಿಸಿ ಹಲವಾರು ಉಪ ಜಾತಿಗಳನ್ನು ಹೆಸರಿಸಲಾಗಿದೆ ಮತ್ತು ಬಹುತೇಕ ಎಲ್ಲಾ ಪ್ರಭೇದಗಳು ಒಂದೇ ರೀತಿಯ ಗುಣಲಕ್ಷಣಗಳನ್ನು ಹೊಂದಿವೆ.

ಕೆಂಪು, ನೀಲಿ / ನೇರಳೆ ಮತ್ತು ಬಿಳಿ ಬಣ್ಣದ ಕಮಲದ ಸಸ್ಯಗಳು ಸಾಮಾನ್ಯವಾಗಿ ಕಂಡುಬರುತ್ತವೆ. ಕೆಂಪು ಬಣ್ಣದ ಹೂವನ್ನು ಚಿಕಿತ್ಸೆಯಲ್ಲಿ ಹೆಚ್ಚು ಬಳಸಲಾಗುತ್ತದೆ ಮತ್ತು ಬಿಳಿ ಬಣ್ಣದ ಹೂವನ್ನು ಎರಡನೆ ಆದ್ಯತೆಯಾಗಿ ಪರಿಗಣಿಸಲಾಗಿದೆ.
ಸಾಮಾನ್ಯವಾಗಿ ಇದು ಕೊಳಗಳು, ಸರೋವರಗಳು ಅಥವಾ ಹಿನ್ನೀರಿನಲ್ಲಿ ಕಂಡುಬರುತ್ತದೆ.
ಹೂವು, ತೊಟ್ಟು ಮತ್ತು ಬೀಜ / ಹಣ್ಣುಗಳನ್ನು ಔಷಧೀಯ ಕ್ಷೇತ್ರದಲ್ಲಿ ಬಳಸಲಾಗುತ್ತದೆ. ಹಣ್ಣುಗಳಲ್ಲಿ ಪ್ರೋಟೀನ್ ಸಮೃದ್ಧವಾಗಿದೆ ಮತ್ತು ಇದನ್ನು ಆಹಾರವಾಗಿಯೂ ಬಳಸಲಾಗುತ್ತದೆ.
ಹೂವುಗಳು ಸಿಹಿರುಚಿಯಿಂದ ಕೂಡಿರುತ್ತವೆ, ಶೀತ ಗುಣವನ್ನು ಹೊಂದಿರುತ್ತವೆ ಹಾಗೂ ವಾತ ಮತ್ತು ಪಿತ್ತ ದೋಷವನ್ನು ಸಮತೋಲನಗೊಳಿಸುತ್ತವೆ.

ಕಮಲದ ಕೆಲವು ಸರಳ ಮನೆಮದ್ದುಗಳನ್ನು ಇಲ್ಲಿ ವಿವರಿಸಲಾಗಿದೆ -

1. ಉರಿಮೂತ್ರ ಸಮಸ್ಯೆ ಮತ್ತು ಹೆಮಟೂರಿಯಾದಲ್ಲಿ (ಮೂತ್ರದಲ್ಲಿ ರಕ್ತದ ಸಮಸ್ಯೆ) ಕಮಲದ ಹೂವಿನ ಬಿಸಿ ಕಷಾಯ

20 ಗ್ರಾಂ ಕಮಲದ ಹೂವಿಗೆ (ಒಣ ಅಥವಾ ತಾಜಾ) ಅದಕ್ಕೆ 40 ಮಿ.ಲೀ. ಬಿಸಿ ನೀರನ್ನು ಸೇರಿಸಬೇಕು. 15-20 ನಿಮಿಷಗಳ ನಂತರ ಅದನ್ನು ಸೋಸಿ ಬಳಸಬಹುದು. ಬಳಸುವಾಗ 3-5 ಗ್ರಾಂ ಜೇನುತುಪ್ಪ

ಅಥವಾ ಕಲ್ಲುಸಕ್ಕರೆಯನ್ನು ಸೇರಿಸಬಹುದು. ಇದನ್ನು ಎಲ್ಲಾ ವಯಸ್ಸಿನವರು ಬಳಸಬಹುದು. ಉರಿಮೂತ್ರ ಮತ್ತು ಹೆಮಟೂರಿಯಾದಲ್ಲಿ ಇದು ತುಂಬಾ ಪರಿಣಾಮಕಾರಿಯಾಗಿದೆ.

2. ಮುಖದ ಮೇಲಿನ ಕಲೆಗಳಿಗೆ (ಪಿಗ್ಮೆಂಟೇಷನ್) ಹೂವಿನ ಪೇಸ್ಟ್

ಕಮಲದ ಹೂವನ್ನು ನುಣ್ಣಗೆ ಪೇಸ್ಟ್ ಮಾಡಿ ದಿನಕ್ಕೆ ಒಮ್ಮೆ ಮುಖಕ್ಕೆ ಹಚ್ಚಿದರೆ, ಮುಖದ ಬಣ್ಣ ಮತ್ತು ಹೊಳಪನ್ನು ಹೆಚ್ಚಿಸುತ್ತದೆ. ಇದರಿಂದ ಕಪ್ಪು ಕಲೆಗಳು ಮತ್ತು ನಸುಕಂದು ಮಚ್ಚೆಗಳು ನಿವಾರಣೆಯಾಗುತ್ತವೆ.

3. ಪೌಷ್ಟಿಕ ಆಹಾರವಾಗಿ ಹುರಿದ ಬೀಜಗಳು

ಹುರಿದ ಬೀಜಗಳನ್ನು ಸೇವನೆಗೆ ಬಳಸಲಾಗುತ್ತದೆ. ಬೀಜಗಳನ್ನು ಪುಡಿಮಾಡಿ ಸ್ವಲ್ಪ ತೆಂಗಿನಕಾಯಿ ಮತ್ತು ಸಕ್ಕರೆ (ಅಥವಾ ಬೆಲ್ಲ) ಯನ್ನು ಸೇರಿಸಿ ಸೇವಿಸಲಾಗುತ್ತದೆ. ಇದು ಒಂದು ಉತ್ತಮ ಪ್ರಮಾಣದ ಪೋಷಕಾಂಶಗಳನ್ನು ಒಳಗೊಂಡಿದ್ದು, ದೇಹದ ಶಕ್ತಿಯನ್ನು ಹೆಚ್ಚಿಸುತ್ತದೆ.

4. ಪಿತ್ತರಸದ ಸಮಸ್ಯೆಗಳು, ದೇಹದ ಉರಿ, ಋತುಬಂಧದ ಸಮಸ್ಯೆಗಳು (ಮೆನೋಪಾಸ್ ಸಿಂಡ್ರೋಮ್) ಇತ್ಯಾದಿಗಳಿಗೆ ಹೂವಿನ ಕಷಾಯ

ಕಮಲದ ಹೂವಿನ ಕಷಾಯವನ್ನು ದಿನಕ್ಕೆ ಎರಡು ಬಾರಿ 20-30 ಮಿ.ಲೀ. ಪ್ರಮಾಣದಲ್ಲಿ ಪಿತ್ತರಸ ಸಮಸ್ಯೆ, ಋತುಬಂಧ ಸಮಸ್ಯೆಗಳು, ರಕ್ತಸ್ರಾವ ಸಂಬಂಧಿ ಸಮಸ್ಯೆಗಳಲ್ಲಿ ಸೇವಿಸಲಾಗುತ್ತದೆ.

5. ಅಧಿಕ ಹೃದಯ ಬಡಿತ, ಚರ್ಮ ರೋಗಗಳು ಮತ್ತು ರಕ್ತದಿಂದ ಹರಡುವ ತೊಂದರೆಗಳಿಗೆ ಕಮಲದ ಕಷಾಯ

ಕಮಲದ ಒಣಗಿದ ಪೂರ್ಣ ಸಸ್ಯವನ್ನು ತೆಗೆದುಕೊಂಡು ಕಷಾಯವನ್ನು ತಯಾರಿಸಿ ಸೋಸಿ ಸೇವಿಸಿದರೆ, ಹೆಚ್ಚಿದ ಹೃದಯ ಬಡಿತ, ಚರ್ಮ ರೋಗಗಳು ಮತ್ತು ರಕ್ತದಿಂದ ಉಂಟಾಗುವ ತೊಂದರೆಗಳನ್ನು ಶಮನಗೊಳಿಸುತ್ತದೆ.

119

ಸಂಧಿವಾತ, ಬುದ್ಧಿಶಕ್ತಿಗೆ ಜ್ಯೋತಿಷ್ಮತಿಯ ಮನೆಮದ್ದುಗಳು

ಬುದ್ಧಿಶಕ್ತಿಯನ್ನು ಹೆಚ್ಚಿಸುವ ಗಿಡಮೂಲಿಕೆಗಳ ಬಗ್ಗೆ ಸಂಶೋಧನೆಗಳು ನಡೆಯುತ್ತಿವೆ, ಅಂತಹ ಗಿಡಮೂಲಿಕೆಗಳಲ್ಲಿ ಜ್ಯೋತಿಷ್ಮತಿಯೂ ಒಂದು. ಇದರ ಬೀಜ, ಎಲೆ ಮತ್ತು ಬೀಜದ ಎಣ್ಣೆ - ಔಷಧೀಯ ಕ್ಷೇತ್ರದಲ್ಲಿ ಬಳಸಬಹುದಾದ ಮುಖ್ಯ ಪದಾರ್ಥಗಳಾಗಿವೆ.
ಬೀಜ ಮತ್ತು ಬೀಜದ ಎಣ್ಣೆಯು ಕಹಿ ಮಿಶ್ರಿತ ಖಾರ ರುಚಿ ಮತ್ತು ಉಷ್ಣಗುಣವನ್ನು ಹೊಂದಿವೆ. ಇದು ಕಫ ಮತ್ತು ವಾತ ದೋಷವನ್ನು ಶಾಂತಗೊಳಿಸುತ್ತದೆ, ಮತ್ತು ಪಿತ್ತವನ್ನು ಪ್ರಚೋದಿಸುತ್ತದೆ. ಆದ್ದರಿಂದ ಬೇಸಿಗೆಯಲ್ಲಿ ಮತ್ತು ಪಿತ್ತ ಪ್ರಕೃತಿಯ ವ್ಯಕ್ತಿಗಳಲ್ಲಿ ಇದನ್ನು ಅತ್ಯಂತ ಎಚ್ಚರಿಕೆಯಿಂದ ಬಳಸಲಾಗುತ್ತದೆ.

ಇದು ಸ್ವೇದಕಾರಿ (ಡಯಾಫೊರೆಟಿಕ್), ಚರ್ಮವನ್ನು ಕೆಂಬಣ್ಣಕ್ಕೆ ತಿರುಗಿಸುವ (ರುಬಫೇಸಿಯಂಟ್), ಬುದ್ಧಿಶಕ್ತಿ ವರ್ಧಕ, ಉತ್ತೇಜಕ ಮತ್ತು ನರಗಳ ಶಕ್ತಿವರ್ಧಕದಂತೆ ಕಾರ್ಯನಿರ್ವಹಿಸುತ್ತದೆ.
ಹೆಚ್ಚಿನ ಪ್ರಮಾಣದ ಸೇವನೆಯು ಗ್ಯಾಸ್ಟ್ರಿಕ್ ಕಿರಿಕಿರಿ, ಹುಣ್ಣು, ಅಸಿಡಿಟಿ ಸಮಸ್ಯೆ ಇತ್ಯಾದಿಗಳನ್ನು ಉಂಟುಮಾಡಬಹುದು. ಆದ್ದರಿಂದ ಇದನ್ನು ಸಾಮಾನ್ಯವಾಗಿ ಹಾಲು ಅಥವಾ ಸಾಕಷ್ಟು ಪ್ರಮಾಣದ ನೀರಿನೊಂದಿಗೆ ನೀಡಲಾಗುತ್ತದೆ.

ಮನೆಮದ್ದುಗಳು

1. ರುಮಟಾಯ್ಡ್ ಸಂಧಿವಾತಕ್ಕೆ ಬೀಜದ ಕಷಾಯ
ಒಂದು ಚಮಚ ಜ್ಯೋತಿಷ್ಮತಿ ಬೀಜವನ್ನು ತೆಗೆದುಕೊಂಡು ಕಷಾಯವನ್ನು ತಯಾರಿಸಬೇಕು. ಇದನ್ನು ಆಹಾರದ ನಂತರ 20-30 ಮಿ.ಲೀ. ಪ್ರಮಾಣದಲ್ಲಿ ಸೇವಿಸಿದರೆ, ಇದು ರುಮಟಾಯ್ಡ್ ಸಂಧಿವಾತವನ್ನು ಸಾಕಷ್ಟು ಪರಿಣಾಮಕಾರಿಯಾಗಿ ಶಮನಗೊಳಿಸುತ್ತದೆ.

2. ವಾಸಿಯಾಗದ ದೀರ್ಘಕಾಲದ ಹುಣ್ಣುಗಳಿಗೆ ಬೀಜಗಳ ಪೇಸ್ಟ್

ಬೀಜಗಳನ್ನು ತೆಗೆದುಕೊಂಡು ನೀರಿನಲ್ಲಿ ಅಥವಾ ಅರಿಶಿನ ಸೇರಿಸಿದ ನೀರಿನಲ್ಲಿ 2-3 ಗಂಟೆಗಳ ಕಾಲ ನೆನೆಸಿ, ನಂತರ ಇದರ ಪೇಸ್ಟ್ ಅನ್ನು ತಯಾರಿಸಬೇಕು. ಇದನ್ನು ವಾಸಿಯಾಗದ ಹುಣ್ಣುಗಳ ಅಂಚುಗಳ ಮೇಲೆ ನಿಯಮಿತವಾಗಿ 5-8 ದಿನಗಳ ಕಾಲ ಲೇಪಿಸಿದಾಗ ಗಾಯ ಗುಣವಾಗಲು ಪ್ರಾರಂಭವಾಗುತ್ತದೆ.

3. ಜ್ಞಾಪಕ ಶಕ್ತಿಯನ್ನು ಹೆಚ್ಚಿಸಲು ಹಾಲಿನ ಜೊತೆಗೆ ಬೀಜಗಳ ಎಣ್ಣೆ

ಒಂದು ಕಪ್ ಹಾಲಿಗೆ 3-5 ಹನಿ ಜ್ಯೋತಿಷ್ಮತಿ ಎಣ್ಣೆಯನ್ನು ಸೇರಿಸಿ ರಾತ್ರಿ ಮಕ್ಕಳಿಗೆ ನೀಡಲಾಗುತ್ತದೆ. 20-30 ದಿನಗಳ ನಿಯಮಿತ ಸೇವನೆಯು ಜ್ಞಾಪಕಶಕ್ತಿ ಮತ್ತು ಬುದ್ಧಿಶಕ್ತಿಯನ್ನು ಹೆಚ್ಚಿಸಲು ಸಹಾಯ ಮಾಡುತ್ತದೆ.

ಈ ಔಷಧಿಯ ಸೇವನೆಯ ಅವಧಿಯಲ್ಲಿ ಮಸಾಲೆ ರಹಿತ ಆಹಾರವನ್ನು ಅನುಸರಿಸುವುದು ಅತ್ಯಗತ್ಯ.

4. ಸ್ನಾಯು ನೋವಿಗೆ ಎಲೆಗಳ ಪೇಸ್ಟ್

ಒಂದು ಮುಷ್ಟಿ ಬಲಿತ ಎಲೆಗಳನ್ನು ತೆಗೆದುಕೊಂಡು ಪೇಸ್ಟ್ ತಯಾರಿಸಲಾಗುತ್ತದೆ. ಇದನ್ನು ಊತ ಮತ್ತು ಸ್ನಾಯುವಿನ ಊತಗಳ ಮೇಲೆ ಲೇಪಿಸಿದರೆ, ನೋವನ್ನು ಕಡಿಮೆ ಮಾಡಲು ಸಹಾಯ ಮಾಡುತ್ತದೆ.

120

ಹಸಿವಿಲ್ಲದಿರುವಿಕೆ (ಅಗ್ನಿಮಾಂದ್ಯ) ಮತ್ತು ಜ್ವರಕ್ಕೆ ಪಾರಿಜಾತದ ಮನೆಮದ್ದುಗಳು

ಆಯುರ್ವೇದದ ಪ್ರಕಾರ ಗಡ್ಡೆ, ಕೀಲುನೋವು, ದೀರ್ಘಕಾಲದ ಜ್ವರ ಮತ್ತು ಮರುಕಳಿಸುವ / ಪದೇ ಪದೇ ಬರುವ ಜ್ವರದ ಚಿಕಿತ್ಸೆಯಲ್ಲಿ ಪಾರಿಜಾತವು ಉತ್ತಮ ಆಯ್ಕೆಯಾಗಿದೆ. ಪಾರಿಜಾತದ ಹೂವುಗಳನ್ನು ದೇವರಿಗೆ ಅರ್ಪಿಸಲಾಗುತ್ತದೆ ಹಾಗು ಬೀಜ, ಎಲೆಗಳು ಮತ್ತು ತೊಗಟೆಯನ್ನು ಚಿಕಿತ್ಸೆಗಾಗಿ ಬಳಸಲಾಗುತ್ತದೆ. ಪಾರಿಜಾತದ ಸಸ್ಯಗಳು ಭಾರತದ ಬಹುತೇಕ ಭಾಗಗಳಲ್ಲಿ ಕಂಡುಬರುತ್ತವೆ.

ಇದು ಕಹಿ ರುಚಿ ಮತ್ತು ಉಷ್ಣ ಗುಣವನ್ನು ಹೊಂದಿದೆ. ಇದು ಕಫ ಮತ್ತು ವಾತ ದೋಷವನ್ನು ಸಮತೋಲನಗೊಳಿಸುತ್ತದೆ ಹಾಗು ಪಿತ್ತ ದೋಷವನ್ನು ನಿವಾರಿಸುತ್ತದೆ.

ಪಾರಿಜಾತ ಮನೆಮದ್ದುಗಳು

1. ಹೊಟ್ಟೆ ಹುಳು ಮತ್ತು ಕರುಳಿನ ಸಮಸ್ಯೆಗಳಲ್ಲಿ ಬೀಜದ ಪುಡಿ

ಒಣಗಿದ ಬೀಜಗಳನ್ನು ತೆಗೆದುಕೊಂಡು ಪುಡಿಯನ್ನು ತಯಾರಿಸಬೇಕು. 1-2 ಗ್ರಾಂ ಪುಡಿಯನ್ನು ಬೆಚ್ಚಗಿನ ನೀರು ಅಥವಾ ಜೀರಿಗೆ ಕಷಾಯದೊಂದಿಗೆ ಸೇವಿಸಬೇಕು. ಹೊಟ್ಟೆ ಹುಳುಗಳು, ಕರುಳಿನ ಕಿರಿಕಿರಿ, ಐ.ಬಿ.ಎಸ್. ಇತ್ಯಾದಿ ತೊಂದರೆಗಳಲ್ಲಿ ಇದು ಪರಿಣಾಮಕಾರಿಯಾಗಿದೆ.

ಕೆಮ್ಮು ಮತ್ತು ಗಂಟಲಿನ ಕಿರಿಕಿರಿಗೆ ಎಲೆ ಅಥವಾ ತೊಗಟೆಯ ಪುಡ

ಒಣಗಿದ ಎಲೆಗಳು ಅಥವಾ ಪಾರಿಜಾತದ ತೊಗಟೆಯಿಂದ ನುಣ್ಣಗಿನ ಪುಡಿ ತಯಾರಿಸಿ. ಇದನ್ನು 1-2 ಗ್ರಾಂಗಳಷ್ಟು ಪ್ರಮಾಣದಲ್ಲಿ 1-2 ಟೀ ಚಮಚ ಜೇನುತುಪ್ಪದೊಂದಿಗೆ ಬೆರೆಸಿ ಸೇವಿಸಿದರೆ ಕೆಮ್ಮು, ಶೀತ ಮತ್ತು ಗಂಟಲಿನ ಕಿರಿಕಿರಿಯನ್ನು ನಿವಾರಿಸುತ್ತದೆ.

2. ಯಕೃತ್ತಿನ ಅಸ್ವಸ್ಥತೆಗಳು ಮತ್ತು ಹಸಿವಿಲ್ಲದಿರುವಿಕೆಗೆ ತಾಜಾ ಎಲೆಗಳ ರಸ

5 ಮಿ.ಲೀ. ತಾಜಾ ಎಲೆಯ ರಸದ ಜೊತೆಗೆ 1 ಗ್ರಾಂ ಕರಿಮೆಣಸು ಅಥವಾ ಹಿಪ್ಪಲಿ ಪುಡಿಯನ್ನು ನೀಡಲಾಗುತ್ತದೆ. ಯಕೃತ್ತಿನ ತೊಂದರೆಗಳು, ಪಿತ್ತರಸದ ಹೆಚ್ಚಿನ ಜಿಗುಟುತನ ಮತ್ತು ಹಸಿವಿಲ್ಲದಿರುವಿಕೆಯಂತಹ ತೊಂದರೆಗಳಲ್ಲಿ ಇದು ಪರಿಣಾಮಕಾರಿಯಾಗಿದೆ.

3. ನೋವಿನಿಂದ ಕೂಡಿದ ಮೂತ್ರ ವಿಸರ್ಜನೆ ಮತ್ತು ದೀರ್ಘಕಾಲದ ಜ್ವರಕ್ಕೆ ಎಲೆಗಳ ಕಷಾಯ

ತಾಜಾ ಎಲೆಗಳ ಕಷಾಯಕ್ಕೆ ಸ್ವಲ್ಪ ಜೇನುತುಪ್ಪ ಸೇರಿಸಿ ಬೆಳಿಗ್ಗೆ ಆಹಾರದ ಮೊದಲು ಸೇವಿಸಬಹುದು. ಇದು ನೋವಿನಿಂದ ಕೂಡಿದ ಮೂತ್ರ ವಿಸರ್ಜನೆ, ದೀರ್ಘಕಾಲದ ಜ್ವರದಂತಹ ಸಮಸ್ಯೆಗಳನ್ನು ಗುಣಪಡಿಸುತ್ತದೆ.

ಗಂಟು ನೋವು ಮತ್ತು ಇತರ ಕೀಲು ಸಂಬಂಧಿ ತೊಂದರೆಗಳಲ್ಲಿ ತೊಗಟೆಯ ಕಷಾಯ

ಕಾಂಡದ ತೊಗಟೆಯಿಂದ (ಅಥವಾ ಬೇರುಗಳಿಂದ) ಕಷಾಯ ತಯಾರಿಸಿ ವಯಸ್ಕರಿಗೆ ದಿನಕ್ಕೆ ಎರಡು ಬಾರಿ 30 ಮಿ.ಲೀ. ಪ್ರಮಾಣದಲ್ಲಿ ನೀಡಲಾಗುತ್ತದೆ. ಇದು ಕೀಲು ನೋವು, ಮೊಣಕಾಲು ಕೀಲುಗಳ ಸ್ಥಾನಪಲ್ಲಟ, ಲಿಗಮೆಂಟ್ ಹಾನಿ ಇತ್ಯಾದಿಗಳನ್ನು ಗುಣಪಡಿಸುತ್ತದೆ.

121

ಕಾಮಾಲೆ, ನೆಗಡಿ, ಮೂಲವ್ಯಾಧಿ, ಮಲಬದ್ಧತೆಗೆ ಕುಸುಬೆ ಮನೆಮದ್ದು

ಕುಸುಬೆಯು ಯಕೃತ್ತಿನ ಅಸ್ವಸ್ಥತೆಗಳು, ಶೀತ, ಕೆಮ್ಮು, ಮಲಬದ್ಧತೆ, ಕಿಬ್ಬೊಟ್ಟೆಯ ನೋವು ಇತ್ಯಾದಿಗಳ ಚಿಕಿತ್ಸೆಗಾಗಿ ಬಳಸಲಾಗುವ ಆಯುರ್ವೇದ ಶಾಸ್ತ್ರೀಯ ಮೂಲಿಕೆಯಾಗಿದೆ.

ಹೆಚ್ಚಿನ ಕಫ ಮತ್ತು ಪಿತ್ತ ಸಂಬಂಧಿ ಅಸ್ವಸ್ಥತೆಗಳಲ್ಲಿ ಕುಸುಬೆಯು ಬಹಳ ಉಪಯುಕ್ತವಾಗಿದೆ. ಆದರೆ ಇದನ್ನು ಸಾಮಾನ್ಯವಾಗಿ ವಾತ ರೋಗಗಳಲ್ಲಿ ಬಳಸಲಾಗುವುದಿಲ್ಲ.

ಕುಸುಬೆ ಬೀಜದ ಎಣ್ಣೆಯು ವಿರೇಚಕ, ಮೂತ್ರವರ್ಧಕ ಗುಣವನ್ನು ಹೊಂದಿದೆ. ಆದರೆ ಹೆಚ್ಚಿನ ಪ್ರಮಾಣದ ಸೇವನೆಯು ಅದರ ಉಷ್ಣ ಗುಣದಿಂದಾಗಿ ದೇಹದಲ್ಲಿ ಪಿತ್ತವನ್ನು ಹೆಚ್ಚಿಸುತ್ತದೆ.

ಭಾವಪ್ರಕಾಶ ಗ್ರಂಥದ ಪ್ರಕಾರ ಕಷಾಯವು ಪ್ರಬಲ ಮೂತ್ರವರ್ಧಕ ಗುಣಲಕ್ಷಣಗಳನ್ನು ಹೊಂದಿದೆ.

ಬೀಜಗಳು ಮತ್ತು ಹೂವುಗಳನ್ನು ಜಾನಪದ ವೈದ್ಯರು ಹೇರಳವಾಗಿ ಬಳಸುತ್ತಾರೆ.

ಕುಸುಬೆಯ ಕೆಲವು ಸರಳ ಮತ್ತು ಪರಿಣಾಮಕಾರಿ ಮನೆಮದ್ದುಗಳನ್ನು ಕೆಳಗೆ ವಿವರಿಸಲಾಗಿದೆ -

ಕಾಮಾಲೆಗೆ ಒಣಗಿದ ಕುಸುಬೆ ಹೂವುಗಳು

1-2 ಗ್ರಾಂ ಒಣಗಿದ ಹೂವುಗಳ ಪುಡಿಯನ್ನು, ಒಂದು ಕಪ್ ಬೆಲ್ಲದ ನೀರು ಅಥವಾ 30 ಮಿ.ಲೀ. ಭೂಮ್ಯಾಮಲಕಿ (ನೆಲನೆಲ್ಲಿ) ಕಷಾಯದೊಂದಿಗೆ ನೀಡಲಾಗುತ್ತದೆ.

10-12 ದಿನಗಳ ಕಾಲ ಈ ಔಷಧವನ್ನು ಸೇವಿಸಿದಾಗ ಗಮನಾರ್ಹ ಪ್ರಯೋಜನಗಳನ್ನು ಕಾಣಬಹುದು.

ಶೀತ ಮತ್ತು ನೆಗಡಿಗೆ ಎಳೆ ಎಲೆಗಳ ತಾಜಾ ರಸ

ಎಳೆ ಎಲೆಗಳನ್ನು ಮೇಲೋಗರದ ತಯಾರಿಕೆಯಲ್ಲಿ ಬಳಸಲಾಗುತ್ತದೆ. ಶೀತ, ಅಸ್ತಮಾ, ನೆಗಡಿ, ತಲೆನೋವು ಇತ್ಯಾದಿಗಳಲ್ಲಿ ಇದು ಉಪಯುಕ್ತ.

ಮಲಬದ್ಧತೆ ಮತ್ತು ಮೂಲವ್ಯಾಧಿಗೆ ಹಾಲಿನೊಂದಿಗೆ ಬೀಜದ ಎಣ್ಣೆ

2-3 ಮಿ.ಲೀ. ಕುಸುಬೆ ಬೀಜದ ಎಣ್ಣೆಯನ್ನು ಒಂದು ಕಪ್ ಬೆಚ್ಚಗಿನ ಹಾಲಿನೊಂದಿಗೆ ನೀಡಲಾಗುತ್ತದೆ. ಇದು ಮೂಲವ್ಯಾಧಿ ಮತ್ತು ಮಲಬದ್ಧತೆಗೆ ತುಂಬಾ ಪರಿಣಾಮಕಾರಿ ಎಂದು ಹೇಳಲಾಗುತ್ತದೆ. ಆದರೆ ಬೀಜದ ಎಣ್ಣೆಯ ಹೆಚ್ಚಿನ ಪ್ರಮಾಣದ ಸೇವನೆ ಒಳ್ಳೆಯದಲ್ಲ.

ಮಲಬದ್ಧತೆ, ಸ್ಪಾಸ್ಮೊಡಿಕ್ ನೋವು ಮತ್ತು ಕಿಬ್ಬೊಟ್ಟೆಯ ನೋವಿಗೆ ಬೆಲ್ಲದೊಂದಿಗೆ ಬೀಜದ ಪುಡಿ.

1-2 ಗ್ರಾಂ ಬೀಜದ ಪುಡಿಯನ್ನು ಒಂದು ಟೀ ಚಮಚ ಬೆಲ್ಲದೊಂದಿಗೆ ಬೆರೆಸಿ ಸೇವಿಸಲಾಗುತ್ತದೆ. ಮಲಬದ್ಧತೆ, ಸ್ಪಾಸ್ಮೊಡಿಕ್ ನೋವು, ಕಿಬ್ಬೊಟ್ಟೆಯ ನೋವು, ಸೆಳೆತ ಇತ್ಯಾದಿಗಳಲ್ಲಿ ಇದು ಪರಿಣಾಮಕಾರಿಯಾಗಿದೆ.

ಗರ್ಭಾವಸ್ಥೆಯಲ್ಲಿ ಹೊಟ್ಟೆ ನೋವಿಗೆ ಲೇಪ

ಗರ್ಭಾವಸ್ಥೆಯಲ್ಲಿ ಪದೇ ಪದೇ ನೋವು ಉಂಟಾದಾಗ ಎಲೆ ಮತ್ತು ಬೀಜದ ಲೇಪವನ್ನು ನಾಭಿಯ ಕೆಳ ಭಾಗಕ್ಕೆ ಲೇಪಿಸಲಾಗುತ್ತದೆ.

122

ವಾಯು, ಮಲಬದ್ಧತೆ, ಚರ್ಮ ರೋಗಕ್ಕೆ ನೆಲವರಿಕೆಯ ಮನೆಮದ್ದುಗಳು

ನೆಲವರಿಕೆಯು ಅತ್ಯುತ್ತಮ ನೈಸರ್ಗಿಕ ವಿರೇಚಕಗಳಲ್ಲಿ ಒಂದಾಗಿದೆ. ಇದನ್ನು ಆಯುರ್ವೇದದಲ್ಲಿ ಮಾರ್ಕಂಡಿ ಎಂದು ಕರೆಯಲಾಗುತ್ತದೆ.

ಎಲೆಗಳು ಸಸ್ಯದ ಮುಖ್ಯ ಬಳಸಬಹುದಾದ ಭಾಗವಾಗಿದೆ.

ನೆಲವರಿಕೆಯ ಮನೆಮದ್ದುಗಳು

1. ವಾಯು, ಹೊಟ್ಟೆಯುಬ್ಬರ, ಮಲಬದ್ಧತೆ ಇತ್ಯಾದಿಗಳಿಗೆ ನೆಲವರಿಕೆಯ ಪುಡಿ ಮತ್ತು ಜೀರಿಗೆ

ನೆಲವರಿಕೆಯ ಮತ್ತು ಜೀರಿಗೆ ಎರಡನ್ನೂ 4:1 ಅನುಪಾತದಲ್ಲಿ ತೆಗೆದುಕೊಂಡು ನುಣ್ಣಗಿನ ಪುಡಿಯನ್ನು ತಯಾರಿಸಲಾಗುತ್ತದೆ. ಇದನ್ನು ದಿನಕ್ಕೆ ಎರಡು ಬಾರಿ 1 ಗ್ರಾಂ ಪ್ರಮಾಣದಲ್ಲಿ ತೆಗೆದುಕೊಳ್ಳಲಾಗುತ್ತದೆ. ಇದು ವಾಯು, ಹೊಟ್ಟೆಯುಬ್ಬರ, ಮಲಬದ್ಧತೆ ಇತ್ಯಾದಿಗಳನ್ನು ನಿವಾರಿಸುತ್ತದೆ.

ವಾಕರಿಕೆ ಮತ್ತು ರುಚಿ ಹೀನತೆಗೆ ಸ್ವಲ್ಪ ಪ್ರಮಾಣದ ಕಲ್ಲು ಉಪ್ಪನ್ನು ಸೇರಿಸಬಹುದು.

2. ಎದೆ ಉರಿ ಮತ್ತು ಹೊಟ್ಟೆಯುಬ್ಬರಕ್ಕೆ ನೆಲವರಿಕೆ ಮತ್ತು ಒಣದ್ರಾಕ್ಷಿಯ ಕಷಾಯ

ನೆಲವರಿಕೆ ಮತ್ತು ಒಣದ್ರಾಕ್ಷಿಗಳನ್ನು 1:10 ಅನುಪಾತದಲ್ಲಿ ತೆಗೆದುಕೊಂಡು ಕಷಾಯ ತಯಾರಿಸಲಾಗುತ್ತದೆ. ಇದು ಎದೆಯ ಉರಿ ಮತ್ತು ಹೊಟ್ಟೆಯುಬ್ಬರವನ್ನು ಕಡಿಮೆ ಮಾಡಲು ಸಹಾಯ ಮಾಡುತ್ತದೆ.

3. ಕಫ ಮತ್ತು ದೀರ್ಘಕಾಲದ ಕೆಮ್ಮಿನಲ್ಲಿ ಜೇನುತುಪ್ಪದೊಂದಿಗೆ ನೆಲವರಿಕೆಯ ಬಿಸಿ ಕಷಾಯ

1-2 ಚಿಟಿಕೆ ನೆಲವರಿಕೆಯನ್ನು ಅರ್ಧ ಕಪ್ ಬಿಸಿ ನೀರಿಗೆ ಸೇರಿಸಿ ಸ್ವಲ್ಪ ಸಮಯದವರೆಗೆ ಇಡಲಾಗುತ್ತದೆ. ನಂತರ ಇದಕ್ಕೆ 1 ಚಮಚ ಜೇನುತುಪ್ಪವನ್ನು ಸೇರಿಸಿ ಚೆನ್ನಾಗಿ ಮಿಶ್ರಣ ಮಾಡಿ. ಕಫ ಮತ್ತು

ದೀರ್ಘಕಾಲದ ಕೆಮ್ಮಿನಲ್ಲಿ ಇದನ್ನು ಪದೇ ಪದೇ ಕುಡಿಯಲಾಗುತ್ತದೆ.

ಇದು ಕೆಲವು ವ್ಯಕ್ತಿಗಳಲ್ಲಿ ಮಂದವಾದ ಹೊಟ್ಟೆ ನೋವನ್ನು ಉಂಟುಮಾಡಬಹುದು ಆದುದರಿಂದ ಮಕ್ಕಳು, ಗರ್ಭಿಣಿಯರು ಮತ್ತು ವಯಸ್ಸಾದವರಿಗೆ ಚಿಕಿತ್ಸೆ ನೀಡುವಾಗ ಎಚ್ಚರಿಕೆ ವಹಿಸಬೇಕು. ಕಲ್ಲುಸಕ್ಕರೆ, ಯಷ್ಟಿಮಧು, ನಿಂಬೆ ರಸ ಇತ್ಯಾದಿ ಸಮರ್ಪಕ ಅನುಪಾನವು ನೆಲವರಿಕೆಯ ತೀವ್ರತೆಯನ್ನು ಕಡಿಮೆ ಮಾಡಲು ಸಹಾಯ ಮಾಡುತ್ತದೆ.

123
ಸೀತಾಫಲದ ಮನೆಮದ್ದುಗಳು

ಸೀತಾಫಲವು ರುಚಿಯಲ್ಲಿ ಮಾತ್ರವಲ್ಲ, ಪೋಷಕಾಂಶಗಳು ಮತ್ತು ಔಷಧೀಯ ಮೌಲ್ಯಗಳಿಂದ ಸಮೃದ್ಧವಾಗಿದೆ. ಇದನ್ನು ತಲೆಹೊಟ್ಟು, ಹೇನು, ಲೈಂಗಿಕ ದೌರ್ಬಲ್ಯ ಇತ್ಯಾದಿಗಳ ನಿವಾರಣೆಗೆ ಉಪಯೋಗಿಸಲಾಗುತ್ತದೆ.

ಬಳಸುವ ಭಾಗಗಳು
ಹಣ್ಣುಗಳ ಜೊತೆಗೆ, ಎಲೆಗಳು, ತೊಗಟೆ ಮತ್ತು ಬೀಜಗಳನ್ನು ಔಷಧೀಯ ಉದ್ದೇಶಗಳಿಗಾಗಿ ಬಳಸಲಾಗುತ್ತದೆ.

ಔಷಧೀಯ ಗುಣಗಳು

- ಹಣ್ಣಿನ ತಿರುಳು ಸೌಮ್ಯ ವಿರೇಚಕವಾಗಿದೆ.
- ಇದು ಲೈಂಗಿಕ ಆರೋಗ್ಯ ವರ್ಧಕವಾಗಿದೆ ಮತ್ತು ದೇಹದಾಡ್ಯತೆಯನ್ನು ಹೆಚ್ಚಿಸುತ್ತದೆ.
- ತೊಗಟೆಯು ಗಾಯವನ್ನು ಗುಣಪಡಿಸುವ ಗುಣಗಳಿಂದ ಸಮೃದ್ಧವಾಗಿದೆ.
- ಹಣ್ಣುಗಳು ರುಚಿಯಲ್ಲಿ ಸಿಹಿಯಾಗಿರುತ್ತವೆ, ಶೀತ ಗುಣವನ್ನು ಹೊಂದಿವೆ.
- ಬೀಜಗಳು ಖಾರ ಮಿಶ್ರಿತ ಕಹಿ ರುಚಿ ಮತ್ತು ಉಷ್ಣ ಗುಣವನ್ನು ಹೊಂದಿರುತ್ತವೆ.
- ತೊಗಟೆಯು ಉಷ್ಣ ಗುಣವನ್ನು ಹೊಂದಿದೆ.
- ಹಣ್ಣುಗಳು ವಾತ ಮತ್ತು ಪಿತ್ತವನ್ನು ಸಮತೋಲನಗೊಳಿಸುತ್ತವೆ, ಕಫ ದೋಷವನ್ನು ಹೆಚ್ಚಿಸುತ್ತವೆ.

ಸೀತಾಫಲದ ಮನೆಮದ್ದುಗಳು

ಲೈಂಗಿಕ ಶಕ್ತಿಗಾಗಿ ಬೆಲ್ಲ ಮತ್ತು ಏಲಕ್ಕಿಯೊಂದಿಗೆ ಹಣ್ಣಿನ ತಿರುಳು
1/2 ಕಪ್ ನಷ್ಟು ನೈಸರ್ಗಿಕವಾಗಿ ಮಾಗಿದ ಹಣ್ಣಿನ ತಿರುಳನ್ನು ಸಂಗ್ರಹಿಸಲಾಗುತ್ತದೆ. ಇದಕ್ಕೆ, ಕಾಲು ಕಪ್ ಬೆಲ್ಲ ಮತ್ತು 2 ಚಿಟಿಕೆ ಏಲಕ್ಕಿ ಪುಡಿಯನ್ನು ಸೇರಿಸಿ, 15-20 ದಿನಗಳವರೆಗೆ ಪ್ರತಿದಿನ

ನೀಡಲಾಗುತ್ತದೆ. ಇದು ಲೈಂಗಿಕ ಆರೋಗ್ಯವನ್ನು ವೃದ್ಧಿಸುತ್ತದೆ.

ಹೇನಿನ ಸಮಸ್ಯೆಗೆ ಬೀಜದ ಪುಡಿ

ಬೀಜಗಳನ್ನು ಚೆನ್ನಾಗಿ ಪುಡಿಮಾಡಿ ನುಣ್ಣಗಿನ ಪುಡಿಯನ್ನು ತಯಾರಿಸಲಾಗುತ್ತದೆ. ಇದನ್ನು ಇಡೀ ತಲೆಗೆ ಲೇಪಿಸಲಾಗುತ್ತದೆ, ನಂತರ ಹತ್ತಿ ಬಟ್ಟೆಯಿಂದ ಮುಚ್ಚಲಾಗುತ್ತದೆ. 1-2 ಗಂಟೆಗಳ ನಂತರ ಕೂದಲನ್ನು ತೊಳೆಯಲಾಗುತ್ತದೆ.

ಇದನ್ನು 1 ಅಥವಾ 2 ವಾರಗಳ ಅವಧಿಗೆ 2 ಅಥವಾ 3 ದಿನಗಳಲ್ಲಿ ಒಮ್ಮೆ ಲೇಪಿಸಬಹುದು. ಇದು ಹೇನು ಮತ್ತು ತಲೆಹೊಟ್ಟನ್ನು ಸಂಪೂರ್ಣ ನಿರ್ಮೂಲನೆ ಮಾಡಲು ಸಹಾಯ ಮಾಡುತ್ತದೆ.

ಗಾಯ ಗುಣವಾಗಲು ತೊಗಟೆಯ ಕಷಾಯ

ಕಾಂಡದ ತೊಗಟೆಯನ್ನು ಅದರ ತಾಜಾ ರೂಪದಲ್ಲಿ ಸಂಗ್ರಹಿಸಿ ಕಷಾಯವನ್ನು ತಯಾರಿಸಲಾಗುತ್ತದೆ. ಗಾಯಗಳನ್ನು ತೊಳೆಯಲು ಇದನ್ನು ಬಳಸಲಾಗುತ್ತದೆ. ವಾಸಿಯಾಗದ ಗಾಯಗಳಲ್ಲಿ ಇದು ಗಮನಾರ್ಹ ಪ್ರಯೋಜನಗಳನ್ನು ಹೊಂದಿದೆ.

ತಲೆಹೊಟ್ಟು ಮತ್ತು ತಲೆಯ ತುರಿಕೆಗೆ ಎಲೆಗಳ ಕಷಾಯ

ಎಲೆಗಳನ್ನು ಬಳಸಿ ಕಷಾಯವನ್ನು ತಯಾರಿಸಲಾಗುತ್ತದೆ. ಇದಕ್ಕೆ ಸ್ವಲ್ಪ ಟಂಕಣ ಭಸ್ಮವನ್ನು ಸೇರಿಸಿ ಕರಗಿಸಲಾಗುತ್ತದೆ. ಕೂದಲು ಅಥವಾ ನೆತ್ತಿಯನ್ನು ತೊಳೆಯಲು ಇದನ್ನು ಬಳಸಲಾಗುತ್ತದೆ. 3-4 ದಿನಗಳ ಕಾಲ ನಿಯಮಿತವಾಗಿ ತಲೆಯನ್ನು ಈ ಕಷಾಯದಿಂದ ತೊಳೆಯುವುದು ಅಥವಾ ಒಂದು ವಾರದ ಅವಧಿಗೆ ಪರ್ಯಾಯ ದಿನಗಳಲ್ಲಿ ಈ ಕಷಾಯದಿಂದ ತಲೆಯನ್ನು ತೊಳೆಯುವುದು ತಲೆಹೊಟ್ಟು ಮತ್ತು ನೆತ್ತಿಯ ತುರಿಕೆಯನ್ನು ನಿವಾರಿಸಲು ಸಹಾಯ ಮಾಡುತ್ತದೆ.

124
ತಲೆನೋವು, ವಾಂತಿ, ಕಣ್ಣಿನ ಆರೈಕೆಗೆ ಚಹಾ

ಚಹಾ ಗಿಡದ ಮುಖ್ಯವಾಗಿ ಬಳಸಬಹುದಾದ ಭಾಗ ಎಲೆ. ಕೆಲವರು ಹೂಗಳನ್ನೂ ಬಳಸುತ್ತಾರೆ. ಸಂಸ್ಕರಣೆಯ ವಿಧಾನವನ್ನು ಆಧರಿಸಿ ಚಹಾವನ್ನು ವಿವಿಧ ರೀತಿಯಲ್ಲಿ ಹೆಸರಿಸಲಾಗಿದೆ.

1. ತಲೆನೋವು ಮತ್ತು ಬಾಯಿಯ ದುರ್ವಾಸನೆಯ ನಿವಾರಣೆಗೆ ಚಹಾ

ಒಂದು ಟೀ ಚಮಚ ಚಹಾ ಪುಡಿಯನ್ನು ಒಂದು ಕಪ್ ಬೆಚ್ಚಗಿನ ನೀರಿಗೆ ಸೇರಿಸಿ ಸ್ವಲ್ಪ ಸಮಯದವರೆಗೆ ಇಡಲಾಗುತ್ತದೆ. ನಂತರ, ಅರ್ಧ ಚಮಚ ನಿಂಬೆ ರಸವನ್ನು ಇದಕ್ಕೆ ಬೆರೆಸಲಾಗುತ್ತದೆ. ಅಗತ್ಯವಿದ್ದರೆ ಸ್ವಲ್ಪ ಸಕ್ಕರೆಯನ್ನೂ ಸೇರಿಸಬಹುದು. ಇದನ್ನು ಸೇವಿಸುವುದರಿಂದ ತಲೆನೋವು ಮತ್ತು ಬಾಯಿಯ ದುರ್ವಾಸನೆ ನಿವಾರಣೆಯಾಗುತ್ತದೆ.

2. ಗಾಯವನ್ನು ತೊಳೆಯಲು ಚಹಾ

ಒಂದು ಚಮಚ ಚಹಾ ಪುಡಿಯನ್ನು 4 ಕಪ್ ನೀರಿನೊಂದಿಗೆ ಕುದಿಸಿ 2 ಕಪ್ ಗೆ ಇಳಿಸಿ ಸೋಸಲಾಗುತ್ತದೆ. ಈ ಕಷಾಯವನ್ನು ಗಾಯ ಮತ್ತು ಹುಣ್ಣುಗಳನ್ನು ತೊಳೆಯಲು ಬಳಸಲಾಗುತ್ತದೆ. ಬಾಯಿಯ ಹುಣ್ಣು ಮತ್ತು ವಸಡಿನ ರಕ್ತಸ್ರಾವದಲ್ಲಿಯೂ ಬಾಯಿ ಮುಕ್ಕುಳಿಸಲು ಇದನ್ನು ಬಳಸಬಹುದು.

3. ಪಿತ್ತ ಸಂಬಂಧಿತ ವಾಂತಿ ಮತ್ತು ವಾಕರಿಕೆಗೆ

5 ತುಂಡು ಮಜ್ಜಿಗೆ ಹುಲ್ಲಿನೊಂದಿಗೆ (ಲೆಮನ್ ಗ್ರಾಸ್), 1 ಟೀ ಚಮಚ ಚಹಾ ಪುಡಿಯನ್ನು ಒಂದು ಕಪ್ ಬಿಸಿ ನೀರಿಗೆ ಸೇರಿಸಿ ಸ್ವಲ್ಪ ಸಮಯದವರೆಗೆ ಇಡಲಾಗುತ್ತದೆ. ನಂತರ ಇದಕ್ಕೆ ಅರ್ಧ ಕಪ್ ಪುನರ್ಪುಳಿ ರಸವನ್ನು ಸೇರಿಸಿ ಚೆನ್ನಾಗಿ ಮಿಶ್ರಣ ಮಾಡಲಾಗುತ್ತದೆ. ಬೇಕಿದ್ದರೆ ಸಕ್ಕರೆ ಅಥವಾ ಬೆಲ್ಲವನ್ನು ಇದಕ್ಕೆ ಸೇರಿಸಬಹುದು. ಇದು ವಾಕರಿಕೆ, ವಾಂತಿ ಇತ್ಯಾದಿ ತೊಂದರೆಗಳಲ್ಲಿ ಉತ್ತಮ ಪರಿಣಾಮವನ್ನು ಬೀರುತ್ತದೆ. ಇದನ್ನು ಆಹಾರದ ಮೊದಲು, ಅರ್ಧ ಕಪ್ ಪ್ರಮಾಣದಲ್ಲಿ ದಿನಕ್ಕೆ 2 - 3 ಬಾರಿ ಸೇವಿಸಬಹುದು.

4. ಬಾಯಿ ಹುಣ್ಣಿನ ಸಮಸ್ಯೆಯಲ್ಲಿ ಚಹಾದ ತಾಜಾ ಎಲೆಗಳನ್ನು ಅಗಿಯುವುದು
ಚಹಾದ ಎಳೆಯ ಎಲೆಗಳನ್ನು ಅಗಿಯುವುದು ಬಾಯಿ ಹುಣ್ಣಿಗೆ ಸಂಬಂಧಿಸಿದ ನೋವನ್ನ ತಕ್ಷಣವೇ ನಿವಾರಿಸಲು ಸಹಾಯ ಮಾಡುತ್ತದೆ.

5. ಕಣ್ಣುಗಳ ಆರೋಗ್ಯಕ್ಕೆ ತಾಜಾ ಎಲೆಗಳ ಪೇಸ್ಟ್
ಚಹಾದ ತಾಜಾ ಎಳೆ ಎಲೆಗಳನ್ನು ಸಂಗ್ರಹಿಸಿ ಪೇಸ್ಟ್ ತಯಾರಿಸಲಾಗುತ್ತದೆ. ಅಗತ್ಯವಿದ್ದರೆ ಸ್ವಲ್ಪ ರೋಸ್ ವಾಟರ್ ಅನ್ನು ಸೇರಿಸಬಹುದು. ಇದನ್ನು ಮುಚ್ಚಿದ ಕಣ್ಣುಗಳ ಮೇಲೆ ಬಾಹ್ಯವಾಗಿ ಲೇಪಿಸಲಾಗುತ್ತದೆ. ಇದು ಕಣ್ಣುಗಳಿಗೆ ಹಿತಕರ ಪರಿಣಾಮವನ್ನು ನೀಡುತ್ತದೆ. ಇದು ಕಣ್ಣುಗಳ ಆಯಾಸ ಮತ್ತು ಕೆಲಸದ ಬಳಲಿಕೆಯನ್ನು ನಿವಾರಿಸಲು ಸಹಾಯ ಮಾಡುತ್ತದೆ.

ಗಮನಿಸಿ: ಲೇಪವು ಒಣಗುವ ಮೊದಲು ಅದನ್ನು ತೆಗೆದುಹಾಕಬೇಕು.

6. ಪ್ರಯಾಣಿಸುವಾಗ ಉಂಟಾಗುವ ವಾಂತಿ, ಶೀತ ಮತ್ತು ಕೆಮ್ಮಿಗೆ ಗ್ರೀನ್ ಟೀ
ಸಕ್ಕರೆ ರಹಿತ ಚಹಾವನ್ನು ತಯಾರಿಸಿ ಇದಕ್ಕೆ ಒಂದು ಚಿಟಿಕೆ ಶುಂಠಿ ಪುಡಿ ಮತ್ತು 3-4 ತಾಜಾ ತುಳಸಿ ಎಲೆಗಳನ್ನು ಸೇರಿಸಿ 2-3 ನಿಮಿಷಗಳ ಕಾಲ ಇರಿಸಲಾಗುತ್ತದೆ. ನಂತರ ಕಾಲು ಚಮಚ ನಿಂಬೆ ರಸವನ್ನು ಸೇರಿಸಿ ಸೋಸಲಾಗುತ್ತದೆ. ಅಲರ್ಜಿ ಕೆಮ್ಮು, ಶೀತ, ಗಂಟಲು ನೋವು, ಪ್ರಯಾಣಿಸುವಾಗ ಉಂಟಾಗುವ ವಾಂತಿ ಇತ್ಯಾದಿ ತೊಂದರೆಗಳನ್ನು ನಿವಾರಿಸಲು ಇದು ಉಪಯುಕ್ತವಾಗಿದೆ. ಕಫ ದೋಷ ವೃದ್ಧಿಯಾಗಿದ್ದರೆ, ಅರ್ಧ ಚಮಚ ಜೇನುತುಪ್ಪವನ್ನು ಕೂಡ ಸೇರಿಸಬಹುದು.

125

ಸೀಳು ಕೂದಲು, ತಲೆನೋವು, ಪ್ರಯಾಣಿಸುವಾಗ ಉಂಟಾಗುವ ವಾಂತಿಗೆ ವೆನಿಲ್ಲಾದ ಮನೆಮದ್ದು

ವೆನಿಲ್ಲಾವನ್ನು ಸಾಮಾನ್ಯವಾಗಿ ಸುವಾಸನೆ ಮತ್ತು ರುಚಿಯನ್ನು ಹೆಚ್ಚಿಸುವ ಉದ್ದೇಶಕ್ಕಾಗಿ ಬಳಸಲಾಗುತ್ತದೆ. ಇದು ಅನೇಕ ಆರೋಗ್ಯ ಪ್ರಯೋಜನಗಳನ್ನು ಹೊಂದಿದೆ.
ವೆನಿಲ್ಲಾವು ಹೆಚ್ಚಿನ ಪ್ರಮಾಣದ ಸರಳ ಮತ್ತು ಸಂಕೀರ್ಣ ಸಕ್ಕರೆಗಳು, ಸಾರಭೂತ ತೈಲಗಳು, ಜೀವಸತ್ವಗಳು ಮತ್ತು ಖನಿಜಗಳನ್ನು ಒಳಗೊಂಡಿರುತ್ತದೆ. ವೆನಿಲ್ಲದಲ್ಲಿರುವ ಮುಖ್ಯ ರಾಸಾಯನಿಕ ಅಂಶವೆಂದರೆ ವೆನಿಲಿನ್. ವೆನಿಲ್ಲಾ ಸಾರವು ಸ್ವಲ್ಪ ಪ್ರಮಾಣದ ನಿಯಾಸಿನ್, ಪ್ಯಾಂಟೊಥೆನಿಕ್ ಆಸಿಡ್, ಥಯಾಮಿನ್, ರೈಬೋಫ್ಲಾವಿನ್ ಮತ್ತು ವಿಟಮಿನ್ ಬಿ 6 ನಂತಹ ವಿಟಮಿನ್ ಗಳನ್ನು ಹೊಂದಿರುತ್ತದೆ. ಕ್ಯಾಲ್ಸಿಯಂ, ಮೆಗ್ನೀಸಿಯಮ್, ಪೊಟ್ಯಾಸಿಯಮ್, ಮ್ಯಾಂಗನೀಸ್, ಕಬ್ಬಿಣ, ಸತು ಮುಂತಾದ ಸಣ್ಣ ಪ್ರಮಾಣದ ಖನಿಜಗಳು ಕೂಡಾ ವೆನಿಲ್ಲಾದಲ್ಲಿ ಅಡಕವಾಗಿರುತ್ತವೆ. ವೆನಿಲ್ಲಾ ಒಂದು ಉತ್ತಮ ಉರಿಯೂತ ನಿವಾರಕ, ಗಾಯವನ್ನು ಗುಣಪಡಿಸುವ ಮತ್ತು ನೋವು ನಿವಾರಕ ಮೂಲಿಕೆಯಾಗಿದೆ.

ವೆನಿಲ್ಲಾ ಮನೆಮದ್ದುಗಳು

1. ವೆನಿಲ್ಲಾದ ಬಿಸಿ ಕಷಾಯ
3-4 ಸೆಂ.ಮೀ. ಒಣಗಿಸಿ, ಪುಡಿಮಾಡಿದ ವೆನಿಲ್ಲಾ ಕೋಡುಗಳನ್ನು ತೆಗೆದುಕೊಂಡು ಬಿಸಿ ನೀರಿಗೆ ಸೇರಿಸಲಾಗುತ್ತದೆ. ಇದು ಸ್ವಯಂ ತಣ್ಣಗಾದ ನಂತರ ಸೋಸಲಾಗುತ್ತದೆ. ಇದನ್ನು ಮುಂಜಾನೆ ಸೇವಿಸುವುದು ಆಸಿಡ್ ಪೆಪ್ಟಿಕ್ ಕಾಯಿಲೆಗಳಲ್ಲಿ ಉಪಯುಕ್ತವಾಗಿದೆ.

ಗಮನಿಸಿ: ಆದರೆ ಇದನ್ನು ಪದೇ ಪದೇ ತೆಗೆದುಕೊಳ್ಳುವುದರಿಂದ ಉರಿಯುವ ಸಂವೇದನೆಯನ್ನು ಉಂಟುಮಾಡಬಹುದು.

2. ಸೀಳು ಕೂದಲು ಮತ್ತು ತಲೆನೋವಿಗೆ ವೆನಿಲ್ಲಾ ಎಣ್ಣೆ

100 ಮಿ.ಲೀ. ತೆಂಗಿನ ಎಣ್ಣೆ, 200 ಮಿ.ಲೀ. ನೀರು ಮತ್ತು 20 ಗ್ರಾಂ ಒಣಗಿದ ವೆನಿಲ್ಲಾ ಕೋಡನ್ನು ಅನ್ನು ಒಟ್ಟಿಗೆ ಕುದಿಸಲಾಗುತ್ತದೆ. ಒಟ್ಟು ನೀರಿನ ಅಂಶವು ಆವಿಯಾಗುವವರೆಗೆ ಎಣ್ಣೆಯನ್ನು ಮಂದ ಉರಿಯಲ್ಲಿ ಕಾಯಿಸಿ, ಸೋಸಲಾಗುತ್ತದೆ.

ಸೀಳು ಕೂದಲು ಮತ್ತು ಕೂದಲು ಉದುರುವಿಕೆಯನ್ನು ನಿವಾರಿಸಲು ಈ ಎಣ್ಣೆಯನ್ನು ನಿಯಮಿತವಾಗಿ ಹಚ್ಚಲಾಗುತ್ತದೆ. ಇದು ಕೂದಲಿಗೆ ಉತ್ತಮ ಪರಿಮಳವನ್ನು ನೀಡುವುದರಿಂದ ಹೆಚ್ಚಿನ ಜನರು ಇದನ್ನು ಇಷ್ಟಪಡುತ್ತಾರೆ. ತಲೆಹೊಟ್ಟು ಮತ್ತು ತಲೆನೋವಿನಲ್ಲಿಯೂ ಇದು ಉಪಯುಕ್ತವಾಗಿದೆ.

3. ಗಂಟಲು ನೋವು ಮತ್ತು ಗಂಟಲಿನ ಕಿರಿಕಿರಿಯಲ್ಲಿ ವೆನಿಲ್ಲಾ ಪ್ರಯೋಗ

2-3 ಚಿಟಿಕೆ ಒಣಗಿದ ವೆನಿಲ್ಲಾವನ್ನು ತೆಗೆದುಕೊಂಡು ಚೆನ್ನಾಗಿ ಪುಡಿಮಾಡಲಾಗುತ್ತದೆ. ಇದನ್ನು ಬಾಯಿಯೊಳಗೆ ಇಟ್ಟುಕೊಂಡು ಸ್ವಲ್ಪ ನೀರಿನಿಂದ ಬಾಯಿ ಮುಕ್ಕಳಿಸಲಾಗುತ್ತದೆ. ಇದು ಗಂಟಲು ನೋವು ಮತ್ತು ಗಂಟಲಿನ ಕಿರಿಕಿರಿಯನ್ನು ಕಡಿಮೆ ಮಾಡುತ್ತದೆ. ದೀರ್ಘಕಾಲದ ಕೆಮ್ಮಿನಲ್ಲೂ ಇದು ಉಪಯುಕ್ತವಾಗಿದೆ.

4. ವಾಕರಿಕೆ ಮತ್ತು ಪ್ರಯಾಣಿಸುವಾಗ ಉಂಟಾಗುವ ವಾಂತಿಗೆ ವೆನಿಲ್ಲಾ

ವೆನಿಲ್ಲಾ ಮನಸ್ಸನ್ನು ಶಾಂತಗೊಳಿಸಲು ಸಹಾಯ ಮಾಡುವ ಹಿತವಾದ ಪರಿಮಳವನ್ನು ಹೊಂದಿದೆ. ಆದ್ದರಿಂದ, ಗ್ರೀನ್ ಟೀ ಅಥವಾ ಸಾಂಪ್ರದಾಯಿಕ ಟೀ ಜೊತೆಗೆ ಒಂದು ಚಿಟಿಕೆ ಒಣ ವೆನಿಲ್ಲಾ ಪುಡಿಯನ್ನು ಸೇರಿಸುವುದು ವಾಂತಿ, ವಾಕರಿಕೆ ಮತ್ತು ಪ್ರಯಾಣಿಸುವಾಗ ಉಂಟಾಗುವ ವಾಂತಿಯನ್ನು ತಡೆಯಲು ಸಹಾಯ ಮಾಡುತ್ತದೆ. ಹೊಟ್ಟೆಯ ತೊಂದರೆಯಲ್ಲೂ ಇದನ್ನು ಉಪಯೋಗಿಸಬಹುದು.

126

ಬಾಯಿ ಹುಣ್ಣು, ಮುಟ್ಟಿನ ಪೂರ್ವ ತಲೆನೋವಿಗೆ ತಾರೆಕಾಯಿ ಮನೆಮದ್ದು

ತ್ರಿಫಲಾದ ಮೂರು ಘಟಕಾಂಶಗಳಲ್ಲಿ ವಿಭೀತಕಿ ಅಥವಾ ತಾರೆಕಾಯಿಯೂ ಒಂದು. ಇದು ಉಷ್ಣ ಗುಣ, ಒಗರು ರುಚಿಯನ್ನು ಹೊಂದಿರುತ್ತದೆ. ಇದು ಕಫ ಮತ್ತು ವಾತ ದೋಷವನ್ನು ಸಮತೋಲನಗೊಳಿಸುತ್ತದೆ ಮತ್ತು ಸ್ವಲ್ಪ ಮಟ್ಟಿನ ಪಿತ್ತ ವೃದ್ಧಿಗೆ ಕಾರಣವಾಗುತ್ತದೆ. ಇದರ ರುಚಿಕರವಾದ ಬೀಜದ ತಿರುಳು ಮಕ್ಕಳಿಗೆ ಇಷ್ಟವಾಗುತ್ತದೆ. ಇದರ ಹೆಚ್ಚಿನ ಸೇವನೆಯು ವಾಂತಿ, ವಾಕರಿಕೆ, ತೇಗು ಇತ್ಯಾದಿಗಳಿಗೆ ಕಾರಣವಾಗುತ್ತದೆ. ಆದ್ದರಿಂದ ಮಕ್ಕಲ್ಲಿ ಬೀಜದ ತಿರುಳಿನ ಉಪಯೋಗವನ್ನು ತಪ್ಪಿಸಬೇಕು.

ಮನೆಮದ್ದುಗಳು

1. ಬಾಯಿ ಹುಣ್ಣಿಗೆ ತಾರೆಕಾಯಿ ಕಾಂಡದ ತೊಗಟೆಯ ಕಷಾಯ

ಕಾಂಡದ ತೊಗಟೆಯನ್ನು ಸಂಗ್ರಹಿಸಿ ಅದರ ಹೊರ ಸಿಪ್ಪೆಯನ್ನು ತೆಗೆಯಲಾಗುತ್ತದೆ. ನಂತರ ತೊಗಟೆಯನ್ನು ಪುಡಿಮಾಡಿ ಕಷಾಯವನ್ನು ತಯಾರಿಸಲಾಗುತ್ತದೆ. ಬಾಯಿ ಹುಣ್ಣುಗಳ ನಿವಾರಣೆಗೆ ಈ ಕಷಾಯವನ್ನು ಬಾಯಿ ಮುಕ್ಕುಳಿಸಲು ಬಳಸಲಾಗುತ್ತದೆ.

2. ಕಜ್ಜಿಗೆ ತಾರೆಕಾಯಿ ಎಲೆಯ ಕಷಾಯ

ವಿಭೀತಕಿ ಮರದ ಎಲೆಯ ಕಷಾಯವು ಬೆರಳುಗಳ ಸಂದುಗಳಲ್ಲಿ ಉಂಟಾಗುವ ತುರಿಕೆಯಲ್ಲಿ ತುಂಬಾ ಪ್ರಯೋಜನಕಾರಿಯಾಗಿದೆ. ಇದನ್ನು ಬಾಹ್ಯ ಬಳಕೆ ಮತ್ತು ಸೇವನೆಗೂ ಬಳಸಬಹುದು. ಸೇವನಾ ಪ್ರಮಾಣ 30 - 50 ಮಿ.ಲೀ., ಆಹಾರದ ಮೊದಲು ದಿನಕ್ಕೆ ಒಂದು ಅಥವಾ ಎರಡು ಬಾರಿ.

3. ಮುಟ್ಟಿನ ಪೂರ್ವದ ತಲೆನೋವಿಗೆ ಜೀರಿಗೆ ಸೇರಿಸಿದ ತಾರೆಕಾಯಿ ಸಿಪ್ಪೆಯ ಬಿಸಿ ಕಷಾಯ

ಹಣ್ಣಿನ ಸಿಪ್ಪೆಯ ತರಿತರಿಯಾದ ಪುಡಿಯಿಂದ ಬಿಸಿ ಕಷಾಯವನ್ನು ತಯಾರಿಸಲಾಗುತ್ತದೆ. ನಂತರ 2

ಗ್ರಾಂ ಜೀರಿಗೆ ಪುಡಿಯನ್ನು ಸೇರಿಸಿ 50-60 ಮಿ.ಲೀ. ಪ್ರಮಾಣದಲ್ಲಿ ತೆಗೆದುಕೊಳ್ಳಲಾಗುತ್ತದೆ. ಇದು ಮುಟ್ಟಿನ ಪೂರ್ವದ ತಲೆನೋವನ್ನು ನಿವಾರಿಸುತ್ತದೆ.

4. ರಕ್ತಸ್ರಾವವನ್ನು ತಡೆಯಲು ಹಣ್ಣಿನ ಸಿಪ್ಪೆಯ ಪೇಸ್ಟ್

ತುರ್ತು ಸಂದರ್ಭದಲ್ಲಿ, ಹಣ್ಣಿನ ಸಿಪ್ಪೆಯ ನುಣ್ಣಗಿನ ಪೇಸ್ಟ್ ತಯಾರಿಸಿ ರಕ್ತಸ್ರಾವವಾಗುತ್ತಿರುವ ಜಾಗದ ಮೇಲೆ ಲೇಪಿಸಲಾಗುತ್ತದೆ. ಇದು ರಕ್ತಸ್ರಾವವನ್ನು ತ್ವರಿತವಾಗಿ ನಿಲ್ಲಿಸಲು ಸಹಾಯ ಮಾಡುತ್ತದೆ.

5. ಹುಣ್ಣುಗಳಿಗೆ ಹಣ್ಣಿನ ಸಿಪ್ಪೆಯ ಪುಡಿ

ಹಣ್ಣಿನ ಸಿಪ್ಪೆಯ ಪುಡಿಯನ್ನು ಕೀವು ಅಥವಾ ಯಾವುದೇ ಸ್ರಾವವನ್ನು ಹೊಂದಿರುವ ಗಾಯಗಳ ಮೇಲೆ ಸಿಂಪಡಿಸಲು ಬಳಸಲಾಗುತ್ತದೆ. ಇದು ಸ್ರಾವವನ್ನು ನಿಲ್ಲಿಸುತ್ತದೆ ಮತ್ತು ಗಾಯವನ್ನು ಗುಣಪಡಿಸುವ ಪ್ರಕ್ರಿಯೆಗೆ ಸಹಾಯ ಮಾಡುತ್ತದೆ.

6. ಕೂದಲಿನ ಅಕಾಲಿಕ ನೆರೆಗೆ ಬೀಜದ ಎಣ್ಣೆ

ಬೀಜದ ಮಜ್ಜೆ ಅಥವಾ ಬೀಜದ ನುಣ್ಣಗಿನ ಪೇಸ್ಟ್ ತಯಾರಿಸಲಾಗುತ್ತದೆ (ಅಂದಾಜು 50 ಗ್ರಾಂ). ಇದಕ್ಕೆ 200 ಮಿ.ಲೀ. ಎಳ್ಳೆಣ್ಣೆಯನ್ನು ಸೇರಿಸಿ, 10-12 ದಿನಗಳವರೆಗೆ ಬಿಸಿಲಿನಲ್ಲಿ ಇಡಲಾಗುತ್ತದೆ. ಪ್ರತಿದಿನ ಇದನ್ನು ಚೆನ್ನಾಗಿ ಬೆರೆಸಲಾಗುತ್ತದೆ. ನಂತರ ಅದನ್ನು ಸೋಸಿ ಬಳಸಲಾಗುತ್ತದೆ. ಕೂದಲು ಅಕಾಲಿಕ ನರೆಯ ನಿವಾರಣೆಗೆ ಈ ಎಣ್ಣೆಯನ್ನು ಕೂದಲಿನ ಬುಡಕ್ಕೆ ಹಚ್ಚಲಾಗುತ್ತದೆ.

127

ತಲೆನೋವು, ಅರ್ಟಿಕೇರಿಯಾ (ಅಲರ್ಜಿ ದದ್ದು), ಜ್ವರಕ್ಕೆ ಕಾಡು ಅರಿಶಿನದ ಮನೆಮದ್ದು

ವನಹರಿದ್ರ ಅಥವಾ ಅರಣ್ಯ ಹರಿದ್ರ ಎಂದು ಕರೆಯಲ್ಪಡುವ ಕಾಡು ಅರಿಶಿನವು ಕೀಟಗಳ ಕಡಿತ, ತಲೆನೋವು, ಜ್ವರ, ಕೆಮ್ಮು, ಅಲರ್ಜಿ ಇತ್ಯಾದಿಗಳ ಚಿಕಿತ್ಸೆಯಲ್ಲಿ ಉಪಯುಕ್ತವಾಗಿದೆ.

1. ಜ್ವರ ಮತ್ತು ಕೆಮ್ಮಿನಲ್ಲಿ ಜೇನುತುಪ್ಪದೊಂದಿಗೆ ಕಾಡು ಅರಿಶಿನದ ಪುಡಿ

1-2 ಗ್ರಾಂ ಒಣಗಿದ ಕಾಡು ಅರಿಶಿನದ ಪುಡಿಯನ್ನು 1 ಟೀ ಚಮಚ ಜೇನುತುಪ್ಪದೊಂದಿಗೆ ಸೇವಿಸಲಾಗುತ್ತದೆ. ಇದು ಶ್ವಾಸಕೋಶ ಸಂಬಂಧಿ ಸೋಂಕು ಮತ್ತು ವೈರಲ್ ಜ್ವರವನ್ನು ಶಮನಗೊಳಿಸುತ್ತದೆ.

2. ನೆಗಡಿ ಮತ್ತು ಗಲಗ್ರಂಥಿಯ ಉರಿಯೂತಕ್ಕೆ ಔಷಧೀಯ ಧೂಮಪಾನ

ಕಾಡು ಅರಿಶಿನ ಪುಡಿಯನ್ನುಪಯೋಗಿಸಿ ಧೂಮಪಾನ ಚಿಕಿತ್ಸೆ (ಔಷಧೀಯ ಹೊಗೆಯನ್ನು ಉಸಿರಾಡುವ ಪ್ರಕ್ರಿಯೆ) ಮಾಡುವುದರಿಂದ ಗಟ್ಟಿಯಾದ ಕಫವು ದ್ರವೀಕರಣಗೊಂಡು ಬಾಯಿಯ ಮೂಲಕ ಹೊರಬರುವುದಕ್ಕೆ ಸಹಾಯ ಮಾಡುತ್ತದೆ. ಆದ್ದರಿಂದ ಇದು ನೆಗಡಿ ಮತ್ತು ಗಲಗ್ರಂಥಿಯ ಉರಿಯೂತದಲ್ಲಿ ಉಪಯುಕ್ತವಾಗಿದೆ.

3. ಲಿಂಫೆಡಿನೈಟಿಸ್ ನಲ್ಲಿ ಕಾಡು ಅರಿಶಿನದ ಪೇಸ್ಟ್ ಲೇಪನ

ಕಾಡು ಅರಿಶಿನದ ಪೇಸ್ಟ್ ಅನ್ನು ಸುಣ್ಣದ ಜೊತೆಗೆ ಕಂಕುಳು ಅಥವಾ ತೊಡೆಸಂದಿನಲ್ಲಿ ಲೇಪಿಸಲಾಗುತ್ತದೆ. ಇದು ದುಗ್ಧರಸ ಗ್ರಂಥಿಯ ಹಿಗ್ಗುವಿಕೆಯಲ್ಲಿ ಉಂಟಾಗುವ ನೋವು ಮತ್ತು ಊತವನ್ನು ಕಡಿಮೆ ಮಾಡುತ್ತದೆ.

128

ಮುಟ್ಟಿನ ನೋವು, ಹೊಟ್ಟೆಯ ಸಮಸ್ಯೆಗಳಿಗೆ ಜೀರಿಗೆಯ ಮನೆಮದ್ದು

ಅಡುಗೆಯಲ್ಲಿ ಸಾಮಾನ್ಯವಾಗಿ ಬಳಸುವ ಮಸಾಲೆ ಪದಾರ್ಥಗಳಲ್ಲಿ ಜೀರಿಗೆಯೂ ಒಂದು. ಪರಿಮಳಯುಕ್ತ ವಸ್ತುವಾಗಿರುವುದರಿಂದ ಇದು ಆಹಾರಕ್ಕೆ ಉತ್ತಮ ರುಚಿ ಮತ್ತು ವಾಸನೆಯನ್ನು ನೀಡುತ್ತದೆ.

ಜೀರಿಗೆಯ ಮನೆಮದ್ದುಗಳು

1. ಹೊಟ್ಟೆಯುಬ್ಬರಕ್ಕೆ ಹುರಿದ ಜೀರಿಗೆ ಮತ್ತು ಶುಂಠಿಯ ಪುಡಿ

4 ಭಾಗ ಜೀರಿಗೆ, 2 ಭಾಗ ಒಣ ಶುಂಠಿ ಮತ್ತು 1 ಭಾಗ ಉಪ್ಪು (ಸೈಂಧವ ಲವಣವಾದರೆ ಉತ್ತಮ) - ಇಷ್ಟನ್ನು ತೆಗೆದುಕೊಂಡು ಪುಡಿ ಮಾಡಲಾಗುತ್ತದೆ. ಇದನ್ನು ಆಹಾರದ ಮೊದಲು ಬೆಚ್ಚಗಿನ ನೀರಿನೊಂದಿಗೆ ಅರ್ಧ ಚಮಚ ಪ್ರಮಾಣದಲ್ಲಿ ಸೇವಿಸಲಾಗುತ್ತದೆ.

ಇದು ಹೊಟ್ಟೆಯುಬ್ಬರವನ್ನು ನಿವಾರಿಸಲು, ಜೀರ್ಣಶಕ್ತಿಯನ್ನು ಉತ್ತೇಜಿಸಲು ಸಹಾಯ ಮಾಡುತ್ತದೆ ಹಾಗೂ ಹೊಟ್ಟೆ ನೋವನ್ನು ನಿವಾರಿಸುತ್ತದೆ.

2. ಅಜೀರ್ಣ, ಹಸಿವಿಲ್ಲದಿರುವುದು ಮತ್ತು ಅಸಿಡಿಟಿಗೆ ಜೀರಿಗೆ ನೀರು

20 ಗ್ರಾಂ ಜೀರಿಗೆಯನ್ನು ಸ್ವಲ್ಪ ಹುರಿದು, 200 ಮಿ.ಲೀ. ಬಿಸಿ ನೀರಿಗೆ ಸೇರಿಸಿ ಸ್ವಲ್ಪ ತಣ್ಣಗಾಗಲು ಬಿಡಲಾಗುತ್ತದೆ. ಉಗುರು ಬೆಚ್ಚಗಿರುವಾಗ ಇದನ್ನು ದಿನಕ್ಕೆ ಎರಡು ಬಾರಿ ತೆಗೆದುಕೊಳ್ಳಲಾಗುತ್ತದೆ.

ಇದು ವಿಶೇಷವಾಗಿ ಮಕ್ಕಳಲ್ಲಿ ಕಂಡುಬರುವ ಜೀರ್ಣ ಸಂಬಂಧಿತ ಸಮಸ್ಯೆಗಳನ್ನು ನಿವಾರಿಸಲು ಸಹಾಯ ಮಾಡುತ್ತದೆ.

3. ಮುಟ್ಟಿನ ನೋವಿಗೆ ಜೀರಿಗೆ ಮತ್ತು ಬೆಲ್ಲದ ಪರಿಹಾರ

50 ಗ್ರಾಂ ಜೀರಿಗೆ ಪುಡಿಯನ್ನು ಬಾಣಲೆಯಲ್ಲಿ ಹುರಿಯಲಾಗುತ್ತದೆ. ಇದನ್ನು 25 ಗ್ರಾಂ ಬೆಲ್ಲದೊಂದಿಗೆ ಬೆರೆಸಿ ಚೆನ್ನಾಗಿ ರುಬ್ಬಿ ಮಿಶ್ರಗೊಳಿಸಲಾಗುತ್ತದೆ. ನಂತರ 5 ಗ್ರಾಂ ತೂಕದ ಮಾತ್ರೆಗಳನ್ನು ತಯಾರಿಸಲಾಗುತ್ತದೆ.

ಈ ಮಾತ್ರೆಯನ್ನು ಮುಟ್ಟಿನ ನಿರೀಕ್ಷಿತ ದಿನಾಂಕಕ್ಕೆ 1-2 ದಿನಗಳ ಮೊದಲು ತೆಗೆದುಕೊಳ್ಳಲಾಗುತ್ತದೆ.

ಇದನ್ನು ತೆಗೆದುಕೊಂಡ ನಂತರ ಒಂದು ಕಪ್ ನೀರು ಅಥವಾ ಮಜ್ಜಿಗೆಯನ್ನು ಸೇವಿಸಬಹುದು.

ಮುಟ್ಟಿನ ನಂತರವೂ 2-3 ದಿನಗಳ ಕಾಲ ಇದನ್ನು ಮುಂದುವರಿಸಬಹುದು. ಮುಟ್ಟಿನ ಸಮಯದಲ್ಲಿ ಉಂಟಾಗುವ ನೋವು ಮತ್ತು ಅಸ್ವಸ್ಥತೆಯನ್ನು ಕಡಿಮೆ ಮಾಡಲು ಇದು ಸಹಾಯ ಮಾಡುತ್ತದೆ.

ಈ ಮನೆಮದ್ದು ಹಸಿವು, ಬಾಯಿರುಚಿ ಮತ್ತು ಜೀರ್ಣಕ್ರಿಯೆಯನ್ನು ಸುಧಾರಿಸುತ್ತದೆ.

4. ಆಯಾಸ ಮತ್ತು ಅತಿಯಾದ ಬಾಯಾರಿಕೆಗೆ ಜೀರಿಗೆಯ ಔಷಧೀಯ ಹಾಲು

5 ಗ್ರಾಂ ಜೀರಿಗೆ, 200 ಮಿ.ಲೀ. ಹಾಲು ಮತ್ತು 400 ಮಿ.ಲೀ. ನೀರನ್ನು ಒಟ್ಟಿಗೆ ಕುದಿಸಿ ಅದನ್ನು ಹಾಲಿನ ಪ್ರಮಾಣಕ್ಕೆ ಅಂದರೆ ಸರಿಸುಮಾರು 200-250 ಮಿ.ಲೀ. ಗೆ ಇಳಿಸಲಾಗುತ್ತದೆ.

ಇದಕ್ಕೆ 1 - 2 ಚಮಚ ಸಕ್ಕರೆ ಅಥವಾ ಬೆಲ್ಲವನ್ನು ಕೂಡ ಸೇರಿಸಬಹುದು.

ಇದು ಆಯಾಸ ಮತ್ತು ಬಾಯಾರಿಕೆಯನ್ನು ನಿವಾರಿಸುತ್ತದೆ. ಗರ್ಭಿಣಿಯರಲ್ಲಿ ಕಂಡುಬರುವ ವಾಂತಿಯಲ್ಲಿಯೂ ಇದು ಉಪಯುಕ್ತವಾಗಿದೆ.

5. ಕಫ ನಿವಾರಕವಾಗಿ ಜೀರಿಗೆ ಮತ್ತು ಕಲ್ಲುಸಕ್ಕರೆ

ತಲಾ 2 ಗ್ರಾಂ ಜೀರಿಗೆ ಮತ್ತು ಕಲ್ಲುಸಕ್ಕರೆಯನ್ನು ತೆಗೆದುಕೊಂಡು 3-5 ನಿಮಿಷಗಳ ಕಾಲ ಬಾಯಿಯಲ್ಲಿಟ್ಟು, ಕ್ರಮೇಣ ಅದನ್ನು ಜಗಿದು ನಿಧಾನವಾಗಿ ನುಂಗಲಾಗುತ್ತದೆ.

10-15 ನಿಮಿಷಗಳ ನಂತರ ಕಫ ಹೊರಬರಲು ಪ್ರಾರಂಭಿಸುತ್ತದೆ. ಹಾಗೆ ಬಂದ ಕಫವನ್ನು ಉಗುಳಬೇಕು.

ಇದನ್ನು ದಿನಕ್ಕೆ 5-6 ಬಾರಿ ಪುನರಾವರ್ತಿಸಬಹುದು.

ಒಣ ಕೆಮ್ಮು, ಗಂಟಲು ನೋವು ಇತ್ಯಾದಿಗಳಲ್ಲಿ ಇದು ಉಪಯುಕ್ತವಾಗಿದೆ.

129

ನಿಂಬೆ ಬೀಜಗಳು, ಸಿಪ್ಪೆ, ಎಲೆ ಮತ್ತು ಕಾಂಡದ ತೊಗಟೆಯ ಮನೆಮದ್ದುಗಳು

ನಿಂಬೆಯು ಅನೇಕ ಆರೋಗ್ಯ ಪ್ರಯೋಜನಗಳನ್ನು ಹೊಂದಿದ್ದು, ಹುಳಿ ಪದಾರ್ಥವಾಗಿರುವುದರಿಂದ ಇದು ಹೃದಯದ ಉತ್ತಮ ಉತ್ತೇಜಕವಾಗಿದೆ. ಇದು ರಕ್ತ ಪರಿಚಲನೆ ಮತ್ತು ಜೀರ್ಣಶಕ್ತಿಯನ್ನು ಸುಧಾರಿಸುತ್ತದೆ. ಹೊಟ್ಟೆಯುಬ್ಬರವನ್ನು ನಿವಾರಿಸಲು ಮತ್ತು ಕೊಲೆಸ್ಟ್ರಾಲ್ ಮಟ್ಟವನ್ನು ಕಡಿಮೆ ಮಾಡಲು ಉಪಯುಕ್ತವಾಗಿದೆ.

ನಿಂಬೆಯ ಮನೆಮದ್ದು

ಅತಿಸಾರಕ್ಕೆ ಲಿಂಬೆ ಹಣ್ಣಿನ ಸಿಪ್ಪೆಯ ಬೂದಿಯ ಮನೆಮದ್ದು

ರಸ ಹಿಂಡಿದ ನಂತರ ಉಳಿಯುವ ನಿಂಬೆಯ 3-4 ಸಿಪ್ಪೆಯನ್ನು ತೆಗೆದುಕೊಂಡು ಚೆನ್ನಾಗಿ ಒಣಗಿಸಲಾಗುತ್ತದೆ. ಇದನ್ನು ಸುಟ್ಟು ಬೂದಿ ಸಂಗ್ರಹಿಸಲಾಗುತ್ತದೆ.

ಇಂತಹ ಕಾಲು ಟೀಚಮಚ (500 ಮಿ.ಗ್ರಾಂ. - 1 ಗ್ರಾಂ) ಬೂದಿಗೆ, ಅರ್ಧ ಕಪ್ ಮೊಸರು ಸೇರಿಸಿ ದಿನಕ್ಕೆ 2-3 ಬಾರಿ ಸೇವಿಸಲಾಗುತ್ತದೆ. ಇದು ಅತಿಸಾರವನ್ನು ಪರಿಣಾಮಕಾರಿಯಾಗಿ ತಡೆಯಲು ಸಹಾಯ ಮಾಡುತ್ತದೆ.

ಹೊಟ್ಟೆಯಲ್ಲಿ ಗ್ಯಾಸ್ ಸಂಗ್ರಹಣೆ, ಹೊಟ್ಟೆಯುಬ್ಬರ ಮತ್ತು ಹೊಟ್ಟೆ ನೋವಿನಲ್ಲಿ ಇದು ಪರಿಣಾಮಕಾರಿ. ಸಾಮಾನ್ಯವಾಗಿ ಇದನ್ನು ನೀರು ಅಥವಾ ಮಜ್ಜಿಗೆಯೊಂದಿಗೆ ನೀಡಲಾಗುತ್ತದೆ.

ಮುಟ್ಟಿನ ನೋವಿಗೆ ನಿಂಬೆ ಬೀಜದ ಪರಿಹಾರ

5-8 ನಿಂಬೆ ಬೀಜಗಳನ್ನು ಪೇಸ್ಟ್ ಅಥವಾ ಪುಡಿ ಮಾಡಲಾಗುತ್ತದೆ. ಒಂದು ಟೀ ಚಮಚದಷ್ಟು ಪುಡಿಯನ್ನು ಒಂದು ಚಮಚ ತುಪ್ಪ ಮತ್ತು ಒಂದು ಚಿಟಿಕೆ (1 ಗ್ರಾಂ) ಉಪ್ಪಿನೊಂದಿಗೆ ಬೆರೆಸಲಾಗುತ್ತದೆ. ಮುಟ್ಟಿನ ಹೊಟ್ಟೆನೋವಿನಲ್ಲಿ ಇದನ್ನು ಬೆಚ್ಚಗಿನ ನೀರಿನೊಂದಿಗೆ ನೀಡಲಾಗುತ್ತದೆ.

ಸೇವನಾ ಪ್ರಮಾಣ

ಅರ್ಧ ಅಥವಾ ಒಂದು ಟೀ ಚಮಚ ದಿನಕ್ಕೆ ಒಮ್ಮೆ ಅಥವಾ ಎರಡು ಬಾರಿ, 1 ವಾರದವರೆಗೆ, ಆಹಾರದ ಮೊದಲು ಅಥವಾ ನಂತರ.

ವಾಂತಿ, ಗ್ಯಾಸ್ ಟ್ರಬಲ್ ಗೆ ನಿಂಬೆ ಎಲೆಯ ಸೂಪ್

ನಿಂಬೆ ಎಲೆಗಳನ್ನು ಒಂದು ಕಪ್ ಬಿಸಿ ನೀರಿನಲ್ಲಿ ಹಾಕಿ, ಇದಕ್ಕೆ ಒಂದು ಚಿಟಿಕೆ ಅರಿಶಿನ ಪುಡಿ, ಉಪ್ಪು, ಅರ್ಧ ಚಮಚ ಜೀರಿಗೆ ಮತ್ತು ಬೆಲ್ಲವನ್ನು ಸೇರಿಸಿ ಸೂಪ್ ತಯಾರಿಸಲಾಗುತ್ತದೆ.

ಈ ಸೂಪ್ ಅನ್ನು ಸಣ್ಣ ಪ್ರಮಾಣದಲ್ಲಿ ಪದೇ ಪದೇ ಸೇವಿಸಲಾಗುತ್ತದೆ. ಗರ್ಭಿಣಿಯರ ವಾಂತಿ ಸಮಸ್ಯೆ, ವಾಕರಿಕೆ, ಹಸಿವಿಲ್ಲದಿರುವುದು, ಅಜೀರ್ಣ ಇತ್ಯಾದಿಗಳ ಚಿಕಿತ್ಸೆಯಲ್ಲಿ ಇದು ಉಪಯುಕ್ತವಾಗಿದೆ.

ವಾಕರಿಕೆ ಮತ್ತು ವಾಂತಿಗೆ ನಿಂಬೆ ತೊಗಟೆಯ ಪರಿಹಾರ

1 ಚಮಚ ನಿಂಬೆ ಮರದ ಕಾಂಡದ ತೊಗಟೆಯನ್ನು 2 ಕಪ್ ನೀರಿಗೆ ಸೇರಿಸಿ, ಕುದಿಸಿ 1 ಕಪ್ ಗೆ ಇಳಿಸಲಾಗುತ್ತದೆ. ಇದನ್ನು ಸೋಸಿ, ಒಂದು ಚಿಟಿಕೆ ಉಪ್ಪನ್ನು ಸೇರಿಸಿ ಬಾಯಿ ಮುಕ್ಕಳಿಸಲು ಬಳಸಲಾಗುತ್ತದೆ. ಗರ್ಭಾವಸ್ಥೆಯಲ್ಲಿ ಉಂಟಾಗುವ ವಾಕರಿಕೆ ಮತ್ತು ವಾಂತಿ ಈ ಮನೆಮದ್ದಿನಿಂದ ವೇಗವಾಗಿ ಕಡಿಮೆಯಾಗುತ್ತದೆ.

130

ಬಾಳೆ ಹಣ್ಣು, ಕಾಂಡ, ಎಲೆ, ಬೇರು ಮತ್ತು ಹೂವಿನ ಮನೆಮದ್ದು

ಬಾಳೆ ಗಿಡದ ವಿವಿಧ ಭಾಗಗಳು ಅಂದರೆ ಮಾಗಿದ ಹಣ್ಣು, ಬಲಿಯದ ಹಣ್ಣು, ಎಲೆಗಳು, ಎಳೆ ಎಲೆ, ಬೇರು ಮತ್ತು ಹೂವುಗಳನ್ನು ಔಷಧ ಮತ್ತು ಆಹಾರವಾಗಿ ಬಳಸಲಾಗುತ್ತದೆ. ಪೌಷ್ಟಿಕಾಂಶದ ಹೊರತಾಗಿ ಇದು ಸಾಕಷ್ಟು ಆರೋಗ್ಯ ಪ್ರಯೋಜನಗಳನ್ನು ಹೊಂದಿದೆ.

ಶೀತ ಮತ್ತು ಅಲರ್ಜಿಗೆ ಮಾಗಿದ ಬಾಳೆಹಣ್ಣಿನ ಮನೆಮದ್ದು

ಹಣ್ಣಿನ ಸಿಪ್ಪೆ ಸುಲಿದು ಒಳಗಿನ ತಿರುಳನ್ನು ತೆಗೆದುಕೊಂಡು ಸೀಳಲಾಗುತ್ತದೆ. ಸೀಳಿದ ಪ್ರದೇಶದಲ್ಲಿ 2-3 ಹಿಪ್ಪಲಿ ಅಥವಾ 10-12 ಕಾಳುಮೆಣಸುಗಳನ್ನು ಇರಿಸಿ ಸುತ್ತಿಡಲಾಗುತ್ತದೆ. ಇದನ್ನು ಟ್ರೇನಲ್ಲಿ ಇರಿಸಿ ರಾತ್ರಿಯ ಸಮಯದಲ್ಲಿ (ವಿಶೇಷವಾಗಿ ಹುಣ್ಣಿಮೆಯ ದಿನ) ತಾರಸಿಯ ಮೇಲೆ ಇರಿಸುವ ಮೂಲಕ ಚಂದ್ರನ ಬೆಳಕಿಗೆ ಒಡ್ಡಲಾಗುತ್ತದೆ.

ಮರುದಿನ ಬೆಳಿಗ್ಗೆ, ಇದನ್ನು ಖಾಲಿ ಹೊಟ್ಟೆಯಲ್ಲಿ ಸೇವಿಸಲಾಗುತ್ತದೆ. ಇದನ್ನು ಪ್ರತಿದಿನ 10-12 ದಿನಗಳವರೆಗೆ ಪುನರಾವರ್ತಿಸಲಾಗುತ್ತದೆ. ಇದು ಶೀತ, ನೆಗಡಿ, ಕೆಮ್ಮು ಇತ್ಯಾದಿಗಳನ್ನು ನಿವಾರಿಸಲು ಸಹಾಯ ಮಾಡುತ್ತದೆ.

ಬಾಳೆಹಣ್ಣಿನ ಸಿಪ್ಪೆಯ ಮನೆಮದ್ದು

ಬಾಳೆಹಣ್ಣಿನ ಸಿಪ್ಪೆಯನ್ನು ಸುಣ್ಣದ ನೀರಿನೊಂದಿಗೆ ಬೇಯಿಸಿ ಪೇಸ್ಟ್ ತಯಾರಿಸಲಾಗುತ್ತದೆ. ಈ ಪೇಸ್ಟ್ ಅನ್ನು ಬಾವುಗಳ ಮೇಲೆ ಲೇಪಿಸಲಾಗುತ್ತದೆ. ಇದು ಬಾವು ಸುಲಭವಾಗಿ ಪಕ್ವವಾಗಲು ಸಹಾಯ ಮಾಡುತ್ತದೆ. ಇದರಿಂದ ಕೀವು ಉಂಟಾಗುವ ಪ್ರಕ್ರಿಯೆ ಕ್ಷಿಪ್ರಗೊಂಡು, ನಂತರ ಭೇದನ ಪ್ರಕ್ರಿಯೆಯ ಮೂಲಕ ಕೀವು ಹೊರಹಾಕಲ್ಪಡುತ್ತದೆ.

ಚಿಕನ್ ಪೋಕ್ಸ್ ಕಲೆಗಳಿಗೆ ಬಲಿಯದ ಬಾಳೆಹಣ್ಣಿನ ಮನೆಮದ್ದು

ಬಲಿಯದ ಬಾಳೆಕಾಯಿಯ ಸಿಪ್ಪೆ ತೆಗೆದು ಅದನ್ನು ಸುಡಲಾಗುತ್ತದೆ. ಅದರಿಂದ ಪಡೆದ ಮಸಿಯನ್ನು ಅರಿಶಿನ ಪೇಸ್ಟ್ ನೊಂದಿಗೆ ಬೆರೆಸಿ ಚಿಕನ್ ಪೋಕ್ಸ್ ಕಲೆಗಳ ಮೇಲೆ ಲೇಪಿಸಲಾಗುತ್ತದೆ. ಇದು ಕಲೆಗಳನ್ನು ನಿವಾರಿಸಲು / ಕಡಿಮೆ ಮಾಡಲು ಸಹಾಯ ಮಾಡುತ್ತದೆ

ಗ್ಯಾಸ್ಟ್ರೈಟಿಸ್ ಗೆ ಬಾಳೆ ಹೂವಿನ ಮನೆಮದ್ದು

ಒಂದು ಮುಷ್ಟಿ ಬಾಳೆ ಹೂವಿಗೆ 1 ಕಪ್ ನೀರು ಸೇರಿಸಿ ಮಿಕ್ಸರ್ ನಲ್ಲಿ ರುಬ್ಬಿ ತಾಜಾ ರಸವನ್ನು ಹೊರತೆಗೆಯಲಾಗುತ್ತದೆ. ಇದಕ್ಕೆ, 1 ಚಮಚ ಜೇನುತುಪ್ಪವನ್ನು ಸೇರಿಸಿ ಬೆಳಗ್ಗಿನ ಹೊತ್ತಿನಲ್ಲಿ ಸೇವಿಸಲಾಗುತ್ತದೆ. ಇದು ಗ್ಯಾಸ್ಟ್ರೈಟಿಸ್ ಅನ್ನು ಕಡಿಮೆ ಮಾಡುತ್ತದೆ ಮತ್ತು ದೇಹದ ಭಾರವನ್ನು ಕಡಿಮೆ ಮಾಡುತ್ತದೆ.

ಕೆಲವು ವ್ಯಕ್ತಿಗಳಲ್ಲಿ ಇದು ರುಚಿಹೀನತೆಯನ್ನು ಉಂಟುಮಾಡಬಹುದು. ಅಂತಹ ಸಂದರ್ಭದಲ್ಲಿ 1 ಚಮಚ ಜೀರಿಗೆಯನ್ನು ಈ ರಸಕ್ಕೆ ಸೇರಿಸಬಹುದು.

ಮೂತ್ರಪಿಂಡದ ಕಲ್ಲಿಗೆ ಬಾಳೆದಿಂಡಿನ ಮನೆಮದ್ದು

ಬಾಳೆದಿಂಡಿನ 15-20 ಮಿ.ಲೀ. ತಾಜಾ ರಸದ ದೈನಂದಿನ ಸೇವನೆಯು ಮೂತ್ರದ ಕಲ್ಲುಗಳು ಉಂಟಾಗುವ ಸಂಭವವನ್ನು ಕಡಿಮೆ ಮಾಡಲು ಸಹಾಯ ಮಾಡುತ್ತದೆ. ಉರಿಮೂತ್ರಕ್ಕೆ ಚಿಕಿತ್ಸೆ ನೀಡಲು ಇದು ಉಪಯುಕ್ತವಾಗಿದೆ.

ಬಿಳಿಸೆರಗಿಗೆ ಬಾಳೆಹಣ್ಣಿನ ಬೇರಿನ ಮನೆಮದ್ದು

100 ಗ್ರಾಂ ಬೇರಿಗೆ 50 ಗ್ರಾಂ ಬೆಲ್ಲವನ್ನು ಸೇರಿಸಿ ಚೆನ್ನಾಗಿ ಬೇಯಿಸಲಾಗುತ್ತದೆ. ನಂತರ ನುಣ್ಣಗಿನ ಪೇಸ್ಟ್ ತಯಾರಿಸಲಾಗುತ್ತದೆ. ಈ ಪೇಸ್ಟ್ ಗೆ, ಒಂದು ಟೀ ಚಮಚ ತುಪ್ಪವನ್ನು ಸೇರಿಸಿ ಮಿಶ್ರಣವು ಅರೆ ಘನ ಸ್ಥಿತಿಗೆ ಬರುವವರೆಗೆ ಮಂದ ಉರಿಯಲ್ಲಿ ನಿರಂತರವಾಗಿ ಬೇಯಿಸಲಾಗುತ್ತದೆ. ನಂತರ ಅದನ್ನು ಬೆಂಕಿಯಿಂದ ಹೊರತೆಗೆದು ಸ್ವಯಂ ತಣ್ಣಗಾದಾಗ ಸ್ವಲ್ಪ ಜೇನುತುಪ್ಪವನ್ನು ಸೇರಿಸಿ ಚೆನ್ನಾಗಿ ಮಿಶ್ರಣ ಮಾಡಲಾಗುತ್ತದೆ.

ಇದನ್ನು 2-3 ತಿಂಗಳವರೆಗೆ ಇಡಬಹುದು.

ಇದನ್ನು, 5-10 ಗ್ರಾಂ ಪ್ರಮಾಣದಲ್ಲಿ ದೈನಂದಿನ ಆಹಾರದೊಂದಿಗೆ ತೆಗೆದುಕೊಳ್ಳಲಾಗುತ್ತದೆ. ಇದು ಉತ್ತಮ ಪೋಷಕಾಂಶಗಳನ್ನು ಒಳಗೊಂಡಿದ್ದು, ಪುನರುಜ್ಜೀವನಕಾರಿ ಗುಣವನ್ನು ಹೊಂದಿದೆ. ಬಿಳಿಸೆರಗಿನ ತೊಂದರೆಯಲ್ಲಿ ಇದು ಪರಿಣಾಮಕಾರಿಯಾಗಿದೆ.

ಗರ್ಭಿಣಿಯರಲ್ಲಿ ಉಂಟಾಗುವ ವಾಂತಿಗೆ ಬಾಳೆ ಎಲೆ ಮದ್ದು

ಬಲಿತ ಬಾಳೆಎಲೆಯನ್ನು ತೆಗೆದುಕೊಂಡು ಸುಡಲಾಗುತ್ತದೆ. ಈ ಬೂದಿಯನ್ನು ಜೇನುತುಪ್ಪದೊಂದಿಗೆ ಸಮಾನ ಪ್ರಮಾಣದಲ್ಲಿ ಬೆರೆಸಲಾಗುತ್ತದೆ. ಈ ಮಿಶ್ರಣವನ್ನು ಅರ್ಧ ಚಮಚ ಪ್ರಮಾಣದಲ್ಲಿ ಗರ್ಭಿಣಿಯರಿಗೆ ನೆಕ್ಕಲು ನೀಡಲಾಗುತ್ತದೆ. ಇದರಿಂದ ಗರ್ಭಿಣಿಯರಲ್ಲಿ ಉಂಟಾಗುವ ವಾಂತಿ ಮತ್ತು ವೃದ್ಧಾಪ್ಯದಲ್ಲಿ ಉಂಟಾಗುವ ಬಿಕ್ಕಳಿಕೆ ಕಡಿಮೆಯಾಗುತ್ತದೆ.

ಜಠರದುರಿತಕ್ಕೆ ಎಳೆ ಬಾಳೆ ಎಲೆಯ ಮದ್ದು

ಎಳೆ ಎಲೆಯ ಮೇಲೆ ತುಪ್ಪವನ್ನು ಹಚ್ಚಿ ಅದರ ಮೇಲೆ ಬಿಸಿಯಾದ ಆಹಾರವನ್ನು ನೀಡಲಾಗುತ್ತದೆ.

ಸಂಪೂರ್ಣವಾಗಿ ತಣ್ಣಗಾಗುವ ಮೊದಲು, ಬಡಿಸಿದ ಆಹಾರವನ್ನು ಸೇವಿಸಲಾಗುತ್ತದೆ. ಗ್ಯಾಸ್ಟ್ರಿಕ್ ಮತ್ತು ಡ್ಯುಯೋಡಿನಲ್ ಅಲ್ಸರ್ ರೋಗಿಗಳಲ್ಲಿ ಉಂಟಾಗುವ ಗ್ಯಾಸ್ಟ್ರಿಕ್ ಕಿರಿಕಿರಿಯನ್ನು ಶಾಂತಗೊಳಿಸಲು ಇದು ಸಹಾಯ ಮಾಡುತ್ತದೆ.

131

ಮೂಲವ್ಯಾಧಿಗೆ ಮಜ್ಜಿಗೆಯ ಮನೆಮದ್ದು

ಮೂಲವ್ಯಾಧಿಯು ಪದೇ ಪದೇ ಬರುವ ಸಮಸ್ಯೆಯಾಗಿರುವುದರಿಂದ, ಆಯುರ್ವೇದ ಚಿಕಿತ್ಸೆಯಲ್ಲಿ ಸಿದ್ಧಗೊಳಿಸಿದ ಔಷಧಿಗಳೊಂದಿಗೆ ಆಯುರ್ವೇದದ ಮನೆಮದ್ದುಗಳನ್ನು ಬಳಸಲಾಗುತ್ತದೆ. ಮೂಲವ್ಯಾಧಿಗೆ ಮನೆಮದ್ದನ್ನು ತಯಾರಿಸಲು ಮಜ್ಜಿಗೆಯನ್ನು ಗಿಡಮೂಲಿಕೆಗಳೊಂದಿಗೆ ಬಳಸಲಾಗುತ್ತದೆ. ಮೂಲವ್ಯಾಧಿಯಿಂದ ಬಳಲುತ್ತಿರುವವರಿಗೆ ಮಜ್ಜಿಗೆಯನ್ನು ದಿನನಿತ್ಯ ಸೇವಿಸಲು ಸೂಚಿಸಲಾಗುತ್ತದೆ.

ಮೂಲವ್ಯಾಧಿಗೆ ಮಜ್ಜಿಗೆ

ಚರಕ ಸಂಹಿತೆಯ ಪ್ರಕಾರ, ವಾತ ಮತ್ತು ಕಫ ದೋಷ ಪ್ರಾಬಲ್ಯವಿರುವ ಮೂಲವ್ಯಾಧಿಯಲ್ಲಿ, ನೋವು, ತುರಿಕೆ ಮತ್ತು ಲೋಳೆಯ ಸ್ರಾವ ಇದ್ದಲ್ಲಿ, ಮಜ್ಜಿಗೆಗಿಂತ ಉತ್ತಮವಾದ ಔಷಧಿ ಇನ್ನೊಂದಿಲ್ಲ.

ಮೂಲವ್ಯಾಧಿಗೆ ಮನೆಮದ್ದು

ಚಿತ್ರಕ ಮತ್ತು ಮಜ್ಜಿಗೆಯನ್ನು ಉಪಯೋಗಿಸಿ ಈ ಮನೆಮದ್ದನ್ನು ತಯಾರಿಸಲಾಗುತ್ತದೆ. ಚಿತ್ರಕದ ಪೇಸ್ಟ್ ಅನ್ನು ಮಣ್ಣಿನ ಮಡಕೆಯ ಒಳಗಿನ ಭಾಗಕ್ಕೆ ಹಚ್ಚಿ. ಈ ಪಾತ್ರೆಯಲ್ಲಿ ಮಜ್ಜಿಗೆಯನ್ನು ರಾತ್ರಿಯಿಡಿ ಇರಿಸಿ, ಮರುದಿನ ಈ ಮಜ್ಜಿಗೆಯನ್ನು ಬಳಸಿ.

ಇನ್ನೊಂದು ವಿಧಾನದ ಪ್ರಕಾರ 2 - 3 ಚಿಟಿಕೆ ಚಿತ್ರಕದ ತರಿತರಿಯಾದ ಪುಡಿಯನ್ನು 100 ಮಿ.ಲೀ. ಮಜ್ಜಿಗೆಗೆ ಸೇರಿಸಿ, ಅದನ್ನು 2 - 3 ಗಂಟೆಗಳ ಕಾಲ ಇರಿಸಿ, ನಂತರ ಸೋಸಿ.

ಇಲ್ಲಿ ಮಜ್ಜಿಗೆಯ ಬದಲಿಗೆ ಮೊಸರನ್ನು ಸಹ ಬಳಸಬಹುದು.

ತೆಗೆದುಕೊಳ್ಳುವ ವಿಧಾನ

ಈ ಮಜ್ಜಿಗೆಯನ್ನು 10 ಮಿ.ಲೀ. ಪ್ರಮಾಣದಲ್ಲಿ ದಿನಕ್ಕೆ ಒಂದು ಅಥವಾ ಎರಡು ಬಾರಿ ಸೇವಿಸಬಹುದು. ಇದನ್ನು ಆಹಾರದಲ್ಲಿ ಸಾಮಾನ್ಯ ಮಜ್ಜಿಗೆಯ ಬದಲಿಗೆ ಬಳಸಬಹುದು.

ವಿರೋಧಾಭಾಸ

ಬೇಸಿಗೆಯಲ್ಲಿ ಈ ಮನೆಮದ್ದನ್ನು ಉಪಯೋಗಿಸದಿರುವುದು ಉತ್ತಮ.

ಸಂವೇದನಾಶೀಲ ಹೊಟ್ಟೆ, ಗ್ಯಾಸ್ಟ್ರಿಕ್ ಸಮಸ್ಯೆ ಮತ್ತು ಪಿತ್ತ ಪ್ರಕೃತಿಯ ಜನರು ಆಯುರ್ವೇದ ವೈದ್ಯರನ್ನು ಸಂಪರ್ಕಿಸಿದ ನಂತರ ಈ ಮನೆಮದ್ದಿನಲ್ಲಿ ಮಜ್ಜಿಗೆಯ ಬದಲಿಗೆ ಮೊಸರನ್ನು ಬಳಸುವುದು ಉತ್ತಮ. ರಕ್ತಸ್ರಾವದಿಂದ ಕೂಡಿದ ಮೂಲವ್ಯಾಧಿಯಲ್ಲಿ ಇದು ಪರಿಣಾಮಕಾರಿಯಾಗಿರುವುದಿಲ್ಲ.

132

ಹೊಟ್ಟೆ ಉಬ್ಬರ ಮತ್ತು ವಾಯು ಸಮಸ್ಯೆಗೆ ಮಜ್ಜಿಗೆಯ ಮನೆಮದ್ದು

ಮೂರು ಪ್ರಬಲ ಆಯುರ್ವೇದ ಪದಾರ್ಥಗಳನ್ನು ಬಳಸಿಕೊಂಡು ಹೊಟ್ಟೆ ಉಬ್ಬರ ಮತ್ತು ಗ್ಯಾಸ್ ಸಮಸ್ಯೆಗೆ ಮನೆಮದ್ದನ್ನು ತಯಾರಿಸುವುದು ಹೇಗೆ ಎಂದು ನೋಡೋಣ. ಈ ಸಾಂಪ್ರದಾಯಿಕ ಆಯುರ್ವೇದ ಮನೆಮದ್ದು ಹೊಟ್ಟೆ ಉಬ್ಬರ, ಮಲಬದ್ಧತೆ ನಿವಾರಣೆಗೆ ಮತ್ತು ಜೀರ್ಣಕ್ರಿಯೆಯನ್ನು ಸುಧಾರಿಸಲು ಬಳಸಬಹುದು.

ಸಾಮಗ್ರಿಗಳು

- ಕಲ್ಲುಪ್ಪು - 1 ಚಿಟಿಕೆ, ಇದು ಜೀರ್ಣಕ್ರಿಯೆಯನ್ನು ಸುಧಾರಿಸಲು ಮತ್ತು ಹೊಟ್ಟೆ ಉಬ್ಬರವನ್ನು ನಿವಾರಿಸಲು ಸಹಾಯ ಮಾಡುತ್ತದೆ.
- ಹರೀತಕಿ ಅಥವಾ ಅಳಲೆಕಾಯಿಯ ಪುಡಿ - 1 ಟೀ ಚಮಚ, ಇದು ಜೀರ್ಣಕ್ರಿಯೆಯನ್ನು ಸುಧಾರಿಸಲು, ಹೊಟ್ಟೆ ಉಬ್ಬರ, ಗ್ಯಾಸ್ ತೊಂದರೆಯನ್ನು ನಿವಾರಿಸಲು ಉಪಯುಕ್ತವಾಗಿದೆ. ಇದು ಮಲಬದ್ಧತೆಯನ್ನು ನಿವಾರಿಸುತ್ತದೆ ಮತ್ತು ಇದನ್ನು ಪುನರ್ಯೌವನಗೊಳಿಸುವ ಉದ್ದೇಶಗಳಿಗಾಗಿ ಬಳಸಲಾಗುತ್ತದೆ.
- ಮಜ್ಜಿಗೆ - 100 ಮಿಲೀ. - ಮಜ್ಜಿಗೆ ಜೀರ್ಣಕ್ರಿಯೆಗೆ ಒಳ್ಳೆಯದು. ವಿಶೇಷವಾಗಿ ರಾತ್ರಿಯಲ್ಲಿ ಇದರ ಸೇವನೆ ಒಳ್ಳೆಯದು. ಇದು ಸ್ವಲ್ಪ ಉಷ್ಣ ಗುಣವನ್ನು ಹೊಂದಿರುವುದರಿಂದ ರಾತ್ರಿಯ ಶೈತ್ಯತೆಯನ್ನು ಸಮತೋಲನಗೊಳಿಸುತ್ತದೆ. ಆದ್ದರಿಂದ ರಾತ್ರಿಯಲ್ಲಿ ಮೊಸರು ಸೇವಿಸುವುದನ್ನು ತಪ್ಪಿಸುವುದು ಮತ್ತು ಅದರ ಬದಲಿಗೆ ಮಜ್ಜಿಗೆ ಬಳಸುವುದು ಉತ್ತಮ.

ತಯಾರಿಸುವ ವಿಧಾನ

ಮಜ್ಜಿಗೆಗೆ 1 ಚಿಟಿಕೆ ಕಲ್ಲುಪ್ಪು ಮತ್ತು ಒಂದು ಚಮಚ ಅಳಲೆಕಾಯಿ ಪುಡಿಯನ್ನು ಸೇರಿಸಿ, ಚೆನ್ನಾಗಿ ಬೆರೆಸಿ.

ಡೋಸ್

ಮೇಲೆ ಹೇಳಿದ ಪ್ರಮಾನದಲ್ಲಿ ದಿನಕ್ಕೆ ಒಂದು ಅಥವಾ ಎರಡು ಬಾರಿ ಆಹಾರದ ನಂತರ ತೆಗೆದುಕೊಳ್ಳಿ.

ಪ್ರಯೋಜನಗಳು

1-2 ವಾರಗಳವರೆಗೆ ಬಳಸಿದರೆ ಹೊಟ್ಟೆಯುಬ್ಬರದಿಂದ ಉಪಶಮನ ದೊರೆಯುತ್ತದೆ.

ಜೀರ್ಣಕ್ರಿಯೆಯನ್ನು ಸುಧಾರಿಸುತ್ತದೆ ಹಾಗು ಸ್ವಲ್ಪ ಮಟ್ಟಿಗೆ ಮಲಬದ್ಧತೆಯನ್ನು ನಿವಾರಿಸುತ್ತದೆ.

ಯಾರು ಇದನ್ನು ಬಳಸಬಾರದು?

ಇದರಲ್ಲಿ ಉಪ್ಪಿನ ಅಂಶವಿರುವುದರಿಂದ ಅಧಿಕ ರಕ್ತದೊತ್ತಡದಿಂದ ಬಳಲುತ್ತಿರುವವರು ಇದರ ಉಪಯೋಗವನ್ನು ತಪ್ಪಿಸಬೇಕು.

ಈ ಮನೆಮದ್ದನ್ನು ಬಳಸುವುದಕ್ಕಿಂತ ಮೊದಲು ವೈದ್ಯರನ್ನು ಸಂಪರ್ಕಿಸಿ.

133

ದಾಲ್ಚಿನ್ನಿ ಮತ್ತು ಜೇನುತುಪ್ಪದ ಪ್ರಯೋಜನಗಳು

ದಾಲ್ಚಿನ್ನಿ (ಚಕ್ಕೆ) ಮತ್ತು ಜೇನುತುಪ್ಪ, ಎರಡನ್ನೂ ಹಲವಾರು ಆಯುರ್ವೇದ ಔಷಧಿಗಳು ಮತ್ತು ಮನೆಮದ್ದುಗಳಲ್ಲಿ ವ್ಯಾಪಕವಾಗಿ ಬಳಸಲಾಗುತ್ತದೆ. ದಾಲ್ಚಿನ್ನಿಯನ್ನು ಆಯುರ್ವೇದ ಗಿಡಮೂಲಿಕೆಗಳ ಪುಡಿಯ ಮಿಶ್ರಣ, ಮಾತ್ರೆ, ಲೇಹ್ಯ ಇತ್ಯಾದಿಗಳಲ್ಲಿ ಬಳಸಲಾಗುತ್ತದೆ.
ಜೇನುತುಪ್ಪವನ್ನು ಆಸವ, ಅರಿಷ್ಟ, ಲೇಹ್ಯ (ಚ್ಯವನಪ್ರಾಶ ಮತ್ತು ಬ್ರಹ್ಮ ರಸಾಯನ) ಮತ್ತು ಅನೇಕ ಆಯುರ್ವೇದ ಮಾತ್ರೆಗಳು ಮತ್ತು ಗಿಡಮೂಲಿಕೆಗಳ ಪುಡಿಗಳಲ್ಲಿ ವ್ಯಾಪಕವಾಗಿ ಬಳಸಲಾಗುತ್ತದೆ.

ಜೇನುತುಪ್ಪ ಮತ್ತು ದಾಲ್ಚಿನ್ನಿ ಪ್ರಯೋಜನಗಳ ಬಗ್ಗೆ ಇಲ್ಲಿ ಕೆಲವು ಸಲಹೆಗಳಿವೆ.

1. ಕ್ರಿಯಾಟಿನಿನ್ ಮಟ್ಟವನ್ನು ಕಡಿಮೆ ಮಾಡಲು - ದಾಲ್ಚಿನ್ನಿ ನೈಸರ್ಗಿಕವಾಗಿ ಸೀರಮ್ ಕ್ರಿಯಾಟಿನಿನ್ ಮಟ್ಟವನ್ನು ಕಡಿಮೆ ಮಾಡಲು ಪ್ರಯೋಜನಕಾರಿಯಾಗಿ ಕಂಡುಬರುವ ಅಪರೂಪದ ಗಿಡಮೂಲಿಕೆಗಳಲ್ಲಿ ಒಂದಾಗಿದೆ.
ಈ ಉದ್ದೇಶಕ್ಕಾಗಿ, 1-2 ಗ್ರಾಂ ದಾಲ್ಚಿನ್ನಿ ಪುಡಿಯನ್ನು ಜೇನುತುಪ್ಪದೊಂದಿಗೆ ನೀಡಬಹುದು.
ಆಯುರ್ವೇದದಲ್ಲಿ ಜೇನುತುಪ್ಪವನ್ನು ಯೋಗವಾಹಿ ಎಂದು ವಿವರಿಸಲಾಗಿದೆ. ಇದು ಸಕಾರಾತ್ಮಕ ವೇಗವರ್ಧಕವಾಗಿ ಕಾರ್ಯನಿರ್ವಹಿಸುತ್ತದೆ ಮತ್ತು ಔಷಧಗಳ ಹೀರಿಕೊಳ್ಳುವಿಕೆಯನ್ನು ವೇಗಗೊಳಿಸುತ್ತದೆ.

2. ಗಾಯವನ್ನು ಗುಣಪಡಿಸಲು ದಾಲ್ಚಿನ್ನಿ ಮತ್ತು ಜೇನುತುಪ್ಪ - ದಾಲ್ಚಿನ್ನಿ ಅತ್ಯುತ್ತಮ ಆಂಟಿಮೈಕ್ರೊಬಿಯಲ್ ಮೂಲಿಕೆ ಮತ್ತು ಇದನ್ನು ಗಾಯವನ್ನು ಗುಣಪಡಿಸಲು ಬಳಸಲಾಗುತ್ತದೆ. ಜೇನುತುಪ್ಪ ಕೂಡ ಗಾಯವನ್ನು ಗುಣಪಡಿಸುವ ಗುಣವನ್ನು ಹೊಂದಿದೆ. ಗಾಯದ ಮೇಲೆ ಜೇನು ಮತ್ತು ದಾಲ್ಚಿನ್ನಿ ಪೇಸ್ಟ್ ಅನ್ನು ಲೇಪಿಸುವುದರಿಂದ ಗಾಯಗಳು ತ್ವರಿತವಾಗಿ ವಾಸಿಯಾಗುತ್ತವೆ.

3. ಚರ್ಮದ ತುರಿಕೆಯನ್ನು ನಿವಾರಿಸಲು - ದಾಲ್ಚಿನ್ನಿಯು ಚರ್ಮದ ತುರಿಕೆಯನ್ನು ನಿವಾರಿಸುತ್ತದೆ.

ದಾಲ್ಚಿನ್ನಿ ಪೇಸ್ಟ್ ಅನ್ನು ಜೇನುತುಪ್ಪದೊಂದಿಗೆ ಅಲರ್ಜಿ ಪೀಡಿತ ಚರ್ಮದ ಮೇಲೆ ಲೇಪಿಸುವುದರಿಂದ ಚರ್ಮದ ತುರಿಕೆ ಕಡಿಮೆಯಾಗುತ್ತದೆ.

4. ಅಜೀರ್ಣಕ್ಕೆ ಮನೆಮದ್ದು - ದಾಲ್ಚಿನ್ನಿ ಮತ್ತು ಜೇನುತುಪ್ಪ ಎರಡೂ ವಾತ ಮತ್ತು ಕಫ ದೋಷವನ್ನು ಸಮತೋಲನಗೊಳಿಸುತ್ತದೆ ಮತ್ತು ಆಮ, ರುಚಿಹೀನತೆ ಮತ್ತು ಅಜೀರ್ಣವನ್ನು ಗುಣಪಡಿಸುತ್ತದೆ. ಅಜೀರ್ಣಕ್ಕೆ ಚಿಕಿತ್ಸೆ ನೀಡಲು ಜೇನುತುಪ್ಪದೊಂದಿಗೆ ದಾಲ್ಚಿನ್ನಿ ಪುಡಿಯನ್ನು ಪರಿಣಾಮಕಾರಿಯಾಗಿ ಬಳಸಬಹುದು.

5. ತೂಕ ಕಡಿಮೆ ಮಾಡಲು ದಾಲ್ಚಿನ್ನಿ ಮತ್ತು ಜೇನುತುಪ್ಪ- ಸಾಂಪ್ರದಾಯಿಕವಾಗಿ ತೂಕ ಕಡಿಮೆ ಮಾಡಲು ಒಂದು ಚಿಟಿಕೆ ದಾಲ್ಚಿನ್ನಿ ಪುಡಿ ಮತ್ತು ಒಂದು ಚಮಚ ಜೇನುತುಪ್ಪದ ಮಿಶ್ರಣವನ್ನು ನೀರಿನೊಂದಿಗೆ, ಬೆಳಿಗ್ಗೆ, ಖಾಲಿ ಹೊಟ್ಟೆಯಲ್ಲಿ ಸೇವಿಸಲಾಗುತ್ತದೆ. ಈ ಮನೆಮದ್ದನ್ನು ಸೇವಿಸಿದ ಅರ್ಧ ಗಂಟೆಯ ತನಕ ಕಾಫಿ ಅಥವಾ ಚಹಾವನ್ನು ಸೇವಿಸದಿರುವುದು ಉತ್ತಮ.

134

ನೆಲ್ಲಿಕಾಯಿ ಮುರಬ್ಬಾ: ತಯಾರಿಸುವ ವಿಧಾನ, ಪ್ರಯೋಜನಗಳು, ಅಡ್ಡ ಪರಿಣಾಮಗಳು

ನೆಲ್ಲಿಕಾಯಿ ಮುರಬ್ಬವು ನೆಲ್ಲಿಕಾಯಿಯ ಸಿಹಿ ತಯಾರಿಕೆಯಾಗಿದೆ. ವಾತ ಮತ್ತು ಪಿತ್ತ ದೋಷ ಅಸಮತೋಲನ ತೊಂದರೆಗಳಲ್ಲಿ ಇದು ಉಪಯುಕ್ತವಾಗಿದೆ.

ಹಂತ 1 - ಸುಣ್ಣದ ನೀರಿನ ತಯಾರಿಕೆ

ಇದಕ್ಕಾಗಿ, 240 ಮಿ.ಲೀ. ನೀರನ್ನು 1 ಗ್ರಾಂ ಸುಣ್ಣದ ಪುಡಿಯೊಂದಿಗೆ ಬೆರೆಸಲಾಗುತ್ತದೆ. ಸುಣ್ಣವನ್ನು ಸಂಪೂರ್ಣವಾಗಿ ನೀರಿನಲ್ಲಿ ಕರಗಬೇಕು. ಘನ ಪದಾರ್ಥ ತಳದಲ್ಲಿ ಸಂಗ್ರಹವಾಗುವವರೆಗೆ ಇದನ್ನು 10 ನಿಮಿಷಗಳ ಕಾಲ ಕದಡದಂತೆ ಇರಿಸಲಾಗುತ್ತದೆ. ಇದನ್ನು ಸೋಸಲಾಗುತ್ತದೆ ಘನ ಕಣಗಳಿಂದ ಮುಕ್ತವಾದ ಸುಣ್ಣದ ನೀರನ್ನು ಪಡೆಯಲಾಗುತ್ತದೆ.
ಚೆನ್ನಾಗಿ ಬೆಳೆದ 5 ನೆಲ್ಲಿಕಾಯಿಗಳನ್ನು ತೆಗೆದುಕೊಂಡು, ಎಲ್ಲಾ ಕಡೆ ಚುಚ್ಚಲಾಗುತ್ತದೆ. ಹೀಗೆ ಚುಚ್ಚಿದ ನೆಲ್ಲಿಕಾಯಿಗಳನ್ನು ಸುಣ್ಣದ ನೀರಿನಲ್ಲಿ ಒಂದು ದಿನ ನೆನೆಸಿಡಲಾಗುತ್ತದೆ. ಮರುದಿನ, ಅವುಗಳನ್ನು ಸುಣ್ಣದ ನೀರಿನಿಂದ ತೆಗೆಯಲಾಗುತ್ತದೆ.

ಸಕ್ಕರೆ ಪಾಕ ತಯಾರಿಕೆ

ಸಕ್ಕರೆಯನ್ನು ಬಳಸುವುದು ನಿಮಗೆ ಇಷ್ಟವಿಲ್ಲದಿದ್ದರೆ, ನೀವು ಬೆಲ್ಲವನ್ನು ಬಳಸಬಹುದು. 400 ಮಿಲೀ. ನೀರಿಗೆ 100 ಗ್ರಾಂ ಸಕ್ಕರೆ ಸೇರಿಸಿ ಚೆನ್ನಾಗಿ ಕಲಕಿ. ಒಂದೆಳೆ ದಾರದ ಸಕ್ಕರೆ ಪಾಕವನ್ನು ತಯಾರಿಸಿ. ಇದನ್ನು ಬೆಂಕಿಯಿಂದ ತೆಗೆದ ಮೇಲೆ ಸುಣ್ಣದ ನೀರಿನಲ್ಲಿ ನೆನೆಸಿದ ನೆಲ್ಲಿಕಾಯಿಗಳನ್ನು ಸಕ್ಕರೆ ಪಾಕಕ್ಕೆ ಸೇರಿಸಲಾಗುತ್ತದೆ. ಸಕ್ಕರೆ ಪಾಕದಲ್ಲಿ 3 ದಿನಗಳವರೆಗೆ ನೆನೆಸಿಟ್ಟ ನಂತರ ನೆಲ್ಲಿಕಾಯಿಗಳನ್ನು ಹೊರತೆಗೆದು ಸೇವಿಸಲಾಗುತ್ತದೆ.

ಇತರ ವಿಧಾನಗಳಲ್ಲಿ ನೆಲ್ಲಿಕಾಯಿ ಮುರಬ್ಬಾ ತಯಾರಿಸುವುದರ ನ್ಯೂನತೆ
ಕೆಲವರು ಸಕ್ಕರೆ, ನಿಂಬೆ ರಸ ಮತ್ತು ನೀರಿನ ದ್ರಾವಣವನ್ನು ತಯಾರಿಸಿ, ಅದರಲ್ಲಿ ನೆಲ್ಲಿಕಾಯಿಯನ್ನು ಬೇಯಿಸುತ್ತಾರೆ. ಇದು ವಿಟಮಿನ್ ಸಿ ಯ ನಷ್ಟಕ್ಕೆ ಕಾರಣವಾಗುತ್ತದೆ.

ಅಮ್ಲಾ ಮುರಬ್ಬದ ಪ್ರಯೋಜನಗಳು
ಇದು ನೆಲ್ಲಿಕಾಯಿಯ ಬಹುತೇಕ ಎಲ್ಲಾ ಪ್ರಯೋಜನಗಳನ್ನು ಒಳಗೊಂಡಿದೆ.
ಲೈಂಗಿಕ ಆರೋಗ್ಯ ವರ್ಧಕ, ವಯಸ್ಸಾಗುವುದನ್ನು ನಿಧಾನಿಸುತ್ತದೆ, ನರಗಳ ಉತ್ತೇಜಕ
ಇದು ಪುನರ್ಯೌವನವನ್ನು ತರುತ್ತದೆ
ಉತ್ಕರ್ಷಣ ನಿರೋಧಕಗಳ ಸಮೃದ್ಧ ಮೂಲ, ರೋಗನಿರೋಧಕ ಶಕ್ತಿಯನ್ನು ಸುಧಾರಿಸುತ್ತದೆ, ಬಲ್ಯ (ಶಕ್ತಿವರ್ಧಕ)

ಈ ಕೆಳಗಿನ ತೊಂದರೆಗಳಲ್ಲಿ ನೆಲ್ಲಿಕಾಯಿ ಮುರಬ್ಬಾದ ಉಪಯೋಗವನ್ನು ಸೂಚಿಸಲಾಗಿದೆ

- ಕೈ ಮತ್ತು ಕಾಲುಗಳಲ್ಲಿ ಉರಿಯುವ ಸಂವೇದನೆ
- ಗ್ಯಾಸ್ಟ್ರಿಕ್ ಸಮಸ್ಯೆ, ಹುಳಿ ತೇಗು, ವಾಕರಿಕೆ ಮತ್ತು ವಾಂತಿ
- ಅಧಿಕ ಋತುಸ್ರಾವ
- ಕಡಿಮೆ ತೂಕ
- ಕ್ಷಯ
- ಕೆಮ್ಮು
- ಬಾಯಿಹುಣ್ಣು
- ಅಮ್ಲಪಿತ್ತ
- ಬಹುಮೂತ್ರ
- ರಕ್ತಪಿತ್ತ (ರಕ್ತಸ್ರಾವದ ಅಸ್ವಸ್ಥತೆಗಳು)
- ರಕ್ತಹೀನತೆ
- ಕಾಮಾಲೆ ಇತ್ಯಾದಿ

ತ್ರಿದೋಷದ ಮೇಲೆ ಪರಿಣಾಮ
ಮುರಬ್ಬಾ ವಾತ ಮತ್ತು ಪಿತ್ತ ದೋಷವನ್ನು ಸಮತೋಲನಗೊಳಿಸುತ್ತದೆ.

ಡೋಸ್
1 ಆಮ್ಲಾ ಮುರಬ್ಬಾ ಹಣ್ಣು ದಿನಕ್ಕೆ ಎರಡು ಬಾರಿ, ಆಹಾರದ ಮೊದಲ ಭಾಗದಲ್ಲಿ ಸೇವಿಸಲಾಗುತ್ತದೆ.
ಮಕ್ಕಳು ದಿನಕ್ಕೆ ಒಂದು ಅಥವಾ ಎರಡು ಬಾರಿ ಅರ್ಧ ಹಣ್ಣನ್ನು ಸೇವಿಸಬಹುದು.

ಅಮ್ಲಾ ಮುರಬ್ಬಾವನ್ನು ಎಷ್ಟು ದಿನ ಸೇವಿಸಬಹುದು?

ಇದನ್ನು ಕೆಲವು ತಿಂಗಳುಗಳವರೆಗೆ ಸೇವಿಸಬಹುದು.

ಅಮ್ಲಾ ಮುರಬ್ಬದ ಅಡ್ಡಪರಿಣಾಮಗಳು

ಇದು ಶೀತಕವಾಗಿರುವುದರಿಂದ ಶೀತ, ಕೆಮ್ಮು ಮತ್ತು ಜ್ವರದಲ್ಲಿ ಇದರ ಉಪಯೋಗವನ್ನು ತಪ್ಪಿಸುವುದು ಉತ್ತಮ.

ಮಧುಮೇಹಿಗಳು ಇದನ್ನು ಸೇವಿಸದಿರುವುದು ಉತ್ತಮ.

ಇದು ತೂಕವನ್ನು ಹೆಚ್ಚಿಸುವ ಕಾರಣ, ಬೊಜ್ಜು ಹೊಂದಿರುವ ಜನರಿಗೆ ಇದನ್ನು ಶಿಫಾರಸು ಮಾಡುವುದಿಲ್ಲ.

ಅಜೀರ್ಣ ಮತ್ತು "ಆಮ" ಪರಿಸ್ಥಿತಿಗಳಲ್ಲಿ ಇದರ ಸೇವನೆಯನ್ನು ತಪ್ಪಿಸುವುದು ಉತ್ತಮ.

ತಂಪಾದ ತೇವಾಂಶ ರಹಿತ ಸ್ಥಳದಲ್ಲಿ, ಗಾಳಿಯಾಡದ ಡಬ್ಬದಲ್ಲಿ ಸಂಗ್ರಹಿಸಿ.

ಶೇಖರಣಾ ಅವಧಿ

1 ವರ್ಷ

135

ಆರೋಗ್ಯಕರ ಕೂದಲು ಮತ್ತು ಚರ್ಮದ ಸುಕ್ಕಿಗೆ ನೆಲ್ಲಿಕಾಯಿ

ಆಯುರ್ವೇದದ ಪ್ರಕಾರ, ನೆಲ್ಲಿಕಾಯಿಯು ಅಪಾರ ಆಯುರ್ವೇದ ಪ್ರಯೋಜನಗಳನ್ನು ಒಳಗೊಂಡಿದೆ. ಇದು ಔಷಧಿಯಾಗಿಯೂ, ಆಹಾರವಾಗಿಯೂ ಬಳಸಲ್ಪಡುತ್ತದೆ. ಮನೆಯ ಆವರಣದಲ್ಲಿ ನೆಲ್ಲಿಕಾಯಿ ಸಸ್ಯವನ್ನು ಬೆಳೆಸುವುದು ಶುಭ ಸಂಕೇತ ಎಂದು ಹೇಳಲಾಗುತ್ತದೆ.

ನೆಲ್ಲಿಕಾಯಿಯು ಅನೇಕ ರೋಗಗಳನ್ನು ನಿವಾರಿಸುತ್ತದೆ ಮತ್ತು ನಿಯಮಿತವಾಗಿ ಸೇವಿಸಿದಾಗ ಅನೇಕ ರೋಗಗಳನ್ನು ತಡೆಗಟ್ಟುತ್ತದೆ.

ನೆಲ್ಲಿಕಾಯಿಯನ್ನು ಆಂತರಿಕವಾಗಿ ಮತ್ತು ಬಾಹ್ಯವಾಗಿ ಬಳಸಬಹುದು. ಆಂತರಿಕವಾಗಿ ಸೇವನೆಯಿಂದ ಉತ್ತಮ ರೋಗನಿರೋಧಕ ಶಕ್ತಿಯನ್ನು ನೀಡುವುದರ ಜೊತೆಗೆ ರೋಗಗಳನ್ನು ತಡೆಗಟ್ಟಲು ಮತ್ತು ಗುಣಪಡಿಸಲು ಸಹಾಯ ಮಾಡುತ್ತದೆ.

ನೆಲ್ಲಿಕಾಯಿಯು ಚರ್ಮ ಮತ್ತು ಕೂದಲ ಸ್ನೇಹಿಯಾಗಿದೆ. ನೆಲ್ಲಿಕಾಯಿಯನ್ನು ಅನೇಕ ತೈಲಗಳು, ಶ್ಯಾಂಪೂಗಳು, ಹೇರ್ ವಾಶ್ ಗಳು ಮತ್ತು ಸಾಬೂನುಗಳ ತಯಾರಿಕೆಯಲ್ಲಿ ಬಳಸಲಾಗುತ್ತದೆ. ಶೀತಕ ಪರಿಣಾಮವನ್ನು ಹೊಂದಿರುವುದರ ಜೊತೆಗೆ, ಇದು ಚರ್ಮ ಮತ್ತು ಕೂದಲಿಗೆ ಹಾನಿಯಾಗದಂತೆ ತಡೆಯುತ್ತದೆ. ಇದನ್ನು ಸ್ಕಿನ್ ಸ್ಕ್ರಬ್ ಆಗಿಯೂ ಬಳಸಬಹುದು.

ನೆಲ್ಲಿಕಾಯಿ ನೀರಿನಿಂದ ಸ್ನಾನ (ಉಲ್ಲೇಖ - ಯೋಗ ರತ್ನಾಕರ)

"ಯೋಗ ರತ್ನಾಕರ" ಎಂಬ ಆಯುರ್ವೇದ ಗ್ರಂಥವು ನೆಲ್ಲಿಕಾಯಿಯ ಪ್ರಯೋಜನಗಳನ್ನು ವಿವರಿಸುತ್ತದೆ. ಸ್ನಾನದ ಉದ್ದೇಶಗಳಿಗಾಗಿ ಆಮಲಕಿಯನ್ನು ಬಳಸುವ ವ್ಯಕ್ತಿಯು ಖಂಡಿತವಾಗಿಯೂ ಅಕಾಲಿಕ ವಯಸ್ಸಾಗುವಿಕೆ, ಚರ್ಮದ ನೆರಿಕಟ್ಟುವಿಕೆಮತ್ತು ಕೂದಲಿನ ಅಕಾಲಿಕ ನರೆಗಳಂತಹ ಸಮಸ್ಯೆಗಳಿಂದ ಬಳಲುವುದಿಲ್ಲ ಮತ್ತು 100 ವರ್ಷಗಳ ಕಾಲ ಆರೋಗ್ಯಕರ ಜೀವನವನ್ನು ನಡೆಸುತ್ತಾನೆ.

ಈ ವಿವರಣೆಯು ನೆಲ್ಲಿಕಾಯಿಯ ಚರ್ಮ ಮತ್ತು ಕೂದಲಿನ ರಕ್ಷಣಾತ್ಮಕ ಗುಣದ ಬಗ್ಗೆ ಸೂಚಿಸುತ್ತದೆ. ನೆಲ್ಲಿಕಾಯಿಯು ಚರ್ಮ ಮತ್ತು ಕೂದಲಿನ ದೀರ್ಘಾವಧಿ ರಕ್ಷಣೆಯನ್ನು ಮಾಡುತ್ತದೆ ಮತ್ತು ಉಷ್ಣತೆ, ಸೂರ್ಯನ ಬೆಳಕು, ಮಾಲಿನ್ಯಕಾರಕಗಳು, ಅಲರ್ಜಿಗಳಿಂದ ಕೂದಲನ್ನು ರಕ್ಷಿಸುತ್ತದೆ.

ನೆಲ್ಲಿಕಾಯಿ ಸ್ನಾನದ ಪ್ರಯೋಜನಗಳು
ಕೂದಲಿನ ಬೆಳವಣಿಗೆಯನ್ನು ಉತ್ತೇಜಿಸುತ್ತದೆ, ನೆಲ್ಲಿಕಾಯಿಯು ಕೂದಲಿನ ಬುಡವನ್ನು ಬಲಪಡಿಸುತ್ತದೆ ಮತ್ತು ಅವುಗಳನ್ನು ಉದ್ದ, ದಪ್ಪ, ಬಲವಾದ, ಗಾಢ ಮತ್ತು ದಟ್ಟವಾಗಿ ಮಾಡುತ್ತದೆ, ಕೂದಲು ಅಕಾಲಿಕವಾಗಿ ಬಿಳಿಯಾಗುವುದು ಮತ್ತು ಕೂದಲು ಉದುರುವಿಕೆಯನ್ನು ತಡೆಯುತ್ತದೆ.

ಕೂದಲಿನ ಸಂರಕ್ಷಣೆಗೆ ನೈಸರ್ಗಿಕ ಕಂಡೀಷನರ್
ನೆಲ್ಲಿಕಾಯಿಯು ಕೂದಲು ಮತ್ತು ಚರ್ಮಕ್ಕೆ ದೀರ್ಘಕಾಲೀನ ಕಂಡೀಷನಿಂಗ್ ಅನ್ನು ಒದಗಿಸುತ್ತದೆ, ಇದರಿಂದಾಗಿ ಚರ್ಮವು ಆಕರ್ಷಕವಾಗಿ ಕಾಣುತ್ತದೆ. ದೀರ್ಘಕಾಲದವರೆಗೆ ಬಳಸಿದಾಗ, ಇದು ಚರ್ಮದ ಸುಕ್ಕುಗಟ್ಟುವಿಕೆಯನ್ನು ತಡೆಯುತ್ತದೆ ಮತ್ತು ಚರ್ಮದ ವಯಸ್ಸಾಗುವಿಕೆಯನ್ನು ತಪ್ಪಿಸುತ್ತದೆ. ನೆಲ್ಲಿಕಾಯಿಯಲ್ಲಿರುವ ಸಮೃದ್ಧವಾದ ವಿಟಮಿನ್-ಸಿ ಮತ್ತು ಅದರ ಆಂಟಿ-ಆಕ್ಸಿಡೆಂಟ್ ಗುಣಲಕ್ಷಣಗಳು ತ್ವಚೆ ಮತ್ತು ಕೂದಲಿನ ರಕ್ಷಣೆ ಮಾಡುತ್ತವೆ.

ನೈಸರ್ಗಿಕ ಶೈತ್ಯೀಕರಣ
ಇದರ ಹೊರತಾಗಿ ಆಮಲಕಿಯು ಅದರ ಶೀತಕ ಗುಣದಿಂದಾಗಿ ಚರ್ಮವನ್ನು ತಂಪಾಗಿರಿಸುತ್ತದೆ ಮತ್ತು ಅದರ ಪಿತ್ತ ನಿವಾರಕ ಗುಣದಿಂದಾಗಿ ಚರ್ಮದಲ್ಲಿ ಗುಳ್ಳೆಗಳುಂಟಾಗುವುದನ್ನು ತಡೆಯುತ್ತದೆ.

ಸೌಂದರ್ಯವರ್ಧಕ
ನೆಲ್ಲಿಕಾಯಿಯು ತ್ವಚೆಯ ಹೊಳಪನ್ನು ಕಾಪಾಡುತ್ತದೆ ಮತ್ತು ಮೃದುವಾಗಿಡುತ್ತದೆ. ಚರ್ಮವನ್ನು ಸುಂದರವಾಗಿ ಮತ್ತು ಆಕರ್ಷಕವಾಗಿ ಮಾಡುತ್ತದೆ.

ಸ್ಕ್ರಬ್ ಮತ್ತು ಕ್ಲೆನ್ಸರ್, ತ್ವಚೆಯ ಶೋಧನ
ನೆಲ್ಲಿಕಾಯಿ ಪುಡಿ ಅಥವಾ ಪೇಸ್ಟ್ ಅನ್ನು ಸ್ಕ್ರಬ್ ಆಗಿ ಬಳಸಿದಾಗ ಚರ್ಮದ ಕೊಳಕು, ಸತ್ತ ಜೀವಕೋಶಗಳು ಮತ್ತು ಸೂಕ್ಷ್ಮಜೀವಿಗಳನ್ನು ತೊಡೆದುಹಾಕುತ್ತದೆ, ಚರ್ಮವನ್ನು ಆರೋಗ್ಯಕರವಾಗಿ ಮತ್ತು ಸ್ವಚ್ಛವಾಗಿಡುತ್ತದೆ.

ನೆಲ್ಲಿಕಾಯಿ ಸ್ನಾನ ಮಾಡುವುದು ಹೇಗೆ?

ವಿಧಾನ 1
ನೆಲ್ಲಿಕಾಯಿ ಪುಡಿಯನ್ನು ನೀರಿನಲ್ಲಿ ಮಿಶ್ರಣ ಮಾಡಿ, ಸ್ನಾನ ಮಾಡಲು ಈ ನೀರನ್ನು ಬಳಸಿ.

ವಿಧಾನ 2
ನೆಲ್ಲಿಕಾಯಿಯ ಪೇಸ್ಟ್ ಅನ್ನು ದೇಹ ಮತ್ತು ತಲೆಗೆ ಲೇಪಿಸಿ, ಸ್ವಲ್ಪ ಸಮಯದ ಬಳಿಕ ನೀರಿನಿಂದ ತೊಳೆಯಿರಿ.

ವಿಧಾನ 3

ನೆಲ್ಲಿಕಾಯಿಯ ಪೇಸ್ಟ್ ಅನ್ನು ದೇಹ ಮತ್ತು ತಲೆಗೆ ಲೇಪಿಸಿ◌್, ನೆಲ್ಲಿಕಾಯಿ ಮಿಶ್ರಿತ ನೀರಿನಿಂದ ಸ್ನಾನ ಮಾಡಿ.

ಸೂಚನೆ

ಕೂದಲು ತೊಳೆಯುವ ಸಮಯದಲ್ಲಿ ಕೂದಲನ್ನು ಗಟ್ಟಿಯಾಗಿ ಉಜ್ಜದಿರಿ.

ಎಷ್ಟು ಸಮಯ ಮಾಡಬಹುದು?

ಜೀವನ ಪರ್ಯಂತ ನೆಲ್ಲಿಕಾಯಿ ಸ್ನಾನವನ್ನು ಮಾಡಬಹುದು.

136

ಮೂತ್ರನಾಳದ ತೊಂದರೆಗಳಿಗೆ ನೆಲ್ಲಿಕಾಯಿ ಮತ್ತು ಅರಿಶಿನದ ಮನೆಮದ್ದು

ಮೂತ್ರನಾಳದ ಸೋಂಕಿನ ಚಿಕಿತ್ಸೆಗೆ ಮೂರು ಪದಾರ್ಥಗಳನ್ನು ಬಳಸಿಕೊಂಡು ತಯಾರಿಸಬಹುದಾದ ಸರಳವಾದ ಮನೆಮದ್ದು ಇಲ್ಲಿದೆ.

ಬೇಕಾಗಿರುವ ಪದಾರ್ಥಗಳು

- ನೆಲ್ಲಿಕಾಯಿ - 1 / 10 ಗ್ರಾಂ
- ಅರಿಶಿನ ಪುಡಿ - 5 ಗ್ರಾಂ
- ಜೇನುತುಪ್ಪ - 1-2 ಟೀ ಚಮಚ

ತಯಾರಿಸುವ ವಿಧಾನ
ನೆಲ್ಲಿಕಾಯಿಯನ್ನು ತೊಳೆದು ಸಣ್ಣ ತುಂಡುಗಳಾಗಿ ಮಾಡಿ. ನಂತರ ಅದನ್ನು ಕುಟ್ಟಾಣಿಯಲ್ಲಿ ಕುಟ್ಟಿ ಪುಡಿಮಾಡಿ, ಹಿಸುಕುವ ಮೂಲಕ ಅದರಿಂದ ರಸವನ್ನು ತೆಗೆಯಿರಿ. ಒಂದು ನೆಲ್ಲಿಕಾಯಿಯಿಂದ, ನೀವು 1-2 ಟೀ ಚಮಚ ರಸವನ್ನು ಪಡೆಯಬಹುದು. ಅದಕ್ಕೆ ಅರಿಶಿನ ಪುಡಿಯನ್ನು ಸೇರಿಸಿ ಚೆನ್ನಾಗಿ ಕಲಸಿ, ನಂತರ 2 ಚಮಚ ಜೇನುತುಪ್ಪವನ್ನು ಸೇರಿಸಿ ಚೆನ್ನಾಗಿ ಮಿಶ್ರಣ ಮಾಡಿ.

ಡೋಸ್
1-2 ಟೀ ಚಮಚ ಆಹಾರದ ಮೊದಲು, ದಿನಕ್ಕೆ 2 ಬಾರಿ, 10-15 ದಿನಗಳ ಕಾಲ ಸೇವಿಸಬೇಕು.

ಎಷ್ಟು ಸಮಯ ತೆಗೆದುಕೊಳ್ಳಬೇಕು?

ಎಲ್ಲಾ ಮೂರೂ ಸಾಮಗ್ರಿಗಳು ನೈಸರ್ಗಿಕ ಆಹಾರ ಪದಾರ್ಥಗಳಾಗಿರುವುದರಿಂದ, ದೀರ್ಘಾವಧಿಯವರೆಗೆ ಬಳಸಬಹುದು. (ಅಗತ್ಯವಿದ್ದರೆ 2-3 ತಿಂಗಳ ಸಮಯ್).

ನಿಯಮಗಳು

ಬೆಳಿಗ್ಗೆ ಇದನ್ನು ತಯಾರಿಸಿದರೆ ಸಂಜೆಯವರೆಗೂ ಬಳಸಬಹುದು.

ಸ್ವಲ್ಪ ದೊಡ್ಡ ಪ್ರಮಾಣದಲ್ಲಿ ತಯಾರಿಸಿ, ಫ್ರಿಡ್ಜ್ ನಲ್ಲಿ ಶೇಖರಿಸಿಟ್ಟು, 2 - 3 ದಿನಗಳವರೆಗೆ ಬಳಸಬಹುದು ಆದರೆ ಫ್ರಿಡ್ಜ್ ನಲ್ಲಿ ಇಡುವುದು ಆಯುರ್ವೇದದ ಪ್ರಕಾರ ಸೂಕ್ತ ಅಭ್ಯಾಸವಲ್ಲ ಎಂಬುದನ್ನು ನೆನಪಿನಲ್ಲಿಡಿ.

ಪ್ರಯೋಜನಗಳು

ಉರಿ ಮೂತ್ರದ ತೊಂದರೆಯಲ್ಲಿ ಉಪಯುಕ್ತ, ಮೂತ್ರ ವಿಸರ್ಜನೆಯಲ್ಲಿ ತೊಂದರೆ, ಮರುಕಳಿಸುವ ಮೂತ್ರದ ಸೋಂಕುಗಳು, ಕೆಳ ಹೊಟ್ಟೆ ನೋವು (ಮೂತ್ರಕೋಶದ ನೋವು), ದೀರ್ಘಕಾಲದ ಮೂತ್ರದ ಸೋಂಕು, ಪ್ರೋಸ್ಟಟೈಟಿಸ್, ಸಿಸ್ಟೈಟಿಸ್ (ಇತರ ಔಷಧಿಗಳ ಜೊತೆಗೆ) ನಲ್ಲಿಯೂ ಉಪಯುಕ್ತ.

ತಾಜಾ ನೆಲ್ಲಿಕಾಯಿ ಲಭ್ಯವಿಲ್ಲದಿದ್ದರೆ 1 ಟೀ ಚಮಚ (5-6 ಗ್ರಾಂ) ನೆಲ್ಲಿಕಾಯಿ ಪೌಡರ್ ಅನ್ನು 5 ಗ್ರಾಂ ಅರಿಶಿನ ಮತ್ತು 2 ಟೀ ಚಮಚ ಜೇನುತುಪ್ಪದೊಂದಿಗೆ ಬೆರೆಸಿ, ಆಹಾರದ ಮೊದಲು 5 ಗ್ರಾಂ ಪ್ರಮಾಣದಲ್ಲಿ ದಿನಕ್ಕೆ ಒಮ್ಮೆ ಅಥವಾ ಎರಡು ಬಾರಿ ಬಳಸಬಹುದು. ಅದರೆ ತಾಜಾ ನೆಲ್ಲಿಕಾಯಿ ರಸದ ಸೇವನೆಗ ಆದ್ಯತೆಯನ್ನು ನೀಡಿ. ಒಣ ನೆಲ್ಲಿಕಾಯಿ ಪುಡಿಯನ್ನುಪಯೋಗಿಸಿ ಈ ಮನೆಮದ್ದನ್ನು ತಯಾರಿಸಿದರೆ, ಇದನ್ನು 1-2 ತಿಂಗಳ ಕಾಲ ಸಂಗ್ರಹಿಸಬಹುದು.

ಮಧುಮೇಹಿಗಳು ಇದನ್ನು ಬಳಸಬಹುದೇ?

ರಕ್ತದಲ್ಲಿನ ಸಕ್ಕರೆಯ ಪ್ರಮಾಣವು ಉತ್ತಮ ನಿಯಂತ್ರಣದಲ್ಲಿದ್ದರೆ, ಮಧುಮೇಹಿಗಳು ಇದನ್ನು ಬಳಸಬಹುದು.

ರಕ್ತದಲ್ಲಿನ ಸಕ್ಕರೆಯು ಉತ್ತಮ ನಿಯಂತ್ರಣದಲ್ಲಿಲ್ಲದಿದ್ದರೆ, ಈ ಔಷಧಿಗೆ ಜೇನುತುಪ್ಪವನ್ನು ಸೇರಿಸಬಾರದು.

ತ್ರಿದೋಷದ ಮೇಲೆ ಪರಿಣಾಮ

ನೆಲ್ಲಿಕಾಯಿ ಎಲ್ಲಾ ಮೂರೂ ದೋಷಗಳನ್ನು ಮುಖ್ಯವಾಗಿ ವಾತ ಮತ್ತು ಪಿತ್ತವನ್ನು ಸಮತೋಲನಗೊಳಿಸುತ್ತದೆ.

ಅರಿಶಿನವು ಕೂಡಾ ಎಲ್ಲಾ ಮೂರೂ ದೋಷಗಳನ್ನು ಮುಖ್ಯವಾಗಿ ಕಫ ಮತ್ತು ವಾತವನ್ನು ಸಮತೋಲನಗೊಳಿಸುತ್ತದೆ.

ಜೇನುತುಪ್ಪವು ಕಫ ದೋಷವನ್ನು ಸಮತೋಲನಗೊಳಿಸುತ್ತದೆ.

ಆದ್ದರಿಂದ ಇದು ಯಾವುದೇ ದೋಷ ಪ್ರಕಾರದ ಜನರಿಗೂ ಸೂಕ್ತವಾದ ಪರಿಪೂರ್ಣ ಸಂಯೋಜನೆಯಾಗಿದೆ.

ಈ ಮನೆಮದ್ದು ಒಟ್ಟಾರೆಯಾಗಿ ಉಷ್ಣ ಗುಣವನ್ನು ಹೊಂದಿರುತ್ತದೆ.

ಇದು ಹೇಗೆ ಕಾರ್ಯ ನಿರ್ವಹಿಸುತ್ತದೆ?

ಅರಿಶಿನ ಮತ್ತು ನೆಲ್ಲಿಕಾಯಿ ಎರಡೂ ಉತ್ತಮ ಉತ್ಕರ್ಷಣ ನಿರೋಧಕಗಳು ಮತ್ತು ಸೂಕ್ಷ್ಮಜೀವಿಯ

ವಿರೋಧಿ ಮೂಲಿಕೆಗಳಾಗಿವೆ. ಇದೇ ಸಂಯೋಜನೆಯು ನಿಶಾಮಲಕಿ ಚೂರ್ಣ ಎಂಬ ಪುಡಿಯ ರೂಪದಲ್ಲಿಯೂ ಲಭ್ಯವಿದೆ. ನಿಶಾ ಅಂದರೆ ಅರಿಶಿನ ಮತ್ತು ಆಮಲಕಿ ಎನ್ನುವುದು ನೆಲ್ಲಿಕಾಯಿಯನ್ನು ಸೂಚಿಸುತ್ತದ.

ನಿಶಾಮಲಕಿ ಚೂರ್ಣವನ್ನು ಮೂತ್ರನಾಳದ ಸೋಂಕು ಮತ್ತು ಮಧುಮೇಹದ ಚಿಕಿತ್ಸೆಯಲ್ಲಿ ವ್ಯಾಪಕವಾಗಿ ಬಳಸಲಾಗುತ್ತದೆ.

ಮೂತ್ರದ ವ್ಯವಸ್ಥೆಗೆ ಸಂಬಂಧಿಸಿದ ಅಸ್ವಸ್ಥತೆಗಳ ಚಿಕಿತ್ಸೆಯಲ್ಲಿ ಬಳಸುವ ಗಿಡಮೂಲಿಕೆಗಳಲ್ಲಿ ಅರಿಶಿನಕ್ಕೆ ಪ್ರಾಧಾನ್ಯತೆಯಿದೆ.

ಅಡ್ಡ ಪರಿಣಾಮಗಳು ಮತ್ತು ಮುನ್ನೆಚ್ಚರಿಕೆಗಳು

ಈ ಮನೆಮದ್ದನ್ನು 1 ವರ್ಷಕ್ಕಿಂತ ಮೇಲ್ಪಟ್ಟ ಮಕ್ಕಳಿಗೆ ನೀಡಬಹುದು. ಉತ್ತಮ ಗುಣಮಟ್ಟದ ಜೇನುತುಪ್ಪವು ಲಭ್ಯವಿದ್ದರೆ, ಗರ್ಭಾವಸ್ಥೆಯಲ್ಲಿ ಮತ್ತು ಹಾಲುಣಿಸುವ ಅವಧಿಯಲ್ಲಿ ಇದನ್ನು ತೆಗೆದುಕೊಳ್ಳುವುದು ಸುರಕ್ಷಿತ.

ಅರ್ಹ ಆಯುರ್ವೇದ ವೈದ್ಯರ ಸಲಹೆಯ ಮೇರೆಗೆ ಮಾತ್ರವೇ ಇದನ್ನು ಅಥವಾ ಇನ್ನಾವುದೇ ಮನೆಮದ್ದನ್ನು ಬಳಸುವುದು ಉತ್ತಮ.

137

ತ್ರಿಫಲಾವನ್ನು ವಯಸ್ಸಾಗುವುದನ್ನು ನಿಧಾನಿಸುವ ಔಷಧವಾಗಿ ಬಳಸುವ ಪ್ರಾಚೀನ ವಿಧಾನ

ಆಚಾರ್ಯ ಚರಕರು ತ್ರಿಫಲಾವನ್ನು ಉಪಯೋಗಿಸಿ ತಯಾರಿಸುವ ಈ ಮನೆಮದ್ದು 100 ವರ್ಷಗಳಿಗಿಂತಲೂ ಹೆಚ್ಚು ಕಾಲ ಆಯುಷ್ಯವನ್ನು ಹೊಂದಲು ಸಹಾಯ ಮಾಡುತ್ತದೆ ಎಂದಿದ್ದಾರೆ.
ನೆಲ್ಲಿಕಾಯಿ, ಶಾಂತಿಕಾಯಿ ಮತ್ತು ಅಳಲೆಕಾಯಿಗಳ ಸರಳ ಸಂಯೋಜನೆಯಾದ ತ್ರಿಫಲಾವು ಸಾವಿರಾರು ವರ್ಷಗಳಿಂದ ವಯಸ್ಸಾಗುವುದನ್ನು ನಿಧಾನಿಸುವ ಪರಿಣಾಮವನ್ನು ಹೊಂದಿದೆ ಎಂದು ತಿಳಿದುಬಂದಿದೆ.
ಚರಕ ಸಂಹಿತೆ ಮತ್ತು ಸುಶ್ರುತ ಸಂಹಿತೆಯಲ್ಲಿ ಈ ಔಷಧಿಯ ಬಳಕೆಯ ಉಲ್ಲೇಖ ಕಂಡುಬರುತ್ತದೆ.

ತಯಾರಿಸುವ ವಿಧಾನ

ಯಾವುದೇ ಆಯುರ್ವೇದ ಔಷಧಗಳ ಅಂಗಡಿಯಲ್ಲಿ ತ್ರಿಫಲಾ ಚೂರ್ಣವು ದೊರಕುತ್ತದೆ.
100 ಗ್ರಾಂ ತ್ರಿಫಲಾ ಪುಡಿಯನ್ನು ತೆಗೆದುಕೊಂಡು ನೀರು ಸೇರಿಸಿ ಪೇಸ್ಟ್ ತಯಾರಿಸಿ. ನಂತರ ಕಬ್ಬಿಣದ ಪಾತ್ರೆಯನ್ನು ತೆಗೆದುಕೊಂಡು ಅದರ ಮೇಲೆ ತ್ರಿಫಲ ಪುಡಿಯ ಪೇಸ್ಟ್ ಅನ್ನು ಲೇಪಿಸಿ. 24 ಗಂಟೆಗಳ ಕಾಲ ಒಣಗಲು ಬಿಟ್ಟು, ಪೇಸ್ಟ್ ಅನ್ನು ಉಜ್ಜಿ ತೆಗೆದು, ಸ್ವಚ್ಛವಾದ ತೇವಾಂಶವಿಲ್ಲದ ಪಾತ್ರೆಯಲ್ಲಿ ಸಂಗ್ರಹಿಸಿ. ಸಂಗ್ರಹಿಸುವಾಗ ಚೂರ್ಣವು ಸಂಪೂರ್ಣವಾಗಿ ಒಣಗಿದೆಯೆ ಇಲ್ಲವೆ ಎಂಬುದನ್ನು ಖಚಿತಪಡಿಸಿಕೊಳ್ಳಿ. ಸರಿಯಾಗಿ ಒಣಗದಿದ್ದರೆ ಒಂದು ವಾರದಲ್ಲಿ ಚೂರ್ಣವು ಹಾಳಾಗಬಹುದು.

ಸೇವಿಸುವ ವಿಧಾನ

5 - 10 ಗ್ರಾಂಗಳಷ್ಟು ತ್ರಿಫಲಾ ಪುಡಿಯನ್ನು ಒಂದು ಟೀ ಚಮಚ ಜೇನುತುಪ್ಪದೊಂದಿಗೆ ಬೆರೆಸಿ, ಆಹಾರದ ನಂತರ ಒಂದು ಕಪ್ ನೀರಿನೊಂದಿಗೆ ಸೇವಿಸಲಾಗುತ್ತದೆ.

ಬೆಳಿಗ್ಗೆ ಈ ಮನೆಮದ್ದನ್ನು ಸೇವಿಸುವುದಾದರೆ, ಸಂಜೆ ಕನಿಷ್ಠ 5 ಗ್ರಾಂ ತುಪ್ಪ ಅಥವಾ ಎಳ್ಳೆಣ್ಣೆಯನ್ನು (ಆಹಾರದಲ್ಲಿ) ತೆಗೆದುಕೊಳ್ಳಬೇಕು.
ರಾತ್ರಿ ಸೇವಿಸುವುದಾದರೆ, ಮುಂದಿನ ಉಪಹಾರದಲ್ಲಿ ಕನಿಷ್ಠ 5 ಗ್ರಾಂ ತುಪ್ಪ ಅಥವಾ ಎಳ್ಳೆಣ್ಣೆಯನ್ನು (ಆಹಾರದಲ್ಲಿ) ಸೇವಿಸಬೇಕು.

ಪ್ರಯೋಜನಗಳು

ಆಚಾರ್ಯ ಚರಕರ ಪ್ರಕಾರ ಈ ಮನೆಮದ್ದನ್ನು ನಿರಂತರವಾಗಿ ಒಂದು ವರ್ಷದವರೆಗೆ ಬಳಸುವುದರಿಂದ, ನೂರು ವರ್ಷಗಳವರೆಗೆ ವಯಸ್ಸಾಗುವಿಕೆ ಮತ್ತು ರೋಗಗಳಿಂದ ಮುಕ್ತರಾಗಿ ಬದುಕಬಹುದು.

ಇದು ಹೇಗೆ ಕೆಲಸ ಮಾಡುತ್ತದೆ?

ಆಯುರ್ವೇದದ ಪ್ರಕಾರ, ನಾವು ಅಡುಗೆ ಮಾಡಲು ಅಥವಾ ಯಾವುದೇ ಪದಾರ್ಥವನ್ನು ಸಂಗ್ರಹಿಸಲು ಬಳಸುವ ಪಾತ್ರೆಯು ತನ್ನ ಔಷಧೀಯ ಮೌಲ್ಯವನ್ನು ಆ ಪದಾರ್ಥಕ್ಕೆ ವರ್ಗಾಯಿಸುತ್ತದೆ.
ಆಯುರ್ವೇದದ ಪ್ರಕಾರ, ಕಬ್ಬಿಣವು ವಯಸ್ಸಾಗುವಿಕೆಯನ್ನು ನಿಧಾನಗೊಳಿಸುವ ಗುಣವನ್ನು ಹೊಂದಿದೆ.

ಕಬ್ಬಿಣದ ಕೆಲವು ಪ್ರಯೋಜನಗಳು

ಇದು ಪೋಷಕ ಗುಣವನ್ನು ಹೊಂದಿದೆ, ಅದೇರೀತಿ ಶೀತ ಗುಣವನ್ನು ಹೊಂದಿದ್ದು ಜೀರ್ಣವಾಗಲು ದೀರ್ಘ ಸಮಯವನ್ನು ತೆಗೆದುಕೊಳ್ಳುತ್ತದೆ. ಕೆರೆಯುವ (ಸ್ಕ್ರೇಪಿಂಗ್ ಆಕ್ಷನ್) ಗುನವನ್ನು ಹೊಂದಿರುವುದರಿಂದ ಹೃದಯರಕ್ತನಾಳದ ಕಾಯಿಲೆಗಳಲ್ಲಿ ಉಪಯುಕ್ತವಾಗಿದೆ.
ಇದು ಬಲ, ರೋಗನಿರೋಧಕ ಶಕ್ತಿ, ಚರ್ಮದ ರಚನೆ, ಮೈಬಣ್ಣ, ಜ್ಞಾಪಕ ಶಕ್ತಿ, ಬುದ್ಧಿವಂತಿಕೆ, ಜೀರ್ಣಕಾರಿ ಶಕ್ತಿಯನ್ನು ಸುಧಾರಿಸುತ್ತದೆ ಮತ್ತು ಲೈಂಗಿಕ ಆರೋಗ್ಯವನ್ನು ವೃದ್ಧಿಸುತ್ತದೆ.
ಇದು ಒಂದು ಉತ್ತಮ ಆಂಟಿ ಆಕ್ಸಿಡೆಂಟ್ ಆಗಿದ್ದು, ಕಣ್ಣು, ಗುಲ್ಮ, ಪಿತ್ತಜನಕಾಂಗ, ರಕ್ತನಾಳಗಳ ಆರೋಗ್ಯಕ್ಕೆ ಒಳ್ಳೆಯದು,

ಮುನ್ನೆಚ್ಚರಿಕೆ

ಮಧುಮೇಹಿಗಳು ಜೇನುತುಪ್ಪವನ್ನು ಬಳಸುವ ಮೊದಲು ತಮ್ಮ ವೈದ್ಯರನ್ನು ಸಂಪರ್ಕಿಸಬೇಕು.
ರಕ್ತದಲ್ಲಿನ ಸಕ್ಕರೆ ಮಟ್ಟವು ನಿಯಂತ್ರಣದಲ್ಲಿದ್ದರೆ ಮಾತ್ರ, ದಿನಕ್ಕೆ 2 - 5 ಗ್ರಾಂ ಜೇನುತುಪ್ಪವನ್ನು ಬಳಸಬಹುದು.
ಗರ್ಭಿಣಿಯರಲ್ಲಿ ಈ ಮನೆಮದ್ದನ್ನು ಉಪಯೋಗಿಸದಿರುವುದು ಉತ್ತಮ.

ತುಪ್ಪ ಅಥವಾ ಎಳ್ಳೆಣ್ಣೆಯನ್ನು ಏಕೆ ತೆಗೆದುಕೊಳ್ಳಬೇಕು?

ತ್ರಿಫಲಾ ಮತ್ತು ಜೇನುತುಪ್ಪ ಎರಡೂ ಶುಷ್ಕ ಗುಣವನ್ನು ಹೊಂದಿವೆ. ಇದನ್ನು ಸಮತೋಲನಗೊಳಿಸಲು, ಈ ಸಂಯೋಜನೆಯು ಜೀರ್ಣವಾದ ನಂತರ, ತುಪ್ಪ / ಎಳ್ಳೆಣ್ಣೆಯನ್ನು ಸೇವಿಸಲು ಸೂಚಿಸಲಾಗುತ್ತದೆ.

ಶೇಖರಣಾ ಅವಧಿ

ತ್ರಿಫಲಾ ಚೂರ್ಣವನ್ನು ಕೇವಲ 1-2 ತಿಂಗಳವರೆಗೆ ಸಂಗ್ರಹಿಸಿ ಇಡಬಹುದು. ಆದರೆ ಈ ಮನೆಮದ್ದನ್ನು

ತಿಂಗಳಿಗೊಮ್ಮೆ ತಯಾರಿಸುವುದು ಉತ್ತಮ ಹಾಗು ಸುರಕ್ಷಿತ.

138
ನೀರು ಮತ್ತು ಜೇನುತುಪ್ಪದ ಪ್ರಯೋಜನಗಳು

ಬಿಸಿನೀರು ಹಾಗೂ ಜೇನುತುಪ್ಪದ ಸಂಯೋಜನೆಯು ತೂಕ ಇಳಿಸುವ ಪಾನೀಯಗಳಲ್ಲಿ ಒಂದಾಗಿದೆ.

ಆಯುರ್ವೇದ ಉಲ್ಲೇಖ
ಪ್ರಾತರ್ಮಧುಯುತಂ ವಾರಿ ಸೇವಿತಂ ಸ್ಥೌಲ್ಯನಾಶನಂ | (ಭೈಶಜ್ಯ ರತ್ನಾವಳಿ, 39/3)
ಪ್ರತಿದಿನ ಬೆಳಿಗ್ಗೆ ನೀರಿನೊಂದಿಗೆ ಜೇನುತುಪ್ಪವನ್ನು ಸೇವಿಸುವುದರಿಂದ ಬೊಜ್ಜು ನಿವಾರಣೆಯಾಗುತ್ತದೆ. ಇದಕ್ಕಾಗಿ ಅರ್ಧ ಚಮಚ ಜೇನುತುಪ್ಪವನ್ನು ಅರ್ಧ ಗ್ಲಾಸ್ ನೀರಿನೊಂದಿಗೆ ಬೆರೆಸಿ ಕುಡಿಯಿರಿ.

ಸಮಯ
ಮುಂಜಾನೆ ಖಾಲಿ ಹೊಟ್ಟೆಯಲ್ಲಿ ಸೇವಿಸಿ, ಕನಿಷ್ಠ 15 ನಿಮಿಷಗಳ ಕಾಲ ಬೇರೆ ಯಾವುದೇ ಆಹಾರವನ್ನು ಸೇವಿಸಬೇಡಿ.

ಎಷ್ಟು ಸಮಯ ತೆಗೆದುಕೊಳ್ಳಬೇಕು?
ನೀವು ಮಧುಮೇಹಿ ಅಲ್ಲದಿದ್ದರೆ, ಈ ಪಾನೀಯವನ್ನು 4 - 6 ತಿಂಗಳವರೆಗೆ ತೆಗೆದುಕೊಳ್ಳಬಹುದು.

ಮಧುಮೇಹಿಗಳು ಇದನ್ನು ತೆಗೆದುಕೊಳ್ಳಬಹುದೇ?
ನೀವು ಮಧುಮೇಹಿಗಳಾಗಿದ್ದರೆ ಈ ಮನೆಮದ್ದಿನ ಉಪಯೋಗವನ್ನು ಮಾಡದಿರುವುದು ಉತ್ತಮ.

ಬಿಸಿನೀರನ್ನು ಬಳಸಬಹುದೇ?
ಆಯುರ್ವೇದದ ಪ್ರಕಾರ, ಬಿಸಿನೀರು ಮತ್ತು ಜೇನುತುಪ್ಪವು ಪರಸ್ಪರ ಹೊಂದಿಕೆಯಾಗುವುದಿಲ್ಲ. ಆಯುರ್ವೇದದ ಪ್ರಕಾರ ಜೇನುತುಪ್ಪವನ್ನು ಬಿಸಿಮಾಡುವುದು ಅಥವಾ ಜೇನುತುಪ್ಪದೊಂದಿಗೆ ಬಿಸಿಯಾದ ಪದಾರ್ಥಗಳನ್ನು ಬಳಸುವುದು ಸೂಕ್ತವಲ್ಲ. ಆದ್ದರಿಂದ, ಬಿಸಿನೀರಿನ ಬದಲಿಗೆ ಉಗುರುಬೆಚ್ಚಗಿನ ನೀರು ಅಥವಾ ಕುದಿಸಿ ತಣ್ಣಗಾದ ನೀರಿನೊಂದಿಗೆ ಜೇನುತುಪ್ಪವನ್ನು ಸೇವಿಸುವುದು

ಉತ್ತಮ.

ಪ್ರಶ್ನೆ: ಗರ್ಭಿಣಿಯರು ಬೆಳಿಗ್ಗೆ ನಿಂಬೆ ಮತ್ತು ಜೇನುತುಪ್ಪದೊಂದಿಗೆ ಬೆಚ್ಚಗಿನ ನೀರನ್ನು ಕುಡಿಯುವುದು ಸುರಕ್ಷಿತವೇ?

ಬೆಚ್ಚಗಿನ ನೀರು, ನಿಂಬೆ ರಸ ಮತ್ತು ಜೇನುತುಪ್ಪದ ಸಂಯೋಜನೆಯನ್ನು ಶುದ್ಧೀಕರಣ, ನಿರ್ವಿಷೀಕರಣ, ತೂಕ ಕಡಿಮೆ ಮಾಡುವ ಉದ್ದೇಶಗಳಿಗಾಗಿ ಬಳಸಲಾಗುತ್ತದೆ, ಇದನ್ನು ಆಯುರ್ವೇದದಲ್ಲಿ ಲಂಘನ ಚಿಕಿತ್ಸೆ ಅಥವಾ ಶೋಧನ ಎಂದು ಕರೆಯಲಾಗುತ್ತದೆ. ಆದರ್ ಗರ್ಭಿಣಿಯರಲ್ಲಿ ಲಂಘನ ಚಿಕಿತ್ಸೆಯು ಶಿಫಾರಸು ಮಾಡಲ್ಪಟ್ಟಿಲ್ಲ. ಬದಲಾಗಿ ಇದಕ್ಕೆ ವಿರುದ್ಧವಾದ - ಬೃಂಹಣ ಅಥವಾ ಪೋಷಕ ಚಿಕಿತ್ಸೆಯ ಅಗತ್ಯವಿದೆ. ಆದ್ದರಿಂದ, ಗರ್ಭಾವಸ್ಥೆಯಲ್ಲಿ ಮೇಲಿನ ಸಂಯೋಜನೆಯ ಸೇವನೆಯು ನಿಷಿದ್ಧ.

ಪ್ರಶ್ನೆ: ಜೇನುತುಪ್ಪ ಮತ್ತು ನೀರಿ ಮಿಶ್ರಣಕ್ಕೆ ನಿಂಬೆ ರಸವನ್ನು ಸೇರಿಸುವುದು ಒಳ್ಳೆಯದೇ?

ಹೌದು. ಜೇನುತುಪ್ಪ ಮತ್ತು ನಿಂಬೆ ರಸವು ಪರಸ್ಪರ ಚೆನ್ನಾಗಿ ಹೊಂದಾಣಿಕೆಯಾಗುತ್ತದೆ. ನಿಂಬೆ, ಹೊಟ್ಟೆಯ ಬೊಜ್ಜು ಮತ್ತು ತೂಕ ನಷ್ಟಕ್ಕೂ ಒಳ್ಳೆಯದು. ಆದ್ದರಿಂದ, 1 ಟೀ ಚಮಚ ನಿಂಬೆ ರಸ ಮತ್ತು 1 ಟೀ ಚಮಚ ಜೇನುತುಪ್ಪವನ್ನು ಅರ್ಧ ಕಪ್ ನೀರಿನ ಜೊತೆ, ಬೆಳಿಗ್ಗೆ ಖಾಲಿ ಹೊಟ್ಟೆಯಲ್ಲಿ 5-6 ತಿಂಗಳ ಕಾಲ ಸೇವಿಸುವುದು ಉತ್ತಮ.

139

ಮುಖದ ಮೇಲಿನ ಕೂದಲು ನಿವಾರಣೆಗೆ ಮನೆಮದ್ದು

ನೀವು ಮುಖದ ಮೇಲಿನ ಕೂದಲಿನ ನಿವಾರಣೆಗೆ ಮನೆಯಲ್ಲಿಯೇ ಪ್ರಯತ್ನಿಸಬಹುದಾದ ಕೆಲವು ಮನೆಮದ್ದುಗಳು ಇಲ್ಲಿವೆ -

1. ಅರಿಶಿನದೊಂದಿಗೆ ಕಡಲೆ ಹಿಟ್ಟು ಸೇರಿಸಿ ಪೇಸ್ಟ್ ತಯಾರಿಸಿ ಮುಖಕ್ಕೆ ಹಚ್ಚಿ, ಹದಿನೈದು ನಿಮಿಷಗಳ ಬಿಟ್ಟು ತೊಳೆಯಿರಿ.

2. ಕಡಲೆ ಹಿಟ್ಟು, ಅರಿಶಿನ ಮತ್ತು ಸಾಸಿವೆ ಎಣ್ಣೆಯ ಮಿಶ್ರಣದ ಸ್ಕ್ರಬ್ ಮುಖದ ಮೇಲಿನ ಕೂದಲಿನ ನಿವಾರಣೆಗೆ ಸಹಾಯ ಮಾಡುತ್ತದೆ.

3. ಅರಿಶಿನ ಮತ್ತು ಹಾಲಿನ ಪೇಸ್ಟ್ ಲೇಪನ ಕೂಡಾ ಮುಖದಲ್ಲಿನ ಕೂದಲ್ ನಿವಾರಣೆಗೆ ಸಹಾಯ ಮಾಡುತ್ತದೆ.

4. ಕಾಡು ಅರಿಶಿನ (ಕಸ್ತೂರಿ ಮಂಜಲ್) ದ ತೆಳುವಾದ ಪೇಸ್ಟ್ ಮಾಡಿ.್, ಅದನ್ನು ಮುಖದ ಮೇಲೆ ಉಜ್ಜಿ, 15 ನಿಮಿಷಗಳ ಕಾಲ ಬಿಟ್ಟು ತೊಳೆಯಿರಿ. ನಂತರ ಸ್ಪಟಿಕ ಮತ್ತು ರೋಸ್ ವಾಟರ್ ನ ಪೇಸ್ಟ್ ಮಾಡಿ, ಅದನ್ನು ಲೇಪಿಸಿ. 30 ನಿಮಿಷಗಳ ನಂತರ ತೊಳೆಯಿರಿ. ಇದನ್ನು ವಾರಕ್ಕೆ ಒಂದು ಅಥವಾ ಎರಡು ಬಾರಿ ಮಾಡಬಹುದು.

ಕೂದಲನ್ನು ತೆಗೆದ ನಂತರ ಅರಿಶಿನವನ್ನು ಲೇಪಿಸುವುದರಿಂದ ಮುಖದ ಕೂದಲಿನ ಬೆಳವಣಿಗೆ ಕುಂಠಿತವಾಗುತ್ತದೆಯೇ?
ಹೌದು, ಕೂದಲನ್ನು ತೆಗೆದ ನಂತರ, ಮುಖದ ಮೇಲೆ ಅರಿಶಿನ ಪುಡಿಯನ್ನು ಲೇಪಿಸುವುದು ಒಳ್ಳೆಯದು. ಇದನ್ನು ತೊಳೆಯುವ ಮೊದಲು ಕನಿಷ್ಠ 10 - 15 ನಿಮಿಷಗಳ ಕಾಲ ಮುಖದಲ್ಲೇ ಬಿಟ್ಟು, ಮುಖದ ಕೂದಲ ಬೆಳವಣಿಗೆಯನ್ನು ವಿಳಂಬಗೊಳಿಸುವುದರ ಜೊತೆಗೆ, ಕೂದಲನ್ನು ತೆಗೆಯುವ ಚಿಕಿತ್ಸೆಯ

ಸಮಯದಲ್ಲಿ ಉಂಟಾಗಬಹುದಾದ ಚರ್ಮದ ಗಾಯಗಳನ್ನು ಸಹ ಇದು ಗುಣಪಡಿಸುತ್ತದೆ.

ಇದು ಸ್ವಲ್ಪ ಮಟ್ಟಿಗೆ ಮುಖದ ಕೂದಲು ಬೆಳವಣಿಗೆಯನ್ನು ಹಿಮ್ಮೆಟ್ಟಿಸಲು ಉಪಯುಕ್ತವಾಗಿದೆ, ಅಥವಾ ಕನಿಷ್ಠ ಅದನ್ನು ವಿಳಂಬಗೊಳಿಸುತ್ತದೆ.

ಪ್ರಾಚೀನ ಕಾಲದಲ್ಲಿ, ಮಹಿಳೆಯರು ಇದೇ ಉದ್ದೇಶಕ್ಕಾಗಿ ಪ್ರತಿದಿನ ಮುಖದ ಮೇಲೆ ಅರಿಶಿನವನ್ನು ಹಚ್ಚುತ್ತಿದ್ದರು.

140

ಗ್ಯಾಸ್ಟ್ರಿಕ್ ಸಮಸ್ಯೆ, ಹೊಟ್ಟೆ ಹುಣ್ಣು, ಎದೆಯುರಿಯ ನಿವಾರಣೆಗೆ ಜೇಷ್ಠಮಧು ಹಾಲಿನ ಮನೆಮದ್ದು

ಗ್ಯಾಸ್ಟ್ರಿಕ್ ಸಮಸ್ಯೆಗೆ ಜೇಷ್ಠಮಧು ಮತ್ತು ಹಾಲಿನ ಮನೆಮದ್ದನ್ನು ತಯಾರಿಸುವುದು ತುಂಬಾ ಸುಲಭ. ಇದನ್ನು ಆಯುರ್ವೇದದಲ್ಲಿ ಯಷ್ಟಿಮಧು ಕ್ಷೀರಪಾಕ ಎಂದು ಉಲ್ಲೇಖಿಸಲಾಗಿದೆ. ಕ್ಷೀರಪಾಕವು ಹಾಲನ್ನು ಬಳಸಿ ತಯಾರಿಸಿದ ಒಂದು ಔಷಧ. ಇಲ್ಲಿ ಗಿಡಮೂಲಿಕೆಯನ್ನು ಹಾಲಿನೊಂದಿಗೆ ಸಂಸ್ಕರಿಸುವ ಕಾರಣ, ಈ ತಯಾರಿಕೆಯನ್ನು ಕ್ಷೀರಪಾಕ ಎಂದು ಕರೆಯಲಾಗುತ್ತದೆ.

ಜೇಷ್ಠಮಧು ಹಾಲು ಮನೆಮದ್ದು ತಯಾರಿಸಲು ಬೇಕಾಗಿರುವ ಪದಾರ್ಥಗಳು

- ಜ್ಯೇಷ್ಠ ಮಧುವಿನ ಒರಟಾದ ಪುಡಿ - 3 ಗ್ರಾಂ
- ಹಾಲು - 25 ಮಿ.ಲೀ.
- ನೀರು - 100 ಮಿ.ಲೀ.

ತಯಾರಿಸುವ ವಿಧಾನ

ಜೇಷ್ಠಮಧುವಿನ ತೊಗಟೆಯ ಒರಟಾದ ಪುಡಿಯನ್ನು ಒಂದು ಪಾತ್ರೆಯಲ್ಲಿ 3 ಗ್ರಾಂ (ಅಂದಾಜು ಅರ್ಧ ಟೀಚಮಚ) ಪ್ರಮಾಣದಲ್ಲಿ ತೆಗೆದುಕೊಳ್ಳಬೇಕು.• ಇದಕ್ಕೆ 25 ಮಿಲೀ. ಅಥವಾ ಜೇಷ್ಠಮಧು ಚೂರ್ಣದ 8 ಪಟ್ಟು ಪ್ರಮಾಣದಲ್ಲಿ ಹಾಲನ್ನು ಸೇರಿಸಲಾಗುತ್ತದೆ.

ಈಗ 100 ಮಿ.ಲೀ. ನೀರನ್ನು ಸೇರಿಸಲಾಗುತ್ತದೆ, ಅಂದರೆ ಜೇಷ್ಠಮಧು ಪುಡಿಯ ಪ್ರಮಾಣಕ್ಕಿಂತ ಸುಮಾರು 32 ಪಟ್ಟು (ಅಥವಾ ಹಾಲಿನ ಪ್ರಮಾಣಕ್ಕಿಂತ 4 ಪಟ್ಟು). ಪಾತ್ರೆಯಲ್ಲಿ ನೀರನ್ನು ಸೇರಿಸುವ

ಮೊದಲು ಹಾಲಿನ ಮಟ್ಟವನ್ನು ಗಮನಿಸಿ. ಈಗ ಅಗತ್ಯವಿರುವ ಪದಾರ್ಥಗಳೊಂದಿಗಿನ ಪಾತ್ರೆಯನ್ನು ಒಲೆಯ ಮೇಲೆ ಇರಿಸಿ ಹಾಲಿನ ಪ್ರಮಾಣ ಮಾತ್ರ ಉಳಿಯುವವರೆಗೆ ಮಧ್ಯಮ ಉರಿಯಲ್ಲಿ ಕುದಿಸಬೇಕು. ಇದರರ್ಥ ತಯಾರಿಕೆಯ ಪ್ರಾರಂಭದಲ್ಲಿ ಸೇರಿಸಿದ ಎಲ್ಲಾ ನೀರು ಆವಿಯಾಗುವವರೆಗೆ ಕುದಿಯುವಿಕೆಯ ಪ್ರಕ್ರಿಯೆಯು ನಡೆಯುತ್ತದೆ, ಅಂದರೆ ಈ ಪ್ರಕ್ರಿಯೆಯಲ್ಲಿ 100 ಮಿ.ಲೀ. ನೀರು ಆವಿಯಾಗುತ್ತದೆ ಮತ್ತು ಅಂತಿಮವಾಗಿ 25 ಮಿ.ಲೀ. ಹಾಲು ಉಳಿಯುತ್ತದೆ.

ಈ ವಿಧಾನವು ಯಷ್ಟಿಮಧುವಿನ ಔಷಧೀಯ ಗುಣಗಳನ್ನು ಹಾಲಿನಲ್ಲಿ ಹೀರಿಕೊಳ್ಳಲು ಅನುವು ಮಾಡಿಕೊಡುತ್ತದೆ. ಇದು ಯಷ್ಟಿಮಧುವಿನ ಕಿರಿಕಿರಿ ಮತ್ತು ವಾಕರಿಕೆ ಉಂಟುಮಾಡುವ ಗುಣವನ್ನು ಕಡಿಮೆ ಮಾಡುತ್ತದೆ ಹಾಗು ಔಷಧವನ್ನು ಸುಲಭವಾಗಿ ಸೇವಿಸಲು ಸಹಾಯ ಮಾಡುತ್ತದೆ. ನಂತರ ಹಾಲಿನಿಂದ ಜೇಷ್ಠಮಧುವಿನ ಒರಟಾದ ಪುಡಿಯನ್ನು ಬೇರ್ಪಡಿಸಲು ದ್ರಾವಣವನ್ನು ಸೋಸಲಾಗುತ್ತದೆ. ಈ ಹಾಲನ್ನು ಬೆಚ್ಚಗಿರುವಾಗಲೇ ಸೇವಿಸಲಾಗುತ್ತದೆ

ಡೋಸ್

ಬೆಳಿಗ್ಗೆ 25 ಮಿ.ಲೀ. (ರೋಗದ ತೀವ್ರತೆಯನ್ನು ಅವಲಂಬಿಸಿ - ವೈದ್ಯರು ನಿರ್ಧರಿಸಬೇಕು).
12 ವರ್ಷಕ್ಕಿಂತ ಕಡಿಮೆ ವಯಸ್ಸಿನ ಮಕ್ಕಳಲ್ಲಿ, 5-10 ಮಿ.ಲೀ., ದಿನಕ್ಕೆ ಒಂದು ಅಥವಾ ಎರಡು ಬಾರಿ.

ಗ್ಯಾಸ್ಟ್ರಿಕ್ ಸಮಸ್ಯೆ ಮತ್ತು ಹೊಟ್ಟೆಗೆ ಸಂಬಂಧಿಸಿದ ಕಾಯಿಲೆಗಳಲ್ಲಿ ಇದನ್ನು ಆಹಾರದ ಮೊದಲು ಸೇವಿಸಲು ಆದ್ಯತೆ ನೀಡಲಾಗುತ್ತದೆ.

ಈ ಔಷಧವನ್ನು ಆಹಾರದ ನಂತರವೂ ಸೇವಿಸಬಹುದು. ಅರ್ಹ ಆಯುರ್ವೇದ ವೈದ್ಯರು ರೋಗ ಮತ್ತು ರೋಗಪೀಡಿತರನ್ನು ಕೂಲಂಕಷವಾಗಿ ಪರಿಶೀಲಿಸಿದ ನಂತರ ನಿರ್ಧಾರ ತೆಗೆದುಕೊಳ್ಳಬೇಕು.

ಎಷ್ಟು ಸಮಯ ತೆಗೆದುಕೊಳ್ಳಬೇಕು?

ವೈದ್ಯರ ಸಲಹೆಯ ಮೇರೆಗೆ ಇದನ್ನು 2 ರಿಂದ 8 ವಾರಗಳವರೆಗೆ ಸುರಕ್ಷಿತವಾಗಿ ತೆಗೆದುಕೊಳ್ಳಬಹುದು.

ಶೇಖರಣಾ ಅವಧಿ:

ಪ್ರತಿ ಬಾರಿಯೂ ತಾಜಾ ದ್ರಾವಣವನ್ನು ಬಳಸಬೇಕು.ತಯಾರಿಸಿದ ನಂತರ ದೀರ್ಘಕಾಲದವರೆಗೆ ಅದನ್ನು ಸಂರಕ್ಷಿಸಬಾರದು ಅಥವಾ ಫ್ರಿಡ್ಜ್ ನಲ್ಲಿ ಶೇಖರಿಸಿಡಬಾರದು ಅಥವಾ ಮರುಬಳಕೆ ಮಾಡಬಾರದು, ಹೀಗೆ ಮಾಡುವುದರಿಂದ ಅದು ತನ್ನ ಔಷಧೀಯ ಗುಣಗಳನ್ನು ಕಳೆದುಕೊಳ್ಳುತ್ತದೆ

ಜೇಷ್ಠಮಧು - ಹಾಲಿನ ಮನೆಮದ್ದಿನ ಪ್ರಯೋಜನಗಳು

- ಗ್ಯಾಸ್ಟ್ರೈಟಿಸ್ ಸಮಸ್ಯೆ ಮತ್ತು ಇತರ ಹೊಟ್ಟೆಯ ಕಾಯಿಲೆಗಳಿಗೆ ಉಪಯುಕ್ತ ಪರಿಹಾರ, ಹೊಟ್ಟೆಯ ಆಸಿಡ್ ಮಟ್ಟವನ್ನು ಕಡಿಮೆ ಮಾಡುತ್ತದೆ, ಹುಣ್ಣುಗಳು ಉಂಟಾಗುವುದನ್ನು ತಡೆಯುತ್ತದೆ.
- ಹೊಟ್ಟೆಯ ಲೋಳೆಪೊರೆಯ ಹಾನಿ ಮತ್ತು ಪೆಪ್ಟಿಕ್ ಹುಣ್ಣುಗಳಲ್ಲಿ ಉಪಯುಕ್ತವಾಗಿದೆ.
- ಜೇಷ್ಠಮಧುವಿನಲ್ಲಿರುವ ರಾಸಾಯನಿಕಗಳು ಹೊಟ್ಟೆಯ ಲೋಳೆಯ ಪೊರೆಯ ಉರಿಯೂತವನ್ನು ಕಡಿಮೆ ಮಾಡುತ್ತದೆ ಮತ್ತು ನಮ್ಮ ದೇಹದಲ್ಲಿ ಹುಣ್ಣುಗಳನ್ನು ಗುಣಪಡಿಸುವ ರಾಸಾಯನಿಕಗಳನ್ನು ಹೆಚ್ಚಿಸುತ್ತದೆ ಎಂದು ಸಂಶೋಧನಾ ಅಧ್ಯಯನಗಳು ತೋರಿಸಿವೆ. ಹೆಚ್ ಪೈಲೋರಿ ಸೋಂಕನ್ನು

ನಿವಾರಿಸಲು ಸಹ ಇದು ಉಪಯುಕ್ತವಾಗಿದೆ.

- ಜೀರ್ಣಕ್ರಿಯೆಗೆ ಸಹಾಯ ಮಾಡುತ್ತದೆ, ಅಜೀರ್ಣವನ್ನು ಗುಣಪಡಿಸುತ್ತದೆ.
- ಜಿ.ಇ.ಆರ್.ಡಿ. / ಆಸಿಡ್ ರಿಫ್ಲೆಕ್ಸ್ / ಎದೆಯುರಿಗಳಿಗೆ ಉತ್ತಮ ಪರಿಹಾರ.
- ಜೀರ್ಣಾಂಗವ್ಯೂಹದ ಸೆಳೆತವನ್ನು ನಿವಾರಿಸುತ್ತದೆ ಮತ್ತು ಹೊಟ್ಟೆ ನೋವನ್ನು ನಿವಾರಿಸುತ್ತದೆ.
- ಯಕೃತ್ತಿನ ಹಾನಿಯನ್ನು ಗುಣಪಡಿಸುತ್ತದೆ, ಇದು ಪಿತ್ತರಸದ ಹರಿವನ್ನು ಹೆಚ್ಚಿಸುತ್ತದೆ, ಜೀರ್ಣಕ್ರಿಯೆಗೆ ಸಹಾಯ ಮಾಡುತ್ತದೆ, ಕೊಲೆಸ್ಟ್ರಾಲ್ ಮಟ್ಟವನ್ನು ಕಡಿಮೆ ಮಾಡುತ್ತದೆ
- ಇದು ಪೋಷಕಾಂಶವಾಗಿ ಕಾರ್ಯನಿರ್ವಹಿಸುತ್ತದೆ ಮತ್ತು ಒತ್ತಡವನ್ನು ಕಡಿಮೆ ಮಾಡಲು ಸಹಾಯ ಮಾಡುತ್ತದೆ.
- ಹಾಲು ಮತ್ತು ಜೇಷ್ಠಮಧು - ಇವೆರಡೂ ಉತ್ತಮ ಪುನರುಜ್ಜೀವನಕಾರಕಗಳು ಮತ್ತು ಜೆರಿಯಾಟ್ರಿಕ್ ಔಷಧಿಗಳಾಗಿವೆ,

ಗ್ಯಾಸ್ಟ್ರಿಕ್ ಕಾಯಿಲೆಗಳನ್ನು ಗುಣಪಡಿಸುವಲ್ಲಿ ಸಂಭವನೀಯ ಕಾರ್ಯ ವಿಧಾನ - ಆಯುರ್ವೇದ ದೃಷ್ಟಿಕೋನ

ಹಾಲನ್ನು ನಿತ್ಯ ರಸಾಯನ (ಪ್ರತಿದಿನ ಸೇವಿಸಬಹುದಾದ ಪುನರುಜ್ಜೀವನಕಾರಕ) ಮತ್ತು ಜೇಷ್ಠಮಧು ಉತ್ತಮ ರಸಾಯನ ಎಂದು ಹೇಳಲಾಗುತ್ತದೆ.

ರಸಾಯನ ಎಂದರೆ ದೇಹದ ಎಲ್ಲಾ ಅಂಗಾಂಶಗಳು, ಮನಸ್ಸು ಮತ್ತು ಇಂದ್ರಿಯಗಳಿಗೆ ಹೆಚ್ಚು ಪ್ರಯೋಜನಕಾರಿಯಾಗಿದೆ, ರೋಗಗಳನ್ನು ಗುಣಪಡಿಸುವುದರ ಜೊತೆಗೆ ಉತ್ತಮ ಆರೋಗ್ಯ ಮತ್ತು ರೋಗನಿರೋಧಕ ಶಕ್ತಿಯನ್ನು ಒದಗಿಸುತ್ತದೆ. ಹೀಗೆ ಜೇಷ್ಠಮಧು ಕ್ಷೀರಪಾಕವು ರಸಾಯನದ ದ್ವಿಗುಣ ಪ್ರಯೋಜನವನ್ನು ಒದಗಿಸುತ್ತದೆ.

ಯಷ್ಟಿಮಧುವನ್ನು ಹಾಲಿನ ಜೊತೆ ಸಂಸ್ಕರಿಸುವುದರಿಂದ ಯಷ್ಟಿಮಧುವಿನ ಗುಣಲಕ್ಷಣಗಳು ಹಾಲಿಗೆ ವರ್ಗಾವಣೆಯಾಗುತ್ತವೆ. ಯಷ್ಟಿಮಧುವಿನ ಔಷಧೀಯ ಗುಣಗಳನ್ನು ಜೀವಕೋಶಗಳಿಗೆ ತಲುಪಿಸುವ ಮಾಧ್ಯಮವಾಗಿ ಹಾಲು ಒಂದು ಮಾಧ್ಯಮವಾಗಿದೆ. ಹಾಲಿನೊಂದಿಗಿನ ಸಂಸ್ಕರಿಸುವುದರಿಂದ ಯಷ್ಟಿಮಧುವಿನ ಕೆಲವು ಅನಪೇಕ್ಷಿತ ಗುಣಲಕ್ಷಣಗಳು ಇಲ್ಲವಾಗುತ್ತವೆ.

ಔಷಧವು ಸವೆತ ಮತ್ತು ಹುಣ್ಣುಗಳನ್ನು ಗುಣಪಡಿಸಲು ಸಹಾಯ ಮಾಡುತ್ತದೆ, ಹೆಚ್ಚುವರಿ ಆಮ್ಲ ರಚನೆಯನ್ನು ತಡೆಯುತ್ತದೆ ಮತ್ತು ಅದರ ಸ್ನಿಗ್ಧದ ಕಾರಣದಿಂದಾಗಿ ಸೌಮ್ಯವಾದ ವಿರೇಚಕವಾಗಿದೆ ಮತ್ತು ಗುರು ಗುಣಗಳು ಹೊಟ್ಟೆ ಮತ್ತು ಕರುಳಿನಿಂದ ಹೆಚ್ಚುವರಿ ಪಿತ್ತವನ್ನು ಹೊರಹಾಕುತ್ತದೆ. ಇದು ಜೀವಕೋಶಗಳಿಗೆ ಮತ್ತಷ್ಟು ಶಕ್ತಿ ನೀಡುತ್ತದೆ ಮತ್ತು ದೇಹದ ಶಕ್ತಿ ಹಾಗು ರೋಗನಿರೋಧಕ ಶಕ್ತಿಯನ್ನು ಪುನಃಸ್ಥಾಪಿಸುತ್ತದೆ.

ಔಷಧವು ಲೋಳೆಪೊರೆಯ ಸವೆತ ಮತ್ತು ಹುಣ್ಣುಗಳನ್ನು ಗುಣಪಡಿಸಲು ಸಹಾಯ ಮಾಡುತ್ತದೆ, ಹೆಚ್ಚುವರಿ ಆಮ್ಲ ಉತ್ಪಾದನೆಯನ್ನು ತಡೆಯುತ್ತದೆ ಮತ್ತು ಅದರ ಸ್ನಿಗ್ಧದ ಗುಣದಿಂದಾಗಿ ಸೌಮ್ಯ ವಿರೇಚಕವಾಗಿ ಕಾರ್ಯನಿರ್ವಹಿಸುತ್ತದೆ. ಇದು ಜೀವಕೋಶಗಳಿಗೆ ಮತ್ತಷ್ಟು ಶಕ್ತಿ ನೀಡುತ್ತದೆ ಮತ್ತು ದೇಹದ ಶಕ್ತಿ ಹಾಗು ರೋಗನಿರೋಧಕ ಶಕ್ತಿಯನ್ನು ಪುನಃಸ್ಥಾಪಿಸುತ್ತದೆ.

ಅಡ್ಡ ಪರಿಣಾಮಗಳು

ಅಧಿಕ ರಕ್ತದೊತ್ತಡದಿಂದ ಬಳಲುತ್ತಿರುವವರು ಈ ಮನೆಮದ್ದನ್ನು ತೆಗೆದುಕೊಳ್ಳುವ ಮೊದಲು ವೈದ್ಯಕೀಯ ಸಲಹೆಯನ್ನು ಪಡೆಯಬೇಕು.

ಗರ್ಭಾವಸ್ಥೆಯಲ್ಲಿ ಇದರ ಸೇವನೆಯನ್ನು ತಪ್ಪಿಸುವುದು ಉತ್ತಮ.

141

ಸೈನುಸೈಟಿಸ್, ಆಲಸ್ಯ ಮತ್ತು ಕಫವೃದ್ಧಿಗೆ ತ್ರಿಕಟು, ಸೈಂಧವ ಲವಣದ ಮನೆಮದ್ದು

ಕಫ ದೋಷದ ಹೆಚ್ಚಳವು ಸೈನುಸೈಟಿಸ್, ಆಲಸ್ಯ, ತಲೆಭಾರ, ಹಸಿವಿಲ್ಲದಿರುವುದು ಇತ್ಯಾದಿಗಳಿಗೆ ಕಾರಣವಾಗುತ್ತದೆ. ಈ ತೊಂದರೆಗಳಿಗೆ ಸರಳವಾದ ಗಾರ್ಗ್ಲಿಂಗ್ (ಬಾಯಿ ಮುಕ್ಕಳಿಸುವುದು) ಮನೆಮದ್ದು ಇಲ್ಲಿದೆ.

ಬೇಕಾಗಿರುವ ಸಾಮಗ್ರಿಗಳು

- ತಾಜಾ ಶುಂಠಿಯ ರಸ - 5 ಮಿ.ಲೀ.
- ತ್ರಿಕಟು ಪುಡಿ - 1 ಚಿಟಿಕೆ (ಅರ್ಧದಿಂದ ಒಂದು ಗ್ರಾಂ)
- ಸೈಂಧವ ಲವಣ - 1 ಚಿಟಿಕೆ (ಅರ್ಧದಿಂದ ಒಂದು ಗ್ರಾಂ)

ತಯಾರಿಸುವ ವಿಧಾನ

ತಾಜಾ ಶುಂಠಿಯ ರಸಕ್ಕೆ ಒಂದು ಚಿಟಿಕೆ ತ್ರಿಕಟು (ಕಾಳುಮೆಣಸು, ಹಿಪ್ಪಲಿ ಮತ್ತು ಒಣ ಶುಂಠಿ ಪುಡಿಯ ಮಿಶ್ರಣ) ಮತ್ತು ಸೈಂಧವ ಲವಣವನ್ನು ಸೇರಿಸಿ. ಇದನ್ನು ಚೆನ್ನಾಗಿ ಮಿಶ್ರಣ ಮಾಡಿ.

ಬಳಸುವ ವಿಧಾನ

ಬೆಳಿಗ್ಗೆ ಎದ್ದು ಹಲ್ಲುಜ್ಜಿದ ನಂತರ 5 ಮಿ.ಲೀ. ಪ್ರಮಾಣದಷ್ಟು ಈ ಮಿಶ್ರಣವನ್ನು ಬಾಯಿಗೆ ಹಾಕಿ ಅರ್ಧದಿಂದ ಒಂದು ನಿಮಿಷ ಚೆನ್ನಾಗಿ ಮುಕ್ಕಳಿಸಿ ನಂತರ ಉಗುಳಿ. ಉಗುಳಿದ ನಂತರ, ಅಗತ್ಯವಿದ್ದರೆ, 2-3 ಬಾರಿ ಮತ್ತೆ ಪುನರಾವರ್ತಿಸಬಹುದು.

ಪ್ರಯೋಜನಗಳು

- ಇದು ಸೈನಸ್ ಗಳಲ್ಲಿ ಸಂಗ್ರಹವಾಗಿರುವ ಅಧಿಕ ಕಫವನ್ನು ಹೊರಹಾಕಲು ಸಹಾಯ ಮಾಡುತ್ತದೆ, ಆದ್ದರಿಂದ ಸೈನುಸೈಟಿಸ್ ತೊಂದರೆಯಲ್ಲಿ ತುಂಬಾ ಉಪಯುಕ್ತವಾಗಿದೆ.
- ನಾಲಿಗೆಯ ಲೇಪನ ಮತ್ತು ಹಸಿವಿಲ್ಲದಿರುವಿಕೆಯನ್ನು ನಿವಾರಿಸಲು ಸಹಾಯ ಮಾಡುತ್ತದೆ ಹಾಗು ರುಚಿಯನ್ನು ಸುಧಾರಿಸುತ್ತದೆ.
- ಅಜೀರ್ಣಕ್ಕೆ ಸಂಬಂಧಿಸಿದ ಜ್ವರದಲ್ಲಿ ಉಪಯುಕ್ತವಾಗಿದೆ.
- ತಲೆಯ ಪ್ರದೇಶದಲ್ಲಿ ಕಫ ದೋಷವನ್ನು ಸಮತೋಲನಗೊಳಿಸಲು ಸಹಾಯ ಮಾಡುತ್ತದೆ.
- ಕೆಮ್ಮು, ಶೀತ ಮತ್ತು ಸೈನುಸೈಟಿಸ್ ಗೆ ಸಂಬಂಧಿಸಿದ ತಲೆನೋವು ಮತ್ತು ತಲೆಭಾರವನ್ನು ನಿವಾರಿಸಲು ಸಹಾಯ ಮಾಡುತ್ತದೆ.
- ವಾಕರಿಕೆಯನ್ನು ಸಹ ನಿವಾರಿಸುತ್ತದೆ.
- ಶೀತ ಋತುವಿನ ಆರಂಭಕ್ಕೆ ಅಂದರೆ ಋತು ಬದಲಾವಣೆಯ ಸಮಯದಲ್ಲಿ ಈ ಮನೆಮದ್ದಿನ ಬಳಕೆಯನ್ನು ಮಾಡಬಹುದು. ಉದಾಹರಣೆಗೆ, ಮಳೆಗಾಲದ ಆರಂಭದಲ್ಲಿ ಅಥವಾ ಚಳಿಗಾಲದ ಆರಂಭದಲ್ಲಿ.

ಇದು ಹೇಗೆ ಕೆಲಸ ಮಾಡುತ್ತದೆ?

ಆಯುರ್ವೇದದ ಪ್ರಕಾರ, ಮೇಲಿನ ಎಲ್ಲಾ ರೋಗಲಕ್ಷಣಗಳು / ರೋಗಗಳು ಕಫ ದೋಷದ ಏರುಪೇರಿನಿಂದ ಉಂಟಾಗುತ್ತವೆ.

ಸೈಂಧವ ಲವಣ ಕಫ ದೋಷವನ್ನು ದ್ರವೀಕರಣಗೊಳಿಸಲು ಸಹಾಯ ಮಾಡುತ್ತದೆ.

ತ್ರಿಕಟು ಕಫ ದೋಷವನ್ನು ನಿವಾರಿಸಲು ಸಹಾಯ ಮಾಡುತ್ತದೆ.

ಎಷ್ಟು ಸಮಯ ತೆಗೆದುಕೊಳ್ಳಬೇಕು?

ಇದನ್ನು ಒಂದರಿಂದ ಎರಡು ವಾರಗಳವರೆಗೆ ತೆಗೆದುಕೊಳ್ಳಬಹುದು.

ಮಕ್ಕಳಿಗೆ ಸುರಕ್ಷಿತವೇ?

ಇದನ್ನು 7 ವರ್ಷಕ್ಕಿಂತ ಮೇಲ್ಪಟ್ಟ ಮಕ್ಕಳಿನಲ್ಲಿ ಸುರಕ್ಷಿತವಾಗಿ ಬಳಸಬಹುದು.

ಡೋಸ್

ಬಾಯಿ ಮುಕ್ಕಳಿಸಲು, ಕೇವಲ 1.5 - 2 ಮಿ.ಲೀ. ಪ್ರಮಾಣದಲ್ಲಿ ತೆಗೆದುಕೊಳ್ಳಬಹುದು.

ಗರ್ಭಿಣಿಯರಲ್ಲಿ ಮತ್ತು ಹಾಲುಣಿಸುವ ಸಮಯದಲ್ಲಿ?

ಸಹಿಸಿಕೊಳ್ಳಬಹುದಾದರೆ ಗರ್ಭಿಣಿಯರು 2 - 3 ದಿನಗಳ ಕಾಲ ಅಲ್ಪಾವಧಿಗೆ ಬಳಸಬಹುದು.

ಗರ್ಭಿಣಿಯರಲ್ಲಿ ದೀರ್ಘಾವಧಿಯ ಬಳಕೆಗೆ ಶಿಫಾರಸು ಮಾಡಲ್ಪಟ್ಟಿಲ್ಲ.

ಹಾಲುಣಿಸುವ ಅವಧಿಯಲ್ಲಿ ಸುರಕ್ಷಿತವಾಗಿ ಬಳಸಬಹುದು.

ಅಡ್ಡ ಪರಿಣಾಮಗಳು

ಬಾಯಿಹುಣ್ಣಿನಿಂದ ಬಳಲುತ್ತಿರುವವರು ಮತ್ತು ಪಿತ್ತ ಪ್ರಕೃತಿಯನ್ನು ಹೊಂದಿರುವ ಜನರು ಇದರ ಬಳಕೆ ಮಾಡುವುದು ಒಳ್ಳೆಯದಲ್ಲ.

ಈ ಮನೆಮದ್ದನ್ನು(ರಸ) ನುಂಗಿದರೆ ಏನಾಗುತ್ತದೆ?

ಇದು ಅಷ್ಟೇನು ಗಂಭೀರ ಸಮಸ್ಯೆಯಲ್ಲ. ಆದರೆ ಒಂದುವೇಳೆ ನಿಮಗೆ ಮಸಾಲೆ ಪದಾರ್ಥಗಳನ್ನು ಸಹಿಸಿಕೊಳ್ಳುವುದು ಕಷ್ಟವಾದರೆ ಅಥವಾ ಅಸಿಡಿಟಿ, ಅಧಿಕ ರಕ್ತದೊತ್ತಡದಿಂದ ಬಳಲುತ್ತಿದ್ದರೆ ಇದರ ಸೇವನೆಯನ್ನು ತಪ್ಪಿಸುವುದು ಉತ್ತಮ.

142

ತ್ರಿಫಲ ಗುಗ್ಗುಲುವಿನ ಪ್ರಯೋಜನಗಳು, ಅಡ್ಡ ಪರಿಣಾಮಗಳು

ಮೂಲವ್ಯಾಧಿ ಮತ್ತು ಗುದದ್ವಾರದ ಫಿಸ್ಟುಲಾಗೆ (ಭಗಂದರ) ತ್ರಿಫಲಾ ಗುಗ್ಗುಲು ಅತ್ಯುತ್ತಮ ಔಷಧಗಳಲ್ಲಿ ಒಂದಾಗಿದೆ.
ಇದು ಪ್ರಾಚೀನ ಆಯುರ್ವೇದ ಔಷಧಗಳಲ್ಲಿ ಒಂದಾಗಿದೆ.
ಉಲ್ಲೇಖ: ಶಾರಂಗಧರ ಸಂಹಿತೆ ಮಧ್ಯಮ ಖಂಡ 7/52-53

ತ್ರಿಫಲಾ ಗುಗ್ಗುಲುವಿನ ಉಪಯೋಗಗಳು
ಇದನ್ನು ಪೈಲ್ಸ್ (ಮೂಲವ್ಯಾಧಿ) ಮತ್ತು ಫಿಸ್ಟುಲಾ ಚಿಕಿತ್ಸೆಯಲ್ಲಿ ಬಳಸಲಾಗುತ್ತದೆ.
ಇದು ಮಲವಿಸರ್ಜನೆಯನ್ನು ಸುಲಭಗೊಳಿಸಲು ಸಹಾಯ ಮಾಡುತ್ತದೆ ಹಾಗು ಸೌಮ್ಯ ವಿರೇಚಕವಾಗಿ ಕಾರ್ಯನಿರ್ವಹಿಸುತ್ತದೆ.
ಇದು ಗಾಯವನ್ನು ವೇಗವಾಗಿ ಗುಣಪಡಿಸಲು ಸಹಾಯ ಮಾಡುತ್ತದೆ.

ತ್ರಿಫಲಾ ಗುಗ್ಗುಲು ಮಾತ್ರೆಯ ಸಾಮಗ್ರಿಗಳು

- ನೆಲ್ಲಿಕಾಯಿ - 1 ಭಾಗ
- ಅಳಲೆಕಾಯಿ - 1 ಭಾಗ
- ವಿಭೀತಕಿ (ತಾರೆ ಕಾಯಿ / ಶಾಂತಿ ಕಾಯಿ) - 1 ಭಾಗ (ಈ ಮೂರು ಪದಾರ್ಥಗಳ ಸಂಯೋಜನೆಯನ್ನು ತ್ರಿಫಲಾ ಎಂದು ಕರೆಯುತ್ತಾರೆ. ಗಾಯಗಳ ತ್ವರಿತ ಗುಣಪಡಿಸುವಿಕೆ, ಸೈನಸ್ ಮತ್ತು ಫಿಸ್ಟುಲಾಗಳ ಗುಣಪಡಿಸುವಿಕೆಗೆ ಇದು ಬಹಳ ಹೆಸರುವಾಸಿಯಾಗಿದೆ).
- ಹಿಪ್ಪಲಿ - 1 ಭಾಗ (ಯಕೃತ್ತನ್ನು ಉತ್ತೇಜಿಸುತ್ತದೆ ಮತ್ತು ಚಿಕಿತ್ಸೆಯಲ್ಲಿ ಸಹಾಯಕವಾಗಿದೆ)\

- ಗುಗ್ಗುಲು - 5 ಭಾಗ (ಅತ್ಯುತ್ತಮ ಉರಿಯೂತ ನಿವಾರಕ ಗಿಡಮೂಲಿಕೆಗಳಲ್ಲಿ ಒಂದಾಗಿದೆ, ಇದು ಊತವನ್ನು ಕಡಿಮೆ ಮಾಡಲು, ಫಿಸ್ಟುಲಾ ವನ್ನು ಗುಣಪಡಿಸಲು, ನೋವು ಮತ್ತು ಊತವನ್ನು ಕಡಿಮೆ ಮಾಡಲು ಉಪಯುಕ್ತವಾಗಿದೆ.

ತಯಾರಿಸುವ ವಿಧಾನ

ಈ ಔಷಧಿಯನ್ನು ಬೆಂಕಿಯ ಬಳಕೆಯಿಲ್ಲದೆ ತಯಾರಿಸಲಾಗುತ್ತದೆ.

ಮೇಲೆ ಹೇಳಿದ ಪದಾರ್ಥಗಳನ್ನು ಉಲ್ಲೇಖಿಸಲಾದ ಪ್ರಮಾಣದಲ್ಲಿ ತೆಗೆದುಕೊಂಡು, ಚೆನ್ನಾಗಿ ಮಿಶ್ರಣಗೊಳಿಸಿ ಮಾತ್ರೆಗಳನ್ನು ತಯಾರಿಸಲಾಗುತ್ತದೆ.

ಪೈಲ್ಸ್ ಮತ್ತು ಫಿಸ್ಟುಲಾದಲ್ಲಿ ತ್ರಿಫಲ ಗುಗ್ಗುಲು ಹೇಗೆ ಪ್ರಯೋಜನಕಾರಿ?

ತ್ರಿಫಲಾ ಅದರ ಗುಣಮಟ್ಟಕ್ಕೆ ಹೆಸರುವಾಸಿಯಾಗಿದೆ. ಇದು ಲೋಳೆ ಪದರದ ಉರಿಯೂತವನ್ನು ಶಮನಗೊಳಿಸುತ್ತದೆ ಮತ್ತು ಮತ್ತಷ್ಟು ಸೋಂಕು ಹರಡದಂತೆ ತಡೆಯಲು ಸಹಾಯ ಮಾಡುತ್ತದೆ.

ಗುಗ್ಗುಲು ಆಯುರ್ವೇದದ ಅತ್ಯಂತ ಪ್ರಸಿದ್ಧ ಉರಿಯೂತ ವಿರೋಧಿ ಗಿಡಮೂಲಿಕೆಗಳಲ್ಲಿ ಒಂದಾಗಿದೆ. ಇದು ಫಿಸ್ಟುಲಾ ಮತ್ತು ಮೂಲವ್ಯಾಧಿಯ ಉರಿಯೂತವನ್ನು ಗುಣಪಡಿಸಲು ಸಹಾಯ ಮಾಡುತ್ತದೆ.

ಹಿಪ್ಪಲಿ ಜೀರ್ಣಕ್ರಿಯೆ ಮತ್ತು ಆಹಾರ ಪೋಷಕಾಂಶಗಳನ್ನು ದೇಹಕ್ಕೆ ಹೀರಿಕೊಳ್ಳಲು ಸಹಾಯ ಮಾಡುತ್ತದೆ ಹಾಗು ಯಕೃತ್ತನ್ನು ಬಲಪಡಿಸುತ್ತದೆ.

ತ್ರಿಫಲಾ ಗುಗ್ಗುಲು ಡೋಸೇಜ್

1-2 ಮಾತ್ರೆಗಳು ದಿನಕ್ಕೆ ಎರಡರಿಂದ ಮೂರು ಬಾರಿ, ಆಹಾರದ ನಂತರ ಅಥವಾ ನಿಮ್ಮ ಆಯುರ್ವೇದ ತಜ್ಞರ ನಿರ್ದೇಶನದಂತೆ ತೆಗೆದುಕೊಳ್ಳಬಹುದು.

ಅಡ್ಡ ಪರಿಣಾಮಗಳು

3-4 ತಿಂಗಳಿಗಿಂತ ಹೆಚ್ಚು ಕಾಲ, ದೀರ್ಘಾವಧಿಯ ಬಳಕೆಯನ್ನು ತಪ್ಪಿಸುವುದು ಉತ್ತಮ.

ಮಕ್ಕಳಿಗೆ ಸುರಕ್ಷಿತವೇ?

ಹೌದು, ಐದು ವರ್ಷಕ್ಕಿಂತ ಮೇಲ್ಪಟ್ಟ ಮಕ್ಕಳಲ್ಲಿ ಇದನ್ನು ಬಳಸಬಹುದು.

ಗರ್ಭಿಣಿಯರಲ್ಲಿ ಮತ್ತು ಹಾಲುಣಿಸುವ ಸಮಯದಲ್ಲಿ ಸುರಕ್ಷಿತವೇ?

ಗರ್ಭಿಣಿಯರಲ್ಲಿ ಮತ್ತು ಹಾಲುಣಿಸುವ ಸಮಯದಲ್ಲಿ ಇದರ ಬಳಕೆಯನ್ನು ತಪ್ಪಿಸುವುದು ಉತ್ತಮ.

143

ಆಸಿಡಿಟಿ ಮತ್ತು ಗ್ಯಾಸ್ಟ್ರೈಟಿಸ್ ಗೆ ಆಯುರ್ವೇದ ಮನೆಮದ್ದುಗಳು

ಆಯುರ್ವೇದವು ಆಸಿಡಿಟಿ ಮತ್ತು ಗ್ಯಾಸ್ಟ್ರೈಟಿಸ್ ಗೆ ಅನೇಕ ಮನೆಮದ್ದುಗಳನ್ನು ಉಲ್ಲೇಖಿಸಿದೆ.

ಗ್ಯಾಸ್ಟ್ರೈಟಿಸ್ ಗೆ ಆಯುರ್ವೇದ ಮನೆಮದ್ದುಗಳು

ಅರ್ಧ ಗ್ರಾಂ ಹಿಪ್ಪಲಿ ಪುಡಿಯನ್ನು ಒಂದು ಚಮಚ ಜೇನುತುಪ್ಪದೊಂದಿಗೆ - ದಿನಕ್ಕೆ ಎರಡು ಬಾರಿ ಸೇವಿಸಬಹುದು.

ನಿಂಬೆ ರಸದ ಸೇವನೆಯು ವಾಕರಿಕೆ ಮತ್ತು ಹೊಟ್ಟೆಯುಬ್ಬರವನ್ನು ನಿವಾರಿಸಲು ಸಹಾಯ ಮಾಡುತ್ತದೆ.

ಬೆಲ್ಲದೊಂದಿಗೆ ಬೇಯಿಸಿದ ಬೂದು ಕುಂಬಳಕಾಯಿ ಆಸಿಡಿಟಿ ಮತ್ತು ಗ್ಯಾಸ್ಟ್ರೈಟಿಸ್ ಗೆ ಸಂಬಂಧಿಸಿದ ಹೊಟ್ಟೆಯುಬ್ಬರ ಮತ್ತು ಉರಿಯುವ ಸಂವೇದನೆಯನ್ನು ನಿವಾರಿಸುತ್ತದೆ.

ಒಂದು ಟೇಬಲ್ ಚಮಚ ತ್ರಿಫಲಾ ಪುಡಿಯನ್ನು ಒಂದು ಲೋಟ ನೀರಿನಲ್ಲಿ ಸೇರಿಸಿ, ಕುದಿಸಿ, ಅರ್ಧ ಗ್ಲಾಸ್ ಗೆ ಇಳಿಸಿ, ಸೋಸಿ. ಈ ಕಷಾಯವು ಬಿಸಿಯಾಗಿದ್ದಾಗಲೇ , ಒಂದು ಟೇಬಲ್ ಚಮಚ ತುಪ್ಪದೊಂದಿಗೆ ಸೇವಿಸಿದರೆ ಗ್ಯಾಸ್ಟ್ರೈಟಿಸ್ ಅನ್ನು ನಿವಾರಿಸುತ್ತದೆ.

ಆಹಾರದ ನಂತರ ಅರ್ಧ ಚಮಚದಷ್ಟು ಸೋಂಪು ಬೀಜಗಳನ್ನು ನಿಯಮಿತವಾಗಿ ಜಗಿಯುವುದು ಜೀರ್ಣಕ್ರಿಯೆ ಮತ್ತು ಗ್ಯಾಸ್ಟ್ರೈಟಿಸ್ ಗೆ ಒಳ್ಳೆಯದು.
ಅರ್ಧ ಲೋಟ ಮಜ್ಜಿಗೆಗೆ ಒಂದು ಚಿಟಿಕೆ ಹಿಂಗು, ಅರ್ಧ ಟೀ ಚಮಚ ಅರಿಶಿನ ಒಂದು ಚಮಚ ಮೆಂತ್ಯವನ್ನು ಸೇರಿಸಿ ರಾತ್ರಿ ಕುಡಿಯುವುದು ಗ್ಯಾಸ್ಟ್ರೈಟಿಸ್ ಗೆ ಪರಿಣಾಮಕಾರಿ.

ಜೀರಿಗೆಯನ್ನು ನುಣ್ಣಗೆ ಪುಡಿ ಮಾಡಿ. ಅರ್ಧ ಟೀ ಚಮಚ ಜೀರಿಗೆ ಪುಡಿಯನ್ನು ಒಂದು ಲೀಟರ್ ನೀರಿಗೆ ಸೇರಿಸಿ ಎರಡು ನಿಮಿಷಗಳ ಕಾಲ ಕುದಿಸಿ ನಂತರ ಸೋಸಿ. ಬಾಯಾರಿಕೆಯಾದಾಗ ನೀರಿನ ಬದಲಿಗೆ

ಇದನ್ನು ಕುಡಿಯಿರಿ. ಆದರೆ ಅಂದಂದು ತಯಾರಿಸಿದ ದ್ರಾವಣವನ್ನು ಮಾತ್ರ ಬಳಸಿ. ಗ್ಯಾಸ್ಟ್ರೈಟಿಸ್ ಗೆ ಇದೊಂದು ಉತ್ತಮ ಪರಿಹಾರವಾಗಿದೆ.

ಶುಂಠಿ - 5 ಗ್ರಾಂ,
ಹಾಲು - 100 ಮಿ.ಲೀ.,
ನೀರು - 100 ಮಿ.ಲೀ.,
ಇವೆಲ್ಲವನ್ನು 80 - 100 ಮಿ.ಲೀ. ಆಗುವವರೆಗೆ ಕುದಿಸಿ. ನಂತರ ಈ ದ್ರಾವಣವನ್ನು ಸೋಸಿ ಕುಡಿಯಿರಿ. ಇದು ಗ್ಯಾಸ್ಟ್ರೈಟಿಸ್ ಗೆ ಉತ್ತಮ ಪರಿಹಾರವಾಗಿದೆ.

ಅದೇ ರೀತಿ ಬೆಳ್ಳುಳ್ಳಿ - ಪೇಯ ಕೂಡ ಗ್ಯಾಸ್ಟ್ರೈಟಿಸ್ ಗೆ ಉತ್ತಮ ಮನೆಮದ್ದು.

144

ಹಲ್ಲುನೋವಿಗೆ ಆಯುರ್ವೇದ ಮನೆಮದ್ದುಗಳು

ಹಲ್ಲಿನ ನೋವಿಗೆ ಕಾರಣ ಆ ಭಾಗದ ಒಸಡಿನ ಉರಿಯೂತವಾಗಿದ್ದರೆ, ಕೆಳಗಿನ ಆಯುರ್ವೇದ ಮನೆಮದ್ದುಗಳು ನೋವು ಮತ್ತು ಉರಿಯೂತವನ್ನು ತಡೆದುಹಾಕಲು ನಿಮಗೆ ಸಹಾಯ ಮಾಡುತ್ತವೆ.

1. ಹಲ್ಲು ನೋವಿಗೆ ಔಷಧೀಯ ಎಣ್ಣೆ

ಅಡಿಗೆ ಸೋಡಾ, ಕಲ್ಲುಪ್ಪು ಮತ್ತು ಕಾಳುಮೆಣಸಿನ ಪುಡಿಯನ್ನು ತಲಾ 5 ಗ್ರಾಂ ಪ್ರಮಾಣದಲ್ಲಿ ತೆಗೆದುಕೊಂಡು ನುಣ್ಣಗಿನ ಪುಡಿಯನ್ನು ತಯಾರಿಸಲಾಗುತ್ತದೆ. ಇದನ್ನು 25 ಮಿ.ಲೀ. ಸಾಸಿವೆ ಎಣ್ಣೆಗೆ ಸೇರಿಸಿ 2-3 ನಿಮಿಷಗಳ ಕಾಲ ಬಿಸಿಮಾಡಲಾಗುತ್ತದೆ. ನೊರೆ ಕಾಣಿಸಿಕೊಂಡಾಗ ಅದನ್ನು ಬೆಂಕಿಯಿಂದ ತೆಗೆಯಲಾಗುತ್ತದೆ, ಇದನ್ನು ಸೋಸಿ ಸಂಗ್ರಹಿಸಲಾಗುತ್ತದೆ.

ಹಲ್ಲುನೋವು ಉಂಟಾದಾಗ, 1 - 2 ಮಿ.ಲೀ. ಈ ಎಣ್ಣೆಯನ್ನು ಹತ್ತಿಗೆ ಹಚ್ಚಿ 5-10 ನಿಮಿಷಗಳ ಕಾಲ ಒಸಡುಗಳ ಕೆಳಗೆ ಇಡಲಾಗುತ್ತದೆ. ಇದರಿಂದ ತಕ್ಷಣವೇ ಸ್ವಲ್ಪಮಟ್ಟಿಗೆ ನೋವು ಉಪಶಮನವಾಗುತ್ತದೆ.

2. ಹಲ್ಲು ನೋವಿಗೆ ಔಷಧೀಯ ಪುಡಿ

- ಕಾಳುಮೆಣಸು - 20,
- ಮೆಣಸಿನಕಾಯಿ ಬೀಜ - 10,
- ಲವಂಗ - 5
- ಸಾಸಿವೆ ಕಾಳುಗಳು - 1 ಚಮಚ

ಇವಿಷ್ಟನ್ನು ಒಟ್ಟಿಗೆ ತೆಗೆದುಕೊಂಡು ನುಣ್ಣಗಿನ ಪುಡಿ ತಯಾರಿಸಿ, ಚೆನ್ನಾಗಿ ಮಿಶ್ರಣ ಮಾಡಬೇಕು.

ಹಲ್ಲು ನೋವು ಉಂಟಾದಾಗ ಈ ಪುಡಿಯನ್ನು ಸ್ವಲ್ಪ ಉಪ್ಪುನೀರಿನೊಂದಿಗೆ ಬೆರೆಸಿ, ಪೇಸ್ಟ್ ಮಾಡಿ,

ನೋವಿನ ಪ್ರದೇಶದಲ್ಲಿ ಇರಿಸಲಾಗುತ್ತದೆ. ಹತ್ತಿ ಅಥವಾ ತೆಳುವಾದ ಬಟ್ಟೆಯನ್ನು ಬಳಸುವುದರಿಂದ ಪೇಸ್ಟ್ ಅನ್ನು ಆ ಪ್ರದೇಶದಲ್ಲಿ ದೀರ್ಘಕಾಲ ಉಳಿಸಿಕೊಳ್ಳಬಹುದು.

ಎಚ್ಚರಿಕೆ: ಮಕ್ಕಳಲ್ಲಿ ಇದನ್ನು ಬಳಸುವುದು ಸೂಕ್ತವಲ್ಲ ಹಾಗು ಇದನ್ನು ನುಂಗುವುದನ್ನು ತಪ್ಪಿಸಿ.

3. ಬೆಳ್ಳುಳ್ಳಿ ಪೇಸ್ಟ್

ಬೆಳ್ಳುಳ್ಳಿಯ 1-2 ಬೀಜಗಳನ್ನು ತೆಗೆದುಕೊಂಡು ಎಳ್ಳೆಣ್ಣೆಯಲ್ಲಿ ಹುರಿಯಬೇಕು. ಇದಕ್ಕೆ 1-2 ಕಾಳುಮೆಣಸು ಅಥವಾ ಹಿಪ್ಪಲಿ ಮತ್ತು ಒಂದು ಲವಂಗವನ್ನು ಸೇರಿಸಿ ಚೆನ್ನಾಗಿ ಕುಟ್ಟಬೇಕು. ನಂತರ ಇದನ್ನು ಹಿಂಡುವ ಮೂಲಕ ಎಣ್ಣೆಯುಕ್ತ ಅರೆ ಘನ ಉತ್ಪನ್ನವನ್ನು ಪಡೆಯಬಹುದು.
ಇದನ್ನು ಹತ್ತಿಗೆ ಹಚ್ಚಿ ನೋವು ಪೀಡಿತ ಹಲ್ಲುಗಳ ಬಳಿ ಇಡಲಾಗುತ್ತದೆ.

145
ಅತಿಯಾದ ಬಾಯಾರಿಕೆಗೆ ಆಯುರ್ವೇದ ಮನೆಮದ್ದುಗಳು

ಬಾಯಾರಿಕೆ ಪ್ರತಿಯೊಬ್ಬರಲ್ಲೂ ಉಂಟಾಗುವ ಸ್ವಾಭಾವಿಕವಾಗಿ ಪ್ರಕ್ರಿಯೆಯಾಗಿದೆ. ಆದರೆ ಪದೇ ಪದೇ ಬಾಯಾರಿಕೆ ಉಂಟಾದರೆ, ಮಧುಮೇಹ ಅಥವಾ ಇನ್ನಾವುದೋ ರೋಗ ಲಕ್ಷಣವೆಂದು ಪರಿಗಣಿಸಬಹುದು. ಖಿನ್ನತೆಯ ಚಿಕಿತ್ಸೆಯಲ್ಲಿ ಬಳಸುವ (ಆಂಟಿಡಿಪ್ರೆಸೆಂಟ್) ಔಷಧಿಗಳ ಅಡ್ಡ ಪರಿಣಾಮವಾಗಿ ಬಾಯಿಯ ಶುಷ್ಕತೆ ಕಂಡುಬರುತ್ತದೆ.

ಆಯುರ್ವೇದ ಗ್ರಂಥಗಳು ಪದೇ ಪದೇ ಕಾಣಿಸಿಕೊಳ್ಳುವ ಅತಿಯಾದ ಬಾಯಾರಿಕೆಯನ್ನು ಕಾಯಿಲೆ ಎಂದು ವಿವರಿಸುತ್ತದೆ, ಇದನ್ನು ತೃಷ್ಣಾ ವ್ಯಾಧಿ ಎಂದು ಕರೆಯಲಾಗುತ್ತದೆ.
ಇಂದು ಅತಿಯಾದ ಬಾಯಾರಿಕೆ ಮತ್ತು ಅತಿಯಾದ ಮೂತ್ರ ವಿಸರ್ಜನೆಯನ್ನು ಮಧುಮೇಹದ ಮುಖ್ಯ ಲಕ್ಷಣವೆಂದು ಸೂಚಿಸಲಾಗುತ್ತದೆ. ಅತಿಯಾದ ಬಾಯಾರಿಕೆ / ಬಾಯಿಯ ಶುಷ್ಕತೆಯನ್ನು ನಿಯಂತ್ರಿಸಲು ಕೆಲವು ಸರಳ ಮನೆಮದ್ದುಗಳು ಇಲ್ಲಿವೆ.

1. ತಣ್ಣೀರು ಮತ್ತು ಜೇನುತುಪ್ಪ
ಪದೇ ಪದೇ ಬಾಯಾರಿಕೆಯಾಗುತ್ತಿರುವವರು ಅಥವಾ ಹೆಚ್ಚಿನ ಪ್ರಮಾಣದ ನೀರಿನ ಅಗತ್ಯವಿರುವವರು ಈ ಪರಿಹಾರವನ್ನು ಅನುಸರಿಸಲು ಸಲಹೆ ನೀಡಲಾಗುತ್ತದೆ.
ಒಂದು ಕಪ್ ನೀರನ್ನು ತೆಗೆದುಕೊಂಡು ಇದಕ್ಕೆ ಒಂದು ಟೀ ಚಮಚ ಜೇನುತುಪ್ಪವನ್ನು ಸೇರಿಸಿ, ಚೆನ್ನಾಗಿ ಬೆರೆಸಿ 5 ನಿಮಿಷಗಳ ಕಾಲ ಇರಿಸಬೇಕು. ನಂತರ ಮತ್ತೆ ಇನ್ನೊಂದು ಟೀ ಚಮಚ ಜೇನುತುಪ್ಪವನ್ನು ಇದಕ್ಕೆ ಸೇರಿಸಿ ಚೆನ್ನಾಗಿ ಬೆರೆಸಿ, 5 ನಿಮಿಷಗಳ ಕಾಲ ಇರಿಸಬೇಕು. ಈ ಪ್ರಕ್ರಿಯೆಯನ್ನು 2-3 ಬಾರಿ ಮುಂದುವರಿಸಲಾಗುತ್ತದೆ. ಅತಿಯಾದ ಬಾಯಿ ಶುಷ್ಕತೆ ಇರುವವರು ಈ ನೀರನ್ನು ಆಗಾಗ್ಗೆ ಕುಡಿಯಲು ಸಲಹೆ ನೀಡಲಾಗುತ್ತದೆ. ಇದು ಬಾಯಾರಿಕೆ ಮತ್ತು ಪದೇ ಪದೇ ಆಗುವ ಮೂತ್ರ ವಿಸರ್ಜನೆಯನ್ನು ಗಮನಾರ್ಹವಾಗಿ ಕಡಿಮೆ ಮಾಡುತ್ತದೆ.

2. ಎಳೆ ಎಲೆಗಳ ಪರಿಹಾರ

ನೇರಳೆಹಣ್ಣಿನ ಮರ, ಮಾವು ಮತ್ತು ದಾಳಿಂಬೆಯ ಚಿಗುರೆಲೆಗಳನ್ನು ಸಂಗ್ರಹಿಸಿ ನುಣ್ಣಗಿನ ಪೇಸ್ಟ್ ತಯಾರಿಸಿ, 1 ಟೀ ಚಮಚದಷ್ಟು ಪೇಸ್ಟ್ ಅನ್ನು ಒಂದು ಕಪ್ ಮಜ್ಜಿಗೆಯೊಂದಿಗೆ ಬೆರೆಸಬೇಕು. ಇದನ್ನು ದಿನಕ್ಕೆ ಒಂದು ಅಥವಾ ಎರಡು ಬಾರಿ, ಆಹಾರದ ನಂತರ, 1-2 ವಾರಗಳ ಕಾಲ ಸೇವಿಸಬಹುದು. ಲಭ್ಯತೆಗನುಸಾರವಾಗಿ ಮೇಲೆ ಹೇಳಲಾದ ಮರಗಳ ಎಳೆ ಎಲೆಗಳಿಂದ ಈ ಮನೆಮದ್ದನ್ನು ತಯಾರಿಸಬಹುದು.

3. ಕೊತ್ತಂಬರಿ ಬೀಜದ ಕೋಲ್ಡ್ ಇನ್ಫ್ಯೂಷನ್ (ಶೀತ ಕಷಾಯ)

5 ಗ್ರಾಂನಷ್ಟು ಕೊತ್ತಂಬರಿ ಬೀಜಗಳನ್ನು ತೆಗೆದುಕೊಂಡು ಪುಡಿಮಾಡಬೇಕು. ಇದನ್ನು ಒಂದು ಕಪ್ ನೀರಿಗೆ ಸೇರಿಸಿ ರಾತ್ರಿಯಿಡೀ ಇಡಬೇಕು. ಮರುದಿನ ಬೆಳಿಗ್ಗೆ ಇದನ್ನು ಚೆನ್ನಾಗಿ ಹಿಚುಕಿ ಸೋಸಬೇಕು. ಇದನ್ನು ಒಂದು ಚಿಟಿಕೆ ಸಕ್ಕರೆ ಅಥವಾ ಬೆಲ್ಲದ ಜೊತೆಗೆ ತೆಗೆದುಕೊಳ್ಳಬಹುದು. ಇದನ್ನು ಆಯುರ್ವೇದ ಗ್ರಂಥಗಳಲ್ಲಿ ಧಾನ್ಯಕ ಹಿಮ ಎಂದು ಕರೆದಿದ್ದಾರೆ.

ಉರಿಯುವ ಸಂವೇದನೆ ಮತ್ತು ವಾಹಕಗಳ ಅಡಚಣೆಯಲ್ಲೂ ಇದು ತುಂಬಾ ಪರಿಣಾಮಕಾರಿಯಾಗಿದೆ.

146
ಒಸಡುಗಳ ರಕ್ತಸ್ರಾವಕ್ಕೆ ಸುಲಭವಾದ ಮನೆಮದ್ದುಗಳು

ಪಿತ್ತ ದೋಷದ ಪ್ರಾಬಲ್ಯವುಳ್ಳ ಜನರಲ್ಲಿ ಒಸಡುಗಳ ರಕ್ತಸ್ರಾವವು ಸಾಮಾನ್ಯ ಲಕ್ಷಣವಾಗಿದೆ. ಇದು ವಿಟಮಿನ್ ಸಿ ಕೊರತೆಯಲ್ಲೂ ಕಂಡುಬರುತ್ತದೆ. ವಸಡಿನಲ್ಲಿ ರಕ್ತಸ್ರಾವಕ್ಕೆ ಕೆಲವು ಸರಳ ಮನೆಮದ್ದುಗಳು ಇಲ್ಲಿವೆ.

ಪೇರಳೆ ಎಲೆಯ ಚಿಗುರುಗಳು

ಪೇರಳೆ, ಹುಣಸೆಹಣ್ಣು ಮತ್ತು ಮಾವಿನ ಎಲೆಗಳ ಚಿಗುರುಗಳನ್ನು ತೆಗೆದುಕೊಂಡು (ತಲಾ 5 ಗ್ರಾಂ) ನುಣ್ಣಗಿನ ಪೇಸ್ಟ್ ತಯಾರಿಸಲಾಗುತ್ತದೆ. ರಕ್ತಸ್ರಾವದ ಜೊತೆಗೆ ಕೀವಿನ ಸ್ರಾವವೂ ಇದ್ದಲ್ಲಿ, ಇದಕ್ಕೆ ಒಂದು ಚಿಟಿಕೆ ಅರಿಶಿನ ಮತ್ತು ಕರಿಬೇವಿನ ಎಲೆಯ ಪುಡಿಯನ್ನು ಸೇರಿಸಬಹುದು. ಈ ಪೇಸ್ಟ್ ಅನ್ನು 5-8 ನಿಮಿಷಗಳ ಕಾಲ ಬಾಯಿಯಲ್ಲಿ ಇಡಲಾಗುತ್ತದೆ. 12-14 ದಿನಗಳ ನಿಯಮಿತ ಚಿಕಿತ್ಸೆಯು ಗಮನಾರ್ಹ ಪ್ರಯೋಜನಗಳನ್ನು ನೀಡುತ್ತದೆ.

ಮಾವಿನ ಎಲೆಗಳು

10 ಬಲಿತ ಮಾವಿನ ಎಲೆಗಳು, 10 ಹಲಸಿನ ಹಣ್ಣಿನ ಎಲೆಯ ಮಧ್ಯದ ದಂಟು, 5-10 ಗ್ರಾಂ ತೆಂಗಿನಕಾಯಿ ಅಥವಾ ತೆಂಗಿನ ನಾರುಗಳು ಮತ್ತು 1 ಗ್ರಾಂ (5-8 ಬೀಜಗಳು) ಏಲಕ್ಕಿಯನ್ನು ಮಣ್ಣಿನ ಬಾಣಲೆಯಲ್ಲಿ ಒಟ್ಟಿಗೆ ತೆಗೆದುಕೊಳ್ಳಬೇಕು.

ಈ ಮಿಶ್ರಣವನ್ನು ಸುಟ್ಟು ಕರಕಲಾಗುವವರೆಗೆ ಬಿಸಿ ಮಾಡಲಾಗುತ್ತದೆ. ಇದರಿಂದ ಕಪ್ಪು ಬಣ್ಣದ ಮಿಶ್ರಣವು ದೊರೆಯುತ್ತದೆ. ಇದಕ್ಕೆ ಚಿಟಿಕೆ ಉಪ್ಪನ್ನು ಸೇರಿಸಿ ನುಣ್ಣಗಿನ ಪುಡಿಯನ್ನು ತಯಾರಿಸಬೇಕು. ಅಗತ್ಯವಿದ್ದರೆ, ಅದನ್ನು ಜರಡಿ ಹಿಡಿಯಬಹುದು.

ಪ್ರತಿದಿನ ಬೆಳಿಗ್ಗೆ ಮತ್ತು ರಾತ್ರಿ, ಈ ಪುಡಿಯನ್ನು ಒಸಡುಗಳಿಗೆ ಹಚ್ಚಬೇಕು ಮತ್ತು ನಂತರ ನೀರಿನಿಂದ ಬಾಯಿಯನ್ನು ತೊಳೆಯಲಾಗುತ್ತದೆ. ಇದು ಒಸಡಿನ ರಕ್ತಸ್ರಾವ ಮತ್ತು ಜಿಂಜಿವೈಟಿಸ್ ನಲ್ಲಿ ಉತ್ತಮ ಪ್ರಯೋಜನವನ್ನು ನೀಡುತ್ತದೆ.

ಔಷಧೀಯ ಪುಡಿ

- 10 ಒಣಗಿದ ನೆಲ್ಲಿಕಾಯಿ
- 1 ಟೀ ಚಮಚ ಚಹಾ ಪುಡಿ
- 1 ಟೀ ಚಮಚ ಕಲ್ಲುಪ್ಪು
- 1 ಟೀ ಚಮಚ ಅರಿಶಿನ ಪುಡಿ

ಇವಿಷ್ಟು ಪದಾರ್ಥಗಳನ್ನು ಒಟ್ಟಿಗೆ ತೆಗೆದುಕೊಂಡು ನುಣ್ಣಗಿನ ಪುಡಿಯನ್ನು ತಯಾರಿಸಲಾಗುತ್ತದೆ. ಪ್ರತಿದಿನ ರಾತ್ರಿ ಮಲಗುವ ಮುನ್ನ 1 ಟೀ ಚಮಚ ಪುಡಿಯನ್ನು ಬಾಯಿಯಲ್ಲಿ ಇಟ್ಟುಕೊಂಡು ನಿಧಾನವಾಗಿ ನುಂಗಬೇಕು. ಇಲ್ಲವೇ ನೀರಿನೊಂದಿಗೆ ಮಿಶ್ರಗೊಳಿಸಿ ಬಾಯಿ ಮುಕ್ಕಳಿಸಬೇಕು. ಇದನ್ನು 10-15 ದಿನಗಳ ಕಾಲ ನಿಯಮಿತವಾಗಿ ಮಾಡುವುದರಿಂದ ವಸಡಿನ ರಕ್ತಸ್ರಾವ, ವಸಡಿನ ಉರಿಯೂತ, ಬಾಯಿಯ ದುರ್ವಾಸನೆ ಮತ್ತು ಗಂಟಲು ನೋವಿನನಂತಹ ತೊಂದರೆಗಳಲ್ಲಿ ಉತ್ತಮ ಪರಿಹಾರ ದೊರೆಯುತ್ತದೆ.

147

ಮುಟ್ಟಿನ ಅಧಿಕ ರಕ್ತಸ್ರಾವಕ್ಕೆ ಆಯುರ್ವೇದ ಮನೆಮದ್ದುಗಳು

ಋತುಚಕ್ರಕ್ಕೆ ಸಂಬಂಧಿಸಿದ ವಿವಿಧ ಆರೋಗ್ಯ ಸಮಸ್ಯೆಗಳ ಪೈಕಿ ಅಧಿಕ ರಕ್ತಸ್ರಾವ ಅಥವಾ ದೀರ್ಘಾವಧಿ ಸ್ರಾವವು ಸಾಮಾನ್ಯ ಸಮಸ್ಯೆಯಾಗಿದೆ. ಸ್ಟಿಪ್ಟಿಕ್ಸ್ ಅಥವಾ ಹಾರ್ಮೋನ್ ಮಾತ್ರೆಗಳ ಸೇವನೆಯು ಹಾನಿಕಾರಕ ಮತ್ತು ದುಬಾರಿಯಾಗಬಹುದು. ಅಂತಹ ಔಷಧಿಗಳ ದೀರ್ಘಾವಧಿಯ ಸೇವನೆಯು ಋತುಚಕ್ರ ಮತ್ತು ಸಂತಾನೋತ್ಪತ್ತಿ ಅಂಗಗಳ ಮೇಲೆ ಕೆಲವು ಅಡ್ಡ ಪರಿಣಾಮಗಳನ್ನು ಉಂಟುಮಾಡಬಹುದು.|

ಅಧಿಕ ಮುಟ್ಟಿನ ರಕ್ತಸ್ರಾವಕ್ಕೆ ಕೆಲವು ಸರಳ ಮತ್ತು ಸುರಕ್ಷಿತ ಮನೆಮದ್ದುಗಳು ಇಲ್ಲಿವೆ

1. ನಾಚಿಕೆ ಮುಳ್ಳು (ಮುಟ್ಟಿದರೆ ಮುನಿ ಗಿಡ)

ಇಡೀ ಸಸ್ಯವನ್ನು ಒಂದು ಮುಷ್ಟಿಯಷ್ಟು ತೆಗೆದುಕೊಂಡು ಸಣ್ಣ ತುಂಡುಗಳಾಗಿ ಕತ್ತರಿಸಲಾಗುತ್ತದೆ. ಇದನ್ನು 200 ಮಿ.ಲೀ. (1 ದೊಡ್ಡ ಕಪ್) ನೀರಿನೊಂದಿಗೆ ಸೇರಿಸಲಾಗುತ್ತದೆ. ಕೇವಲ 50 ಮಿ.ಲೀ. ಪ್ರಮಾಣ ಉಳಿಯುವವರೆಗೆ ಇದನ್ನು ಕುದಿಸಿ ಸೋಸಲಾಗುತ್ತದೆ. ಈ ಕಷಾಯವನ್ನು ದಿನಕ್ಕೆ 2 ಬಾರಿ, ಆಹಾರಕ್ಕೆ 10 ನಿಮಿಷಗಳ ಮೊದಲು ತೆಗೆದುಕೊಳ್ಳಬಹುದು. 2-3 ಡೋಸ್‌ಗಳ ಸೇವನೆಯ ಬಳಿಕ ಅಧಿಕ ರಕ್ತಸ್ರಾವವು ಕಡಿಮೆಯಾಗಲು ಶುರುವಾಗುತ್ತದೆ. ದೀರ್ಘಕಾಲದ ಸ್ರಾವಕ್ಕೂ ಇದು ಉಪಯುಕ್ತವಾಗಿದೆ.

2. ಲಾವಂಚ ಬೇರು ಮತ್ತು ಬಿಳಿ ದಾಸವಾಳದ ಹೂವುಗಳು

ಎರಡನ್ನೂ ಒಂದು ಚಮಚದಷ್ಟು ತೆಗೆದುಕೊಳ್ಳಲಾಗುತ್ತದೆ. ಅವುಗಳನ್ನು 200 ಮಿ.ಲೀ. (1 ದೊಡ್ಡ ಕಪ್) ನೀರಿಗೆ ಸೇರಿಸಿ, ಕುದಿಸಿ, 50 ಮಿ.ಲೀ. ಗೆ ಇಳಿಸಿ ಸೋಸಲಾಗುತ್ತದೆ. ಇದನ್ನು ಒಂದು ಟೀ ಚಮಚ ಬೆಲ್ಲ ಅಥವಾ ಕಲ್ಲುಸಕ್ಕರೆಯನ್ನು ಸೇರಿಸಲಾಗುತ್ತದೆ ಮತ್ತು ರಕ್ತಸ್ರಾವ ನಿಲ್ಲುವವರೆಗೆ ಆಹಾರಕ್ಕೆ 10 ನಿಮಿಷಗಳ ಮೊದಲು ದಿನಕ್ಕೆ 2-3 ಬಾರಿ ತೆಗೆದುಕೊಳ್ಳಲಾಗುತ್ತದೆ.

3. ಕೆಂಪು ಚಂದನವನ್ನು ಪನ್ನೀರು (ರೋಸ್ ವಾಟರ್) ಅಥವಾ ಅಕ್ಕಿ ತೊಳೆದ ನೀರನ್ನು ಉಪಯೋಗಿಸಿ ತೇದು ನುಣ್ಣಗಿನ ಪೇಸ್ಟ್ ತಯಾರಿಸಲಾಗುತ್ತದೆ. ಇದಕ್ಕೆ ಸ್ವಲ್ಪ ಜೇನುತುಪ್ಪವನ್ನು ಸೇರಿಸಿ ರೋಗಿಗೆ

ನೀಡಬಹುದು.

4. ಜಾಯಿಕಾಯಿ ಮತ್ತು ಕೇಸರಿಯ ನುಣ್ಣಗಿನ ಪುಡಿಯನ್ನು ತಯಾರಿಸಿ (ಪ್ರತಿಯೊಂದೂ ಅರ್ಧ ಚಮಚ). ಇದಕ್ಕೆ ಸ್ವಲ್ಪ ಕಲ್ಲುಸಕ್ಕರೆಯನ್ನು ಸೇರಿಸಿ ದಿನಕ್ಕೆ 2-3 ಬಾರಿ ತೆಗೆದುಕೊಳ್ಳಬಹುದು.

148

ನೆತ್ತಿಯ ಚರ್ಮದ ಉರಿಗೆ ಮನೆಮದ್ದುಗಳು

ನೆತ್ತಿಯ ಚರ್ಮದ ಉರಿಯು ಕೆಲವು ರೋಗಗಳಲ್ಲಿ ಕಂಡುಬರುವ ಸಾಮಾನ್ಯ ಲಕ್ಷಣವಾಗಿದೆ. ರಿಗೆ ಕಾರಣವಾಗಿರುವ ಪ್ರಧಾನ ರೋಗವನ್ನು ಗುಣಪಡಿಸುವುದು ಈ ಸಮಸ್ಯೆಯನ್ನು ನಿವಾರಿಸುವ ಸುಲಭ ವಿಧಾನವಾದರೂ, ಸಾಮಾನ್ಯವಾಗಿ ತಲೆಯ ಉರಿಗೆ ಸಂಪೂರ್ಣ ಪರಿಹಾರವನ್ನು ನೀಡಲು ಹಲವಾರು ವಾರಗಳಿಂದ ತಿಂಗಳುಗಳವರೆಗೆ ಸಮಯ ತೆಗೆದುಕೊಳ್ಳುತ್ತದೆ. ಉರಿಯು ದೀರ್ಘಕಾಲದವರೆಗೆ ನಿರಂತರವಾಗಿದ್ದರೆ ಅದು ವ್ಯಕ್ತಿಗಳ ದಿನನಿತ್ಯದ ಜೀವನದ ಮೇಲೆ ಪರಿಣಾಮವನ್ನು ಬೀರುತ್ತದೆ.

ಇಲ್ಲಿ ನೆತ್ತಿಯ ಉರಿಯನ್ನು ನಿವಾರಿಸಲು ನಾಲ್ಕು ಪ್ರಮುಖ ಸುರಕ್ಷಿತ ಮನೆಮದ್ದುಗಳಿವೆ. ಯಾವುದೇ ರೀತಿಯ ಔಷಧಿಗಳನ್ನು ತೆಗೆದುಕೊಳ್ಳುವಾಗಲೂ ಸಹ ಈ ಮನೆಮದ್ದುಗಳನ್ನು ಉಪಯೋಗಿಸಬಹುದು ಮತ್ತು ಇದರಿಂದ ಹೆಚ್ಚಿನ ಪ್ರಯೋಜನಗಳನ್ನು ಪಡೆಯಬಹುದು.

1. **ಅಲೋವೆರಾ ತಿರುಳನ್ನು** ತೆಗೆದುಕೊಂಡು ಎರಡು ಭಾಗ ನೀರಿನೊಂದಿಗೆ ಸೇರಿಸಿ ಹಿಂಡಲಾಗುತ್ತದೆ. ಇದನ್ನು 10-15 ನಿಮಿಷಗಳ ಕಾಲ ಹಾಗೆಯೇ ಇರಿಸಲಾಗುತ್ತದೆ. ನಂತರ, ಇದನ್ನು ನೆತ್ತಿಯ ಮಧ್ಯದಲ್ಲಿ ಲೇಪಿಸಬೇಕು. ಅಥವಾ ಹತ್ತಿ ಬಟ್ಟೆಯನ್ನು ಈ ರಸದಲ್ಲಿ ಅದ್ದಿ ತಲೆಯ ಮಧ್ಯದಲ್ಲಿ ಇರಿಸಬೇಕು ಅಥವಾ ಅದನ್ನು ತಲೆಗೆ ಕಟ್ಟಬಹುದು.
ಸಾಮಾನ್ಯವಾಗಿ 15 ನಿಮಿಷಗಳಲ್ಲಿ ಉರಿಯಿಂದ ಉತ್ತಮ ಸಮಾಧಾನ ಉಂಟಾಗುತ್ತದೆ. ನಿದ್ರೆಯ ಕೊರತೆಯಿಂದ ಉಂಟಾಗುವ ಕಣ್ಣುಗಳ ಉರಿಗೆ ಇದನ್ನು ಬಳಸಲಾಗುತ್ತದೆ.

2. 10 ಮಿಲಿ **ಎಮ್ಮೆಯ ತುಪ್ಪವನ್ನು** (ಅಥವಾ ಹಸುವಿನ ತುಪ್ಪ) ಒಂದು ಚಿಟಿಕೆ ಕರ್ಪೂರದೊಂದಿಗೆ (ಭೀಮಸೇನಿ ಕಪೂರ್) ಸೇರಿಸಿ ಚೆನ್ನಾಗಿ ಉಜ್ಜಿ ಇದನ್ನು ಬ್ಯಾಂಡೇಜ್ ಬಟ್ಟೆಯ ನಡುವೆ ಇರಿಸಿ (ಅಥವಾ ಸಣ್ಣ ತುಂಡು ಸಾಧಾರಣಾ ಬಟ್ಟೆ / ಟವೆಲ್) ನೆತ್ತಿಯ ಮೇಲೆ ಇರಿಸಲಾಗುತ್ತದೆ. ರೋಗಿಯನ್ನು ನಂತರ ಮಲಗಲು ಹೇಳಲಾಗುತ್ತದೆ.
ಹೀಗೆ ಮಾಡುವುದರಿಂದ ಉರಿ ಶೀಘ್ರದಲ್ಲೇ ಶಮನವಾಗುತ್ತದೆ.

ಗಮನಿಸಿ: ವ್ಯಕ್ತಿಯು ಕರ್ಪೂರದ ಅಲರ್ಜಿಯನ್ನು ಹೊಂದಿದ್ದರೆ, ಈ ಮನೆಮದ್ದಿನ ಬಳಕೆಯನ್ನು ತಪ್ಪಿಸುವುದು ಉತ್ತಮ. ಇಲ್ಲದಿದ್ದರೆ, ವ್ಯಕ್ತಿಯು ಶೀತದಿಂದ ತೊಂದರೆಯನ್ನು ಅನುಭವಿಸುವ ಸಾಧ್ಯತೆಯಿದೆ.

3. **ತೊಂಡೆಕಾಯಿ** ಎಲೆ ಮತ್ತು ಬಸಳೆ **ಸೊಪ್ಪನ್ನು** ನುಣ್ಣಗಿನ ಪೇಸ್ಟ್ ಮಾಡಿ ನೆತ್ತಿಯ ಮಧ್ಯಕ್ಕೆ ಲೇಪಿಸಲಾಗುತ್ತದೆ.
ನೆತ್ತಿಯ ಉರಿ ಮತ್ತು ಮೂಗಿನ ರಕ್ತಸ್ರಾವವೂ ಕೂಡಾ ಇದರಿಂದ ಶಮನವಾಗುತ್ತದೆ. ನಿದ್ರಾಹೀನತೆಯಲ್ಲಿಯೂ ಇದು ಪರಿಣಾಮಕಾರಿ.

4. **ತಾಜಾ ಈರುಳ್ಳಿ** ರಸವನ್ನು ತುಪ್ಪ ಮತ್ತು ತೆಂಗಿನ **ಹಾಲಿನೊಂದಿಗೆ** ಬೆರೆಸಿ ಚೆನ್ನಾಗಿ ಮಿಶ್ರಣ ಮಾಡಿ. ಇದನ್ನು ನೆತ್ತಿ ಮತ್ತು ಪಾದದ ಅಡಿ ಭಾಗದ ಮೇಲೆ ಹಚ್ಚಲಾಗುತ್ತದೆ. ಇದು ಉರಿಯನ್ನು ಕಡಿಮೆ ಮಾಡುತ್ತದೆ ಮತ್ತು ಉತ್ತಮ ನಿದ್ರೆಯನ್ನು ಪ್ರೇರೇಪಿಸುತ್ತದೆ. ವಿಶೇಷವಾಗಿ ಮಕ್ಕಳಲ್ಲಿ ಇದು ಬಹಳ ಪರಿಣಾಮವನ್ನು ಬೀರುತ್ತದೆ.

149
ಬ್ಲಾಕ್ ಹೆಡ್ಸ್, ಮೊಡವೆ ಕಲೆಗಳಿಗೆ ಪರಿಹಾರಗಳು

ಆಯುರ್ವೇದದ ಪ್ರಕಾರ, ಬ್ಲ್ಯಾಕ್ ಹೆಡ್ಸ್ ಮತ್ತು ಮೊಡವೆಯ ಕಲೆಗಳು ಪಿತ್ತದ ಉಲ್ಬಣ ಅಥವಾ ಅಸಮತೋಲನದ ಕಾರಣದಿಂದ ಉಂಟಾಗುತ್ತವೆ. ಈ ತೊಂದರೆಗಳಲ್ಲಿ, ಔಷಧ ಸೇವನೆ ಮತ್ತು ಮುಖ ಲೇಪನ - ಎರಡನ್ನೂ ಚಿಕಿತ್ಸೆಗಾಗಿ ಬಳಸಲಾಗುತ್ತದೆ. ಬ್ಲ್ಯಾಕ್ ಹೆಡ್ಸ್ ಮತ್ತು ಮೊಡವೆ ಕಲೆಗಳಿಗೆ ನೀವು ಮನೆಯಲ್ಲಿಯೇ ಪ್ರಯತ್ನಿಸಬಹುದಾದ ಕೆಲವು ಮನೆಮದ್ದುಗಳು ಇಲ್ಲಿವೆ.

1. ರಕ್ತ ಚಂದನದ ಮನೆಮದ್ದು

ರಕ್ತ ಚಂದನವನ್ನು ಸ್ವಲ್ಪ ನೀರು ಸೇರಿಸಿ ಕಲ್ಲಿನ ಮೇಲೆ ತೇದು ನುಣ್ಣಗಿನ ಪೇಸ್ಟ್ ತಯಾರಿಸಲಾಗುತ್ತದೆ. ಇದಕ್ಕೆ ಸ್ವಲ್ಪ ನ್ಯಾಚುರಲ್ ರೆಡ್ ಆಕ್ಸೈಡ್ (ಗೈರಿಕ; ಇಂಗ್ಲಿಷ್‌ನಲ್ಲಿ ರೆಡ್ ಓಕ್ರ್, ಹಿಂದಿಯಲ್ಲಿ ಗೇರು) ಸೇರಿಸಿ ಪೇಸ್ಟ್ ತಯಾರಿಸಲಾಗುತ್ತದೆ.

ಇದನ್ನು ದಿನಕ್ಕೆ ಎರಡು ಬಾರಿ ಮುಖದಲ್ಲಿ ಮೊಡವೆ ಮತ್ತು ಬ್ಲಾಕ್ ಹೆಡ್ ಇರುವಲ್ಲಿ ಹಚ್ಚಲಾಗುತ್ತದೆ ಮತ್ತು 1-2 ಗಂಟೆಗಳ ಕಾಲ ಉಳಿಸಿ, ನಂತರ ಅದನ್ನು ಬಿಸಿ ನೀರಿನಿಂದ ತೊಳೆಯಲಾಗುತ್ತದೆ.

ಈ ಪೇಸ್ಟ್ ಅನ್ನು 7-8 ದಿನಗಳವರೆಗೆ ಲೇಪಿಸುವುದರಿಂದ ಉತ್ತಮ ಫಲಿತಾಂಶ ಸಿಗುತ್ತದೆ.

2. ಬೇವಿನ ತೊಗಟೆ - ಅಲೋವೆರಾ ಪೇಸ್ಟ್

ಬೇವಿನ ತೊಗಟೆಯನ್ನು (ತಾಜಾ ಅಥವಾ ಒಣಗಿದ) ಅಲೋವೆರಾ ರಸದೊಂದಿಗೆ ಚೆನ್ನಾಗಿ ತೇದು ಪೇಸ್ಟ್ ತಯಾರಿಸಲಾಗುತ್ತದೆ.

ಇದನ್ನು ನಿಯಮಿತವಾಗಿ ಹಚ್ಚುವುದರಿಂದ ಕಲೆಗಳು ಮತ್ತು ಬ್ಲಾಕ್ ಹೆಡ್ ಗಳು ಕಡಿಮೆಯಾಗುತ್ತವೆ.

3. ಅರಿಶಿನದ ಸಂಯುಕ್ತ ಮಿಶ್ರಣ

ಅರಿಶಿನ ಮತ್ತು ಮರದ ಅರಿಶಿನದ ನುಣ್ಣಗಿನ ಪುಡಿಯನ್ನು ತೆಗೆದುಕೊಂಡು ಹಸುವಿನ ಹಾಲಿನೊಂದಿಗೆ ಚೆನ್ನಾಗಿ ಮಿಶ್ರಣ ಮಾಡಲಾಗುತ್ತದೆ. ಇದಕ್ಕೆ ಸ್ವಲ್ಪ ಟಾಲ್ಕಮ್ ಪೌಡರ್ ಅನ್ನು ಸೇರಿಸಿ ಸಂಪೂರ್ಣವಾಗಿ ಮಿಶ್ರಣ ಮಾಡಲಾಗುತ್ತದೆ.

ಇದನ್ನು ದಿನಕ್ಕೆ ಒಂದು ಅಥವಾ ಎರಡು ಬಾರಿ ಲೇಪಿಸುವುದರಿಂದ ಮುಖ ಮತ್ತು ದೇಹದಲ್ಲಿನ ಯಾವುದೇ ರೀತಿಯ ಕಲೆಗಳ ನಿವಾರಣೆಯಲ್ಲಿ ಗಮನಾರ್ಹ ಪ್ರಯೋಜನವನ್ನು ಕಾಣಬಹುದು.

4. ಕೇಸರಿ ಮತ್ತು ತುಪ್ಪ

ಸಣ್ಣ ಪಿಂಗಾಣಿ ಕುಟ್ಟಾಣಿಯಲ್ಲಿ, ಅರ್ಧ ಟೀ ಚಮಚ ತುಪ್ಪವನ್ನು ಹಾಕಿ ಅದಕ್ಕೆ 3-4 ಕೇಸರಿ ಎಳೆಗಳನ್ನು ಸೇರಿಸಲಾಗುತ್ತದೆ. ಇದನ್ನು ಕೆಂಪು ಮಿಶ್ರಿತ ಹಳದಿ ಬಣ್ಣ ಬರುವವರೆಗೆ ಚೆನ್ನಾಗಿ ಅರೆದು ಮಿಶ್ರಣವನ್ನು ತಯಾರಿಸಬೇಕು. ಈ ಮಿಶ್ರಣವನ್ನು ಒದ್ದೆ ಮುಖದ ಮೇಲೆ ಹಚ್ಚಬೇಕು. ಸ್ವಲ್ಪ ಸಮಯ ಬಿಟ್ಟು ಇದನ್ನು ತೊಳೆಯಬಹುದು.

150

ಅತಿಯಾದ ಚಳಿಗೆ ಸಾಸಿವೆ ಎಣ್ಣೆ, ನೀಲಗಿರಿ ಎಣ್ಣೆ, ಶುಂಠಿ ಮತ್ತು ಕಾಫಿಯ 4 ಮನೆಮದ್ದುಗಳು

ನಡುಕದೊಂದಿಗೆ ಕೂಡಿದ ಶೀತವು ಚಳಿಗಾಲದಲ್ಲಿ ತುಂಬಾ ಸಾಮಾನ್ಯವಾಗಿದೆ. ಕೆಲವು ಜನರು ಬೇಗನೆ ಶೀತಕ್ಕೆ ತುತ್ತಾಗುತ್ತರೆ. ಅಂತಹ ಜನರು ಶೀತ ಮತ್ತು ಜ್ವರಕ್ಕೆ ಒಳಗಾಗುವ ಸಾಧ್ಯತೆಯಿರುವುದರಿಂದ ಎಸಿ ಕಾರುಗಳು ಅಥವಾ ವಾಹನಗಳಲ್ಲಿ ಸಂಚರಿಸಲು ಹಿಂಜರಿಯುತ್ತಾರೆ.
ಇಲ್ಲಿ, ಋತು ಅಥವಾ ಆಹಾರ ಮಾತ್ರವಲ್ಲದೆ ವ್ಯಕ್ತಿಯ ದೇಹ ಪ್ರಕೃತಿ (ವಿಶೇಷವಾಗಿ ವಾತ ಅಥವಾ ಕಫದ ಪ್ರಾಬಲ್ಯವಿದ್ದರೆ) ಮತ್ತು ಮಾನಸಿಕ ಅಂಶಗಳು ಶೀತದ ಮೇಲೆ ನೇರ ಪರಿಣಾಮವನ್ನು ಬೀರುತ್ತವೆ.

ಜ್ವರ, ರಕ್ತಹೀನತೆ, ಗೌಟ್, ಸಂಧಿವಾತ, ರುಮಟಾಯ್ಡ್ ಸಂಧಿವಾತ, ಎಸ್.ಎಲ್.ಇ., ಕ್ಯಾಲ್ಸಿಯಂ ಕೊರತೆ ಮುಂತಾದ ಕೆಲವು ಕಾಯಿಲೆಗಳಲ್ಲಿ ನಡುಕ ಅಥವಾ ಶೀತದ ಅನುಭವವಾಗುವುದು ಸಾಮಾನ್ಯವಾಗಿದೆ ಎಂಬುದನ್ನು ದಯವಿಟ್ಟು ಗಮನಿಸಿ. ಕೆಳಗೆ ತಿಳಿಸಲಾದ ಪರಿಹಾರಗಳು ಋತು ಮತ್ತು ಆಹಾರ ಆಧಾರಿತ ಶೀತದ ಅನುಭವವಾಗುವ ತೊಂದರೆಯಲ್ಲಿ ಉಪಯುಕ್ತವಾಗಿದೆ.

1. ಸಾಸಿವೆ ಎಣ್ಣೆಯ ಮನೆಮದ್ದು

ಸಾಸಿವೆ ಎಣ್ಣೆ ಉಷ್ಣ ಗುಣ ಹೊಂದಿರುತ್ತದೆ. 5 - 10 ಮಿ.ಲೀ. ಸಾಸಿವೆ ಎಣ್ಣೆ (1 - 2 ಟೀಚಮಚ) ತೆಗೆದುಕೊಂಡು, ಅದನ್ನು ಬೆಚ್ಚಗಾಗಿಸಿ, ಇದನ್ನು ಹಣೆ, ತೋಳುಗಳು ಮತ್ತು ಕಾಲುಗಳ ಮೇಲೆ ಲೇಪಿಸಲಾಗುತ್ತದೆ. ಅಥವಾ ಇದನ್ನು ಅಂಗೈ ಮತ್ತು ಪಾದಗಳಿಗೆ ಹಚ್ಚಬಹುದು.
ಇದನ್ನು ಮಲಗುವ ಸಮಯದಲ್ಲಿ ಹಚ್ಚಬಹುದು ಅಥವಾ ಹಚ್ಚಿ 30 ನಿಮಿಷಗಳ ನಂತರ ಬಿಸಿ ನೀರಿನಿಂದ ತೊಳೆಯಬಹುದು.
ಒರಟಾದ ಮತ್ತು ಬಿಗಿಯಾದ ಚರ್ಮವನ್ನು ಹೊಂದಿರುವವರು, ಬಿಸಿಮಾಡುವಾಗ ಈ ಎಣ್ಣೆಗೆ ಚಿಟಿಕೆ

ಉಪ್ಪನ್ನು ಸೇರಿಸಲು ಸೂಚಿಸಲಾಗಿದೆ.

2. ನೀಲಗಿರಿ ತೈಲದ ಮನೆಮದ್ದು

6-10 ಹನಿ ನೀಲಗಿರಿ ಎಣ್ಣೆಯನ್ನು ಬಿಸಿ ನೀರಿಗೆ ಸೇರಿಸಿ ಹಬೆಯನ್ನು ಒಳಗೆಳೆದುಕೊಳ್ಳಲಾಗುತ್ತದೆ ಮತ್ತು ನೆಗಡಿ, ಮೂಗು ಕಟ್ಟುವಿಕೆ, ತಲೆನೋವು, ತಲೆ ಭಾರ ಇತ್ಯಾದಿ ತೊಂದರೆಗಳಲ್ಲಿ ಇದು ಸಾಮಾನ್ಯ ಅಭ್ಯಾಸವಾಗಿದೆ.

ನಡುಕವು ಒಂದು ಸಂಯೋಜಿತ ಲಕ್ಷಣವಾಗಿದ್ದಾಗ, ಒಂದು ಚಿಟಿಕೆ ಕರ್ಪೂರ ಮತ್ತು 2-3 ಹನಿ ಪುದೀನ ಎಣ್ಣೆ ಅಥವಾ ಕಾಳುಮೆಣಸಿನ ಎಣ್ಣೆಯನ್ನು (ಎಣ್ಣೆ ಲಭ್ಯವಿರದಿದ್ದರೆ, ಪುಡಿ ಮಾಡಿದ ಕಾಳುಮೆಣಸನ್ನು ಸೇರಿಸಬಹುದು) ಮತ್ತು ಹಣೆಗೆ ಹಚ್ಚಬೇಕು. ಇದು ಶೀತಕ್ಕೆ ಸಂಬಂಧಿಸಿದ ಹೆಚ್ಚಿನ ಲಕ್ಷಣಗಳನ್ನು ಕಡಿಮೆ ಮಾಡಲು ಸಹಾಯ ಮಾಡುತ್ತದೆ.

3. ಧತ್ತೂರ ಬೀಜ / ಬದನೆ ಮತ್ತು ಎಣ್ಣೆಯ ಮನೆಮದ್ದು

ಧತ್ತೂರದ 20-30 ಬೀಜಗಳು (ಇಲ್ಲದಿದ್ದಲ್ಲಿ 40-50 ಬದನೆ ಬೀಜಗಳನ್ನು ಸಹ ಬಳಸಬಹುದು) ಎಳ್ಳೆಣ್ಣೆಯಲ್ಲಿ ಒಂದು ದಿನ ನೆನೆಸಿಡಲಾಗುತ್ತದೆ. ಇದನ್ನು ಚಿಟಿಕೆ ಅರಿಶಿನ ಪುಡಿ ಮತ್ತು ಶುಂಠಿ ಪುಡಿಯೊಂದಿಗೆ ಸೇರಿಸಿ ಸೂರ್ಯನ ಬಿಸಿಲಿನಲ್ಲಿಟ್ಟು ಸ್ವಲ್ಪ ಬೆಚ್ಚಗೆ ಮಾಡಲಾಗುತ್ತದೆ.

ಮೂಗು ಕಟ್ಟಿಕೊಂಡಿದ್ದಾಗ, ಶೀತ, ಕುತ್ತಿಗೆಯ ಬಿಗಿತ ಮತ್ತು ನಡುಕ ಇದ್ದಾಗ ಈ ಎಣ್ಣೆಯನ್ನು ದಿನಕ್ಕೆ 2-3 ಬಾರಿ ಉಸಿರಾಡಲು ಬಳಸಬಹುದು.

4. ಶುಂಠಿ-ಬೆಲ್ಲದ ಕಾಫಿ

ಇದು ಕರ್ನಾಟಕದ ಮಲೆನಾಡು ಪ್ರದೇಶದ ಜನರು ಬಳಸುವ ವಿಶಿಷ್ಟ ರೀತಿಯ ಕಾಫಿ ತಯಾರಿಕೆಯಾಗಿದೆ.

ಮೊದಲು ಕಾಫಿ ಡಿಕಾಕ್ಷನ್ ಅನ್ನು ರೆಡಿ ಮಾಡಬೇಕು. ಒಂದು ಕಪ್ ಕುದಿಸಿದ ನೀರಿಗೆ (ಹಾಲು ಸೇರಿಸಲಾಗುವುದಿಲ್ಲ) ಬೆಲ್ಲವನ್ನು ಸೇರಿಸಿ ಕರಗಿಸಲಾಗುತ್ತದೆ. ನಂತರ ಸ್ವಲ್ಪ ಶುಂಠಿ ಪುಡಿಯನ್ನು ಸೇರಿಸಿ, ಸ್ವಲ್ಪ ಸಮಯದವರೆಗೆ ಇಡಲಾಗುತ್ತದೆ (ಕೆಲವರು ಕಾಳುಮೆಣಸಿನ ಪುಡಿಯನ್ನು ಸಹ ಬಳಸುತ್ತಾರೆ).

ಶೀತ ಮತ್ತು ನಡುಕವನ್ನು ತಪ್ಪಿಸಲು ಇದನ್ನು ಬೆಳಿಗ್ಗೆ ಬೇಗನೆ ತೆಗೆದುಕೊಳ್ಳಲಾಗುತ್ತದೆ. ಚಳಿಗಾಲದ ಆರಂಭದಲ್ಲಿ ಇದು ಮಲೆನಾಡು ಪ್ರದೇಶದ ಅನೇಕ ಹಳ್ಳಿಗಳಲ್ಲಿ ಸಾಮಾನ್ಯ ಅಭ್ಯಾಸವಾಗಿದೆ.

151
ಮುಂಜಾನೆ ಕೀಲುಗಳಲ್ಲಿ ಉಂಟಾಗುವ ಬಿಗಿತಕ್ಕೆ ಸುಲಭವಾದ 5 ಮನೆಮದ್ದುಗಳು

ರುಮಟಾಯ್ಡ್ ಸಂಧಿವಾತದಿಂದ ಬಳಲುತ್ತಿರುವ ಹೆಚ್ಚಿನ ರೋಗಿಗಳಲ್ಲಿ ಬೆಳಗಿನ ಬಿಗಿತವು ಸಾಮಾನ್ಯವಾಗಿ ಕಂಡುಬರುತ್ತದೆ. ಶೀತ ಹವಾಮಾನ, ಜಡ ಜೀವನ, ಅಧಿಕ ತೂಕ, ಜೀರ್ಣವಾಗಲು ದೀರ್ಘ ಸಮಯವನ್ನು ತೆಗೆದುಕೊಳ್ಳುವ ಆಹಾರ, ಬದಲಾದ ಜೀರ್ಣಕ್ರಿಯೆಯ ಶಕ್ತಿಯು ಕೀಲುಗಳ ಬಿಗಿತವನ್ನು ಇನ್ನಷ್ಟು ಹದಗೆಡಿಸುವ ಕೆಲವು ಅಂಶಗಳಾಗಿವೆ.

ಕೆಳಗಿನ ಮನೆಮದ್ದುಗಳನ್ನು ರೋಗದ ಚಿಕಿತ್ಸೆಗೆ ಪೂರಕವಾಗಿ ಬಳಸಬಹುದು.

1. ಹರಳಿನ ಬೇರು ಮತ್ತು ಶುಂಠಿಯ ಔಷಧೀಯ ಹಾಲು

1 ಟೀ ಚಮಚ ಹರಳಿನ ಬೇರು ಮತ್ತು ಶುಂಠಿಯನ್ನು ತೆಗೆದುಕೊಂಡು 120 ಮಿ.ಲೀ. ಹಾಲು ಮತ್ತು 240 ಮಿ.ಲೀ. ನೀರಿನಲ್ಲಿ ಚೆನ್ನಾಗಿ ಬೇಯಿಸಿ ಸರಿಸುಮಾರು 200 ಮಿ.ಲೀ. ಗೆ ಇಳಿಸಿ ಸೋಸಲಾಗುತ್ತದೆ. ಈ ತಯಾರಿಕೆಯ ವಿಧಾನವನ್ನು ಆಯುರ್ವೇದದಲ್ಲಿ ಕ್ಷೀರಪಾಕ ಎಂದು ಕರೆಯಲಾಗುತ್ತದೆ.

ಇದನ್ನು ರೋಗಿಗೆ ರಾತ್ರಿಯಲ್ಲಿ ನೀಡಿದರೆ, ಮುಂಜಾನೆ ಕೀಲುಗಳಲ್ಲಿನ ಬಿಗಿತವನ್ನು ಗಣನೀಯವಾಗಿ ಕಡಿಮೆ ಮಾಡುತ್ತದೆ.

2. ಜೀರಿಗೆ ಮತ್ತು ಹಿಂಗಿನ ಕಷಾಯ

8-10 ಗ್ರಾಂ ಜೀರಿಗೆಯನ್ನು ತೆಗೆದುಕೊಂಡು ಸ್ವಲ್ಪ ತುಪ್ಪದೊಂದಿಗೆ ಹುರಿಯಲಾಗುತ್ತದೆ. ಇದಕ್ಕೆ 200 ಮಿ.ಲೀ. ನೀರನ್ನು ಸೇರಿಸಿ ಇದು 100- 120 ಮಿ.ಲೀ. ಗೆ ಇಳಿಯುವವರೆಗೆ ಕುದಿಸಲಾಗುತ್ತದೆ. ಇದಕ್ಕೆ ತುಪ್ಪದಲ್ಲಿ ಹುರಿದ ಹಿಂಗು (ಅರ್ಧ ಚಿಟಿಕೆ) ಸೇರಿಸಿ ಬೆಳಿಗ್ಗೆ ಆಹಾರದ ಮೊದಲು ಅಥವಾ ನಂತರ ಸೇವಿಸುವುದರಿಂದ ಕೀಲುಗಳ ಬಿಗಿತವನ್ನು ನಿವಾರಿಸುತ್ತದೆ.

3. ಜೇನುತುಪ್ಪದೊಂದಿಗೆ ಕರಿಮೆಣಸಿನ ಕಷಾಯ

ಒಂದು ಕಪ್ ಬಿಸಿನೀರನ್ನು ತೆಗೆದುಕೊಂಡು ಇದಕ್ಕೆ ಒಂದು ಚಮಚ ಕಾಳುಮೆಣಸಿನ ಪುಡಿಯನ್ನು ಸೇರಿಸಿ ಸ್ವಲ್ಪ ಸಮಯದವರೆಗೆ ಇಡಲಾಗುತ್ತದೆ. ಇದು ಉಗುರುಬೆಚ್ಚಗಿರುವಾಗ, ಅರ್ಧ ಚಮಚ ಜೇನುತುಪ್ಪವನ್ನು ಸೇರಿಸಿ ಸೇವಿಸಿದರೆ, ಇದು ಕೀಲುಗಳ ಚಲನೆಯನ್ನು ಸುಗಮಗೊಳಿಸುತ್ತದೆ.

4. ಧತ್ತೂರ ಎಲೆಯ ಪೇಸ್ಟ್ / ಬ್ಯಾಂಡೇಜ್

3 - 4 ಟೇಬಲ್ ಚಮಚದಷ್ಟು ಧತ್ತೂರ ಎಲೆಗಳ ಪೇಸ್ಟ್ ತಯಾರಿಸಿ ಇದಕ್ಕೆ ಒಂದು ಟೀಚಮಚ ಅರಿಶಿನ ಪುಡಿ ಮತ್ತು ಚಿಟಿಕೆ ಉಪ್ಪನ್ನು ಸೇರಿಸಲಾಗುತ್ತದೆ ಮತ್ತು ಇದನ್ನು ಕೀಲುಗಳ ಸುತ್ತಲೂ ಸುತ್ತಲಾಗುತ್ತದೆ. ಅಗತ್ಯವಿದ್ದರೆ, ಅದರ ಸುತ್ತಲೂ ಬಟ್ಟೆಯ ರಿಬ್ಬನ್ ಅನ್ನು ಕಟ್ಟಲಾಗುತ್ತದೆ.

5-7 ದಿನಗಳ ಕಾಲ ಹೀಗೆ ಮಾಡಿದಾಗ ಸಾಮಾನ್ಯವಾಗಿ ಬೆಳಿಗ್ಗೆ ಉಂಟಾಗುವ ಕೀಲುಗಳ ಬಿಗಿತದಲ್ಲಿ ಗಮನಾರ್ಹ ಪ್ರಯೋಜನವನ್ನು ಕಾಣಬಹುದು.

5. ಉಪ್ಪು ಚೀಲದಿಂದ ಹಾಟ್ ಫೋಮೆಂಟೇಶನ್

1-2 ಮುಷ್ಟಿ ಕಲ್ಲುಪ್ಪನ್ನು ಹತ್ತಿ ಬಟ್ಟೆಯಲ್ಲಿ ತೆಗೆದುಕೊಂಡು ಗಂಟು ತಯಾರಿಸಿ. ಇದಕ್ಕೆ ಸ್ವಲ್ಪ ಎಳ್ಳೆಣ್ಣೆ ಅಥವಾ ನೀರು ಚಿಮುಕಿಸಿ ಪ್ಯಾನ್ ಅಥವಾ ಬಾಣಲಿ ಮೇಲೆ ಇಡುವ ಮೂಲಕ ಬೆಚ್ಚಗೆ ಮಾಡಲಾಗುತ್ತದೆ. ಸಹಿಸಲಾಗುವಷ್ಟು ಶಾಖವನ್ನು ಬಿಗಿತ ಉಂಟಾಗುವ ಸ್ನಾಯು ಪ್ರದೇಶದ ಮೇಲೆ, ಪೀಡಿತ ಕೀಲುಗಳ ಮೇಲೆ ಇದನ್ನು ಇರಿಸಲಾಗುತ್ತದೆ.

1-2 ವಾರಗಳ ಚಿಕಿತ್ಸೆಯು ಈ ಸ್ಥಿತಿಯಲ್ಲಿ ಉತ್ತಮ ಪ್ರಯೋಜನವನ್ನು ನೀಡುತ್ತದೆ.

152

ಉದರವಾಯು ನಿಯಂತ್ರಿಸಲು ಸುರಕ್ಷಿತ ಮತ್ತು ಸುಲಭವಾದ ಮನೆಮದ್ದುಗಳು

ಉದರವಾಯು ಅನೇಕರಿಗೆ ಕಾಡುವ ಆರೋಗ್ಯ ಸಮಸ್ಯೆಯಾಗಿದೆ. ಆಯುರ್ವೇದದ ಪ್ರಕಾರ, ಉದರವಾಯು ನೈಸರ್ಗಿಕ ಪ್ರಚೋದನೆಯಾಗಿದ್ದು, ಅದನ್ನು ನಿಗ್ರಹಿಸಬಾರದು ಎಂದು ಹೇಳಲಾಗಿದೆ. ಇದನ್ನು ಬಲವಂತವಾಗಿ ನಿಲ್ಲಿಸಿದರೆ, ಕಾಲಾಂತರದಲ್ಲಿ, ಇದು ಹೊಟ್ಟೆಯುಬ್ಬರ, ಹೊಟ್ಟೆ ನೋವು, ತಲೆನೋವು ಮತ್ತು ಇತರ ವಾತ ಅಸಮತೋಲನ ತೊಂದರೆಗಳಿಗೆ ಕಾರಣವಾಗಬಹುದು.

ಅಕಾಲಿಕವಾಗಿ ಮತ್ತು ಅತಿಯಾದ ಅಪಾನವಾಯು ಉಂಟಾಗುತ್ತಿದ್ದರೆ, ಜೀರ್ಣಕಾರಿ ಕಿಣ್ವಗಳನ್ನು ಸರಿಪಡಿಸುವ ಮೂಲಕ ಮತ್ತು ಕರುಳಿನ ಮಟ್ಟದಲ್ಲಿ ವಾತ ದೋಷವನ್ನು ಅದರ ಸಾಮಾನ್ಯ ಮಾರ್ಗಗಳಿಗೆ ತರುವ ಮೂಲಕ ಅದನ್ನು ಕಡಿಮೆ ಮಾಡಬಹುದು. ಅಪಾನವಾಯು ನಿಯಂತ್ರಿಸಲು ಕೆಲವು ಸುಲಭ ಪರಿಹಾರಗಳು ಇಲ್ಲಿವೆ.

1. ಶುಂಠಿಯ ಮನೆಮದ್ದುಗಳು

2 ಚಿಟಿಕೆ ಒಣ ಶುಂಠಿ ಪುಡಿ ಮತ್ತು ಒಂದು ಚಿಟಿಕೆ ಕಲ್ಲು ಉಪ್ಪನ್ನು ಒಂದು ಕಪ್ ಬೆಚ್ಚಗಿನ ನೀರಿನ ಜೊತೆಗೆ ಆಹಾರಕ್ಕೆ 15 ನಿಮಿಷಗಳ ಮೊದಲು ತೆಗೆದುಕೊಳ್ಳಬೇಕು. ಶುಂಠಿಯು ಜೀರ್ಣಶಕ್ತಿಯನ್ನು ಹೆಚ್ಚಿಸುತ್ತದೆ ಮತ್ತು ಉಪ್ಪು ವಾತ ದೋಷವನ್ನು ಸಮತೋಲನಗೊಳಿಸುತ್ತದೆ. ಇದನ್ನು ದಿನಕ್ಕೆ ಎರಡು ಬಾರಿ ಅಭ್ಯಾಸ ಮಾಡಬಹುದು. ರಾತ್ರಿಯಲ್ಲಿ, ಇದನ್ನು ಒಂದು ಕಪ್ ಮಜ್ಜಿಗೆ ಅಥವಾ ನಿಂಬೆ ರಸದೊಂದಿಗೆ ತೆಗೆದುಕೊಳ್ಳಬಹುದು.

2. ಬೆಳ್ಳುಳ್ಳಿ ಪೇಸ್ಟ್ ನ ಮನೆಮದ್ದುಗಳು

ಒಂದು ಚಮಚ ಬೆಳ್ಳುಳ್ಳಿ ಪೇಸ್ಟ್ ಅನ್ನು ಒಂದು ಕಪ್ ಮಜ್ಜಿಗೆಗೆ ಸೇರಿಸಿ ರಾತ್ರಿಯಲ್ಲಿ ಆಹಾರದ ನಂತರ ಸೇವಿಸಬೇಕು.

ಅಥವಾ
ಒಂದು ಚಮಚ ಬೆಳ್ಳುಳ್ಳಿ ಪೇಸ್ಟ್ ಅನ್ನು ಒಂದು ಕಪ್ ನಿಂಬೆ ಪಾನಕಕ್ಕೆ ಸೇರಿಸಿ ಆಹಾರದ ನಂತರ ದಿನಕ್ಕೆ ಒಂದು ಅಥವಾ ಎರಡು ಬಾರಿ ಸೇವಿಸಬಹುದು.

3. ಇಂಗು ಮತ್ತು ಜೀರಿಗೆಯ ಮನೆಮದ್ದು
1 ಟೀ ಚಮಚ ಜೀರಿಗೆಯನ್ನು ಎಣ್ಣೆ ಸೇರಿಸದೆ ಹುರಿಯಬೇಕು ಹಾಗು 1 ಚಿಟಿಕೆ ಇಂಗನ್ನು ಸ್ವಲ್ಪ ತುಪ್ಪದಲ್ಲಿ ಹುರಿಯಬೇಕು.
ನಂತರ ಎರಡನ್ನೂ ಬೆರೆಸಿ, ಹೆಚ್ಚುವರಿ ಅಪಾನವಾಯು ಸಮಸ್ಯೆ ಇದ್ದಾಗಲೆಲ್ಲಾ ಪುಡಿಯನ್ನು ಒಂದು ಕಪ್ ನೀರಿನೊಂದಿಗೆ ಸೇವಿಸಬಹುದು.

4. ನಿಂಬೆ ರಸದೊಂದಿಗೆ ಮಜ್ಜಿಗೆಯ ಮನೆಮದ್ದು
ಒಂದು ಕಪ್ ಹುಳಿ ಮಜ್ಜಿಗೆಯನ್ನು ತೆಗೆದುಕೊಂಡು ಸಮಾನ ಪ್ರಮಾಣದ ನೀರನ್ನು ಸೇರಿಸಿ, ಇದಕ್ಕೆ ನಿಂಬೆ ರಸ (ಅರ್ಧ ಕಪ್) ಸೇರಿಸಿ ಚೆನ್ನಾಗಿ ಕಲಕಿ. ಇದಕ್ಕೆ ಸ್ವಲ್ಪ ಉಪ್ಪು ಕೂಡ ಸೇರಿಸಬಹುದು, ಆಹಾರದ ನಂತರ ದಿನಕ್ಕೆ ಒಂದು ಅಥವಾ ಎರಡು ಬಾರಿ ತೆಗೆದುಕೊಳ್ಳಬಹುದು. ಇದು ಹೊಟ್ಟೆಯುಬ್ಬರ, ಅಜೀರ್ಣದಿಂದ ಆಗುವ ಅಪಾನವಾಯುವನ್ನು ನಿವಾರಿಸಲು ಸಹಾಯ ಮಾಡುತ್ತದೆ.

5. ಅಡಿಗೆ ಸೋಡಾದ ಮನೆಮದ್ದು
ಒಂದು ಚಿಟಿಕೆ ಅಡಿಗೆ ಸೋಡಾವನ್ನು ಅರ್ಧ ಕಪ್ ನೀರಿನಲ್ಲಿ ಕರಗಿಸಿ ತೆಗೆದುಕೊಳ್ಳಲಾಗುತ್ತದೆ. ಇದು ಅಪಾನವಾಯುವಿನ ಪುನರಾವರ್ತನೆಯನ್ನು ನಿವಾರಿಸುತ್ತದೆ. ಆದರೆ ಇದರ ನಿರಂತರ ಸೇವನೆಯು ಶಿಫಾರಸು ಮಾಡಲ್ಪಟ್ಟಿಲ್ಲ.

ಆದರೆ ಎಲ್ಲಕ್ಕಿಂತ ಮುಖ್ಯವಾಗಿ ಜೀರ್ಣಿಸಿಕೊಳ್ಳಲು ಕಷ್ಟದ ಆಹಾರ, ಪಾನೀಯಗಳು, ಒಣ ಆಹಾರ, ಜಂಕ್ ಫುಡ್, ಎಣ್ಣೆಯುಕ್ತ ಮತ್ತು ಮಸಾಲೆಯುಕ್ತ ಆಹಾರ, ಹೆಚ್ಚುವರಿ ಮಾಂಸಾಹಾರಿ ಆಹಾರಗಳು, ಪೂರ್ವಸಿದ್ಧ ಮತ್ತು ಸಂರಕ್ಷಕ ಸೇರಿಸಿದ ಆಹಾರ, ಹಳಸಿದ ಆಹಾರ ಇತ್ಯಾದಿಗಳನ್ನು ತಪ್ಪಿಸುವುದು ಅವಶ್ಯಕ.
ಹೆಚ್ಚಿನ ಪ್ರಮಾಣದ ನೀರು, ಮಜ್ಜಿಗೆ, ನಿಂಬೆ ನೀರು ಅಥವಾ ನಿಂಬೆ ರಸ, ಹುಳಿ ಹಣ್ಣುಗಳು ಇತ್ಯಾದಿಗಳು ಈ ರೀತಿಯ ಸಮಸ್ಯೆಗಳನ್ನು ಕಡಿಮೆ ಮಾಡುವಲ್ಲಿ ನಿರ್ದಿಷ್ಟ ಪಾತ್ರವನ್ನು ಹೊಂದಿವೆ.

153

ನರಗಳ ದೌರ್ಬಲ್ಯಕ್ಕೆ ಸರಳ ಪರಿಣಾಮಕಾರಿ ಮನೆಮದ್ದುಗಳು

ನರಗಳ ದೌರ್ಬಲ್ಯವು 40-45 ವರ್ಷಕ್ಕಿಂತ ಮೇಲ್ಪಟ್ಟ ಮಹಿಳೆಯರಲ್ಲಿ ಮತ್ತು 50-55 ವರ್ಷಕ್ಕಿಂತ ಮೇಲ್ಪಟ್ಟ ಪುರುಷರಲ್ಲಿ ಕಂಡುಬರುವ ಸಾಮಾನ್ಯ ಆರೋಗ್ಯ ಸಮಸ್ಯೆಯಾಗಿದೆ. ಇದು ಮಧ್ಯಮ ತೀವ್ರತೆಯನ್ನು ಹೊಂದಿದ್ದರೆ, ಮನೆಮದ್ದುಗಳ ಸಹಾಯದಿಂದ ಇದನ್ನು ಉತ್ತಮವಾಗಿ ನಿಭಾಯಿಸಬಹುದು.

ಸಾಮಾನ್ಯ ಕಾರಣಗಳು

ಜಡ ಜೀವನ ಶೈಲಿ, ದೀರ್ಘ ನಡಿಗೆ, ಕಡಿಮೆ ಪೌಷ್ಠಿಕಾಂಶವುಳ್ಳ ಆಹಾರ, ಒಣ ಆಹಾರ, ತಣ್ಣಗಿನ ಆಹಾರ, ಕರಿದ ಮತ್ತು ಎಣ್ಣೆಯುಕ್ತ ಆಹಾರ, ಕೊಬ್ಬಿನಿಂದ ಕೂಡಿದ ಆಹಾರ, ನಾರುರಹಿತ ಆಹಾರಗಳು, ಸಂಸ್ಕರಿಸಿದ ಆಹಾರ, ಬಣ್ಣ ಮತ್ತು ಕೃತಕ ಸುವಾಸನೆಯ ಜೊತೆಗೆ ಸಂರಕ್ಷಕಗಳನ್ನು ಸೇರಿಸಿದ ಆಹಾರ, ಹಾಲಿನ ಉತ್ಪನ್ನಗಳು, ಆಲೂಗಡ್ಡೆ, ಸಿಹಿ ಗೆಣಸು, ಬಟಾಣಿ ಮತ್ತು ಕಾಳುಗಳು / ಬೇಳೆಗಳು ಇತ್ಯಾದಿ.

ಉಪಯುಕ್ತ ಶಿಫಾರಸುಗಳು

ಮಧ್ಯಮ ವೇಗದ ನಡಿಗೆ ಅಥವಾ ವ್ಯಾಯಾಮ, ನಿಯಂತ್ರಿತ ಆಹಾರ, ಸಾಂಪ್ರದಾಯಿಕ ಆಹಾರ, ನೈಸರ್ಗಿಕ ಆಹಾರ, ಆಹಾರ ಪೂರಕಗಳು, ತರಕಾರಿಗಳು, ಹಣ್ಣುಗಳು, ಬೀಜಗಳು ಮತ್ತು ಒಣ ಹಣ್ಣುಗಳು, ಮೊಳಕೆಯೊಡೆದ ಧಾನ್ಯಗಳು ಇತ್ಯಾದಿಗಳಿಗೆ ಒತ್ತು ನೀಡಿ.

ಪೆರಿಫೆರಲ್ ನ್ಯೂರೈಟಿಸ್ (ನರಗಳ ಉರಿಯೂತ) ಮತ್ತು ಇತರ ನರಸಂಬಂಧಿ ತೊಂದರೆಗಳಿಗೆ ಮನೆಮದ್ದುಗಳು

1. ಗೋಡಂಬಿ, ಬಾದಾಮಿ ಮತ್ತು ಪಿಸ್ತಾದ ಹಾಲು

1-2 ಗೋಡಂಬಿ, 1-2 ಬಾದಾಮಿ ಮತ್ತು 3-5 ಪಿಸ್ತಾವನ್ನು ತೆಗೆದುಕೊಂಡು ನುಣ್ಣಗಿನ ಪೇಸ್ಟ್ ತಯಾರಿಸಲಾಗುತ್ತದೆ. ಅಥವಾ ಪುಡಿಯನ್ನು ತಯಾರಿಸಿ ಬಳಕೆಗೆ ಸಿದ್ಧವಾಗಿ ಇಟ್ಟುಕೊಳ್ಳಬಹುದು.
ಈ ಮಿಶ್ರಣವನ್ನು, ಅರ್ಧ ಕಪ್ ಹಾಲು ಮತ್ತು ಒಂದು ಕಪ್ ನೀರಿಗೆ ಸೇರಿಸಲಾಗುತ್ತದೆ. ಈ ಮಿಶ್ರಣವನ್ನು

ಕುದಿಸಿ ಒಂದು ಕಪ್ ಪ್ರಮಾಣಕ್ಕೆ ಇಳಿಸಲಾಗುತ್ತದೆ. ಕುದಿಸಿದ ನಂತರ ಇದನ್ನು ಸೋಸುವ ಅಗತ್ಯವಿಲ್ಲ. ಅಗತ್ಯವಿದ್ದಲ್ಲಿ 1-2 ಲವಂಗ ಅಥವಾ ಏಲಕ್ಕಿಯನ್ನು ಇದಕ್ಕೆ ಸೇರಿಸಬಹುದು. ಇದನ್ನು ಸಂಜೆ ಅಥವಾ ಉಪಹಾರ ಸೇವಿಸಿದ 3 ಗಂಟೆಗಳ ನಂತರ ತೆಗೆದುಕೊಳ್ಳಲಾಗುತ್ತದೆ.

ಮಧುಮೇಹ ರೋಗಿಗಳಲ್ಲದವರು ಸಕ್ಕರೆ ಅಥವಾ ಬೆಲ್ಲವನ್ನು ಕೂಡ ಸೇರಿಸಬಹುದು. ಇದು ವೃದ್ಧಾಪ್ಯ ಹಾಗೂ ಋತುಬಂಧಕ್ಕೆ ಸಂಬಂಧಿಸಿದ ನರಗಳ ಉರಿಯೂತ ಮತ್ತು ನರಗಳ ನೋವಿಗೆ ಉತ್ತಮ ಪರಿಹಾರವಾಗಿದೆ.

ಋತುಬಂಧದ ಮುಂಚೆ ಉಂಟಾಗುವ ಸಮಸ್ಯೆಗಳ ನಿವಾರಣೆಗೆ ಇದನ್ನು ಅರ್ಧ ಚಮಚ ಗುಲ್ಕಂಡ್ ಜೊತೆಗೆ ತೆಗೆದುಕೊಳ್ಳಬಹುದು.

2. ನೆಲಗಡಲೆ, ಗೋಡಂಬಿ, ಒಣದ್ರಾಕ್ಷಿಯ ಮನೆಮದ್ದು

50-60 ನೆಲಗಡಲೆಗಳನ್ನು ತೆಗೆದುಕೊಂಡು ಬಾಣಲೆಯಲ್ಲಿ 1 - 2 ನಿಮಿಷಗಳ ಕಾಲ ಹುರಿಯಲಾಗುತ್ತದೆ. 10-12 ಗೋಡಂಬಿ, 20-30 ಒಣದ್ರಾಕ್ಷಿ, 2-4 ಲವಂಗ ಮತ್ತು ಚಿಟಿಕೆ ಏಲಕ್ಕಿಯನ್ನು ತೆಗೆದುಕೊಂಡು ಪುಡಿಯನ್ನು ತಯಾರಿಸಬೇಕು.

ಅಗತ್ಯವಿದ್ದರೆ, ಉತ್ತಮ ಪರಿಮಳ ಮತ್ತು ರುಚಿಗಾಗಿ ಈ ಮಿಶ್ರಣವನ್ನು 1-2 ನಿಮಿಷಗಳ ಕಾಲ ಹುರಿಯಬಹುದು.

ಇದಕ್ಕೆ 2 ಚಮಚ ಹಸುವಿನ ತುಪ್ಪ ಮತ್ತು ಪುಡಿ ಮಾಡಿದ ಬೆಲ್ಲ ಅಥವಾ ಜೇನುತುಪ್ಪವನ್ನು (10 ಗ್ರಾಂನಷ್ಟು) ಸೇರಿಸಿ ಮತ್ತು ಚೆನ್ನಾಗಿ ಮಿಶ್ರಣ ಮಾಡಿ. ಇದನ್ನು ಲಡ್ಡುವಿನಂತೆ ಉಂಡೆ ಮಾಡಿ ಒಣಗಿಸಲಾಗುತ್ತದೆ.

ಈ ರುಚಿಕರವಾದ ತಯಾರಿಕೆಯು ಉತ್ತಮ ಪೌಷ್ಟಿಕಾಂಶದ ಪೂರಕವಾಗಿದೆ. ಇದನ್ನು ದಿನಕ್ಕೆ ಒಂದು ಅಥವಾ ಎರಡು ಬಾರಿ ತೆಗೆದುಕೊಳ್ಳಬಹುದು.

2-3 ದಿನಗಳ ಕಾಲ ಬಳಸುವಾಗಲೇ ಗಮನಾರ್ಹ ಪ್ರಯೋಜನಗಳನ್ನು ತೋರಿಸುತ್ತದೆ.

3. ಗುಲಾಬಿ ದಳಗಳು ಮತ್ತು ಮೆಂತ್ಯ

5 ಗ್ರಾಂ ಒಣಗಿದ ಗುಲಾಬಿ ದಳಗಳು (ಶುದ್ಧ, ರಾಸಾಯನಿಕ ಮುಕ್ತ) ಮತ್ತು ಅರ್ಧ ಚಮಚ ಮೆಂತ್ಯ ಬೀಜಗಳನ್ನು ತೆಗೆದುಕೊಂಡು ಹಾಲಿನೊಂದಿಗೆ ಚೆನ್ನಾಗಿ ಬೇಯಿಸಲಾಗುತ್ತದೆ. ಸಂಜೆ ಅಥವಾ ರಾತ್ರಿಯಲ್ಲಿ ಇದನ್ನು ತೆಗೆದುಕೊಳ್ಳಲು ಸೂಚಿಸಲಾಗುತ್ತದೆ. ಇದು ಆಯಾಸವನ್ನು ಕಡಿಮೆ ಮಾಡಲು ಸಹ ಸಹಾಯ ಮಾಡುತ್ತದೆ.

4. ಜೀರಿಗೆ ಮತ್ತು ಚಹಾ ಪುಡಿ

5 ಗ್ರಾಂ ಬೆಲ್ಲ, 1 ಚಮಚ ಜೀರಿಗೆ ಮತ್ತು ಒಂದು ಚಿಟಿಕೆ ಚಹಾ ಪುಡಿಯನ್ನು ಒಟ್ಟಿಗೆ ತೆಗೆದುಕೊಂಡು ನೀರನ್ನು ಕುದಿಸಿ (ಹಾಲು ಸೇರಿಸದೆ). ಇದನ್ನು ಸೋಸಿ ಸಂಜೆ ಹೊತ್ತಿನಲ್ಲಿ ತೆಗೆದುಕೊಳ್ಳಲಾಗುತ್ತದೆ.

ಇದು ತ್ವರಿತ ಶಕ್ತಿವರ್ಧಕವಾಗಿ ಕಾರ್ಯನಿರ್ವಹಿಸುತ್ತದೆ ಮತ್ತು ಸ್ನಾಯುವಿನ ಆಯಾಸವನ್ನು ನಿವಾರಿಸುತ್ತದೆ ಮತ್ತು ಮಂದ ಅಥವಾ ಮಧ್ಯಮ ಪ್ರಮಾಣದ ನರಗಳ ಉರಿಯೂತವನ್ನು ನಿವಾರಿಸುತ್ತದೆ.

5. ಕೇಸರಿಯ ಮನೆಮದ್ದು

ಕೇಸರಿಯ 3-4 ಎಸಳುಗಳನ್ನು ಹಾಲು ಅಥವಾ ನೀರಿನಲ್ಲಿ ಕರಗಿಸಿ, ಇದನ್ನು ಒಂದು ಕಪ್ ಬಿಸಿಮಾಡಿದ ಹಾಲಿಗೆ ಸೇರಿಸಿ ದಿನಕ್ಕೆ ಒಂದು ಅಥವಾ ಎರಡು ಬಾರಿ ತೆಗೆದುಕೊಳ್ಳಲಾಗುತ್ತದೆ.

ಇದು ರಕ್ತ ಪರಿಚಲನೆಯನ್ನು ಸುಧಾರಿಸುತ್ತದೆ, ದೇಹದ ಅಂಗಾಂಶಗಳಿಗೆ ಶಕ್ತಿ ನೀಡುತ್ತದೆ ಹಾಗು ನರಗಳು ಮತ್ತು ಅಪಧಮನಿಗಳಿಗೆ ಸಾಕಷ್ಟು ಶಕ್ತಿಯನ್ನು ನೀಡುತ್ತದೆ. ಆದ್ದರಿಂದ ಉತ್ತಮ ನರಗಳ ಉತ್ತೇಜಕವಾಗಿವಾಗಿ ಕಾರ್ಯನಿರ್ವಹಿಸುತ್ತದೆ.

154

ನಿದ್ರೆಯ ತೊಂದರೆಗಳಿಗೆ ಪರಿಣಾಮಕಾರಿ ಮನೆಮದ್ದುಗಳು

ಆಯುರ್ವೇದದ ಪ್ರಕಾರ ಆಹಾರ, ಬ್ರಹ್ಮಚರ್ಯೆ ಮತ್ತು ನಿದ್ರೆ - ಇವುಅಗಲನ್ನು ಜೀವನದ ಮೂರು ಸ್ತಂಭಗಳಾಗಿ ಪರಿಗಣಿಸಲಾಗುತ್ತದೆ. ನಿದ್ದೆಯಿಲ್ಲದ ರಾತ್ರಿಗಳು ನಮ್ಮ ಆಹಾರ, ಜೀವನಶೈಲಿ ಮತ್ತು ಸಂಬಂಧಗಳಲ್ಲಿ ಮಾರ್ಪಾಡುಗಳನ್ನು ಮಾಡಲು ಸೂಚನೆಯನ್ನು ನೀಡುತ್ತವೆ.

ನಿದ್ರೆಯ ಗುಣಮಟ್ಟವನ್ನು ಸುಧಾರಿಸಲು ಕೆಲವು ಪ್ರಮುಖ ಸರಳ ಮತ್ತು ಪರಿಣಾಮಕಾರಿ ಮನೆಮದ್ದುಗಳು ಇಲ್ಲಿವೆ -

1. ಎರಡೂ ಕಾಲಿನ ಅಡಿಭಾಗಗಳಿಗೆ ಹರಳೆಣ್ಣೆಯನ್ನು ಹಚ್ಚುವುದು ಉತ್ತಮ ಗುಣಮಟ್ಟದ ನಿದ್ರೆಯನ್ನು ಪಡೆಯಲು ಸಹಾಯ ಮಾಡುತ್ತದೆ. ಆದರೆ ಇದು ಜಿಗುಟಾಗಿರುವುದರಿಂದ ಬಟ್ಟೆ ಮತ್ತು ಹಾಸಿಗೆಯ ಮೇಲೆ ಎಣ್ಣೆಯ ಜಿಡ್ಡು ಅಂಟಿಕೊಳ್ಳುವುದರಿಂದ ಜನರು ಇದನ್ನು ಹಚ್ಚಲು ಹಿಂಜರಿಯುತ್ತಾರೆ. ಇದಕ್ಕಾಗಿ ಕಾಲಿನ ಅಡಿಭಾಗಕ್ಕೆ ಸ್ವಲ್ಪ ಎಣ್ಣೆಯನ್ನು ಹಚ್ಚಿ, ಹಳೆಯ ಸಾಕ್ಸ್ ಅಥವಾ ಹಳೆಯ ಟವೆಲನ್ನು ಕಟ್ಟಿಕೊಳ್ಳಿ.ಿಿಎ ಮೂಲಕ ಉತ್ತಮ ನಿದ್ರೆಯನ್ನು ಆನಂದಿಸಿ.

2. ಗುಲಾಬಿ ದಳದ ಪೇಸ್ಟ್
ಹರಳೆಣ್ಣೆ ಬದಲಿಗೆ, ಗುಲಾಬಿ ದಳಗಳ (ವಿಶೇಷವಾಗಿ ಗುಲಾಬಿ ಬಣ್ಣದ ಕ್ಯಾಥರೀನ್ ಗುಲಾಬಿ ಹೂವುಗಳು) ಪೇಸ್ಟ್ ಅನ್ನು ಮಲಗುವ 15 ನಿಮಿಷಗಳ ಮೊದಲು ಕಾಲಿನ ಅಡಿಭಾಗಕ್ಕೆ ಮತ್ತು ನೆತ್ತಿಗೆ ಲೇಪಿಸಲಾಗುತ್ತದೆ. ಇದು ಉರ್ರಮ ನಿದ್ರೆಯನ್ನು ಪಡೆಯುವುದಕ್ಕೆ ಸಹಾಯ ಮಾಡುತ್ತದೆ.

3. ಬಾಳೆಹಣ್ಣು ಅಥವಾ ಮಾವು
ಮಧುಮೇಹಿಗಳಲ್ಲದ ಜನರು ಈ ಪರಿಣಾಮಕಾರಿ ಮನೆಮದ್ದಿನ ಬಳಕೆಯನ್ನು ಮಾಡಬಹುದು.
ಒಂದು ಕಪ್ ಕಾಯಿಸಿ ತಣ್ಣಗಾದ ಹಾಲನ್ನು ತೆಗೆದುಕೊಂಡು ಅದಕ್ಕೆ ಹೋಳು ಮಾಡಿದ ಹಣ್ಣುಗಳನ್ನು (ವಿಶೇಷವಾಗಿ ಬಾಳೆಹಣ್ಣು ಅಥವಾ ಸಿಹಿ ಮಾವು) ಸೇರಿಸಿ ಚೆನ್ನಾಗಿ ಮಿಶ್ರಗೊಳಿಸಲಾಗುತ್ತದೆ. ಇದಕ್ಕೆ

ಸ್ವಲ್ಪ ತುಪ್ಪ ಮತ್ತು ಸಕ್ಕರೆಯನ್ನು ಸೇರಿಸಿ ರಾತ್ರಿಯ ಊಟದ ನಂತರ ಸೇವಿಸಲಾಗುತ್ತದೆ. ಇದು ಹಿತವಾದ ಪರಿಣಾಮವನ್ನು ನೀಡುತ್ತದೆ ಮತ್ತು ಹೆಚ್ಚಿನ ಜನರು ಉತ್ತಮ ಮತ್ತು ತ್ವರಿತವಾಗಿ ನಿದ್ರಿಸುವುದು ಸಾಧ್ಯವಾಗುತ್ತದೆ.

4. ಕಣ್ಣುಗಳ ಮೇಲೆ ತುಪ್ಪ

2 ಹನಿಗಳಷ್ಟು ಹಸುವಿನ ತುಪ್ಪವನ್ನು ಮಲಗುವ ಮೊದಲು ಎರಡೂ ಕಣ್ಣುಗಳಿಗೆ ಹಾಕಲಾಗುತ್ತದೆ. ಅದರ ನಂತರ, ಕಣ್ಣಿನ ರೆಪ್ಪೆಗಳನ್ನು 2-3 ನಿಮಿಷಗಳ ಕಾಲ ಮುಚ್ಚಿ ಮೆಲ್ಲನೆ ಕಣ್ಣಿನ ಚಲನೆಯನ್ನು ಮಾಡಬೇಕು. ಕಂಪ್ಯೂಟರ್‌ಗಳ ಮುಂದೆ ಕೆಲಸ ಮಾಡುವವರು, ವಾಚ್ ರಿಪೇರಿ ಮಾಡುವವರು, ಆಭರಣ ವಿನ್ಯಾಸಕರು ಮುಂತಾದ ಸೂಕ್ಷ್ಮ ವಸ್ತುಗಳನ್ನು ನೋಡುತ್ತಾ ಕೆಲಸ ಮಾಡುವವರು ಈ ಮನೆಮದ್ದಿನಿಂದ ವಿಶೇಷ ಪ್ರಯೋಜನವನ್ನು ಪಡೆಯುತ್ತಾರೆ.

5. ಅರ್ಧ ಕಪ್ ತೆಂಗಿನ ಹಾಲನ್ನು ತೆಗೆದುಕೊಂಡು ಇದಕ್ಕೆ 5 ಗ್ರಾಂ ಜೇನುತುಪ್ಪ ಮತ್ತು ಸಕ್ಕರೆಯನ್ನು ಸೇರಿಸಿ ಚೆನ್ನಾಗಿ ಬೆರೆಸಿ, ಸಂಜೆ ಹೊತ್ತಿನಲ್ಲಿ ಸೇವಿಸಲು ಸೂಚಿಸಲಾಗುತ್ತದೆ. ಇದು ನಿದ್ರೆಯಲ್ಲಿ ಗಮನಾರ್ಹ ಸುಧಾರಣೆಗೆ ಸಹಾಯ ಮಾಡುತ್ತದೆ.

6. ಬೆಂಡೆಕಾಯಿ

ಮಧುಮೇಹ ರೋಗಿಗಳಲ್ಲಿ, ಅರ್ಧ ಕಪ್ ನಷ್ಟು ಬೆಂಡೆಕಾಯಿಯ ತಾಜಾ ರಸವನ್ನು ಮಲಗುವ ಮುನ್ನ (ಮೂತ್ರ ವಿಸರ್ಜನೆಯ ನಂತರ) ತೆಗೆದುಕೊಳ್ಳಲು ಸಲಹೆ ನೀಡಲಾಗುತ್ತದೆ.

ಬಿ.ಪಿ.ಹೆಚ್. (ಬಿನೈನ್ ಪ್ರಾಸ್ಟೇಟ್ ಹೈಪರ್ಟ್ರೋಫಿ) ರೋಗಿಗಳಲ್ಲಿಯೂ ಸಹ, ಇದು ಗಮನಾರ್ಹ ರೀತಿಯಲ್ಲಿ ನಿದ್ರೆಯನ್ನು ಸುಧಾರಿಸಲು ಸಹಾಯ ಮಾಡುತ್ತದೆ.

155
ನೆಗಡಿಗೆ ಸರಳ ಮನೆಮದ್ದುಗಳು

ಶೀತದಿಂದಾಗಿ ಮೂಗಿನ ಹೊಳ್ಳೆಗಳಿಂದ ಸ್ರಾವವುಂಟಾಗುತ್ತದೆ. ಇದು ನಿರಂತರ ಕಿರಿಕಿರಿ, ಕಣ್ಣುಗಳು ಮತ್ತು ಮೂಗಿನಲ್ಲಿ ಉರಿಯಂತಹ ತೊಂದರೆಗಳನ್ನುಂಟುಮಾಡುತ್ತದೆ.

ಅಲರ್ಜಿಯ ನೆಗಡಿಗೆ ಮನೆಮದ್ದು

1. ಒಂದು ಮುಷ್ಟಿ ಒಣ ಅವಲಕ್ಕಿಯನ್ನು ತೆಗೆದುಕೊಂಡು (ನೀರು ತೆಗೆದುಕೊಳ್ಳದೆ) ಸ್ವಲ್ಪ ಸ್ವಲ್ಪವಾಗಿ ಸೇವಿಸಬೇಕು. ಇದನ್ನು ಅರ್ಧಗಂಟೆಗೆ ಒಮ್ಮೆ ಅಥವಾ 2-3 ಗಂಟೆಗಳಲ್ಲಿ ಎರಡು ಅಥವಾ ಮೂರು ಬಾರಿ ತಿಂದರೆ ಮೂಗಿನಿಂದ ಸ್ರಾವ ಉಂಟಾಗುವುದು ಸಂಪೂರ್ಣವಾಗಿ ಉಪಶಮನವಾಗುತ್ತದೆ. ಅಲರ್ಜಿಗೆ ಅಲೋಪಥಿಕ್ ಔಷಧಿ ಸೇವಿಸುವ ಅಭ್ಯಾಸ ಹೊಂದಿರುವ ರೋಗಿಗಳು ಈ ಪರಿಹಾರದ ಬಳಕೆಯಿಂದ ಅದನ್ನು ತಪ್ಪಿಸಬಹುದು.
ಅವಲಕ್ಕಿಯು ಹೀರಿಕೊಳ್ಳುವ ಗುಣವನ್ನು ಹೊಂದಿರುವುದರಿಂದ ಮೂಗಿನ ಸ್ರಾವವನ್ನು ನಿವಾರಿಸಲು ಸಹಾಯ ಮಾಡುತ್ತದೆ.

2. 2-3 ಚಿಟಿಕೆ ಅರಿಶಿನ ಪುಡಿಯನ್ನು ಜೇನುತುಪ್ಪದೊಂದಿಗೆ ಬೆರೆಸಿ ಅರ್ಧ ಗಂಟೆಗೊಮ್ಮೆ ನೆಕ್ಕಲಾಗುತ್ತದೆ. ಇದು ಕೆಮ್ಮಿನ ಜೊತೆಗೆ ಶೀತವನ್ನು ಸಹ ನಿವಾರಿಸುತ್ತದೆ.
ಅರಿಶಿನವು ಇಮ್ಯುನೊ ಮಾಡ್ಯುಲೇಟರ್ ಆಗಿರುವುದರಿಂದ ಮತ್ತು ಆಂಟಿಮೈಕ್ರೊಬಿಯಲ್ ಆಗಿ ಕಾರ್ಯನಿರ್ವಹಿಸುವುದರಿಂದ, ಅಲರ್ಜಿಯಿಂದ ಉಂಟಾಗುವ ನೆಗಡಿಯನ್ನು ನಿವಾರಿಸುತ್ತದೆ
ಆಯುರ್ವೇದದ ಪ್ರಕಾರ ಅರಿಶಿನವು ವಿಷಹರ ಮತ್ತು ಶೋಥಹರ (ಉರಿಯೂತ ವಿರೋಧಿ) ಗುಣವನ್ನು ಹೊಂದಿದೆ. ಜೊತೆಗೆ ಜೇನುತುಪ್ಪವು ತನ್ನ ಅಡಾಪ್ಟೋಜೆನಿಕ್ ಪರಿಣಾಮದಿಂದ (ಯೋಗವಾಹಿ) ಈ ಕ್ರಿಯೆಯನ್ನು ಸುಗಮಗೊಳಿಸುತ್ತದೆ.

3. ಒಣ ಶುಂಠಿಯ ನುಣ್ಣಗಿನ ಪುಡಿಯನ್ನು ತಯಾರಿಸಿ ಕಲ್ಲುಪ್ಪಿನೊಂದಿಗೆ ಬೆರೆಸಬೇಕು. ಈ ಪುಡಿಯನ್ನು 1-2 ಚಿಟಿಕೆ ಪ್ರಮಾಣದಲ್ಲಿ ದಿನಕ್ಕೆ 3-4 ಬಾರಿ ತೆಗೆದುಕೊಳ್ಳಬೇಕು. ಇದರಿಂದ ಐಸ್ ಕ್ರೀಂ, ಮೊಸರು, ಮಜ್ಜಿಗೆ, ಪೇರಲೆಹಣ್ಣು, ಹಣ್ಣಿನ ಜ್ಯೂಸು ಮುಂತಾದ ತಂಪು ಪದಾರ್ಥಗಳ ಸೇವನೆಯಿಂದ ಉಂಟಾಗುವ

ಮೂಗಿನ ಸ್ರಾವವು ಇತರ ಔಷಧಿಗಳಿಲ್ಲದೆ ಉಪಶಮನವಾಗುತ್ತದೆ.

4. ಹಲಸಿನ ಹಣ್ಣಿನ ತೊಟ್ಟುಗಳನ್ನು ಸಂಗ್ರಹಿಸಿ (10-15) ಕಷಾಯ ತಯಾರಿಸಲಾಗುತ್ತದೆ. ಇದಕ್ಕೆ 2-3 ಮಿ.ಲೀ. ಜೇನುತುಪ್ಪವನ್ನು ಸೇರಿಸಿ ಸೇವಿಸಲಾಗುತ್ತದೆ.
ಗಂಟಲಿನ ಕಿರಿಕಿರಿ ಮತ್ತು ಮೂಗಿನ ಸ್ರಾವದ ಸಮಸ್ಯೆಯು ಜೊತೆಯಾಗಿ ಕಂಡುಬಂದರೆ ಈ ಔಷಧವು ಸಹಾಯ ಮಾಡುತ್ತದೆ. (ಆದರೆ, ನಿರಂತರ ಹಸಿವಿಲ್ಲದಿರುವಿಕೆ ಮತ್ತು ರುಚಿಹೀನತೆಯಿಂದ ಬಳಲುತ್ತಿರುವವರು ಈ ಮನೆಮದ್ದನ್ನು ಉಪಯೋಗಿಸಬಾರದು).
ಹಲಸಿನ ಹಣ್ಣಿನ ತೊಟ್ಟು ಪ್ರಬಲವಾದ ಸ್ಥಿರ ಗುಣವನ್ನು ಹೊಂದಿರುವುದರಿಂದ ಅದು ಶೀತ ಮತ್ತು ಮೂಗಿನ ಸ್ರಾವವನ್ನು ತಡೆಯುತ್ತದೆ.

5. ಕೇವಲ ಅರಿಶಿನ ಅಥವಾ ಅರಿಶಿನವನ್ನು ಸಾಸಿವೆ, ತುಳಸಿ ಎಲೆ ಇತ್ಯಾದಿಗಳ ಸಂಯೋಜಿಸಿ ಹೊಗೆಯನ್ನು ಎಳೆದುಕೊಳ್ಳುವುದು ತೀವ್ರವಾದ ಮೂಗಿನ ಸ್ರಾವದ ಸಮಸ್ಯೆಯ ವಿರುದ್ಧ ಪರಿಣಾಮಕಾರಿಯಾಗಿದೆ.
ಈ ಸಂಯೋಜಿತ ಔಷಧಿಗಳ ಆಂಟಿಮೈಕ್ರೊಬಿಯಲ್, ಆಂಟಿ ಹಿಸ್ಟಮೈನ್, ಡಿಕಂಜೆಸ್ಟನ್ಟ್ ಇತ್ಯಾದಿ ಗುಣಲಕ್ಷಣಗಳು ಈ ಕ್ರಿಯೆಯನ್ನು ಸುಗಮಗೊಳಿಸುತ್ತದೆ.

6. ಬದನೆಕಾಯಿಯ 15-20 ಬೀಜಗಳನ್ನು ತೆಗೆದುಕೊಂಡು, ಚೆನ್ನಾಗಿ ಪುಡಿಮಾಡಿ. ಇದನ್ನು 15-20 ನಿಮಿಷಗಳ ಅಂತರದಲ್ಲಿ ಎರಡು ಅಥವಾ ಮೂರು ಬಾರಿ ಮೂಗಿಗೆ ಸೇರಿಸಲಾಗುತ್ತದೆ.
ಈ ಬೀಜಗಳು ಬಲವಾದ ಡಿಕಂಜೆಸ್ಟನ್ಟ್ ಆಗಿರುವುದರಿಂದ ಈ ಅಭ್ಯಾಸದಿಂದ ಉತ್ತಮ ಪರಿಣಾಮವನ್ನು ಪಡೆಯಬಹುದು. ಆದರೆ ಮಕ್ಕಳಲ್ಲಿ ಈ ಔಷಧಿಗಳನ್ನು ಬಳಸಬೇಡಿ.

156
ಕುರಕ್ಕೆ ಮನೆಮದ್ದು

ಪದೇ ಪದೇ ಕಾಡುವ ಕುರದ ಸಮಸ್ಯೆಯನ್ನು ಪರಿಣಾಮಕಾರಿ ಆಯುರ್ವೇದ ಚಿಕಿತ್ಸೆಯಿಂದ ನಿವಾರಿಸಬಹುದು. ಕುರಗಳಿಂದ ತ್ವರಿತ ಪರಿಹಾರಕ್ಕಾಗಿ ಕೆಳಗೆ ತಿಳಿಸಲಾದ ಮನೆಮದ್ದು ತುಂಬಾ ಪರಿಣಾಮಕಾರಿಯಾಗಿದೆ.

ನುಗ್ಗೆ ಎಲೆಗಳು

ಸುಶ್ರುತ ಸಂಹಿತಾ - ಚಿಕಿತ್ಸಾ ಸ್ಥಾನ, 16/31

ಎರಡು ಲೋಟ ನೀರಿಗೆ 10 ಗ್ರಾಂ ನುಗ್ಗೆ ಎಲೆಯ ಪುಡಿಯನ್ನು ಸೇರಿಸಿ ಬಿಸಿ ಮಾಡಿ ಒಂದು ಲೋಟಕ್ಕೆ ಇಳಿಸಿ. ಇದನ್ನು ಸೋಸಿ ತಯಾರಿಸಿದ ಕಷಾಯವನ್ನು ಸೇವಿಸುವುದು ಕುರಗಳ ನಿವಾರಣೆಗೆ ಸಹಾಯ ಮಾಡುತ್ತದೆ. ಇದರ ಪುಡಿಯನ್ನು ನೀರು ಅಥವಾ ಶುದ್ಧ ಜೇನುತುಪ್ಪದೊಂದಿಗೆ ಪೇಸ್ಟ್ ಮಾಡಿ ಕುರಗಳ ಮೇಲೆ ಲೇಪಿಸಬೇಕು. ಕುರಗಳ ಆರಂಭಿಕ ಹಂತಗಳಲ್ಲಿ ಇದು ಪ್ರಯೋಜನಕಾರಿಯಾಗಿದೆ.

ನುಗ್ಗೆ ಎಲೆಗಳನ್ನು ಸೂಪ್, ದೋಸೆ ಇತ್ಯಾದಿಗಳ ರೂಪದಲ್ಲಿಯೂ ಸಹ ಆಗಾಗ ಬಳಸಬಹುದು.

ಆಚಾರ್ಯ ಸುಶ್ರುತರ ಪ್ರಕಾರ ಬಾರ್ಲಿ, ಸಾಸಿವೆ ಮತ್ತು ನುಗ್ಗೆ ಬೇರಿನೊಂದಿಗೆ ತಯಾರಿಸಿದ ಖಿಚಡಿಯನ್ನು ಕುರಗಳಿಗೆ ಮನೆಮದ್ದಾಗಿ ಬಳಸಬಹುದು.

ಕುರವು ತೆರೆದು, ಕೀವು ಹೊರಬಂದ ನಂತರ, ಅದನ್ನು ಗಾಯವಾಗಿ ಪರಿಗಣಿಸಿ ಚಿಕಿತ್ಸೆ ನೀಡಬೇಕು.

ಈ ಉದ್ದೇಶಕ್ಕಾಗಿ, ಎರಡು ಲೋಟ ನೀರಿಗೆ ಒಂದು ಚಮಚ ಬೇವು, ಕರಿಬೇವಿನ ಸೊಪ್ಪು, ಅರಿಶಿನ ಮತ್ತು ತ್ರಿಫಲ ಪುಡಿಯನ್ನು ಸೇರಿಸಿ ಕುದಿಸಿ, ಒಂದು ಲೋಟಕ್ಕೆ ಇಳಿಸಿ, ಸೋಸಿ ತಯಾರಿಸಿದ ಕಷಾಯದಿಂದ ನಿಯಮಿತವಾಗಿ ತೊಳೆಯಬೇಕು. ಈ ಕಷಾಯವನ್ನು ಬೆಚ್ಚಗಿನ ಸ್ಥಿತಿಯಲ್ಲಿ ಬಳಸಬಹುದು. ಆದರೆ ಒಮ್ಮೆ ತಯಾರಿಸಿದ ಕಷಾಯವನ್ನು ಮುಂದಿನ ಬಾರಿ ಬಳಸಬಾರದು. ಅಂದರೆ ಪ್ರತಿಬಾರಿಯೂ ತಾಜಾ ಕಷಾಯವನ್ನೇ ಬಳಸಬೇಕು.

ಮೇಲೆ ಹೇಳಿದ ಗಿಡಮೂಲಿಕೆಗಳಿಂದ ಪೇಸ್ಟ್ ಅನ್ನು ಕೂಡಾ ಲೇಪಿಸಬಹುದು.

ಬೇವು ಮತ್ತು ಅರಿಶಿನವು ಸೂಕ್ಷ್ಮಜೀವಿ ವಿರೋಧಿ ಮತ್ತು ತ್ರಿಫಲಾವು ಒಗರು ರುಚಿಯನ್ನು ಹೊಂದಿರುವುದರಿಂದ, ಈ ಸಂಯೋಜನೆಯು ರಕ್ತಸ್ರಾವವನ್ನು ನಿಲ್ಲಿಸಲು ಸಹಾಯ ಮಾಡುತ್ತದೆ ಮತ್ತು

ತ್ವರಿತವಾಗಿ ಗಾಯವನ್ನು ಗುಣಪಡಿಸುತ್ತದೆ.

157

ಜೀರ್ಣಶಕ್ತಿಯನ್ನು ಸುಧಾರಿಸಲು ಆಯುರ್ವೇದ ಮನೆಮದ್ದು

ಆಯುರ್ವೇದದ ಪ್ರಕಾರ ಜೀರ್ಣಶಕ್ತಿಯ ಕೊರತೆಯು ಅನೇಕ ರೋಗಗಳಿಗೆ ಕಾರಣವಾಗಿದೆ. ಆದ್ದರಿಂದ, ಯಾವುದೇ ಪಂಚಕರ್ಮ ಚಿಕಿತ್ಸೆಯನ್ನು ಪ್ರಾರಂಭಿಸುವ ಮೊದಲು ಜೀರ್ಣಶಕ್ತಿಯನ್ನು ಸುಧಾರಿಸುವುದಕ್ಕೆ ಮೊದಲ ಪ್ರಾಮುಖ್ಯತೆ ನೀಡಲಾಗಿದೆ. ಜೀರ್ಣಶಕ್ತಿಯನ್ನು ಸುಧಾರಿಸುವುದು, ರುಮಟಾಯ್ಡ್ ಸಂಧಿವಾತ, ಕೆಮ್ಮು, ಶೀತ ಮುಂತಾದ ತೊಂದರೆಗಳಿಗೆ ಚಿಕಿತ್ಸೆ ನೀಡಲು ಸಹಕಾರಿಯಾಗಿದೆ. ಈ ಉದ್ದೇಶಕ್ಕೆ ಬಳಸಬಹುದಾದ ಸರಳ ಮನೆಮದ್ದನ್ನು ಹೇಗೆ ತಯಾರಿಸಬಹುದು ಎಂದು ನೋಡೋಣ.

ಜೀರ್ಣಕ್ರಿಯೆಯನ್ನು ಸುಧಾರಿಸಲು ಮನೆಮದ್ದು

ಬೇಕಾಗುವ ಸಾಮಗ್ರಿಗಳು

- ಸೈಂಧವ ಲವಣ - 5 ಗ್ರಾಂ
- ಅಳಲೆಕಾಯಿ - 5 ಗ್ರಾಂ
- ಹಿಪ್ಪಲಿ - 5 ಗ್ರಾಂ

ಚಿತ್ರಕ - 5 ಗ್ರಾಂ

ತಯಾರಿಸುವ ವಿಧಾನ

ಮೇಲೆ ಹೇಳಿರುವ ಎಲ್ಲಾ ಪದಾರ್ಥಗಳ ನುಣ್ಣಗಿನ ಪುಡಿಯನ್ನು ತೆಗೆದುಕೊಂಡು ಸಂಪೂರ್ಣವಾಗಿ ಮಿಶ್ರ ಮಾಡಿ. ಇದನ್ನು ಅರ್ಧದಿಂದ ಒಂದು ಗ್ರಾಂ ಪ್ರಮಾಣದಲ್ಲಿ ಸೇವಿಸಬಹುದು.

ಉಪಯೋಗಗಳು

- ಅಜೀರ್ಣ

- ರುಚಿಹೀನತೆ
- ಜೀರ್ಣ ಶಕ್ತಿಯ ಕೊರತೆ ಇತ್ಯಾದಿ.

ಸೇವನಾ ಪ್ರಮಾಣ

ಇದನ್ನು ಅರ್ಧದಿಂದ ಒಂದು ಗ್ರಾಂ ಪ್ರಮಾಣದಲ್ಲಿ, ದಿನಕ್ಕೆ ಒಮ್ಮೆ ಅಥವಾ ಎರಡು ಬಾರಿ, ಆಹಾರದ ನಂತರ ನೀರಿನ ಜೊತೆ ತೆಗೆದುಕೊಳ್ಳಬಹುದು.

ಎಷ್ಟು ಸಮಯಯದವರೆಗೆ ತೆಗೆದುಕೊಳ್ಳಬೇಕು?

2-4 ವಾರಗಳವರೆಗೆ.

ಶೇಖರಣಾ ಅವಧಿ

ಎಲ್ಲಾ ಪುಡಿಗಳು ಮತ್ತು ವಿಶೇಷವಾಗಿ ಸೈಂಧವ ಲವಣವು ತೇವಾಂಶವನ್ನು ಬಹಳ ಸುಲಭವಾಗಿ ಹೀರಿಕೊಳ್ಳುತ್ತದೆ. ಆದುದರಿಂದ ಈ ಮಿಶ್ರಣವನ್ನು ಗಾಳಿಯಾಡದ ಬಿಗಿಯಾದ ಬಾಟಲಿಯಲ್ಲಿ ಸಂಗ್ರಹಿಸಬೇಕು. ತಯಾರಿಸಿದ, 2 - 3 ತಿಂಗಳವರೆಗೆ ಸಂಗ್ರಹಿಸಬಹುದು.

ಇದು ಹೇಗೆ ಕೆಲಸ ಮಾಡುತ್ತದೆ?

ಹಿಪ್ಪಲಿಯು ಜೀರ್ಣಕಾರಿ ಕಿಣ್ವಗಳ ಸ್ರವಿಸುವಿಕೆಯನ್ನು ಸುಧಾರಿಸುತ್ತದೆ. ಇದು ತುಂಬಾ ಉಷ್ಣ ಗುಣವನ್ನು ಹೊಂದಿದೆ. ಚಿತ್ರಕ ಕೂಡ ಇದೇ ಗುಣವನ್ನು ಹೊಂದಿದೆ. ಈ ಎರಡೂ ಗಿಡಮೂಲಿಕೆಗಳನ್ನು ಆಮ ನಿವಾರಕ ಔಷಧಿಗಳಲ್ಲಿ (ಉದಾ: ಚಿತ್ರಕಾದಿ ವಟಿ) ವ್ಯಾಪಕವಾಗಿ ಬಳಸಲಾಗುತ್ತದೆ.
ಸೈಂಧವ ಲವಣವೂ ಕೂಡಾ ಜೀರ್ಣಶಕ್ತಿಯನ್ನು ಸುಧಾರಿಸಲು ಸಹಾಯ ಮಾಡುತ್ತದೆ.
ಅಳಲೆಕಾಯಿಯು ಕೂಡಾ ಉಷ್ಣ ಗುಣವನ್ನು ಹೊಂದಿದ್ದು, ಜೀರ್ಣಶಕ್ತಿಯನ್ನು ಸುಧಾರಿಸುವುದರ ಜೊತೆಗೆ, ಇದು ಮಲವಿಸರ್ಜನೆಯನ್ನು ಸರಾಗವಾಗಿಸುತ್ತದೆ. ಆದ್ದರಿಂದ ಮಲಬದ್ಧತೆ ಮತ್ತು ಹೊಟ್ಟೆಯುಬ್ಬರವನ್ನು ನಿವಾರಿಸಲು ಉಪಯುಕ್ತವಾಗಿದೆ.

ಮಕ್ಕಳಿಗೆ ಸುರಕ್ಷಿತವೇ?

ಇದನ್ನು ಮೂರು ವರ್ಷಕ್ಕಿಂತ ಮೇಲ್ಪಟ್ಟ ಮಕ್ಕಳಿಗೆ ನೀಡಬಹುದು. ಆದರೆ ಮಕ್ಕಳಿಗೆ ಈ ಮದ್ದನ್ನು ನೀಡುವ ಮೊದಲು ವೈದ್ಯರ ಸಲಹೆ ಪಡೆಯುವುದು ಅಗತ್ಯ.

ಗರ್ಭಿಣಿಯರಲ್ಲಿ ಸುರಕ್ಷಿತವೇ?

ಗರ್ಭಿಣಿಯರಲ್ಲಿ ಈ ಔಷಧ ಸುರಕ್ಷಿತವಲ್ಲ. ಅದೇರೀತಿ ಗರ್ಭಧಾರಣೆಯನ್ನು ಬಯಸುವ ಮಹಿಳೆಯರು ಇದರ ಸೇವನೆಯನ್ನು ತಪ್ಪಿಸುವುದು ಉತ್ತಮ. ಹಾಲುಣಿಸುವ ತಾಯಂದಿರು ಸಹ ಇದನ್ನು ತಪ್ಪಿಸುವುದು ಉತ್ತಮ.

ಅಡ್ಡ ಪರಿಣಾಮಗಳು

ಈ ಮನೆಮದ್ದನ್ನು 2-3 ವಾರಗಳಿಗಿಂತ ಹೆಚ್ಚಿನ ಅವಧಿಗೆ ಮುಂದುವರಿಸುವುದು ಸೂಕ್ತವಲ್ಲ.

ಈ ಮನೆಮದ್ದನ್ನು ಬಳಸುವ ಮೊದಲು ಆಯುರ್ವೇದ ವೈದ್ಯರ ಸಲಹೆ ಪಡೆಯುವುದು ಉತ್ತಮ. ಸಂವೇದನಾಶೀಲ ಹೊಟ್ಟೆ, ಜಠರದುರಿತ, ಐ.ಬಿ.ಎಸ್. ಮತ್ತು ಅಲ್ಸರೇಟಿವ್ ಕೊಲೈಟಿಸ್ ನಿಂದ ಬಳಲುತ್ತಿರುವವರಿಗೆ ಈ ಮನೆಮದ್ದು ಸುರಕ್ಷಿತವಲ್ಲ.

ಅಡ್ಡ ಪರಿಣಾಮಗಳಿಗೆ ಪರಿಹಾರ

ಈ ಔಷಧ ಸೇವನೆಯಿಂದ ಹೊಟ್ಟೆ ಮತ್ತು ಎದೆಯಲ್ಲಿ ಉರಿಯ ಅನುಭವವಾದರೆ, ಒಂದು ಕಪ್ ಹಾಲು ಕುಡಿಯುವುದರಿಂದ ಉಪಶಮನವುಂಟಾಗುತ್ತದೆ.

158

ರಕ್ತಸ್ರಾವದಿಂದ ಕೂಡಿದ ಮೂಲವ್ಯಾಧಿಗೆ ಸುಲಭವಾದ ಮನೆಮದ್ದು

ರಕ್ತಸ್ರಾವಯುಕ್ತ ಮೂಲವ್ಯಾಧಿಯು ಅನೇಕ ಸಮಸ್ಯೆಗಳನ್ನುಂಟುಮಾಡುತ್ತದೆ ಮತ್ತು ಅತ್ಯಂತ ನೋವಿನಿಂದ ಕೂಡಿರುತ್ತದೆ. ಆಯುರ್ವೇದವು ಈ ತೊಂದರೆಗೆ ಅನೇಕ ಔಷಧಿಗಳನ್ನು ಮತ್ತು ಸುಲಭವಾಗಿ ತಯಾರಿಸಬಹುದಾದ ಮನೆಮದ್ದುಗಳನ್ನು ವಿವರಿಸಿದೆ.

ಪದಾರ್ಥಗಳು

- ತರಿತರಿಯಾದ ಅಕ್ಕಿ ಪುಡಿ - 20 ಗ್ರಾಂ
- ನೀರು - 160 ಮಿ.ಲೀ.
- ಉತ್ತರಣೆ ಬೀಜದ ಪುಡಿ - 1 - 2 ಗ್ರಾಂ

ಮೊದಲಿಗೆ ತಂಡುಲೋದಕ (ಅಕ್ಕಿ ತೊಳೆದ ನೀರು) ವನ್ನು ತಯಾರಿಸಲಾಗುತ್ತದೆ. ಇದನ್ನು ತಯಾರಿಸುವುದಕ್ಕಾಗಿ ಅಕ್ಕಿಯ ತರಿತರಿಯಾದ ಪುಡಿಯನ್ನು 8 ಪಟ್ಟು ನೀರಿನೊಂದಿಗೆ ಸೇರಿಸಿ, ಐದು ನಿಮಿಷಗಳ ಕಾಲ ಚೆನ್ನಾಗಿ ಹಿಚುಕಿ ಸೋಸಲಾಗುತ್ತದೆ. ನಂತರ, ಉತ್ತರಣೆ ಬೀಜದ ಪುಡಿಗೆ ಅಕ್ಕಿ ತೊಳೆದ ನೀರನ್ನು ಸೇರಿಸಿ ಪೇಸ್ಟ್ ತಯಾರಿಸಲಾಗುತ್ತದೆ.

ಸೇವಿಸುವ ವಿಧಾನ
1 ಗ್ರಾಂ ಉತ್ತರಣೆ ಬೀಜದ ಪುಡಿಯನ್ನು 100 ಮಿ.ಲೀ. ಅಕ್ಕಿ ತೊಳೆದ ನೀರಿನೊಂದಿಗೆ ದಿನಕ್ಕೆ ಒಮ್ಮೆ ಅಥವಾ ಎರಡು ಬಾರಿ ಆಹಾರದ ಮೊದಲು ತೆಗೆದುಕೊಳ್ಳಲಾಗುತ್ತದೆ.
ರಕ್ತಸ್ರಾವದಿಂದ ಕೂಡಿದ ಮೂಲವ್ಯಾಧಿಗೆ ಇದು ಸಾಂಪ್ರದಾಯಿಕ ಮನೆಮದ್ದಾಗಿದೆ.

ಇದನ್ನು 1-2 ವಾರಗಳವರೆಗೆ ನಿರಂತರವಾಗಿ ತೆಗೆದುಕೊಳ್ಳಬಹುದು.

ಹೇಗೆ ಕಾರ್ಯನಿರ್ವಹಿಸುತ್ತದೆ?

ಉತ್ತರಣೆ ಬೀಜದ ಪುಡಿಯು ಉರಿಯೂತ ಮತ್ತು ನೋವು ನಿವಾರಕ ಪರಿಣಾಮವನ್ನು ಹೊಂದಿದೆ. ಈ ಮೂಲಿಕೆಯಿಂದ ತಯಾರಿಸಲಾದ ಕ್ಷಾರ ಎಂಬ ವಿಶೇಷ ಔಷಧವನ್ನು ಮೂಲವ್ಯಾಧಿ ಚಿಕಿತ್ಸೆಯಲ್ಲಿ ವ್ಯಾಪಕವಾಗಿ ಬಳಸಲಾಗುತ್ತದೆ.

ಅಕ್ಕಿ ತೊಳೆದ ನೀರು ಸ್ವಭಾವತಃ ರಕ್ತಸ್ರಾವ ನಿರೋಧಕವಾಗಿದೆ. ಆದುದರಿಂದ ರಕ್ತಸ್ರಾವವನ್ನು ನಿಲ್ಲಿಸಲು ಇದನ್ನು ಸಾಮಾನ್ಯವಾಗಿ ಸೂಚಿಸಲಾಗುತ್ತದೆ.

ಯಾರು ತೆಗೆದುಕೊಳ್ಳಬಹುದು?

ರಕ್ತಸ್ರಾವದಿಂದ ಕೂಡಿದ ಮೂಲವ್ಯಾಧಿಯಿಂದ ಬಳಲುತ್ತಿರುವವರು ವೈದ್ಯರ ಅನುಮತಿಯೊಂದಿಗೆ ಈ ಮನೆಮದ್ದನ್ನು ಬಳಸಬಹುದು.

159

ಪಿತ್ತ ಹೆಚ್ಚಳದಿಂದಾಗಿ ಉಂಟಾಗುವ ಕೆಮ್ಮಿಗೆ ಆಯುರ್ವೇದದ ಮನೆಮದ್ದು

ಪಿತ್ತ ಅಸಮತೋಲನದಿಂದಾಗಿ ಉಂಟಾಗುವ ಕೆಮ್ಮಿನ ನಿವಾರಣೆಗೆ ಇದು ಸರಳ ಮತ್ತು ಸುಲಭವಾದ ಆಯುರ್ವೇದ ಮನೆಮದ್ದು.

ಬೇಕಾಗಿರುವ ಸಾಮಗ್ರಿಗಳು

- ಗೋಕ್ಷುರ - ನುಣ್ಣಗಿನ ಪುಡಿ - 10 ಗ್ರಾಂ
- ಹಿಪ್ಪಲಿ - ನುಣ್ಣಗಿನ ಪುಡಿ - 10 ಗ್ರಾಂ
- ಖರ್ಜೂರ - 10 ಗ್ರಾಂ
- ಒಣದ್ರಾಕ್ಷಿ - 10 ಗ್ರಾಂ.
- ಜೇನುತುಪ್ಪ - 10 ಗ್ರಾಂ

ತುಪ್ಪ - 5 ಗ್ರಾಂ

ತಯಾರಿಸುವ ವಿಧಾನ

ಮೊದಲು ಬೀಜರಹಿತ ಖರ್ಜೂರ ಮತ್ತು ಒಣದ್ರಾಕ್ಷಿಗಳನ್ನು ತೆಗೆದುಕೊಂಡು ಪೇಸ್ಟ್ ಮಾಡಿ. ಈ ಪೇಸ್ಟ್‌ಗ ಗೋಕ್ಷುರ, ಹಿಪ್ಪಲಿ ಪುಡಿಗಳನ್ನು ಸೇರಿಸಿ, ಚೆನ್ನಾಗಿ ಮಿಶ್ರಣ ಮಾಡಿ. ಇದಕ್ಕೆ ಜೇನುತುಪ್ಪ ಮತ್ತು ತುಪ್ಪ ಸೇರಿಸಿ ಮತ್ತೆ ಚೆನ್ನಾಗಿ ಮಿಶ್ರಣ ಮಾಡಿ.

ಪ್ರಯೋಜನಗಳು

ಆಯುರ್ವೇದದ ಶಾಸ್ತ್ರದಲ್ಲಿ, ಪಿತ್ತ ದಿಂದ ಉಂಟಾಗುವ ಕೆಮ್ಮಿನಲ್ಲಿ ಇದನ್ನು ಸೇವಿಸಲು

ಸೂಚಿಸಲಾಗುತ್ತದೆ.

ಪಿತ್ತ ಮೂಲದ ಕೆಮ್ಮಿನ ಲಕ್ಷಣಗಳು ಹೀಗಿವೆ

- ಹಳದಿ ಬಣ್ಣದ ಕಫದೊಂದಿಗೆ ಕೂಡಿದ ಕೆಮ್ಮು
- ಬಾಯಿ ಕಹಿಯ ಅನುಭವ
- ಅತಿಯಾದ ಬಾಯಾರಿಕೆ ಮತ್ತು ಉರಿ
- ರುಚಿ ಹೀನತೆ ಇತ್ಯಾದಿ

ಡೋಸ್

ದಿನಕ್ಕೆ ಒಮ್ಮೆ ಅಥವಾ ಎರಡು ಬಾರಿ 5 ಗ್ರಾಂ ಪ್ರಮಾಣದಲ್ಲಿ, ಜೇನುತುಪ್ಪ ಅಥವಾ ನೀರಿನೊಂದಿಗೆ ಆಹಾರಕ್ಕೆ 5 ನಿಮಿಷಗಳ ಮೊದಲು ಸೇವಿಸಬಹುದು.

ಎಷ್ಟು ಸಮಯ ತೆಗೆದುಕೊಳ್ಳಬೇಕು?

2-4 ವಾರಗಳವರೆಗೆ.

ಇದು ಹೇಗೆ ಕೆಲಸ ಮಾಡುತ್ತದೆ?

ಹಿಪ್ಪಲಿಯು ಆಂಟಿ-ಟಸ್ಸಿವ್ ಮೂಲಿಕೆಯಾಗಿದೆ ಅಂದರೆ ಕೆಮ್ಮು ನಿವಾರಿಸುವ ಗುಣವನ್ನು ಹೊಂದಿದೆ. ಇದು ತ್ರಿಕಟು ಚೂರ್ಣದ ಪದಾರ್ಥಗಳಲ್ಲಿ ಒಂದಾಗಿದ್ದು, ಇದನ್ನು ಸಾಮಾನ್ಯವಾಗಿ ಕೆಮ್ಮು, ಶೀತ ಇತ್ಯಾದಿಗಳಲ್ಲಿ ಬಳಸಲಾಗುತ್ತದೆ.

ಗೋಕ್ಷುರವು ಕೆಮ್ಮಿನ ಚಿಕಿತ್ಸೆಯಲ್ಲಿ ಬಳಸಲಾಗುವ ಸಾಮಾನ್ಯ ಮೂಲಿಕೆಯಾಗಿದೆ.

ತುಪ್ಪ, ಖರ್ಜೂರ ಮತ್ತು ಒಣದ್ರಾಕ್ಷಿಗಳು ಹಿತಕರ ಪರಿಣಾಮವನ್ನು ಹೊಂದಿವೆ ಮತ್ತು ಪಿತ್ತ ದೋಷವನ್ನು ಸಮತೋಲನಗೊಳಿಸುತ್ತವೆ.

ಜೇನುತುಪ್ಪವು ಕೆಮ್ಮು ಮತ್ತು ಗಂಟಲುನೋವು ನಿವಾರಣೆಗೆ ಸಹಾಯ ಮಾಡುತ್ತದೆ.

ಮಕ್ಕಳಿಗೆ ಸುರಕ್ಷಿತವೇ?

2 ವರ್ಷಕ್ಕಿಂತ ಮೇಲ್ಪಟ್ಟ ಮಕ್ಕಳಿಗೆ ಸುರಕ್ಷಿತವಾಗಿದೆ. ದಿನಕ್ಕೆ ಎರಡು ಬಾರಿ ಕೇವಲ ಒಂದು ಗ್ರಾಂ ಪ್ರಮಾಣದಲ್ಲಿ ನೀಡಬಹುದು.

ಗರ್ಭಿಣಿಯರಿಗೆ ಸುರಕ್ಷಿತವೇ?

ಗರ್ಭಿಣಿಯರು ಇದರ ಸೇವನೆ ಮಾದದಿರುವುದು ಉತ್ತಮ.

ಹಾಲುಣಿಸುವ ಅವಧಿಯಲ್ಲಿ ಇದನ್ನು ತೆಗೆದುಕೊಳ್ಳುವುದು ಸುರಕ್ಷಿತ.

ಅಡ್ಡ ಪರಿಣಾಮಗಳು

ಸಾಮಾನ್ಯವಾಗಿ ಇದರಿಂದ ಅಡ್ಡಪರಿಣಾಮಗಳುಂಟಾಗುವುದಿಲ್ಲ. ಗ್ಯಾಸ್ಟ್ರಿಕ್ ಸಮಸ್ಯೆಯನ್ನು

ಹೊಂದಿರುವ ಜನರಿಗೆ ಹೊಟ್ಟೆಯಲ್ಲಿ ಸ್ವಲ್ಪ ಉರಿ ಉಂಟಾಗಬಹುದು.

ಇದು ಜೇನುತುಪ್ಪವನ್ನು ಒಳಗೊಂಡಿರುವುದರಿಂದ, ಮಧುಮೇಹದಿಂದ ಬಳಲುತ್ತಿರುವವರು ಇದನ್ನು ಬಳಸುವ ಮೊದಲು
ವೈದ್ಯಕೀಯ ಸಲಹೆಯನ್ನು ಪಡೆಯಬೇಕು.
ಇತರರು ಕೂಡಾ ಇದನ್ನು ಬಳಸುವ ಮೊದಲು ವೈದ್ಯರ ಸಲಹೆಯನ್ನು ಪಡೆಯುವುದು ಅಗತ್ಯ.

ಈ ಔಷಧದಲ್ಲಿ ಇತರ ಪದಾರ್ಥಗಳಿಗಿಂತ ತುಪ್ಪದ ಪ್ರಮಾಣವು ಕಡಿಮೆಯಾಗಿರಲು ಕಾರಣವೇನು?
ಜೇನುತುಪ್ಪ ಮತ್ತು ತುಪ್ಪವನ್ನು ಸಮಾನ ಪ್ರಮಾಣದಲ್ಲಿ ಮಿಶ್ರಗೊಳಿಸಿ ಸೇವಿಸಬಾರದೆಂಬ ನಿಯಮವಿದೆ. ಆದ್ದರಿಂದ, ಈ ಔಷಧಿಯ ತಯಾರಿಕೆಯಲ್ಲಿ ತುಪ್ಪವನ್ನು ಜೇನುತುಪ್ಪಕ್ಕಿಂತ ಸ್ವಲ್ಪ ಕಡಿಮೆ ಪ್ರಮಾಣದಲ್ಲಿ ಬಳಸಲಾಗುತ್ತದೆ.

160
ಗ್ಯಾಸ್ಟ್ರಿಕ್ ಸಮಸ್ಯೆಗೆ ಆಯುರ್ವೇದ ಮನೆಮದ್ದು

ಗ್ಯಾಸ್ಟ್ರಿಕ್ ಸಮಸ್ಯೆಗೆ ಹಲವು ಮನೆಮದ್ದುಗಳನ್ನು ಆಯುರ್ವೇದದಲ್ಲಿ ವಿವರಿಸಲಾಗಿದೆ. ಇದು ಪದೇ ಪದೇ ಉಂಟಾಗುವ ಸಮಸ್ಯೆಯಾಗಿರುವುದರಿಂದ, ಈ ಸ್ಥಿತಿಯನ್ನು ನಿಯಂತ್ರಣದಲ್ಲಿಡುವಲ್ಲಿ ಮನೆಮದ್ದುಗಳು ಬಹಳ ಮುಖ್ಯವಾದ ಪಾತ್ರವನ್ನು ವಹಿಸುತ್ತವೆ. ಗ್ಯಾಸ್ಟ್ರಿಕ್ ಸಮಸ್ಯೆಗೆ ಸರಳ ಮತ್ತು ಸುಲಭವಾದ ಮನೆಮದ್ದು ಇಲ್ಲಿದೆ.

ಸಾಮಗ್ರಿಗಳು

- ಅಳಲೆಕಾಯಿ - 10 ಗ್ರಾಂ. ಇದು ಬಹಳ ಪ್ರಸಿದ್ಧವಾದ ಗಿಡಮೂಲಿಕೆಯಾಗಿದೆ, ಇದು ತ್ರಿಫಲದ ಮೂರು ಪದಾರ್ಥಗಳಲ್ಲಿ ಒಂದಾಗಿದೆ.
- ಹಿಪ್ಪಲಿ - 10 ಗ್ರಾಂ - ಇದು ಒಂದು ಪ್ರಸಿದ್ಧ ಮಸಾಲೆ ಪದಾರ್ಥವಾಗಿದ್ದು, ತ್ರಿಕಟು ಚೂರ್ಣದ ಮೂರು ಪದಾರ್ಥಗಳಲ್ಲಿ ಒಂದಾಗಿದೆ.
- ಒಣ ದ್ರಾಕ್ಷಿ - ಅನೇಕ ಗ್ಯಾಸ್ಟ್ರಿಕ್ ನಿವಾರಕ ಪರಿಹಾರಗಳಲ್ಲಿ ವ್ಯಾಪಕವಾಗಿ ಬಳಸಲಾಗುತ್ತದೆ.
- ಕಲ್ಲುಸಕ್ಕರೆ
- ಧನ್ವಯಾಸ - ಈ ಮೂಲಿಕೆಯನ್ನು ಫಾಗೋನಿಯಾ ಕ್ರೆಟಿಕಾ / ಅಲ್ಹಗಿ ಸೂಡಲ್ಹಗಿ ಎಂದು ಕರೆಯಲಾಗುತ್ತದೆ. ಇದು ನಿಮಗೆ ಲಭ್ಯವಾಗದಿದ್ದರೆ, ಇದನ್ನು ಮನೆಮದ್ದಿನ ತಯಾರಿಕೆಯಲ್ಲಿ ಬಿಟ್ಟುಬಿಡಬಹುದು.
- ಜೇನು - ಹುಣ್ಣುಗಳನ್ನು ಗುಣಪಡಿಸುವ ಮತ್ತು ಗ್ಯಾಸ್ಟ್ರಿಕ್ ಸಮಸ್ಯೆಯನ್ನು ಶಾಂತಗೊಳಿಸುವ ಗುಣಲಕ್ಷಣಗಳಿಂದಾಗಿ ಗ್ಯಾಸ್ಟ್ರಿಕ್ ಸಮಸ್ಯೆಯಲ್ಲಿ ಬಳಸಲಾಗುತ್ತದೆ.

ಮೇಲಿನ ಎಲ್ಲಾ ಪದಾರ್ಥಗಳನ್ನು ಸಮಾನ ಪ್ರಮಾಣದಲ್ಲಿ ತೆಗೆದುಕೊಂಡು ಗುದ್ದಿ ಪೇಸ್ಟ್ ಮಾಡಿ. ಇದನ್ನು ಸುಲಭಗೊಳಿಸಲು, ಮೊದಲು ಒಣ ದ್ರಾಕ್ಷಿಯನ್ನು ಕಲ್ಲುಸಕ್ಕರೆಯೊಂದಿಗೆ ಪುಡಿಮಾಡಲಾಗುತ್ತದೆ ಮತ್ತು ನಂತರ ಇತರ ಪದಾರ್ಥಗಳ ಪುಡಿಯನ್ನು ಸೇರಿಸಲಾಗುತ್ತದೆ, ಕೊನೆಯಲ್ಲಿ ಜೇನುತುಪ್ಪವನ್ನು

ಸೇರಿಸಲಾಗುತ್ತದೆ. ಅಗತ್ಯವಿದ್ದರೆ, ಸ್ವಲ್ಪ ಹೆಚ್ಚು ಜೇನುತುಪ್ಪ ಸೇರಿಸಬಹುದು.

ತಯಾರಿಸಿದ ನಂತರ, ಈ ಮದ್ದನ್ನು ಗಾಳಿಯಾಡದ ಬಿಗಿಯಾದ ಪಾತ್ರೆಯಲ್ಲಿ 2-3 ತಿಂಗಳು ಸಂಗ್ರಹಿಸಬಹುದು.

ಪ್ರಯೋಜನಗಳು

ಗಂಟಲಿನಲ್ಲಿ ಉರಿ, ಹೊಟ್ಟೆಯ ಮೇಲ್ಭಾಗದಲ್ಲಿ ಉಂಟಾಗುವ ಉರಿ (ಹೈಪರ್ ಆಸಿಡಿಟಿಗೆ ಸಂಬಂಧಿಸಿದೆ) ಉಪಶಮನಕ್ಕೆ ಪ್ರಯೋಗಕಾರಿ.

ಇದನ್ನು ಸಾಂಪ್ರದಾಯಿಕವಾಗಿ ಗ್ಯಾಸ್ಟ್ರಿಕ್ ಸಮಸ್ಯೆಗೆ ಪರಿಹಾರವಾಗಿ ಬಳಸಲಾಗುತ್ತದೆ.

ಡೋಸ್: 2 - 3 ಗ್ರಾಂ ಅನ್ನು ನೀರು ಅಥವಾ ಜೇನುತುಪ್ಪದೊಂದಿಗೆ ಆಹಾರದ ನಂತರ ಸೇವಿಸಬಹುದು.

161
ಸಂಧಿವಾತಕ್ಕೆ (ಗೌಟ್) ಆಯುರ್ವೇದ ಮನೆಮದ್ದು

ಗೌಟ್ ಎನ್ನುವುದು ಪದೇ ಪದೇ ಮರುಕಳಿಸುವ ಆರೋಗ್ಯ ಸಮಸ್ಯೆ. ಗೌಟ್ ನ ಆಯುರ್ವೇದ ಚಿಕಿತ್ಸೆಯಲ್ಲಿ, ಜೀರ್ಣಕಾರಿ ಕಿಣ್ವದ ಮಟ್ಟವನ್ನು ಸರಿಪಡಿಸುವುದು, ಕೀಲುಗಳಲ್ಲಿನ ನೋವು ಮತ್ತು ಉರಿಯೂತವನ್ನು ಕಡಿಮೆ ಮಾಡುವುದು ಅತ್ಯಂತ ಮಹತ್ವದ್ದಾಗಿದೆ. ಕೀಲು ರೋಗಕ್ಕೆ ಆಯುರ್ವೇದ ಚಿಕಿತ್ಸೆಯಲ್ಲಿ ಮನೆಮದ್ದು ಬಹಳ ಪ್ರಮುಖ ಪಾತ್ರ ವಹಿಸುತ್ತದೆ. ಅಂತಹ ಒಂದು ಮನೆಮದ್ದುಇಲ್ಲಿದೆ.

ಗೌಟ್ ಗೆ ನೈಸರ್ಗಿಕ ಮನೆಮದ್ದು

ಬೇಕಾಗಿರುವ ಸಾಮಗ್ರಿಗಳು

- ಅಮೃತ ಬಳ್ಳಿಯ ನುಣ್ಣಗಿನ ಪುಡಿ - 10 ಗ್ರಾಂ
- ಶುಂಠಿ ಪುಡಿ - 10 ಗ್ರಾಂ
- ಜೇಷ್ಠಮಧು - 10 ಗ್ರಾಂ
- ಕಟುಕಿ (ಕಟುರೋಹಿಣಿ) - 10 ಗ್ರಾಂ
- ಜೇನುತುಪ್ಪ - ಅಗತ್ಯವಿದ್ದಷ್ಟು

ತಯಾರಿಸುವ ವಿಧಾನ

ಮೇಲಿನ ಪದಾರ್ಥಗಳ ನುಣ್ಣಗಿನ ಪುಡಿಯನ್ನು ತೆಗೆದುಕೊಳ್ಳಿ. ಇದನ್ನು ಚೆನ್ನಾಗಿ ಮಿಶ್ರಣ ಮಾಡಿ. ಜೇನುತುಪ್ಪವನ್ನು ಸೇರಿಸಿ ಪೇಸ್ಟ್ ಮಾಡಿ.

ಡೋಸ್

ಈ ಪೇಸ್ಟ್ ಅನ್ನು ಬೆಳಿಗ್ಗೆ ಮತ್ತು ರಾತ್ರಿ, ಆಹಾರದ ನಂತರ ಅಥವಾ ನಿಮ್ಮ ವೈದ್ಯರು ನಿರ್ದೇಶಿಸಿದಂತೆ 1 - 2 ಗ್ರಾಂ ಪ್ರಮಾಣದಲ್ಲಿ ತೆಗೆದುಕೊಳ್ಳಲಾಗುತ್ತದೆ.

ಇದನ್ನು ಗೋಮೂತ್ರದೊಂದಿಗೆ ತೆಗೆದುಕೊಳ್ಳಲು ಸೂಚಿಸಲಾಗುತ್ತದೆ. ಗೋಮೂತ್ರವು ವಿಶೇಷ ಚಿಕಿತ್ಸಕ ಪ್ರಯೋಜನವನ್ನು ಹೊಂದಿದೆ. ಇದನ್ನು ಬೆಚ್ಚಗಿನ ನೀರಿನೊಂದಿಗೆ ಸಹ ತೆಗೆದುಕೊಳ್ಳಬಹುದು.

ಹೇಗೆ ಕಾರ್ಯನಿರ್ವಹಿಸುತ್ತದೆ?

ಅಮೃತಬಳ್ಳಿ ಇಮ್ಯುನೊ-ಮಾಡ್ಯುಲೇಟರ್ ಮತ್ತು ಉರಿಯೂತ ನಿವಾರಕ ಪರಿಣಾಮವನ್ನು ಹೊಂದಿದೆ. ಗೌಟ್ ಪೀಡಿತ ಕೀಲುಗಳಲ್ಲಿ ನೋವು ಮತ್ತು ಊತವನ್ನು ನಿವಾರಿಸಲು ಇದು ಸಹಾಯ ಮಾಡುತ್ತದೆ. ಆಯುರ್ವೇದವು ಗೌಟ್ ಚಿಕಿತ್ಸೆಯಲ್ಲಿ ಅಮೃತಬಳ್ಳಿಯನ್ನು ಅತ್ಯುತ್ತಮ ಮೂಲಿಕೆ ಎಂಬುದಾಗಿ ಉಲ್ಲೇಖಿಸಿದೆ.

ಶುಂಠಿ ಮತ್ತು ಜೇಷ್ಠಮಧು ಪ್ರಬಲವಾದ ಉರಿಯೂತ ನಿವಾರಿಸುವ ಗಿಡಮೂಲಿಕೆಗಳಾಗಿವೆ.

ಕಟುಕಿ ಅಥವಾ ಕಟುರೋಹಿಣಿಯು ಗೌಟ್ ನಲ್ಲಿ ಉರಿಯೂತಕ್ಕೆ ಕಾರಣವಾದ ಜೀರ್ಣಕಾರಿ ಮತ್ತು ಯಕೃತ್ತಿನ ಕಿಣ್ವಗಳನ್ನು ಸರಿಪಡಿಸಲು ಸಹಾಯ ಮಾಡುತ್ತದೆ.

162

ಶೂ ಕಡಿತ, ಪಾದರಕ್ಷೆಗಳಿಂದ ಉಂಟಾಗುವ ತುರಿಕೆಗೆ ಸುಲಭ ಮತ್ತು ಸರಳ ಮನೆಮದ್ದುಗಳು

ಕನಿಷ್ಠ ಮೂವರಲ್ಲಿ ಒಬ್ಬರು ಶೂ ಕಚ್ಚುವಿಕೆ ಅಥವಾ ಪಾದರಕ್ಷೆಗಳಿಂದ ಉಂಟಾಗುವ ತುರಿಕೆಯ ಸಮಸ್ಯೆಯನ್ನು ಅನುಭವಿಸುತ್ತಿರುತ್ತಾರೆ. ಇದರಲ್ಲಿ ಸಾಮಾನ್ಯವಾಗಿ ಉರಿ, ನೋವು ಮತ್ತು ಸ್ವಲ್ಪ ಊತ ಕಂಡುಬರುತ್ತದೆ.

ಇದು ಈ ಕೆಳಗಿನ ಕಾರಣಗಳಿಂದ ಉಂಟಾಗುತ್ತದೆ -

- ಅಸಮರ್ಪಕ ಗಾತ್ರದ ಪಾದರಕ್ಷೆಯನ್ನು ಧರಿಸುವುದು.
- ಚೂಪಾದ ಅಂಚುಗಳಿರುವ ಹೊಸ ಪಾದರಕ್ಷೆಗಳ ಬಳಕೆ
- ಅನುಚಿತ ನಡಿಗೆಯ ಶೈಲಿ
- ದೀರ್ಘ ನಡಿಗೆ
- ಮರಳು ಅಥವಾ ಕಲ್ಲುಗಳಲ್ಲಿ ನಡೆಯುವುದು
- ತೇವವಾದ ಪಾದರಕ್ಷೆಗಳು
- ಒದ್ದೆ ಸಾಕ್ಸ್
- ಅಧಿಕ ಆರ್ದ್ರತೆ
- ಹವಾಮಾನದಲ್ಲಿ ಹಠಾತ್ ಬದಲಾವಣೆ
- ನಿರ್ದಿಷ್ಟ ಬ್ರಾಂಡ್ ಬೂಟುಗಳು ಅಥವಾ ಚಪ್ಪಲ್‌ಗಳು
- ಹೀಲ್ ಸೈಜ್ ಇತ್ಯಾದಿ ಬದಲಾವಣೆ

ಸಾಮಾನ್ಯ ಲಕ್ಷಣಗಳು

- ಆ ಭಾಗದಲ್ಲಿ ಸ್ವಲ್ಪ ಊತ ಅಥವಾ ತುರಿಕೆ
- ಕನಿಷ್ಠದಿಂದ ಮಧ್ಯಮ ತೀವ್ರತೆಯ ನೋವು
- ಬಣ್ಣ ಬದಲಾವಣೆ (ಹೆಚ್ಚಾಗಿ ಕೆಂಪು ಅಥವಾ ಕಪ್ಪು)
- ಸವೆತ
- ನಡೆಯಲು ಕಷ್ಟವಾಗುವುದು ಇತ್ಯಾದಿ.

ಸಾಮಾನ್ಯವಾಗಿ ಈ ಸಮಸ್ಯೆಯನ್ನು ಗಂಭೀರವಾಗಿ ಪರಿಗಣಿಸಲಾಗುವುದಿಲ್ಲ. ಅಲ್ಲದೆ ಜನರು ಸ್ವತಃ ಕೆಲವು ಮುಲಾಮುಗಳು, ಲಿನಿಮೆಂಟ್‌ಗಳು ಅಥವಾ ನೋವು ನಿವಾರಕಗಳ ಬಳಕೆಯಿಂದ ಈ ಸಮಸ್ಯೆಯನ್ನು ಗುಣಪಡಿಸಲು ಪ್ರಯತ್ನಪಡುತ್ತಾರೆ. ಇದಕ್ಕಾಗಿ ವೈದ್ಯರ ಸಲಹೆಯನ್ನು ಪಡೆಯುವುದು ಬಹಳ ಅಪರೂಪ. ಒಂದುವೇಳೆ ಸಮಸ್ಯೆ ಹೆಚ್ಚಾದಲ್ಲಿ ಅಥವಾ ರಕ್ತಸ್ರಾವವು ದೀರ್ಘಕಾಲದವರೆಗೆ ಮುಂದುವರಿದರೆ, ವೈದ್ಯರ ಸಹಾಯವನ್ನು ಪಡೆಯುತ್ತಾರೆ.

ಎಳ್ಳೆಣ್ಣೆ, ಉಪ್ಪು ಮತ್ತು ಅರಿಶಿನ

20 ಮಿ.ಲೀ. ಎಳ್ಳೆಣ್ಣೆ, ಒಂದು ಚಿಟಿಕೆ ಉಪ್ಪು ಮತ್ತು ಒಂದು ಚಿಟಿಕೆ ಅರಿಶಿನ ಪುಡಿಯನ್ನು ಒಟ್ಟಿಗೆ ತೆಗೆದುಕೊಂಡು ಸ್ವಲ್ಪ ಬೆಚ್ಚಗಾಗಿಸಿ. ನಂತರ ತಣ್ಣಗಾಗಲು ಬಿಡಿ. ತಣ್ಣಗಾದ ನಂತರ ಅದನ್ನು ಸೋಸಿ ಸಂರಕ್ಷಿಸಲಾಗುತ್ತದೆ. ಪೀಡಿತ ಗಾಯಗಳ ಮೇಲೆ ಹಚ್ಚಲು ಇದನ್ನು ಬಳಸಲಾಗುತ್ತದೆ.

ಸಾಂಪ್ರದಾಯಿಕ ಲೋಷನ್

ಎಳ್ಳೆಣ್ಣೆ ಅಥವಾ ತೆಂಗಿನ ಎಣ್ಣೆ ಮತ್ತು ಸುಣ್ಣದ ನೀರು (ಒಂದು ಚಿಟಿಕೆ ಸುಣ್ಣವನ್ನು ಕರಗಿಸಿದ ನೀರು) ಸಮಾನ ಪ್ರಮಾಣದಲ್ಲಿ (20 ಮಿ.ಲೀ.) ಒಟ್ಟಿಗೆ ತೆಗೆದುಕೊಂಡು ಚೆನ್ನಾಗಿ ಮಿಶ್ರಗೊಳಿಸಿ. ಇದು ಸ್ವಲ್ಪ ಜಿಗುಟಾಗಿ ಲೋಷನ್ ಅಥವಾ ವ್ಯಾಸಲೀನ್‌ನಂತೆ ಕಾಣಿಸಿಕೊಳ್ಳುತ್ತದೆ. ಇದನ್ನು ಶೂ ಅಥವಾ ಚಪ್ಪಲ್ ಕಚ್ಚಿದ ಪ್ರದೇಶಕ್ಕೆ ಹಚ್ಚಲಾಗುತ್ತದೆ.

ಶೂ ಕಡಿತಕ್ಕೆ ಆಯುರ್ವೇದ ಪುಡಿ

ತೇವವಿಲ್ಲದ ಕಾರಣದಿಂದ ಪದೇ ಪದೇ ಶೂ ಕಡಿಯುವುದು ಕಂಡುಬಂದರೆ, ಟಾಲ್ಕಮ್ ಪೌಡರ್ ಅಥವಾ ಗೋದಂತಿ ಭಸ್ಮ (ಜಿಪ್ಸಮ್ ಪೌಡರ್) ಅನ್ನು ಕಾಲು ಅಥವಾ ಹಿಮ್ಮಡಿಯ ಮೇಲೆ ಹಾಕಬಹುದು.

ಉಪ್ಪು ನೀರಿನಲ್ಲಿ ಅದ್ದುವುದು

ಚಳಿಗಾಲದಲ್ಲಿ ಈ ಸಮಸ್ಯೆ ಉಂಟಾದರೆ, 3-5 ನಿಮಿಷಗಳ ಕಾಲ ಉಪ್ಪು ನೀರಿನಲ್ಲಿ ಪಾದವನ್ನು ನಿಧಾನವಾಗಿ ಅದ್ದುವುದು ಶೂ ಕಚ್ಚುವಿಕೆಯ ಸಂಭವನೀಯ ಸಾಧ್ಯತೆಗಳನ್ನು ತಪ್ಪಿಸಲು ಸಹಾಯ ಮಾಡುತ್ತದೆ. ಅಗತ್ಯವಿದ್ದರೆ, ಅರ್ಧ ಟೀಚಮಚ ಅರಿಶಿನವನ್ನು ಉಪ್ಪು ನೀರಿಗೆ ಸೇರಿಸಬಹುದು.

163

ಕರುಳಿನ ಉರಿಯೂತಕ್ಕೆ (ಅಲ್ಸರೇಟಿವ್ ಕೊಲೈಟಿಸ್‌ಗ) ಮನೆಮದ್ದುಗಳು

ಅಲ್ಸರೇಟಿವ್ ಕೊಲೈಟಿಸ್ ದೊಡ್ಡ ಕರುಳು ಮತ್ತು ಗುದನಾಳದ ಮೇಲೆ ಪರಿಣಾಮ ಬೀರುವ ರೋಗವಾಗಿದೆ.
ಈ ರೋಗದ ಮುಖ್ಯ ಲಕ್ಷಣಗಳು ಅತಿಸಾರ, ಮಲದಲ್ಲಿ ರಕ್ತ ಮತ್ತು ಕೀವು, ಹೊಟ್ಟೆ ನೋವು, ತೂಕ ನಷ್ಟ, ಮತ್ತು ಜ್ವರ.
ಈ ರೋಗದಲ್ಲಿ ಉತ್ತಮ ಆಹಾರ ನಿಯಂತ್ರಣ, ಒತ್ತಡ ವಿರ್ವಹಣೆ, ರೋಗನಿರೋಧಕ ಶಕ್ತಿ ಮತ್ತು ಕರುಳಿನ ಉರಿಯೂತದಂತಹ ವಿವಿಧ ಅಂಶಗಳಿಗೆ ಹೆಚ್ಚಿನ ಗಮನ ಕೊಡಬೇಕು.
ಇದರ ಪುನರಾವರ್ತಿತ ಸ್ವಭಾವದಿಂದಾಗಿ, ರೋಗಿಯು ಪದೇಪದೇ ವೈದ್ಯರನ್ನು ಭೇಟಿ ಮಾಡಬೇಕಾಗುತ್ತದೆ. ಆದ್ದರಿಂದ ಅಲ್ಸರೇಟಿವ್ ಕೊಲೈಟಿಸ್‌ಗ ಒಂದೆರಡು ಆಯುರ್ವೇದ ಗಿಡಮೂಲಿಕೆಗಳ ಮನೆಮದ್ದುಗಳು ಹೆಚ್ಚು ಸಹಾಯಕವಾಗುತ್ತವೆ.

ಅಲ್ಸರೇಟಿವ್ ಕೊಲೈಟಿಸ್ ಗೆ ಮನೆಮದ್ದು - 1

- ಶ್ರೀಗಂಧದ ಪುಡಿ - 5 ಗ್ರಾಂ.
- ಸಕ್ಕರೆ - 3 ಗ್ರಾಂ.
- ಜೇನುತುಪ್ಪ - 3 ಗ್ರಾಂ.
- ಅಕ್ಕಿ ತೊಳೆದ ನೀರು - 30 ಮಿ.ಲೀ.

ಶ್ರೀಗಂಧದ ಪುಡಿಯನ್ನು ಸಕ್ಕರೆ ಮತ್ತು ಜೇನುತುಪ್ಪದೊಂದಿಗೆ ಬೆರೆಸಿ ಪೇಸ್ಟ್ ಮಾಡಿ. ಅಕ್ಕಿ ತೊಳೆದ ನೀರಿನೊಂದಿಗೆ ಈ ಪೇಸ್ಟ್ ಅನ್ನು ದಿನಕ್ಕೆರಡು ಬಾರಿ ಸೇವಿಸಿ. ಇದು ರಕ್ತಸ್ರಾವ ಮತ್ತು ಅತಿಸಾರವನ್ನು

ನಿವಾರಿಸುತ್ತದೆ.

ಅಲ್ಸರೇಟಿವ್ ಕೊಲೈಟಿಸ್ ಮನೆಮದ್ದು - 2

5 ಗ್ರಾಂ. ಕೊಡಸಿಗೆಯ (ಕುಟಜ) ತೊಗಟೆ ಮತ್ತು ದಾಳಿಂಬೆ ಸಿಪ್ಪೆಯನ್ನು ತೆಗೆದುಕೊಳ್ಳಿ. 2 ಕಪ್ ನೀರು ಸೇರಿಸಿ, ಸುಮಾರು ಒಂದು ಕಪ್ ಪಾನೀಯ ಉಳಿಯುವವರೆಗೆ ಮಂದ ಉರಿಯಲ್ಲಿ ನೀರನ್ನು ಕುದಿಸಿ. ನಂತರ ಸೋಸಿ. ಈ ಪಾನೀಯವನ್ನು ಸ್ವಲ್ಪ ಜೇನುತುಪ್ಪದೊಂದಿಗೆ ತೆಗೆದುಕೊಳ್ಳಿ.

ಪ್ರತಿ ಬಾರಿಯ ಬಳಕೆಗೂ, ತಾಜಾ ಗಿಡಮೂಲಿಕೆ ಪಾನೀಯವನ್ನು ತಯಾರಿಸಬೇಕಾಗುತ್ತದೆ. ಒಮ್ಮೆ ಸಿದ್ಧಪಡಿಸಿದ ಪಾನೀಯವನ್ನು, 4 - 6 ಗಂಟೆಗಳ ಒಳಗೆ ಉಪಯೋಗಿಸಬೇಕು.

164
ಜ್ವರ, ಶೀತ ಮತ್ತು ಅಜೀರ್ಣಕ್ಕೆ ಮನೆಮದ್ದು

ಜ್ವರ ಮತ್ತು ಶೀತಕ್ಕೆ ಸರಳ ಹಾಗು ಸುಲಭವಾಗಿ ತಯಾರಿಸಬಹುದಾದ ಮನೆಮದ್ದನ್ನು ಕಲಿಯೋಣ. ಹೆಚ್ಚುವರಿ ಕಫ ಮತ್ತು ಕೆಮ್ಮನ್ನು ನಿವಾರಿಸಲು ಸಹ ಇದು ಉಪಯುಕ್ತವಾಗಿದೆ. ಇದು ಕಣ್ಣುಗಳಿಗೂ ಹಿತಕಾರಿಯಾಗಿದೆ. ಇದು ಕೇವಲ ನಾಲ್ಕು ಪದಾರ್ಥಗಳನ್ನು ಒಳಗೊಂಡಿದೆ.

ಬೇಕಾಗಿರುವ ಸಾಮಗ್ರಿಗಳು

- ಹಿಪ್ಪಲಿ - 10 ಗ್ರಾಂ.
- ಅಳಲೆಕಾಯಿ (ಹರೀತಕಿ) - 10 ಗ್ರಾಂ.
- ಒಣ ನೆಲ್ಲಿಕಾಯಿ ಪುಡಿ - 10 ಗ್ರಾಂ.
- ಚಿತ್ರಮೂಲ (ಚಿತ್ರಕ) - 10 ಗ್ರಾಂ.

ಇವೆಲ್ಲವುಗಳ ನುಣ್ಣಗಿನ ಪುಡಿಯನ್ನು (ತಲಾ 10 ಗ್ರಾಂ) ತೆಗೆದುಕೊಂಡು ಮಿಶ್ರಣ ಮಾಡಿ.

ಸೇವಿಸುವ ವಿಧಾನ
1-3 ಗ್ರಾಂ ಈ ಪುಡಿಗಳ ಮಿಶ್ರಣವನ್ನು ಜೇನುತುಪ್ಪ ಅಥವಾ ಉಗುರು ಬೆಚ್ಚಗಿನ ನೀರಿನ ಜೊತೆ ತೆಗೆದುಕೊಳ್ಳಲಾಗುತ್ತದೆ.

ಪ್ರಯೋಜನಗಳು?
ಜ್ವರವನ್ನು ನಿವಾರಿಸಲು, ಕೆಮ್ಮು, ಶೀತ, ಅಜೀರ್ಣ ಮತ್ತು ರುಚಿಹೀನತೆಯನ್ನು ನಿವಾರಿಸಲು ತುಂಬಾ ಉಪಯುಕ್ತವಾಗಿದೆ. ಕಣ್ಣಿನ ಸೋಂಕಿನಲ್ಲಿ ಸಹ ಇದನ್ನು ಬಳಸುವುದು ಒಳ್ಳೆಯದು.

ಇದು ಹೇಗೆ ಕೆಲಸ ಮಾಡುತ್ತದೆ?

ಚಿತ್ರಮೂಲ (ಚಿತ್ರಕ) ಅತ್ಯಂತ ಶಕ್ತಿಯುತವಾದ ಜ್ವರನಿವಾರಕ ಮೂಲಿಕೆಯಾಗಿದೆ.
ನೆಲ್ಲಿಕಾಯಿ ಶೀತಕವಾಗಿರುವುದರಿಂದ ತಾಪಮಾನವನ್ನು ಕಡಿಮೆ ಮಾಡುತ್ತದೆ.
ನೆಲ್ಲಿಕಾಯಿ ಮತ್ತು ಅಳಲೆಕಾಯಿ ತ್ರಿಫಲಾದ ಭಾಗವಾಗಿದ್ದು, ಇವು ಕಣ್ಣಿನ ಶಕ್ತಿಯನ್ನು ಹೆಚ್ಚಿಸುತ್ತದೆ ಮತ್ತು ಸೋಂಕಿನ ವಿರುದ್ಧ ಕಾರ್ಯನಿರ್ವಹಿಸುತ್ತದೆ.
ಹಿಪ್ಪಲಿ ಶಕ್ತಿಯುತವಾದ ಉರಿಯೂತ ನಿವಾರಕ ಮತ್ತು ಆಂಟಿವೈರಲ್ ಪದಾರ್ಥವಾಗಿದೆ.

ಎಷ್ಟು ಸಮಯ ತೆಗೆದುಕೊಳ್ಳಬೇಕು?
ನಿಮ್ಮ ವೈದ್ಯರ ಸಲಹೆಯ ಮೇರೆಗೆ ಇದನ್ನು ಎರಡು ವಾರಗಳವರೆಗೆ ತೆಗೆದುಕೊಳ್ಳಬಹುದು.

ಗರ್ಭಾವಸ್ಥೆಯಲ್ಲಿ ಮತ್ತು ಹಾಲುಣಿಸುವ ಸಮಯದಲ್ಲಿ ಇದು ಸುರಕ್ಷಿತವೇ?
ಇಲ್ಲ. ಗರ್ಭಾವಸ್ಥೆಯಲ್ಲಿ ಮತ್ತು ಹಾಲುಣಿಸುವ ಸಮಯದಲ್ಲಿ ಇದರ ಸೇವನೆಯನ್ನು ತಪ್ಪಿಸಿ.

ಅಡ್ಡ ಪರಿಣಾಮಗಳು
ಮಿತಿಮೀರಿದ ಸೇವನೆಯು ಹೊಟ್ಟೆಯಲ್ಲಿ ಉರಿ ಮತ್ತು ಸಣ್ಣಮಟ್ಟಿನ ಭೇಧಿಯನ್ನು ಉಂಟುಮಾಡಬಹುದು.

165

ಗೌಟ್, ರುಮಟಾಯ್ಡ್ ಸಂಧಿವಾತ, ವಾಸಿಯಾಗದ ಗಾಯಗಳು ಮತ್ತು ಮೂಲವ್ಯಾಧಿಗೆ ಮನೆಮದ್ದು

ಅಮೃತಬಳ್ಳಿ ಮತ್ತು ಶುಂಠಿಯು ಉರಿಯೂತ ನಿವಾರಕ ಮತ್ತು ಆಂಟಿಮೈಕ್ರೋಬಿಯಲ್ ಗುಣಲಕ್ಷಣಗಳನ್ನು ಹೊಂದಿರುವ ಅತ್ಯಂತ ಶಕ್ತಿಶಾಲಿ ಗಿಡಮೂಲಿಕೆಗಳಾಗಿವೆ. ಗೌಟ್, ರುಮಟಾಯ್ಡ್ ಸಂಧಿವಾತ ಇತ್ಯಾದಿಗಳಿಗೆ ಮನೆಮದ್ದಾಗಿರುವ ಗಿಡಮೂಲಿಕೆಗಳ ಔಷಧೀಯ ತುಪ್ಪದ ತಯಾರಿಕಾ ವಿಧಾನ ಇಲ್ಲಿದೆ.

ಬೇಕಾಗಿರುವ ಸಾಮಗ್ರಿಗಳು

- ಅಮೃತಬಳ್ಳಿಯ ತರಿತರಿಯಾದ ಪುಡಿ - 100 ಗ್ರಾಂ.
- ಶುಂಠಿಯ ನುಣ್ಣಗಿನ ಪುಡಿ - 25 ಗ್ರಾಂ.
- ತುಪ್ಪ - 100 ಮಿ.ಲೀ.
- ನೀರು - 1.6 ಲೀಟರ್

ತಯಾರಿಸುವ ವಿಧಾನ

ಹಂತ ಒಂದು

100 ಗ್ರಾಂ ಅಮೃತಬಳ್ಳಿಯನ್ನು 1.6 ಲೀಟರ್ ನೀರಿನೊಂದಿಗೆ ಸೇರಿಸಿ, 400 ಮಿ.ಲೀ. ಉಳಿಯುವವರೆಗೆ ಕುದಿಸಿ. [1:16 = 4]

400 ಮಿ.ಲೀ. ಕಷಾಯ ಸಿದ್ಧವಾದ ನಂತರ, ಅದನ್ನು ಸೋಸಿ.

ಹಂತ ಎರಡು

ಅಗಲ ಬಾಯಿಯ ಪಾತ್ರೆಯಲ್ಲಿ ತುಪ್ಪವನ್ನು ತೆಗೆದುಕೊಳ್ಳಿ. ಇದಕ್ಕೆ ಕಷಾಯವನ್ನು ಸೇರಿಸಿ. ಸ್ವಲ್ಪ ನೀರಿನೊಂದಿಗೆ ಶುಂಠಿಯನ್ನು ಪೇಸ್ಟ್ ಮಾಡಿ ತುಪ್ಪಕ್ಕೆ ಸೇರಿಸಿ. ಅಂತಿಮವಾಗಿ ಎಲ್ಲಾ ನೀರಿನ ಅಂಶ (400 ಮಿ.ಲೀ. ಕಷಾಯ) ಆವಿಯಾಗುವವರೆಗೆ ಈ ಮಿಶ್ರಣವನ್ನು ಬಿಸಿ ಮಾಡುವುದರಿಂದ ಕೇವಲ 100 ಮಿ.ಲೀ. ಗಿಡಮೂಲಿಕೆಗಳ ತುಪ್ಪ ಉಳಿಯುತ್ತದೆ.

ಗಮನಿಸಬೇಕಾದ ವಿಷಯಗಳು.

ತುಪ್ಪವನ್ನು ತಯಾರಿಸುವಾಗ, ಆರಂಭದಲ್ಲಿ ಔಷಧ ಸಂಯೋಜನೆಯು ಒಂದು ಕೊಳಕು ಮಿಶ್ರಣದಂತೆ ಕಂಡುಬರುತ್ತದೆ.

ನಿಧಾನವಾಗಿ, ಕೊನೆಯಲ್ಲಿ, ತುಪ್ಪ ಸ್ಪಷ್ಟವಾಗಿ, ಶುಂಠಿಯಿಂದ ಬೇರ್ಪಡುತ್ತದೆ.

ಕೊನೆಯಲ್ಲಿ, ತುಪ್ಪದಿಂದ ಸ್ವಲ್ಪ ಶುಂಠಿ ಪೇಸ್ಟ್ ಅನ್ನು ತೆಗೆದು ಬೆಂಕಿಗೆ ಹಾಕಿದಾಗ ಯಾವುದೇ ಶಬ್ದ ಉಂಟಾಗದಿದ್ದರೆ ತುಪ್ಪದಲ್ಲಿ ನೀರಿನ ಅಂಶ ಉಳಿದಿಲ್ಲ ಎಂದು ಅರ್ಥ ಮಾಡಿಕೊಳ್ಳಬಹುದು. ಕೊನೆಯಲ್ಲಿ, ಪಾಕವು ಸಂಪೂರ್ಣವಾದರೆ ಸ್ವಲ್ಪ ಶುಂಠಿ ಪೇಸ್ಟ್ ಅನ್ನು ಬೆರಳುಗಳ ನಡುವೆ ತೆಗೆದುಕೊಂಡು ರೋಲ್ ಮಾಡಿದಾಗ, ಪೇಸ್ಟ್ ಅನ್ನು ಸುಲಭವಾಗಿ ಬತ್ತಿಯ ರೂಪದಲ್ಲಿ ಸುತ್ತಿಕೊಳ್ಳಬಹುದು.

ಬಳಸುವ ವಿಧಾನ

ನಿಮಗೆ ತುಪ್ಪವನ್ನು ಸೇವಿಸುವ ಅಭ್ಯಾಸವಿದ್ದರೆ, ಸಾಧಾರಣ ತುಪ್ಪದ ಬದಲಿಗೆ ಈ ಔಷಧೀಯ ತುಪ್ಪವನ್ನು ಬಳಸಬಹುದು. ತುಪ್ಪವನ್ನು ಸೇವಿಸಿದ ನಂತರ ಅರ್ಧ ಗ್ಲಾಸ್ ಬೆಚ್ಚಗಿನ ನೀರನ್ನು ಕುಡಿಯಲು ಮರೆಯದಿರಿ.

ಇದು ಹೇಗೆ ಕೆಲಸ ಮಾಡುತ್ತದೆ?

- ಶುಂಠಿ ಮತ್ತು ಅಮೃತಬಳ್ಳಿ ಎರಡೂ ಶಕ್ತಿಯುತ ಉರಿಯೂತ ನಿವಾರಕ ಗಿಡಮೂಲಿಕೆಗಳಾಗಿವೆ. ಆದ್ದರಿಂದ ಗೌಟ್ ಮತ್ತು ರುಮಟಾಯ್ಡ್ ಸಂಧಿವಾತದಲ್ಲಿ (RA) ಇವೆರಡೂ ತುಂಬಾ ಉಪಯುಕ್ತವಾಗಿವೆ.
- ರುಮಟಾಯ್ಡ್ ಸಂಧಿವಾತದಲ್ಲಿ, ಜೀರ್ಣಶಕ್ತಿ ಮತ್ತು ಗಂಟುಗಳ ಆರೋಗ್ಯವು ದುರ್ಬಲವಾಗಿರುತ್ತದೆ. ಶುಂಠಿಯು ಹೊಟ್ಟೆ ಮತ್ತು ಕರುಳಿನಲ್ಲಿರುವ ಕಿಣ್ವದ ಮಟ್ಟವನ್ನು ಸರಿಪಡಿಸುತ್ತದೆ.
- ಗೌಟ್ ಮತ್ತು ರುಮಟಾಯ್ಡ್ ಸಂಧಿವಾತದಲ್ಲಿ, ರೋಗನಿರೋಧಕ ಶಕ್ತಿಯ ಕೊರತೆ ಇರುತ್ತದೆ. ಶುಂಠಿ ಮತ್ತು ಅಮೃತಬಳ್ಳಿ ಎರಡೂ ರೋಗನಿರೋಧಕ ಶಕ್ತಿ ವರ್ಧಕಗಳಾಗಿವೆ.
- ಅಮೃತಬಳ್ಳಿ ಪ್ರಬಲವಾದ ಆಂಟಿಮೈಕ್ರೋಬಿಯಲ್ ಮೂಲಿಕೆಯಾಗಿದೆ, ಆದ್ದರಿಂದ ಈ ಮನೆಮದ್ದು ತ್ವರಿತವಾಗಿ ಗಾಯವನ್ನು ಗುಣಪಡಿಸಲು ಪ್ರೇರೇಪಿಸುತ್ತದೆ.
- ಅದರ ಗಾಯವನ್ನು ಗುಣಪಡಿಸುವ ಗುಣ ಮತ್ತು ಲೋಳೆಪೊರೆಯ ಮೇಲೆ ಅದರ ಹಿತಕರ ಪರಿಣಾಮದಿಂದಾಗಿ, ಇದು ಮೂಲವ್ಯಾಧಿಗೆ ಉತ್ತಮ ಮನೆಮದ್ದು.

166

ಒಸಡುಗಳ ಊತ ಮತ್ತು ರಕ್ತಸ್ರಾವಕ್ಕೆ ಮನೆಮದ್ದು

ವಸಡಿನ ಊತ, ಒಸಡುಗಳಲ್ಲಿ ರಕ್ತಸ್ರಾವದ ನಿವಾರಣೆಗೆ ಮತ್ತು ಹಲ್ಲುಗಳನ್ನು ಬಲಪಡಿಸಲು ಕೇವಲ ಎರಡು ಪದಾರ್ಥಗಳನ್ನು ಉಪಯೋಗಿಸಿ ತಯಾರಿಸಬಹುದಾದ ಸರಳ ಮನೆಮದ್ದು ಇಲ್ಲಿದೆ. ಇದನ್ನು 5 ನಿಮಿಷಗಳಲ್ಲಿ ತಯಾರಿಸಬಹುದು ಮತ್ತು ಇದನ್ನು 1-2 ತಿಂಗಳವರೆಗೆ ಸಂಗ್ರಹಿಸಿ ಇಡಬಹುದು.

ಬೇಕಾಗಿರುವ ಸಾಮಗ್ರಿಗಳು

- ಹಿಪ್ಪಲಿ ಪುಡಿ - 50 ಗ್ರಾಂ
- ಸೈಂಧವ ಲವಣ - 50 ಗ್ರಾಂ

ತಯಾರಿಸುವ ವಿಧಾನ
ಹಿಪ್ಪಲಿ ಮತ್ತು ಸೈಂಧವ ಲವಣದ ಪುಡಿಯನ್ನು ತಯಾರಿಸಿ. ಅವುಗಳನ್ನು ಸಮಾನ ಪ್ರಮಾಣದಲ್ಲಿ ಮಿಶ್ರಣ ಮಾಡಿ. ಗಾಳಿಯಾಡದ ಪಾತ್ರೆಯಲ್ಲಿ ಇರಿಸಿ.

ಬಳಸುವ ವಿಧಾನ
ಒಸಡುಗಳ ಊತ, ಉರಿಯೂತ ಮತ್ತು ರಕ್ತಸ್ರಾವದಲ್ಲಿ ಇದನ್ನು ಹಲ್ಲುಜ್ಜುವ ಪುಡಿಯಾಗಿ ಬಳಸಬಹುದು. ಒಸಡುಗಳ ಮೇಲೆ ಮೃದುವಾಗಿ ಮಸಾಜ್ ಮಾಡಲು ಈ ಪುಡಿಯನ್ನು ಬಳಸಿ. ಬಳಸುವಾಗ ಸ್ವಲ್ಪ ಉರಿಯುಂಟಾಗುವ ಸಾಧ್ಯತೆಯಿದೆ.

ಅಡ್ಡ ಪರಿಣಾಮಗಳು
ಇದರಿಂದ ಯಾವುದೇ ಅಡ್ಡ ಪರಿಣಾಮಗಳಿಲ್ಲ. ಅಧಿಕ ರಕ್ತದೊತ್ತಡದಿಂದ ಬಳಲುತ್ತಿರುವವರು ಈ ಪುಡಿಯನ್ನು ನುಂಗದಂತೆ ಎಚ್ಚರಿಕೆ ವಹಿಸಬೇಕು.

ಎಷ್ಟು ಸಮಯ ಬಳಸಬೇಕು?
ಇದನ್ನು 3-4 ವಾರಗಳವರೆಗೆ ಅಥವಾ ವಸಡಿನ ಊತ ಕಡಿಮೆಯಾಗುವವರೆಗೆ ಬಳಸಬಹುದು.

ಇದನ್ನು ಶಾಶ್ವತವಾಗಿ ಹಲ್ಲಿನ ಪುಡಿಯಾಗಿ ಬಳಸಬಹುದೇ?
ಇಲ್ಲ. ಇದನ್ನು ಸೀಮಿತ ಅವಧಿಗೆ ಮಾತ್ರ ಬಳಸುವುದು ಸೂಕ್ತ.

167

ಬಿಕ್ಕಳಿಕೆ, ಆಸ್ತಮಾ ಮತ್ತು ದೀರ್ಘಕಾಲದ ಶ್ವಾಸಕೋಶದ ಕಾಯಿಲೆಗಳಿಗೆ ಮನೆಮದ್ದು

ಆಯುರ್ವೇದವು ಬಿಕ್ಕಳಿಕೆ, ಅಸ್ತಮಾ ಮತ್ತು ದೀರ್ಘಕಾಲದ ಶ್ವಾಸಕೋಶದ ಕಾಯಿಲೆಗಳಿಗೆ ಅನೇಕ ಮನೆಮದ್ದುಗಳನ್ನು ವಿವರಿಸಿದೆ. ಬಿಕ್ಕಳಿಕೆ ಮತ್ತು ಉಸಿರಾಟದ ಕಾಯಿಲೆಗಳೆರಡೂ ಕಫ ಮತ್ತು ವಾತ ದೋಷದ ಪ್ರಾಬಲ್ಯವನ್ನು ಹೊಂದಿವೆ. ಇಂತಹ ತೊಂದರೆಗಳಿಗೆ ಸರಳ ಮನೆಮದ್ದು ಇಲ್ಲಿದೆ.

ಬೇಕಾಗುವ ಸಾಮಗ್ರಿಗಳು

- ಕಲ್ಲುಸಕ್ಕರೆ - 10 ಗ್ರಾಂ
- ಹಿಪ್ಪಲಿ - 10 ಗ್ರಾಂ
- ಒಣದ್ರಾಕ್ಷಿ - 10 ಗ್ರಾಂ
- ಖರ್ಜೂರ - 10 ಗ್ರಾಂ
- ತುಪ್ಪ - 10 ಗ್ರಾಂ
- ಜೇನುತುಪ್ಪ - 5 ಗ್ರಾಂ

ತಯಾರಿಸುವ ವಿಧಾನ

ಕಲ್ಲುಸಕ್ಕರೆಯನ್ನು ಕುಟ್ಟಾಣಿಯಲ್ಲಿ ನುಣ್ಣಗೆ ಪುಡಿ ಮಾಡಿ. ಖರ್ಜೂರದ ಬೀಜಗಳನ್ನು ತೆಗೆದುಹಾಕಿ. ಕಲ್ಲುಸಕ್ಕರೆ ಪುಡಿಗೆ ಒಣದ್ರಾಕ್ಷಿ ಮತ್ತು ಖರ್ಜೂರವನ್ನು ಸೇರಿಸಿ ಸಂಪೂರ್ಣವಾಗಿ ಮಿಶ್ರಣ ಮಾಡಿ. ಇದಕ್ಕೆ ಹಿಪ್ಪಲಿ ಪುಡಿ, ಜೇನುತುಪ್ಪ ಮತ್ತು ತುಪ್ಪವನ್ನು ಸೇರಿಸಿ ಮಿಶ್ರಣ ಮಾಡಿ ಪೇಸ್ಟ್ ರೂಪಕ್ಕೆ ತನ್ನಿ.

ಉಪಯೋಗಗಳು

ಋತು ಬದಲಾವಣೆ ಮತ್ತು ಅಲರ್ಜಿಯ ಕಾರಣಗಳಿಂದ ಉಂಟಾಗುವ ಅಸ್ತಮಾ ಮತ್ತು ಉಬ್ಬಸ, ಬಿಕ್ಕಳಿಕೆಯ ಚಿಕಿತ್ಸೆಯಲ್ಲಿ ಇದನ್ನು ಸಾಂಪ್ರದಾಯಿಕವಾಗಿ ಸೂಚಿಸಲಾಗುತ್ತದೆ.

ಕ್ಷಯರೋಗ ಮತ್ತು ದೀರ್ಘಕಾಲದ ಬ್ರಾಂಕೈಟಿಸ್‌ನಂತಹ ದೀರ್ಘಕಾಲದ ಉಸಿರಾಟ ಸಂಬಂಧಿ ಕಾಯಿಲೆಗಳಲ್ಲಿಯೂ ಇದು ಉಪಯುಕ್ತವಾಗಿದೆ.

ಸಾಂಪ್ರದಾಯಿಕ ಉಪಯೋಗಗಳು

ಈ ಮನೆಮದ್ದನ್ನು ಕ್ಷಯರೋಗದ ಚಿಕಿತ್ಸೆಯಲ್ಲಿ ವಿವರಿಸಲಾಗಿದೆ.

ಈ ಕೆಳಗಿನ ಸಮಸ್ಯೆಗಳಿಗೆ ಸಹ ಸೂಚಿಸಲಾಗುತ್ತದೆ

ಅದೇರೀತಿ ಶೀತ, ಕೆಮ್ಮು, ಅಸ್ತಮಾ, ಇತರ ಉಸಿರಾಟದ ತೊಂದರೆಗಳು, ಜ್ವರ, ಧ್ವನಿಯ ಒರಟುತನ - ಇತ್ಯಾದಿ ತೊಂದರೆಗಳಲ್ಲಿಯೂ ಇದು ಉಪಯುಕ್ತವಾಗಿದೆ.

ಡೋಸ್ - 3 - 5 ಗ್ರಾಂ, ದಿನಕ್ಕೆ ಎರಡು ಅಥವಾ ಮೂರು ಬಾರಿ, ನೀರಿನ ಜೊತೆ, ಆಹಾರದ ನಂತರ.

ಎಷ್ಟು ಸಮಯ ತೆಗೆದುಕೊಳ್ಳಬೇಕು?

ನಿಮ್ಮ ವೈದ್ಯರ ಸಲಹೆಯ ಮೇರೆಗೆ ಇದನ್ನು 6 ರಿಂದ 8 ವಾರಗಳವರೆಗೆ ತೆಗೆದುಕೊಳ್ಳಬಹುದು.

ಶೇಖರಣಾ ಅವಧಿ

ಈ ಔಷಧಿಯನ್ನು ಗಾಳಿಯಾಡದ ಪಾತ್ರೆಗಳಲ್ಲಿ 4-6 ತಿಂಗಳವರೆಗೆ ಸಂಗ್ರಹಿಸಬಹುದು.

ಇದು ಹೇಗೆ ಕೆಲಸ ಮಾಡುತ್ತದೆ?

ಹಿಪ್ಪಲಿ ಶೀತ, ಕೆಮ್ಮನ್ನು ನಿವಾರಿಸಲು ತುಂಬಾ ಉಪಯುಕ್ತವಾಗಿದೆ. ಇದು ರೋಗನಿರೋಧಕ ಶಕ್ತಿಯನ್ನು ಸಹ ಉತ್ತೇಜಿಸುತ್ತದೆ.

ಗಂಟಲು ನೋವು, ಶೀತ, ಕೆಮ್ಮು ಇತ್ಯಾದಿಗಳಲ್ಲಿ ಜೇನುತುಪ್ಪವು ಬಹಳ ಪರಿಣಾಮಕಾರಿಯಾಗಿದೆ.

ತುಪ್ಪ, ಒಣದ್ರಾಕ್ಷಿ ಮತ್ತು ಖರ್ಜೂರವು ಉಸಿರಾಟ ವ್ಯೂಹದ ಆರೋಗ್ಯವನ್ನು ಸುಧಾರಿಸುತ್ತದೆ. ದೀರ್ಘಕಾಲದ ಉಸಿರಾಟದ ತೊಂದರೆಗಳಲ್ಲಿ, ರೋಗಿಗಳಲ್ಲಿ ಸಾಮಾನ್ಯವಾಗಿ ತೂಕ ನಷ್ಟ ಕಂಡುಬರುತ್ತದೆ. ಈ ಮೂರು ಪದಾರ್ಥವು, ಪೌಷ್ಠಿಕಾಂಶವನ್ನು ಒದಗಿಸುವ ಮೂಲಕ ರೋಗಿಗೆ ಸಹಾಯ ಮಾಡುತ್ತದೆ.

ಮಕ್ಕಳಿಗೆ ಸುರಕ್ಷಿತವೇ?

ದಿನಕ್ಕೆ ಒಮ್ಮೆ ಅಥವಾ ಎರಡು ಬಾರಿ 1-2 ಗ್ರಾಂ ಪ್ರಮಾಣದಲ್ಲಿ, 3 ವರ್ಷಕ್ಕಿಂತ ಮೇಲ್ಪಟ್ಟ ಮಕ್ಕಳಲ್ಲಿ ಬಳಸಬಹುದು.

ಗರ್ಭಿಣಿಯರಿಗೆ ಸುರಕ್ಷಿತವೇ?

ಗರ್ಭಿಣಿಯರಲ್ಲಿ ಇದು ಸುರಕ್ಷಿತವಾಗಿ ಬಳಸಬಹುದಾದ ಔಷಧಿಯಾಗಿದೆ. ಆದರೆ ಬಳಸುವ ಮೊದಲು, ದಯವಿಟ್ಟು ನಿಮ್ಮ ವೈದ್ಯರ ಸಲಹೆಯನ್ನು ಪಡೆಯಿರಿ.

ಹಾಲುಣಿಸುವ ತಾಯಂದಿರಲ್ಲಿಯೂ ಇದು ಸುರಕ್ಷಿತವಾಗಿದೆ.

ಅಡ್ಡ ಪರಿಣಾಮಗಳು
ಸೂಚಿಸಿದ ಪ್ರಮಾಣದಲ್ಲಿ ಬಳಸುವುದರಿಂದ ಯಾವುದೇ ಅಡ್ಡ ಪರಿಣಾಮಗಳಿಲ್ಲ.

168

ಅಧಿಕ ಪಿತ್ತ ಮತ್ತು ರುಚಿ ಹೀನತೆಗೆ ಮನೆಮದ್ದು

ಬಾಯಿ, ಕಿವಿ, ಕಣ್ಣು, ಮೂಗು ಮತ್ತು ಗಂಟಲಿನಲ್ಲಿ ಪಿತ್ತ ದೋಷದ ವೃದ್ಧಿ ಮತ್ತು ರುಚಿಹೀನತೆಗೆ ಸರಳವಾದ ಮನೆಮದ್ದು ಇಲ್ಲಿದೆ.

ಈ ಕೆಳಗಿನ ಮನೆಮದ್ದನ್ನು ಗಾರ್ಗ್ಲಿಂಗ್ (ಬಾಯಿ ಮುಕ್ಕಳಿಸುವುದಕ್ಕೆ) ಬಳಸಲಾಗುತ್ತದೆ.

ಬೇಕಾಗಿರುವ ಸಾಮಗ್ರಿಗಳು

- ಸ್ವಲ್ಪ ಸಿಹಿಯಾಗಿರುವ ಹುಣಸೆಹಣ್ಣು - 10 ಗ್ರಾಂ
- ಕಲ್ಲುಸಕ್ಕರೆ - 10 ಗ್ರಾಂ
- ನೀರು - 50 ಮಿ.ಲೀ.
- ಏಲಕ್ಕಿ ಪುಡಿ - 1 ಗ್ರಾಂ. ಅಥವಾ 1 ಚಿಟಿಕೆ
- ಲವಂಗ ಪುಡಿ - 1 ಗ್ರಾಂ. ಅಥವಾ 1 ಚಿಟಿಕೆ
- ಪಚ್ಚೆ ಕರ್ಪೂರ - 1 ಗ್ರಾಂ. ಅಥವಾ 1 ಚಿಟಿಕೆ
- ಕರಿಮೆಣಸು - 1 ಗ್ರಾಂ. ಅಥವಾ 1 ಚಿಟಿಕೆ

ತಯಾರಿಸುವ ವಿಧಾನ

ಒಂದು ಪಾತ್ರೆಯಲ್ಲಿ ನೀರನ್ನು ತೆಗೆದುಕೊಳ್ಳಿ. ಅದಕ್ಕೆ ಸಿಹಿ ಹುಣಸೆಹಣ್ಣನ್ನು ಸೇರಿಸಿ. 1-2 ನಿಮಿಷಗಳ ಕಾಲ ಚೆನ್ನಾಗಿ ಹಿಚುಕಿ, ನಂತರ ಸೋಸಿ. ಕಲ್ಲುಸಕ್ಕರೆ ಸೇರಿಸಿ ಚೆನ್ನಾಗಿ ಬೆರೆಸಿ.

ಇದಕ್ಕೆ ಒಂದು ಚಿಟಿಕೆ ಏಲಕ್ಕಿ, ಲವಂಗ, ಪಚ್ಚೆ ಕರ್ಪೂರ ಮತ್ತು ಕರಿಮೆಣಸಿನ ಪುಡಿಯನ್ನು ಸೇರಿಸಿ ಚೆನ್ನಾಗಿ ಬೆರೆಸಿ.

ಬಳಸುವ ವಿಧಾನ

ಈ ದ್ರವವನ್ನು ದಿನಕ್ಕೆ 3 - 4 ಬಾರಿ ಬಾಯಿ ಮುಕ್ಕಳಿಸುವುದಕ್ಕೆ (ಗಾರ್ಗ್ಲಿಂಗ್) ಬಳಸಲಾಗುತ್ತದೆ.
ಪ್ರತಿ ಗಾರ್ಗ್ಲಿಂಗ್ ನ ಅವಧಿ - 3-5 ನಿಮಿಷಗಳಾಗಿರಬಹುದು.

ಪ್ರಯೋಜನಗಳು

ರುಚಿಹೀನತೆಯನ್ನು ನಿವಾರಿಸಲು ಇದು ಉಪಯುಕ್ತವಾಗಿದೆ. ಇದು ಬಾಯಿರುಚಿಯನ್ನು ಸುಧಾರಿಸುತ್ತದೆ. ಇದು ಬಾಯಿ ಮತ್ತು ಗಂಟಲಿನ ಉರಿ, ಬಾಯಿಹುಣ್ಣು, ಕಣ್ಣುಗಳಲ್ಲಿ ಉರಿ, ವಾಕರಿಕೆ, ತಲೆಸುತ್ತು, ಪಿತ್ತದಿಂದ ಉಂಟಾಗುವ ತಲೆನೋವು ಇತ್ಯಾದಿಗಳಲ್ಲಿ ಉಪಯುಕ್ತ.

ಹೇಗೆ ಕಾರ್ಯ ನಿರ್ವಹಿಸುತ್ತದೆ?

ಆಯುರ್ವೇದದ ಪ್ರಕಾರ, ಲವಂಗ, ಕಲ್ಲುಸಕ್ಕರೆ ಮತ್ತು ಸಿಹಿ ಹುಣಸೆಹಣ್ಣು ಪಿತ್ತವನ್ನು ನಿವಾರಿಸಲು ಸಹಾಯ ಮಾಡುತ್ತದೆ. ಆದ್ದರಿಂದ, ಇದನ್ನು ಎಲ್ಲಾ ಪಿತ್ತ ಅಸಮತೋಲನ ತೊಂದರೆಗಳಲ್ಲಿ ಬಳಸಲಾಗುತ್ತದೆ.
ಮೆಣಸು, ಲವಂಗ, ಪಚ್ಚೆ ಕರ್ಪೂರ ಮತ್ತು ಏಲಕ್ಕಿ ರುಚಿಗ್ರಂಥಿಗಳನ್ನು ಉತ್ತೇಜಿಸುತ್ತದೆ ಮತ್ತು ರುಚಿಯನ್ನು ಸುಧಾರಿಸಲು ಹಾಗೂ ಹಸಿವನ್ನು ಉಂಟುಮಾಡಲು ಸಹಾಯ ಮಾಡುತ್ತದೆ.

ಎಷ್ಟು ಸಮಯ ಬಳಸಬೇಕು?

ಒಂದು ದಿನದಲ್ಲಿ, ಇದನ್ನು ಗರಿಷ್ಠ 6 ಬಾರಿ ಬಾಯಿಮುಕ್ಕಳಿಸುವುದಕ್ಕೆ (ಗಾರ್ಗ್ಲಿಂಗ್) ಮಾಡಲು ಬಳಸಬಹುದು. ಇದನ್ನು 1-2 ವಾರಗಳ ಅವಧಿಗೆ ಬಳಸಬಹುದು.

ಶೇಖರಣಾ ಅವಧಿ

ತಯಾರಿಸಿದ ನಂತರ ಇದನ್ನು ಗರಿಷ್ಠ 1-2 ದಿನಗಳವರೆಗೆ ಮಾತ್ರ ಸಂಗ್ರಹಿಸಬಹುದು.

ಮಕ್ಕಳು, ಗರ್ಭಿಣಿಯರು ಮತ್ತು ಹಾಲೂಡಿಸುವ ತಾಯಂದಿರಲ್ಲಿ ಇದರ ಬಳಕೆ ಸುರಕ್ಷಿತವೇ?

ಮಕ್ಕಳು, ಗರ್ಭಿಣಿಯರು ಮತ್ತು ಹಾಲುಣಿಸುವ ತಾಯಂದಿರಲ್ಲಿ ಇದರ ಸೇವನೆಯನ್ನು ತಪ್ಪಿಸುವುದು ಉತ್ತಮ.

ಅಡ್ಡ ಪರಿಣಾಮಗಳು

ಮಧುಮೇಹ ರೋಗಿಗಳಲ್ಲಿ ಈ ಔಷಧದ ಸೇವನೆ ನಿಷಿದ್ಧ.
ಒಂದು ವೇಳೆ ಹುಣಸೆಹಣ್ಣು ತುಂಬಾ ಹುಳಿಯಾಗಿದ್ದರೆ, ಅಪೇಕ್ಷಿತ ಫಲಿತಾಂಶವನ್ನು ನೀಡದಿರಬಹುದು.
ಬಾಯಿ ಮುಕ್ಕಳಿಸುವಾಗ ಇದನ್ನು ಆಕಸ್ಮಿಕವಾಗಿ ನುಂಗುವುದನ್ನು ತಪ್ಪಿಸಿ.

169
ಹೊಟ್ಟೆಯ ಆರೋಗ್ಯ, ಕುರು ಮತ್ತು ಜ್ವರಕ್ಕೆ ಹಾಲು ಹಾಗು ಬೆಳ್ಳುಳ್ಳಿಯ ಮನೆಮದ್ದು

ಬೆಳ್ಳುಳ್ಳಿಯು ಆಯುರ್ವೇದದಲ್ಲಿ ವ್ಯಾಪಕವಾಗಿ ಬಳಸಲಾಗುವ ಪ್ರಬಲವಾದ ಮೂಲಿಕೆಯಾಗಿದೆ. ಇಲ್ಲಿ ಒಂದು ಹಾಲು ಮತ್ತು ಬೆಳ್ಳುಳ್ಳಿಯ ಮನೆಮದ್ದನ್ನು ವಿವರಿಸಲಾಗಿದೆ. ಇದು ಅನೇಕ ತೊಂದರೆಗಳಲ್ಲಿ ಪರಿಣಾಮಕಾರಿಯಾಗಿದೆ. ಈ ಹಾಲು ಮತ್ತು ಬೆಳ್ಳುಳ್ಳಿಯ ಮನೆಮದ್ದುನ್ನು ಸುಮಾರು 5 ನಿಮಿಷಗಳಲ್ಲಿ ತಯಾರಿಸಬಹುದು.

ಅಗತ್ಯವಿರುವ ಸಾಮಗ್ರಿಗಳು

ಬೆಳ್ಳುಳ್ಳಿ ಎಸಳುಗಳು - 5 ಗ್ರಾಂ

ಹಾಲು - 40 ಮಿ.ಲೀ.

ನೀರು - 160 ಮಿ.ಲೀ.

ತಯಾರಿಸುವ ವಿಧಾನ

ಬೆಳ್ಳುಳ್ಳಿಯ ಸಿಪ್ಪೆಯನ್ನು ತೆಗೆದು, ಪೇಸ್ಟ್ ಮಾಡಿ ಇಟ್ಟುಕೊಳ್ಳಿ. ಒಂದು ಸಣ್ಣ ಪಾತ್ರೆಯಲ್ಲಿ ಹಾಲು ಮತ್ತು ನೀರನ್ನು ತೆಗೆದುಕೊಳ್ಳಿ. ಅದಕ್ಕೆ ಈ ಬೆಳ್ಳುಳ್ಳಿ ಪೇಸ್ಟ್ ಅನ್ನು ಸೇರಿಸಿ. ಪಾತ್ರೆಯಲ್ಲಿ ಕೇವಲ 40 ಮಿ.ಲೀ. ದ್ರವ ಉಳಿಯುವವರೆಗೆ ಈ ಮಿಶ್ರಣವನ್ನು ಮುಚ್ಚಳ ಮುಚ್ಚದೆ, ಮಂದ ಉರಿಯಲ್ಲಿ, ನಿರಂತರ ಕೈಯಾಡಿಸುತ್ತಾ ಕುದಿಸಿ. ನಂತರ ಸೋಸಿ ಇದನ್ನು ಬಳಸಬಹುದು.

ಡೋಸ್

ವಯಸ್ಕರಿಗೆ ದಿನಕ್ಕೆ ಎರಡು ಬಾರಿ 10 ಮಿಲಿ. ಆಹಾರದ ಮೊದಲು, ಅಥವಾ ಆಹಾರದ ನಂತರ.

ಒಮ್ಮೆ ತಯಾರಿಸಿದ ನಂತರ, ಈ ಪಾಕವಿಧಾನವನ್ನು 10 - 12 ಗಂಟೆಗಳ ಒಳಗೆ ಉಪಯೋಗಿಸಬೇಕು.

ಪ್ರಯೋಜನಗಳು
ಈ ಬೆಳ್ಳುಳ್ಳಿ ಹಾಲಿನ ಮನೆಮದ್ದು ಈ ಕೆಳಗಿನ ಸಮಸ್ಯೆಗಳನ್ನು ನಿವಾರಿಸಲು ಉಪಯುಕ್ತವಾಗಿದೆ
- ಹೊಟ್ಟೆಯುಬ್ಬರ
- ಮಲಬದ್ಧತೆ
- ದೀರ್ಘಕಾಲದ ಜ್ವರ
- ಕುರು, ವಾಸಿಯಾಗದ ಗಾಯಗಳು ಇತ್ಯಾದಿ.

ನೋವು ಮತ್ತು ಉರಿಯೂತದ ವಿರುದ್ಧ ಪ್ರಬಲವಾದ ಪ್ರತಿಕ್ರಿಯೆ ಹೊಂದಿರುವ ಕಾರಣ, ಸಯಾಟಿಕಾ / ಸ್ಲಿಪ್ ಡಿಸ್ಕ್ ಗೆ ಸಂಬಂಧಿಸಿದ ಬೆನ್ನುನೋವಿಗೆ ಇದು ಉತ್ತಮ ಮನೆಮದ್ದು.
ಹಾಲು ಶೀತ ಗುಣವನ್ನು ಹೊಂದಿದ್ದು, ಬೆಳ್ಳುಳ್ಳಿಯ ಉಷ್ಣ ಮತ್ತು ಕಟು ಗುಣಗಳನ್ನು ಕಡಿಮೆ ಮಾಡುತ್ತದೆ. ಹಸಿ ಬೆಳ್ಳುಳ್ಳಿಯ ಉಷ್ಣ ಮತ್ತು ತೀಕ್ಷ್ಣತೆಯನ್ನು ಸಹಿಸಲು ಅಸಾಧ್ಯವಾದರೆ, ಇದು ಎರಡನೇ ಅತ್ಯುತ್ತಮ ವಿಧಾನವಾಗಿದೆ.

ಈ ಮನೆಮದ್ದಿನ ಮತ್ತೊಂದು ಪ್ರಯೋಜನವೆಂದರೆ - ಇದು ನಿಮ್ಮ ಬಾಯಿಯಲ್ಲಿ ಬೆಳ್ಳುಳ್ಳಿಯ ಯಾವುದೇ ಕೆಟ್ಟ ವಾಸನೆಯನ್ನು ಉಂಟುಮಾಡುವುದಿಲ್ಲ. ಏಕೆಂದರೆ, ಓಹಿಯೋ ಸ್ಟೇಟ್ ಯೂನಿವರ್ಸಿಟಿಯ ಆಹಾರ ವಿಜ್ಞಾನ ಮತ್ತು ತಂತ್ರಜ್ಞಾನ ವಿಭಾಗದ ಸಂಶೋಧಕರ ಪ್ರಕಾರ, ಜರ್ನಲ್ ಆಫ್ ಫುಡ್ ಸಯನ್ಸ್ ನಲ್ಲಿ ಪ್ರಕಟವಾದ ಅಧ್ಯಯನವು ಬೆಳ್ಳುಳ್ಳಿಯನ್ನು ಸೇವಿಸುವಾಗ ಹಾಲು ಕುಡಿಯುವುದರಿಂದ ಬೆಳ್ಳುಳ್ಳಿಯಿಂದ ಉಂಟಾಗುವ ಉಸಿರಾಟದ ದುರ್ವಾಸನೆಯನ್ನು ಕಡಿಮೆ ಮಾಡುತ್ತದೆ ಎಂದು ವರದಿ ಮಾಡಿದೆ.
ಉಲ್ಲೇಖ: ಚರಕ ಸಂಹಿತಾ, ಚಿಕಿತ್ಸಾಸ್ಥಾನ, 5/94-95

ಲಶುನ ಕ್ಷೀರಪಾಕ
192 ಗ್ರಾಂ ಸಿಪ್ಪೆ ಸುಲಿದ ಬೆಳ್ಳುಳ್ಳಿಯನ್ನು 8 ಪಟ್ಟು ಹಾಲು ಮತ್ತು ನೀರನ್ನು ಸೇರಿಸಿ ಕುದಿಸಿ, ಹಾಲಿನ ಪ್ರಮಾಣಕ್ಕೆ ಇಳಿಸಲಾಗುತ್ತದೆ.

ಈ ಔಷಧೀಯ ಹಾಲು ಈ ಕೆಳಗಿನ ತೊಂದರೆಗಳನ್ನು ತಕ್ಷಣವೇ ಗುಣಪಡಿಸುತ್ತದೆ -
ವಾತ ಗುಲ್ಮ
ಉದಾವರ್ತ (ವಾಯುವಿನ ಮೇಲ್ಮುಖ ಚಲನೆ)
ಸಯಾಟಿಕ
ಮರುಕಳಿಸುವ ಜ್ವರ
ಹೃದ್ರೋಗ
ಹುಣ್ಣು ಮತ್ತು
ಊತ.

170

ಮಕ್ಕಳಲ್ಲಿ ಹೊಟ್ಟೆ ಹುಳುವಿನ ಸೋಂಕಿಗೆ ಪಪ್ಪಾಯಿ ಬೀಜದ ಮನೆಮದ್ದು

ಹೊಟ್ಟೆ ಹುಳು ಮಕ್ಕಳಲ್ಲಿ ಕಂಡುಬರುವ ಸಾಮಾನ್ಯ ಆರೋಗ್ಯದ ಸಮಸ್ಯೆಯಾಗಿದೆ. ಎಲೆ-ತರಕಾರಿಗಳನ್ನು ತಿನ್ನುವ ಜನರಲ್ಲಿ ಈ ಸಂಭವ ಸ್ವಲ್ಪ ಹೆಚ್ಚು.

ವಾಕರಿಕೆ, ಗುದದ್ವಾರದಲ್ಲಿ ತುರಿಕೆ, ಮಲವಿಸರ್ಜನೆಯ ಸಮಯದಲ್ಲಿ ತೊಂದರೆ, ದುರ್ಬಲ ಜೀರ್ಣಕ್ರಿಯೆ ಇತ್ಯಾದಿಗಳು ಹೊಟ್ಟೆ ಹುಳುವಿನ ಸಾಮಾನ್ಯ ತೊಂದರೆಗಳಾಗಿವೆ.

ಈ ರೀತಿಯ ತೊಂದರೆಗಳಿಗೆ ಅತ್ಯಂತ ಪರಿಣಾಮಕಾರಿ, ಸುರಕ್ಷಿತ ಮತ್ತು ಅಗ್ಗದ ಮನೆಮದ್ದು ಇಲ್ಲಿದೆ.

ಬೇಕಾಗುವ ಪದಾರ್ಥಗಳು

ಪಪ್ಪಾಯಿ ಬೀಜ 2 ಮುಷ್ಟಿ(50 ಗ್ರಾಂ)

ಜೇನುತುಪ್ಪ ಅಥವಾ ಬೆಲ್ಲ

ವಿಧಾನ

ಒಣಗಿದ ಪಪ್ಪಾಯಿ ಬೀಜಗಳನ್ನು ತೆಗೆದುಕೊಂಡು ಚೆನ್ನಾಗಿ ಪುಡಿ ಮಾಡಿ.

ಸೇವಿಸುವ ವಿಧಾನ

5 ಗ್ರಾಂ (8 ವರ್ಷಕ್ಕಿಂತ ಕಡಿಮೆ ವಯಸ್ಸಿನ ಮಕ್ಕಳಿಗೆ 3 ಗ್ರಾಂ) ಪುಡಿಯನ್ನು 1 ಚಮಚ ಜೇನುತುಪ್ಪದೊಂದಿಗೆ ಬೆರೆಸಿ ಬೆಳಿಗ್ಗೆ ಖಾಲಿ ಹೊಟ್ಟೆಯಲ್ಲಿ ನೆಕ್ಕಿಸಬೇಕು.

10 ನಿಮಿಷಗಳ ನಂತರ, 1 ಚಿಟಿಕೆ ಪುಡಿ ಉಪ್ಪು ಅಥವಾ ಕಲ್ಲು ಉಪ್ಪು (1 ಗ್ರಾಂ) ಮತ್ತು 2 ಚಿಟಿಕೆ ಅರಿಶಿನ ಪುಡಿಯನ್ನು (1 - 2 ಗ್ರಾಂ) ಒಂದು ಕಪ್ ಬೆಚ್ಚಗಿನ ನೀರಿಗೆ ಸೇರಿಸಿ ಕುಡಿಯಲು ನೀಡಬೇಕು.

ಎಷ್ಟು ದಿನ ಸೇವಿಸಬೇಕು?

5-7 ದಿನಗಳ ನಿಯಮಿತ ಔಷಧ ಸೇವನೆಯು ಹೊಟ್ಟೆ ಹುಳುಗಳ ಸಮಸ್ಯೆಯನ್ನು ನಿರ್ಮೂಲನೆ ಮಾಡಲು ಸಹಾಯ ಮಾಡುತ್ತದೆ.

ಯಾವಾಗ ಪುನರಾವರ್ತಿಸಬೇಕು?

ಹುಳದ ಸಮಸ್ಯೆ ಸಂಪೂರ್ಣವಾಗಿ ವಾಸಿಯಾಗದಿದ್ದರೆ, 1 ತಿಂಗಳ ನಂತರ, ಸತತ 3 ತಿಂಗಳವರೆಗೆ ಪುನರಾವರ್ತಿಸಬೇಕು.

ನಂತರ 3 ತಿಂಗಳಿಗೊಮ್ಮೆ ಇದನ್ನು ನೀಡಿದರೆ, ಖಂಡಿತವಾಗಿಯೂ ಇದು ಹೊಟ್ಟೆ ಹುಳುಗಳ ಸಮಸ್ಯೆಯನ್ನು ನಿವಾರಿಸುತ್ತದೆ.

ಆರೋಗ್ಯ ಪ್ರಯೋಜನಗಳು

ಇದು ವಿರೇಚಕ, ವಾಯು ನಿವಾರಕ, ಜೀರ್ಣಶಕ್ತಿ ವರ್ಧಕ, ಪಿತ್ತಜನಕಾಂಗದ ಉತ್ತೇಜಕ, ಹುಳು ನಾಶಕ ಮತ್ತು ಜ್ವರ ನಿವಾರಕ ಗುಣಗಳನ್ನು ಹೊಂದಿದೆ. ಇದು ಜೀರ್ಣಕ್ರಿಯೆ ಮತ್ತು ಚಯಾಪಚಯ ಕ್ರಿಯೆಯನ್ನು ಸುಧಾರಿಸುತ್ತದೆ.

171

ಲೈಂಗಿಕ ಆರೋಗ್ಯ ಮತ್ತು ದೇಹದ ಶಕ್ತಿಗಾಗಿ ಈರುಳ್ಳಿ ಲೇಹ್ಯ

ಅಡುಗೆ ಮನೆಯಲ್ಲಿರುವ ಸಾಮಗ್ರಿಗಳನ್ನು ಬಳಸಿಕೊಂಡು ನೀವೇ ತಯಾರಿಸಬಹುದಾದ ಸರಳವಾದ ಮನೆಮದ್ದು ಇಲ್ಲಿದೆ. ಲೈಂಗಿಕ ಆರೋಗ್ಯ ಮತ್ತು ಶರೀರದ ತ್ರಾಣವನ್ನು ಉತ್ತೇಜಿಸಲು ಇದು ಉಪಯುಕ್ತವಾಗಿದೆ.

ಪದಾರ್ಥಗಳು

- ಈರುಳ್ಳಿ ರಸ - 200 ಮಿ.ಲೀ
- ಶುಂಠಿ ರಸ - 50 ಮಿ.ಲೀ
- ಹಸುವಿನ ತುಪ್ಪ - 50 ಮಿ.ಲೀ
- ಸಾವಯವ ಸಕ್ಕರೆ ಅಥವಾ ಬೆಲ್ಲ - 250 ಗ್ರಾಂ.
- ಜೀರಿಗೆ ಪುಡಿ - 1 ಗ್ರಾಂ.
- ದಾಲ್ಚಿನ್ನಿ ಪುಡಿ - 1 ಗ್ರಾಂ.
- ಏಲಕ್ಕಿ ಪುಡಿ - 1 ಗ್ರಾಂ.
- ಕೇಸರಿ - 1 ಗ್ರಾಂ.
- ಜೇನುತುಪ್ಪ - 50 ಮಿ.ಲೀ.
  (ಬೇಕಿದ್ದರೆ - ಬಾದಾಮಿ ಮತ್ತು ಗೋಡಂಬಿಯ ನುಣ್ಣನೆಯ ಪುಡಿ ತಲಾ 5 ಗ್ರಾಂ.)

ತಯಾರಿಸುವ ವಿಧಾನ

ಈರುಳ್ಳಿ ಮತ್ತು ಶುಂಠಿಯ ತಾಜಾ ರಸವನ್ನು ತೆಗೆದುಕೊಳ್ಳಿ.

ಇದಕ್ಕೆ, ನಿಗದಿತ ಪ್ರಮಾಣದಲ್ಲಿ ತುಪ್ಪ, ಸಕ್ಕರೆ ಅಥವಾ ಬೆಲ್ಲವನ್ನು ಸೇರಿಸಿ, ಹಳದಿ ಮಿಶ್ರಿತ ಕಂದು ಬಣ್ಣವನ್ನು ಪಡೆಯುವವರೆಗೆ (ಜೇನುತುಪ್ಪದಂತೆ ಸ್ಥಿರತೆ) ಚೆನ್ನಾಗಿ ಬಿಸಿ ಮಾಡಬೇಕು.

ನಂತರ, ಅದನ್ನು ಬಿಸಿ ಮಾಡುವುದನ್ನು ನಿಲ್ಲಿಸಿ ಮತ್ತು ತಣ್ಣಗಾಗಲು ಬಿಡಿ.

ಇದು ಉಗುರುಬೆಚ್ಚಗಿರುವಾಗ ಉಳಿದ ಪದಾರ್ಥಗಳ ಪುಡಿಯನ್ನು ಸೇರಿಸಬೇಕು ಮತ್ತು ಸಂಪೂರ್ಣವಾಗಿ ಮಿಶ್ರಣ ಮಾಡಬೇಕು. (ಬಾದಾಮಿ, ಗೋಡಂಬಿ ಇತ್ಯಾದಿಗಳನ್ನು ಸೇರಿಸಬೇಕಾದರೆ ಅದನ್ನು ನುಣ್ಣಗೆ ಪುಡಿ ಮಾಡಿ, ಸೇರಿಸುವುದಾದರೆ ತುಪ್ಪದೊಂದಿಗೆ ಸ್ವಲ್ಪ ಹುರಿದು ಸೇರಿಸಿ)

ಇದು ಸಂಪೂರ್ಣವಾಗಿ ತಣ್ಣಗಾದಾಗ, ಜೇನುತುಪ್ಪವನ್ನು ಸೇರಿಸಿ ಚೆನ್ನಾಗಿ ಮಿಶ್ರಣ ಮಾಡಿ.

ಡೋಸ್

ದಿನಕ್ಕೆ ಎರಡು ಬಾರಿ 5-10 ಗ್ರಾಂ, ಹಾಲಿನ ಜೊತೆ ಸೇವಿಸಿ.

ಅಥವಾ ಇದನ್ನು ಇಡ್ಲಿ, ದೋಸೆ ಇತ್ಯಾದಿಗಳ ಜೊತೆಗೆ ಬಳಸಬಹುದು.

ಪ್ರಯೋಜನಗಳು

ನರ ಸಂಬಂಧಿ ರೋಗಗಳು, ದೀರ್ಘಕಾಲದ ಕೆಮ್ಮು, ರಕ್ತಹೀನತೆ, ಜ್ವರದ ನಂತರ ಉಂಟಾಗುವ ದೌರ್ಬಲ್ಯ, ಆಲಸ್ಯ, ಅಜೀರ್ಣ, ಲೈಂಗಿಕ ದೌರ್ಬಲ್ಯ , ರಾತ್ರಿ ಕಂಡುಬರುವ ಜ್ವರ ಇತ್ಯಾದಿ.

ಗಮನಿಸಿ

ಮಧುಮೇಹದಿಂದ ಬಳಲುತ್ತಿರುವವರು ಇದನ್ನು ಸೇವಿಸದಿರಲು ಸೂಚಿಸಲಾಗುತ್ತದೆ. ಅಲ್ಲದೆ, ಬಿ.ಪಿ.ಹೆಚ್. ನಿಂದ ಬಳಲುತ್ತಿರುವವರು ಈ ಔಷಧವನ್ನು ದೊಡ್ಡ ಪ್ರಮಾಣದಲ್ಲಿ ಅಥವಾ ಬಹಳ ಸಮಯದವರೆಗೆ ಸೇವಿಸಬಾರದು.

172

ಮಧುಪಾಕ - ವಾಸಿಯಾಗದ ಗಾಯಗಳು ಮತ್ತು ಹುಣ್ಣುಗಳಿಗೆ ಜೇನಿನ ಪರಿಹಾರ

ಆಯುರ್ವೇದವು ಜೇನುತುಪ್ಪವನ್ನು ಬಿಸಿಮಾಡುವುದನ್ನು ಶಿಫಾರಸು ಮಾಡುವುದಿಲ್ಲ. ಜೇನುತುಪ್ಪದ ಸೇವನೆಯು ಬೇಸಿಗೆಯಲ್ಲಿ ಅಥವಾ ತುಂಬಾ ಬಿಸಿಯಾದ ಪಾನೀಯಗಳು ಮತ್ತು ಬಿಸಿ ಬಿಸಿಯಾದ ಆಹಾರದೊಂದಿಗೆ ಸಹ ವಿರುದ್ಧವಾಗಿದೆ. ಆದಾಗಿಯೂ, ಬಿಸಿಮಾಡಿದ ಜೇನುತುಪ್ಪವನ್ನು ಬಾಹ್ಯ ಬಳಕೆಗೆ ಬಳಸಬಹುದು.

ಮಧುಪಾಕಕ್ಕೆ ಶಾಸ್ತ್ರೀಯ ಪುರಾವೆ ಇಲ್ಲಿದೆ. ಗಿಡಮೂಲಿಕೆಗಳನ್ನು ಜೇನುತುಪ್ಪದೊಂದಿಗೆ ಬಿಸಿಮಾಡುವುದು. ಈ ಸಂಯೋಜನೆಯನ್ನು ಆಂತರಿಕ ಸೇವನೆಗೆ ಬಳಸುವಂತಿಲ್ಲ. ಇದನ್ನು ಬಾಹ್ಯ ಲೇಪನಕ್ಕೆ ಮಾತ್ರ ಉಪಯೋಗಿಸಬಹುದಾಗಿದೆ.
ಈ ವಿಚಾರವನ್ನು ಯೋಗರತ್ನಾಕರ ಎಂಬ ಗ್ರಂಥದಲ್ಲಿ ಉಲ್ಲೇಖಿಸಲಾಗಿದೆ. ಇದನ್ನು ಇಕ್ಷು ಪ್ರಕರಣ (ಕಬ್ಬಿನ ಉತ್ಪನ್ನಗಳು) ದ ಅಡಿಯಲ್ಲಿ ವಿವರಿಸಲಾಗಿದೆ.

ಬೇಕಾಗಿರುವ ಸಾಮಗ್ರಿಗಳು

- ಜೇನುತುಪ್ಪ - 1 ಪ್ರಸ್ಥ (768 ಗ್ರಾಂ) - 16 ಭಾಗ
- ಹಸುವಿನ ಹಾಲು - 2 ಕುಡವ (384 ಗ್ರಾಂ) - 8 ಭಾಗ
- ಅರಿಶಿನ - ನುಣ್ಣಗಿನ ಪೇಸ್ಟ್ / ಪುಡಿ - 48 ಗ್ರಾಂ - 1 ಭಾಗ
- ಅಳಲೆಕಾಯಿ - ಪೇಸ್ಟ್/ಪೌಡರ್ - 48 ಗ್ರಾಂ - 1 ಭಾಗ

ವಿಧಾನ

ಅರಿಶಿನ ಮತ್ತು ಅಳಲೆಕಾಯಿಯನ್ನು ನೀರಿನಲ್ಲಿ ನೆನೆಸಿ ಪೇಸ್ಟ್ ಮಾಡಲಾಗುತ್ತದೆ. ಇದನ್ನು ಜೇನುತುಪ್ಪದೊಂದಿಗೆ ಬೆರೆಸಲಾಗುತ್ತದೆ. ಈ ಮಿಶ್ರಣವನ್ನು ಸ್ಟೇನ್‌ಲೆಸ್ ಸ್ಟೀಲ್ ಪಾತ್ರೆಯಲ್ಲಿ ತೆಗೆದುಕೊಂಡು ಹಸುವಿನ ಹಾಲನ್ನು ನಿಗದಿತ ಪ್ರಮಾಣದಲ್ಲಿ ಸೇರಿಸಬೇಕು. ಜೇನುತುಪ್ಪದ ಪ್ರಮಾಣ ಮಾತ್ರ ಉಳಿಯುವವರೆಗೆ ಮಂದ ಉರಿಯಲ್ಲಿ ಇದನ್ನು ಬಿಸಿಮಾಡಬೇಕು. ಇದನ್ನು ಸೋಸಿದ ನಂತರ ಬಳಸಬಹುದು.

ಉಪಯೋಗ

ವಾಸಿಯಾಗದ ಗಾಯಗಳು ಮತ್ತು ಹುಣ್ಣುಗಳ ಚಿಕಿತ್ಸೆಯಲ್ಲಿ ಈ ಔಷಧಿಯು ಪ್ರಯೋಜನಕಾರಿ. ಮಧುಮೇಹ ರೋಗಿಗಳ ವಾಸಿಯಾಗದ ಹುಣ್ಣುಗಳಲ್ಲಿಯೂ ಇದು ಗಮನಾರ್ಹ ಪ್ರಯೋಜನವನ್ನು ತೋರಿಸುತ್ತದೆ. ಬಾಯಿ ಹುಣ್ಣಿನಲ್ಲಿ ಇದನ್ನು 2-3 ದಿನ ಹಚ್ಚಿದರೆ ಉತ್ತಮ ಪ್ರಯೋಜನವನ್ನು ನೀಡುತ್ತದೆ.

173

ಎದೆಯುರಿ ಮತ್ತು ಗ್ಯಾಸ್ಟ್ರಿಕ್ ಸಮಸ್ಯೆಗೆ ಆಯುರ್ವೇದ ಮನೆಮದ್ದು

ಇದು ಚೂರ್ಣ, ಅಂದರೆ ಗಿಡಮೂಲಿಕೆಗಳ ಪುಡಿಗಳ ಸರಳ ಮಿಶ್ರಣವಾಗಿದೆ. ಇದು ಸಾಕಷ್ಟು ಸುಲಭವಾಗಿ ಲಭ್ಯವಿರುವ ಎರಡು ಗಿಡಮೂಲಿಕೆ ಪದಾರ್ಥಗಳನ್ನು ಒಳಗೊಂಡಿರುತ್ತದೆ.

ಪದಾರ್ಥಗಳು

- ಹಿಪ್ಪಲಿ ಬೇರಿನ ನುಣ್ಣಗಿನ ಪುಡಿ - ಅರ್ಧ ಟೀಚಮಚ
- ಲಾವಂಚದ ನುಣ್ಣಗಿನ ಪುಡಿ - ಅರ್ಧ ಟೀಚಮಚ.

ಮೇಲೆ ತಿಳಿಸಿರುವ ಎರಡೂ ಪುಡಿಗಳನ್ನು ಬೆರೆಸಿ, ಅರ್ಧದಿಂದ ಒಂದು ಟೀ ಚಮಚದಷ್ಟನ್ನು ತುಪ್ಪದೊಂದಿಗೆ ಸೇವಿಸಿದರೆ ಎದೆಯುರಿ ಮತ್ತು ಗ್ಯಾಸ್ಟ್ರಿಕ್ ಸಮಸ್ಯೆ ನಿವಾರಣೆಯಾಗುತ್ತದೆ.
ಇದನ್ನು ಸೇವಿಸಿದ ನಂತರ, ಸ್ವಲ್ಪ ಪ್ರಮಾಣದ ಉಗುರು ಬೆಚ್ಚಗಿನ ನೀರನ್ನು ನೀಡಬಹುದು.

ಪ್ರಯೋಜನಗಳು
ಗ್ಯಾಸ್ಟ್ರಿಕ್ ಸಮಸ್ಯೆ, ಎದೆಯುರಿ, ಅಜೀರ್ಣವನ್ನು ನಿವಾರಿಸಲು ಸಹಾಯ ಮಾಡುತ್ತದೆ

ಇದು ಹೇಗೆ ಕೆಲಸ ಮಾಡುತ್ತದೆ?
ಎದೆಯುರಿಗೆ ಇದು ಅತ್ಯುತ್ತಮ ಮನೆಮದ್ದುಗಳಲ್ಲಿ ಒಂದಾಗಿದೆ.
ಹಿಪ್ಪಲಿಬೇರು ಶಕ್ತಿಯುತವಾದ ಜೀರ್ಣಕಾರಿ ಮೂಲಿಕೆಯಾಗಿದೆ. ಇದು ಜೀರ್ಣಕಾರಿ ಕಿಣ್ವಗಳನ್ನು ಹೆಚ್ಚಿಸುತ್ತದೆ ಮತ್ತು ಜೀರ್ಣವಾದ ಆಹಾರವು ಸುಲಭವಾಗಿ ಹೀರಿಕೊಳ್ಳುವುದನ್ನು ಉತ್ತೇಜಿಸುತ್ತದೆ.

ಲಾವಂಚ ನೈಸರ್ಗಿಕ ಶೀತಕವಾಗಿದೆ. ಇದು ಗ್ಯಾಸ್ಟ್ರಿಕ್ ಲೋಳೆಪೊರೆಯ ಮೇಲೆ ಶಾಂತಗೊಳಿಸುವ ಮತ್ತು ಹಿತವಾದ ಪರಿಣಾಮವನ್ನು ಬೀರುತ್ತದೆ. ಇದು ಎದೆಯುರಿ ಮತ್ತು ಜಠರದುರಿತದ ಸಮಯದಲ್ಲಿ ಹೆಚ್ಚಾದ ಪಿತ್ತವನ್ನು ಸಮತೋಲನಗೊಳಿಸುತ್ತದೆ ಹಾಗು ವಾಂತಿಯ ಸಂವೇದನೆಯನ್ನು ಸಹ ನಿವಾರಿಸುತ್ತದೆ.

ಪಿತ್ತವನ್ನು ಶಾಂತಗೊಳಿಸಲು ತುಪ್ಪವು ಸಹಾಯಕವಾಗಿದೆ ಮತ್ತು ಹೊಟ್ಟೆಯ ಲೋಳೆಪೊರೆಯನ್ನು ಶಮನಗೊಳಿಸಲು ಒಳ್ಳೆಯದು.

174
ಬೆಳಿಗ್ಗಿನ ಸಮಯದಲ್ಲಿ ಉಂಟಾಗುವ ನಿರಂತರ ಸೀನುವಿಕೆಗೆ ಅರಿಶಿನ, ಕರಿಮೆಣಸು, ತುಳಸಿಯ ಮನೆಮದ್ದು

ಮುಂಜಾನೆಯ ಮಂಜು ಅಥವಾ ಧೂಳು ಸೀನುವಿಕೆಗೆ ಸಾಮಾನ್ಯ ಕಾರಣವಾಗಿದೆ. ಟ್ರೋಪಿಕಲ್ ಇಯೊಸಿನೊಫಿಲಿಯಾ, ಅಲರ್ಜಿಕ್ ರೈನೈಟಿಸ್, ಇನ್ಫೆಕ್ಟಿವ್ ರೈನೈಟಿಸ್ ಇತ್ಯಾದಿಗಳು ಈ ರೋಗಲಕ್ಷಣಕ್ಕೆ ಆಧಾರವಾಗಿರುವ ಕೆಲವು ಕಾಯಿಲೆಗಳಾಗಿವೆ.

ಬೆಳಗಿನ ಸಮಯದಲ್ಲಿ ಉಂಟಾಗುವ ಸೀನುವಿಕೆಯನ್ನು ನಿವಾರಿಸಲು ಕೆಲವು ಸರಳ ಮತ್ತು ಪರಿಣಾಮಕಾರಿ ಮನೆಮದ್ದುಗಳು ಇಲ್ಲಿವೆ -

1. ಅರಿಶಿನದ ಹೊಗೆ

1-2 ಚಮಚ ಅರಿಶಿನ ಪುಡಿಯನ್ನು ತೆಗೆದುಕೊಳ್ಳಲಾಗುತ್ತದೆ. ಇದನ್ನು ಪ್ಯಾನ್/ಬಾಣಲೆಯಲ್ಲಿ ಹಾಕಿ, ಒಲೆಯಲ್ಲಿ ಇಡಲಾಗುತ್ತದೆ. ಇದರಿಂದ ಉತ್ಪತ್ತಿಯಾಗುವ ಹೊಗೆಯನ್ನು ಉಸಿರಾಡಲು ರೋಗಿಗೆ ಹೇಳಲಾಗುತ್ತದೆ.

ಅಥವಾ, 1 ಚಮಚ ಅರಿಶಿನ ಪುಡಿಯನ್ನು 1 ಚಮಚ ತುಪ್ಪದೊಂದಿಗೆ ಬೆರೆಸಿ, ಇದನ್ನು ಬಾಣಲೆಯ ಮೇಲೆ ಸಿಂಪಡಿಸಿ, ಒಲೆಯಲ್ಲಿ ಇಡಬಹುದು.

ಇದನ್ನು ದಿನಕ್ಕೆ 3-4 ಬಾರಿ ಅಥವಾ ಕನಿಷ್ಠ ಬೆಳಿಗ್ಗೆ ಎದ್ದ ಕೂಡಲೇ ಮಾಡಲು ಹೇಳಲಾಗುತ್ತದೆ.

ಇದು ಧೂಮಪಾನ (ಗಿಡಮೂಲಿಕೆ ಧೂಮಪಾನ) ಎಂಬ ಆಯುರ್ವೇದ ಚಿಕಿತ್ಸಾ ವಿಧಾನವನ್ನು ಆಧರಿಸಿದೆ.

2. ವೀಳ್ಯದೆಲೆ ರಸದ ಪರಿಹಾರ

2-3 ವೀಳ್ಯದೆಲೆಗಳನ್ನು ತೆಗೆದುಕೊಂಡು ತಾಜಾ ರಸವನ್ನು ಪಡೆಯಬೇಕು. ಇದಕ್ಕೆ ಅರ್ಧ ಟೀಚಮಚ ಜೇನುತುಪ್ಪವನ್ನು ಸೇರಿಸಿ ಚೆನ್ನಾಗಿ ಮಿಶ್ರಣ ಮಾಡಿ. ರೋಗಿಗೆ ಈ ಪೇಸ್ಟ್ ಅನ್ನು ನೆಕ್ಕಲು ಮತ್ತು ಸೇವಿಸಲು ನೀಡಬೇಕು. ಮುಂಜಾನೆ ಕಂಡುಬರುವ ಸೀನು ಹಾಗೂ ಕೆಮ್ಮು, ಅಲರ್ಜಿಕ್ ರೈನೈಟಿಸ್, ಶೀತದ ಸಂದರ್ಭದಲ್ಲಿ ಇದು ತುಂಬಾ ಪರಿಣಾಮಕಾರಿಯಾಗಿದೆ.

3. ಕಾಳು ಮೆಣಸು ಮತ್ತು ಕಾಳುಮೆಣಸಿನ ಎಲೆಯ ಮನೆಮದ್ದು

5-8 ಕಾಳು ಮೆಣಸು ಮತ್ತು ಒಂದು ಚಿಟಿಕೆ ಅರಿಶಿನ ಪುಡಿಯನ್ನು ತೆಗೆದುಕೊಂಡು ಕಾಳು ಮೆಣಸಿನ ಎಲೆಯಲ್ಲಿ ಸುತ್ತಿಡಲಾಗುತ್ತದೆ.
ಇದನ್ನು ಮಂದ ಉರಿಯಲ್ಲಿ ಸ್ವಲ್ಪ ಬಿಸಿ ಮಾಡಬೇಕು.
ಹಲ್ಲುಜ್ಜಿದ ತಕ್ಷಣ, ಇಧನ್ನು ಅಗಿಯಲು ನೀಡಬೇಕು.
ಇದು ತುಂಬಾ ಪರಿಣಾಮಕಾರಿ ಪರಿಹಾರವಾಗಿದ್ದರೂ, ಚಿಕ್ಕ ಮಕ್ಕಳಲ್ಲಿ ಗ್ಯಾಸ್ಟ್ರಿಕ್ ಸಮಸ್ಯೆ ಅಥವಾ ಬಾಯಿ ಮತ್ತು ಎದೆಯಲ್ಲಿ ಉರಿ ಬರುವ ಸಾಧ್ಯತೆ ಇರುವುದರಿಂದ ಮಕ್ಕಳಿಗೆ ಇದನ್ನು ನೀಡದಿರುವುದು ಉತ್ತಮ.

4. ನುಗ್ಗೆ ಎಲೆ/ ತುಳಸಿ ಮತ್ತು ಬೆಳ್ಳುಳ್ಳಿಯ ಮನೆಮದ್ದು

ಒಂದು ಮುಷ್ಟಿಯಷ್ಟು ನುಗ್ಗೆ ಎಲೆಯನ್ನು ತೆಗೆದುಕೊಂಡು ಅದನ್ನು ಸಿಪ್ಪೆ ಸುಲಿದ ಬೆಳ್ಳುಳ್ಳಿಯೊಂದಿಗೆ ಸೇರಿಸಿ ಚೆನ್ನಾಗಿ ರುಬ್ಬಿ ಪೇಸ್ಟ್ ತಯಾರಿಸಲಾಗುತ್ತದೆ. ಇದನ್ನು ಬಟ್ಟೆ ಅಥವಾ ಹತ್ತಿ ಉಂಡೆಗೆ ಹಚ್ಚಿ ರೋಗಿಗೆ ಉಸಿರಾಡಲು / ಅದರ ವಾಸನೆಯನ್ನು ತೆಗೆದುಕೊಳ್ಳಲು ಹೇಳಲಾಗುತ್ತದೆ.
ಒಂದು ವೇಳೆ ನುಗ್ಗೆ ಎಲೆಗಳು ಲಭ್ಯವಿಲ್ಲದಿದ್ದರೆ ತುಳಸಿ ಎಲೆಗಳೊಂದಿಗೆ ಸಹ ಪ್ರಯತ್ನಿಸಬಹುದು.

ಬೆಚ್ಚಗಿನ ನೀರನ್ನು ಬಳಸುವುದು, ಮಂಜು ಮತ್ತು ಧೂಳನ್ನು ತಪ್ಪಿಸುವುದು, ಅಲರ್ಜಿಕಾರಕ ವಸ್ತುಗಳು ಸೇರಿದಂತೆ ಉದ್ರೇಕಕಾರಿಗಳಿಂದ, ಮಾಲಿನ್ಯಕಾರಕಗಳಿಂದ ದೂರವಿರುವುದು ಸಹ ಮುಂಜಾನೆ ಅತಿಯಾದ ಸೀನುವಿಕೆಯನ್ನು ನಿಯಂತ್ರಿಸಲು ಅಷ್ಟೇ ಅವಶ್ಯಕ.

175

ಹೊಟ್ಟೆ ಉಬ್ಬರ ಮತ್ತು ಮಲಬದ್ಧತೆಗೆ ಹುಳಿ ಮಜ್ಜಿಗೆಯ ಮನೆಮದ್ದು

ಮಜ್ಜಿಗೆಯನ್ನು 'ಮನುಕುಲದ ಮಕರಂದ' ಎಂದು ಕರೆಯಲಾಗುತ್ತದೆ.
ಹುಳಿ ಮಜ್ಜಿಗೆ ಉತ್ತಮ ಜೀರ್ಣಕಾರಿ, ವಾಯುವನ್ನು ನಿವಾರಕ ಮತ್ತು ಹೀರಿಕೊಳ್ಳುವ (ಗ್ರಾಹಿ) ಸ್ವಭಾವಕ್ಕೆ ಹೆಸರುವಾಸಿಯಾಗಿದೆ. ಹೆಚ್ಚಿನ ಆಯುರ್ವೇದ ಪಠ್ಯ ಪುಸ್ತಕಗಳು ಅತಿಸಾರ, ಐ.ಬಿ.ಎಸ್., ಮೂಲವ್ಯಾಧಿ, ಹೊಟ್ಟೆಯ ಉಬ್ಬರ ಮುಂತಾದ ಜೀರ್ಣ ಸಂಬಂಧಿ ತೊಂದರೆಗಳಲ್ಲಿ ಮಜ್ಜಿಗೆಯ ಉಪಯೋಗವನ್ನು ಸೂಚಿಸುತ್ತವೆ.

ಮಜ್ಜಿಗೆ, ಸ್ವಭಾವತಃ ಸ್ವತಃ ಆಮ್ಲ ಹುದುಗುವ ಉತ್ಪನ್ನವಾಗಿದೆ. ಇದು ಹುದುಗಿಸಿದ ಪಾನೀಯವಾಗಿರುವುದರಿಂದ, ತುಂಬಾ ಸುಲಭವಾಗಿ ಕೆಡುವುದಿಲ್ಲ. ಆದ್ದರಿಂದ ಇದನ್ನು 8-10 ದಿನಗಳವರೆಗೆ ಯಾವುದೇ ಸಂರಕ್ಷಕಗಳಿಲ್ಲದೆ ಮತ್ತು ರೆಫ್ರಿಜೆರೇಷನ್ ಇಲ್ಲದೆ ಸಂರಕ್ಷಿಸಬಹುದು. ಹೆಚ್ಚೆಂದರೆ ಇದು ಹುಳಿಯಾಗಬಹುದು; ಆದರೆ ಅಂತಹ ಹುಳಿ ಮಜ್ಜಿಗೆ ಕೆಳಗೆ ತಿಳಿಸಿದಂತೆ ಬಹು ಪ್ರಯೋಜನಗಳನ್ನು ಹೊಂದಿದೆ.

ಮಲಬದ್ಧತೆಗೆ ಹುಳಿ ಮಜ್ಜಿಗೆ

200-300 ಮಿ.ಲೀ. ಮಜ್ಜಿಗೆಯನ್ನು ಒಂದು ಚಿಟಿಕೆ ಉಪ್ಪು, 2-3 ಗ್ರಾಂ ಓಮ ಮತ್ತು ತುಪ್ಪದಲ್ಲಿ ಹುರಿದ ಜೀರಿಗೆ ಪುಡಿಯೊಂದಿಗೆ ಬೆರೆಸಲಾಗುತ್ತದೆ.
ಪರಿಮಳವನ್ನು ನೀಡಲು, ಕರಿಬೇವಿನ ಎಲೆಗಳನ್ನು ಸೇರಿಸಬಹುದು.

ಇದನ್ನು ರಾತ್ರಿ, ಮಲಗುವ ಸಮಯದಲ್ಲಿ ನೀಡಲಾಗುತ್ತದೆ. ಹುಳಿ ಮಜ್ಜಿಗೆ ವಿರೇಚಕವಾಗಿರುವುದರಿಂದ ಮರುದಿನ ಬೆಳಿಗ್ಗೆ ಮಲವಿಸರ್ಜನೆಗೆ ಸಹಾಯವಾಗುತ್ತದೆ.

ಅಲ್ಲದೆ, ವಿರೇಚಕ ಔಷಧಿಗಳ ಸಾಮಾನ್ಯ ಅಡ್ಡಪರಿಣಾಮಗಳಾದ ಕಿಬ್ಬೊಟ್ಟೆಯ ಸೆಳೆತ, ನೋವು, ಸೆಳೆತ ಇತ್ಯಾದಿಗಳು ಇರುವುದಿಲ್ಲ. ಇದರ ಜೊತೆಯಲ್ಲಿ, ಜೀರ್ಣಕಾರಿ ಮತ್ತು ವಾಯು ನಿವಾರಕ ಪ್ರಯೋಜನಗಳನ್ನೂ ಸಹ ನೀಡುತ್ತವೆ ಮತ್ತು ಮಲವಿಸರ್ಜನೆಯ ನಂತರ ವ್ಯಕ್ತಿಯ ಹಸಿವು ಮತ್ತು ಬಾಯಿ ರುಚಿಯು ಸುಧಾರಿಸುತ್ತದೆ. ಜೊತೆಗೆ, ಸೂಕ್ಷ್ಮ ಪೋಷಕಾಂಶಗಳ ಹೀರಿಕೊಳ್ಳುವಿಕೆಯ ಪ್ರಮಾಣವು ಗಮನಾರ್ಹವಾಗಿ ಹೆಚ್ಚಾಗುತ್ತದೆ.

ಹೊಟ್ಟೆ ಉಬ್ಬರಕ್ಕೆ ಮಜ್ಜಿಗೆ

ಹೊಟ್ಟೆ ಉಬ್ಬುವುದು ಮತ್ತು ಕರುಳಿನಲ್ಲಿ ಪದೇ ಪದೇ ಸದ್ದು ಕೇಳಿಬರುತ್ತಿದ್ದರೆ, ಬೆಳ್ಳುಳ್ಳಿಯ ನುಣ್ಣನೆಯ ಪೇಸ್ಟ್ (ಒಂದು ಚಿಟಿಕೆ) ಅನ್ನು ಮಜ್ಜಿಗೆಗೆ ಸೇರಿಸಲಾಗುತ್ತದೆ. ರುಚಿಗೆ, ಕಲ್ಲು ಉಪ್ಪು ಕೂಡ ಸೇರಿಸಬಹುದು. ಮಜ್ಜಿಗೆ ಲ್ಯಾಕ್ಟೋಬಾಸಿಲಸ್ ಅನ್ನು ಹೊಂದಿರುವುದರಿಂದ, ಇದು ಕರುಳಿನ ಶಕ್ತಿಯನ್ನು ಸುಧಾರಿಸುತ್ತದೆ.

176

ಮೂತ್ರಪಿಂಡದ ಕಲ್ಲು ಮತ್ತು ಮೂತ್ರ ವಿಸರ್ಜನೆ ವೇಳೆ ಕಂಡುಬರುವ ನೋವಿಗೆ ಮನೆಮದ್ದು

ಸಾಮಾನ್ಯವಾಗಿ ಮೂತ್ರಪಿಂಡದ ಕಲ್ಲುಗಳು ಮೂತ್ರಪಿಂಡ, ಮೂತ್ರನಾಳ (ಮೂತ್ರಪಿಂಡವನ್ನು ಮೂತ್ರಕೋಶಕ್ಕೆ ಸಂಪರ್ಕಿಸುವ ಟ್ಯೂಬ್), ಮೂತ್ರಕೋಶ ಅಥವಾ ಮೂತ್ರ ವಿಸರ್ಜನಾ ನಾಳದಲ್ಲಿ ಕಂಡುಬರುತ್ತವೆ. ಈ ತೊಂದರೆಗೆ ಎರಡು ವಿಭಿನ್ನ ಮನೆಮದ್ದುಗಳನ್ನು ಕಲಿಯೋಣ. ಮೂತ್ರ ವಿಸರ್ಜಿಸುವಾಗ ಉಂಟಾಗುವ ನೋವಿಗೂ ಈ ಮನೆಮದ್ದು ಒಳ್ಳೆಯದು.

ಮೂತ್ರಪಿಂಡದ ಕಲ್ಲುಗಳು ಮತ್ತು ನೋವಿನ ಮೂತ್ರ ವಿಸರ್ಜನೆಗೆ ಮನೆಮದ್ದು:

ಬೇಕಾಗಿರುವ ಸಾಮಗ್ರಿಗಳು

- ಹೊಸದಾಗಿ ಕತ್ತರಿಸಿದ ಬಾಳೆ ದಿಂಡಿನ ಸಣ್ಣ ತುಂಡುಗಳು
- ಏಲಕ್ಕಿ ಬೀಜ - 1 ಗ್ರಾಂ.
- ಒಂದು ಕುಟ್ಟಾಣಿ (ಅಥವಾ ಮಿಕ್ಸಿ)

ಬಾಳೆಯನ್ನು ಸಂಸ್ಕೃತದಲ್ಲಿ ಕಲ್ಪವೃಕ್ಷ ಎಂದು ಕರೆಯಲಾಗುತ್ತದೆ. ಇದರರ್ಥ, ಬಯಸಿದ ಎಲ್ಲವನ್ನೂ ನೀಡುವ ಮರ. ಏಕೆಂದರೆ, ಎಲೆಗಳಿಂದ ಆರಂಭವಾಗಿ, ಬಾಳೆಕಾಯಿ, ಮಾಗಿದ ಹಣ್ಣುಗಳು, ಕಾಂಡ, ಹೂವುಗಳು ಮತ್ತು ಬೇರುಗಳು, ಬಾಳೆ ಮರದ ಪ್ರತಿಯೊಂದು ಭಾಗವು ಅಪಾರವಾದ ಔಷಧೀಯ ಗುಣಗಳಿಂದ ತುಂಬಿರುತ್ತದೆ. ಇದರ ಕಾಂಡದ ರಸವನ್ನು ಮೂತ್ರಪಿಂಡದ ಕಲ್ಲುಗಳಿಗೆ ಸಾಂಪ್ರದಾಯಿಕ

ಪರಿಹಾರವಾಗಿ ಬಳಸಲಾಗುತ್ತದೆ.

ತಯಾರಿಸುವ ವಿಧಾನ

10 ಮಿ.ಲೀ. ಬಾಳೆ ದಿಂಡಿನ ರಸವನ್ನು ತೆಗೆದುಕೊಳ್ಳಿ. ಈ ರಸಕ್ಕೆ 1 ಗ್ರಾಂ ಏಲಕ್ಕಿಯನ್ನು ಸೇರಿಸಿ ಮತ್ತು ಎರಡು ನಿಮಿಷಗಳ ಕಾಲ ರುಬ್ಬಿಕೊಳ್ಳಿ.

ಡೋಸ್

10 ಮಿ.ಲೀ. ಡೋಸ್‌ನಲ್ಲಿ ಈ ಮನೆಮದ್ದನ್ನು ದಿನಕ್ಕೆ ಎರಡು ಬಾರಿ, ಖಾಲಿ ಹೊಟ್ಟೆಯಲ್ಲಿ ಅಥವಾ ಆಹಾರದ 10 ನಿಮಿಷಗಳ ಮೊದಲು ನೀಡಲಾಗುತ್ತದೆ.

ನಿಮ್ಮ ವೈದ್ಯರ ಸಲಹೆಯಂತೆ ರೋಗದ ತೀವ್ರತೆಯ ಆಧಾರದ ಮೇಲೆ ಡೋಸ್ ಅನ್ನು ಹೆಚ್ಚಿಸಬಹುದು.

ಅದು ಹೇಗೆ ಕಾರ್ಯನಿರ್ವಹಿಸುತ್ತದೆ?

ಏಲಕ್ಕಿ ಅತ್ಯುತ್ತಮ ನೋವು ನಿವಾರಕವಾಗಿದೆ. ಇದು ಸ್ನಾಯುಗಳಿಗೆ ವಿಶ್ರಾಂತಿ ನೀಡುವ ಪರಿಣಾಮವನ್ನು ಸಹ ಹೊಂದಿದೆ. ಮೂತ್ರ ವಿಸರ್ಜನೆಯನ್ನು ಪ್ರಾರಂಭಿಸಲು ಮೂತ್ರಕೋಶ ಮತ್ತು ಮೂತ್ರನಾಳದ ಸ್ಪಿಂಕ್ಟರ್‌ಗಳಿಗೆ ಇದು ಸಹಾಯ ಮಾಡುತ್ತದೆ. ಮೂತ್ರದ ಕಲ್ಲು ಮತ್ತು ಮೂತ್ರ ಧಾರಣದಿಂದಾಗಿ ಉಂಟಾಗುವ ನೋವನ್ನು ಕಡಿಮೆ ಮಾಡಲು ಇದು ಸಹಾಯ ಮಾಡುತ್ತದೆ.

ಬಾಳೆ ದಿಂಡಿನ ರಸ - ಪರಿಣಾಮಕಾರಿ ಮೂತ್ರವರ್ಧಕ ಮತ್ತು ಲಿಥೋಟ್ರಿಪ್ಟಿಕ್ ಆಗಿದೆ.

ಮೂತ್ರವರ್ಧಕ ಎಂದರೆ, ಇದು ಮೂತ್ರಕೋಶದಲ್ಲಿ ಮೂತ್ರವನ್ನು ವೇಗವಾಗಿ ಸಂಗ್ರಹಿಸುತ್ತದೆ ಮತ್ತು ವ್ಯಕ್ತಿಯು ಹೆಚ್ಚು ಮೂತ್ರವಿಸರ್ಜನೆ ಮಾಡಲು ಸಾಧ್ಯವಾಗುತ್ತದೆ. ಇದು ಕಲ್ಲುಗಳ ಮೇಲೆ ಫ್ಲಶಿಂಗ್ ಪರಿಣಾಮವನ್ನು ನೀಡುತ್ತದೆ.

ಲಿಥೊಟ್ರಿಪ್ಟಿಕ್ ಎಂದರೆ, ಕಲ್ಲುಗಳನ್ನು ಪುಡಿಮಾಡಲು ಸಹಾಯ ಮಾಡುತ್ತದೆ, ಮತ್ತು ಇದರಿಂದ ಅದು ಸುಲಭವಾಗಿ ಹೊರಹಾಕಲ್ಪಡುತ್ತದೆ.

ಷರತ್ತುಗಳು

ಪ್ರತಿ ಬಾರಿ ಬಾಳೆದಿಂಡಿನ ರಸವನ್ನು ಹೊಸದಾಗಿ ತೆಗೆಯಬೇಕು. ತೆಗೆದ ನಂತರ, ರಸವನ್ನು 4-5 ಗಂಟೆಗಳ ಕಾಲ ಮಾತ್ರ ಸಂಗ್ರಹಿಸಬಹುದು. ಇದು ಬೇಗನೆ ಹಾಳಾಗುತ್ತದೆ.

ಈ ಮನೆಮದ್ದನ್ನು ಪ್ರಯತ್ನಿಸುವ ಮೊದಲು ನೀವು ನಿಮ್ಮ ವೈದ್ಯರನ್ನು ಸಂಪರ್ಕಿಸಬೇಕು.

ಯಾರಿಗೆ ಪ್ರಯೋಜನಕಾರಿ?

- ಮೂತ್ರಪಿಂಡದ ಕಲ್ಲುಗಳಿರುವ ರೋಗಿಗಳು
- ಯಾವುದೇ ರಚನಾತ್ಮಕ ವಿರೂಪತೆಯಿಲ್ಲದೆ ಮೂತ್ರ ವಿಸರ್ಜನೆಯಲ್ಲಿ ತೊಂದರೆ ಹೊಂದಿರುವ ರೋಗಿಗಳು (ಡಿಸುರಿಯಾ). ಇದರರ್ಥ, ರೋಗಿಯು ಮೂತ್ರನಾಳದಲ್ಲಿ ಯಾವುದೇ ಬಿಗಿತವನ್ನು ಹೊಂದಿದ್ದರೆ, ಈ ಮನೆಮದ್ದು ಉಪಯುಕ್ತವಾಗದಿರಬಹುದು. ಈ ಬಗ್ಗೆ ವೈದ್ಯರು ನಿಮಗೆ ಅಗತ್ಯವಾದ ಮಾಹಿತಿಯನ್ನು ನೀಡಬಲ್ಲರು.

ಎರಡನೇ ಮನೆಮದ್ದು

ಆಯುರ್ವೇದ ಉಲ್ಲೇಖದ ಪ್ರಕಾರ, ಇದೇ ಉದ್ದೇಶಕ್ಕಾಗಿ ನೀವು ಬಾಳೆ ದಿಂಡಿನ ರಸದ ಬದಲಿಗೆ ಗೋಮೂತ್ರವನ್ನು ಬಳಸಬಹುದು. ಆದರೆ ಗೋಮೂತ್ರದ ಪ್ರಮಾಣವು ಕೇವಲ ಒಂದು ಟೀ ಚಮಚ ಅಥವಾ ನಿಮ್ಮ ವೈದ್ಯರು ಸೂಚಿಸಿದಷ್ಟಿರಬೇಕು.

177

ಯಕೃತ್ತಿನ (ಲಿವರ್) ರೋಗಗಳಿಗೆ ಆಯುರ್ವೇದ ಮನೆಮದ್ದು

ಇದು ಶಕ್ತಿಯುತವಾದ ಆಯುರ್ವೇದ ಗಿಡಮೂಲಿಕೆಗಳಿಂದ ತಯಾರಿಸುವ ಸಾಮಾನ್ಯ ಮನೆಮದ್ದಾಗಿದ್ದು, ಯಕೃತ್ತಿನ ಅನೇಕ ಸಮಸ್ಯೆಗಳಲ್ಲಿ ಸಹಾಯ ಮಾಡುತ್ತದೆ. ಎಲ್ಲಾ ಪದಾರ್ಥಗಳನ್ನು ಸಿದ್ಧವಾಗಿಟ್ಟುಕೊಂಡರೆ, ಇದನ್ನು ಕೇವಲ 5 ನಿಮಿಷಗಳಲ್ಲಿ ತಯಾರಿಸಬಹುದು.

ಪದಾರ್ಥಗಳು

- ಜೀರಿಗೆ ಪುಡಿ - 5 ಗ್ರಾಂ
- ಏಲಕ್ಕಿ ಬೀಜದ ಪುಡಿ - 5 ಗ್ರಾಂ
- ನೆಲನೆಲ್ಲಿ - 5 ಗ್ರಾಂ
- ಕಲ್ಲುಸಕ್ಕರೆ - 5 ಗ್ರಾಂ
- ಹಾಲು - 5 - 10 ಮಿಲಿ

ತಯಾರಿಸುವ ವಿಧಾನ

- ನಾಲ್ಕು ಗಿಡಮೂಲಿಕೆಗಳ ನುಣ್ಣಗಿನ ಪುಡಿಯನ್ನು ತಯಾರಿಸಿ.
- ಕಲ್ಲುಸಕ್ಕರೆಯನ್ನು ನುಣ್ಣಗೆ ಪುಡಿಮಾಡಿ.
- ಈ ಸೂಕ್ಷ್ಮ ಪುಡಿಗಳನ್ನು ಮಿಶ್ರಣ ಮಾಡಿ.
- ಸ್ವಲ್ಪ ಹಾಲು ಸೇರಿಸಿ.
- ಏಕರೂಪದ ಪೇಸ್ಟ್ ಅನ್ನು ತಯಾರಿಸಲು ಚೆನ್ನಾಗಿ ಅರೆಯಿರಿ.

ಡೋಸ್

ಈ ಪೇಸ್ಟ್ ಅನ್ನು 5 - 10 ಗ್ರಾಂಗಳಷ್ಟು ಪ್ರಮಾಣದಲ್ಲಿ ನೀಡಲಾಗುತ್ತದೆ. ಎಲ್ಲಾ ಯಕೃತ್ತಿನ ರೋಗಗಳಿಗೆ ಖಾಲಿ ಹೊಟ್ಟೆಯಲ್ಲಿ ಮುಂಜಾನೆ ರೋಗಿಯ ಮತ್ತು ರೋಗದ ಸ್ಥಿತಿಯನ್ನು ಆಧರಿಸಿ ನೀಡಲಾಗುತ್ತದೆ.

ಇದು ಹೇಗೆ ಸಹಾಯ ಮಾಡುತ್ತದೆ?

ಇದನ್ನು ಪ್ರಾಥಮಿಕವಾಗಿ ಕಾಮಾಲೆಗೆ ಸಾಂಪ್ರದಾಯಿಕ ಆಯುರ್ವೇದ ಮನೆಮದ್ದು ಎಂದು ಹೇಳಲಾಗುತ್ತದೆ.

ಇದು ಯಕೃತ್ತಿನ ಕಾಯಿಲೆಗಳಿಗೆ ಸಾಮಾನ್ಯವಾಗಿ ಬಳಸುವ ಗಿಡಮೂಲಿಕೆಗಳಲ್ಲಿ ಒಂದಾದ ನೆಲನೆಲ್ಲಿಯನ್ನು ಒಳಗೊಂಡಿದೆ.

ಇದು ಯಕೃತ್ತಿನ ಕಿಣ್ವಗಳನ್ನು ಯಥಾಸ್ಥಿತಿಗೆ ತರಲು ಸಹಾಯ ಮಾಡುತ್ತದೆ ಹಾಗು ಯಕೃತ್ತಿನ ಸೋಂಕಿನ ವಿರುದ್ಧ ಹೋರಾಡಲು ಸಹ ಸಹಾಯ ಮಾಡುತ್ತದೆ.

ಅಡ್ಡಪರಿಣಾಮಗಳು

ಈ ಮನೆಮದ್ದು ಮಕ್ಕಳಲ್ಲಿ ತುಲನಾತ್ಮಕವಾಗಿ ಸುರಕ್ಷಿತವಾಗಿದೆ. ಆದರೂ, ಸೇವನಾ ಪ್ರಮಾಣವು ಕಡಿಮೆಯಾಗಿರಬೇಕು .

ಗರ್ಭಿಣಿಯಂದಿರು ಮತ್ತು ಹಾಲುಣಿಸುವ ತಾಯಂದಿರು ಇದನ್ನು ಕಟ್ಟುನಿಟ್ಟಾದ ವೈದ್ಯಕೀಯ ಮೇಲ್ವಿಚಾರಣೆಯಲ್ಲಿ ಮಾತ್ರ ಬಳಸಬೇಕು.

ಮಧುಮೇಹಿಗಳಿಗೆ ಇದು ಸೂಕ್ತವಲ್ಲ.

ಹಾಲಿನ ಅಲರ್ಜಿ ಇರುವವರು ಈ ಮನೆಮದ್ದಿನಲ್ಲಿ ಹಾಲಿನ ಬಳಕೆಯನ್ನು ತಪ್ಪಿಸಬಹುದು.

ಎಷ್ಟು ಸಮಯ ತೆಗೆದುಕೊಳ್ಳಬೇಕು?

ಇದನ್ನು 2-4 ವಾರಗಳವರೆಗೆ ತೆಗೆದುಕೊಳ್ಳಬಹುದು.

ಶೇಖರಣಾ ಅವಧಿ

ನೀವು ಇದನ್ನು ಆರು ತಿಂಗಳವರೆಗೆ ಸಂಗ್ರಹಿಸಬಹುದು. ಅಗತ್ಯವಿದ್ದಾಗ, ಸಾಕಷ್ಟು ಪ್ರಮಾಣದ ಹಾಲಿನೊಂದಿಗೆ ಮಿಶ್ರಣ ಮಾಡಿ ಸೇವಿಸಬಹುದು. ಒಮ್ಮೆ ಹಾಲಿನೊಂದಿಗೆ ಮಿಶ್ರಗೊಳಿಸಿದರೆ, 3-4 ಗಂಟೆಗಳ ನಂತರ ಬಳಸಬಾರದು.

ನಮ್ಮ ಇತರ ಕನ್ನಡ ಪುಸ್ತಕಗಳು

ಆಯುರ್ವೇದ ಸಾಂತ್ವನ
ಪುರಾತನ ಭಾರತೀಯ ವೈದ್ಯಕೀಯ ವಿಜ್ಞಾನ – ಆಯುರ್ವೇದದ ತತ್ತ್ವಗಳನ್ನು ಆಧರಿಸಿ ಆರೋಗ್ಯಕರ ಜೀವನಶೈಲಿಯನ್ನು ಹೇಗೆ ಅಳವಡಿಸಿಕೊಳ್ಳಬಹುದು ಎಂಬ ವಿಚಾರದ ಕುರಿತು ಈ ಪುಸ್ತಕವು ನಿಮಗೆ ಮಾರ್ಗದರ್ಶನ ನೀಡುತ್ತದೆ. ಇಲ್ಲಿ ಆಯುರ್ವೇದ-ಸಂಬಂಧಿತ ನೂರು ಪ್ರಶ್ನೆಗಳಿಗೆ ಶಾಸ್ತ್ರೀಯ ಉಲ್ಲೇಖಗಳೊಂದಿಗೆ ಸಮರ್ಪಕವಾಗಿ ಉತ್ತರಿಸಲಾಗಿದೆ

ಸುಗಮ ಜೀವನಕ್ಕಾಗಿ ಆಯುರ್ವೇದ
ಆರೋಗ್ಯಕರ, ಉತ್ಸಾಹಭರಿತ ಜೀವನವನ್ನು ನಡೆಸಲು ನಿಮ್ಮ ಜೀವನದಲ್ಲಿ ನೀವು ಸುಲಭವಾಗಿ ಅಳವಡಿಸಿಕೊಳ್ಳಬಹುದಾದ ಹಲವಾರು ಆಯುರ್ವೇದ ಸಲಹೆಗಳನ್ನು ಒಳಗೊಂಡಿದೆ. ಅಲ್ಲದೆ ಈ ಪುಸ್ತಕದಲ್ಲಿ ಉಲ್ಲೇಖಿಸಲ್ಪಟ್ಟಿರುವ ವಿಚಾರಗಳು ಆಯುರ್ವೇದದ ಮೂಲಭೂತ ತತ್ವಗಳನ್ನು ಆಧಾರಿತವಾಗಿದ್ದು, ಆಯುರ್ವೇದೇತರ ವ್ಯಕ್ತಿಯೂ ಅರ್ಥಮಾಡಿಕೊಳ್ಳಬಹುದಾದ ಸರಳ ಭಾಷೆಯಲ್ಲಿದೆ. ಆಯುರ್ವೇದ ತತ್ವಗಳನ್ನು ದೈನಂದಿನ ದಿನಚರಿಯ ಭಾಗವಾಗಿ ಮಾಡಿಕೊಂಡು ಆರೋಗ್ಯಕರ ಜೀವನವನ್ನು ನಡೆಸಲು ಈ ಪುಸ್ತಕವು ನಿಮಗೆ ಸಹಾಯ ಮಾಡಬಲ್ಲದು.

ಈ ಪುಸ್ತಕಗಳನ್ನು ಖರೀದಿಸಿ, ನಮ್ಮನ್ನು ಪ್ರೋತ್ಸಾಹಿಸಲು ಕೆಳಗಿನ ನಂಬರ್ ಗೆ Whatsapp ಮಾಡಿ:
8867385567

ಈಝಿ ಆಯುರ್ವೇದ ಆಸ್ಪತ್ರೆ, ಮಂಗಳೂರು

ನಮ್ಮ ೫೦ ಹಾಸಿಗೆಗಳ ಸುಸಜ್ಜಿತ ಆಸ್ಪತ್ರೆಯು ಮಂಗಳೂರಿನಲ್ಲಿ ಆರಂಭವಾಗಿದ್ದು, ನಿಮ್ಮ ಸೇವೆಗಾಗಿ ಸದಾ ಸಿದ್ಧವಾಗಿದೆ.

ಸೌಲಭ್ಯಗಳು:

- ಒಳರೋಗಿಗಳ ಸೌಕರ್ಯಕ್ಕಾಗಿ ಡಿಲಕ್ಸ್, ಸೆಮಿ ಡಿಲಕ್ಸ್, ಸ್ಟಾಂಡರ್ಡ್ ಕೊಠಡಿಗಳು ಮತ್ತು ಸಾಮಾನ್ಯ ವಾರ್ಡ್
- ಫಿಸಿಯೋಥೆರಪಿ
- ಯೋಗ ಮತ್ತು ಧ್ಯಾನ
- ಅತ್ಯಾಧುನಿಕ ಪಂಚಕರ್ಮ ಸೌಲಭ್ಯಗಳು
- ಕ್ಷಾರಸೂತ್ರ
- ಮಾಡ್ಯುಲಾರ್ ಆಪರೇಷನ್ ಥಿಯೇಟರ್
- ಪ್ರಯೋಗಾಲಯ
- ಔಷಧಾಲಯ
- ಬ್ಯೂಟಿ ಪಾರ್ಲರ್
- ಗ್ರಂಥಾಲಯ
- ಉಪಹಾರ ಗೃಹ
- ಧ್ಯಾನ ಮತ್ತು ವಿಶ್ರಾಂತಿಗಾಗಿ ಪ್ರಕೃತಿ ರಮಣೀಯ ಸ್ಥಳ

ಚಿಕಿತ್ಸಿಸಲ್ಪಡುವ ರೋಗಗಳು

- ಸೋರಿಯಾಸಿಸ್, ಎಗ್ಜಿಮಾ, ಡರ್ಮಟೈಟಿಸ್, ಟಿನಿಯಾ ಸೋಂಕಿನಂತಹ ಚರ್ಮದ ಕಾಯಿಲೆಗಳು
- ಕೀಲು ನೋವು, ಮೊಣಕಾಲು ನೋವು, ಕುತ್ತಿಗೆ ನೋವು, ಸೊಂಟ ನೋವು
- ಗಂಡು ಮತ್ತು ಹೆಣ್ಣು ಬಂಜೆತನ
- ಸ್ತ್ರೀರೋಗ, ಮುಟ್ಟಿನ ಸಮಸ್ಯೆ
- ಒತ್ತಡ, ಆತಂಕ, ನಿದ್ರಾ ಸಮಸ್ಯೆಗಳು, ಖಿನ್ನತೆ, ಮಾನಸಿಕ ಅಸ್ವಸ್ಥತೆಗಳು
- ಮೈಗ್ರೇನ್, ಇತರ ತಲೆನೋವು
- ಪಾರ್ಶ್ವವಾಯು, ಇತರ ನರಸಂಬಂಧಿತ ತೊಂದರೆಗಳು
- ಥೈರಾಯ್ಡ್ ಸಮಸ್ಯೆ
- ಮಧುಮೇಹ, ಅಧಿಕ ರಕ್ತದೊತ್ತಡ, ಅಧಿಕ ಕೊಲೆಸ್ಟ್ರಾಲ್, ಹೃದಯದ ತೊಂದರೆಗಳು, ಬೊಜ್ಜು
- ಗ್ಯಾಂಗ್ರೀನ್, ವಾಸಿಯಾಗದ ಗಾಯಗಳು, ಬಾವು
- ಪೈಲ್ಸ್, ಫಿಸ್ಟುಲಾ, ಸೈನಸ್

- ಅಸ್ತಮಾ, ಅಲರ್ಜಿಕ್ ರೈನೈಟಿಸ್, ಕೆಮ್ಮು, ಶೀತ, ಬ್ರಾಂಕೈಟಿಸ್
- ದೀರ್ಘಕಾಲದ ಮೂತ್ರಪಿಂಡ ಕಾಯಿಲೆ, ಮೂತ್ರನಾಳದ ಸೋಂಕು, ಮೂತ್ರಪಿಂಡದ ಕಲ್ಲುಗಳು, ಮೂತ್ರಪಿಂಡದ ಉರಿಯೂತ ಇತ್ಯಾದಿ.

ನಮ್ಮ ವಿಳಾಸ:
ಈಝಿ ಆಯುರ್ವೇದ ಆಸ್ಪತ್ರೆ, ಮೋರ್ಗನ್ಸ್ ಗೇಟ್ ರೋಡ್, ಎಂಫಸಿಸ್ ಸಮೀಪ, ಜೆಪ್ಪು, ಬೋಳಾರ್, ಮಂಗಳೂರು 575001
ದೂರವಾಣಿ: 86188 98900

www.ingramcontent.com/pod-product-compliance
Lightning Source LLC
LaVergne TN
LVHW090219051026
849517LV00001B/123